신농본초
양생법 하

神農本草養生法

신농본초
양생법 하

초판인쇄 2013년 12월 16일
초판발행 2013년 12월 16일

주편 비시아오펑(畢曉峰)
역 · 감수 하헌용(河憲鏞)
펴낸이 채종준
기획 이주은, 지성영
편집 박선경
디자인 박능원, 윤지은
마케팅 송대호

펴낸곳 한국학술정보(주)
주소 경기도 파주시 문발동 파주출판문화정보산업단지 513-5
전화 031-908-3181(대표)
팩스 031-908-3189
홈페이지 http://ebook.kstudy.com
전자우편 출판사업부 publish@kstudy.com
등록 제일산-115호(2000.6.19)

ISBN 978-89-268-5340-5 94510
       978-89-268-5336-8 94510(Set)

현대판

신농본초
양생법 하

神農本草養生法

비시아오펑畢曉峯 주편主編

하헌용河憲鏞 역·감수譯·監修

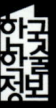
국가출판
하나의학

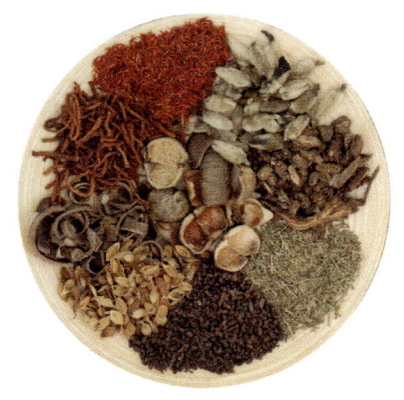

≪신농본초 양생법(神農本草養生法)≫ 역자 서(序)

　오늘날 우리는 첨단 과학의 시대에 살고 있으며, 과학의 힘으로 인간의 건강과 수명 연장의 꿈에 도전하고 있다. 예나 지금이나 인간의 무병장수에 대한 희망은 그리 달라지지 않았으며, 물질적으로 풍부한 현대를 살아가는 현대인들에게도 정신적인 안정과 더불어 가장 최고의 가치로 평가되고 있다.

　의술과 의학은 어느 시대에서나 과학의 최선봉에서 인류의 발전을 주도하였다고 말할 수 있다. 현대 서양의학도 이와 마찬가지로 오늘날 과학 수준의 최고 경지에 이르러 있으며, 질병 치료뿐만 아니라 보건, 예방, 정신건강 분야에서 다양한 발전을 이루고 있다. 이 같은 과학의 시대에 우리가 다시금 수천 년의 역사를 되짚어 선인(先人)들의 발자취를 좇는 것은 왜일까? 아마도 인간이기에 받아들일 수밖에 없는 유한한 삶과 자연에 대한 겸허함에서 비롯되는 것이리라 생각된다. 또한 짧은 시간 동안에 이루어 낼 수 없는 방대한 지식과 경험이 조상들이 남긴 발자취 속에 숨 쉬고 있음을 어렴풋이 느끼고 있기 때문일 것이다.

　본서는 동이(東夷)의 조상이자 역사적으로 삼황오제(三皇五帝)의 한 분인 염제(炎帝) 신농(神農)께서 근간을 이루었다고 전해지는 ≪신농본초경(神農本草經)≫을 토대로 하여 집필되었다. 염제 신농씨는 농사법을 개발하고, 나무로 만든 농기구를 사용하였으며, 하루에 백초(百草)를 맛보고 중독됨으로써 의약의 개념을 정립한 역사적 인물이다. 오늘날 한의학을 이루는 중요한 근간인 본초학이 이로부터 시작된 것이다. 동이를 뿌리로 하는 우리에게 있어서 신농씨와 ≪신농본초경≫에 대한 해석과 이해는 당연한 일이 되어야 한다. 그러나 아직까지는 애석하게도 중국에서 ≪신농본초경≫에 대한 연구와 해석이 더 많이 이루어지고 있으며, 그에 대한 이해도

우리와 비교하여 뒤처지지 않는다고 하겠다. 이에 본 역자는 비시아오펑(畢曉峰)의 ≪神農本草養生術≫의 번역과 감수에 흔쾌히 응하였으며, 일련의 과정을 즐겁고 감사한 마음으로 수행할 수 있었음을 밝힌다.

　　본서는 ≪신농본초경≫에 수록된 366종의 약물을 현대 본초학적 분류법을 적용하여 나누었으며, 각 약물에 대한 정확한 사진과 본초학적 해설을 통하여 독자의 이해를 돕고자 하였다. 또한 다수의 고대 의서들에 대한 고찰을 통하여 각 본초에 대한 배합과 응용법을 소개하였을 뿐만 아니라, 역대 명의들이 저술한 의서들과 본초서에 기록된 내용들을 추가로 소개하고 있다. 지금까지 다양한 본초서와 한약서들이 출간되었으나, 본서와 같이 체계적인 구성과 다양한 예를 들어 설명한 서적은 찾기 어려울 것이다. 또한 본초에 얽힌 고사와 의가들의 질병치료 과정에서 일어난 다양한 기록들을 찾아 볼 수 있어, 한의학 전문가뿐만 아니라 한의학과 본초학에 관심 있는 일반인들도 쉽게 접근할 수 있으리라 생각된다.

　　끝으로 본서가 출판되기까지 많은 지원과 노력을 아끼지 않으신 한국학술정보(주) 대표이사님 이하 임직원 여러분께 심심한 감사의 말씀을 전하며, 중국 현지에서 자료수집과 번역에 도움을 주신 주재원들께도 감사의 말씀을 전하는 바이다.

만추(晩秋) 치악(鴟岳)에서
제암(濟庵) 하헌용(河憲鏞)

神農本草養生法

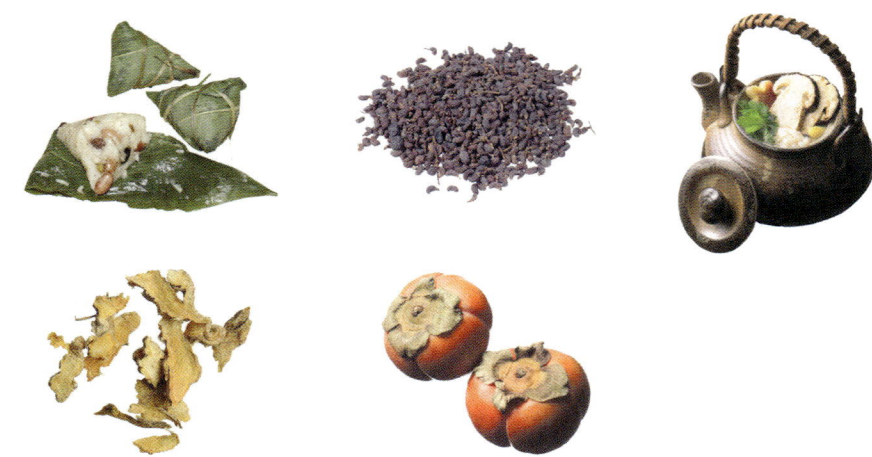

≪신농본초경(神農本草經)≫의 어제와 오늘

　장우석(掌禹錫)은 "역대의 전설 ≪본초경(本草經)≫은 모두 3권으로 신농씨가 지은 것으로 여겨지나 ≪한서·예문지(漢書·藝文志)≫에는 기록이 없다. ≪한서·평제기(漢書·平帝紀)≫에는 '원시 5년(서기 5년), 천하에 포고를 내려 방술, 본초(本草)에 통달한 사람을 대거 추천하게 했는데 각지의 사자들은 그들을 수레에 태워 수도로 호송했다'고 전했다. ≪한서·누호전(漢書·樓護傳)≫에서는 '누호(樓護)는 소년시기에 의경, 본초, 방술 따위의 서적들을 통독했다'고 전한다. 이와 같이 '본초'란 이름은 이상의 ≪한서(漢書)≫들에서 보게 된다. 당(唐)나라의 이세적(李世勣) 등의 사람들은 양(梁)나라의 완효서(阮孝緖)가 지은 ≪칠록(七錄)≫ 중에 기재된 ≪신농본초(神農本草)≫ 3권을 ≪신농본초≫의 시초로 추측하였다. 또한 속에 기재된 군현(郡縣)의 명칭은 후한시기(後漢時期)의 지명으로 장중경(張仲景, 본명 張機), 화타(華佗) 등 사람들이 지은 것으로 의심한다. 이런 견해는 모두 정확한 문헌 고증이 없다"라고 했다.

　≪회남자(淮南子)≫에서는 "신농(神農)이 100가지 약초의 맛을 식별하였는데 하루에도 중독됨이 70회에 달했다. 이때부터 그는 의방에 흥미를 가졌다. 대개 상고시기에는 문자로 기록해 내려오지 않고 오랜 세월 동안 스승과 학생이 서로 전승했기 때문에 그것을 '본초'라고 불렀다. 양한시기(兩漢時期)로부터 현재에 이르기까지 명의는 나날이 많아졌다. 진나라의 장화(張華) 등은 고학(古學)에 근거하고 당시의 새로운 가설과 결합시켜 통째로 편저하였고 이로부터 '본초'는 ≪칠록≫ 등 경서에 기록되었다"라고 했다.

　구종석(寇宗奭)은 "≪한서(漢書)≫에서 비록 '본초'를 말했지만 어느 연대에 씌어졌는지에 대해서 단정하기는 어렵다. 또한 ≪세본(世本)≫, ≪회남자(淮南子)≫에서 비록 신농씨가 100가지 약초를 맛본 것은 약 배합 때문이라고 했지만 '본초'라는 이름은 없었다. 오직 《제왕세기(帝王世紀)》에서만 '황제(黃帝)가 기백(岐伯)에게 초목의 맛을 식별하게 하여 《본초경》을 확정하였고 약방을 열어 뭇사람들의 질병을 치료했다'라고 했다. 이로써 '본초'의 이름은 황제시기부터 시작되었음을 알 수 있다. 대개 상고의 성현들은 살아가면서 사물을 이해하는 지혜를 가지고 있었다. 하여 천하물품의 성질과 성미를 분별할 수 있었음은 물론 이런 물품들의 성질, 성미를 세인들의 질병과 상호배합하여 사용할지를 결정했다. 후세의 현인들도 계속 이런 일들을 했으며 병 치료에 가능한 약들은 더 많이 증가했다"라고 했다.

한보승(韓保升)은 "약으로는 옥석(玉石), 초(草), 목(木), 충(蟲), 수(獸)가 있는데 이를 '본초'라 부르는 것은 이런 약 속에 풀, 뿌리 따위가 제일 많기 때문이다"라고 했다.

≪명의별록(名醫別錄)≫

이시진(李時珍)은 "《신농본초》에서는 약을 3품으로 나누었는데 합치면 365종으로 이는 1년의 날수를 헤아리기 위한 것이다. 양(梁)나라의 도홍경(陶弘景)은 한(漢)·위(魏) 시기 이래 명의들이 사용한 약 365종에 더 추가하여 《명의별록(名醫別錄)》이라 불렀는데 총 7권으로 우선 약성의 근원을 기술하고 질병의 명칭과 진단을 논술했다. 약을 옥석(玉石) 1품, 초(草) 1품, 목(木) 1품, 충수(蟲獸) 1품, 미식(米食) 1품, 과채(果菜) 1품의 순서대로 나누고 명칭이 있지만 아직 사용되지 않은 것은 3품으로 두었다. 《신농본초》의 약은 붉은색 붓으로 기록하고 《명의별록》의 약은 검은색 붓으로 기록했으며 기록이 완성된 후에는 양무제(梁武帝)에게 바쳤다. 도홍경의 자(字)는 통명(通明)이고 남조송말(南朝宋末) 몇몇 왕자들의 시독(侍讀, 왕자들에게 경서를 강의하는 벼슬)을 했고 후에 민간에 돌아와 구곡산(현재의 강소성 모산)에 은거하고 호를 '화양은거(華陽隱居)'라고 했다. 양무제는 매양 일이 있을 때마다 산중으로 그를 찾아가서 가르침을 청했다. 그가 세상을 떠날 때 85세였고 사후에는 '정백선생(貞白先生)'이라는 시호가 내려졌다. 《명의별록》, 이 책으로 《신농본초》가 많이 보충되었지만 그릇된 것이 여전히 아주 많다"라고 했다.

도홍경은 《명의별록》의 서문에서 말하기를 "은거선생은 모산(茅山)에서 토납지술(吐納之術)을 단련하는 여가를 틈타 의술을 살피고 《본초》 중의 약성에 관한 기술을 읽으면서 이렇게 하는 것이 성인들의 마음을 헤아리는 것이라 여겨 붓을 들어 글을 쓴다. 과거에 이 책을 《신농본초경》이라 불렸는데 확실히 그러했음을 나도 인정해 마지 않는다. 옛날 신농씨가 천하를 통일했을 때, 팔괘(八卦)를 그려 귀신과 감정을 나누고 농경을 발명하여 동물만 잡아 생계를 유지하던 폐단을 줄였으며 또 광범히 약물치료를 선전하여 질병을 치료하고 단명하고 상처 입은 생명들을 구할 수 있었다. 이 3가지 과정을 겪으며 많은 성인들이 확대 발전시킬 수 있었다. 문왕(文王)과 공자(孔子)는 《주역(周易)》의 단(彖), 상(象), 주(繇), 사(辭) 가운데 천인지도(天人之道)를 표현했고, 후직(後稷)과 윤이(伊尹)는 온갖 곡식을 파종하는 은혜를 중생들에게 보급했으며, 기백(岐伯), 황제(皇帝),

팽조(彭祖), 편작(扁鵲)은 의학의 기술을 더 크게 발전시켰으며 동시에 약의 사용을 지도하는 것으로 은덕지기(恩德之氣)를 전하였다. 시간은 이미 3천 년을 지나왔지만 민중들은 오늘도 그에 의존하고 있다. 하지만 헌원황제(軒轅黃帝) 이전에는 문자의 전파가 없었다. 때문에 질병을 치료하는 약의 성질은 기억으로 판별하고 전해내려 올 수밖에 없었는데 우리가 어떻게 이를 알았단 말인가? 황제시기의 동군(桐君)과 뇌공(雷公)도 약방을 죽간(竹簡)에 적었다. 이 책은 ≪소문(素問)≫과 동류에 속하지만 후대 사람들이 여러 차례 수정과 정리를 거쳤다. 진시황(秦始皇)이 태운 책 중에는 의방과 점복은 포함되지 않았기에 이런 서적들은 보존될 수 있었다. 그렇지만 한헌제(漢獻帝)의 천도, 진회제(晉懷帝)의 남분(南奔), 오호(五胡)의 침입, 반란군이 일으킨 낙양 화재 등의 재난을 입어 문물고적은 훼손되었고 완전히 보존하게 된 것은 10분의 1도 되지 않는다. 오늘날 보존되어 내려온 것은 ≪신농본초≫ 3권으로 이 중에 기재된 군현은 후한시기의 구획으로 장중경(張仲景), 화타(華佗) 등 사람들의 기록으로 추측된다. 그리고 ≪동군채약록(桐君采藥錄)≫에 꽃잎의 모양과 색깔에 관한 해석도 있다. ≪뇌공약대(雷公藥對)≫ 4권에는 군신좌사(君臣佐使, 정치제도에 견주어 약을 처방한 데서 비롯된 한의학의 처방법)와 상수(相須, 성질이 비슷한 2가지 이상의 약을 같이 써서 약의 효능을 서로 높이는 방식)를 기술하고 있다. 위진(魏晉) 이래 오보(吳普), 이당지(李當之) 등은 ≪신농본초≫에 대하여 고치거나 증감하였는데 이 중의 약물은 어떤 것은 595종, 어떤 것은 441종, 어떤 것은 319종이었다. 어떤 것은 3품의 약이 한데 뒤섞여 약성의 차가움과 따뜻함이 복잡하고 초(草)와 석(石)은 나뉘지도 못했고 충(蟲)과 수(獸)도 판별하기 어려웠다. 뿐만 아니라 약물의 주치도 소실된 것이 많다. 하여 의사들이 약물에 대한 전면 조사와 이해가 어려웠는데 이로 보아 이들은 약에 대한 인식이 깊음도 있었고 얕음도 있었다"라고 했다.

신편 ≪신농본초 양생법(神農本草養生法)≫에 관한 설명

본초경의 변천(變遷)

본서는 송명시대(宋明時代)의 ≪신농본초경≫에 대하여 새롭게 해석을 가했는데 편찬과정에 중국중의과학원(中國中醫科學院) 중약연구소(中藥硏究所) 전문가들의 대폭적인 지지로 완성되었기에 이에 심심한 감사를 표하는 바이다. ≪신농본초경≫은 동한시기(東漢時期)에 완성되었는데 한 시기에 한 사람의 손으로 나온 것이 아니라 진한시기의 수많은 의학자들이 총결, 수집, 정리하여 당시 약물학(藥物學)의 경험과 성과를 보여준, 중국 최초의 체계적인 본초학 총결이다. 전서는 3권으로 나뉘는데 기록된 약은 365종으로 약물의 효용에 근거하여 상, 중, 하 3품으로 나누었다. 상품 120종은 주로 무독약(無毒藥)으로 자양과 보양 및 양생의 약이다. 즉 병을 치료함과 동시에 장기적으로 복용하면 몸을 튼튼하게 하고 수명을 연장시킨다. 중품 120종은 일반적으로 무독 혹은 소량의 독을 가진 종들로 대부분 보양과 치료의 이중효능을 가지고 있지만 오래 복용할 필요는 없는 약이다. 하품 125종은 병사를 제거하는 약으로 대다수는 독이 있거나 약성이 사나워 쉽게 인체의 정기를 해치므로 병을 치료함에 그치고 과량으로 사용해서는 안 된다.

《본초경(本草經)》은 《내경(內經)》을 좇아 주된 것과 부차적인 것의 관계와 배합법칙을 표명하고 약의 성미에도 상세한 묘사를 가함으로 차가운 것, 뜨거운 것, 따뜻한 것, 시원한 것 등 4종의 기와 시큼한 맛, 쓴맛, 단맛, 매운맛, 짠맛 등의 5가지 맛의 약물의 기본성정으로 밝히고 질병의 차가움, 뜨거움, 습함, 건조함 등 성질에 따라 다르게 선택하여 사용할 수 있게 하였다. 차가운 병에는 뜨거운 약, 뜨거운 병에는 차가운 약, 습한 병에는 따뜻하고 건조한 약, 건조한 병에는 서늘하고 습윤한 종류를 쓰게 하였다. 상호배합은 오행의 상생과 상극의 관계를 참고했고 약물의 귀경, 동향, 승강, 부침을 이해한 다음에 약을 선택하여 처방을 만들고 배합하여 사용했다.

본서의 본초정명(本草正名)

이 책을 수정하면서 주요하게 《중국중의약전(中國中醫藥典)》, 《중국중의약학(中國中醫藥學)》, 《중국고등식물학(中國高等植物學)》 및 명(明)나라의 《본초강목(本草綱目)》을 참고했고 당대 중의약학의 약물효능 분류를 기준으로 366가지 맛의 역대 의성들이 인정한 유명 본초들을 엄선하여 많은 독자들에게 바친다.

본서 출판의 종지(宗旨)

목(木), 초(草), 충(蟲), 식(食), 곡(穀)은 중의양생(中醫養生)의 내원이고 중의학 고유의 개념인 《식약동원(食藥同源)》의 근본이다. 식물의 성능과 약물의 성능은 기본적으로 동일한데 '기(氣)', '미(味)', '승강부침(升降浮沈)', '귀경(歸經)', '보사(補瀉)' 등의 내용이 포함됨과 동시에 음양(陰陽), 오행(五行), 장부(臟腑), 경락(經絡), 병인(病因), 병기(病機), 치칙(治則), 치법(治法) 등 중의학 이론의 기초 아래서 실제 생활 중에 사용되었다. 이는 우리 현대인의 일상 보건생활 중에서 백초양생을 활용할 수 있도록 과학적으로 지도해주는 의의를 갖고 있다.

神農本草養生法

目錄

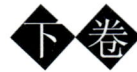

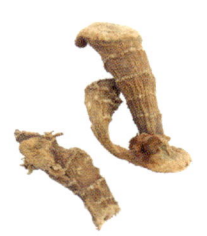
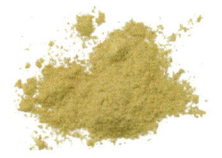
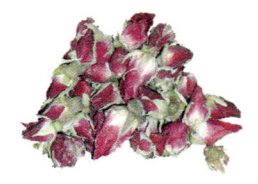

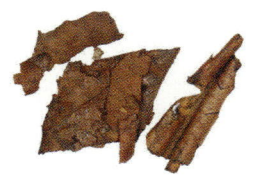

화담지해평천약(化痰止咳平喘藥)

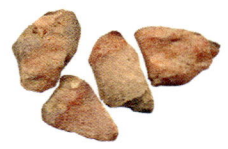

개규약(開竅藥)

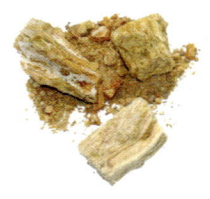

안신약(安神藥)

중진안신약(重鎭安神藥)

양심안신약(養心安神藥)

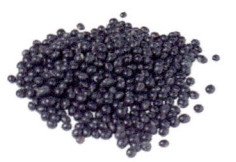

평간식풍약(平肝息風藥)

평억간양약(平抑肝陽藥)

식풍지경약(息風止痙藥)

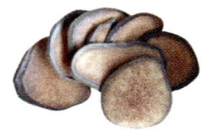

보허약(補虛藥)

보기약(補氣藥)

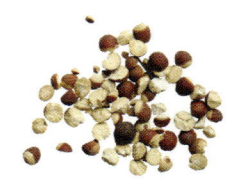

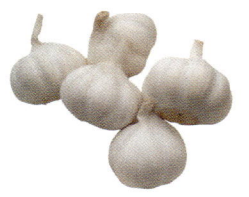

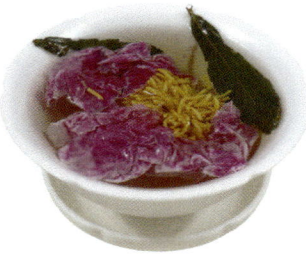

溫裏藥

溫裏藥

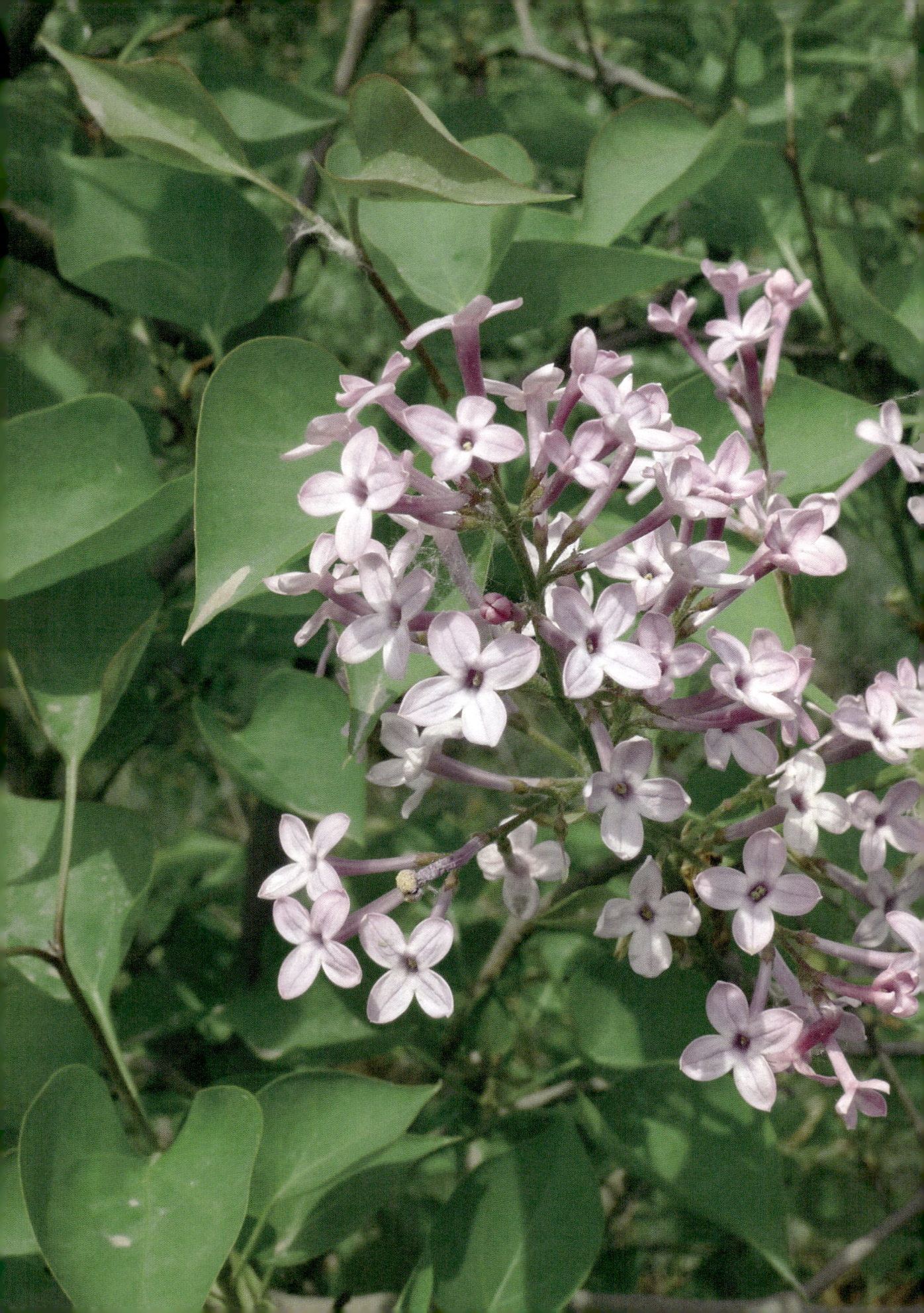

온리약

개념(槪念)

한의학 이론 중에서 온리(溫裏)와 거한(祛寒)을 주요작용으로 하여 이한증(裏寒證)을 치료하는 약물을 온리약이라고 하고 거한약(祛寒藥)이라고도 한다.

효능(效能)

온리약의 대부분은 성미가 맵고 성질이 뜨겁다. 성미가 매운 것은 온통(溫通)하고 산(散)하며 성질이 뜨거운 것은 거한(祛寒)하기 때문에 회양구역(回陽救逆), 온리거한(溫裏祛寒), 온경지통(溫經止痛) 등의 효능이 있다. 귀경의 다름에 따라 여러 가지 약효가 있는데 비장과 위, 이경에 드는 것은 산한지통(散寒止痛), 온비난위(溫脾暖胃)의 효능이 있고, 신장경에 드는 것은 온신조양(溫腎助陽), 회양구역(回陽救逆)의 효능이 있으며 폐경에 드는 것은 지해평천(止咳平喘), 온폐화음(溫肺化飮)의 효능이 있다.

약리작용(藥理作用)

한의과학 연구에서 표명하다시피 온리약은 주요하게 강심(强心), 항쇼크[抗休克], 진정(鎭靜), 진통(鎭痛), 말초순환(末梢循環) 개선, 혈관확장(血管擴張), 위장기능 조절, 항염(抗炎), 면역조절(免疫調節), 담즙분비(膽汁分泌) 촉진 등의 작용이 있다.

적용범위(適用範圍)

온리약은 주요하게 구토설사(嘔吐泄瀉), 완복냉통(脘腹冷痛), 냉한(冷汗)이 저절로 흐르는 증상, 흉비동통(胸痹疼痛), 맥박이 약하여 끊어지려 하는 증상, 사지궐역(四肢厥逆) 등의 이한증(裏寒證)에 효험이 있다. 현대한의학에서 말하는 급만성위장염(急慢性胃腸炎), 위십이지장궤양(胃十二指腸潰瘍), 위하수(胃下垂), 위확장(胃擴張), 심근경색(心筋梗塞), 만성결장염(慢性結腸炎), 부정맥, 심장이 약해서 생긴 심원성쇼크[心源性休克] 등에 일정한 치료 작용을 한다. 한의처방에서 자주 사용하는 온리약으로는 육계(肉桂), 부자(附子), 오수유(吳茱萸), 건강(乾薑), 정향(丁香), 소회향(小茴香), 화초(花椒), 고량강(高良薑), 호초(胡椒), 필발(蓽茇), 필징가(蓽澄茄) 등이 있다.

정향(丁香)

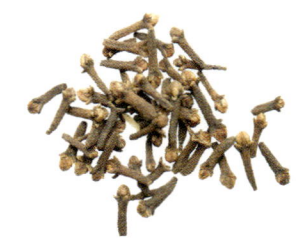

이명(異名)
정자향(丁子香)・지해향(支解香)・수향교(瘦香嬌)
영극(寧極)・웅정향(雄丁香)・공정향(公丁香)
여우향(如宇香)・색구향(索瞿香)・백리형(百裏馨)

✚ 송(宋)・≪개보본초(開寶本草)≫

✚ 본경 문헌에 기재된 정향의 효능

온비위(溫脾胃)하여 곽란옹창(霍亂擁脹)과 풍독(風毒)으로 인한 여러 가지 부종을 치료한다. 살충벽악거사(殺蟲辟惡祛邪)하여 유두화(乳頭花), 오색독리(五色毒痢), 오치(五痔)를 치료한다. 구기냉기(口氣冷氣), 냉로반위(冷勞反胃), 귀주고독(鬼疰蠱毒), 주독(酒毒), 현벽(痃癖)을 치료하고 신기(腎氣)가 약해 생긴 분돈기(奔豚氣), 음통복통(陰痛腹痛)을 치료하고 장양(壯陽), 난요슬(暖腰膝)한다. 헛딸꾹질, 소아토사(小兒吐瀉), 두창위허(痘瘡胃虛), 머리카락이 희끗희끗하고 자라지 않는 증상을 치료한다.

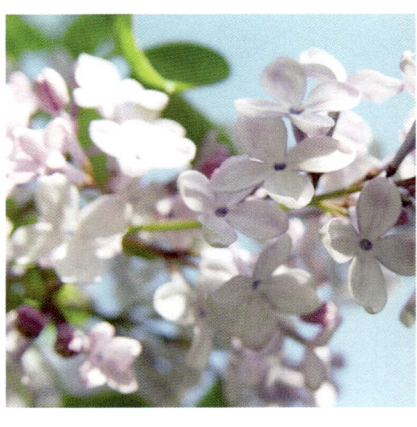
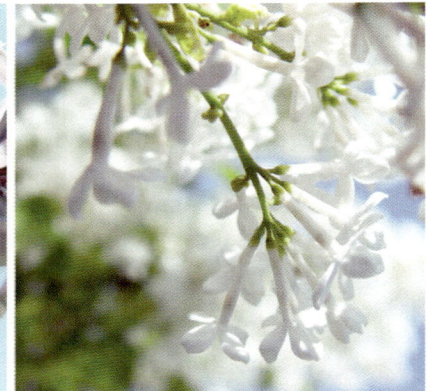

정향(丁香)

학명(學名)_ Syzygium aromaticum (L.) Merr. et Perry

과속(科屬)_ 도금랑과(桃金孃科) 식물 정향의 꽃봉오리를 말려 약으로 사용한다. 포도속(蒲桃屬) 식물은 전 세계에 약 496종이 있는데 아프리카, 호주 및 아시아의 열대 지역에 분포되어 있다. 중국에 약 68종이 있는데 약으로 쓸 수 있는 것이 11종이다.

지리분포(地理分布)_ 중국의 해남, 광동, 광서, 운남 등지에서 재배한다. 원산지는 말레이시아 군도 및 아프리카이다.

채집가공(採集加工)_ 꽃봉오리가 녹색에서 홍색으로 변할 때 채집하여 햇볕에 말린다.

용법용량(用法用量)_ 1~3g을 달여 복용한다.

약리작용(藥理作用)_ 항위궤양, 위액분비촉진, 담즙분비촉진, 지사(止瀉), 진통, 항응혈(抗凝血), 항산소결핍, 항병원체 등의 작용이 있다.

성미귀경(性味歸經)_ 맵고 따뜻하다. 비경(脾經), 위경(胃經), 폐경(肺經), 신경(腎經)에 작용한다.

효능주치(效能主治)_ 보신조양(補腎助陽), 온중강역(溫中降逆)의 효능이 있다. 비위허한(脾胃虛寒), 애역구토(呃逆嘔吐), 심복냉(心腹冷), 식소토사(食少吐瀉), 신허양위(腎虛陽痿) 증상에 효험이 있다.

고대명방(古代名方)

반위토식(反胃吐食, 헛구역질이 나면서 음식을 토할 때)

1. 모정향(母丁香) 1냥을 가루로 갈아 염매(鹽梅)와 함께 고루 섞어 감자(芡子) 크기의 약환을 지어 1회에 1환씩 씹어 먹는다. ≪수진방(袖珍方)≫

2. 모정향과 신곡(神曲, 볶은 것)을 같은 양으로 하여 보드라운 가루로 갈아 쌀죽과 함께 1회에 1돈씩 먹는다. ≪태평성혜방(太平聖惠方)≫

소아의 구토와 설사

정향과 귤홍(橘紅)을 같은 양으로 하여 꿀과 함께 황두(黃豆) 크기의 약환을 지어 쌀죽과 함께 복용한다. ≪유씨소아방(劉氏小兒方)≫

상한애역(傷寒呃逆)과 얼역(噦逆)이 부정(不定)할 때.

정향 1냥, 마른 시체(柿蒂, 구워 말린 것) 1냥을 함께 가루로 내어 1회에 1돈씩 인삼탕으로 복용한다. ≪간요제중방(簡要濟衆方)≫

입술과 혀에 창(瘡)이 났을 때

정향을 가루로 갈아 면주머니에 싸서 입에 물고 있는다. ≪외대비요(外臺秘要)≫

갓난아기가 젖을 토할 때(백일 되는 갓난아이 혹은 돌이 된 아이가 젖을 토하고 변이 청색을 띠는 것)

젖 1사발에 정향 10매, 진피(흰 것을 제거한 것) 1돈을 넣어 수차례 비등하게 달여 조금씩 복용한다고 전한다. ≪소아방(小兒方)≫

아침에 먹은 음식을 저녁에 토할 때

정향 15매를 가루로 갈아 감저즙(甘蔗汁) 혹은 생강즙과 함께 연자(蓮子) 크기의 환을 지어 씹어 복용한다. ≪적현방(摘玄方)≫

비중식육(鼻中息肉)

면주머니에 정향을 싸서 콧속에 밀어 넣는다. ≪태평성혜방(太平聖惠方)≫

溫裏藥

약선양생(藥膳養生)

정향산사자주(丁香山楂煮酒)

정향 3알, 산사 8g, 황주 80㎖

도자기 잔에 황주, 정향, 산사를 넣고 물을 조금 부은 후, 찜통에 넣어 10분간 찐 다음 술이 뜨거울 때 마신다.

온중산한(溫中散寒), 보신조양(補腎助陽)의 효능이 있다. 감한복통(感寒腹痛), 복창(腹脹), 토사(吐瀉) 등의 증세에 효험이 있다.

정향외리(丁香煨梨)

정향 15알, 큰 배[梨] 1개

배는 깨끗이 씻어 씨를 제거하고 정향을 넣는다. 정향을 넣은 배를 잎으로 싸서 김에 쪄서 익힌다.

온중지구(溫中止嘔), 익위(益胃)의 효능이 있다. 위기허약(胃氣虛弱), 위한(胃寒)으로 인해 생긴 반위토식(反胃吐食), 약물불하(藥物不下) 등의 증세에 효험이 있다.

고대처방(古代處方)

비방화체환(秘方化滯丸)

방선원류(方選源流)_ 《복유편(福幼編)》 온리방(溫裏方)

약물조성(藥物組成)_ 정향, 청피, 진피, 목향, 황련, 반하곡(半夏曲) 각 7.5g, 삼릉, 아출 각 14.4g, 오매육(烏梅肉) 15g, 파두육(巴豆肉) 18g

포제방법(炮製方法)_ 위 약들을 가루로 갈아 기장쌀 크기의 환을 지어 1회에 3g 복용한다. 대소변을 통하게 할 때는 뜨거운 탕을 복용하고 쌓인 것을 없앨 때에는 진피탕을 마시고 배출되는 것을 멈추게 할 때에는 냉수를 마신다.

효능주치(效能主治)_ 이기화담(理氣化痰), 마적도체(磨積導滯)의 효능이 있다. 오래되고 견고하고 가라앉아 있는 고질병, 갑자기 쌓여 잠깐 머무는 것, 배 속에 적취(積聚)가 있는 것, 창통(脹痛)하여 불편한 것, 대변이 통하지 않는 것, 사하불상(瀉下不爽), 맥(脈)의 침(沈)과 실(實) 증세에 효험이 있다.

✦ 의가(醫家)에서 말하는 신농본초 양생법

뇌효(雷斅)는 "정향은 자(雌)와 웅(雄)으로 나뉜다. 자는 알이 크고 웅은 알이 작은데 산수유와 같다. 모정향이라 부르는 것이 약으로 사용하기 가장 좋다"라고 했다.

뇌효(雷斅)는 "약방 중에서는 경상적으로 자정향(雌丁香)을 사용하는데 약의 힘이 세다. 만약 고약으로 달인다면 웅정향(雄丁香)을 사용하는데 반드시 소정(小丁)을 제거해야 한다. 대개 아이를 업어 키우는 사람은 등에 부스럼이 나는데 이때 이 고약을 사용한다. 정향은 불을 보면 안 되고 울금을 두려워한다"라고 했다.

왕호고(王好古)는 "정향, 오미자, 광무(廣茂)를 함께 사용하면 분돈(奔豚)의 기를 치료한다. 위를 보하고 폐의 사기(邪氣)를 배출하며 신장을 치료한다"라고 했다.

구종석(寇宗奭)은 "≪일화자제가본초(日華子諸家本草)≫에서 말하기를 '정향은 구취(口臭)를 치료하는데 어사(御史)들도 자주 입에 물고 있는 향약(香藥)이다. 냉기를 치료하기 때문에 비장과 위가 조화롭지 못한 사람에게 아주 효험이 좋다. 모정향의 향기는 더욱 좋다'라고 했다"라고 했다.

주진형(朱震亨)은 "입이 위에 있는 것은 땅의 기가 입으로 나오기 때문이다. 비장에 화기가 뭉치면 폐로 흘러들어 맑은 것을 잃게 되는데 탁한 기가 위로 가면 입에서 냄새가 난다. 만약 정향으로 치료한다면 양탕지비(揚湯止沸, '끓는 물을 퍼냈다 부어서 끓는 것을 막으려 하다'라는 뜻으로 일시적으로 곤경에서 벗어날 수는 있으나 근본적인 해결책은 못됨)일 뿐이다. 때문에 향유(香薷)로 치료해야 효험을 제대로 볼 수 있다"라고 했다.

이시진(李時珍)은 "송(宋)나라 말의 태의 진문중(陳文中)이 소아의 두창이 광택이 없고 발진이 부풀어 오르지 않고 갈증이 나거나 호흡이 급박하고 빠르고 부어오르거나 배출하는 증상처럼 겉과 안이 모두 허한 증상을 치료하였다. 이때 그는 경상적으로 이공산(異功散), 목향산(木香散)에 정향(丁香)과 관계(官桂)를 배가하여 사용했다. 어떤 때에는 정향을 30~50매, 육계 1~2돈을 사용했다. 어떤 사람들은 복용한 후에 바로 효험을 보았다. 이는 주단계(朱丹溪)가 말하는 입방(立方)의 시기라는 것이다. 한수(寒水)가 사천(司天)할 때 반드시 운기(運氣)해야 하고 또 태양(太陽)의 기를 막는 엄동(嚴冬) 시기에 뭉친 것에 직접적으로 이르러야 한다. 때문에 많이 맵고 많이 뜨거운 것을 사용하여 처방해야 하는 이치이다. 만약 병이 기혈(氣血), 허실(虛實), 한열(寒熱)의 경락의 구분 없이 일률적으로 약방을 사용한다면 인체도 반드시 손상 받게 된다. 갈홍(葛洪)의 ≪포박자(抱朴子)≫에서 말하기를 '눈의 대부분 병에 계설향(鷄舌香), 황련(黃連), 젖을 함께 달여 눈에 떨어뜨려 넣으면 모두 치료된다.' 이는 매운맛은 흩어지게 하고 쓴맛은 내려가게 하여 음(陰)을 길러주는 이치를 이용한 것이다"라고 했다.

溫裏藥

필발(蓽茇)

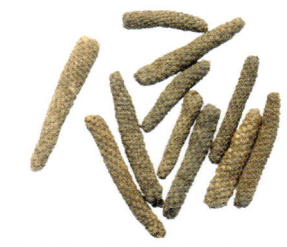

이명(異名)
필발(蓽勃) · 필발(蓽撥)
필발리(蓽撥梨) · 아리(阿梨)

✚ 송(宋) · ≪개보본초(開寶本草)≫

✚ 본경 문헌에 기재된 필발의 효능

　　　　　온중하기(溫中下氣)하여 요각(腰脚)을 보하고 성기(腥氣)를 없애고 소식(消食)하며 위냉(胃冷)을 제거하여 음산현벽(陰疝痃癖)을 치료한다. 곽란냉기(霍亂冷氣), 심통혈기(心痛血氣), 수사허리(水瀉虛痢), 구역초심(嘔逆醋心), 산후설리(產後泄痢) 증상에는 아위(阿魏)와 함께 사용하면 좋다. 가자(訶子), 인삼(人蔘), 계심(桂心), 건강(乾薑) 등의 약재와 함께 사용하면 장부(臟腑), 허냉(虛冷), 장명(腸鳴), 설리(泄痢)를 치료하는 데 효과가 좋다. 두통(頭痛), 비연(鼻淵), 치통(齒痛)을 치료한다.

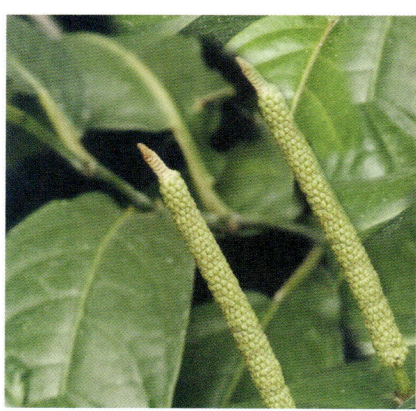
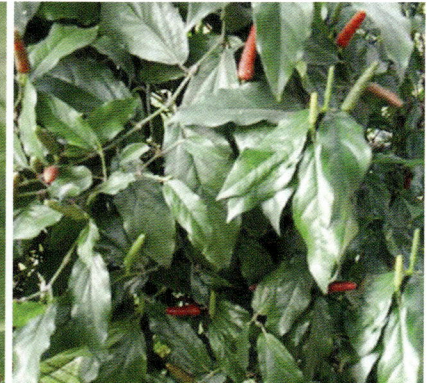

필발(蓽茇)

학명(學名)_ Piper longum L.

과속(科屬)_ 호초과(胡椒科) 식물 필발의 익은 이삭을 말려 약으로 사용한다. 호초속(胡椒屬) 식물은 전 세계에 1,900여 종이 있는데 열대 지역에 분포되어 있다. 중국에 약 59종이 있는데 약으로 쓸 수 있는 것이 20종이다.

지리분포(地理分布)_ 해발 600m의 소림(疏林)에서 많이 자란다. 운남 동남부에서 서남부까지 광동, 복건, 광서 등지에서 재배한다.

채집가공(採集加工)_ 이삭이 녹색에서 흑색으로 변할 때 채집하여 불순물을 제거한 후에 햇볕에 말린다.

용법용량(用法用量)_ 5~3g 정도 달여 복용한다.

약리작용(藥理作用)_ 해열, 진통, 진정, 강혈지(降血脂), 장관평활근(腸管平滑筋) 이완, 항심근 결혈(缺血), 항산소결핍, 억균 등의 작용이 있다.

성미귀경(性味歸經)_ 맵고 성질은 따뜻하다. 비경(脾經), 위경(胃經), 신경(腎經), 방광경(膀胱經)에 작용한다.

효능주치(效能主治)_ 행기지통(行氣止痛), 온중산한(溫中散寒)의 효능이 있다. 완복냉통(脘腹冷痛), 한산복통(寒疝腹痛), 위한구역(胃寒嘔逆), 소변혼탁(小便渾濁), 한습울체(寒濕鬱滯) 증상에 효험이 있다.

고대명방(古代名方)

위가 차면서 입에서 신맛이 나고 청수(淸水)가 흐르는 것과 심장 아래로부터 배꼽까지 통증이 있을 때

필발 반 냥과 생강즙에 담가 구운 후박 1냥을 가루로 내어 뜨거운 붕어 살코기와 함께 고루 섞어 녹두 크기의 환을 지어 1회에 20환씩 쌀죽으로 복용한다. ≪여거사선기방(餘居士選奇方)≫

맑은 콧물이 흐를 때

필발가루를 콧속에 불어 넣으면 효험이 있다. ≪위생역간방(衛生易簡方)≫

편두통(偏頭痛)

필발을 가루로 갈아 환자의 입에 따뜻한 물을 물고 있게 한 후, 두통의 좌우 부위에 따라서 코에 소량의 약가루를 불어 넣으면 효험이 있다. ≪경험후방(經驗後方)≫

풍충아통(風蟲牙痛)

필발과 후추를 같은 양으로 하여 가루로 갈아 초[蠟]를 녹인 물과 함께 마자(麻子) 크기의 약환을 지어 1회에 1환씩 충치가 생긴 치아에 밀어 넣는다. ≪성제총록(聖濟總錄)≫

장기(瘴氣)가 덩어리가 되어 배에 뭉쳐 풀리지 않을 때

필발 1냥과 대황 1냥을 함께 보드라운 가루로 갈아 적당량의 사향을 섞고 꿀과 함께 오자 크기의 약환을 지어 1회에 따뜻한 술로 20환씩 복용한다. ≪영류검방(永類鈐方)≫

부녀의 혈기(血氣)(아픔이 동반하면서 하혈이 불규칙적이고 월경이 고르지 않은 상태)

이신환(二神丸): 필발(소금으로 볶은 것), 포황(蒲黃, 볶은 것)을 같은 양으로 하여 가루로 갈아 꿀과 함께 오자 크기의 약환을 짓는다. 1회에 공복에 술로 30환씩 복용하는데 2제를 사용하면 완전히 낫는다. ≪진씨방(陳氏方)≫

냉담오심(冷痰惡心)

필발 1냥을 가루로 갈아 식전에 반 돈을 쌀죽으로 복용한다. ≪성혜방(聖惠方)≫

갑자기 배출되어 몸이 찰 때(저절로 땀이 나고 토할 것 같으며 소변이 맑은 것)

필발, 육계(肉桂) 각 2돈 반, 고량강(高良薑), 건강(乾薑) 각 3돈 반을 가루로 갈아 죽처럼 하여 오자 크기의 환을 짓는다. 1회에 30환씩 생강즙으로 복용한다. ≪화제국방(和劑局方)≫

약선양생(藥膳養生)

필발돈양제(蓽茇燉羊蹄)

필발 30g, 양제(羊蹄) 4개, 양두(羊頭) 1개, 건강 30g, 후추 10g, 파뿌리 50g, 식염 10g, 두시 30g

양두, 양제를 깨끗이 씻어 물을 붓고 5할이 되도록 고아 거의 익을 때 건강, 필발, 두시, 파뿌리, 식염을 넣고 약한 불에 흐물흐물하게 익힌다. 고기를 먹고 탕을 마신다.

행기지통(行氣止痛), 온중산한(溫中散寒), 온보비위(溫補脾胃)의 효능이 있다. 구병체약(久病體弱), 비위허한(脾胃虛寒), 복창복통(腹脹腹痛) 증세에 효험이 있다.

고대처방(古代處方)

필발방풍해표방(蓽茇防風解表方)

방선원류(方選源流)_ ≪기방본초(奇方本草)≫ 해표방(解表方)

약물조성(藥物組成)_ 필발, 세신(細辛), 천화초(川花椒) 각 10g, 백지(白芷), 방풍(防風) 각 5g

포제방법(炮製方法)_ 먼저 천산초, 필발, 백지, 방풍을 넣어 5분간 달이다가 세신을 넣고 계속 10분간 달여 찌꺼기를 버리고 즙을 취한다. 식기를 기다려 입에 물고 양치질한다. 통증이 있을 때 양치질하면 좋고 삼키지 않도록 주의한다. 하루에 여러 차례 양치질한다.

효능주치(效能主治)_ 신온해표(辛溫解表), 지통통락(止痛通絡), 청열해독(淸熱解毒)의 효능이 있어 풍화아통(風火牙痛) 증세에 효험이 있다.

✦ 의가(醫家)에서 말하는 신농본초 양생법

소송(蘇頌)은 "오늘의 영남(嶺南, 광동과 광서)에 필발이 난다. 대부분이 죽림 속에서 난다. 정월에 싹이 자라나는데 떨기 형태로 자라고 키는 3~4척인데 줄기는 젓가락과 같다. 잎은 푸르고 둥근데 즙채(蕺菜)와 비슷하고 넓이는 2~3촌으로 뽕나무 잎과 비슷하며 잎의 표면은 매끄럽고 두텁다. 3월에 흰색의 꽃을 피운다. 7월에 열매를 맺는데 작은 손가락 크기이고 길이는 2촌 정도이며 청흑색을 띠는데 심자(椹子)와 비슷하지만 약간 길다. 9월에 채집하여 햇볕에 말려 사용한다. 남방 사람들은 그것의 맵고 향기로운 냄새를 즐겨 잎을 생것으로 먹는다. 외국에서 들여온 것은 맛이 더욱 맵고 향기롭다"라고 했다.

이시진(李時珍)은 "기는 따뜻하고 맛은 매우며 양(陽)에 속하는데 상승하는 것과 뜨는 것을 치료한다. 수족양명경(手足陽明經)에 든다. 또한 맵고 뜨거운 것은 분산시켜 없애는 부작용이 있기에 비장과 폐의 화(火)를 요동(擾動)하게 할 수 있어 과다 사용하면 눈이 어두워져 잘 보이지 않게 될 수 있고 음식의 조미료로 사용하기에는 특히 적합하지 않다"라고 했다.

구종석(寇宗奭)은 "필발은 장, 위, 방광을 귀경으로 하기에 구토(嘔吐), 냉기(冷氣), 심복만통(心腹滿痛) 증상에 사용하면 좋다. 그러나 과량을 복용하면 사람의 진기를 빠져 나가게 해서 장허하중(腸虛下重)하게 한다"라고 했다.

소송(蘇頌)은 "≪당태종실록(唐太宗實錄)≫의 기재에 의하면 정관(貞觀, 627~650) 연간에 황제가 기리(氣痢)를 오랫동안 앓았는데 명의들의 약을 먹어도 효험을 보지 못하였다. 하여 조서를 내려 약방을 찾게 하였다. 어떤 위사(衛士)가 황소의 젖에 필발을 달이는 약방을 황제에게 올렸는데 복용 후에 효험을 보았다. 유우석(劉禹錫)도 이 일을 기술했는데 후에 여러 차례 이 약방으로 허냉(虛冷)한 병자들을 치료하여 모두 효험을 보았다"라고 했다.

이시진(李時珍)은 "황소의 즙에 필발을 달인 약방은 소젖 반 근, 필발 3돈을 함께 절반이 되게 달여 공복에 1회 복용하는 것인데 기리(氣痢)의 치료에 효험이 있다. 그 이치는 한쪽은 차고 한쪽은 뜨거워 음양의 기를 조화할 수 있는 데 있다. 필발은 두통, 비연(鼻淵), 치통을 치료하는 중요한 약이다. 맵고 뜨거운 속성을 이용하여 양명경(陽明經)에 들어가게 하여 뜨는 열을 분산시키거나 제거하기 때문이다"라고 했다.

溫裏藥

육계(肉桂)

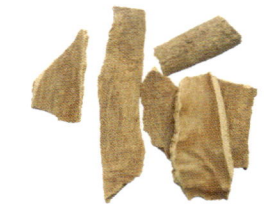

이명(異名)
목계(牡桂) · 대계(大桂)
통계(筒桂) · 날계(辣桂) · 옥계(玉桂)

✦ ≪신농본초경(神農本草經)≫ 상품(上品)

✦ 본경 문헌에 기재된 육계의 효능

　　　　　한비(寒痹), 풍암(風暗), 음성실혈(陰盛失血), 사리(瀉痢), 경간(驚癎)을 치료한
다. 풍벽후비실음(風僻喉痹失音), 양허실혈(陽虛失血), 옹저두창(癰疽痘瘡)을 치료하고 피를 끌
어와 땀과 고름을 없앨 수 있어 독사의 독을 푼다.

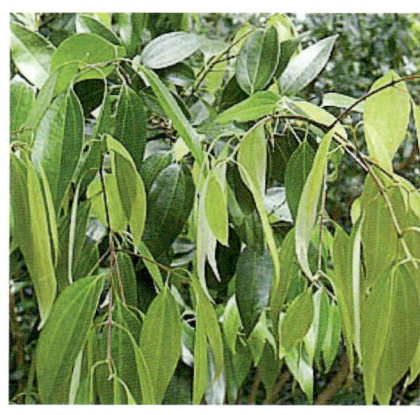
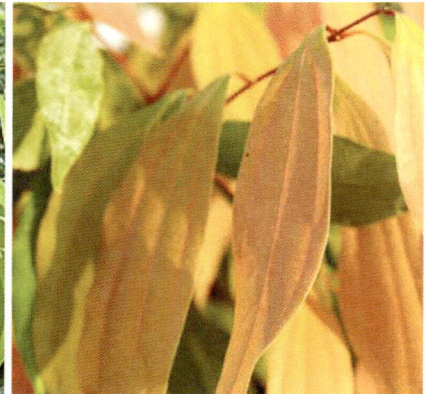

육계(肉桂)

학명(學名)_ Cinnamomum cassia Presl

과속(科屬)_ 장과(樟科) 식물 육계의 나무의 껍질을 말려 약으로 사용한다. 장속(樟屬) 식
물은 전 세계에 약 240종이 있는데 열대, 아열대, 아시아 동부 지역 및 오스트레일리아,
태평양제도에 분포되어 있다. 중국에 약 45종이 있는데 약으로 쓸 수 있는 것이 20종이다.

지리분포(地理分布)_ 상록활엽림에서 많이 자라며 재배도 한다. 대만, 복건, 운남, 광동,
광서 등지의 열대 및 아열대 지역에 재배한다. 그중에 광서에서 재배하는 것이 수량이
가장 많다.

채집가공(採集加工)_ 대부분 가을에 나무의 껍질을 벗겨 그늘에 말린다.

용법용량(用法用量)_ 1~4.5g 정도 달여 복용한다. 오래 달이면 좋지 않다.

약리작용(藥理作用)_ 타액과 위액분비촉진, 위장평활근 경련 제거, 항궤양, 심근수축력 증강, 항혈소판응집, 관상동맥(冠狀動脈) 유량 증가, 항종류(抗腫瘤), 면역효능 증강, 항염, 항균작용이 있다.

성미귀경(性味歸經)_ 맵고 달며 아주 뜨겁다. 신경(腎經), 비경(脾經), 심경(心經), 간경(肝經)에 작용한다.

효능주치(效能主治)_ 보화조양(補火助陽), 산한지통(散寒止痛), 인화귀원(引火歸元), 활혈통경(活血通經)의 효능이 있다. 양위(陽痿), 요슬냉통(腰膝冷痛), 궁냉(宮冷), 신허작천(腎虛作喘), 양허현훈(陽虛眩暈), 심복냉통(心腹冷痛), 목적인통(目赤咽痛), 한산(寒疝), 허한토사(虛寒吐瀉), 경폐(經閉), 분돈(奔豚), 통경(痛經) 증상에 효험이 있다.

고대명방(古代名方)

다리를 절어 힘줄이 오그라들 때
육계가루를 백주(白酒)에 고루 섞어 바른다. 1일 1회 바른다. 황보밀(皇甫謐)의 《침구갑을경(針灸甲乙經)》

중풍(中風)으로 인해 냉기가 거슬러 올라 물을 토하고 뒤척일 때
육계 1냥을 물 1L와 함께 500㎖가 되게 달여 차게 해서 복용한다. 《주후방(肘後方)》

중풍으로 말을 하지 못할 때
육계를 혀 아래에 넣고 침으로 우러나온 즙을 마신다.
육계가루 3돈을 물 2잔과 함께 1잔이 되게 달여 복용하고 땀을 낸다. 《천금방(千金方)》

무더위로 인해 생긴 독을 풀 때
계령환(桂苓丸): 육계(肉桂, 굵은 껍질을 제거하고 불을 가까이 하지 않은 것), 복령(껍질을 제거한 것)을 같은 양으로 하여 가루로 갈아 꿀과 함께 용안(즉 계원) 크기의 약환을 짓는다. 새로 길어온 우물물에 1환씩 풀어 마신다. 《화제국방(和劑局方)》

계장갈수(桂漿渴水)
여름에 마시면 번갈(煩渴)을 풀고 기를 보익하고 가래를 삭인다.
육계가루 1냥, 백밀 1L, 물 2두를 함께 1두가 되게 달인다. 식힌 후에 새로운 도자기 병에 넣고 다시 위의 2가지 약재를 넣어 200~300회 휘젓는다. 우선 한 겹의 유지를 덮고 다시 7겹의 종이를 덮어 입구를 봉한다. 매일 한 겹씩 제거하면서 7일 후에 입구를 열면 냄새가 향기롭고 맛이 좋은 것이 품질이 극히 좋은 것이다. 사람들은 경상적으로 이것을 만들어 마신다. 《도경본초(圖經本草)》

구종심통(九種心痛)
계심 2돈 반을 가루로 갈아 술 1잔 반과 함께 달여 마시면 즉시 효험을 본다. 《태평성혜방(太平聖惠方)》

溫裏藥

한산(寒疝)으로 인해 심장이 아프고 사지에 냉기가 거슬러 흐르며 밥을 먹을 수 없을 때

계심가루 1돈을 따뜻한 술에 고루 섞어 마시면 효험이 있다. ≪태평성혜방(太平聖惠方)≫

편정두통(偏正頭痛)(날이 흐리고 바람이 불며 비가 내리는 날에 발병하는 것)

계심가루 1냥을 술과 고루 섞어 고약 형태를 만들어 다음 이마와 머리에 바른다. ≪태평성혜방(太平聖惠方)≫

약선양생(藥膳養生)

육계미죽(肉桂米粥)

육계 2g, 홍당(紅糖) 6g, 갱미 100g

먼저 육계를 달여 진한 즙을 취하고 찌꺼기를 버린다. 찹쌀에 물을 부어 멀건 죽으로 쑤어 육계즙과 홍당을 넣고 1회 약간 더 끓인다. 매일 아침저녁으로 따뜻하게 복용한다. 5일을 1회의 치료과정으로 한다.

신양부족(腎陽不足), 사지(四肢)가 차가워지는 증상, 소변빈삭(小便頻數), 완복냉통(脘腹冷痛), 대변(大便)이 묽을 때, 음식량 감소, 소화불량(消化不良)과 풍한습비(風寒濕痹) 증상에 효험이 있다.

✚ 의가(醫家)에서 말하는 신농본초 양생법

　　이고(李杲)는 "계의 맛은 맵고 성질은 많이 따뜻하며 독이 있다. 양(陽) 중의 양(陽)에 속하고 기를 뜨게 한다. 기가 얇은 것은 계지(桂枝)이고 기가 두터운 것은 육계(肉桂)이다. 기가 얇은 것은 배출작용을 하기 때문에 계지는 위로 올라가 발표(發表)한다. 기가 두터운 것은 열이 나게 하기 때문에 계육(桂肉)은 아래로 내려 보내 신장을 보한다. 이것이 바로 천친(天親)하면 위로 향하고 지친(地親)하면 아래로 내려가는 이치이다"라고 했다.

　　왕호고(王好古)는 "계지는 족태양방광경(足太陽膀胱經)에 든다. 계심(桂心)은 수소음심경(手少陰心經)의 혈분(血分)에 들고 계육은 족소음신경(足少陰腎經)과 족태음비장경(足太陰脾經)의 혈분(血分)에 든다. 가늘고 얇으면서 여린 것이 계지이고 두텁고 기름지면서 질긴 것이 육계이다. 겉의 두꺼운 껍질과 속의 껍질을 제거하여 가운데 것을 쓰는 것이 계심이다"라고 했다.

이시진(李時珍)은 "마황은 피모(皮毛)의 곳곳으로 돌아다니며 통하게 한다. 때문에 전문적으로 발한(發汗)하고 풍사(風邪)를 없애는 데 사용한다. 폐는 피모를 관리하고 매운 것은 폐에 든다. 계지는 영위(營衛)에 투과하여 이른다. 때문에 근육을 풀고 풍사를 제거한다. 폐는 위기를 관리하고 비장은 영기를 관리하고 매운 것은 폐에 들고 단 것은 비장에 든다. 육계는 하행하는데 이는 화기의 원류를 보태고 채워준다. 이것이 이동원(李東垣)이 말한 쓴맛은 신장을 건조하게 하고 매운맛을 복용하면 촉촉하게 하며 진액을 생기게 하고 피부를 열게 하고 기를 통하게 하는 원리와 같다. ≪태평성혜방(太平聖惠方)≫에서 말하기를 '계심은 심장에 들어 피를 끌어와 고름을 없애고 땀을 없앤다. 이는 수소음군화(手少陰君火), 궐음상화(厥陰相火), 명문지화(命門之火) 등의 형체이다'라고 했다. ≪명의별록(名醫別錄)≫에서 말하는 '육계는 혈맥을 통하게 한다'라고 말한 이치와 같다. 증세영(曾世榮)은 '소아의 경풍(驚風)과 설사는 오령산(五苓散)을 사용해 2가지 화(火)를 배출하고 토의 습을 빼낸다. 이 처방에서 사용하는 육계는 간의 풍(風)을 억제할 뿐만 아니라 비장의 토(土)를 도와준다'라고 했다. 또 ≪의여록(醫餘錄)≫에서 말하기를 '어떤 사람이 눈이 붉고 부으면서 아팠다. 비장이 허하면 밥을 먹을 수 없고 간맥(肝脈)이 강하고 비맥(脾脈)은 약하게 된다. 만약 차가운 약을 사용하여 간을 치료하면 비장이 더욱 허하게 되고 따뜻한 약을 사용하여 비장을 치료하게 되면 간이 더욱 강하게 된다. 때문에 온화약 중에 육계를 많이 늘여 간을 억제하고 비장을 도와 일거양득을 효과를 얻을 수 있는 것이다. 목(木)이 육계를 얻으면 말라죽는다는 전설이 바로 이치이다'라고 했다. ≪명의별록(名醫別錄)≫에서는 '육계는 간과 폐의 기를 이롭게 하고 목계(牡桂)는 옆구리의 통증과 풍(風)을 치료한다. 또 외계(外桂)는 성미가 매워 발산(發散)하기에 자궁의 맺힌 피를 풀어 통하게 한다'라고 했다. 때문에 ≪명의별록(名醫別錄)≫에서는 '육계는 태(胎)를 떨어뜨릴 수 있다. 하지만 충실하고 안정적일 때 육계를 볶은 후에 사용하면 태에 대한 손상이 없다'라고 했다"라고 했다.

溫裏藥

건강(乾薑)

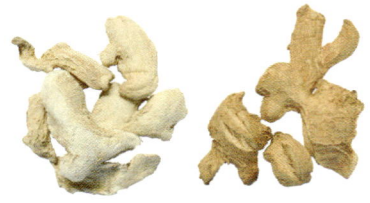

이명(異名)
백강(白薑) · 균강(均薑)

+ ≪신농본초경(神農本草經)≫ 중품(中品)
+ 본경 문헌에 기재된 건강(乾薑)의 효능

     흉만(胸滿)으로 인한 해역상기(咳逆上氣)를 치료하고 온중지혈(溫中止血), 출한(出汗)하며 풍습비(風濕痹), 장이 치우쳐 생긴 하리(下痢)를 제거한다. 생것이 제일 좋다. 한랭복통(寒冷腹痛), 중악곽란창만(中惡霍亂脹滿), 풍사제독(風邪諸毒)을 제거하여 피부(皮膚)의 결기(結氣)를 치료하고 타혈(唾血)을 멈추게 한다. 요신(腰腎)의 동랭냉기(疼冷冷氣)를 치료하여 파혈거풍(破血祛風)한다. 사지관절(四肢關節)을 통하게 하고 오장육부(五臟六腑)를 열고 모든 맥(脈)을 풀어주며 풍독(風毒)으로 인한 차고 저린 것을 제거하고 밤에 소변이 많은 것을 치료한다. 소담하기(消痰下氣)하여 전근토사(轉筋吐瀉), 복장(腹髒), 반위건구(反胃乾嘔), 박손어혈(撲損瘀血)를 멈추게 하고 비홍(鼻紅), 냉열독(冷熱毒)을 치료하며 개위(開胃)하여 숙식(宿食)을 제거한다. 심하한비(心下寒痹)와 눈동자가 오랫동안 붉은 증상을 치료한다.

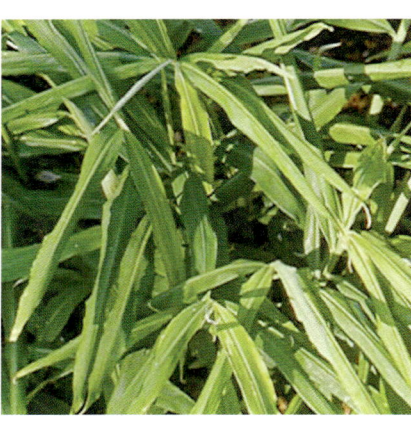
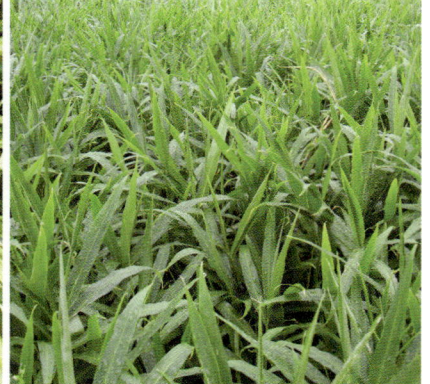

강(薑)

학명(學名)_ Zingiber officinale Rose.

과속(科屬)_ 강과(薑科) 식물 강의 건조한 근경(根莖)을 약으로 사용한다. 강속(薑屬) 식물은 전 세계적으로 약 79종이 있다. 아시아의 열대와 아열대 지역에 분포되어 있다.

중국에는 약 13종이 있고 약으로 2종이 쓰인다.

지리분포(地理分布)_ 중국 동남부 중부에서 서남부 각지에서 광범위하게 재배된다.

채집가공(採集加工)_ 겨울철에 채집하여 수근(鬚根)과 진흙을 제거하고 햇볕에 말린 후, 저온에서 건조시킨다.

용법용량(用法用量)_ 3~9g을 달여 복용한다.

약리작용(藥理作用)_ 염증을 제거, 진정, 진통, 응혈을 막아주고 신상선피질 호르몬 합성과 분해를 촉진하며 산소결핍을 막아주고 위액분비를 억제하며 구토(嘔吐)를 멈추게 하는 작용이 있다.

성미귀경(性味歸經)_ 맛은 맵고 뜨겁다. 비경(脾經), 위경(胃經), 신경(腎經), 심경(心經), 폐경(肺經)에 작용한다.

효능주치(效能主治)_ 회양통맥(回陽通脈), 온중산한(溫中散寒), 온폐화음(溫肺化飮)의 효능이 있다. 완복냉통(脘腹冷痛), 지냉맥미(肢冷脈微), 구토설사(嘔吐泄瀉), 담음천해(痰飮喘咳) 증상에 효험이 있다.

고대명방(古代名方)

허로(虛勞)로 인해 잠을 이루지 못하는 증상

건강(乾薑)을 가루가 되게 갈아 끓인 물로 3돈 복용하고 약간 땀이 나면 좋아진다. ≪천금방(千金方)≫

충혈과 눈병으로 인한 껄끄러운 통증

백강(白薑)가루를 물로 조절하여 발바닥 가운데 붙이면 좋다. ≪보제방(普濟方)≫

심장과 비장이 차고 통증이 있는 증상

건강(乾薑)과 고량강(高良薑)을 각 같은 양으로 하여 불에 구운 후, 통째로 구워 가루가 되게 갈아 오자(梧子) 크기만 한 환을 만들어 1회에 식후 귤피탕(橘皮湯)으로 30환을 복용한다. ≪화제국방(和劑局方)≫

호랑이나 승냥이에게 물린 상처

건강(乾薑)가루를 상처에 붙인다. ≪주후방(肘後方)≫

옹저(癰疽) 초기(初起)

건강(乾薑) 1냥을 자색이 되게 구운 후 가루가 되게 갈아 식초로 조절하여 창두는 남기고 종기 주위에 붙이면 자연히 치유된다. ≪제중변의(諸症辨疑)≫

추위로 팔다리가 뻣뻣해지거나 음식이 소화되지 않아서 물 같은 설사를 하는 질병

건강(乾薑)을 통째로 구운 후 가루가 되게 갈아 쌀뜨물로 2돈을 복용한다. ≪천금방(千金方)≫

치아통증이 멈추지 않는 것

천강(川薑, 통째로 구운 것), 천초(川椒)를 같은 양으로 하여 보드라운 가루로 으깬 후, 아픈 치아를 닦는다. ≪어약원방(禦藥院方)≫

반두(斑痘)로 혈맥이 돌지 않는 병증
(반두(斑痘)가 날 때 차가운 약을 과다 복용하여 손발이 싸늘하고 맥이 약한 것)

통째로 구운 건강(乾薑) 2돈 반, 자감초 1돈 반, 2충(盅)의 물로 달여 1충이 될 때 복용한다. ≪상한론(傷寒論)≫

약선양생(藥膳養生)

건강청주(乾薑清酒)

건강(乾薑)가루 20g, 청주 600㎖

술을 따뜻하게 데우고 건강가루를 데운 술에 넣어 많이 복용하면 즉시 치유된다.
온중산한(溫中散寒)의 효능이 있다. 노인의 장부의 기와 한랭(寒冷)이 엉켜 발생한 질환, 심장이 거슬러 아프고 결리는 것, 사지가 냉하고 맥이 미약한 증상, 거동이 불편한 증세에 효험이 있다.

고대처방(古代處方)

비장을 튼튼하게 하고 한(寒)을 제거하는 환

방선원류(方選源流)_ ≪상한론(傷寒論)≫ 온리방(溫裏方)

약물조성(藥物組成)_ 건강(乾薑), 인삼(人蔘), 자감초(炙甘草), 백출(白朮) 각 90g

포제방법(炮製方法)_ 상술한 약을 모두 가루가 되게 갈아 꿀로 환을 만들어 1회에 6~9g을 매일 2~3회 끓인 물로 복용한다. 또한 탕제로 달여 복용한다. 용량은 원래의 처방의 비례에 따라 짐작하여 결정한다.

효능주치(效能主治)_ 온중거한(溫中祛寒), 보기건비(補氣健脾)의 효능이 있다. 중초허한(中焦虛寒), 복통토사(腹痛吐瀉), 외한지랭(畏寒肢冷), 불사음식(不思飲食), 곽란(霍亂) 증상에 효험이 있다. 양허실혈(陽虛失血)로 인한 소아만경(小兒慢驚), 병후 자주 침과 거품을 뱉는 증세, 흉비(胸痺)에 효험이 있다.

✦ 의가(醫家)에서 말하는 신농본초 양생법

이시진(李時珍)은 "≪태청외술(太淸外術)≫에서 말하기를 임신부는 건강(乾薑)을 먹지 못한다. 먹으면 태가 배 안에서 죽게 된다. 그것은 이것의 성질이 뜨겁고 맛은 맵고 소산(消散)하는 작용이 있기 때문이다"라고 했다.

장원소(張元素)는 "건강(乾薑)의 기는 얇고 맛은 무거우며 반침반부(半沈半浮)의 특성 및 가승가강(可升可降)의 작용이 있어 양중의 음이다. 또한 맛은 극히 맵고 성질은 극히 더우며 양중의 음이다. 이것의 4가지 방면의 효능은 다음과 같다. 첫 번째는 심장을 통하게 하고 양을 돕는다. 두 번째는 부장(腑臟)의 속을 가라앉히고 찬 고질(痼疾)을 제거한다. 세 번째는 각 경(經)의 한기(寒氣)를 내보낸다. 네 번째는 감기와 복통을 치료한다. 만일 환자의 신장에 양이 없다면 맥기(脈氣)가 허약하다. 이럴 때 강부탕(薑附湯)을 사용한다. 이 처방에 흑부자(黑附子)를 주약으로 하여 건강(乾薑)을 물에 달인 탕으로 복용한다. 또한 중초(中焦)의 한사(寒邪)를 치료한다. 한사(寒邪)가 과도하면 담병(痰病)을 초래한다. 하여 쓴맛의 약물로 이것을 발산시킨다. 이것은 또한 하초(下焦)를 보익(補益)한다. 때문에 사역탕(四逆湯)에 이것을 사용한다. 건강(乾薑)의 맛은 원래 신(辛)에 속하고 통째로 구운 후 약간 쓰기 때문에 한사(寒邪)를 없앨 수 있어 전이(轉移)하는 데는 사용하지 않는다. 때문에 내한(內寒) 증세를 치료한다. 이것은 부자(附子)가 한사를 전이(轉移)할 수 있을 뿐 제지하지 못하는 것과는 다르다. 이중탕(理中湯)에도 이것을 사용할 수 있다. 이것이 양기(陽氣)를 다시 회복시키기 때문이다"라고 했다.

이고(李杲)는 "건강(乾薑) 생것을 사용할 때 맛은 맵고 불로 구운 후, 맛은 쓰며 양성(陽性)에 속한다. 생건강(生乾薑)은 한사(寒邪)의 기(氣)를 물리치고 기표(肌表)를 발산하는 작용이 있다. 건강(乾薑)을 구운 후 위 속 장부의 기와 한랭(寒冷)이 엉켜 발생한 질환을 제거하고 또한 수중(守中)의 작용이 있다. 과다 사용하면 원기를 소모한다. 또한 신맛은 발산효능이 있으며, 이것은 장화식기(壯火食氣)의 물체이다. 반드시 생감초(生甘草)로 평온하게 하여야 한다. 이것의 신열(辛熱)한 성질은 내한(內寒)을 제거하고 오미자(五味子)와 함께 사용하면 폐를 따뜻하게 하며 인삼(人蔘)과 함께 사용하면 위를 따뜻하게 한다"라고 했다.

이시진(李時珍)은 "건강(乾薑)은 혈약(血藥)을 인도하여 혈분(血分)에 들어가게 하고 기약(氣藥)을 인도하여 기분(氣分)에 들어가게 하며 악을 제거하고 새로운 것을 길러주며 양생음장(陽生陰長)의 작용이 있다. 그리하여 혈허(血虛) 증세에는 이것을 사용하는 것이 좋다. 만일 환자가 코피를 흘리거나 피를 토하거나 하혈(下血)하고 음중에 양이 없을 때에도 이것이 좋다. 이것은 열증(熱症)으로 인하여 열약(熱藥)을 사용하는 반치방법(反治方法) 및 한증(寒症)으로 인하여 열약(熱藥)을 사용하는 종치법(從治法)이다"라고 했다.

溫裏藥

오수유(吳茱萸)

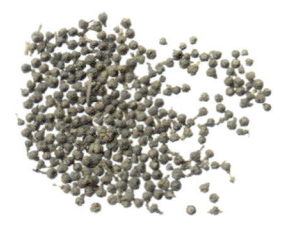

이명(異名)
식수유(食茱萸)・당자(欓子)
오유(吳萸)・차랄(茶辣)
칠랄자(漆辣子)・우랄자(優辣子)・곡약자(曲藥子)

✚ ≪신농본초경(神農本草經)≫ 중품(中品)

✚ 본경 문헌에 기재된 오수유의 효능

개울화체(開鬱化滯)하여 탄산(吞酸), 궐음담연두통(厥陰痰涎頭痛), 음독복통(陰毒腹痛), 산기(疝氣), 혈리(血痢), 후설구창(喉舌口瘡)을 치료한다. 온중하기(溫中下氣)하여 통증을 멈추고 습(濕)으로 인한 혈비(血痺)와 풍사(風邪)를 제거하고 개주리(開腠理)하며 해역한열(咳逆寒熱)을 치료한다. 오장(五臟)을 이롭게 하여 담랭역기(痰冷逆氣), 음식불소(飮食不消), 심복(心腹)의 여러 냉기로 인한 교통(絞痛), 중오(中惡)로 인한 심복통(心腹痛)을 치료한다. 산후여혈(産後餘血)을 내리게 하여 신기각기(腎氣脚氣)의 수종(水腫)을 치료하며 관절(關節)을 통하게 하고 기양건비(起陽健脾)하게 한다.

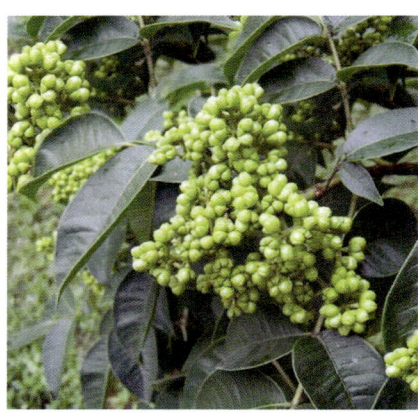
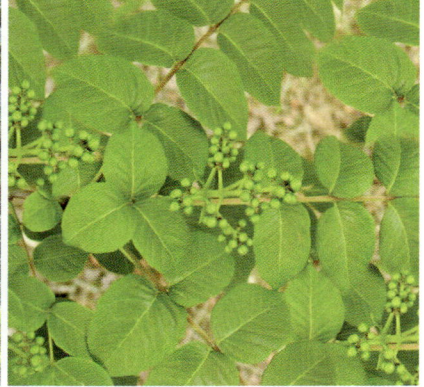

오수유(吳茱萸)

학명(學名)_ Evodia rutaecarpa (Juss.) Benth.

과속(科屬)_ 운향과(芸香科) 식물 오수유, 석호(石虎) 혹은 소모오수유(疏毛吳茱萸)의 건조하고 익은 과실은 약으로 사용된다. 오수유속(吳茱萸屬) 식물은 세계적으로 약 148종이 있으며 아시아, 아프리카 및 오세아니아에 분포되어 있다. 중국에는 약 19종이 있다.

약으로 5종이 쓰인다.

지리분포(地理分布)_ 1. 오수유는 저해발의 양지바른 수풀 밑 혹은 임연(林緣) 황지에서 대부분 자란다. 감숙, 섬서, 절강, 안휘, 대만, 복건, 호남, 호북, 광서, 광동, 사천, 귀주, 운남 등에 분포되어 있다.

2. 석호(石虎)는 산비탈 관총에서 자란다. 절강, 호북, 강서, 광서, 호남, 사천, 귀주에 분포되어 있다.

3. 소모오수유(疏毛吳茱萸)는 촌가 길 옆, 산비탈, 관목 숲에서 대부분 자란다. 호남, 강서, 광서, 광동 및 귀주에 분포되어 있다.

채집가공(採集加工)_ 8~11월에 과실이 아직 열리지 않았을 때 과지(果枝)를 따서 햇볕에 말리거나 저온에서 건조한 후 가지와 잎, 과경(果梗) 등의 불순물을 없앤다.

용법용량(用法用量)_ 1.5~4.5g을 달여 복용한다. 외용(外用) 시 적당량을 취한다.

약리작용(藥理作用)_ 위궤양을 막아주고 담즙분비를 촉진하며 간 손상을 제거하고 체온을 올리며 정성기력(正性肌力), 정성빈율(正性頻率), 혈소판응집을 억제하고 혈압을 양방향으로 조절하며 자궁평활근을 흥분시키고 병원체를 막아주는 등의 작용을 한다.

성미귀경(性味歸經)_ 맵고 쓰며 뜨겁다. 약간 독이 있다. 간경(肝經), 비경(脾經), 위경(胃經), 신경(腎經)에 작용한다.

효능주치(效能主治)_ 강역지구(降逆止嘔), 산한지통(散寒止痛), 조양지사(助陽止瀉)의 효능이 있다. 궐음두통(厥陰頭痛), 한습각기(寒濕脚氣), 한산복통(寒疝腹痛), 완복창통(脘腹脹痛), 경행복통(經行腹痛), 오경설사(五更泄瀉), 구토탄산(嘔吐呑酸), 고혈압(高血壓) 증상에 효험이 있다. 외치(外治)로는 구창(口瘡)에 효험이 있다.

고대명방(古代名方)

구토(嘔吐), 흉만(胸滿), 두통(頭痛)

오수유탕을 사용한다. 수유(茱萸) 1승, 대추 20개, 생강 1냥, 인삼(人蔘) 1냥, 물 5L로 3L가 되도록 달여 1회에 7합을 복용하고 1일 2회 복용한다. ≪중경방(仲景方)≫

여성의 전음(前陰)이 차고 오랫동안 임신이 되지 않는 증상

오수유, 천초(川椒) 각 1L를 가루가 되게 갈아 탄자(彈子) 크기의 환을 만들어 면속에 넣고 음도에 넣으면 자궁이 열리면서 임신이 된다. ≪경심록(經心錄)≫

신(腎)의 정기(精氣)가 올라 딸꾹질이 날 때

신(腎)의 정기(精氣)가 배에서부터 시작하여 목까지 오르는 것, 기(氣)가 치밀어 오른 것을 배출하지 못하는 것, 가끔 연속적인 기침, 숨이 차오르는 것, 이런 증세는 한사(寒邪)가 위강(胃腔)을 손상시킨 것이다. 신장의 정기(精氣)가 휴허(虧虛)하여 기(氣)가 역행(逆行)하는 것, 위로 위기(胃氣)를 침범하여 위기(胃氣)와 함께 초래된 것이다. ≪난경(難經)≫에서 이것을 얼(噦)이라 한다. ≪황제내경소문(黃帝內經素問)≫에서 말하기를, 병이 심한 자가 소리가 얼(噦)한 증세가 있으면 이 처방이 적당하다. 만일 얼성(噦聲)이 계속되는 것은 사처(邪處)가 기문(期門), 관원(關元), 신유(腎俞)에 있을 때이다. 오수유(식초로 뜨겁게 볶은 것), 귤피(橘皮), 부자(附子, 껍질을 벗긴 것) 각 1냥을 가루가 되게 갈아 밀가루를 발라 오자(梧子) 크기의 약환을 만들어 1회에 생강탕으로 70환을 복용한다. ≪손씨인존방(孫氏仁存方)≫

장부의 기와 한랭(寒冷)이 엉켜 발생한 복통

2전의 오수유를 으깨어 술과 골고루 섞은 후 향유(香油) 1컵을 가마 안에 넣고 달인 후, 수유(茱萸) 술을 가마 안에 함께 넣고 달여 복용하면 복통은 즉시 멈춘다. 당요(唐瑤)의 ≪경험방(經驗方)≫

오랜 기간 비병(脾病)에 의한 설사

노인의 많은 사람들이 이 질병에 걸린다. 사람들은 이것을 수토동화(水土同化)라고 한다. 오수유(吳茱萸) 3돈을 불려 물을 넣어 달인 즙에 소량의 소금을 넣고 단숨에 복용한다. 대체로 수유(茱萸)가 방광을 따뜻하게 하고 수도(水道)를 통하게 하면 대장은 자연히 안정된다. 다른 약도 비록 열성(熱性)이 있지만 청탁(淸濁)을 분해하지 못한다. ≪손씨인존방(孫氏仁存方)≫

소아두창(小兒頭瘡)

오채유(吳菜萸)를 볶은 후, 보드라운 가루로 만들어 소량의 경분(輕粉)을 넣고 돼지기름, 식초와 골고루 섞어 부스럼에 바른다. ≪태평성혜방(太平聖惠方)≫

각기충심(脚氣衝心)

오수유(吳茱萸), 생강(生薑)을 으깨어 즙을 마시면 특히 좋다. ≪맹선방(孟詵方)≫

약선양생(藥膳養生)

오수유찹쌀죽

오수유 10g, 생강 3편, 찹쌀 100g

오수유를 견주머니로 싼 후, 먼저 가마 안에 넣고 다시 찹쌀과 생강을 넣어 죽으로 끓인다. 오수유와 생강을 제거하여 3회에 나눠 복용한다.

강역지구(降逆止嘔), 조양지사(助陽止瀉)의 효능이 있어 태황구취(苔黃口臭)와 위완통(胃脘痛) 증세에 효험이 있다. 실열(實熱)이 있는 사람은 복용하지 않는 것이 좋다.

✦ 의가(醫家)에서 말하는 신농본초 양생법

손사막(孫思邈)은 "쌓아두는 시간이 길수록 좋다. 입을 다문 것은 독성이 있다. 많이 먹으면 정신에 해롭고 즉시 병을 일으키지 않으나 몸속에 숨어 있다가 일정한 시기가 지난 다음 병을 일으켜 목이 아프게 한다"라고 했다.

이시진(李時珍)은 "맛은 쓰고 성질은 뜨거우며 기가 떠나면 화(火)가 움직이며 눈이 어지럽고 부스럼이 생긴다"라고 했다.

서지재(徐之才)는 "요실(蓼實)을 이것의 사약(使藥)으로 한다. 단삼(丹蔘), 소석(消石), 백악(白堊)은 이것의 성능을 약하게 하고 자석영(紫石英)은 이것의 작용을 억제한다"라고 했다.

이고(李杲)는 "궐기(厥氣)가 역행(逆行)하는 것, 음식물의 소화, 흡수, 배설 과정에 장애가 있고 염증으로 인해 목의 통로가 막혔을 때, 밥을 먹으면 숨이 차서 입을 벌리고 숨을 쉬고 눈을 똑바로 뜨는 것, 음한(陰寒)으로 인해 음식이 넘어가지 않고 토하게 되고 기가 위아래로 전달되지 못하는 것, 이런 종류의 질병이 멎지 않고 중초(中焦)가 허해 속이 찬 증후가 나타나는 것, 배가 더부룩하고 설사증상이 있을 때는 반드시 오수유의 쓰고 뜨거운 성질을 사용하여 체내 기(氣)가 거슬러 오르는 것을 배출한다. 오수유를 쓰면 즉시 효과를 본다. 다른 약으로 대체할 수 없고 과도하게 사용하지 않는다. 많이 사용하면 원기가 상하게 된다"라고 했다.

이시진(李時珍)은 "수유(茱萸)는 성질이 뜨겁고 맛이 매운 것은 발산(發散), 온보(溫補)하게 한다. 성질이 덥고 맛이 쓴 것은 조습, 견고하게 한다. 때문에 이것은 병을 치료할 때 조습하고 막혀서 뭉쳐진 것을 풀어주며 한사(寒邪)를 없애고 중초(中焦)를 따뜻하게 하는 효능을 이용한 것이다. 주단장(朱端章)의 ≪집험방(集驗方)≫에서 말하기를 중승상자(中丞常子)는 담음(痰飮)으로 고생하였는데 과식하거나 계절이 변할 때 비슷한 증세가 나타나고 머리가 아프며 등이 냉하고 위(胃)의 내용물이 식도와 구강을 거쳐 산즙(酸汁)이 역류하며 며칠간 혼수상태에 빠져 있고 식욕이 없으며 열흘에 한 번 발작하고 약을 복용하여도 효과가 없었다. 후에 오선단방(吳仙丹方)을 복용하였더니 다시 발작하지 않았다. 음식을 배불리 먹으면 배가 몹시 부르고 속이 그득한 감을 주는 병증이 있을 때 5~6환을 복용하면 효과를 볼 수 있다. 얼마 지나지 않아 소변에는 수유(茱萸)의 기미(氣味)가 발산되고 술도 소변에 따라 배출된다. 이런 약방은 다음과 같다. 오수유(吳茱萸, 탕에 7회 불린 것), 복령(茯苓)을 같은 양으로 하여 으깨어 보드랍게 갈아 꿀로 오자(梧子) 크기로 약환을 만들어 1회에 끓인 물로 50환을 복용한다. ≪매양경방(梅楊卿方)≫에서는 말유(茱萸)를 술에 3일 밤 불린 후, 복령(茯苓)가루를 햇볕에 말려 1회에 100알씩 따뜻한 술로 복용한다. 목과 입, 혀에 부스럼이 생긴 환자는 수유(茱萸)가루를 식초에 골고루 섞어 양쪽 각심(脚心)에 붙이면 하룻밤 지나면 치유된다. 수유(茱萸)의 약성은 비록 뜨겁지만 열을 아래로 내려 보낸다. 대부분 종치(從治)의 방법을 사용한 것이다. 수유(茱萸)의 성질은 상행(上行)하고 하행(下行)하지 못하다는 관점은 정확하지 않다고 여긴다"라고 했다.

소회향(小茴香)

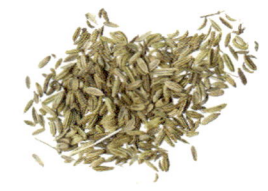

이명(異名)
회향(茴香)·회향자(茴香子)
야회향(野茴香)·대회향(大茴香)
곡회향(谷茴香)·곡향(穀香)
향자(香子)·소향(小香)

✚ 《당본초(唐本草)》
✚ 본경 문헌에 기재된 소회양의 효능

　　　　소아기창(小兒氣脹), 곽란구역(霍亂嘔逆), 복냉(腹冷)하여 음식이 소화되지 않
는 증상, 양쪽 옆구리의 비만(痞滿)을 치료한다.

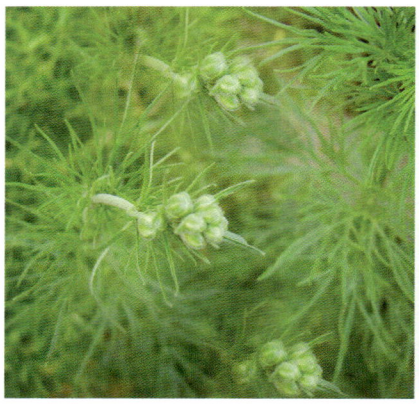 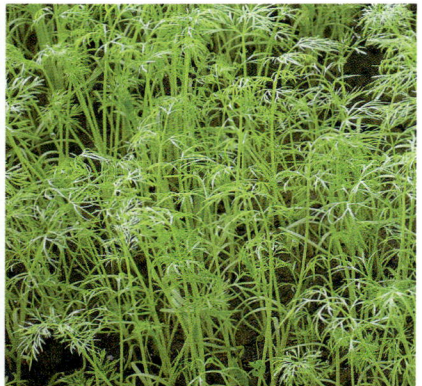

회향(茴香)

학명(學名)_ Foeniculum vulgare Mill.

과속(科屬)_ 산형과(傘形科) 식물 회향의 건조하고도 익은 과실은 약으로 사용된다. 회
향속(茴香屬) 식물은 전 세계적으로 약 4종이 있다. 아시아 서부, 유럽 및 미국에 분포되
어 있다. 중국에는 1종만 있고 약으로 쓰인다.

지리분포(地理分布)_ 중국 각지에서 재배되고 원산지는 지중해이다.

채집가공(採集加工)_ 가을철 과실이 초기에 무르익을 때 식물체를 잘라 햇볕에 말린 후
에 과실을 따고 불순물을 제거한다.

용법용량(用法用量)_ 3~6g을 달여 복용한다.

약리작용(藥理作用)_ 위십이지장궤양을 막아주고 평활근 유동을 촉진하며 담즙분비를

촉진하고 기관평활근을 이완시키며 성호르몬 작용 등의 효능이 있다.

성미귀경(性味歸經)_ 맵고 따뜻하다. 간경(肝經), 신경(腎經), 비경(脾經), 위경(胃經)에 작용한다.

효능주치(效能主治)_ 산한지통(散寒止痛), 이기화위(理氣和胃)의 효능이 있다. 통경(痛經), 식소토사(食少吐瀉), 완복창통(脘腹脹痛), 한산복통(寒疝腹痛), 고환편추(睾丸偏墜), 소복냉통(少腹冷痛), 고환초막적액(睾丸鞘膜積液)의 증상에 효험이 있다. 소금에 절인 소회향(小茴香)은 난신(暖腎), 산한(散寒), 지통(止痛)하기 때문에 한산복통(寒疝腹痛), 고환편추(睾丸偏墜), 경한복통(經寒腹痛)에 효험이 있다.

고대명방(古代名方)

위(胃)를 열어주어 식욕이 좋아지게 하는 것
회향 2냥, 생강 4냥을 으깨 골고루 저어 깨끗한 그릇에 담고 젖은 종이로 덮개를 덮어 하룻밤 놓아둔다. 이튿날 은기(銀器)나 석기(石器)에 약한 불이나 센 불로 누렇게 될 때까지 볶고 보드랍게 갈아 술로 골고루 섞은 후, 오자(梧子) 크기의 약환을 만들어 1회에 10~25환을 따뜻한 술로 복용한다. ≪경험후방(經驗後方)≫

입 냄새를 제거함
회향을 국으로 끓이거나 생것을 먹으면 효험이 있다. ≪식의심경(食醫心境)≫

뱀에게 물린 지 오래되어 문드러진 증상
소회향을 가루로 으깬 후 환부에 바른다. ≪천금방(千金方)≫

신허요통(腎虛腰痛)
볶은 회향을 가루가 되게 간다. 돼지신장을 잘라 가루를 넣고 젖은 종이에 싼 후 불씨에 익히며 공복에 염주(鹽酒)로 복용한다. 대원례(戴原禮)의 ≪요결(要訣)≫

대소변이 막혀 나오지 않아 붓고 숨이 찰 때
7개의 팔각회향(八角茴香), 반 냥의 대마인(大麻仁)을 가루가 되게 갈아 21개의 생총백(生蔥白)과 함께 갈아 달여 탕으로 만든 후 다시 오령산(五苓散)가루를 넣어 1일 1회 복용한다. ≪보제방(普濟方)≫

신음(腎陰)이나 신양(腎陽)이 허(虛)해져서 생긴 소갈(消渴) 증상
소변이 기름처럼 나올 때 회향(구운 것), 고련자(苦楝子, 구운 것)를 가루가 되게 갈아 식전에 술로 2돈을 복용한다. ≪보명집(保命集)≫

허리가 무겁고 찌르는 듯하며 붓는 증상
팔각회향을 구운 후 가루가 되게 갈아 식전에 2돈을 술로 복용한다. ≪직지방(直指方)≫

옆구리 아래가 찌르는 듯한 통증
소회향(구운 것) 1냥, 지각(枳殼) 5돈(한약재를 밀기울과 함께 볶은 것)을 모두 가루로 갈아 1회에 2돈을 염주(鹽酒)로 복용한다. ≪수진방(袖珍方)≫

溫裏藥

약선양생(藥膳養生)

소회향황주(小茴香黃酒)
소회향(누렇게 구운 것을 굵게 가루로 낸 것) 20g

황주(黃酒) 300㎖에 넣고 끓여 잠시 식힌 후, 찌꺼기를 제거한다. 양을 짐작하여 복용한다. 이기산한(理氣散寒)의 효능이 있어 백탁(白濁, 속칭 편백(騙白)), 하림(下淋, 정도(精道)가 풍한(風寒)을 받은 것) 증세에 효험이 있다.

고대처방(古代處方)

삼층회향환(三層茴香丸)
방선원류(方選源流)_ ≪경악전서(景嶽全書)≫ 이기방(理氣方)

약물조성(藥物組成)_ 회향 30g, 천련자(川楝子) 30g, 목향(木香) 30g, 사삼(沙蔘) 30g

포제방법(炮製方法)_ 상술한 약을 보드라운 가루로 갈아 쌀죽으로 녹두(綠豆) 크기만 한 작은 환을 만들어 1회에 20~30g, 매일 3회, 공복에 따뜻한 술이나 소금물로 복용한다. 또한 탕제(湯劑)로 달여 복용한다. 용량은 원래의 처방의 비례에 따라 짐작하여 결정한다.

효능주치(效能主治)_ 온신산한(溫腎散寒), 이기소간(理氣疏肝), 소산지통(消疝止痛)의 효능이 있다. 한산(寒疝), 제복동통(臍腹疼痛), 고환편대(睾丸偏大), 음낭(陰囊)의 종창(腫脹)과 무거워서 처져 걷는 데 방해가 되고 고환이 돌처럼 차갑고 단단한 것, 태(苔)가 흰 것, 맥(脈)의 침(沈), 현(弦) 증상에 효험이 있다.

✚ 의가(醫家)에서 말하는 신농본초 양생법

이시진(李時珍)은 "회향은 숙근(宿根) 식물이다. 한 겨울에 싹이 하나하나씩 자라고 줄기가 비대하고 잎은 실처럼 얇다. 5~6월에 꽃이 피고 사상화(蛇床花)와 비슷하며 노란색을 띤다. 맺은 씨는 맥립(麥粒) 크기이다. 아주 가볍고 세능(細棱)이 있으며 속칭 대회향(大茴香)이라고 한다. 현재 영하(寧夏)에서 자라는 것이 가장 좋다. 다른 지방에서 생산하는 것은 비교적 작은 회향으로 소회향(小茴香)이라 하고 국외에서 들어온 것으로 과실이 아주 크며 백수(柏樹)의 과실과 비슷하며 쪼개면 8개의 꽃잎이 되고 하나의 꽃잎에는 하나의 핵이 있다. 핵은 콩처럼 크고 황갈색을 띠며 핵에는 인(仁)이 있고 맛은 아주 달다. 속칭 박회향(舶茴香)이라고 하며 팔각회향(八角茴香, 광서 좌우 강동 산속에 이것이 있다)이라고도 한다. 형태와 색깔은 내지의 회향과 완전히 다르지만 기미(氣味)는 비슷하다. 북방인은 이것을 씹으면서 술안주로 한다"라고 했다.

맹선(孟詵)은 "회향은 사람들에게 인기가 많았다. 이것은 양기(陽氣)를 돕는 효능이 있는데 정확하게 사용할 줄 모른다"라고 했다.

왕호고(王好古)는 "회향은 방광질병을 치료하는 약이다. 병화(丙火)에 귀경된다. 때문에 소장의 약에 속하고 병화(丙火)의 건조한 것을 습윤하게 한다. 이것은 먼저 무토(戊土)하기에 심장의 약에 속한다. 때문에 병화로부터 임화(壬火)로 된 것이다. 즉 심장으로부터 신장으로, 또는 수족소음경(手足少陰經)의 약이다. 회향은 상하 경락을 통하게 하기 때문에 임수(壬水)와 병화(丙火)를 서로 이어주고 심장과 신장을 서로 도와준다"라고 했다.

이시진(李時珍)은 "소회향은 성질이 평하고 기를 고르게 하며 위(胃)를 열어주고 여름철에 파리를 쫓아내며 냄새를 제거한다. 조미료로 사용할 수 있다. 대회향은 성질이 뜨거워 많이 먹으면 눈을 상하며 부스럼이 생긴다. 조미료에도 이것을 과량으로 사용해서는 안 된다. 옛날 처방 중에 '거령환(祛鈴丸)'이 있는데 비위가 허약한 것을 치료하고 소장 산증(疝症)도 치료한다. 이 처방에는 2냥 회향, 4냥 대피생강(帶皮生薑)을 함께 냄비에 잠기게 넣고 약한 불로 그을린 후, 다시 1냥의 소금을 넣어 함께 가루로 갈아 오자(梧子) 크기로 환을 만들어 1회에 30~50환을 공복에 염주(鹽酒)로 복용한다. 회향이 소금을 만나면 약을 끌어와 사기(邪氣)를 몰아내어 신장이 사기의 침해를 받지 않아 인체는 자연히 다른 질병이 생기지 않는 것이다"라고 했다.

43

溫裏藥

호초(胡椒)

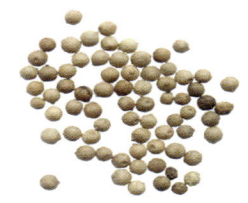

이명(異名)
매리지(昧履支) · 부초(浮椒) · 옥초(玉椒)

✦ ≪당본초(唐本草)≫
✦ 본경 문헌에 기재된 호초의 효능

　　　　　　하기온중거담(下氣溫中祛痰)하여 장부(臟腑)의 풍랭(風冷)을 제거한다. 위구(胃口)의 허냉기(虛冷氣), 숙식소적(宿食不消), 곽란기역(霍亂氣逆), 심복(心腹)의 갑작스런 통증, 냉기상충(冷氣上衝)을 치료한다. 오장(五臟)을 조절해 주어 신기(腎氣)를 튼튼하게 하며 냉리(冷痢)를 치료하고 일체의 어(魚), 육(肉), 자라, 버섯의 독을 없앤다. 위한토수(胃寒吐水), 대장한활(大腸寒滑)을 치료한다. 장위(腸胃)를 따뜻하게 하여 한습(寒濕), 반위허창(反胃虛脹), 냉적음독(冷積陰毒), 치아가 붓고 열이 나고 통증이 나는 것을 치료한다.

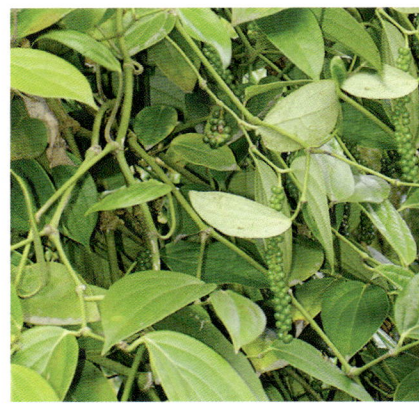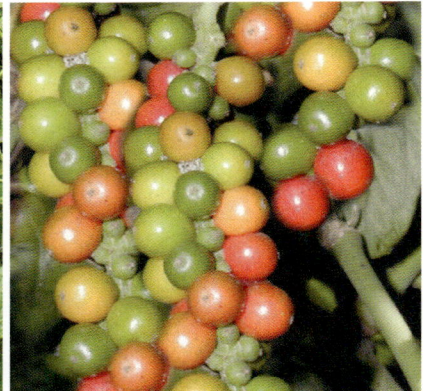

호초(胡椒)

학명(學名)_ Piper nigrum L.

과속(科屬)_ 호초과(胡椒科) 식물 호초의 거의 익거나 완전히 익은 과실을 말려 약으로 사용한다. 호초속(胡椒屬) 식물은 전 세계적으로 약 1,900여 종이 있다. 열대 지역에 분포되어 있다. 중국에는 약 59종이 있다. 약으로 약 20종이 쓰인다.

지리분포(地理分布)_ 중국 복건, 광동, 대만, 광서, 해남, 운남 등의 지역에서 재배된다.

원산지는 동남아이고 현재는 열대 지역에 광범위하게 분포되어 있다.

채집가공(採集加工)_ 가을 말부터 이듬해 봄 과실이 암녹색을 띨 때 채집하여 햇볕에 말린다. 이를 흑호초(黑胡椒)라 한다. 과실이 빨갛게 변했을 때 채집하여 물에 며칠간 불린 후 과육(果肉)을 닦아서 햇볕에 말린다. 이를 백호초(白胡椒)라고 한다.

용법용량(用法用量)_ 0.6~1.5g을 달여 복용한다. 가루로 갈아 복용한다. 외용(外用) 시 적당량을 취한다.

약리작용(藥理作用)_ 담즙분비를 촉진하고 중추신경을 억제하며 염증을 제거하는 작용을 한다.

성미귀경(性味歸經)_ 맵고 뜨겁다. 위경(胃經)과 대장경(大腸經)에 작용한다.

효능주치(效能主治)_ 하기(下氣), 온중산한(溫中散寒), 소담(消痰)의 효능이 있다. 위한구토(胃寒嘔吐), 복통설사(腹痛泄瀉), 전간담다(癲癎痰多), 식욕부진(食欲不振) 증세에 효험이 있다.

고대명방(古代名方)

심복냉통(心腹冷痛)
호초 20알을 청주(淸酒)로 복용한다. 연령에 따라 한 살이 많아지면 1알씩 추가한다. ≪식료본초(食療本草)≫

심장아래 부분이 크게 아픈 사람
호초 49알, 유향(乳香) 1돈을 가루가 되게 갈아 남자는 생강탕으로, 여자는 당귀(當歸)술로 복용한다. ≪수역방(壽域方)≫

반위토식(反胃吐食)
1. 호초를 식초에 불린 후, 햇볕에 반복적으로 7회 말린 다음 가루가 되게 갈아 술을 넣고 오자(梧子) 크기로 환을 만들어 1회에 34환을 식초탕으로 복용한다. ≪대원례(戴原禮)≫
2. 호초 7돈 반, 외강(煨薑) 1냥을 물에 달여 2회에 나눠 복용한다. ≪태평성혜방(太平聖惠方)≫

상한해역(傷寒咳逆)이 밤낮으로 멎지 않는 것
한기(寒氣)가 위로 들어갔기 때문이다. 호초 30알(으깬 것), 사향(麝香) 반 돈에 술 1컵을 넣고 반 컵이 될 때까지 달여 뜨겁게 복용한다. ≪태평성혜방(太平聖惠方)≫

소아허창(小兒虛脹)
탑기환(塌氣丸): 호초 1냥, 갈미(蝎尾) 반 냥, 가루가 되게 갈아 밀가루를 바르고 밤 크기로 약환을 만들어 1회에 35환을 묵은 쌀뜨물로 복용한다. 또 다른 방법으로는 반 냥의 나복자(蘿菔子)를 넣는다. ≪전을소인방(錢乙少儿方)≫

사석림통(沙石淋痛)
이요산(二拗散): 호초, 박초(朴梢)를 같은 양으로 하여 가루가 되게 갈아 1회에 2돈씩 끓인 물로 매일 2회에 나눠 복용한다. ≪보제방(普濟方)≫

溫裏藥

방로음독(房勞陰毒)

호초 7알, 총심(蔥心) 2촌(寸) 반, 사향(麝香) 1분을 으깨어 황랍(黃蠟)으로 녹여 길게 만들어 음도에 넣는다. 시간이 흘러 땀이 나면 병은 완치된다. 손사막(孫思邈)의 ≪집효방(集效方)≫

약선양생(藥膳養生)

호초양두(胡椒羊肚)

백호초(白胡椒) 4g, 양두(羊肚) 1개

양의 배를 펼쳐놓고 안팎을 깨끗이 씻은 후, 백호초를 넣고 머리와 꼬리를 묶은 후 물에 넣어 1시간 동안 천천히 끓인다. 탕을 마시고 고기를 먹는다. 연속해서 몇 번 먹는다. 건비화위(健脾和胃), 온중지통(溫中止痛)의 효능이 있다. 음식물 구토(嘔吐), 위한반위(胃寒反胃), 완복(脘腹)의 냉통(冷痛), 완복(脘腹)의 은통(隱痛), 비위허한(脾胃虛寒), 변당(便溏), 지랭(肢冷), 만성위염(慢性胃炎), 위하수(胃下垂)의 증상에 효험이 있다. 토혈환자(吐血患者)가 복용하기에는 좋지 않다.

호초오조산(胡椒烏棗散)

백호초 8알, 큰 대추 4개, 오매(烏梅) 2개

오매(烏梅)와 백호초를 함께 갈아 가루를 만든다. 다시 대추의 씨를 제거하고 함께 갈아 매일 3회 식후에 식초로 복용한다. 남성은 술로 복용하고 여성은 식초로 복용한다. 온중산한(溫中散寒), 제산지통(製酸止痛)의 효능이 있다. 위통탄산(胃痛吞酸), 위산과다형(胃酸過多型) 십이지장궤양(十二指腸潰瘍) 등의 증세에 효험이 있다.

✚ 의가(醫家)에서 말하는 신농본초 양생법

구종석(寇宗奭)은 "호초는 위가 차가워 팔다리가 뻣뻣해지거나 가래가 생겨 식사 후, 위수(胃水)를 토하는 증상에 아주 영험하다. 대장의 차가운 기운으로 인하여 설사가 걷잡을 수 없을 듯이 쏟아져 나오는 증상에도 사용할 수 있는데 반드시 다른 약으로 보좌(輔佐)하여야 한다. 과다복용하면 원기를 소모시킨다"라고 했다.

주진형(朱震亨)은 "호초는 화(火)에 속하고 그 성질이 건조하며 이것을 먹으면 심장과 배가 편안해진다. 이 때문에 즐겨먹는 사람들이 아주 많다. 하지만 장기간 먹으면 비장과 위와 폐의 기가 크게 상한다. 이로 인해 기병(氣病)에 걸린 사람은 이것을 먹으면 병세가 심해진다. 치아 통증에는 반드시 호초, 필발(蓽茇)을 사용한다. 그것은 이것들이 치아의 부열(浮熱)을 내보내기 때문이다"라고 했다.

이시진(李時珍)은 "호초의 매운맛이 화초(花椒)와 비슷하기 때문에 호초라는 이름을 얻게 되었다. 다른 것은 호초류에 속하지 않는다. 호초는 성질이 맵고 뜨거우며 순양지물(純陽之物)이다. 장과 위가 차고 습한 환자에게 효험이 있다. 열병(熱病)에 걸린 사람이 이것을 먹으면 화를 움직이고 기를 상하게 되어 쉽게 상처를 입게 되는 것이다. 나는 어려서부터 이것을 즐겨 먹었는데 해마다 눈병에 걸렸지만 이것을 의심하지 않았다. 후에 결함을 알게 된 후로 더 이상 먹지 않았고 눈병도 다시 재발하지 않았다. 호초를 1~2알 먹으니 즉시 눈이 침침해지고 껄끄러워졌다. 과거 사람들은 이런 방식으로 먹지 않았다. 신(辛)은 기를 쫓아내고 열은 화(火)를 돕기에 호초의 기미(氣味)가 강해지기 때문이다. 구치병(口齒病)에 걸린 환자도 이것을 먹지 못한다. 현재 의사들은 흔히 이것과 녹두(綠豆)를 함께 사용하는데 치료효과가 아주 좋다. 녹두(綠豆)가 성질이 차고 호초는 성질이 뜨거워 음양배합이 적당하며 녹두가 호초의 독성을 제압하기 때문이다. 장종정(張從正)의 ≪유문사친(儒門事親)≫에서 말하기를 '음식을 못 넘기거나 넘겨도 위(胃)에 내려가지 못하고 곧 게우는 병증은 어떤 것은 술을 마셔 생긴 질병이고 어떤 것은 기를 받아 생긴 것이며 어떤 것은 위화(胃火)로 생긴 것이다. 의사는 이런 원인을 찾아내지 못해 불로 생강을 굽고 탕 속에 계(桂)를 넣고 끓인다. 필발(蓽茇)은 사용하지 않고 계속하여 호초를 사용한다. 정향(丁香)은 사용하지 않고 계속하여 두구(豆蔲)를 사용한다. 위기(胃氣)를 조절하고 기를 조화시킨다'라고 말하지만 위기는 원래 한랭(寒冷)하지 않다. 위기(胃氣)를 자보(滋補)한다고 말하지만 위기(胃氣)는 원래 휴허(虧虛)하지 않다. 하물며 삼양(三陽)이 뭉쳐 밥만 먹으면 체한다면 이때는 반드시 탕과 환을 이용해서 약간 윤택하게 해주면 된다"라고 했다.

溫裏藥

고량강(高良薑)

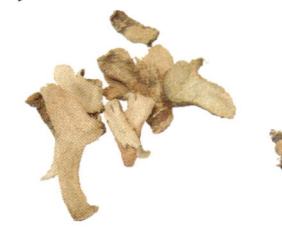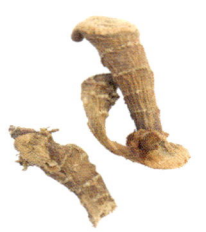

이명(異名)
고량강(膏凉薑)・양강(良薑)
만강(蠻薑)・소량강(小良薑)・해량강(海良薑)

✚ ≪명의별록(名醫別錄)≫ 중품(中品)
✚ 본경 문헌에 기재된 고량강의 효능

　　　　　폭랭(暴冷), 위중냉역(胃中冷逆), 곽란복통(霍亂腹痛)을 치료한다. 하기(下氣)하여 익성(益聲)하고 안색(顏色)을 좋게 한다. 달여 복용하면 지리(止痢)의 효험이 있다. 치풍파기(治風破氣)하여 배 안에서 오랫동안 냉기(冷氣)가 잘 통하지 못하여 일어나는 통증, 풍(風)으로 인해 차갑고 마비되며 약한 것을 제거한다. 쥐가 나고 설사(泄瀉), 음식물이 들어가면 토하는 증상을 치료하고 술독을 풀어준다. 오랫동안 정체된 음식을 소화시킨다. 덩어리째 물고 진액을 삼키면 갑자기 메스껍지만 맑은 물을 토해내면 병이 낫는다. 구취가 나는 환자는 초두구(草豆蔲)와 함께 가루로 내여 달여 마신다. 비장과 위를 튼튼하게 하여 큰 음식을 못 넘기거나 넘겨도 위(胃)에 내려가지 못하고 곧 게우는 증상, 배 안의 냉벽(冷癖)을 치료하고 장역(瘴疫)과 학질(瘧疾)을 치료한다.

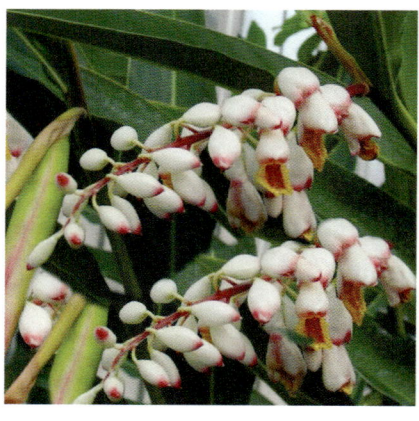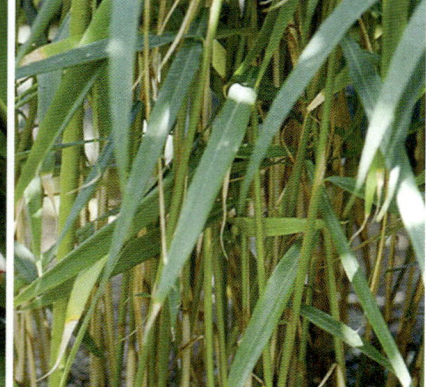

고량강(高良薑)

학명(學名)_ Alpinia officinarum Hance

과속(科屬)_ 강과(薑科) 식물. 고량강(高良薑)의 근경(根莖)을 말려 약으로 사용한다. 산강속(山薑屬) 식물은 전 세계적으로 약 249종이 있으며 아시아 열대 지역에 분포되어 있다. 중국에는 약 45종이 있고 약으로 약 11종이 쓰인다.

지리분포(地理分布)_ 묵은 비탈 관목 숲 및 소림(疏林)에서 대부분 자란다. 대만, 뇌주반도, 해남, 광서, 운남 등지에 분포되어 있다. 또한 재배도 가능하다.

채집가공(採集加工)_ 여름 말, 초가을에 채집하여 수근(鬚根) 및 남은 표피를 제거하고 깨끗이 씻은 후 잘게 썰어 햇볕에 말려 대비한다.

용법용량(用法用量)_ 3~6g을 달여 복용한다.

약리작용(藥理作用)_ 위장평활근 연동 억제, 진통, 항궤양, 항산소결핍, 항균, 항혈전형성의 작용이 있다.

효능주치(效能主治)_ 소식지통(消食止痛), 온위산한(溫胃散寒)의 효능이 있다. 완복냉통(脘腹冷痛), 위한구토(胃寒嘔吐), 애기탄산(噯氣呑酸) 증상에 효험이 있다.

고대명방(古代名方)

곽란토사(霍亂吐瀉)
고량강(高良薑, 구워 향이 나는 것) 5냥에 술 1 L에 넣고 3~4회 끓여 1회에 복용한다. 또한 복통중악(腹痛中惡)에 효험이 있다. ≪외대비요(外臺秘要)≫

곽란복통(霍亂腹痛)
고량강 1냥을 으깬 후, 물 3컵이 2컵 반이 되게 달여 찌꺼기를 제거하고 멥쌀 1합을 넣어 죽으로 먹으면 복통은 멎게 된다. ≪성혜방(聖惠方)≫

심비냉통(心脾冷痛, 즉 위의 통증)
고량강환(高良薑丸): 고량강 4냥을 편으로 썰어 4등분한다. 1냥은 묵은 쌀 반합(合)을 넣어 누렇게 볶고 쌀을 제거한다. 1냥은 진벽토(陳壁土) 반 냥을 누렇게 볶아 흙을 제거한다. 1냥은 파두(巴豆) 34알을 누렇게 볶고 콩을 제거한다. 1냥은 반모(斑蝥) 34개를 누렇게 볶고 모(蝥)를 제거한다. 또는 오수유(吳茱萸) 1냥을 술에 하룻밤 불린 후, 고량강(高良薑)과 함께 다시 볶아 가루가 되게 간다. 오수유(吳茱萸)를 불렸던 술로 골고루 섞어 오자(梧子) 크기의 환을 만든 후 1회에 15환을 공복에 생강탕으로 복용한다.

고난구토(雇亂嘔吐, 구토가 심하고 멈추지 않을 때)
빙호탕(冰壺湯): 고량강(高良薑)을 잘게 썰어 2돈을 취해 대추 1개를 물에 달인 후 차갑게 복용하면 구토를 멈추게 할 수 있다. ≪보제방(普濟方)≫

양비온위(養脾溫胃)
가래를 없애고 가슴을 편안하게 하며 기를 내리는 작용을 한다. 심장과 비장의 통증과 모든 냉물(冷物)로 초래된 비장과 위 손상을 치료한다. 고량강(高良薑), 건강(乾薑)을 같은 양으로 하여 통째로 구운 후 가루가 되게 갈아 밀가루를 넣어 죽처럼 만들어 오동자(梧桐子) 크기로 환을 만들어 식후에 귤피탕으로 15환을 복용한다. 임신부는 복용을 금한다. ≪화제국방(和劑局方)≫

溫裏藥

두통과 코피가 멈추지 않을 때

생고량강(高良薑)을 가루로 으깨어 자주 콧속에 불어넣는다. 《보제방(普濟方)》

약선양생(藥膳養生)

고량강돈계괴(高良薑燉鷄塊)

고량강(高良薑), 진피(陳皮), 초과(草果), 호초 각 4g, 수탉 1마리, 조미료 적당량
각 약을 비단주머니에 넣고 입구를 묶는다. 닭의 털과 내장을 제거한 후 깨끗이 씻어
덩어리로 잘라 가마 안에 넣고 물을 넣어 약 포대와 적당량의 마늘, 생강, 소금, 간장,
식초를 넣는다. 약한 불로 흐물흐물해질 때까지 끓인다. 아무 때나 먹는다.
온중(溫中), 익기(益氣), 보허(補虛)의 효능이 있어 신체가 허약하고 복부와 장부의 기(氣)
와 한랭(寒冷)이 엉켜 발생한 질환, 찬통(竄痛) 등의 증세에 효험이 있다.

고대처방(古代處方)

고량강이기탕(高良薑理氣湯)

방선원류(方選源流)_ 《비급천금요방(備急千金要方)》 온리방(溫裏方)
약물조성(藥物組成)_ 고량강(高良薑) 15g, 후박(厚朴) 6g, 당귀(當歸) 9g, 계지(桂枝) 6g
포제방법(炮製方法)_ 위 약들을 물에 달여 복용한다.
효능주치(效能主治)_ 중초(中焦)를 따뜻하게 하고 한(寒)을 제거하며 기를 고르게 하고
통증을 멈추며 혈(血)의 운행을 조화롭게 한다. 한기(寒氣)가 응체(凝滯)되고 기가 쇠하
여 운행이 잘 안 되는 것, 심장과 복부가 붓고 아픈 증세, 양 옆구리가 그득하면서 속이
치받는 것 같은 증상, 찬 것을 두려워하고 따뜻한 것을 좋아하는 증세, 메스껍고 트림이
나며 식욕이 없고 마음이 매우 답답하여 괴로우며 피곤한 것, 설태(舌苔)가 희고 매끄럽
거나 얇고 흰 것, 맥이 무겁고 빠르게 뛰는 것에 효험이 있다.

✚ 의가(醫家)에서 말하는 신농본초 양생법

소송(蘇頌)은 "지금 영남(양동 지역) 각 주(州)와 검(黔, 귀주), 촉(蜀, 사천)
에 모두 이것이 있다. 내지 각 주와 군에도 비록 이것이 있지만 약으로 쓰지 못한
다. 봄철 줄기와 잎이 자라나 강(薑)의 싹과 비슷하지만 약간 크고 높이는 1~2척
(尺)만큼 자라며 꽃은 자홍색을 띠고 산강화(山薑花)와 비슷하다"라고 했다.

이순(李珣)은 "홍두구(紅豆蔻)는 해남(광동 광주) 일대의 각 산골짜기에서 자라고 고량강(高良薑)의 씨이다. 싹은 노(蘆)와 비슷하고 잎은 강(薑)과 비슷하며 꽃은 이삭 형태를 보이고 여린 잎은 구불거리면서 자라며 약간 빨간색을 띤다. 여릴 때 겹치면서 피어 떨어지지 않는다. 술을 깨게 하고 술독을 풀어주는 데 다른 중요한 용도는 없다"라고 했다.

양사영(楊士瀛)은 "트림이 나고 기(氣)가 치밀어 오르고 위가 차가울 때 고량강(高良薑)으로 치료한다. 인삼(人蔘), 복령(茯苓)으로 보조한다. 위를 따뜻하게 하고 풍사(風邪)를 풀어주기 때문이다"라고 했다.

이시진(李時珍)은 "《십전방(十全方)》의 기록에 의하면 심장과 비장이 차고 통증이 있는 증세에는 고량강(高良薑)을 편(片)으로 잘라 약간 볶은 후, 가루로 갈아 쌀뜨물로 1돈을 복용하면 즉시 통증이 멈춘다. 태조고(太祖高) 황제가 어제(禦製)한 《주전선비문(周顛仙碑文)》에서도 이것으로 질병을 치료하는 험방(驗方)이 기재되었다. 이외에도 《예적불(穢跡佛)》에는 심구통(心口痛)을 치료하는 약방이 있다. 보통 이런 환자는 대부분 위강(胃腔)에 음식물이 소화되지 않고 위(胃)에 머물러 있거나 벌레가 있어 병이 난 것이다. 또 일부는 분노하거나 차가운 기운을 받아 생긴 것으로 결과적으로 평생 낫지 않는다. 보통 이것을 심기(心氣)가 잘 통하지 못해 생긴 통증이라고 한다. 치료할 때 고량강을 술로 7회 씻은 후, 불로 말려 가루로 간다. 향부자(香附子)를 식초에 7회 씻은 후, 불로 말려 가루로 간다. 각자 표시를 한 후 보관한다. 만일 한기(寒氣)를 받아 초래한 질병이라면 고량강(高良薑)가루 2돈, 향부(香附)가루 1돈을 취한다. 만일 분노로 초래된 것이면 고량강가루 1돈, 향부가루 2돈을 취한다. 만일 분노와 한기(寒氣)로 인해 초래된 것이면 각 1돈 반씩 취하고 쌀뜨물에 생강즙 1숟가락과 소금을 약간 넣어 복용하면 즉시 통증이 멈춘다. 한비하(韓飛霞)는 《의통서(醫通書)》에서 이 처방의 효능이 아주 독특하다고 칭찬했다'라고 했다.

溫裏藥

화초(花椒)

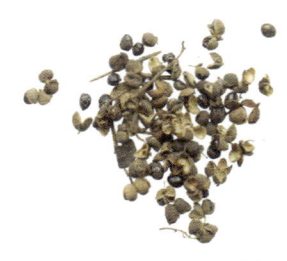

✚ ≪신농본초경(神農本草經)≫ 하품(下品)

✚ 본경 문헌에 기재된 화초의 효능

　　　　한사(寒邪)를 없애고 습기(濕氣)를 제거하며 막혀서 뭉친 것을 풀어주고 오랫동안 정체된 음식을 소화시키며 삼초(三焦)를 통하게 하고 비장과 위를 따뜻하게 하며 오른쪽 신장인 명문(命門)을 보하고 회충을 죽이며 설사를 멎게 한다.

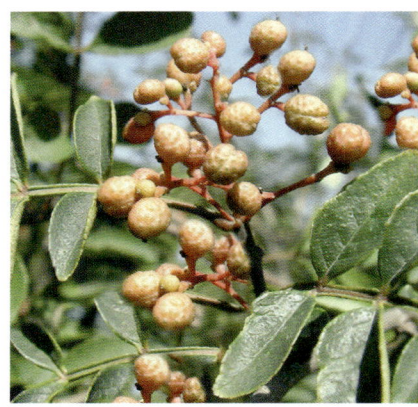
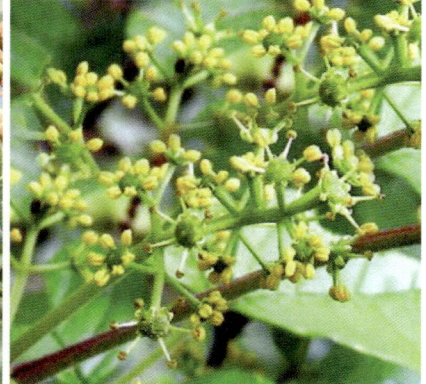

화초(花椒)

학명(學名)_ Zanthoxylum bungeanum Maxim.

과속(科屬)_ 운향과(芸香科) 식물 화초(花椒)나 청초(青椒)의 익고 말린 과피(果皮)를 약으로 사용한다. 화초속(花椒屬) 식물은 전 세계적으로 약 248종이 있으며 오세아니아, 아프리카, 아시아 및 북아메리카의 열대와 아열대 지역에 분포되어 있다. 중국에는 약 8종이 있다. 약으로 약 18종이 쓰인다.

지리분포(地理分布)_ 1. 화초(花椒)는 햇볕이 충족한 지방에서 자란다. 온난하고 비옥한 곳에서 재배하기 적합하다. 서남, 중남 및 하북, 요녕, 섬서, 감숙, 산동, 안휘, 강소, 강서, 절강, 서장 등지에 분포되어 있다.

2. 청초(靑椒)는 임연(林緣), 관목 숲 및 언덕 옆에서 자란다. 요녕, 하남, 하북, 강소, 산동, 절강, 안휘, 호남, 강서, 광서, 광동 등지에 분포되어 있다.

채집가공(採集加工)_ 가을철에 채집하여 익은 과실을 햇볕에 말린 후 종자와 불순물을 제거한다.

용법용량(用法用量)_ 3~6g을 달여 복용한다. 외용 시 적당량을 취하여 달인 후 씻어낸다.

약리작용(藥理作用)_ 위궤양을 막아주고 장평활근을 양방향으로 조절해 주며 진통작용, 설사를 막아주고 국부를 마취하며 간 손상을 제거하고 염증을 제거하며 진드기를 죽이고 균을 막아주는 등의 작용이 있다.

성미귀경(性味歸經)_ 맵고 따뜻하다. 비경(脾經), 위경(胃經), 신경(腎經)에 작용한다.

효능주치(效能主治)_ 벌레를 죽이고 가려운 것을 제거한다. 중초(中焦)를 따뜻하게 하고 통증을 멈춘다. 복부가 차고 아프며 위(胃)의 내용물이 역류하고 설사하는 증상, 회충 증세 기생충이 쌓인 것으로 인한 복통에 효험이 있다. 외치(外治)로는 습진(濕疹)과 가려움증에 효험이 있다.

고대명방(古代名方)

손바닥과 발바닥에 난 부스럼, 풍사(風邪)로 인해 생긴 증상
고추와 소금가루를 취해 같은 양으로 하여 식초를 넣어 골고루 섞어 환부에 바른다. 《주후방(肘後方)》

오랫동안 입에 부스럼이 났을 때
진초(秦椒) 적당량을 취해 폐구(閉口)된 과립(顆粒)을 제거한 후, 물에 씻고 다시 밀가루를 넣어 골고루 저어 죽을 만든다. 공복에 밥을 먹어 누른다. 병세가 심각한 환자는 여러 번 복용하여 완치될 때까지 복용한다. 《식료본초(食療本草)》

풍사(風邪)를 받아서 생긴 치통(齒痛)
진초에 식초를 넣고 달여 입을 가신다. 맹선(孟詵)의 《식료본초(食療本草)》

부스럼으로 인한 중풍(中風)
밀가루로 반죽하여 훈돈(餛飩)을 만들 때 진초를 속에 넣어 잿속에서 구워 진초가 빨개지면서 벌어지게 하여 부스럼 위에 바르고 식으면 즉시 바꾼다. 《식료본초(食療本草)》

벌레가 귓속에 들어갔을 때
고춧가루 1돈을 반 컵의 술에 일정시간 동안 불린 후, 귓속에 약간 떨어뜨리면 벌레가 저절로 나온다. 《독십전방(讀十全方)》

머리 위에 회백색의 비듬이 생기고 머리카락이 빠지는 증세
화초(花椒)가루를 돼지기름으로 골고루 섞어 머리 위에 3~5회 바르면 완치된다. 《보제방(普濟方)》

溫裏藥

심장과 신장을 보익(補益)하는 것

선방초령환(仙方椒苓丸): 심장과 신장을 보익하고 눈을 밝게 하며 안색이 좋게 하고 기를 순리롭게 하며 풍사(風邪)를 제거하고 수명을 연장하며 장수한다. 진천초(眞川椒) 1근을 볶은 후에 한(汗)을 제거한다. 백복령(白茯苓) 10냥을 취해 껍질을 벗겨 가루가 되게 갈아 꿀로 오자(梧子) 크기로 약환을 만들어 1회에 50환씩 공복에 소금물로 복용한다. 철기(鐵器)를 피한다. ≪경험방(經驗方)≫

약선양생(藥膳養生)

화초화퇴탕(花椒火腿湯)

화초(花椒) 6g, 훈제고기 150g

훈제고기를 잘게 썬다. 화초(花椒)에 물을 넣고 함께 탕으로 끓여 기름을 제거한다. 적당량의 파, 생강, 소금, 간장, 조미료를 넣고 먹는다.

온중지통(溫中止痛), 건비개위(健脾開胃)의 효능이 있어 복중냉통(腹中冷痛), 비위허한(脾胃虛寒), 애역구토(呃逆嘔吐) 증상에 효험이 있다.

고대처방(古代處方)

대건중탕(大建中湯)

방선원류(方選源流)_ ≪금궤요략(金匱要略)≫ 온리방(溫裏方)

약물조성(藥物組成)_ 촉초(蜀椒) 6g, 건강(乾薑) 12g, 엿 30g, 인삼(人蔘) 8g

포제방법(炮製方法)_ 앞의 3가지 약물을 물로 2회 달여 즙을 취한 후 엿을 넣어 2회에 나눠 따뜻하게 복용한다.

효능주치(效能主治)_ 온중보허(溫中補虛), 강역지통(降逆止痛)의 효능이 있다. 중양쇠약(中陽衰弱), 음한내성(陰寒內盛), 심흉(心胸)의 한통(寒痛), 구토하여 식사를 할 수 없는 증세, 복중(腹中)의 한기가 위로 올라가 머리와 발의 피부까지 가고 상하로 통하지만 가까이 다가갈 수 없어 설태(舌苔)가 희고 미끈미끈하고 맥(脈)이 세긴(細緊)하고 심지어 팔다리가 차고 맥이 가라앉는 증세, 배에 꼬르륵 소리가 나는 증세에 효험이 있다.

✚ 의가(醫家)에서 말하는 신농본초 양생법

소공(蘇恭)은 "진초의 나무 형태, 잎, 줄기, 씨는 모두 촉초(蜀椒)와 비슷하지만 맛은 연하고 과실은 작다. 남돈 및 진령에서도 자란다"라고 했다.

구종석(寇宗奭)은 "그것은 섬서 일대에서 자라는 식물이기에 진초라고 하였다. 대부분의 초주(椒株)는 모두 비슷하지만 진초의 잎은 약간 크고 과립이 크며 무늬가 얇고 촉초처럼 깊고 진한 특성이 없다. 섬서 일대에도 촉초 품종이 있다"라고 했다.

이시진(李時珍)은 "진초가 바로 화초(花椒)이다. 섬서 일대에서 자라기 시작하였고 현재 모든 곳에 있다. 쉽게 자라고 번식한다. 대생(對生)의 잎은 뾰족하고 가시가 있다. 4월에 작은 꽃이 피고 5월에 과실을 맺으며 익지 않았을 때 청색을 띠고 익었을 때 빨간색을 띤다. 초목(椒目)은 촉초보다 빛나고 검지 않다"라고 했다.

범계연(范計然)은 "촉초는 무도(武都)에서 자라고 빨간색이 가장 좋다. 진초는 농서천수(隴西天水) 일대에서 자라고 과립이 작은 것이 가장 좋다"라고 했다.

소송(蘇頌)은 "현재 사천(四川)에서부터 한중(漢中), 섬서(陝西)로부터 낙양(洛陽), 호북자귀(湖北秭歸)와 의창(宜昌) 일대에서 모두 재배한다. 촉초의 나무는 높이가 약 5척(尺)만큼 자라고 수유(茱萸)와 비슷하지만 작고 길며 가시가 있다. 잎은 견고하고도 매끄러우며 익힌 후 마시거나 먹는다. 4월에는 꽃이 피지 않고 가지와 잎 사이에 과실이 맺혀지며 과립은 원형을 이루고 팥 크기만 하며 껍질은 자홍색을 띠고 8월에 과실을 채집한 후, 불로 말려 사용한다. 강회(江淮) 및 북방 지역에서도 재배한다. 줄기와 잎은 모두 다른 지방에서 생산하는 것과 비슷하다. 하지만 그래도 사천에서 생산하는 것이 가장 좋다. 껍질은 두껍고 속은 희며 맛은 건조하고 진하다"라고 했다.

이시진(李時珍)은 "촉초의 과육은 두껍고 껍질에는 주름살 같은 무늬가 있으며 초자(椒子)는 매끄럽고 검은색을 띠며 사람의 눈동자와 비슷하다. 때문에 이것을 초목(椒目)이라고 부른다. 다른 초자는 빛이 나고 검지만 촉초보다 좋지 않다. 만일 토초(土椒)라면 초자는 더욱 못하다"라고 했다.

溫
裏
藥

涼血止血藥—化瘀止血藥—收斂止血藥—溫經止血藥

止血藥

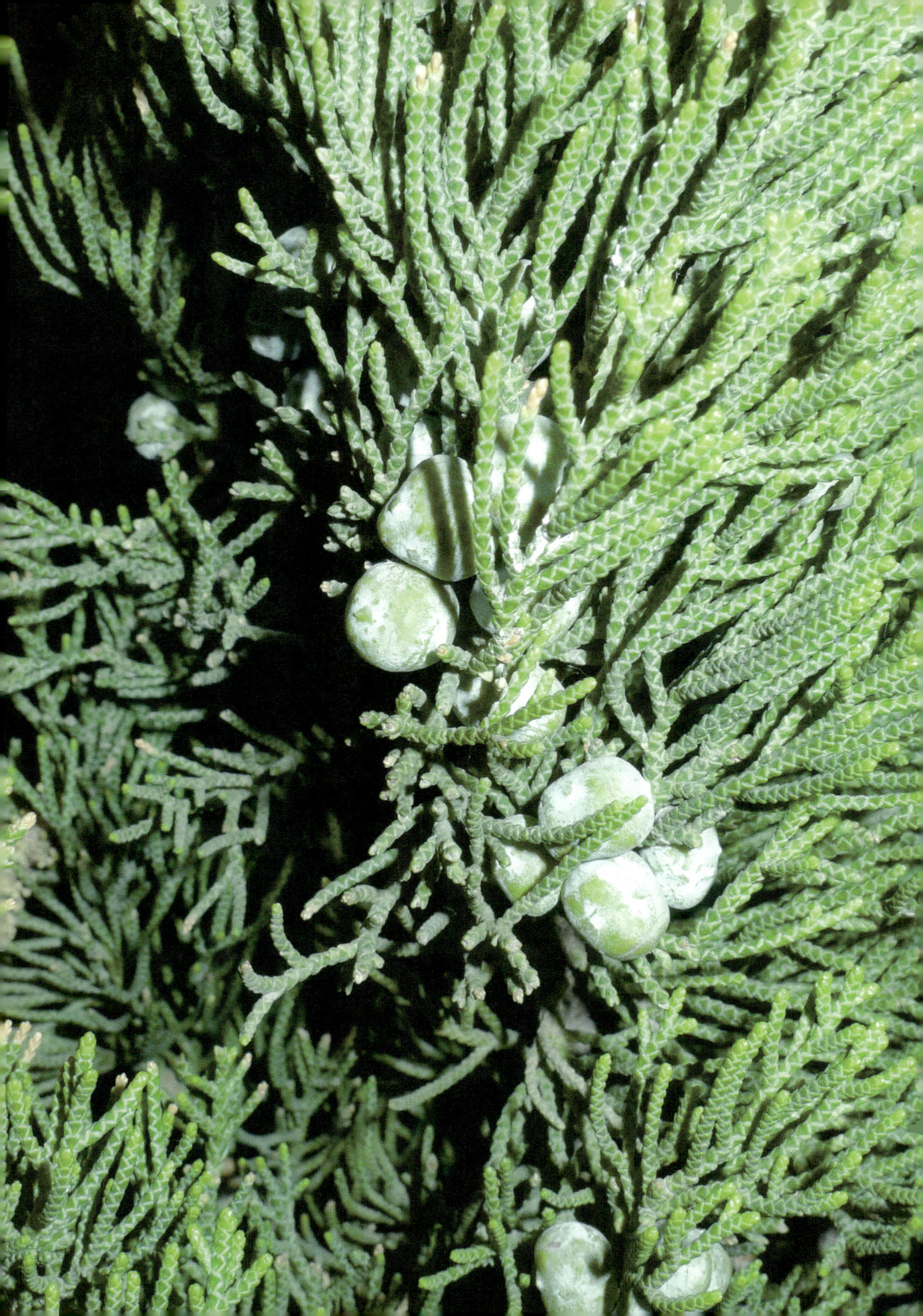

止血藥

지혈약

개념(槪念)

한의약 이론에서 체내외 출혈을 멈추는 것을 주요작용으로 하고 각종 출혈 증세에 쓰이는 약물을 지혈약이라 한다.

효능(效能)

지혈약은 모두 혈분(血分)으로 들어간다. 간은 피를 저장하고 심장은 혈을 주관하며 비장은 혈을 거느리기 때문에 이런 유형의 약물은 간, 심장, 비장에 귀경되는 것을 위주로 하고, 특히 간, 심장 2경이 가장 많다. 모두 피를 멎게 하는 작용이 있다.

약리작용(藥理作用)

한의과학 연구에 의하면 지혈약은 주로 혈액응고를 촉진하고 국부혈관을 수축하며 응혈시간을 단축시키고 혈소판응집을 촉진하며 혈관 취성(脆性)을 내리고 혈관벽 기능을 개선하며 모세혈관 투과성 및 항병원미생물을 억제하며 염증을 제거하고 진통작용이 있다.

적용범위(適用範圍)

지혈제는 주로 해혈(咳血), 객혈(喀血), 토혈(吐血), 육혈(衄血), 뇨혈(尿血), 변혈(便血), 자전(紫癜), 붕루(崩漏)와 외상출혈(外傷出血) 등 체내외 각종 출혈증세에 사용한다. 현대임상에서 일컫는 기관지확장, 만성기관지염, 폐결핵, 기관지결핵, 폐렴, 진폐(塵肺)로 인한 해혈(咳血), 위십이지장궤양, 식도 및 위저정맥곡장(胃底靜脈曲張), 혈액병 등으로 인한 구혈(嘔血), 코피, 치아 출혈, 혀 출혈, 이도(耳道) 출혈, 자반(紫癜)으로 인해 생긴 육혈(衄血) 증세, 신종류(腎腫瘤), 신염(腎炎), 신장 손상으로 인한 소변에 피가 섞여서 나오는 병증, 자궁기능성 출혈 질병, 자궁암, 자궁근류(子宮筋瘤), 골반내염 및 유산으로 인한 붕루하혈(崩漏下血) 등의 질병에 일정한 치료 작용을 한다.

약물분류(藥物分類)

지혈제의 약성과 효능이 다름에 따라 주로 양혈지혈제(涼血止血劑), 화어지혈제(化瘀止血劑), 수렴지혈제(收斂止血劑)와 온경지혈제(溫經止血劑) 4종류로 나뉜다. 양혈지혈제의 맛은 많이 달고 쓰며 성질은 한랭(寒冷)하고 혈분(血分)으로 들어가 혈분(血分)의 열을 배출시킴으로써 피를 그치게 한다. 주로 혈열망행(血熱妄行)으로 인해 생긴 각종 출혈증세에 사용한다. 대계(大薊), 소계(小薊), 괴화(槐花), 지유(地楡), 백모근(白茅根), 측백엽(側柏葉), 저마근(苧麻根), 양제(羊蹄)는 한방처방에서 자주 사용하는 양혈지혈제이다. 어혈을 풀어주고 지혈제로써 피를 그치고 어혈도 풀어주며 피를 멎게 하면서 자국을 남기지 않는 특징이 있다. 주로 피가 순환하지 못한 출혈과 어혈 내조병(內阻病) 증세에 쓰인다. 일부 약물은 통증을 멈추고 기(氣)를 제거하며 외상으로 인한 온갖 병증, 어혈이 막힌 것, 심장과 복부의 통증, 폐경 등의 병증을 치료한다. 한방처방에서 흔히 사용하는 것은 화어지혈제(化瘀止血劑)이다. 천초(茜草), 삼칠(三七), 화예석(花蕊石), 포황(蒲黃), 강향(降香) 등이 있다. 수렴지혈제(收斂止血劑)는 대부분 맛이 떫거나 탄류(炭類)이거나 점성이 있기 때문에 피를 수렴하여 멎게 한다. 각종 출혈병 증세에 광범위하게 쓰인다. 한방처방에서 흔히 사용하는 수렴지혈제에는 백급(白及), 자주(紫珠), 선학초(仙鶴草), 종려탄(棕櫚炭), 우절(藕節)이 있다. 온경지혈제는 경맥(經脈)을 따뜻하게 해주고 피를 멈추게 한다. 약성은 온열(溫熱)에 속하고 비장의 양기를 이롭게 하며 내장을 따뜻하게 해주고 충맥(衝脈)을 안정시킴으로써 혈액을 다스린다. 경맥(經脈)을 따뜻하게 해주고 피를 그치게 하는 효능이 있다. 주로 충맥(衝脈)이 실고(失固)하고 비장에 혈이 통하지 않는 허한성출혈병증(虛寒性出血病症)에 쓰인다. 애엽(艾葉), 통째로 구운 생강 등은 한방처방에서 흔히 쓰는 경맥(經脈)을 따뜻하게 해주는 지혈제이다.

측백엽(側柏葉)

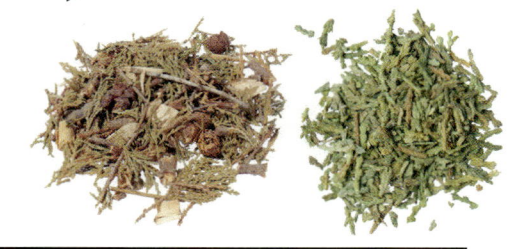

이명(異名)
백엽(柏葉)·편백엽(扁柏葉)

✦ ≪신농본초경(神農本草經)≫ 상품(上品)

✦ 본경 문헌에 기재된 측백엽의 효능

    토혈(吐血), 육혈(衄血), 이혈(痢血), 음도(陰道)의 대량 출혈, 적백(赤白)을 치료한다. 몸을 가볍게 하고 기(氣)를 더해주며 사람으로 하여금 추위와 더위에 견디게 하고 습(濕)으로 인해서 피부 감각이 둔해지는 것을 치료하고 밥을 먹지 않아도 배가 고프지 않게 한다. 냉풍역절(冷風曆節), 통증을 치료하고 소변에 피가 섞여서 나오는 병증을 멈추며 화상에 붙이면 통증을 멈추고 흉터를 없앤다. 복용하면 기생충으로 인한 설사를 치료한다. 탕으로 만들어 자주 복용하면 오장(五臟)의 기생충을 죽여 사람에게 이롭다.

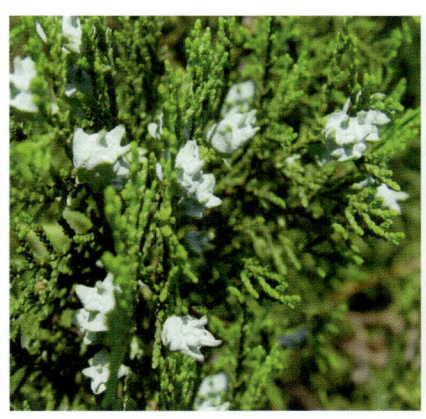
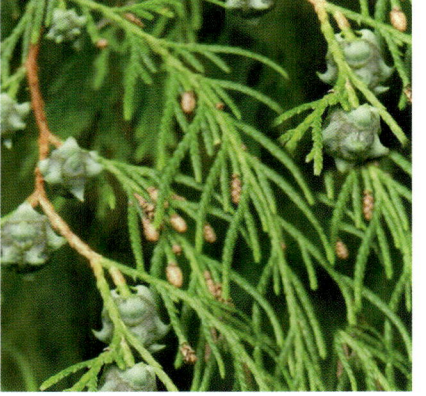

측백(側柏)

학명(學名)_ Platycladus orientalis (L.) Franco

과속(科屬)_ 백과(柏科) 식물 측백(側柏)의 지초(枝梢) 및 잎을 말려 약으로 사용한다. 측백속(側柏屬) 식물은 전 세계적으로 오직 측백(側柏) 1종만 있고 약으로 쓸 수 있다. 중국과 한반도에 분포되어 있다.

지리분포(地理分布)_ 습윤하고도 비옥한 지역에서 야생한다. 석회암 산지에서도 자란다.

동북남부, 내몽고 남부, 화북으로부터 광동에 이르러 광서 북부, 감숙, 섬서, 귀주, 사천, 운남에 분포되어 있다. 전국 대부분 지역에서 자란다.

채집가공(採集加工)_ 1년 내내 채집할 수 있다. 봄가을철에 채집하면 좋다. 큰 나뭇가지를 잘라 건조시킨 후 작은 가지와 잎을 작은 다발로 묶어 통풍구에 놓아 바람에 말린다. 햇볕에 말리는 것은 좋지 않다.

용법용량(用法用量)_ 6~12g을 달여 복용한다. 외용(外用) 시 적당량을 취한다.

약리작용(藥理作用)_ 기침을 멈추고 가래를 제거하며 호흡을 고르게 하고 지혈, 진정작용과 병원체를 막아주고 혈압을 낮추는 등의 작용을 한다.

성미귀경(性味歸經)_ 쓰고 떫으며 차다. 폐경(肺經), 간경(肝經), 비경(脾經)에 작용한다.

효능주치(效能主治)_ 머리카락을 자라고 검게 하며 양혈(凉血), 지혈(止血)의 효능이 있다. 육혈(衄血), 토혈(吐血), 객혈(喀血), 변혈(便血), 혈열탈발(血熱脫髮), 붕루하혈(崩漏下血), 수발조백(鬚髮早白) 증세에 효험이 있다.

고대명방(古代名方)

중풍불성(中風不省), 침을 흘리는 것, 구금불개(口噤不開), 손과 발이 아래로 떨어지는 증세

병이 걸리는 날 바로 이 약을 복용하면 풍을 물리치고 기를 고르게 하며 후유증을 남기지 않는다. 백엽(柏葉) 한 묶음을 취해 지간(枝杆)을 제거하고 뿌리째 총백(蔥白) 1묶음을 다져 무회(無灰) 술 1L로 끓여 10~20회 따뜻하게 복용한다. 만일 환자가 평소 술을 마시지 않으면 4~5회로 나누어 복용한 다음에 다른 약물을 복용해도 된다. ≪양씨가장방(楊氏家藏方)≫

머리카락이 자라지 않을 때

백엽(柏葉)을 그늘에 말려 가루가 되게 갈아 마유(麻油)와 함께 두피에 바른다. ≪식기(食忌)≫

탕화소작(湯火燒灼)

생백엽(生柏葉)을 으깨어 즙을 만들어 환부에 바르고 감싼 후 2~3일이면 통증을 멈추고 흉터가 없어진다. ≪도경본초(圖經本草)≫

피를 토하는 것이 멈추지 않을 때

백엽탕(柏葉湯): 청백엽(青柏葉) 1묶음, 건강(乾薑) 2조각, 구운 아교(阿膠) 1정, 이 3가지 약에 물 2L를 넣고 1L가 되게 달여 찌꺼기를 버린 다음 다시 교마통즙(絞馬通汁) 1L와 함께 달여 1L를 취한다. 사포(紗布)로 1회 여과한 후 복용한다. 장중경(張仲景)

백엽(柏葉)을 이용한 쌀뜨물을 2돈 복용하거나 밀환(蜜丸) 혹은 물로 달여 복용하면 효과가 더욱 좋다. ≪태평성혜방(太平聖惠方)≫

주독(酒毒)으로 인해 생긴 하혈(下血)이나 하리(下痢)

구증구폭(九蒸九曝)한 여린 백엽 2냥, 그을린 진괴화(陳槐花) 1냥을 가루가 되게 갈아 오동자(梧桐子) 크기로 약환을 만들어 공복에 따뜻한 술로 40환씩 복용한다. ≪보제방(普濟方)≫

코피가 멎지 않을 때

백엽(柏葉), 류화(榴花)를 가루가 되게 갈아 콧속에 불어넣는다. ≪보제방(普濟方)≫

근심과 원망으로 인해 생긴 피를 토하는 증세, 가슴이 답답하고 기(氣)가 부족한 증세, 가슴 통증

백엽을 가루가 되게 갈아 쌀뜨물로 2숟가락을 복용한다. ≪태평성혜방(太平聖惠方)≫

소변에 피가 섞여서 나오는 증세

백엽, 황련(黃連)을 구운 후, 가루로 갈아 술로 3돈을 복용한다. ≪제급방(濟急方)≫

약선양생(藥膳養生)

측백엽홍조차(側柏葉紅棗茶)

측백엽, 빨간 대추를 진하게 달여 즙을 취하여 차 대용으로 마신다.

열을 내리고 폐를 윤택하게 해주며 가래를 제거하고 기침을 멈추게 하며 피를 식혀준다. 폐에 열사(熱邪)가 침범하여 생긴 해수(咳嗽), 마른기침 혹은 걸쭉한 가래가 잘 나오지 않는 환자에게 효험이 있다.

고대처방(古代處方)

사생양음생진환(四生養陰生津丸)

방선원류(方選源流)_ ≪부인양방(婦人良方)≫ 지혈방(止血方)

약물조성(藥物組成)_ 생백엽(生柏葉) 12g, 생애엽(生艾葉) 9g, 생하엽(生荷葉) 9g, 생지황(生地黃) 15g

포제방법(炮製方法)_ 원방용법(原方用法)은 상술한 4가지 약을 같은 양으로 하여 으깨어 환을 만들어 1회에 1환씩 약 30g을 달여 복용한다. 현재는 신선한 약을 으깨어 차갑게 복용하거나 따뜻하게 복용하는 방법을 많이 사용한다. 또한 편(片)으로 먹거나 탕제로 만들어 물로 달여 복용하기도 한다.

효능주치(效能主治)_ 양혈지혈(凉血止血), 양음생진(養陰生津)의 효능이 있다. 혈열망행(血熱妄行), 토혈(吐血), 육혈(衄血), 혈색(血色)이 선홍색(鮮紅色), 구건인조(口乾咽燥), 혀가 짙은 붉은색인 증상, 맥(脈)이 현삭(弦數)인 증세에 효험이 있다.

✚ 의가(醫家)에서 말하는 신농본초 양생법

뇌효(雷斅)는 "백엽에는 화백엽(花柏葉), 총백엽(叢柏葉) 및 씨가 있는 원백엽(圓柏葉)이 있다. 씨가 있는 원백엽은 편상(片狀)으로 커다란 운모(雲母)와 비슷하고 잎은 모두 측생(側生)이며 잎에는 아주 작은 빨간색 털이 나 있고 약으로 사용하기 적합하다. 화백엽(花柏葉)의 나뭇잎은 빽빽하게 송이를 이루었고 씨가 없다. 총백엽의 나무는 녹색이고 2가지 모두 약으로 쓰지 못한다"라고 했다.

서지재(徐之才)는 "과자(瓜子), 모려(牡蠣), 계작(桂作)은 이것의 사약(使藥)이다. 위국화(畏菊花), 양제(羊蹄), 도석(都石) 및 면곡(面曲)은 비석(砒石), 초석(硝石)의 독성(毒性)을 제압한다"라고 했다.

도홍경(陶弘景)은 "백엽백실(柏葉柏實)은 먹을 수도 있고 약으로 쓸 수도 있다. 여기서 말하는 오곡(惡曲)은 술을 빚어도 무방하다. 아마도 술과 쌀을 혼합되어 사용하는데 단독으로 사용하는 것과 다르기 때문이다"라고 했다.

주진형(朱震亨)은 "백(柏)은 음과 금(金)에 속하고 선수(善守)의 특성이 있다. 때문에 월(月)에 따라 이것의 잎을 채집하여 조방(組方)에 사용된다. 더욱 많은 월령지기(月令之氣)를 얻는다는 의미이다. 백엽은 아주 중요한 보음(補陰) 약물이다. 그 성질은 대부분 건조하기 때문에 장기간 복용하면 비토(脾土)에 이롭고 폐금(肺金)을 자양(滋養)한다"라고 했다.

이시진(李時珍)은 "백수엽(柏樹葉)의 본성은 뒤늦게 시들고 오래간다. 견고하고 응결되는 성질을 이어받아 장수하는 수목(樹木)이기 때문에 집에서 자주 사용한다. 도가(道家)에서는 백엽(柏葉)을 물에 담그고 자주 마시는데 원단(元旦)이 되면 이것을 술에 불려 사귀(邪鬼)를 물리친다. 모두 이런 특성을 취한 것이다. 모녀(毛女)가 먹으면 신체가 가볍고 노루가 먹으면 신체가 더욱 향기로워 이것의 효능을 검증하였다. 모녀는 진왕궁(秦王宮)의 사람으로 관동(關東) 강도의 침입으로 황망히 산속으로 도망하였는데 배가 고플 때 이것을 먹었다. 한 노인이 그녀에게 송백엽을 먹게 하였더니 처음에는 맛이 쓰나 얼마 지나지 않아 적응되었고 다시는 배고픔에 시달리지 않았으며 겨울에는 차고 냉랭한 기운을 두려워하지 않았고 여름철에는 더위를 무서워하지 않았다. 한성제(漢成帝) 시기에 이르러 사냥꾼들은 종남산(終南山)에서 옷을 입지 않고 온몸에 검은 털이 나 있는 떠돌이 여인을 잡았는데 바로 그녀였다. 그 당시 진나라 시기가 지난 지 이미 200년의 시간이 흘렀다. 이 사실은 갈홍(葛洪)의 《포박자(抱朴子)》에 기재된 것이다"라고 했다.

止血藥

64

소계(小薊)

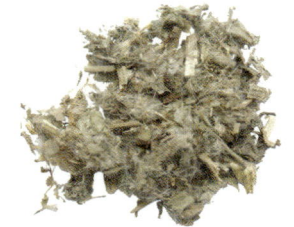

이명(異名)
청자계(青刺薊)·천침초(千針草)
자계채(刺薊菜)·자아채(刺兒菜)
청청채(青青菜)·자각채(刺角菜)
자나복(刺蘿蔔)·소계모(小薊姆)·묘계(貓薊)

✚ ≪명의별록(名醫別錄)≫ 중품(中品)

✚ 본경 문헌에 기재된 소계의 효능

　　양혈(涼血), 지혈(止血)하고 새로운 피를 지키고 오래된 피를 제거하는 약이다.

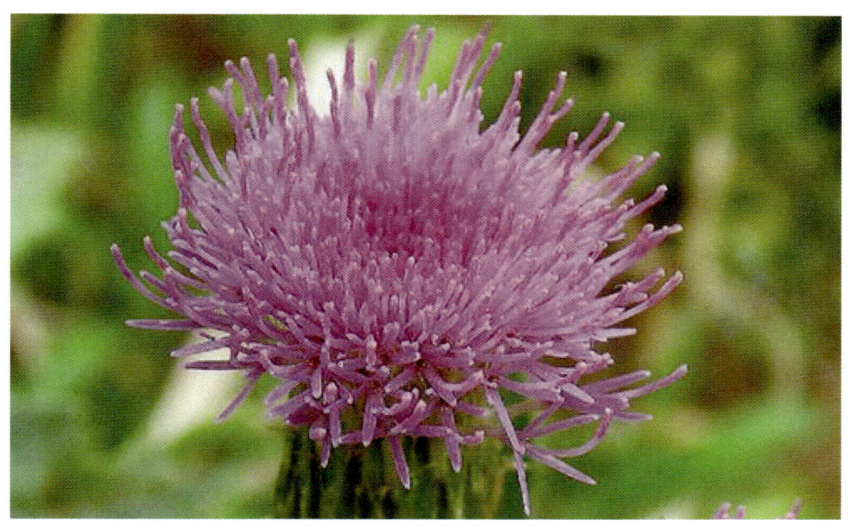

자아채(刺兒菜)

학명(學名)_ Cephalanoplos segetum (Bge.) Kitam

과속(科屬)_ 국과(菊科) 식물 자아채의 지상부를 말려 약으로 사용한다. 계속(薊屬) 식물
은 전 세계적으로 약 250여 종 있으며 유럽 아시아 대륙 및 미국에 분포되어 있다. 중국
에는 49종이 있고 약으로 약 11종이 쓰인다.

지리분포(地理分布)_ 강가, 산비탈 및 시골, 황지(荒地)에서 야생한다. 광서, 광동, 서장,
운남 이외의 전국 각지에 분포되어 있다.

채집가공(採集加工)_ 해마다 5~6월 꽃이 무성한 시기에 전초(全草)를 잘라 햇볕에 말린

凉血止血藥

후 사용한다.

용법용량(用法用量)_ 4.5~9g을 달여 복용한다. 외용(外用)으로는 신선한 품종을 적당량을 으깨어 환부에 바른다.

약리작용(藥理作用)_ 심장을 강화하고 근수축력을 높여주며 지혈(止血), 항균(抗菌) 작용을 한다.

성미귀경(性味歸經)_ 맛은 달고 쓰며 성질은 서늘하다. 심경(心經), 간경(肝經)에 작용한다.

효능주치(效能主治)_ 거어소종(祛瘀消腫), 양혈(凉血), 지혈(止血)의 효능이 있다. 토혈(吐血), 육혈(衄血), 뇨혈(尿血), 붕루하혈(崩漏下血), 변혈(便血), 옹종창독(癰腫瘡毒), 외상출혈(外傷出血) 증세에 효험이 있다.

고대명방(古代名方)

심열토혈(心熱吐血)
자계(刺薊)의 잎과 뿌리를 으깨어 즙을 취해 1회에 2사발 복용한다. ≪성혜방(聖惠方)≫

설경출혈(舌硬出血)
자계(刺薊)를 으깬 즙을 술과 함께 복용한다. 혹은 건계(乾薊)를 가루가 되게 갈아 차가운 물로 복용한다. ≪보제방(普濟方)≫

소산(小産)으로 인해 출혈이 많을 때
소계(小薊)의 뿌리와 잎, 익모초(益母草) 각 5냥에 물 큰 2사발을 넣고 달여 1사발을 취해 2회에 나눠 1일에 다 복용한다. ≪송제총록(聖濟總錄)≫

칼로 다쳐 피가 멈추지 않는 것
소계(小薊)의 싹을 으깬 후, 환부에 붙인다. ≪식료본초(食療本草)≫

✚ 의가(醫家)에서 말하는 신농본초 양생법

도홍경(陶弘景)은 "대계(大薊)는 호계(虎薊)이고 소계(小薊)는 묘계(貓薊)이다. 2가지 종류의 계(薊)의 잎은 모두 길고 가시가 나 있으며 형태가 아주 비슷하다. 논밭과 들, 어디서나 볼 수 있다. 다만 약방에는 아주 적다"라고 했다.

진장기(陳藏器)는 "계문(薊門, 천진계현(天津薊縣))은 계(薊)를 생산하여 얻어진 이름이다. 그래도 북방에서 생산하는 계가 가장 좋다"라고 했다.

소송(蘇頌)은 "소계(小薊)는 도처에 있다. 속칭 청자계(靑刺薊)라고 하고 3촌만큼 자랐을 때 뿌리째 음식을 해서 먹으면 맛이 아주 좋다. 4월이 되면 1척(尺) 남짓 높이 자랄 때 아주 많은 가시가 생긴다. 줄기 가운데에 꽃이 피고 머리는 홍람화(紅藍花)와 비슷하지만 청자색을 띤다. 북방사람들은 이를 천침초(千針草)라고 한다. 4월에 싹을 채집하고 9월에 뿌리를 채집하며 그늘에 말린 후 약으로 사용된다. 대계(大薊)의 싹, 뿌리는 소계(小薊)와 아주 비슷하다. 다만 약간 클 뿐이다"라고 했다.

대계(大薊)

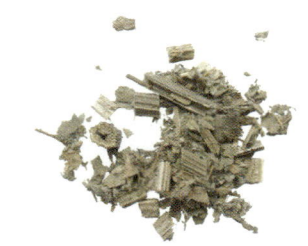

이명(異名)
자계(刺薊) · 산우방(山牛蒡)
계항초(鷄頂草) · 야홍화(野紅花)
우축취(牛觸觜) · 호계(虎薊)

✚ ≪명의별록(名醫別錄)≫ 중품(中品)

✚ ≪전국중초약휘편(全國中草藥彙編)≫에 기재된 대계의 효능

양혈(凉血), 지혈(止血), 산어소종(散瘀消腫)하여 유혈(衄血), 객혈(喀血), 토혈(吐血), 뇨혈(尿血)을 치료한다. 기능성자궁출혈, 산후출혈(産後出血), 간염(肝炎), 신염(腎炎), 유선염(乳腺炎), 질타손상(跌打損傷), 외상출혈(外傷出血), 옹절종독(癰癤腫毒)을 치료한다.

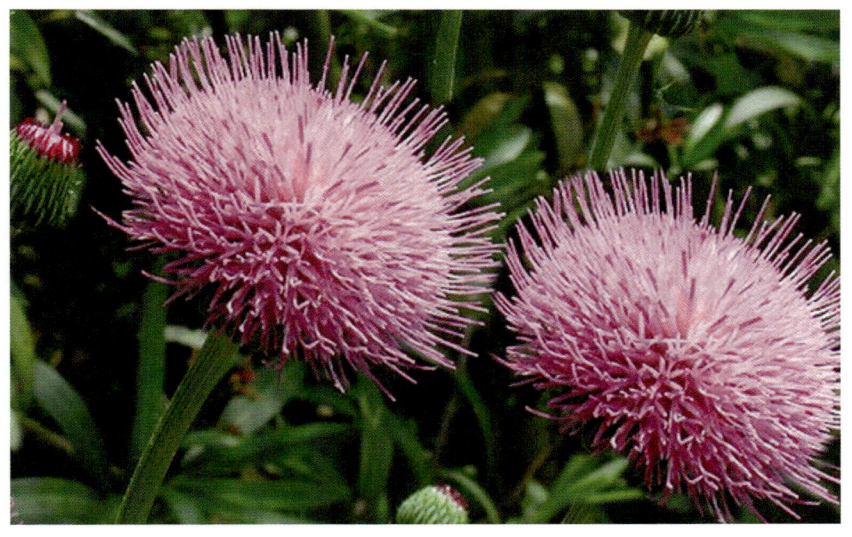

凉血止血藥

계(薊)

학명(學名)_ Cirsium japonicum DC.

과속(科屬)_ 국과(菊科) 식물 계(薊)의 지상부나 뿌리를 말려 약으로 사용한다. 계속(薊屬) 식물은 전 세계적으로 약 250여 종이 있으며 유럽과 아시아 대륙 및 미국에 분포되어 있다. 중국에는 약 49종이 있으며 약으로 약 11종이 쓰인다.

지리분포(地理分布)_ 산비탈, 초지, 길 옆에서 야생한다. 전국 대부분 지역에서 모두 생산한다. 하북, 섬서, 산동, 절강, 강소, 복건, 강서, 호북, 대만, 광동, 호남, 광서, 사천, 귀주, 운남 등지에 분포되어 있다.

채집가공(採集加工)_ 여름, 가을철 꽃이 무성할 때 지상부를 채집하여 신선하게 사용하거나 햇볕에 말린다. 뿌리 부위는 가을철에 채집하여 진흙과 남은 줄기를 제거한 후, 깨끗이 햇볕에 말린다.

용법용량(用法用量)_ 9~15g을 달여 복용한다. 외용으로는 신선한 품종을 적당량 으깨 환부에 바른다.

약리작용(藥理作用)_ 강압(降壓), 지혈(止血), 항균(抗菌)의 작용을 한다.

성미귀경(性味歸經)_ 달고 쓰며 시원하다. 심경(心經)과 간경(肝經)에 작용한다.

효능주치(效能主治)_ 거어소종(祛瘀消腫), 양혈(凉血), 지혈(止血)의 효능이 있다. 토혈(吐血), 육혈(衄血), 변혈(便血), 뇨혈(尿血), 외상출혈(外傷出血), 붕루하혈(崩漏下血), 옹종창독(癰腫瘡毒) 증세에 효험이 있다.

고대명방(古代名方)

붕중하혈(崩中下血)
대소계(大小薊) 뿌리 1L를 1두의 술에 5일간 불린 후, 술을 취하여 적당량을 자주 마신다. 계의 뿌리를 술로 달이거나 생계를 으깬 즙을 따뜻하게 복용해도 된다. ≪천금방(千金方)≫

소변열림(小便熱淋)
마계근(馬薊根)을 으깬 즙을 마신다. ≪성혜방(聖惠方)≫

부스럼과 악종(惡腫)을 치료함
대계(大薊) 4냥, 유향(乳香) 1냥, 명반(明礬) 5돈을 모두 가루가 되게 갈아 2돈씩 술로 복용한다. 땀이 나면 효과가 있다는 것이다. ≪보제방(普濟方)≫

✦ 의가(醫家)에서 말하는 신농본초 양생법

소공(蘇恭)은 "대계(大薊), 소계(小薊)의 잎은 비슷하지만 약의 효력은 각기 다르다. 대계(大薊)는 산골짜기에서 자라고 뿌리는 옹종(癰腫)을 치료한다. 소계(小薊)는 평원이나 늪지대에서 자라고 붓기를 제거하지 못하지만 2가지 모두 어혈을 없앤다"라고 했다.

구종석(寇宗奭)은 "대계(大薊), 소계(小薊)는 비슷하고 꽃은 발계(髮髻)와 같다. 다만 대계(大薊)의 싹은 3~4척(尺)만큼 높고 잎은 주름 형태를 이루며 소계(小薊)는 싹 높이는 1척(尺) 남짓 하고 잎은 주름지지 않았다. 이것이 바로 차이점이다. 먹을 때 가시가 있지만 사람에게 해롭지 않다"라고 했다.

인대명(人大明)은 "대계(大薊)는 양(陽)을 튼튼하게 하고 기를 내린다. 소계(小薊)는 약의 힘이 약해 열을 내리는 데에만 쓰인다"라고 했다.

소공(蘇恭)은 "대계(大薊), 소계(小薊) 모두 어혈을 없앤다. 다만 대계(大薊)는 옹종(癰腫)을 겸하여 치료하고, 소계(小薊)는 전문적으로 피만 멎게 하고 붓기를 제거하지 못한다"라고 했다.

凉血止血藥

지유(地榆)

이명(異名)
백지유(白地榆) · 서미지유(鼠尾地榆)
서지유(西地榆) · 지아(地芽)
야승마(野升麻) · 홍지유(紅地榆)

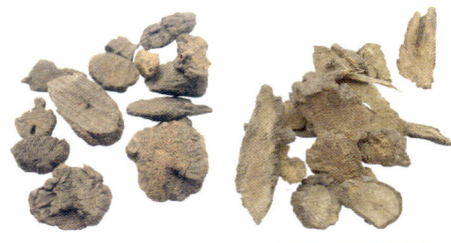

✚ ≪신농본초경(神農本草經)≫ 중품(中品)

✚ 본경 문헌에 기재된 지유의 효능

으깬 즙을 호랑이, 개, 뱀, 벌레에게 물린 상처에 바르면 하초(下焦)의 열을
제거하고 대소변에 피가 섞여 나오는 증상을 치료한다.

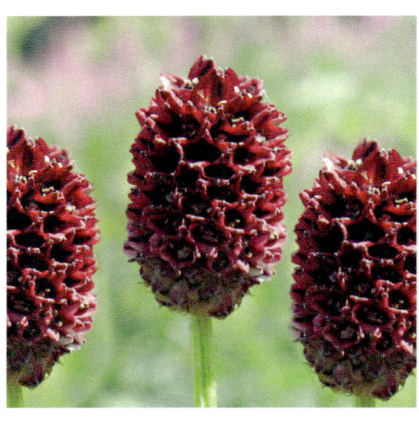
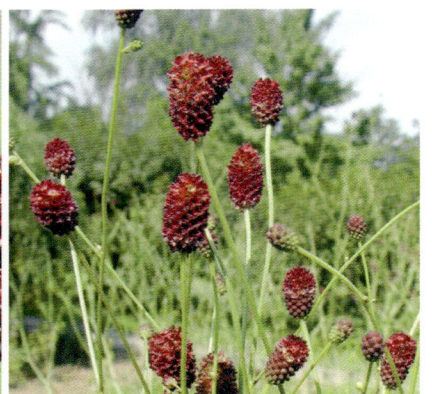

지유(地榆)

학명(學名)_ Sanguisorba officinalis L.

과속(科屬)_ 장미과(薔薇科) 식물 지유(地榆)나 장엽지유(長葉地榆)의 뿌리를 말려 약으로 사
용한다. 지유속(地榆屬) 식물은 전 세계적으로 약 29종이 있으며 아시아, 유럽과 북아메
리카의 온대 지역에 분포되어 있다. 중국에는 약 6종이 있다. 약으로 약 4종이 쓰인다.

지리분포(地理分布)_ 1. 지유(地榆)는 해발 30~3,000m의 초원, 초전(草甸), 관목 숲에서
자란다. 산비탈 초지 및 듬성한 수풀 밑에서 야생한다. 동북, 서북, 화북, 서남, 화동 및
하남, 호북, 호남, 광서 등지에 분포되어 있다.

2. 장엽지유는 해발 100~3,000m의 산비탈초지, 관목 숲, 시냇가 및 소림(疏林)에서 야생

한다. 중남, 화동, 서남 및 흑룡강, 하북, 요녕, 산서, 감숙 등지에 분포되어 있다.

채집가공(採集加工)_ 봄철 발아 전, 가을철 마르기 전후에 캐내어 지상부의 줄기와 잎을 제거하고 깨끗이 씻어 햇볕에 말린다. 신선할 때 잘게 썰어 건조시킨다.

용법용량(用法用量)_ 9~15g을 달여 복용한다. 외용(外用) 시 적당량을 취하여 가루로 갈아 환부에 바른다.

약리작용(藥理作用)_ 항염(抗炎), 지혈(止血), 상처유합(傷處癒合) 촉진, 항균(抗菌), 지토(止吐)의 작용을 한다.

성미귀경(性味歸經)_ 쓰고 시며 떫고 약간 차다. 간경(肝經)과 대장경(大腸經)에 작용한다.

효능주치(效能主治)_ 해독염창(解毒斂瘡), 양혈지혈(凉血止血)의 효능이 있다. 치혈(痔血), 변혈(便血), 혈리(血痢), 수화탕상(水火燙傷), 붕루(崩漏), 옹종(癰腫), 창독(瘡毒) 증세에 효험이 있다.

고대명방(古代名方)

남녀의 토혈(吐血)
지유(地楡) 3냥을 취해 미초(米醋) 1 L를 넣고 10여 차례 끓인 후, 불순물을 제거하고 식전에 따뜻하게 1합을 복용한다. ≪성혜방(聖惠方)≫

독사에게 쏘이고 개에게 물린 상처
신선한 지유(地楡)의 뿌리를 으깬 즙을 복용하는 동시에 환부에 바른다. ≪주후방(肘後方)≫

소아습창(濕瘡)
지유(地楡)를 달여 진한 즙으로 부스럼을 씻고 매일 2회 복용한다. ≪천금방(千金方)≫

혈리불지(血痢不止)
지유(地楡)를 햇볕에 말린 후 가루가 되게 갈아 1회에 2돈을 양혈(羊血)에 섞은 후 익혀서 복용한다. 또 다른 처방으로는 지유(地楡)를 달여 1회에 3합씩 복용한다. ≪성제총록(聖濟總錄)≫

소아감리(小兒疳痢)
지유(地楡)를 달인 즙을 엿 상태로 끓여 소아에게 복용하면 즉시 낫는다. ≪주후방(肘後方)≫

대변을 볼 때 피가 섞여 나오고 복부 통증이 수반되어 멎지 않음.
지유(地楡) 4냥, 구운 감초(甘草) 3냥, 1회에 5돈씩 복용한다. 물 3컵에 7개의 축사인(縮砂仁)을 넣어 1컵 반이 되게 달여 2회에 나눠 복용한다. ≪선명방(宣明方)≫

호랑이와 개에 물린 상처
지유(地楡)를 즙으로 달여 마시는 동시에 환부에 바른다. 또한 가루를 뜨거운 물에 타서 매일 3회에 나눠 복용한다. 술 마시는 것을 피한다. ≪매사방(梅師方)≫

적백하리(赤白下痢)
지유(地楡) 1근, 물 3 L를 1 L 반이 되게 달인 후, 불순물을 제거하고 다시 진한 엿 상태

凉血止血藥

로 달여 여과한 다음 공복에 3합을 매일 2회 복용한다. ≪해상방(海上方)≫

병이 오래되어 장(腸)에 풍(風)이 들어 아프고 가려운 것이 멎지 않는 것

지유(地楡) 5돈, 창출(蒼朮) 1냥, 물 2종(鐘)을 1종(鐘)이 되게 달여 공복에 1일 1회 복용한다. ≪활법기요(活法機要)≫

하혈(下血)이 멈추지 않고 장기적으로 20년간 지속된 증상

지유(地楡), 서미초(鼠尾草) 각 2냥, 물 2L를 1L가 되게 달여 1회 복용한다. 만일 하혈이 여전히 멎지 않으면 물 1컵에 불린 옥진회(屋塵灰)를 넣는다. ≪주후방(肘後方)≫

약선양생(藥膳養生)

지유창포주(地楡菖蒲酒)

지유(地楡) 50g, 당귀(當歸) 40g, 창포(菖蒲) 20g, 황주 600㎖

상술한 약을 으깨어 가루로 만들어 술과 함께 1컵을 달인 후, 찌꺼기를 버리고 식전 3회에 나누어 따뜻하게 복용한다.

해독염창(解毒斂瘡), 양혈(凉血), 지혈(止血)의 효능이 있어 산후혈붕(產後血崩) 증상에 효험이 있다.

✚ **의가(醫家)에서 말하는 신농본초 양생법**

≪명의별록(名醫別錄)≫에서 기재하기를 지유는 원구(冤句, 산동하택(山東荷澤) 서남쪽)와 동백(桐柏, 하남동백(河南桐柏)) 일대의 산골짜기에서 자란다. 2~8월에 뿌리를 채집하여 햇볕에 말린 후 약으로 사용한다. 한 사람은 산자(酸赭)는 창양산(昌陽山, 산동내양(山東萊陽))에서 자라고 채집하는 데 시간의 제한을 받지 않는다.

소송(蘇頌)은 "지금 각 지의 평원, 하천과 연못 지대에는 모두 있다. 질긴 뿌리는 3월에 싹이 자라고 초생(初生) 시 널리 퍼지며 단독으로 자라면서 줄기는 위로 자라 높이가 3~4척(尺)이나 되고 잎은 짝수로 나뉘어 자란다. 잎은 유수(榆樹)의 잎과 비슷하고 약간 좁으며 약하고 긴 것은 거치상(鋸齒狀)과 흡사하며 청색을 띤다. 7월에 꽃이 피는데 상심자(桑椹子)와 비슷하며 뿌리의 껍질은 검은색을 띠고 내부는 빨간색을 띠며 유근(柳根)과 비슷하다"라고 했다.

도홍경(陶弘景)은 "이것의 뿌리로 술을 빚는다. 도가방(道家方)에서는 이것을 태워 돌을 부식시키기 때문에 돌을 삶는 처방에 이것을 사용하였다. 산속의 사람들은 이것의 잎으로 차를 만들어 마시거나 그을린 후 먹는다"라고 했다.

장원소(張元素)는 "기(氣)는 약간 차고 맛은 약간 쓰며 기미(氣味)는 모두 얇고 연하여 이것의 체(體)는 가라앉으며 내려가서 음(陰) 중의 양약(陽藥)으로써 전문적으로 하초(下焦)의 혈병(血病)을 치료한다"라고 했다.

서지재(徐之才)는 "두발(頭髮), 혈여(血餘), 오맥문동(惡麥門冬), 복단사(伏丹砂), 웅황(雄黃), 유황(硫黃)과 배합하면 효과가 좋다"라고 했다.

소송(蘇頌)은 "고인은 단하증(斷下證)에 자주 이것을 사용한다"라고 했다.

소병(蕭炳)은 "지유(地楡)를 저근피(樗根皮)와 함께 사용하면 적백하리(赤白下痢)를 치료한다"라고 했다.

구종석(寇宗奭)은 "지유(地楡)는 성질이 침(沈)하고 한(寒)하며 하초(下焦)로 들어간다. 열혈(熱血)로 대변이 묽어지면 이것으로 치료한다. 수사백리(水瀉白痢)를 앓거나 신체가 허하여 속이 찬 증후가 나타나는 사람은 더욱 이것을 쉽게 사용하지 말아야 한다"라고 했다.

이시진(李時珍)은 "지유(地楡)는 하초(下焦)의 열사(熱邪)를 제거하고 대소변에 피가 섞여 나오는 증상을 치료한다. 피를 그치려면 윗부분을 자른 후 편(片)으로 잘라 볶아서 사용한다. 하지만 끝부분은 오히려 혈액순환을 촉진하기 때문에 반드시 이 점을 이해하여야 한다. 양사영(楊士瀛)은 각종 부스럼, 가려운 증세에는 황금(黃芩)을 넣고 통증에는 지유(地楡)로 치료한다"라고 했다.

凉血止血藥

괴화(槐花)

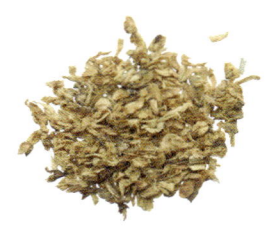

이명(異名)
괴예(槐蕊)

✚ ≪신농본초경(神農本草經)≫ 상품(上品)
✚ 본경 문헌에 기재된 괴화의 효능

오치(五痔), 심통안적(心痛眼赤)을 치료하고 복창충(腹臟蟲)을 죽이고 피부풍열(皮膚風熱), 장풍사혈(腸風瀉血), 적백리(赤白痢)에는 볶은 것을 갈아 복용한다. 대장(大腸)을 차갑게 할 때는 향이 나도록 볶은 것을 여러 번 씹어 먹는다. 실음(失音)과 후비(喉痹)를 치료하고 토혈(吐血), 육혈(衄血), 붕중루하(崩中漏下)를 치료한다.

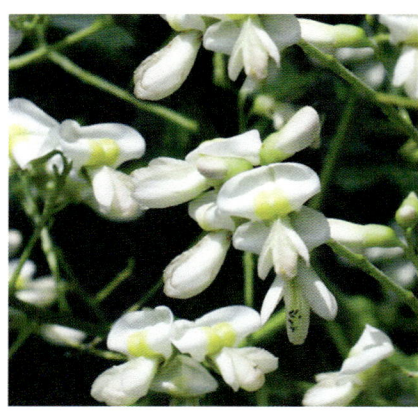 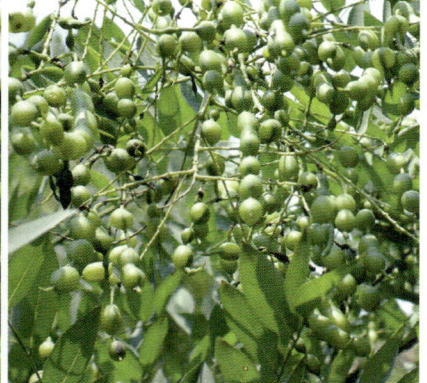

괴(槐)

학명(學名)_ Sophora japonica L.

과속(科屬)_ 두과(豆科) 식물 괴의 꽃과 꽃봉오리를 말려 약으로 사용한다. 괴속(槐屬) 식물은 전 세계적으로 약 68종이 있다. 온대와 열대 지역에 분포되어 있다. 중국에는 약 20종이 있고 약으로 약 8종이 쓰인다.

지리분포(地理分布)_ 집 주변, 길가에 대부분 심는다. 전국 각지에서 보편적으로 재배된다. 전국 각지에서 모두 생산되고 화북평원과 황토고원에 가장 많다.

채집가공(採集加工)_ 여름철 꽃봉오리가 생길 때나 필 때 채집하여 제때에 건조시킨 후,

가지와 줄기의 불순물을 제거한다. 전자를 '괴미(槐米)'라 부르고 후자는 '괴화(槐花)'라 부른다.

용법용량(用法用量)_ 5~9g을 달여 복용한다.

약리작용(藥理作用)_ 지혈(止血), 응혈(凝血), 이뇨(利尿), 항균(抗菌)의 작용을 한다.

성미귀경(性味歸經)_ 쓰고 약간 차다. 간경(肝經)과 대장경(大腸經)에 작용한다.

효능주치(效能主治)_ 청간사화(淸肝瀉火), 양혈지혈(凉血止血)의 효능이 있다. 치혈(痔血), 변혈(便血), 혈리(血痢), 붕루(崩漏), 육혈(衄血), 토혈(吐血), 두통현훈(頭痛眩暈), 간열목적(肝熱目赤) 증상에 효험이 있다.

고대명방(古代名方)

객혈(喀血), 타혈(唾血)
괴화(槐花)를 볶은 후, 가루가 되게 갈아 1회에 3돈을 찹쌀탕으로 복용한다. 복용 후, 반드시 1~2시간 조용히 누워 있는다. ≪주씨방(朱氏方)≫

코피가 멎지 않는 것
괴화(槐花), 오적골(烏賊骨)을 같은 양으로 하여 절반은 생것으로 절반은 볶은 후, 가루가 되게 갈아 콧속에 불어넣는다. ≪보제방(普濟方)≫

뇨혈(尿血)
괴화(槐花, 볶은 것), 울금(鬱金, 익힌 것) 각 1냥, 모두 가루가 되게 갈아 1회에 2돈을 담시탕(淡豉湯)으로 복용하면 즉시 효과를 본다. ≪협중비보방(篋中秘寶方)≫

변혈(便血, 대장하혈(大腸下血))
괴화(槐花), 형개수(荊芥穗)를 같은 양으로 하여 가루가 되게 갈아 1회에 술로 1숟가락씩 복용한다. ≪경험방(經驗方)≫

술독으로 인한 하혈(下血)
괴화(槐花, 절반은 생것, 절반은 볶은 것) 1냥, 산치자(山梔子, 불로 말린 것) 5돈을 가루가 되게 갈아 새로 떠온 물로 복용한다. 2회에 나눠 복용한다. ≪경험양방(經驗良方)≫

피를 토하는 것이 멎지 않는 증상
괴화(槐花)를 약성이 남아 있을 정도로 볶아 사향(麝香)을 약간 넣고 가루가 되게 갈아 골고루 섞은 후 찹쌀탕으로 3돈을 복용한다. ≪보제방(普濟方)≫

외치(外痔)가 1촌(寸) 정도로 길 때
괴화(槐花)를 달인 탕으로 반복적으로 씻고 복용하면 며칠 후 외치는 자동적으로 작아진다. ≪집간방(集簡方)≫

혈붕(血崩)이 멎지 않은 증상
괴화(槐花) 3냥, 황금(黃芩) 2냥, 가루가 되게 갈아 술 1사발, 동칭추(銅秤錘) 1개, 상시화(桑柴火)를 빨갛게 그을린 후, 술에 불려 이 술로 골고루 섞어 1회에 반 냥씩 복용한다.

음식을 가려먹는다. ≪건곤비온(乾坤秘韞)≫

백대(白帶)가 멎지 않는 증상

괴화(槐花, 볶은 것), 모려(牡蠣, 데운 것)를 같은 양으로 하여 가루로 갈아 1회에 술 3돈
과 같이 복용하면 효과를 얻을 수 있다. ≪적현방(摘玄方)≫

약선양생(藥膳養生)

괴화주(槐花酒)

괴화(槐花) 110g, 황주(黃酒) 500㎖

괴화(槐花)를 약간 누렇게 볶은 후, 뜨거울 때 술에 넣어 10회 정도 달인 후 찌꺼기를
버리고 뜨겁게 복용하여 땀을 낸다. 창독(瘡毒)에 걸리지 않는 환자는 2~3회 정도 복용
하고 이미 걸린 환자는 1~2회 복용한다.

청간사화(淸肝瀉火)의 효능이 있어 창독(瘡毒)에 이미 걸렸거나 아직 걸리지 않았어도
화(火)가 강해 통증이 있는 사람에게 효험이 있다.

고대처방(古代處方)

괴화량혈산(槐花凉血散)

방선원류(方選源流) _ ≪본사방(本事方)≫ 지혈방(止血方)

약물조성(藥物組成) _ 괴화(槐花) 12g, 백엽(柏葉) 12g, 지각(枳殼) 6g, 형개수(荊芥穗) 6g

포제방법(炮製方法) _ 물에 달여 복용한다.

효능주치(效能主治) _ 청장지혈(淸腸止血), 소풍하기(疏風下氣)의 효능이 있다. 장내부의
장독(臟毒)으로 인한 하혈(下血), 변(便) 전후의 출혈(出血), 변에 혈이 있는 증상, 치창출
혈(痔瘡出血), 혈색이 선홍색이거나 회암색인 증상에 효험이 있다.

✚ **의가(醫家)에서 말하는 신농본초 양생법**

이시진(李時珍)은 "괴수(槐樹)의 생장은 계춘(季春) 5일이면 토끼 눈동자
같고 10일이면 쥐의 귀와 같으며 다시 10일 더 자라면 규칙적이 되고 다시 10일
자라면 잎이 자란다. 처음 난 여린 싹을 튀겨서 익힌 후 물로 씻어 먹을 수 있고
차 대신 마실 수도 있다. 혹은 괴자(槐子)의 종을 채휴(菜畦)에 채집하여 그 싹을

먹어도 아주 좋다. 그 나무재질은 견고하고도 무겁고 청, 황, 백, 흑색이 있다. 꽃이 아직 피지 않았을 때 쌀알 모양이고 볶은 후, 물에 달이면 물은 빛나는 황색으로 물들여진다. 과실은 연주(連珠)를 달고 있고 안에는 흑자(黑子)가 있으며 씨는 연속적으로 배열된 것이 좋다. ≪주례(周禮)≫에서 말하기를 가을에 채집한 괴는 단지화(檀之火)이다. ≪회남자(淮南子)≫에서 말하기를 오래된 괴화나무는 화(火)를 생기게 한다. ≪천현주물부(天玄主物簿)≫에서 말하기를 오래된 괴(槐)는 단(丹)을 만드는데 괴수의 신기하고도 색다른 부분이다"라고 했다.

소송(蘇頌)은 "현재 도처에 모두 괴화나무가 있다. 수목은 아주 높다. ≪이아(爾雅)≫에서 말한 것에 의하면 괴화나무에는 몇 가지 종류가 있다. 잎이 크고 검은 것을 괴(槐)라 부르고 꽃이 밤에 피는 것을 수궁괴(守宮槐)라 부르며 잎이 작고 청녹색을 띤 것을 괴(槐)라 하지만 이것들의 효능의 차이점은 기재되지 않았다. 4~5월 노란색 꽃이 피고 6~7월 결실을 맺는다. 7월 7일 여린 과실을 채집하여 으깬 후 달인다. 10월에 자실(子實)을 채집하여 약으로 사용된다. 뿌리와 껍질은 수시로 채집할 수 있다. 의술가들은 자주 이것을 사용한다"라고 했다.

이시진(李時珍)은 "≪태평초목방(太清草木方)≫에서 말한 것에 의하면 괴는 허성(虛星)의 정화로 10월 상사일(上巳日)에 씨를 채집하여 복용하면 모든 병을 제거하고 장수하고 신통력이 있게 된다. ≪양서(梁書)≫에서 말하기를 유견오(庾肩吾)가 자주 괴실(槐實)을 복용하였는데 70여 세가 되어도 머리가 하얗게 되지 않았고 눈이 잘 보였다. 괴실은 병을 없애고 수명을 연장한다. 고대처방에서도 괴자(槐子)를 겨울의 우담즙(牛膽汁)에 담가 그늘에 백일 동안 말린 다음 1회에 식후 1개씩을 복용하였다. 장기간 복용하면 눈을 밝게 하고 신기(神氣)를 소통시키며 백발을 검게 만들어준다. 치창(痔瘡) 및 하혈(下血) 환자는 특히 이 약을 사용하면 좋다"라고 했다.

이시진(李時珍)은 "괴화(槐花)의 맛은 쓰고 누런색이며 기는 서늘하고 양음궐음(陽陰厥陰) 혈분(血分)으로 들어가는 약이다. 치료할 수 있는 병은 대부분이 2가지 경(經)으로 들어간다"라고 했다.

涼血止血藥

백모근(白茅根)

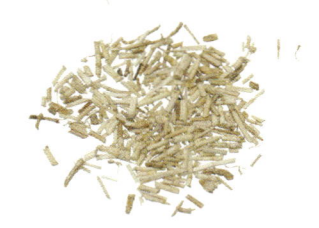

이명(異名)
모근(茅根)・난근(蘭根)
여근(茹根)・지관(地菅)
지근(地筋)・백모관(白茅菅)
백화모근(白花茅根)・모초근(茅草根)

+ ≪신농본초경(神農本草經)≫ 중품(中品)
+ 본경 문헌에 기재된 백모근의 효능

노상허리(勞傷虛羸)를 치료하는 데 주로 쓰이고 보중익기(補中益氣)하여 어혈(瘀血), 혈폐(血閉), 한열(寒熱)을 치료하고 소변(小便)이 잘 나오게 한다. 오림(五淋)을 없애주고 객열(客熱)이 장과 위로 들어오는 증상을 치료하고 갈증을 멈추며 근육을 튼튼하게 하고 여인의 자궁출혈을 멈추게 해준다. 장기간 먹으면 몸에 좋다. 주요하게 여인의 생리불순을 치료하고 혈맥이 잘 흐르게 하는 효능을 가지고 있다. 피를 토하고 코피가 나는 것을 멈추게 하고 상한(傷寒)으로 인한 딸꾹질, 폐열(肺熱)로 인한 기침, 황달(黃疸), 수종(水腫)을 치료하고 술을 해독한다.

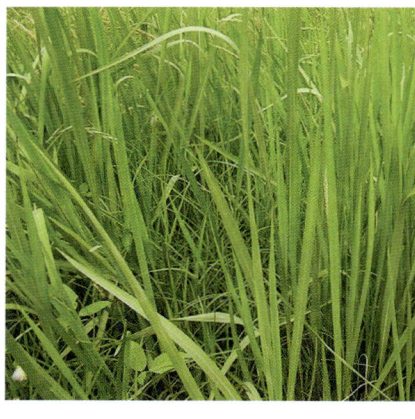
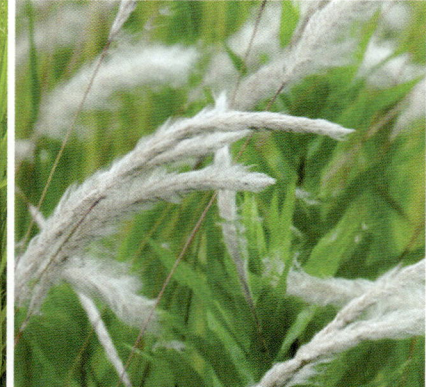

백모(白茅)

학명(學名)_ Imperata cylindrica Beauv. var. major (Nees) C E Hubb.

과속(科屬)_ 화본과(禾本科) 식물 백모의 뿌리줄기를 건조하여 약으로 사용한다. 백모속(白茅屬) 식물은 전 세계에 약 9종이 있으며 열대와 아열대 지역에 분포되어 있다. 중국에는 약 3종이 있다. 약으로 쓰는 종류는 그중 1종이다.

지리분포(地理分布)_ 야생으로 길가나 들판 및 산기슭에서 자란다. 동북, 화동, 화북, 서남, 중남 및 산서, 강소 등지에 분포되어 있다. 전국 대부분 지역에 산지가 있는데 그중 화북지역에서 제일 많이 생산된다.

채집가공(採集加工)_ 봄과 가을에 채취하여 지상부를 제거하고 물에 씻어 잔뿌리와 비늘잎을 제거하고 생으로 사용한다.

용법용량(用法用量)_ 9g~30g을 달여서 복용한다. 신선한 것은 30g~60g을 달여서 복용한다.

약리작용(藥理作用)_ 이뇨(利尿), 응혈(凝血) 촉진, 항염(抗炎) 작용이 있다.

성미귀경(性味歸經)_ 달고 차다. 폐경(肺經), 위경(胃經), 방광경(膀胱經)에 작용한다.

효능주치(效能主治)_ 청열이뇨(清熱利尿), 양혈지혈(凉血止血)의 효능이 있다. 육혈(衄血), 혈열(血熱), 토혈(吐血), 뇨혈(尿血), 황달(黃疸), 열병(熱病)으로 인한 번갈(煩渴), 열림(熱淋)으로 인한 삽통(澁痛), 수종(水腫), 급성신염(急性腎炎)으로 인한 수종(水腫) 증상에 효험이 있다.

고대명방(古代名方)

온병열얼(溫病熱噦, 온병으로 인한 딸꾹질)
열사(熱邪)가 위(胃)에 침범하면 가슴이 답답하고 기가 거꾸로 흐르게 되고 기가 거꾸로 흐르면 딸꾹질을 하게 된다. 혹은 강하게 설사를 한 후, 위(胃)의 기가 허하고 차가워져 딸꾹질이 날 수도 있다. 모근과 갈근 각 반 근씩 물 3L를 넣어 1L 반이 될 때까지 달인다. 매일 따뜻하게 1잔씩 딸꾹질이 멈출 때까지 마신다. ≪상한총병론(傷寒總病論)≫

폐열로 인하여 기침을 심하게 하는 증상
생모근 한 줌을 가루를 내어 물 2사발과 함께 끓인다. 1사발이 될 때까지 끓인 후, 식후에 데워서 복용한다. 3회 복용하면 쾌유된다. ≪성혜방(聖惠方)≫

5가지 황병(黃病)(황달(黃疸), 곡달(穀疸), 주달(酒疸), 여달(女疸), 노달(勞疸))
누런 땀을 흘리는 것은 땀을 많이 흘릴 때 중초에 물이 들어가서 생긴 것으로 몸이 조금 붓고 황벽즙(黃檗汁)같은 땀을 흘린다. 생모근 하나를 잘게 썰어 돼지고기 1근과 함께 탕을 끓여 먹는다. ≪주후방(肘後方)≫

주독(酒毒)을 치료하려 하나 오장(五臟)에 궤란(潰爛)이 생기는 것이 두려운 경우
모근즙 1L를 복용한다. ≪천금방(千金方)≫

소변열림(小便熱淋)
백모근 4L와 물 1두 5L를 함께 끓여 5L를 만든다. 매일 3회 복용한다. ≪주후방(肘後方)≫

노상(勞傷)으로 인한 뇨혈(尿血)
모근, 건강(乾薑)을 같은 양으로 하여 꿀 1수저, 물 2주전자와 함께 달여 1주전자가 되게 만든다. 매일 1회 복용한다.

凉血止血藥

소변출혈(小便出血)

모근을 달여 탕으로 만든 후, 경상적으로 복용하면 효험이 있다. ≪담야옹방(談野翁方)≫

코피가 멈추지 않는 증상

모근을 가루로 만든 후, 쌀뜨물과 함께 2돈을 복용한다. ≪성혜방(聖惠方)≫

가시가 살에 박혔을 때

백모근을 태워 재로 만든 후, 돼지고기 기름으로 골고루 섞은 후 바른다. 풍(風)이 들어 부어오른 증상에 바르면 효능이 있다. ≪주후방(肘後方)≫

구역질이 나고 고기를 먹으면 즉시 토하는 증상

모근, 노근 각 2냥에 물 4 L를 함께 끓여 2 L로 만든 다음 1회에 복용한다. ≪성제총록(聖濟總錄)≫

신체가 허약하고 몸에 습기가 차 온몸이 붓는 증상(소변을 보기가 힘들지만 물은 많이 마심)

백모근 1자루, 콩 3근에 물 3 L를 넣어 삶는다. 모근은 제거하고 콩을 먹으면 물과 함께 소변이 나온다. ≪주후방(肘後方)≫

약선양생(藥膳養生)

모근계(茅根鷄)

신선한 모근 60g, 암탉 1마리

암탉을 잡은 후 털과 내장을 제거하여 모근과 함께 솥에 넣어 푹 익을 때까지 삶는데 이때 소량의 소금을 넣어 맛을 낸다.

안태(安胎)의 효능이 있어 태동(胎動)이 불안할 때와 태루(胎漏) 증상에 효험이 있다.

✚ 의가(醫家)에서 말하는 신농본초 양생법

이시진(李時珍)은 "모에는 백모(白茅), 초관모(草官茅), 황모(黃茅), 향모(香茅), 파모(芭茅) 등 여러 가지 종류가 있는데 그 잎은 모두 비슷하다. 백모는 짧고 작으며 3~4월에 하얀 꽃을 피우고 이삭과 같은 모양이고 작은 과실을 맺는다. 뿌리는 아주 길고 백색이며 부드럽다. 힘줄처럼 길고 마디가 있다. 맛은 달고 속칭 사모(絲茅)라 한다. 덮개를 만드는 데 쓰이기도 하고 공물을 바쳐 제를 지낼 때 뇌물로 사용되기도 한다. 이른바 ≪신농본초경(神農本草經)≫에서 말하는 모근이다. 뿌리는 마른 후 밤에 빛을 발하는데 부패된 후 반딧불로 된다. 초관모는 산에서만 자라는데 백모와 비슷하나 백모보다 길다. 가을이 되면 줄기를 뽑고 이삭과 같은 모양으로 꽃을 피우는데 적화(荻花)와 비슷하다. 끝이 까만 과실을 맺는데 그 길이는 약 1cm 정도로 옷에 닿으면 사람을 찌르기도 한다. 뿌리는 짧고 단단하며 마치 얇은 대나무의 뿌리와 같다. 마디가 없으며 약간 달며 약으로 쓰이기도 한다. 하지만 그 효능은 백모보다 못하다. 즉 ≪이아(爾雅)≫에서 말한 백화야초관(白華野草官)이다. 황모는 초관모와 같으나 줄기에 긴 잎이 있다. 줄기 아래에는 하얀 가루가 있고 뿌리 마디에는 황색 털이 있다. 뿌리는 짧으나 가늘고 단단하며 마디가 없다. 늦가을이 되어야 꽃을 피우고 이삭도 초관과 같다. 노와 새끼를 만들 수 있어 고대에서는 황초관이라 불렸다. 즉 ≪명의별록(名醫別錄)≫에서 말한 초관근이다. 향모는 청모, 경모로도 불리는데 호남과 강회(江淮) 일대에서 자란다. 잎에는 3개의 척이 있고 그 향이 향기로우며 물건을 포장하고 술을 여과하는 데 사용한다. 즉 우공(禹貢)이 말하는 형주(荊州, 호남호북) 일대에서 포장용으로 사용한 청모이다. 파모(芭茅)는 떨기 형태로 자라고 잎은 포(蒲)처럼 크다. 길이는 6척과 7척의 2가지 종류가 있고 즉, 망(芒)이다"라고 했다.

도홍경(陶弘景)은 "모근을 복용하면 단식의 효능이 아주 좋다. 뿌리는 사근(渣芹)처럼 달다. 속세의 처방에서는 아주 적게 사용하는데 달여 즙을 내어 임병(淋病)과 붕중(崩中)에만 쓰인다"라고 했다.

이시진(李時珍)은 "백모근은 맛이 달다. 복열(伏熱)을 없애고 소변을 잘 나오게 하여 각종 혈증(血證), 천급(喘急), 얼역(噦逆), 소갈(消渴) 증세를 치료하는 데 쓰인다. 황두(黃疸)와 수종(水腫)을 치료하는 데 효능이 아주 좋다. 사람들은 이에 대한 이해가 부족하여 많이 사용하지 않고 쓰고 차가운 약제로만 사용하여 병을 치료할 뿐이다. 이는 인체의 평화로운 기를 상하게 하기 때문에 하지 말아야 한다"라고 했다.

凉血止血藥

양제(羊蹄)

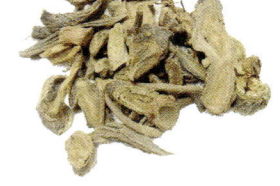

이명(異名)
양제대황(羊蹄大黃)·우설두(牛舌頭)
우설대황(牛舌大黃)·산라복(山蘿蔔)·야라복(野蘿蔔)

+ ≪신농본초경(神農本草經)≫ 하품(下品)
+ ≪전국중초약휘편(全國中草藥彙編)≫에 기재된 양제의 효능

　　청열해독(淸熱解毒), 지혈(止血), 통변(通便), 살충(殺蟲)의 효능이 있다. 코피,
기능성자궁출혈(機能性子宮出血), 혈소판감소성자전(血小板減少性紫癜), 만성간염(慢性肝炎), 항문주
위염(肛門周圍炎), 대변비결(大便秘結) 증상에 효험이 있다. 외용(外用)으로는 외치(外痔), 급성유
선염(急性乳腺炎), 황수창(黃水瘡), 절종(癤腫), 피선(皮癬, 옴)을 치료한다.

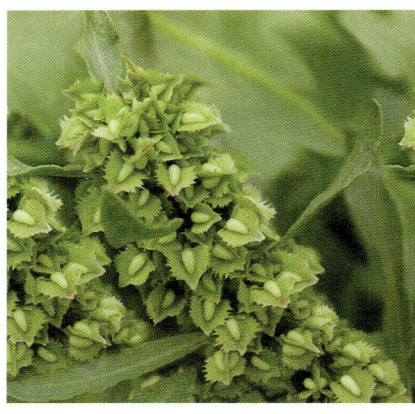
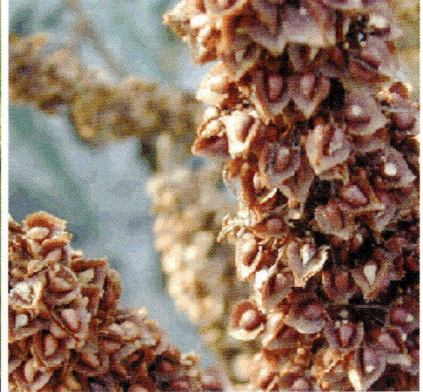

양제(羊蹄)

학명(學名)_ Rumex japonica Houtt.

과속(科屬)_ 마디풀과 식물 양제의 뿌리를 말려 약으로 사용한다.

지리분포(地理分布)_ 산과 들, 길가, 습지에서 야생한다. 중국 동북, 화동, 화북 그리고
중남 각지에도 분포되어 있다.

채집가공(採集加工)_ 재배하고 2년 후 채집하여 가을에 상엽이 노랗게 물들면 그때 뿌
리 부분을 파낸 후 씻어 생으로 사용하거나 썰어서 햇볕에 말려 사용한다.

용법용량(用法用量)_ 10~15g을 달여서 복용한다. 신성한 품종은 30~50g을 찧어서 즙을

내고 찌꺼기를 걸러낸 후에 복용한다. 외용(外用)에는 적당량을 사용한다.

약리작용(藥理作用)_ 항균, 혈압을 내리고 응혈시간을 단축하며 담즙분비를 촉진한다.

성미귀경(性味歸經)_ 쓰고 떫으며 차다. 심경(心經), 간경(肝經), 대장경(大腸經)에 작용한다.

효능주치(效能主治)_ 해독살충(解毒殺蟲), 양혈지혈(凉血止血), 사하(瀉下)의 효능이 있다.
객혈(喀血), 토혈(吐血), 자전(紫癜), 육혈(衄血), 창양(瘡瘍), 개선(疥癬), 대변비결(大便秘結), 탕상(燙傷) 증상에 효험이 있다.

고대명방(古代名方)

변비(便秘)
양제근 1냥을 물 1컵(큰 컵)에 넣어 6할이 되게 달인 뒤 따뜻하게 복용한다. ≪성혜방(聖惠方)≫

장풍(腸風)으로 인한 하혈(下血), 변혈(便血)
양제근을 깨끗이 씻어 얇게 썬 것, 생강 묵은 것을 껍질째 각 반 사발씩 하여 붉은색이 될 때까지 볶는다. 무회연(無灰煙)에 넣어 그릇으로 덮어 놓는다. 한참 후 찌꺼기를 걸러내고 즉시 적당량을 취해 복용하면 된다. ≪영류방(永類方)≫

완선(頑癬)
1. 양제근을 찧어 즙을 낸 다음 약간의 경분(輕粉)을 넣어 고체 형태로 만들어 상처에 바르면 된다. 3~5회 바르면 쾌유된다. ≪간요제중방(簡要濟衆方)≫
2. 미세한 버짐을 치료할 때 양제근 5 L를 뽕나무로 만든 숯불로 4~5회 끓인다. 즙으로 종기를 씻고 동시에 양제즙을 백반가루와 배합한 것을 상처에 바르면 된다. ≪천금방(千金方)≫

역양풍박(癧瘍風駁)
고대처방에서는 양제초의 뿌리를 생철(生鐵)에 놓고 식초와 함께 갈아 상처에 바른다. 잠시 후 원래 바른 것을 긁어내어 다시 1회 더 바르는데 이렇게 몇 번을 반복하면 된다. 소량의 유황(硫黃)을 첨가하면 더욱 좋은 효과를 볼 수 있다. 매일 이렇게 바르면 된다. ≪성혜방(聖惠方)≫

머리에 비듬이 생기는 증상
양제초근을 햇볕에 말려 가루로 만든 후, 양담즙(羊膽汁)으로 골고루 섞어 머리에 바르면 된다. ≪성혜방(聖惠方)≫

후비(喉痺)로 인하여 말을 못 하는 증상
바람이나 태양을 쐬지 않고 여인, 닭과 개를 피한 양제초를 3년 묵은 식초로 갈아 진흙처럼 만들어 생포(生布)로 후인(喉咽) 외부를 빨갛게 문질러 씻은 후, 약가루를 그 위에 바른다. ≪천금방(千金方)≫

개창(疥瘡)에 벌레가 있는 증상

양제근을 찧어 돼지기름에 섞은 후, 약간의 소금을 첨가해 매일 상처에 바른다. ≪외대비요(外臺秘要)≫

약선양생(藥膳養生)

토대황주(土大黃酒)

양제근(토대황), 토근피(土槿皮) 각 180g, 제천오(製川烏), 빈랑(檳榔), 해동피(海桐皮), 백선피, 고삼(苦蔘) 각 30g, 사상자(蛇床子), 천금자(千金子), 지부자(地膚子), 번목별(番木鱉), 사의(蛇衣), 대풍자(大楓子) 각 15g, 지네가루 9g, 백신(白信), 반모(斑蝥, 천포장) 각 6g

위 약들과 고량주 2.5 L를 병에 넣어 밀봉한다. 보름 정도 담근 후에 찌꺼기를 건져낸다. 사용할 때는 붓에 약을 묻혀 상처에 바른다.

살균과 가려움 억제 효능이 있다. 체선(體癬), 고선(股癬), 신경성 피부염에 효험이 있다.

고대처방(古代處方)

사하통락방(瀉下通絡方)

방선원류(方選源流)_ ≪기방본초(奇方本草)≫ 통락방(通絡方)

약물조성(藥物組成)_ 양제초, 한련초(旱蓮草), 활석(滑石), 복령(茯苓) 각 18g, 옥주(玉竹) 22g, 차전초(車前草) 12g, 삼칠(三七)가루(물에 푼 것), 호박(琥珀)가루(물에 푼 것) 각 2g

포제방법(炮製方法)_ 15분 동안 끓여 달인다. 약을 달인 물을 여과 후, 다시 물을 더해 20분 동안 달이고 찌꺼기는 버린다. 2회 달인 약액을 골고루 섞은 후, 나눠서 매일 1제씩 복용한다.

효능주치(效能主治)_ 사하통락(瀉下通絡)의 효능이 있어 비뇨계결석(泌尿系結石), 신결석(腎結石) 증상에 효험이 있다.

✚ 의가(醫家)에서 말하는 신농본초 양생법

한보승(韓保升)은 "양제는 저습지대에서 자라는데 이러한 약들은 각지에 있다. 봄에 싹이 트는데 그 높이는 3cm 정도이다. 잎은 좁고 길고 와거(萵苣)와 아주 비슷한데 색이 좀 더 진할 뿐이다. 줄기의 마디와 마디 사이는 자홍색이다. 청백색의 꽃을 피우고 이삭 형태이다. 그 씨는 삼릉(三稜) 모양인데 여름이면 시든다. 뿌리는 우방근(牛蒡根)과 아주 비슷한데 아주 단단하다"라고 했다.

구종석(寇宗奭)은 "잎은 시금치 잎과 같으나 치차가 없을 뿐이다. 또한 그 색상도 청색과 백색이 같이 있으며 그 잎도 비교적 두껍다. 꽃과 씨도 시금치와 아주 비슷하다. 잎은 석유석(石俞石)을 말끔하게 닦아낼 수 있다. 씨의 이름은 금교맥(金蕎麥)이라 하는데 연단(煉丹)에서는 이걸로 납과 수은을 제조한다"라고 했다.

이시진(李時珍)은 "양제는 물이 있는 곳과 습기가 있는 곳에서 자란다. 잎은 약 1cm이고 소의 혀 모양을 하고 있는데 시금치의 잎 모양은 아니다. 초여름에 이끼가 생기고 꽃을 피우고 씨를 맺는다. 꽃과 씨는 색이 같다. 여름이 되면 시들고 늦가을이 되면 또다시 돋아나는데 겨울이 되어도 죽지 않는다. 뿌리는 약 1cm이고 적황색이며 모양은 호나복(胡蘿蔔, 당근)과 비슷하다"라고 했다.

이시진(李時珍)은 "삼황(三黃), 비석(砒石), 단사(丹砂), 수은(水銀)을 만들 수 있다"라고 했다.

주진형(朱震亨)은 "수(水)에 속하며 혈분(血分)이 통하게 한다"라고 했다.

소송(蘇頌)은 "새로 채집한 양제근을 식초와 함께 갈아 즙을 만든 후, 종기가 난 곳에 바르면 좋은 효과를 볼 수 있다. 달여 환으로 만든 후 복용하여도 된다. 뿌리는 양 제한 없이 채집하여 찧어서 1되 정도의 즙을 짜낸 후 500㎖ 정도의 꿀과 함께 오래 끓여 걸쭉한 탕으로 만든다. 그 후 다시 방풍(防風)가루 6냥을 섞어 환으로 만든다. 환은 오동자 크기로 만드는데 술을 넣고 괄루(栝樓), 감초(甘草)를 달인 탕약과 함께 복용한다. 매일 20~30환씩 하루 3회 복용한다"라고 했다.

凉血止血藥

삼칠(三七)

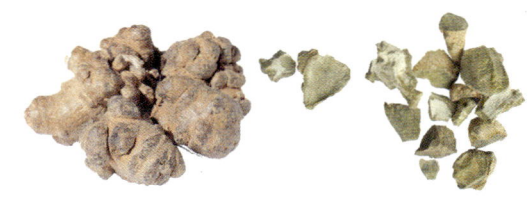

이명(異名)
산칠(山漆) · 금불환(金不換)
혈삼(血蔘) · 삼삼칠(蔘三七)
전삼칠(田三七) · 전칠(田漆)
전칠(田七) · 전삼칠(滇三七)

✚ 본경 문헌에 기재된 삼칠의 효능

지혈(止血), 산혈(散血), 정통(定痛)의 효능이 있다. 금인전상(金刀箭傷), 질박
장창(跌撲杖瘡)으로 인해 출혈(血出)이 멈추지 않는 사람은 흐물흐물 하도록 씹어서 바르거나
가루로 갈아 바르면 피가 곧 멎는다. 토혈(吐血), 육혈(衄血), 하혈(下血), 혈리(血痢), 붕중(崩
中), 경수불지(經水不止), 산후악혈불하(產後惡血不下), 혈훈(血暈), 혈통(血痛), 적목(赤目), 옹종
(癰腫), 호교사상(虎咬蛇傷)의 여러 가지 증상을 치료한다.

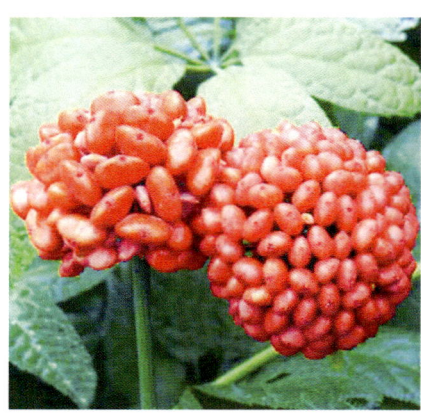
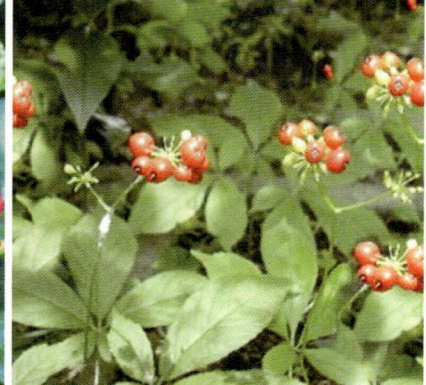

삼칠(三七)

학명(學名) _ Panax notoginseng (Burk.) F. H. Chen

과속(科屬) _ 오가과(五加科) 식물 삼칠의 뿌리와 줄기를 말려 약으로 사용한다. 인삼속
(人蔘屬) 식물은 전 세계에 약 10종이 있는데 북아메리카와 아시아 동부에 분포되어 있
다. 중국에는 약 8종이 있는데 모두 약으로 쓰인다.

지리분포(地理分布) _ 해발 400~1,800m의 산기슭이나 삼림 밑의 비닐하우스에서 재배한
다. 운남과 강서에서 주로 생산되고 광서, 귀주, 광동, 호북 등지에서도 소량으로 재배
되고 있다.

채집가공(採集加工)_ 늦여름에서 초가을에 꽃이 피기 전 3~6년 이상 묵은 것을 택하여 뿌리를 캐내 깨끗이 씻고 원뿌리와 곁뿌리 및 줄기를 분리해 햇볕에 말린다.

용법용량(用法用量)_ 3~9g을 가루를 내어 1회에 1~3g씩 복용한다. 외용(外用)은 알맞게 사용한다.

약리작용(藥理作用)_ 지혈(止血), 혈전용해, 혈소판응집(血小板凝集) 억제, 조혈세포증식(造血細胞增殖) 촉진, 항부정맥(抗心律失常) 강압(降壓), 항동맥죽상경화(抗動脈粥狀硬化), 항산소결핍 능력 향상, 항쇼크[抗休克], 항뇌혈액부족(抗腦血液不足), 진통중추(鎭痛中樞) 억제, 면역(免疫) 증가, 항염(抗炎), 항간손상(抗肝損傷), 노화방지, 항종류(抗腫瘤), 강혈지(降血脂), 강혈당(降血糖), 단백합성(蛋白合成) 촉진 작용을 한다.

성미귀경(性味歸經)_ 달고 조금 쓰며 따뜻하다. 간경(肝經), 위경(胃經)에 작용한다.

효능주치(效能主治)_ 소종정통(消腫定痛), 산어지혈(散瘀止血)의 효능이 있다. 육혈(衄血), 객혈(喀血), 변혈(便血), 외상출혈(外傷出血), 붕루(崩漏), 질타손상(跌打損傷), 흉복자통(胸腹刺痛), 어혈종통(瘀血腫痛) 증세에 효험이 있다.

고대명방(古代名方)

토혈(吐血), 육혈(衄血, 코피)가 멎지 않은 증상
삼칠 1돈을 씹은 후 미탕(米湯)과 함께 복용한다. ≪빈호집간방(瀕湖集簡方)≫

대장하혈(大腸下血), 여인의 혈붕(血崩) 증상
삼칠을 갈아 연한 백주(白酒)와 섞어 1~2돈으로 만든 후 복용한다. 3회를 복용하면 깨끗이 낫는다. 사물탕(四物湯)에 삼칠 5푼을 넣어도 된다. ≪빈호집간방(瀕湖集簡方)≫

알 수 없는 옹종(癰腫)으로 인하여 통증이 가라앉지 않을 때
삼칠근을 갈아 쌀식초와 섞은 후 상처에 바르면 옹종이 즉시 가라앉는다. 만약 옹종이 이미 터졌다면 마른 삼칠가루을 바른다. ≪빈호집간방(瀕湖集簡方)≫

호랑이나 뱀에 물렸을 때
삼칠가루를 가루로 내어 미탕과 함께 1회에 3돈씩 복용한다. 삼칠가루를 씹은 후, 상처에 바른다. ≪빈호집간방(瀕湖集簡方)≫

심각한 적안(赤眼) 증세
삼칠근을 찧어 즙을 낸 후, 눈 주위에 바르면 좋다. ≪빈호집간방(瀕湖集簡方)≫

산후(産後) 과다출혈
삼칠을 가루로 내어 미탕과 함께 1돈을 복용한다. ≪빈호집간방(瀕湖集簡方)≫

적리혈리(赤痢血痢)
삼칠 3돈을 가루 내어 쌀뜨물과 섞어 복용하면 깨끗이 낫는다. ≪빈호집간방(瀕湖集簡方)≫

化瘀止血藥

약선양생(藥膳養生)

삼칠우단갱(三七藕蛋羹)
삼칠가루 6g, 달걀 1개, 생 연뿌리 즙 1잔

생 연뿌리 즙을 물과 함께 펄펄 끓인다. 깬 달걀에 삼칠가루를 섞은 후, 함께 탕에 넣고 약간의 소금도 첨가한다. 매일 2회씩 복용한다.

양혈(凉血), 화어(化瘀), 지혈(止血)의 효능이 있어 위출혈(胃出血)에 효험이 있다.

고대처방(古代處方)

삼칠지혈탕(三七止血湯)
방선원류(方選源流)_ ≪기방본초(奇方本草)≫ 활혈방(活血方)

약물조성(藥物組成)_ 삼칠가루 6g(물에 타서 복용), 단삼(丹蔘) 30g, 울금(鬱金), 적작약(赤芍藥), 생산사(生山楂), 천궁(川芎), 당귀(當歸), 방풍(防風), 황기(黃芪) 각 10g

포제방법(炮製方法)_ 물에 넣어 15분 동안 끓인 후, 약액을 추출해 낸다. 다시 물을 부어 20분간 끓이고 찌꺼기는 걸러낸다. 2회 달인 약액을 골고루 섞은 후, 1일 1제씩 나누어 복용한다.

효능주치(效能主治)_ 소종거어(消腫祛瘀), 지통지혈(止痛止血)의 효능이 있다. 안저출혈(眼底出血)에 효험이 있다.

✚ 의가(醫家)에서 말하는 신농본초 양생법

이시진(李時珍)은 "현지인들은 삼칠은 잎의 수량으로 이름을 지은 것인데 왼쪽 3개의 잎, 오른쪽 4개의 잎이 있어서 삼칠이라 하였다. 이 말은 그리 정확하다고 볼 수는 없다. 일부 사람들은 금창(金瘡) 치료에 효과가 좋고 칠(漆)처럼 잘 붙는다 하여 그 본명을 '산칠(山漆)'이라 했는데 이 말이 좀 더 정확하다. 금불환(金不換)은 이것의 귀중함을 제일 잘 나타낸다"라고 했다..

이시진(李時珍)은 "삼칠은 광서 남단(南丹)의 각주 반동(番峒)의 깊은 산속에서 자라는데 뿌리를 캐 말리면 황흑색을 띤다. 덩어리를 만드는데 그 모양이 흡사 백급(白及)과 같다. 생김새는 묵은 마른 지황과 유사하며 마디가 있다. 맛은 조금 달고 쓴데 인삼의 맛과 매우 비슷하다. 어떤 사람은 진짜와 가짜 삼칠을 구별하려면 삼칠을 돼지 피에 넣어 피가 물에 변하면 진짜라고 했다. 근래 전해지는 말에 의하면 1가지 풀이 있는데 봄이면 새싹을 틔우고 여름이면 3~4척이 된다. 잎은 국애(菊艾)와 유사하나 좀 더 두껍고 뾰족한 가지가 있다. 줄기에는 붉은 털이 있다. 여름과 가을에 노란 꽃을 피우는데 꽃잎이 금사(金絲)와 유사하며 매듭이 지어 같이 있는 모습이 아주 귀엽다. 향은 향기롭지 않고 꽃은 마르면 고매(苦蕒)와 같은 솜을 토해낸다. 뿌리와 잎의 맛은 달고 금창(金瘡), 골절손상으로 인한 출혈, 상하 규(竅)의 출혈 증상에 사용하면 효과가 매우 좋다. 사람들은 삼칠이라고 부르지만 그 뿌리가 우방근(牛蒡根)처럼 크고 남방에서 생산하는 것과 다른데 그것은 아마 유기노류(劉寄奴類)가 번식이 쉽기 때문일 것이다"라고 했다.

　　이시진(李時珍)은 "이러한 약들은 최근에 와서야 발견되었는데 남방의 군대들은 이것을 이용해 금창을 치료하였다. 금창을 치료하는 데 아주 중요한 약으로 그 효능이 기가 막히다. 또 타박상, 넘어져 피가 많이 날 때에 이것을 씹어 상처에 바르면 즉시 피가 멈추고 또 멍도 차츰 사라진다. 또 장형(杖刑)을 받기 전에 1~2돈을 복용하면 피가 심장으로 솟지 않게 하며 맞은 후에도 복용하여야 한다. 산후에 복용해도 좋은 효과를 본다. 이러한 약들은 맛은 달고 조금 쓰며 성질은 따뜻하다. 양명경(陽明經), 궐음경(厥陰經)의 혈분(血分)으로 들어간다. 그리하여 모든 혈병(血病)을 치료하는 데 기린갈(麒麟竭), 자광(紫礦)과 같다"라고 했다.

化瘀止血藥

천초(茜草)

이명(異名)
혈견수(血見愁)·지소목(地蘇木)
활인단(活因丹)·팔선초(八仙草)
거자초(鋸子草)·사륜초(四輪草)·홍천근(紅茜根)

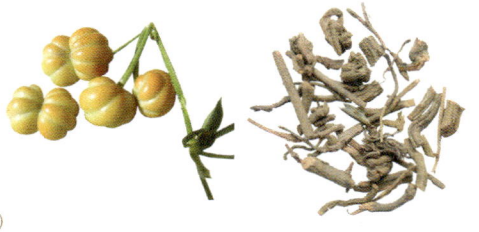

+ ≪신농본초경(神農本草經)≫ 상품(上品)
+ 본경 문헌에서 기재된 천초의 효능

　　　　　풍한습비(寒濕風痹), 황달(黃疸)을 치료하고 보중(補中)한다. 육극(六極)으로 인한 심폐(心肺)의 손상, 토혈사혈(吐血瀉血)을 치료한다. 비홍(鼻洪)과 뇨혈(尿血)을 치료하고 산후(產後)의 혈운(血暈), 월경불지(月經不止), 대하(帶下), 박손어혈(撲損瘀血), 설정(泄精), 치루창절(痔瘺瘡癤)의 고름을 빼낼 때는 술에 달여서 복용한다. 경맥(經脈)을 통하게 하여 골절풍통(骨節風痛)을 치료하고 활혈행혈(活血行血)하게 한다.

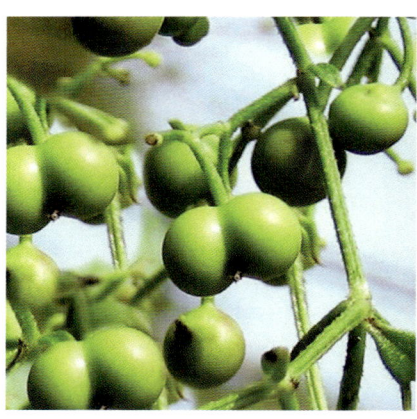 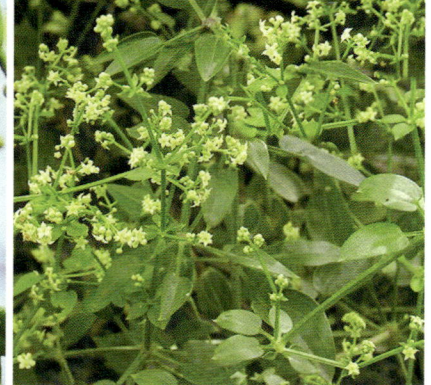

천초(茜草)

학명(學名)_ Rubia cordifolia L.

과속(科屬)_ 천초과(茜草科) 식물 천초의 뿌리와 뿌리줄기를 말려 약으로 사용한다. 천초속(茜草屬) 식물은 전 세계에 약 70여 종이 있는데 유럽, 아시아 대륙, 지중해 연안, 아프리카, 히말라야 지역 및 미국 아열대 지역에 분포되어 있다. 중국에는 약 35여 종이 있는데 그중 약으로 쓰는 것은 약 15종이다.

지리분포(地理分布)_ 산기슭, 길가, 밭, 도랑주변, 관목 숲 및 숲에서 많이 자란다. 전국의 대부분 지역에 분포되어 있다.

채집가공(採集加工)_ 11월에 뿌리를 캐내 씻은 후, 햇볕에 말린다.

용법용량(用法用量)_ 6~9g을 달여서 먹는다.

약리작용(藥理作用)_ 혈소판결집을 억제, 지혈, 가래 제거, 기침을 멎게 하며 백혈구 상승작용, 종양을 막아주며 항균작용이 있다.

성미귀경(性味歸經)_ 쓰고 차다. 간경(肝經)에 작용한다.

효능주치(效能主治)_ 거담(祛痰), 통경(通經), 양혈(凉血), 지혈(止血)의 효능이 있다. 토혈(吐血), 육혈(衄血), 붕루(崩漏), 경폐어조(經閉瘀阻), 외상출혈(外傷出血), 질타손상(跌打損傷), 관절비통(關節痺痛), 어혈종통(瘀血腫痛)의 증상에 효험이 있다.

고대명방(古代名方)

토혈이 멈추지 않는 증상
천초근 1냥을 가루 낸다. 매일 2돈을 물과 함께 달인 후, 식혀서 복용한다. 가루 2돈을 물에 섞어 복용해도 된다. 주응(周應)의 ≪간요제중방(簡要濟衆方)≫

쉰 살에도 생리가 오는 증상
여인이 쉰 살이 넘어서도 생리가 멈추지 않으면 이는 패혈(敗血) 증세로 여겨 치료해야 한다. 천초근 1냥, 아교(阿膠, 동물의 가죽, 뼈를 끓여 만든 것), 측백나무의 잎, 자황금(炙黃芩) 각 5돈, 생지황(生地黃) 1냥, 갓난아기의 배냇머리를 태워 재로 만들어 6첩으로 나눈 후 1첩을 물 반 컵과 함께 달여 7할을 만든 다음 갓난아기의 배냇머리를 태운 재를 넣어 복용한다. 당요(唐瑤)의 ≪경험방(經驗方)≫

탈항(脫肛)
천초의 뿌리, 석류 껍질 각 한 줌씩을 술로 달여 7할로 만든 다음 데워서 복용한다. ≪성혜방(聖惠方)≫

흰 머리카락이 검은 머리카락으로 변하게 할 때
천초근 1근, 생지황 3근을 찧어 즙을 낸다. 물 5사발과 천초근 즙을 달인 후 그 재를 다시 3회 달인다. 천초근즙과 지황즙을 은은한 불로 달여 고약 형태로 만든 다음 병에 넣어 매일 공복에 따뜻한 술과 함께 반 숟가락씩 먹으면 한 달 후, 수염과 머리카락이 까맣게 된다. 이 약을 복용 시에는 무와 오신(五辛, 매운맛을 내는 양념. 마늘, 파, 생강, 겨자, 후추)을 금한다. ≪성제총록(聖濟總錄)≫

토혈(吐血) 후 조갈(燥渴)과 해독(解毒)
초근, 웅흑두(雄黑豆)는 껍질을 벗기고 구운 감초를 같은 양으로 하여 가루를 낸다. 우물물을 넣고 섞어서 탄알 크기의 환으로 만든 다음 매일 1환씩 따뜻한 물에 녹여 복용한다. ≪성제총록(聖濟總錄)≫

化瘀止血藥

누고루창(螻蛄漏瘡)

천초근을 태운 재, 천년석회를 같은 양으로 내어 가루를 낸 후, 기름에 섞어 상처에 바른다. ≪유문사친(儒門事親)≫

마음이 괴롭고 번거로운 증세, 내열(內熱) 증상을 보일 때

초근즙을 복용한다. ≪상한유요(傷寒類要)≫

코피가 멈추지 않는 증상

천초 뿌리, 애엽(艾葉) 각 1냥, 불에 구워 말린 오매육(烏梅肉) 2돈 반을 갈아서 가루 내어 꿀로 오동자 크기의 환을 만든다. 달인 오매탕(烏梅湯)으로 50환을 복용한다. ≪본사방(本事方)≫

약선양생(藥膳養生)

천초주(茜草酒)

신선한 천초근 40g, 고량주 1,000㎖

천초근을 깨끗이 씻어 백주에 담그고 6일 후 복용한다. 매일 1회씩 공복에 따뜻할 때 먹는다. 처음에는 7~8할 정도로 취할 때까지 마시고 이불을 덮고 땀을 낸다. 그 후 점점 양을 줄여간다.

관절통증에 효험이 있다.

고대처방(古代處方)

안충화어탕(安衝化瘀湯)

방선원류(方選源流)_ ≪의학충중참서록(醫學衷中蔘西錄)≫ 지혈방(止血方)

약물조성(藥物組成)_ 천초(茜草) 9g, 천속단 12g, 생항작(生杭芍) 12g, 백출(白朮) 18g, 생용골(生龍骨) 18g, 생황기(生黃芪) 18g, 해표초(海螵蛸) 18g, 생지(生地) 18g

포제방법(炮製方法)_ 달여서 복용한다.

효능주치(效能主治)_ 익기건비(益氣健脾), 자음보간(滋陰補肝), 안충섭혈(安衝攝血)의 효능이 있다. 비기허약(脾氣虛弱)으로 생긴 여인의 월경과다(月經過多), 월경 날짜가 오래되는 증상, 기간이 지나도 멈추지 않거나 불시에 누하(漏下)하고 색이 옅고 묽은 증상에 효험이 있다.

✦ 의가(醫家)에서 말하는 신농본초 양생법

소송(蘇頌)은 "요즘 사람들은 밭에서도 재배를 하기 시작하였다. 하여 ≪사기(史記)≫에서 말하기를 천묘치(千畝梔), 천(茜)을 심는 사람들은 재상과 평등한 생활을 누렸다. 말하기를 천초와 치자나무를 재배하면 그 이윤이 아주 많았다 하였다"라고 했다.

이시진(李時珍)은 "천초는 12월에 싹이 나는데 수척으로 뻗어나간다. 원줄기는 네모나고 그 내부는 비었으며 힘줄이 있다. 외부에는 아주 작은 가시가 있고 마디마디는 몇 cm 정도 되고 마디마다 5개의 잎이 있다. 잎은 오약(烏藥)의 잎과 유사하나 오약의 잎보다 깔깔하고 정면은 청색이나 뒷면은 녹색이다. 7~8월에 꽃이 피고 소초(小椒)만 한 크기의 열매를 맺으며 중간에 아주 작은 씨가 있다"라고 했다.

진장기(陳藏器)는 "천초를 끓인 즙을 복용하면 고독(蠱毒)을 치료한다." ≪주례(周禮)≫의 기록에 의하면 서씨(庶氏)는 고독을 치료할 때 가초(嘉草)를 사용하였는데 가초란 즉 천초(茜草)와 초양하(草襄荷)를 말하는데 고독을 치료하는데 제일 효과적인 약물이다"라고 했다.

주진형(朱震亨)은 "보통사람들은 초약으로 통풍을 치료하면 즉시 효능을 본다. 만약 석사(石絲)를 군약(君藥)으로 하면 과산룡(過山龍) 등을 좌약(佐藥)으로 사용한다. 이러한 약들은 모두 성질이 뜨겁고 건조하기에 음을 보하지는 못한다. 하지만 습한 것을 말릴 수 있어 습담(濕痰)이 이를 만나면 풀어지고 어혈은 열을 만나면 풀어진다. 그러므로 이런 습한 증상이 비교적 가벼우면 증상이 조금 경감이 되나 증상이 비교적 심각하거나 피가 적다면 신체가 치료를 하면 할수록 점점 허약해지고 증세도 점점 심각해진다"라고 했다.

이시진(李時珍)은 "천초근의 뿌리는 붉은색이고 성질은 따뜻하며 맛은 시고 짜다. 색이 적색으로 변하면 약으로 쓸 수 있다. 성질이 따뜻하면 체한 것을 통하게 해준다. 신맛은 간에 작용해 피를 잘 돌게 한다. 이는 수족궐음경락혈분(手足厥陰經絡血分)의 약물로 혈액순환이 원활하도록 한다. 약 처방에서 이 약은 여자의 생리불통을 치료한다고 하였다. 천초근 1냥을 술과 함께 달여 복용하면 하루 만에 월경이 순조롭게 되는바 아주 영험하다"라고 했다.

≪명의별록(名醫別錄)≫에는 오랫동안 복용하면 정기를 충만하게 하고 신체가 건강해진다고 기재하였다. ≪일화본초(日華本草)≫에는 이 약을 복용하면 정액이 새어나간다고 기재하였다. 2가지 관점은 서로 다르고 정확한 근거가 없다고 했다.

化瘀止血藥

포황(蒲黃)

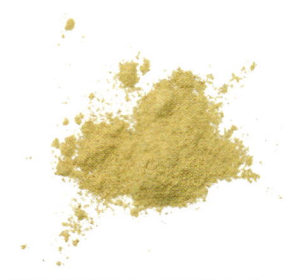

이명(異名)
포리화분(蒲厘花粉)・포화(蒲花)
포봉화분(蒲棒花粉)・포초황(蒲草黃)

✚ ≪신농본초경(神農本草經)≫ 상품(上品)

✚ 본경 문헌에 기재된 포황의 효능

　　　　　주로 복부와 방광의 한열(寒熱)을 치료하고 소변을 잘 나가게 한다. 지혈(止血) 작용과 어혈(瘀血)을 제거하는 작용이 있다. 오랫동안 복용하면 몸이 가벼워지고 기력이 좋아지고 수명을 연장한다. 이혈(痢血), 코피, 토혈, 뇨혈(尿血), 사혈(瀉血)을 치료한다. 소변을 잘 보게 하고 경맥을 통하게 하며 여성의 붕중(崩中)을 멈추게 한다. 여성의 대하(帶下), 월경이 고르지 않는 것, 기혈이 허하여 생긴 가슴과 배의 통증, 임산부의 하혈(下血)과 유산, 혈이 부족해서 생기는 어지러움증, 아침급통(兒枕急痛), 외상으로 인하여 가슴이 답답한 것을 치료하고 고름을 배출시킨다. 창절유풍종독(瘡癤遊風腫毒)을 치료하고 젖이 잘 나오게 하고 정자가 새는 것을 막는다. 양혈(凉血), 활혈(活血) 효능이 있고 가슴과 배 부위가 전체적으로 아픈 것을 그치게 한다.

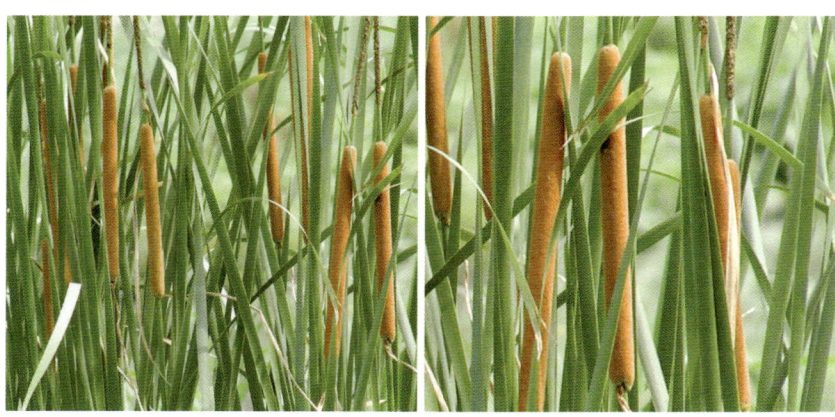

수촉향포(水燭香蒲)

학명(學名)_ Typha angustifolia L.

과속(科屬)_ 향포과(香蒲科) 식물 수촉향포, 동방향포나 동속식물의 꽃가루를 말려 약으로 사용한다. 향포속(香蒲屬) 식물은 전 세계에 약 15종이 있는데 유럽, 아시아 대륙과 북아메리카의 온대 및 열대 지역에 분포되어 있다. 중국에는 약 10종이 있는데 그중 약으로 쓰는 것은 약 5종이다.

지리분포(地理分布)_ 1. 수촉향포는 얕은 물가에서 자란다. 화북, 동북, 화동, 서북 및 하남, 광서, 호북, 귀주, 사천, 운남 등지에 분포되어 있다.

2. 동방향포는 물가나 연못에서 자란다. 동북, 화동, 화북 및 호남, 산서, 귀주, 광동, 운남 등지에 분포되어 있다.

채집가공(採集加工)_ 여름에 꽃대 상부의 노란 웅화서(雄花序)를 채취해서 햇볕에 말린후에 꽃가루를 빻아서 채로 걸러 가루를 취한다.

용법용량(用法用量)_ 5~9g을 달여서 복용하는데 약물을 베로 싸서 달인다. 외상에는 적당량을 상처에 바른다.

약리작용(藥理作用)_ 혈관을 확장시키고 관상동맥혈류량(冠狀動脈血流量)을 증강시키며 혈액이 응고되는 시간을 단축하고 부정맥을 예방하며 혈지(血脂)를 내리고 자궁을 수축하며 산소 결핍을 견디는 능력을 향상시키고 죽상동맥경화를 막아주며 항염, 항균 작용이 있다.

성미귀경(性味歸經)_ 달고 평하다. 간경(肝經)과 심경(心經)에 작용한다.

효능주치(效能主治)_ 화어(化瘀), 지혈(止血), 통림(通淋)의 효능이 있다. 육혈(衄血), 토혈(吐血), 객혈(喀血), 붕루(崩漏), 경폐(經閉), 통경(痛經), 외상출혈(外傷出血), 질타손상(跌打損傷), 완복자통(脘腹刺痛), 혈림삽통(血淋澀痛), 어혈종통(瘀血腫痛) 증상에 효험이 있다.

고대명방(古代名方)

토혈(吐血), 타혈(唾血)
포황(蒲黃)가루 2냥을 매일 따뜻한 술이나 냉수에 3돈씩 복용한다. ≪간요제중방(簡要濟衆方)≫

금창(金瘡)으로 인한 출혈(出血)
포황 반 냥을 뜨거운 술과 함께 복용한다. ≪위씨방(危氏方)≫

유아토혈(幼兒吐血)
포황가루를 생지황즙에 섞어 반 돈씩 복용한다. 아픈 아이의 나이에 따라 약의 용량을 가감한다. ≪간요제중방(簡要濟衆方)≫

관절동통(關節疼痛)
포황 8냥, 숙부자(熟附子) 1냥을 가루 낸다. 1일에 1회 1돈씩 냉수와 함께 복용한다. ≪주후방(肘後方)≫

산후어혈(産後血瘀)
포황 3냥, 물 3L를 1L가 되게 달인 후, 1회에 복용한다. ≪매사방(梅師方)≫

중설생창(重舌生瘡)
포황가루를 3회 정도 붙이면 다 낫는다. ≪천방방(千方方)≫

폐열(肺熱)로 인한 육혈(衄血)

포황, 청대(靑黛) 각 1돈을 우물물로 복용한다. 혹은 청대 대신 같은 양의 유발회(油發灰)를 생지황즙에 섞어 복용하여도 된다. ≪간편단방(簡便單方)≫

음하습양(陰下濕痒)

포황가루를 3~4회 붙이면 낫는다. ≪천금방(千金方)≫

후배앓이와 아랫배에 피가 몰려 덩어리가 생기는 증(임신 말기에 자궁에 남아 있는 여혈(餘血)이 혈괴(血塊)를 이룬 것)

포황 3돈을 미탕(米湯)으로 복용한다. ≪산보방(産寶方)≫

약선양생(藥膳養生)

포황밀옥죽(蒲黃蜜玉竹)

생포황, 향유(香油) 각 6g, 신선한 옥죽(玉竹) 500g, 꿀 40g, 백설탕 10g, 전분(澱粉) 10g
신선한 옥죽의 수염뿌리를 깨끗이 씻은 후, 2cm의 크기로 자른다. 향유, 백설탕이 황색으로 될 때까지 불에서 볶는다. 물을 적당히 넣고 꿀과 포황을 넣은 후, 잘라놓은 옥죽을 넣는다. 부드러워질 때까지 끓이다 약한 불로 졸인 후 옥죽단을 꺼낸다. 가마 안에 향료 한 방울을 넣고 전분을 풀어 걸쭉하게 한 후, 옥죽단에 뿌리면 된다. 맛은 담백하고 달다.
청윤폐위(淸潤肺胃), 활혈산어(活血散瘀), 지통(止痛)의 효능이 있어 구강궤양(口腔潰瘍)에 효험이 있다.

✚ 의가(醫家)에서 말하는 신농본초 양생법

뇌효(雷斅)는 "포황을 사용할 때에는 송황(松黃)이나 황고(黃蒿)를 남용해서는 안 된다. 이 2가지는 모두 포황과 유사하나 그 맛은 구토를 유발한다. 진정한 포황(蒲黃)은 반드시 3겹의 종이를 사이에 두고 불로 쬐이면 황색으로 변하게 한다. 반나절 동안 쬔 후, 다시 건조하면 더 좋은 효과를 본다"라고 했다.

대명(大明)은 "파혈소종(破血消腫)에는 생포황을 이용하고 보혈생혈(補血生血)에는 볶은 포황을 사용한다"라고 했다.

도홍경(陶弘景)은 "포황은 포이화(蒲厘花)의 황분(黃粉)을 말한다. 각종 병을 치료하는 아주 좋은 효험이 있다. ≪선경(仙經)≫에서도 이것을 사용하였다"라고 했다.

구종석(寇宗奭)은 "변주(汴州) 사람들은 처음에 이 약을 채집하였을 때에는 아주 가는 망으로 찌꺼기를 걸러낸 다음 물을 섞어 끈적끈적한 고약을 만들고 1조 각씩 복용하면 심허열(心虛熱)을 해소한다. 아이들이 즐겨 먹는다. 한 달 동안 놔두 어 건조해지고 색상과 맛이 모두 연해지면 꿀물을 꼭 섞어야 한다. 이러한 음식들은 많이 먹으면 안 되는데 그렇지 않을 경우 설사와 이질에 걸리고 허약해진다"라고 했다.

이시진(李時珍)은 "포황은 수족궐음경혈분(手足厥陰經血分)의 약물이다. 때 문에 혈액에 관한 병을 고치고 통증을 그치게 한다. 생것을 먹으면 혈액순환을 촉진하고 익혀 먹으면 지혈(止血)한다. 오령지(五靈脂)와 함께 먹으면 모든 심복통 증을 치료한다. 허숙미(許叔微)의 《본사방(本事方)》에서 한 관리의 부인이 갑자 기 혀에 종창이 생겨 입안을 막아 말을 할 수가 없었다. 한 노인이 그녀에게 포황 을 반복적으로 구강에 바르면 이튿날 아침이면 다 낫는다고 하였다"라고 했다.

그 외 《지은방(芝隱方)》에서 말하기를, 송도종(宋度宗)은 꽃구경을 하던 중 하룻밤 사이에 혀에 생긴 종창이 입안에 가득 찼다. 채어의(蔡御醫)는 포황가 루, 건강(乾薑)가루를 같은 양으로 하여 상처에 바르게 하였는데 차츰 효과를 보 았다. 이러한 설명에 근거하면 포황의 양혈화혈(凉血活血)의 효능은 검증을 받았 다. 혀는 심장의 외부표현이고 수궐음(手厥陰)의 상화(相火)로 심장의 사신(使臣) 이다. 건강을 먹으면 음양이 상조한다고 했다.

化瘀止血藥

강향(降香)

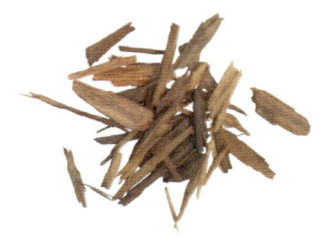

이명(異名)
강진향(降眞香)·자등향(紫藤香)
강진(降眞)·화리모(花梨母)

+ ≪증류본초(證類本草)≫
+ 본경 문헌에 기재된 강향의 효능

돌림열병이 도는 시기, 집안에 괴이한 일이 있을 때 불에 태워 향을 피운다. 어린이가 지니고 다니면 악한 기운을 막아준다. 절상(折傷), 금창(金瘡)을 치료하고 지혈하고 통증을 그치게 한다. 부은 것을 가라앉게 하고 헌데가 생긴 부위에서 새살이 돋아나게 한다.

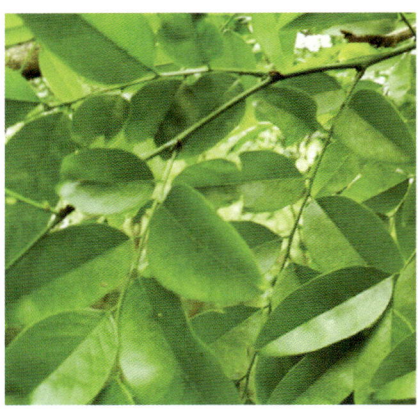
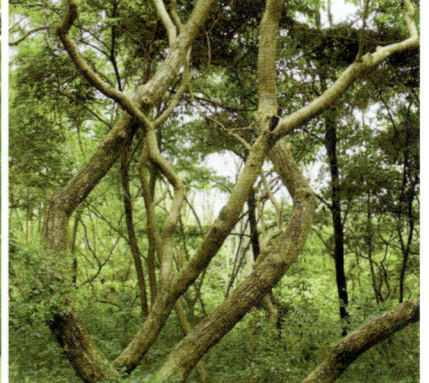

강향단(降香檀)

학명(學名)_ Dalbergia odorifera T. Chen

과속(科屬)_ 두과(豆科) 식물 강향단의 나뭇가지와 뿌리의 심재(心材)를 말린 것을 약으로 사용한다. 황단속(黃檀屬) 식물은 전 세계에 약 99종이 있다. 미국, 아프리카, 아시아의 열대 지역과 아열대 지역에 분포된다. 중국에는 약 27종이 있다. 약으로 쓰이는 것은 약 13종이다.

지리분포(地理分布)_ 산지에서 자란다. 해남에 분포되어 있고 운남에서는 재배한다.

채집가공(採集加工)_ 1년 내내 채집할 수 있다. 겉 부분을 제거한 후, 그늘에서 말려 사용한다.

용법용량(用法用量)_ 9~15g을 달여서 복용한다. 후하(後下)의 방법을 사용하면 좋다. 외상에는 적당량을 사용하는데 부드럽게 가루를 낸 것을 상처에 바른다.

약리작용(藥理作用)_ 진통, 진정의 작용이 있다. 혈전형성을 억제한다.

성미귀경(性味歸經)_ 맵고 따뜻하다. 간경(肝經)과 비경(脾經)에 작용한다.

효능주치(效能主治)_ 지통(止痛), 행기활혈(行氣活血), 지혈(止血)의 효능이 있다. 간울협통(肝鬱脅痛), 완복동통(脘腹疼痛), 질박손상(跌撲損傷), 흉비자통(胸痹刺痛), 외상출혈(外傷出血) 증세에 효험이 있다.

고대명방(古代名方)

옹저악독(癰疽惡毒)
강진향(降眞香), 풍유향(楓乳香)을 같은 양으로 하여 가루를 낸 후, 환으로 만든 다음 태워 상처에 훈증한다. ≪집간방(集簡方)≫

금창(金瘡)으로 인한 출혈(出血)
강진향, 오배자(五倍子), 동화(銅花)를 같은 양으로 하여 가루로 만든 후에 상처에 바른다. ≪의림집요(醫林集要)≫

약선양생(藥膳養生)

저척홍조연자탕(豬脊紅棗蓮子湯)
강향, 생감초(生甘草) 각 15g, 돼지등골뼈 1구, 대추 120g, 연자(蓮子) 90g
위 약에 물을 넣어 약한 불로 푹 삶다가 생강, 소금을 넣어 간을 맞춘다. 여러 번으로 나누어 마시면 된다.
골절 중후반기에 효험이 있다.

강향지통정(降香止痛精)
강향(降香), 양면침(兩面針) 각 30g, 세신(細辛) 14g, 두시강(豆豉薑), 광곽향(廣藿香), 향부(香附) 각 150g, 화초(花椒), 석창포(石菖蒲), 향가피(香加皮), 계골향(鷄骨香), 구리향(九裡香) 각 100g, 소엽쌍안용(小葉双眼龙) 15g, 형삼릉(荊三棱), 고량강(高良薑), 아출(莪朮) 각 50g, 흑로호(黑老虎) 250g, 황금(黃芩), 치자(梔子) 각 25g, 장뇌(樟腦) 15g, 박하뇌(薄荷腦) 2g
16가지 약을 으깬 후 75도 백주를 넣고 밀봉하여 7일간 재운다. 전부를 꺼낸 후 증류기에 넣고 증류하여 순함량 20% 이상의 증류액을 모은다. 황금(黃芩), 치자(梔子)를 3배 정도 양의 75도 백주에 하루 담갔다가 꺼내어 찌꺼기를 걸러내고 복용한다. 또 증류액과 침전액을 골고루 섞어 장뇌(樟腦), 박하뇌(薄荷腦)를 넣고 잘 섞어 녹인 것을 여과한다. 병에 나누어 담고 복용한다. 1회에 5㎖씩 1일 2회 복용한다. 외용으로도 사용할 수 있는

데 환부에 바른다.

행기지통(行氣止痛)의 효능이 있어 질타종통(跌打腫痛), 토사복통(吐瀉腹痛), 풍습골통(風濕骨痛)과 풍화아통(風火牙痛) 증세에 사용한다.

고대명방(古方今譯)

십향화어행기환(十香化瘀行氣丸)

방선원류(方選源流)_ ≪상용중성약(常用中成藥)≫ 이기방(理氣方)

약물조성(藥物組成)_ 향부(降香) 30g, 목향(木香) 60g, 침향(沈香) 60g, 정향(丁香) 15g, 단향(檀香) 30g, 유향(乳香) 90g, 곽향(藿香) 45g, 향부(香附) 30g, 감초(甘草) 30g, 오약(烏藥) 30g

포제방법(炮製方法)_ 상술한 약을 같이 가루로 갈아 밀환(蜜丸)으로 만들어 1알에 6g, 1회에 1알씩 1일 2회 뜨거운 물로 복용한다.

효능주치(功能主治)_ 행기지통(行氣止痛)의 효능이 있어 기체울결(氣滯鬱結), 완복창통(脘腹脹痛) 증상에 효험이 있다.

止血藥

100

✚ 의가(醫家)에서 말하는 신농본초 양생법

이순(李珣)은 "강향은 태국과 남해의 산에서 생산된다. 향기는 소방목(蘇方木)과 비슷하지 않다. 불에 조금 태운 후 처음에는 그다지 향기롭지 않다. 몇 가지 향약을 넣어 섞은 후 같이 구우면 향기가 매우 진해진다. 약으로 사용하는 것은 강향 중에서도 자색(紫色)이고 윤기 나는 것을 좋은 것으로 삼는다"라고 했다.

이시진(李時珍)은 "오늘날 광동(廣東), 광서(廣西), 운남(雲南), 한중(漢中), 시주(施州, 지금의 호복은시(湖北恩施)), 영순(永順), 보정(保靖, 오늘날 호남상서(湖南湘西)), 점성(占城, 월남동남부(越南東南部)), 안남(安南, 오늘날 월남(越南)), 섬라(暹羅, 오늘날 태국(泰國)), 발리(渤泥, 오늘날 문래(汶萊) 일대), 유구(琉球, 대만) 각지에 모두 강진향(降眞香)이 있다. 주보계(朱輔溪)가 ≪만총소(蠻叢笑)≫에서 말하길 계골향(鷄骨香)이 바로 강향(降香)이다. 본래 해남(海南), 오늘날 계동(溪峒) 등 외진 곳에서 자라는데 비슷하지만 그 생김새가 굳고 곧으며 작고 향기롭지 않다. 주달관(周達觀)의 ≪진랍풍토기((眞臘風土記)≫에서 말하기를 강향은 잡목이 우거진 숲에서 자란다. 사람들이 아주 힘을 들여 베어야만이 그 나무의 중심부를 벨 수가 있다고 하였다. 외피는 백색이고 두께는 7~8cm인데 5~6cm인 것도 있다. 나무를 태울 때에는 그 냄새가 짙고 아주 먼 곳까지 날아간다"라고 했다.

이시진(李時珍)은 "≪당본초(唐本草)≫와 송나라의 ≪개보본초(開寶本草)≫에서는 강향에 대해 기록하지 않았다. 송대의 당신미(唐愼微)가 편찬한 ≪경사증류비급본초(經史證類備急本草)≫에서만 강진향에 대해 보충하여 넣었지만 그 효능에 대해서는 밝히지 않았다. 현재 골절외상, 금창을 치료할 때에도 의사들은 혈갈(血竭)이나 약이 없을 때 자주 이것의 마디를 사용한다. ≪명의별록(名醫別錄)≫에 의하면 주(周)가 해적들의 칼에 베여 근육과 뼈가 끊어진 것 같았고 출혈이 멈추지 않아 화예석산(花蕊石散)을 썼지만 여전히 효과가 없었다. 군사 이고(李高)가 자금산(紫金散)을 상처에 바르자 즉시 지혈되었고 더 이상 아프지 않았다. 이튿날 상처에 생긴 딱지도 쇠처럼 단단해졌고 흉터도 없이 빨리 나았다. 어떤 약방을 사용하였는지 묻자 그는 '자등향(紫藤香)을 도자기로 긁어낸 것을 가루 내어 만든 것이 자금산(紫金散)인데 이 자등향은 강진향(降眞香) 중에서 최고이다'라고 답하였다. 나천익(羅天益)의 ≪위생보감(衛生寶鑒)≫에서도 '지혈하고 통증을 그치게 하는데 아주 기가 막히다'고 이 약방을 수록하였다"라고 했다.

化瘀止血藥

백급(白及)

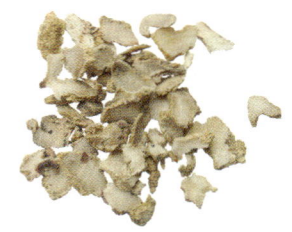

이명(異名)
감근(甘根)·연급초(連及草)
양각칠(羊角七)·천년종(千年棕)
군구자(君求子)·백계아(白鷄兒)·이지자(利知子)

✦ ≪신농본초경(神農本草經)≫ 하품(下品)
✦ 본경 문헌에 기재된 백급의 효능
　　　　　성질이 떫어 거두어들이면서 추금지령(秋金之令)을 얻게 된다. 이런 까닭에
폐로 들어가 지혈하고 새살이 돋아나고 부스럼, 종기 등을 치료한다.

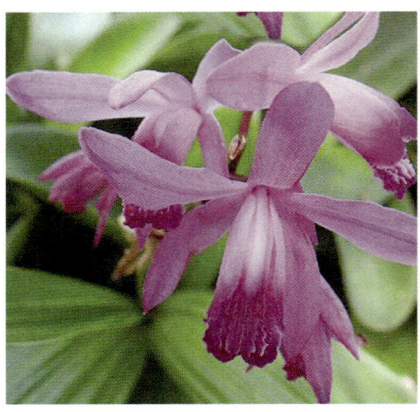 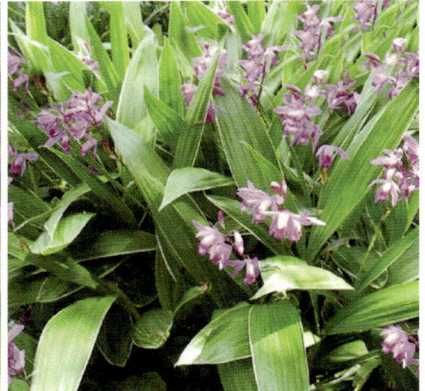

백급(白及)

학명(學名)_ Bletilla striata (Thunb.) Reichb. f.

과속(科屬)_ 난과 식물 백급의 덩어리 줄기를 말려 약으로 사용한다. 백급속(白及屬) 식물은 전 세계에 약 6종이며 미얀마 북부, 한반도, 중국 및 일본에 분포되어 있다. 중국에는 약 4종이 있고 약으로 쓰인다.

지리분포(地理分布)_ 산과 들, 계곡 등 비교적 습한 지역에서 자란다. 하북, 산서, 하남, 감서, 산서, 강소, 산동, 절강, 안휘, 복건, 강서, 호북, 대만, 호남, 사천, 광서, 귀주, 운남 등지에 분포되어 있다. 주 생산지는 귀주, 호남, 사천, 안휘, 호북, 절강, 하남, 산서이다.

채집가공(採集加工)_ 8~11월에 채집하고 덩어리줄기를 물에 약 1시간 정도 담그고 깨끗이 씻어 수염뿌리를 제거한다. 속의 백심이 없어질 때까지 끓여 꺼낸 후 햇볕이나 불에 말린다. 표면이 딱딱해지고 달라붙지 않으면 유황으로 훈증하고 불에 쬐거나 햇볕에서 말린다. 남은 수염들을 뽑아 표면이 윤이 나고 깨끗하고 연한 황백색을 띠게 한다. 불순물은 체로 걸러낸다.

용법용량(用法用量) _ 달여서 복용할 시에는 6~15g, 가루분말은 3~6g을 복용한다. 외상에는 적당량을 사용한다.

약리작용(藥理作用) _ 출혈, 응혈 시간을 단축시킨다. 항종양, 항균의 효과가 있고 위점막을 보호한다.

성미귀경(性味歸經) _ 달고 쓰며 떫다. 약간 차다. 폐경(肺經), 간경(肝經), 위경(胃經)에 작용한다.

효능주치(效能主治) _ 수렴지혈(收斂止血), 소종생기(消腫生肌)의 효능이 있다. 토혈(吐血), 해혈(咳血), 외상출혈(外傷出血), 피부군열(皮膚皸裂), 창양종독(瘡瘍腫毒), 궤양병출혈(潰瘍病出血), 폐결핵해혈(肺結核咳血) 증상에 효험이 있다.

고대명방(古代名方)

여성의 자궁탈수
백급, 천오약(川烏藥)을 같은 양으로 하여 가루를 내어 1돈을 얇은 천으로 싼 다음 음도에 밀어 넣고 복부가 뜨거워지면 그만한다. 매일 1회씩 사용한다. ≪광제방(廣濟方)≫

정창(疔瘡), 종창(腫瘡)
백급가루 반 돈을 물과 혼합한 후, 물은 걸러낸다. 약을 두꺼운 종이에 펴 바른 다음 상처에 붙인다. ≪수진방(袖珍方)≫

질타골절(跌打骨折)
백급가루 2돈을 술에 타서 복용한다. ≪영류방(永類方)≫

도상(刀傷)
칼에 의한 상처에는 백급, 하석고(煅石膏)를 같은 양으로 하여 가루를 낸 다음 상처에 뿌리면 된다. ≪제급방(濟急方)≫

코피가 멈추지 않는 증상
침을 백급가루에 섞은 다음 비근(鼻根)에 바르는 동시에 1돈을 복용하면 즉시 멈춘다. ≪경험방(經驗方)≫

심기동통(心氣疼痛, 정서나 기분에 의한 동통)
백급, 석류피(石榴皮) 각 2돈씩을 가루를 낸다. 꿀에 섞어 황두(黃豆) 크기의 환을 만들어 1회에 3알씩 애초탕(艾醋湯)으로 복용한다. ≪생생편(生生編)≫

중설아구(重舌鵝口)
백급가루를 유즙(乳汁)에 섞어 발바닥 가운데에 바르면 된다. ≪성혜방(聖惠方)≫

收斂止血藥

물과 불에 데인 상처
백급가루를 기름에 섞어 상처에 바르면 된다. ≪조진인방(趙眞人方)≫

손발이 텄을 때
백급가루를 물에 섞은 다음 튼 곳에 바르면 된다. 물을 만지면 안 된다. ≪제급방(濟急方)≫

약선양생(藥膳養生)

백급폐편(白及肺片)
백급 조각 30g, 돼지 허파 200g

깨끗이 씻은 돼지 허파와 백급을 같이 질항아리에 넣고 황주를 넣어 익힌 다음 허파와 탕을 같이 먹는다.

보폐지해(補肺止咳), 지혈생기(止血生肌)의 효능이 있다. 폐위(肺痿)되어 호흡이 짧고 기침을 하면서 탁하고 거품이 있는 가래침을 뱉는 데 사용한다. 폐옹(肺癰)하여 비린내 나고 탁한 가래를 뱉는 것, 기침을 하면서 가슴이 아픈 것, 피고름이 있는 것, 호흡이 가쁜 증상에 효험이 있다.

백급단화(白及蛋花)
백급가루 6g, 계란 1개

계란 껍질을 벗기고 백급가루를 넣어 골고루 반죽한다. 아침 일찍 뜨거운 물에 풀어 단화(蛋花)로 만들어 복용한다.

자음양혈(滋陰養血), 수렴지혈(收斂止血)의 효능이 있다. 폐로해수(肺癆咳嗽), 담중대혈(痰中帶血) 증상에 효험이 있다.

✤ 의가(醫家)에서 말하는 신농본초 양생법

한보승(韓保升)은 "지금의 신주(申州, 하남 남양 일대)에서 자라는데 잎은 마치 방금 자란 종묘엽(棕苗葉) 및 여로(藜蘆)와 같다. 3~4월에 이끼를 1대(苔) 뽑아내고 자색의 꽃을 피운다. 7월에 열매가 익는데 황담색을 띤다. 겨울이면 시들어 떨어진다. 뿌리는 능(菱)과 유사하고 삼각형이며 하얀색을 띠고 각 머리에 싹이 자라난다. 8월에는 뿌리를 채집하여 사용한다"라고 했다.

서지재(徐之才)는 "자석영(紫石英)을 사약(使藥)으로 하고 이석(理石)을 꺼리며 이핵(李核), 행인(杏仁), 오두(烏頭)를 두려워한다"라고 했다.

소공(蘇恭)은 "자주 산과 들에서 일하는 사람들이 손발이 틀 때 백급을 씹어 바르면 효과를 본다. 이는 잘 붙는 성질이 작용하기 때문이다"라고 했다.

소송(蘇頌)은 "요즘 의사들은 옹저(癰疽) 및 금창(金瘡)이 잘 낫지 않을 때 자주 이 약초를 사용한다"라고 했다.

주진형(朱震亨)은 "무릇 피를 토하고 멈추지 않는 자는 반드시 백급으로 치료를 하여야 한다"라고 했다.

이시진(李時珍)은 "백급은 성질이 떫고 수축작용이 있으며 추금지기(秋金之氣)를 흡수하여 폐에 들어가 출혈을 멈추고 부스럼을 치료하고 새살이 돋아나게 한다"고 하였다. 홍매(洪邁)의 ≪이견지(夷堅志)≫에 근거하면 절강 일대의 감옥에서 일하는 한 관리가 중형 죄수를 불쌍히 여기자 죄수는 아주 감격해 하면서 그에게 말하기를 "자신은 일곱 번이나 사형에 처할 범죄를 저질러 모진 고문을 받았고 폐가 손상을 입어 피를 토하였다. 어떤 사람이 자신에게 한 가지 처방을 알려주어 백급을 분말로 만들어 매일 미탕으로 복용하였더니 그 효능이 귀신같았다고 하였다. 후에 이 죄수는 능지처참을 당하였고 망나니가 그의 흉부를 열어보니 폐에 10개의 구멍이 나 있었다. 그 구멍은 모두 백급에 의해 채워져 있었고 색은 아직 변하지 않았다. 홍관지(洪貫之)는 이 소문을 듣고 양쥬(섬서 서남)로 가 부임하였다. 한 병사가 갑자기 피를 끊임없이 토하였는데 생명이 아주 위급해 보였다. 하여 그는 백급으로 치료를 하였는데 다음 날에 보니 객혈이 멈추었다. ≪적현(摘玄)≫에는 시혈법(試血法)에 대하여 다음과 같이 기재하였다. 피를 물그릇에 토해낸 다음 피가 물 위에 뜨면 이는 폐혈이고 피가 그릇 아래까지 가라앉으면 이는 간혈(肝血)이다. 피가 절반 정도 가라앉으면 심혈(心血)이다. 이 두 가지 다른 현상에 근거해 어떤 피인가를 판단하면 된다. 양의 심장, 간, 폐를 익혀 백급가루에 찍어 매일 복용하면 된다"라고 했다.

收斂止血藥

자주(紫珠)

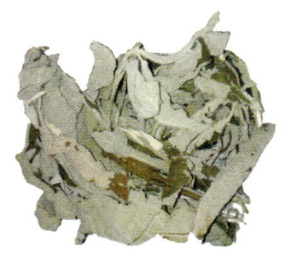

이명(異名)
자주초(紫珠草) · 자형(紫荊)

+ 송(宋) · ≪개보본초(開寶本草)≫
+ 본경 문헌에 기재된 자주의 효능

숙혈(宿血)을 풀고 오림(五淋)을 치료할 때는 진하게 끓인 즙을 복용한다. 소장의 기운을 소통시킨다. 여러 가지 독을 풀고 옹저후비(癰疽喉痺), 비시고독(飛屍蠱毒), 부스럼, 뱀, 살모사, 벌레, 누에, 광견 독은 끓여 즙을 복용하면 된다. 즙으로 창종(瘡腫) 부위를 씻어내고 피를 제거하고 새살이 생기게 한다. 활혈행기(活血行氣), 소종해독(消腫解毒)하여 여인의 기혈이 잘 통하지 않아 시리고 아픈 것, 월경이 뭉치고 막히는 것을 치료한다.

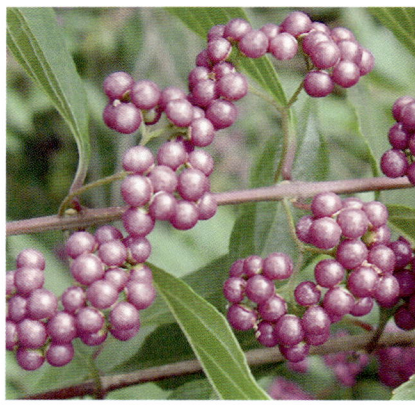
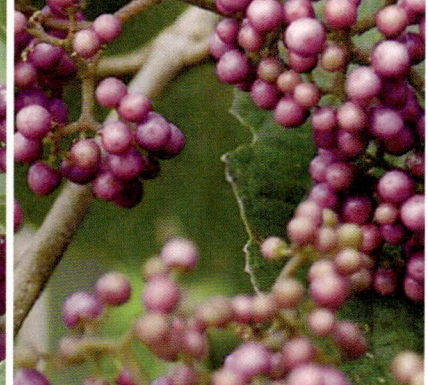

나화자주(裸花紫珠)

학명(學名)_ Callicarpa formosana R. Browm
과속(科屬)_ 마편초과 식물 나화자주 두홍화(杜虹花)나 백당자수(白棠子樹) 같은 종류는 자주(紫珠)들의 지상부를 약으로 사용한다.
지리분포(地理分布)_ 1. 나화자주는 야생에서 자란다. 1,200m 이하의 산골짜기와 계곡의 관목총에서 자란다. 안휘, 강소, 강서, 절강, 하남, 복건, 광서, 광동, 귀주, 사천, 운남에 분포되어 있다. 강서, 강소, 광동, 귀주, 운남이 주요산지이다.

2. 두홍화는 야생에서 자라는데 해발 1,590m 이하의 평지, 산비탈, 계곡 옆 숲 및 관목 총에서 자란다. 강서, 절강, 대만, 복건, 광서, 광동, 운남 지역에도 많이 분포되어 있다. 절강, 복건, 강서, 광동, 광서가 주요산지이다.

3. 백당자수는 해발 600m 이하의 저산 구릉 관목총에서 야생으로 자란다. 화동, 화남 및 하북, 대만, 호북, 하남, 귀주에 분포되어 있다.

채집가공(採集加工)_ 7~8월에 채집하여 말린 후 사용한다.

용법용량(用法用量)_ 10~15g을 달여서 복용하거나 가루로 복용할 시에는 1.5~3g을 사용한다. 외상에는 적당량을 사용한다.

약리작용(藥理作用)_ 항균, 지혈 작용이 있다.

성미귀경(性味歸經)_ 쓰고 떫으며 차다. 간경(肝經), 폐경(肺經), 위경(胃經)에 작용한다.

효능주치(效能主治)_ 청열해독(淸熱解毒), 수렴지혈(收斂止血)의 효능이 있다. 육혈(衄血), 객혈(喀血), 구혈(嘔血), 변혈(便血), 뇨혈(尿血)을 치료하고 데이거나 탄 상처, 외상출혈(外傷出血), 열독창양(熱毒瘡瘍) 증세에 효험이 있다.

고대명방(古代名方)

여인혈기(婦人血氣)
자형(紫荊) 껍질을 가루로 내어 식초로 풀을 쑤어 앵두만 한 환을 만든다. 1회에 1알씩 술에 타서 복용한다. ≪웅씨보유(熊氏補遺)≫

비중감창(鼻中疳瘡)
자형화를 그늘에서 말려 가루를 낸 다음 상처에 바른다. ≪위생역간방(衛生易簡方)≫

치창종통(痔瘡腫痛)
자형껍질 5돈을 깨끗한 물로 식전에 복용한다. ≪직지방(直指方)≫

산후의 여러 가지 임병(淋病)
자형껍질 5돈을 술 절반, 물 절반에 달여 데워서 복용한다. ≪웅씨보유(熊氏補遺)≫

광견(狂犬)에 물린 상처
자형껍질을 가루 내어 설탕과 섞은 후 물린 곳에 바른다. 바를 때 상처 입구를 피해야 부은 곳이 가라앉는다. 동시에 입으로 살구씨를 씹어 독을 없앤다. ≪선전외과(仙傳外科)≫

옹저(癰疽)가 채 형성되지 않은 것
백지(白芷), 자형껍질을 같은 양으로 내어 가루로 만든 후 술에 섞어 복용한다. 외상에는 자형껍질, 목랍(木蠟), 적작약(赤芍藥)을 각 같은 양으로 내어 가루로 만든 후, 술에 섞어 상처 주변에 골고루 바른다. ≪선전외과(仙傳外科)≫

눈을 다쳐 푸르게 멍이 든 것
자형 껍질을 소변에 7일 동안 담근 후에 볕에 말려 가루를 내고 생지황즙(生地黃汁), 강즙(薑汁)에 섞어 상처에 바른다. 만약 붓지 않았다면 파즙을 가루에 섞는다. ≪영류방(永類方)≫

收斂止血藥

금방 생긴 발배(發背), 일체의 옹저(癰疽)

자형껍질을 가루로 만들어 술에 섞은 다음 상처 주변에 붙이면 옹저는 자연적으로 흩어지고 작아지며 확산되지 않는다. 산유자나무를 차게 마시기에 적합한 탕약으로 만들어 복용한다. ≪선전외과(仙傳外科)≫

약선양생(藥膳養生)

토사자주죽(菟絲紫珠粥)

자주미(紫珠米) 100g, 토사자(菟絲子), 복령(茯苓), 흑지마(黑芝麻) 각 15g, 석련육(石蓮肉) 10g, 소금 적당량

위위 약들을 깨끗이 씻은 후, 자주미(紫珠米)에 적당한 물에 넣어 먼저 센 불로 끓인 후 약한 불로 줄여 죽을 끓이다 소금을 첨가한다. 매일 2회씩 15일을 복용한다.

자음보신(滋陰補腎)하여 머리카락을 검게 하고 길고 숱이 많게 해준다.

자주초차(紫珠草茶)

자주초 8g을 굵게 가루 내어 달인 후, 즙을 내려 차처럼 많이 마신다.

간경화(肝硬化) 및 식도정맥(食道靜脈) 확장과 파열출혈(破裂出血)에 효험이 있다.

✚ 의가(醫家)에서 말하는 신농본초 양생법

진장기(陳藏器)는 "자형이 바로 전씨(田氏)가 말하는 형(荊)이다. 가을이 되면 열매가 익고 열매는 가지색인데 작은 구슬처럼 동그랗다고 하여 자주라고 한다. 강동(지금의 남경 일대)의 숲과 연못에 많다"라고 했다.

구종석(寇宗奭)은 "봄에 자주색의 작은 꽃들이 핀다. 한 송이에 많은 잔 꽃들이 공생하는데 꽃이 피는 곳은 일정하지 않았다. 일부는 나뭇가지에서 일부는 근처의 뿌리나 가지에서 직접 꽃을 피운다. 꽃이 진 후 잎이 자라는데 잎은 광택이 있고 약간 둥글다. 밭에서 자주 이것을 심는다"라고 했다.

이시진(李時珍)은 "자형은 성질이 차고 맛이 쓰다. 자주색은 성질이 강(降)하다. 수족궐음혈분(手足厥陰血分)으로 들어가는 약물이다. 성질이 찬 것은 승열(勝熱) 작용을 하고 맛이 쓴 것은 뼈로 들어가며 자색인 것은 영기(營氣)로 들어간다. 그 원인은 자주색은 혈액순환을 촉진하고 몸이 부은 것을 가라앉히며 소변을 잘 보게 하고 해독하는 효능이 있기 때문이다. 양청수(楊淸叟)의 ≪선전방(仙傳方)≫에서 자형을 군약으로 여긴 것은 자형의 이러한 특징에 근거한 것이다. 이 방법

들은 모든 옹저발배(癰疽發背), 각종 종독유주(腫毒流注), 냉열(冷熱)이 불분명한 병증을 치료하는 데 사용되었다. 약방은 자형 껍질(볶은 것) 3냥, 적작약(赤芍藥, 볶은 것) 2냥, 독활(獨活, 마디를 제거하고 볶은 것) 3냥, 목랍(木蠟, 볶은 것) 1냥, 생백지(生白芷) 1냥을 찧어 가루로 내어 총탕(蔥湯)에 섞은 다음 상처에 뜨겁게 찜질한다. 혈은 열을 얻어야 움직이는데 파는 기를 흩어지게 한다. 만약 부스럼이 그다지 뜨겁지 않다면 술에 약가루를 타도 괜찮다. 부스럼으로 인한 통증이 심하다면 유향(乳香)을 첨가하면 된다. 근육을 펴지 못하는 데에도 유향을 첨가하면 된다. 옹저유주(癰疽流注)는 모두 기혈이 내려가지 않고 막히거나 걸려 생긴 것이다. 하여 따뜻한 것을 만나면 흩어지게 되고 찬 것을 만나면 모인다. 이 약방은 따뜻하고 완만하다. 자형껍질은 자형목의 정수로 몸속에 뭉친 나쁜 피를 약으로 없애고 붓기를 가라앉힌다. 작약(芍藥)은 불의 정수로 피를 생성하고 통증을 멈추게 한다. 독활(獨活)은 토의 정화로 바람을 멈추고 활혈(活血)시키며 뼈속의 독을 제거하고 습(濕)으로 인한 비증(痺證)을 제거한다. 목랍(木蠟)은 물의 정화로 붓기를 가라앉히고 어혈을 풀어준다. 독활과 마찬가지로 단단하기가 돌과 같은 종기를 제거할 수 있다. 백지(白芷)는 금의 정화로 풍을 제거하고 새살이 생기게 하며 지통(止痛)의 작용이 있다. 피가 움직인다는 것은 통한다는 것이고 피가 생기면 죽지 않는다. 살이 새로 돋아났다는 것은 곪지 않았다는 것이고 통증이 멈추면 뜨거움을 느끼지 못한다. 풍기(風氣)가 없어지면 뭉쳐 있던 혈도 자연히 흩어진다. 막혀 있던 기의 기능들이 풀어진 후 단단해지다 흩어지면 독은 자연히 해독된다. 이 5종류의 약이 같이 작용한다면 병이 어찌 낫지 않겠는가?"라고 했다.

收斂止血藥

우절(藕節)

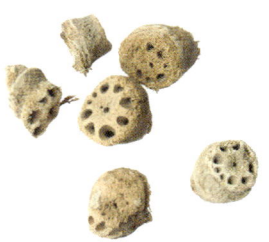

이명(異名)
광우절(光藕節)·우절파(藕節巴)

✚ ≪신농본초경(神農本草經)≫ 상품
✚ 본경 문헌에 기재된 우절의 효능

　　　　　　우절을 찧은 즙은 토혈이 멎지 않는 것을 치료하며 입과 코에서 피가 나는 증상을 치료한다. 어혈을 제거하고 열독을 풀어주는 효능이 있다. 산후의 혈민(血悶)에는 지황(地黃)을 갈은 즙을 데운 술에 넣어 소변을 본 후 마시면 된다. 해혈(咳血), 타혈(唾血), 혈림(血淋), 뇨혈(尿血), 하혈(下血), 혈리(血痢), 혈붕(血崩)을 멎게 한다.

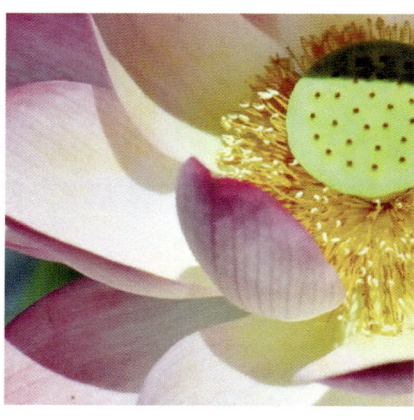
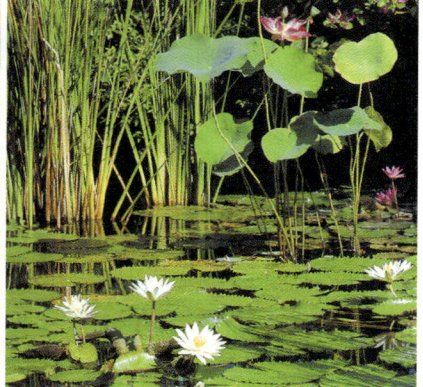

연(蓮)

학명(學名)_ Nelumbo nucifera Gaertn.

과속(科屬)_ 수련과(睡蓮科) 식물 연의 근경절(根莖節)을 말려 약으로 사용한다. 연속(蓮屬) 식물은 전 세계에 2종이며 미국, 오세아니아와 아시아에 분포되어 있다. 중국에는 1종이 있는데 약으로 쓸 수 있다.

지리분포(地理分布)_ 호수, 늪, 논에서 야생하거나 재배한다. 전국 대부분 지역에서 자란다.

채집가공(採集加工)_ 가을, 겨울철과 초봄에 근경을 캐어 씻은 다음 마디를 잘라내고 수염뿌리를 제거한 다음 말린다.

용법용량(用法用量)_ 9~15g을 달여서 복용한다.

약리작용(藥理作用)_ 응혈시간을 단축한다.

성미귀경(性味歸經)_ 달고 떫으며 평하다. 간경(肝經), 폐경(肺經), 위경(胃經)에 작용한다.

효능주치(效能主治)_ 소어(消瘀), 지혈(止血)의 효능이 있다. 객혈(喀血), 토혈(吐血), 뇨혈(尿血), 육혈(衄血), 붕루(崩漏) 증상에 효험이 있다.

고대명방(古代名方)

코피가 멈추지 않을 때
우절(藕節)을 찧어 즙을 내어 복용하고 콧속에 몇 방울 떨어뜨리면 된다.

갑작스런 토혈(吐血)
쌍하산(雙荷散): 우절, 하체(荷蒂)를 각 7개씩을 꿀을 조금 넣어 찧다가 물 2컵을 넣어 달여 8할이 되게 만든 다음 찌꺼기를 건져내고 데워서 복용한다. 혹은 가루를 내어 환을 만들어도 된다. ≪태평성혜방(太平聖惠方)≫

대변하혈(大便下血)
우절을 말린 후 가루를 내어 인삼, 백밀(白蜜)을 넣어 달여 탕을 만든 다음 1회에 2돈씩 1일 2회 복용한다. ≪전유심감(全幼心鑒)≫

비연(鼻淵)
우절, 천궁(川芎)을 약한 불에서 말린 다음 가루를 낸다. 1회에 2돈씩 미탕으로 복용한다. ≪보제방(普濟方)≫

유정백탁(遺精白濁), 마음이 허하여 편안하지 못한 것
금쇄고정환(金鎖固精丸): 우절, 연화수(蓮花鬚), 연자육(蓮子肉), 검실육(芡實肉), 산약(山藥), 백복령(白茯苓), 백복신(白茯神) 각 2냥씩 하여 같이 가루를 낸 다음 금앵자(金櫻子) 2근을 절구로 찧고 물 1말을 넣어 8할이 되게 끓인다. 찌꺼기를 버리고 또다시 끓여 고약으로 만든 다음 소량의 밀가루를 넣어 오동자 크기의 환을 만든다. 1회에 50알씩 미탕(米湯)으로 복용한다.

약선양생(藥膳養生)

우절모근차(藕節茅根茶)
우절 9매, 백모근(白茅根), 상엽(桑葉) 각 15g

위 3가지 약을 씻어 볕에서 말린 다음 거친 분말로 만들어 달여서 즙을 만든다. 차처럼 많이 마시면 좋다.

소어지혈(消瘀止血)의 효능이 있어 해혈(咳血), 토혈(吐血) 등의 출혈 증세에 효험이 있다.

收斂止血藥

우죽(藕粥)

우(藕) 뿌리가루 30g, 갱미(粳米) 50g, 설탕 조금

쌀로 죽을 끓여 거의 익을 쯤에 우(藕)가루와 설탕을 넣는다.

양혈(養血), 조중(調中), 지혈(止血), 개위(開胃)의 효능이 있어 허손실혈(虛損失血), 설사식소(泄瀉食少) 증상에 효험이 있다.

우동과채(藕冬瓜菜, 우뿌리와 동과 요리)

생우절(生藕節) 100g, 백동과(白冬瓜) 1개

물로 달여 탕을 만들어 차 대신 자주 마신다.

소어지혈(消瘀止血)의 효능이 있어 혈림(血淋), 요도자통(尿道刺痛), 뇨혈(尿血) 증상에 효험이 있다.

고대처방(古代處方)

청열고경대보탕(淸熱固經大寶湯)

방선원류(方選源流)_ 《중의부과학(中醫婦科學)》 지혈방(止血方)

약물조성(藥物組成)_ 우절 15g, 자구판(炙龜板) 15g, 생지(生地) 15g, 지골피(地骨皮) 10g, 초치자(焦梔子) 10g, 황금(黃芩) 106g 감초(甘草) 6g, 종려탄(棕櫚炭) 10g, 생굴 15g, 아교(阿膠) 20g, 지유(地楡) 10g

포제방법(炮製方法)_ 물에 달여 복용한다.

효능주치(效能主治)_ 청열양혈(淸熱凉血), 지혈조경(止血調經)의 효능이 있다. 열붕루(熱崩漏), 음도출혈(陰道出血)하여 출혈량이 많고 피가 흘러 깨끗하지 못하고 진한 붉은색에 끈적거리는 증상, 조열구갈(燥熱口渴), 태황(苔黃) 증상에 효험이 있다.

✚ 의가(醫家)에서 말하는 신농본초 양생법

　　이시진(李時珍)은 "연뿌리는 경주(현 호북 강릉), 양주(현 강소 양주), 예주(현 하남), 익주(현 사천) 등 각지의 호수 및 연못에서 자란다. 연꽃의 열매로 심은 것은 자라는 속도가 느리지만 연뿌리의 싹으로 심은 것은 자라는 속도가 비교적 빠르다. 싹이 흙을 뚫고 나와 백초약(白草弱)으로 자라는데 이것이 바로 초밀(草密)이다. 길이는 1장(10척)이고 5~6월에 물속에서 어린잎을 채집한다. 요리하여 먹기도 하는데 민간에서는 이를 우사채(藕絲菜)라 한다. 마디는 2종류의 줄기가 있는데 1종은 연꽃뿌리로 잎이 수면과 닿아 있고 아랫부분 옆에는 우절이

자라나 있다. 다른 1종은 기하(芰荷)로 잎은 수면 밖에 나와 있고 그 옆 줄기에는
연꽃이 자라나 있다. 잎은 청명 후에야 자라나고 6~7월에 홍, 백, 분홍의 꽃을 피
운다. 꽃의 꽃술 부분에는 노란 수염뿌리가 있고 꽃술은 1치가량 되며 그 안이
바로 연방(蓮房)이다. 꽃이 떨어지면 연방은 익어 가는데 연꽃의 열매는 벌이 벌
집에 있는 모양과 유사하다. 6~7월에 어린잎을 채집하여 생것으로 먹는데 달달
하고 상큼하다. 가을이 되면 연방은 말라 그 열매는 까맣게 되고 돌처럼 단단해
지는데 이를 석연자라고 한다. 9월이 되어 채집하면 까만 껍질이 벗겨지는데 이
것이 바로 연육이다. 11월부터 그 다음 해 2월 봄까지 연뿌리를 캐내 먹는다. 연
뿌리는 하얗고 구멍이 나 있으며 실이 있고 총 5~6개의 마디가 있다. 일반적으로
야생에서 자라나 빨간 꽃을 피운 것은 열매는 비교적 많으나 뿌리의 질이 못하
다. 재배하여 하얀 꽃을 피운 것은 열매는 비교적 적으나 뿌리의 질이 좋다"라고
했다.

이시진(李時珍)은 "한 남자가 혈림병(血淋病)에 걸려 통증이 있으면서 부
어오르는 것을 내가 연뿌리즙에 머리카락 그을린 재를 섞어 1회에 2돈씩 3일을
먹게 하였더니 피가 멈추고 아프지 않았다. 조석(趙惜)의 ≪양아만필(養屙漫筆)≫
에 의하면 송효종(宋孝宗)이 이질에 걸려 오랜 시간 낫지 않았다. 효종은 우연히
작은 약방을 발견하였고 그 약방 주인에게 물었다. 약방의 주인이 병에 걸린 원
인을 자세히 물어보니 호수의 게를 먹은 것이 원인이었다. 하여 그는 냉리(冷痢)
에 걸린 것이라 진단을 내렸다. 금방 캐낸 우절을 찧어 데운 술에 섞어 복용하라
하였고 송효종이 몇 번 복용하였더니 차츰 나았다. 송효종은 너무 기뻐 금으로
된 약을 찧는 절굿공이와 절구를 주인에게 하사하였다. 그 후 사람들은 주인을
금저구엄방어가(金杵臼嚴防禦家)라 불렀다. 이것이 바로 연뿌리가 어혈을 제거하
고 해열하고 식욕을 좋게 하고 또 게독을 풀어주기 때문이다"라고 했다.

收斂止血藥

종려(棕櫚)

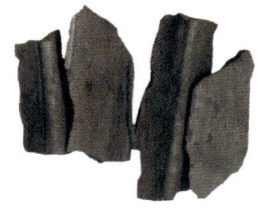

이명(異名)
종모(棕毛)・종피(棕皮)

✚ 송(宋)・≪가우보주본초(嘉祐補注本草)≫
✚ 본경 문헌에 기재된 종려탄의 효능
　　　　　종려탄은 맛이 떫어 피를 많이 흘려 어체(瘀滯)가 극에 달한 자가 사용하면
아주 적절하다. 소위 떫은맛은 제거하고 풀어준다. 난발(亂髮)과 동시에 사용하면 더 좋은 효
과를 본다. 오래된 패종(敗棕)을 약으로 쓰면 더 신통하다.

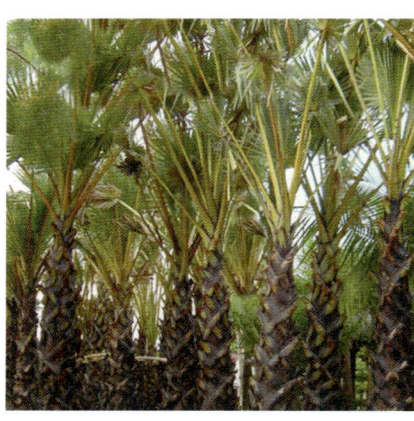 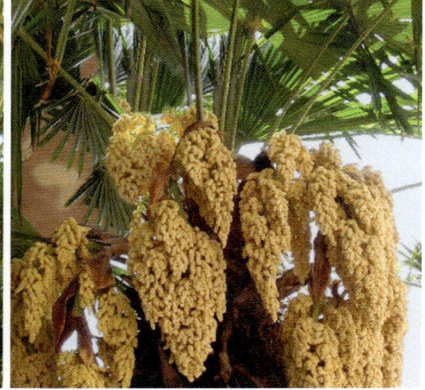

종려(棕櫚)

학명(學名)_ Trachycarpus fortunei (Hook.) H. Wendl.
과속(科屬)_ 야자나무과 상록식물 종려나무의 엽초섬유(즉 잎자루 뿌리 부분을 종모라
한다)를 약으로 사용한다.
지리분포(地理分布)_ 재배하거나 야생으로 자란다. 구릉 및 산지에서 야생으로 자란다.
마을의 변두리, 논밭 주위, 정원에서 재배한다. 장강 이남 각지에 많이 분포되어 있다.
강소, 상서, 절강, 안휘, 복건, 광동, 사천, 광서, 귀주, 운남 등지에 분포되어 있다.
채집가공(採集加工)_ 잎자루의 늘어진 부분 및 초편(鞘片)에서 섬유 모양의 종모를 제거
한 다음 말려 얇게 썰어 불에 달구어 탄(炭)으로 만든다.

용법용량(用法用量)_ 3~9g을 달여서 복용한다. 일반적으로 포제(炮製)한 후 사용한다.

약리작용(藥理作用)_ 응혈시간을 단축한다.

성미귀경(性味歸經)_ 쓰고 떫으며 평하다. 간경(肝經), 폐경(肺經), 대장경(大腸經)에 작용한다.

효능주치(效能主治)_ 수삽지혈(收澀止血)의 효능이 있어 육혈(衄血), 토혈(吐血), 변혈(便血), 뇨혈(尿血), 붕루하혈(崩漏下血) 증상에 효험이 있다.

고대명방(古代名方)

혈붕(血崩)이 그치지 않는 것
약성이 남을 정도로 그을린 종려털을 공복에 3돈씩 약한 술로 복용한다. ≪부인양방(婦人良方)≫

하혈(下血)이 멈추지 않는 것
종려피(棕櫚皮) 반 근, 괄루(栝樓) 1개를 같이 태워 재로 만든다. 1회에 2돈씩 미탕(米湯)으로 복용한다. ≪백일선방(百一選方)≫

혈임(血淋)이 멎지 않을 때
종려피를 절반 정도 굽고 절반 정도 태워서 가루를 내어 1회에 2돈씩 복용한다. ≪위생가보방(衛生家寶方)≫

코피가 멎지 않을 때
종려피를 그을린 재를 출혈이 나는 쪽에 불어 넣는다. ≪여거사방(黎居士方)≫

사리(瀉痢)
종려피를 약성이 남을 정도로 태우고 갈아서 물로 1숟가락 정도 복용한다. ≪근효방(近效方)≫

소변이 잘 나오지 않을 때
종려피 털을 약성이 남을 정도로 태워 물이나 술로 2돈을 복용한다. ≪섭생방(攝生方)≫

약선양생(藥膳養生)

종려엽차(棕櫚葉茶)
신선한 종려나무 잎 30g, 괴화(槐花) 15g
종려나무 잎과 괴화를 뜨거운 물에 담가 매일 2회 차 대신 마신다.
고혈압, 중풍 예방에 쓰인다.

종려괴화차(棕櫚槐花茶)
신선한 종려나무 잎 30g, 괴화 10g

收斂止血藥

종려나무 잎과 괴화를 굵게 갈아 물에 달여 그 즙을 차 대신 마신다.

고혈압, 두통에 쓰인다.

종려화차(棕櫚花茶)

종려나무 꽃 30g

종려나무 꽃을 뜨거운 물에 15분 동안 담가 차 대신 연속 3일을 마신다.

세균성 이질로 변에 혈이 많고 거품이 적은 것, 장풍출혈(腸風出血), 여인의 기능성자궁출혈(機能性子宮出血) 증상에 효험이 있다.

고대처방(古代處方)

여성산(如聖散)

방선원류(方選源流)_ 《증치준승(證治準繩)》 지혈방(止血方)

약물조성(藥物組成)_ 종려탄(棕櫚炭) 30g, 흑강(黑薑) 45g, 오매(烏梅) 30g

포제방법(炮製方法)_ 갈아서 환으로 만든 다음 1회에 8g을 오매탕으로 복용한다. 또한 약들을 정해진 제량대로 물에 달여 복용한다.

효능주치(效能主治)_ 온중산한(溫中散寒), 지혈고충(止血固衝)의 효능이 있다. 충임허한(衝任虛寒), 붕루하혈(崩漏下血), 임리부진(淋漓不盡), 혈이 묽고 핏덩어리가 없는 증상에 효험이 있다.

✚ **의가(醫家)에서 말하는 신농본초 양생법**

이시진(李時珍)은 "사천, 광주에서 종려나무가 많이 자란다. 요즘 강남에서 이것을 재배하는데 자라는 속도가 아주 늦다. 금방 자란 잎은 백급(白及) 잎과 유사하다. 나무가 3척 정도로 자라면 맨 위쪽에 부챗살 모양의 잎이 위로 활짝 펼쳐져 있다. 그 줄기에는 3개의 모서리가 있고 잎은 사계절 늘 푸르다. 줄기는 곧고 자잘한 곁가지가 없으며 잎과 근접한 부근은 껍질이 나무를 감싸고 있는데 1층이 1개 마디이다. 나무의 줄기는 적흑색이고 모두 힘줄이다. 종을 치는 공이를 만들거나 나무를 깎아 집기를 만들기도 한다. 줄기 껍질에는 가는 털이 있는데 서로 엉켜 있는 것이 방직과 같아 벗기려면 한 줄기씩 풀어야 한다. 옷, 모자, 의자, 요 등의 생활용품을 만들기도 하는데 아주 실용적이다. 매년 필수적으로 2~3회 껍질을 벗겨야 하는데 그러지 않으면 나무가 자라지 않거나 죽는다. 3월에 나무의 맨 위 꽃대에서 여러 개의 노란 꽃망울이 자라고 꽃망울 안에는 자잘한 씨들이 나란히 줄서 있는데 이를 화태(花胎)라 한다. 마치 물고기가 알을 밴 형상과 같다 하여 종어(椶魚)라고 하는데 종순(椶筍)이라고도 한다. 꽃망울은 점점 화포를 틔우다 황백색의 꽃 이삭이 된다. 열매는 콩알만 한 크기로 익지 않았을 때에는 노란색, 익으면 까만색으로 변한다. 어떤 사람은 남방에는 2종류의 이러한 나무가 있다. 1종은 얇은 껍질이 있는데 노와 새끼를 만들 수 있고 다른 1종은 작고 또 가는 실이 없어 잎으로 빗자루를 만든다. 정초(鄭樵)의 ≪통지(通志)≫에서는 이를 왕혜(王彗)라 하였는데 이것은 잘못된 것이다. 왕혜란 빗자루를 말하는 것으로, 즉 지부자(地膚子, 댑싸리의 씨)이다. 그 외 포규(蒲葵)가 있는데 잎이 이것과 아주 유사하고 부드럽고 가벼워 갓이나 부채로 쓸 수 있다 하였다. 허신(許愼)의 ≪설문해자(說文解字)≫에서는 포규(蒲葵)를 종려로 여겼는데 이 또한 잘못된 것이다'라고 했다.

구종석(寇宗奭)은 "종려피를 까맣게 태우면 여인의 핏빛의 대하(帶下)와 토혈(吐血)을 치료한다. 다른 약물을 보조하여 같이 사용하여야 한다"라고 했다.

이시진(李時珍)은 "만약 피를 많이 흘려 어체(瘀滯)가 극에 달한 증상에 적합하다고 하였는데 이는 떫은맛은 제거하고 풀 수 있다는 것을 말하는 것이다. 난발(亂髮)과 함께 쓰면 더욱 좋은 효과를 본다. 오래된 종려피일수록 더욱 좋은 약효를 보인다"라고 했다.

收斂止血藥

애엽(艾葉)

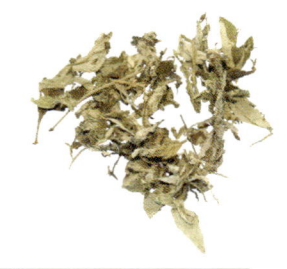

이명(異名)
애호(艾蒿) · 구초(灸草) · 기애(蘄艾)

+ ≪명의별록(名醫別錄)≫ 중품(中品)
+ ≪본초강목(本草綱目)≫에 기재된 애엽의 효능

　　　　　뜸으로 모든 병을 치료한다. 달여서 사용할 수도 있다. 토혈(吐血), 하리(下痢), 하부(下部) 부스럼, 여인의 누혈(漏血)을 치료하며 음기(陰氣)를 이롭게 해서 새살이 돋아나게 한다. 풍한(風寒)을 피해주어 자식이 생기게 한다. 달일 때 바람을 맞지 않도록 한다. 으깨어 즙을 복용하면 상혈(傷血)을 멎게 하고 회충을 죽인다. 육혈(衄血), 하혈(下血), 농혈리(膿血痢)를 치료할 때는 물로 달여 환산제(丸散劑)로 사용할 수 있다. 붕혈(崩血), 장치혈(腸痔血)을 멈추고 복통을 제거하여 태(胎)를 안정시킨다. 쓴 술로 달이면 선(癬)을 치료하는 데 효과가 좋다. 으깬 즙을 복용하면 심장과 복부의 모든 장부의 냉기(冷氣)와 귀기(鬼氣)를 치료한다. 대하(帶下)를 치료하여 곽란전근(霍亂轉筋), 이후한열(痢後寒熱)을 멈추게 한다. 대맥위병(帶脈為病), 복창만(腹脹滿), 허리가 넘실거리는 물속에 앉은 듯한 감이 드는 증세를 치료한다. 중초(中焦)를 따뜻하게 하고 냉(冷)을 몰아내며 습기(濕氣)를 제거한다.

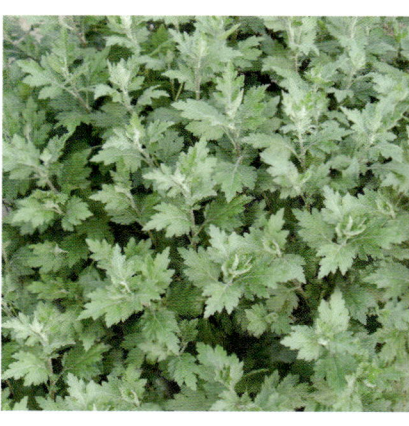 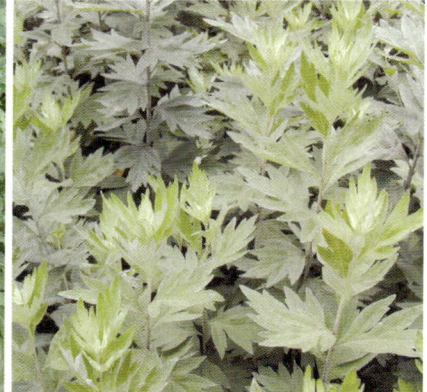

애(艾)

학명(學名)_ Artemisia argyi Levl. et Vant.

과속(科屬)_ 국과(菊科) 식물 애의 잎을 말려 약으로 사용한다. 호속(蒿屬) 식물은 전 세계적으로 약 298종이 있으며 유럽, 아시아 및 북아메리카의 온대, 한온대 및 아열대 지역에 분포되어 있다. 중국에는 약 188종이 있고 약으로 약 23종이 쓰인다.

지리분포(地理分布)_ 황지(荒地), 임연(林緣)에서 야생한다. 중국 동북부, 서부, 북부에서 남부에 이르기까지 모두 분포되어 있다. 안휘, 산동이 주요산지이다. 전국 대부분 지역에서 모두 생산한다.

채집가공(採集加工)_ 봄, 여름철 꽃이 아직 피지 않았을 때 지상부를 자르고 잎 위의 여린 나뭇가지 끝을 따서 햇볕에 말린다.

용법용량(用法用量)_ 3~9g을 달여 복용한다. 외용(外用) 시 적당량을 취하여 침구로 치료하거나 태운 것으로 씻는다.

약리작용(藥理作用)_ 출혈시간과 피를 엉켜 있는 시간을 단축하고 균을 막아주며 자궁을 흥분시키고 단핵-거서세포의 탐식기능을 증가하며 가래를 제거하고 기침을 멈추며 호흡을 고르게 하고 심근수축력을 감소하며 담즙분비를 촉진하는 등의 작용이 있다.

성미귀경(性味歸經)_ 맛은 맵고 쓰며 성질은 따뜻하다. 작은 독이 있다. 간경(肝經), 비경(脾經), 신경(腎經)에 작용한다.

효능주치(效能主治)_ 온경지혈(溫經止血), 산한지통(散寒止痛)의 효능이 있다. 소복냉통(少腹冷痛), 경한부조(經寒不調), 토혈(吐血), 궁랭불잉(宮冷不孕), 붕루과다(崩漏過多), 육혈(衄血), 임신하혈(妊娠下血) 증상에 효험이 있다. 외치(外治)로는 피부소양(皮膚瘙痒) 증상에 효험이 있다.

고대명방(古代名方)

상한시기(傷寒時氣), 온병두통(溫病頭痛), 장열맥성(壯熱脈盛)
애엽즙(艾葉汁) 3L와 물 1두를 1L가 되게 달여 1회 복용하면 땀이 난다. ≪주후방(肘後方)≫

임신 시 풍한장열(風寒壯熱), 적반(赤斑)이 흑반(黑斑)으로 변하고 소변에 피가 섞여서 나오는 병증
계란만 한 크기의 애엽(艾葉) 1단, 술 3L를 2L 반이 되게 달이고 2회에 나눠 복용한다. ≪상한류요(傷寒類要)≫

중풍구금(中風口噤)
숙애침(熟艾針)으로 승장혈(承漿穴), 양측 협차혈(頰車穴), 각 오장(五壯)을 치료한다. ≪천금방(千金方)≫

소아난창(小兒爛瘡)
애엽(艾葉)을 태운 재를 환부에 바른다. ≪자모비록(子母秘錄)≫

임신풍한(妊娠風寒, 갑자기 풍사(風邪)를 맞아 인사불성이고 중풍과 비슷한 증세)
숙애엽(熟艾葉) 3냥을 미초(米醋)로 아주 뜨겁게 볶은 것을 손수건으로 싼 후 배에 찜질

한다. 얼마 지나지 않아 환자는 깨어날 수 있다. ≪부인양방(婦人良方)≫

인후종통(咽喉腫痛)

여린 애(艾)를 으깨어 즙을 취해 천천히 복용한다. ≪의방대성(醫方大成)≫

청애(青艾)의 줄기와 잎 1묶음을 식초와 함께 으깬 뒤 목에 바른다. 겨울철에 건애(乾艾)
를 취하여도 된다. 그것은 이아(李亞)가 전수한 약방이다. ≪경험방(經驗方)≫

전간(癲癎)으로 인한 모든 풍(風)

숙애(熟艾)를 음낭 아래와 항문 사이의 가운데에 놓고 연령에 따라 뜸을 놓는다. ≪두문
방(鬥門方)≫

약선양생(藥膳養生)

애엽갱미죽(艾葉粳米粥)

신선한 애엽(艾葉) 15g, 남갱미(南粳米) 50g, 홍당(紅糖) 20g

애엽(艾葉)을 탕으로 달여 찌꺼기를 버린 후 남갱미, 홍당(紅糖)으로 된 죽을 끓인다. 월
경이 지난 3일 후부터 월경 오기 3일 전에 복용을 멈춘다. 매일 2회 아침저녁으로 따뜻
하게 복용한다.

온중산한(溫中散寒), 조경지통(調經止痛)의 효능이 있다. 허한성통경(虛寒性痛經), 월경부
조(月經不調), 소복냉통(小腹冷痛), 태동불안(胎動不安), 붕루하혈(崩漏下血), 임신하혈(妊娠
下血), 궁랭불잉(宮冷不孕) 등의 증세에 효험이 있다. 음허혈열(陰虛血熱)한 사람은 복용
하지 않는 것이 좋다.

고대처방(古代處方)

교애온경보혈탕(膠艾溫經補血湯)

방선원류(方選源流)_ ≪금궤요략(金匱要略)≫ 지혈방(止血方)

약물조성(藥物組成)_ 애엽(艾葉) 9g, 아교(阿膠) 6g, 천궁(川芎) 6g, 당귀(當歸) 9g, 작약(芍
藥) 12g, 건지황(乾地黃) 12g, 감초(甘草) 6g

포제방법(炮製方法)_ 물로 달여 찌꺼기를 버리거나 술 적당량을 넣고 아교를 넣어 녹여
따뜻하게 복용한다.

효능주치(效能主治)_ 보혈지혈(補血止血), 활혈조혈(活血調血), 조경안태(調經安胎)의 효능
이 있다. 여인의 충임허손(衝任虛損), 붕중루하(崩中漏下), 월경과다(月經過多), 임리부진
(淋漓不盡), 산후(産後)의 하혈불지(下血不止), 임신하혈(妊娠下血), 복중동통(腹中疼痛) 증세에
효험이 있다.

✚ 의가(醫家)에서 말하는 신농본초 양생법

소송(蘇頌)은 "최근 사람들이 단독으로 애(艾)를 복용하거나 찐 목과(木瓜)로 섞어 약환으로 만들거나 탕으로 만들어 공복에 마시면 특히 허약증을 보익(補益)한다. 그러나 중독 후 열기(熱氣)가 위로 올라와 몸이 괴로워 어찌할 바를 몰라 스스로 조절할 수 없는 증상으로 인해 생긴 독기(毒氣)가 눈으로 들어가 생긴 부스럼 출혈, 이런 질병에 걸린 환자는 맹목적으로 애(艾)를 복용해서는 안 된다"라고 했다.

이시진(李時珍)은 "생애엽(生艾葉)의 성미(性味)는 몹시 맵고 약간 쓰다. 숙애엽(熟艾葉)의 성미(性味)는 약간 맵고 몹시 쓰다. 생애엽(生艾葉)의 기는 온(溫)하고 숙애엽(熟艾葉)의 기는 열(熱)하여 순양지품(純陽之品)에 속한다. 태양의 진화(眞火)를 얻어 소진된 원양(元陽)을 회복한다. 애엽(艾葉)을 복용하면 삼음(三陰)으로 가고 모든 한습사기(寒濕邪氣)를 몰아내는 효능이 있으며 숙살지기(肅殺之氣)를 융화시킨다. 애구(艾灸)는 각 경맥(經脈)을 통하게 하기 때문에 각종 병사(病邪)를 치료하여 중병을 오래 앓았던 사람도 건강을 회복시켜준다. 이것의 효능은 아주 많다. 소송(蘇頌)은 애(艾)는 독이 있다. 소공(蘇恭)은 생애(生艾)는 한(寒)에 속한다. 첫째는 애(艾)가 지혈(止血) 작용이 있기 때문이다. 둘째는 환자의 열기(熱氣)가 위로 솟구치게 하기 때문이다. 이 때문에 애의 성질이 차고 독이 있다는 것을 말하지만 이 말은 정확하지 않다. 어쩌면 그들은 혈이 기(氣)에 따라 운행되고 기가 행하면 피를 흩어지게 하는데 환자의 열기(熱氣)가 위로 솟구치는 것은 장기간 애를 복용하여 초래된 화기(火氣)가 역행(逆行)하였기 때문인 것을 모른다. 약은 병을 치료하는 것으로 병세가 약해지면 약을 반드시 멈추어야 한다. 만일 평소 허해 속이 찬 증후가 나타나는 것, 고질냉증(痼疾冷證), 부녀습울(婦女濕鬱), 대하붕루(帶下崩漏)에는 애엽(艾葉), 부자(附子), 당귀(當歸) 등의 약으로 치료한다. 또 안 될 것은 무엇인가? 그러나 자식을 바라는 사람이 끊임없이 애엽(艾葉)을 복용하고 대량의 신열(辛熱) 약물을 배합하여 약성이 장기간 편용(偏用)하여 초래된 화열내조(火熱內燥), 그것은 누구의 잘못인가? 애엽(艾葉)과 무슨 상관이 있나? 애부환(艾附丸)은 심장과 복부의 각종 통증을 치료하고 여인의 각종 병증을 치료해주는데 아주 커다란 공로가 있다. 교애탕(膠艾湯)은 임신, 산후의 하혈(下血), 허리(虛痢)를 치료하는 데 특히 현저한 효험이 있다. 노인의 단전(丹田)이 기약(氣弱)하고 배꼽 아래 하복부의 외한겁냉(畏寒怯冷) 증상에는 숙애엽(熟艾葉)을 포대(布袋)에 넣고 배꼽 주위에 놓으면 효과가 더욱 신기하다. 한습(寒濕)으로 인한 각기(脚氣)에는 숙애엽(熟艾葉)을 양말 안에 넣으면 효과가 더욱 좋다"라고 했다.

溫經止血藥

活血止痛藥—活血調經藥—活血療傷藥—破血消癥藥

活血化瘀藥

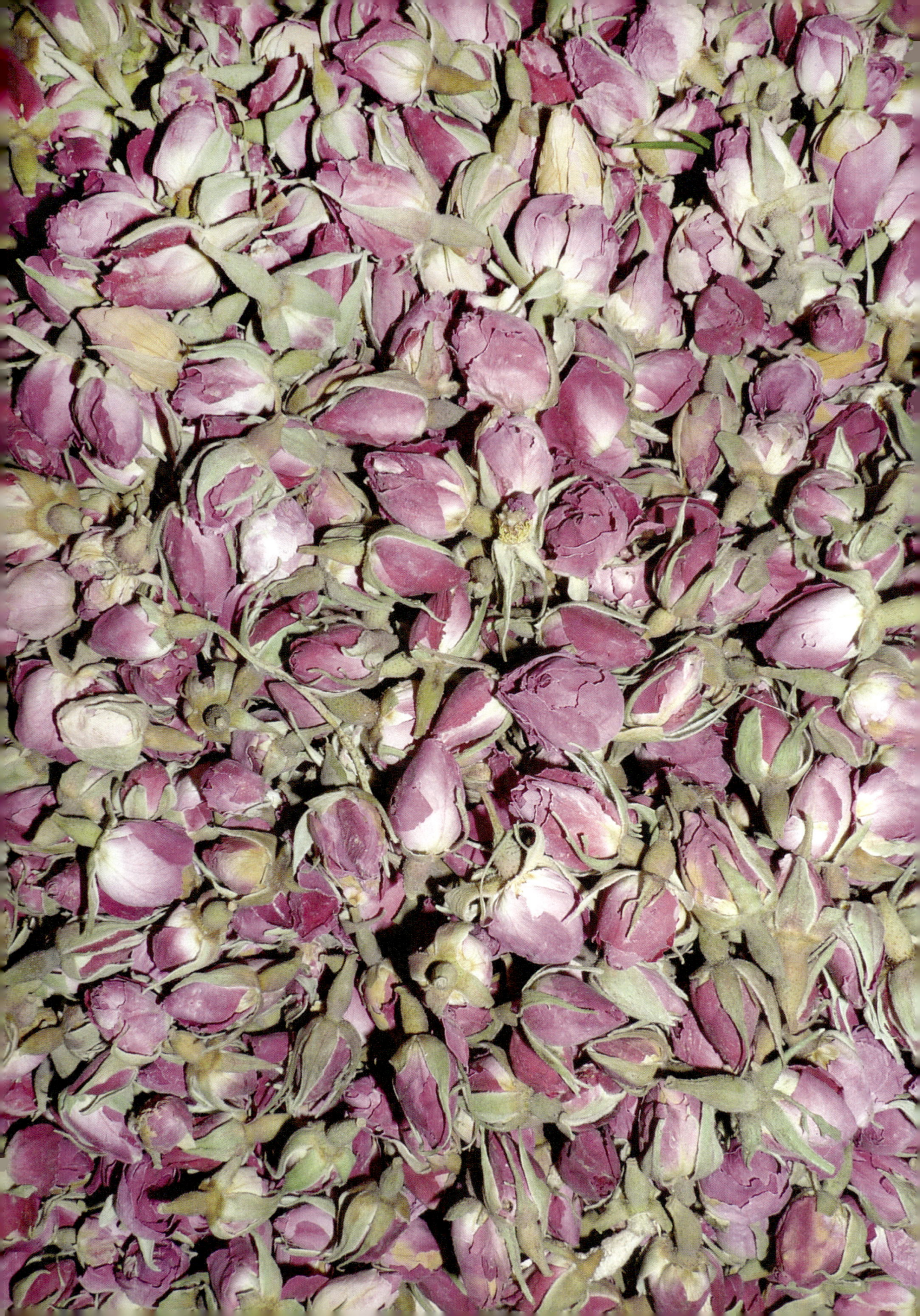

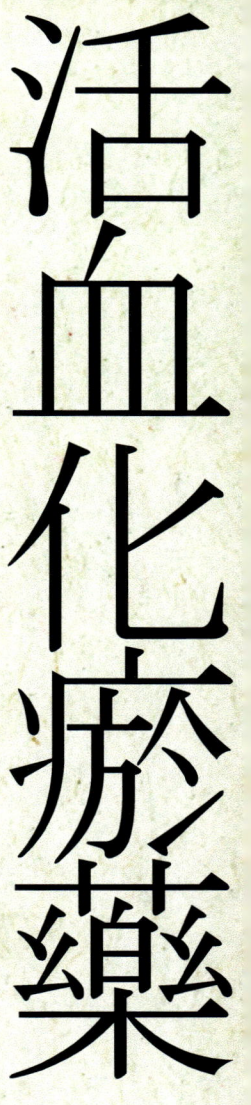

활혈화어약

개념(概念)

한의학 이론에서 혈행(血行)을 촉진하고 혈맥을 통하게 하며 어혈(瘀血)을 풀어주는 것이 주요 효능이고 어혈 증세에 활용되는 약물을 활혈화어약(活血化瘀藥) 혹은 활혈거어약(活血 祛瘀藥)이라 하고 활혈약(活血藥) 혹은 화어약(化瘀藥)이라고 간단하게 부르기도 한다.

효능(效能)

활혈화어약(活血化瘀藥)의 성질은 대부분 맛이 쓰고 매우며 따뜻하다. 일부 동물성 약은 짜다. 주로 심경(心經), 간경(肝經)에 효능이 있다. 맛은 맵고 흩어지게 하고 행하게 한다. 맛이 쓰면 통설(通泄)하고 모두 혈분(血分)으로 들어가는 약이므로 혈(血)을 행하게 하고 혈(血)의 운행을 활발히 하며 혈맥을 잘 통하게 하고 어혈을 풀어준다. 활혈화어약(活血化瘀藥)은 혈(血)의 운행을 활발히 하고 어혈을 풀어주는 작용을 통해 활혈소종(活血消腫), 활혈지통(活血止痛), 활혈소옹(活血消癰), 활혈요상(活血療傷), 파혈소징(破血消癥) 등의 각종 다른 효능을 한다.

약리작용(藥理作用)

한의과학 연구에 의하면 활혈화어약(活血化瘀藥)은 주로 혈액순환을 개선하고 항혈전형성(抗血栓形成), 말초순환(末梢循環) 개선, 자궁수축(子宮收縮) 강화, 진통(鎭痛), 항염(抗炎), 항균(抗菌), 유기체면역(有機體免疫) 기능 조절의 작용을 한다.

적용범위(適用範圍)

활혈화어약(活血化瘀藥)은 주로 가슴통증, 복통, 두통, 침으로 찌르는 듯한 통증, 일정한 곳의 통증, 기생충이 쌓여 생긴 병, 중풍불수(中風不遂), 지체마목(肢體麻木), 관절 마비통증이 오래된 것, 질박손상(跌撲損傷), 창양종통(瘡瘍腫痛), 어종동통(瘀腫疼痛), 경폐(經閉), 월경부조(月經不調), 통경(痛經), 산후복통(産後腹痛) 등 어혈이 막혀 있는 증상을 치료한다. 현재 임상에서 말하는 관상동맥경화증, 심교통(心絞痛), 심근경색(心筋梗塞), 뇌혈전형성(腦血栓形成), 혈액 부족성 뇌혈관병(腦血管病), 뇌혈관 질환으로 인한 의외의 후유증(後遺症), 혈전폐

색성맥관염(血栓閉塞性脈管炎), 시망막혈관조색(視網膜血管阻塞), 월경부조(月經不調), 자궁근류(子宮筋瘤), 자궁외임신, 유산(流産), 통경(痛經), 자궁내막이위(子宮內膜異位), 난산(難産), 골반강 감염(感染), 태반체류(胎盤滯留) 증세에 일정한 치료 작용을 한다. 일부 약물은 암종(癌腫), 만성간염(慢性肝炎), 간경화(肝硬化), 위궤양(胃潰瘍), 류마티스관절염[類風濕性關節炎], 실면(失眠), 경피병(硬皮病)을 치료한다.

약물분류(藥物分類)

활혈화어약(活血化瘀藥)은 그 특징과 임상응용이 다름에 근거해서 활혈지통약(活血止痛藥), 활혈조경약(活血調經藥), 활혈요상약(活血療傷藥), 파혈소징약(破血消癥藥)의 4가지 유형으로 나뉜다. 활혈지통약(活血止痛藥)은 대부분 매운맛이고 행(行)하며 산(散)하여 혈분(血分)으로 들어가 혈(血)의 운행을 활발히 하는 효능이 있고 기분(氣分)으로 들어가는 것을 겸하여 기를 잘 돌게 하는 효능이 있기 때문에 아주 원활하게 통증을 멈추는 작용을 한다. 주로 기혈(氣血)과 어혈(瘀血)이 막힌 것으로 인해 생긴 두통(頭痛), 흉협통(胸脅痛), 심복통(心腹痛), 통경(痛經), 산후복통(産後腹痛), 지체비통(肢體痺痛), 질타손상(跌打損傷)에 의한 어통(瘀痛)과 같은 각종 통증을 치료한다. 현호색(玄胡索), 천궁(川芎), 강황(薑黃), 울금(鬱金), 몰약(沒藥), 유향(乳香), 하천무(夏天無), 오령지(五靈脂)는 한방처방에서 자주 사용하는 활혈지통약(活血止痛藥)이다. 활혈조경(活血調經)하는 약의 맛이 대부분 맵고 산(散)하며 쓰고 설(泄)하다. 주로 간경혈분(肝經血分)으로 돌아가고 혈(血)의 운행을 활발히 하며 어혈을 풀어주는 효능이 있다. 특히 혈맥을 잘 통하게 하여 월경을 순조롭게 한다. 주로 혈행불창(血行不暢)으로 초래된 월경부조(月經不調), 통경(痛經), 경폐(經閉), 산후어혈복통(産後瘀血腹痛) 증상에 효험이 있다. 또한 흔히 어혈조체(瘀血阻滯)로 인해 초래된 심복동통(心腹疼痛), 징가적취(癥瘕積聚), 질타손상(跌打損傷), 창옹종독(瘡癰腫毒) 증세에 사용한다. 홍화(紅花), 단삼(丹蔘), 익모초(益母草), 도인(桃仁), 우슬(牛膝), 택란(澤蘭), 월계화(月季花), 왕불류행(王不留行), 계혈등(鷄血藤), 능소화(凌霄花) 등은 한방처방에서 흔히 사용되는 활혈조경약(活血調經藥)이다. 활혈요상약(活血療傷藥)의 성질은 맛이 대부분 맵고 쓰며 짜다. 주로 간, 신장에 귀경된다. 활혈화어(活血化瘀), 소종지통(消腫止痛), 속근접골(續筋接骨), 지혈(止血), 생기염창(生肌斂瘡)의 효능이 있어 주로 질타손상(跌打損傷), 어종동통(瘀腫疼痛), 골절근손(骨折筋損), 금창출혈(金瘡出血) 등 상과질환(傷科疾患)에 효험이 있다. 혈어(血瘀) 증상에 사용할 수도 있다. 한방처방에서 흔히 사용하는 활혈요상약(活血療傷藥)에는 토별충(土鱉蟲), 자연동(自然銅), 소목(蘇木), 골쇄보(骨碎補), 혈갈(血竭), 아차(兒茶), 유기노(劉寄奴), 마전자(馬錢子) 등이 포함된다. 파혈소징약(破血消癥藥)은 맛이 대부분 맵고 쓰다. 충류약(蟲類藥)이 많고 짠맛도 있다. 모두 간경혈분(肝經血分)으로 들어간다. 약성은 강하고 주이불수(走而不守)이다. 파혈축어(破血逐瘀), 소산적취(消散積聚)의 효능이 있어 주로 징가적취(癥瘕積聚), 어종동통(瘀腫疼痛), 혈어경폐(血瘀經閉), 편탄(偏癱) 증세에 사용한다. 삼릉(三棱), 아출(莪朮), 맹충(蝱蟲), 수질(水蛭), 천산갑(穿山甲), 반모(斑蝥) 등은 한방처방에서 흔히 사용하는 파혈소징약(破血消癥藥)이다.

연호색(延胡索)

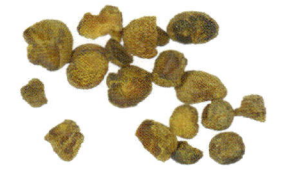

이명(異名)
연호(延胡)·현호색(玄胡索)
현호(玄胡)·원호색(元胡索)·원호(元胡)

✚ 송(宋)·≪개보본초(開寶本草)≫
✚ 본경 문헌에 기재된 연호색의 효능

파혈(破血)하여 여인의 월경부조(月經不調), 복중결괴(腹中結塊), 붕중임로(崩中淋露), 산후(産後) 모든 혈병(血病), 혈운(血運)을 치료한다. 갑자기 혈액이 위로 올라 생긴 하혈(下血)에는 술에 끓이거나 갈아서 복용한다. 제풍치기(除風治氣), 난요슬(暖腰膝)하여 갑작스런 요통(腰痛), 징벽(癥癖), 박손어혈(撲損瘀血), 낙태(落胎)를 치료한다. 심기소복통(心氣小腹痛)을 치료하여 정신이 들게 한다. 산기(散氣)하여 신기(腎氣)를 치료하고 경락(經絡)을 통하게 한다. 활혈(活血), 이기(利氣), 지통(止痛), 통소변(通小便)하는 효능이 있다.

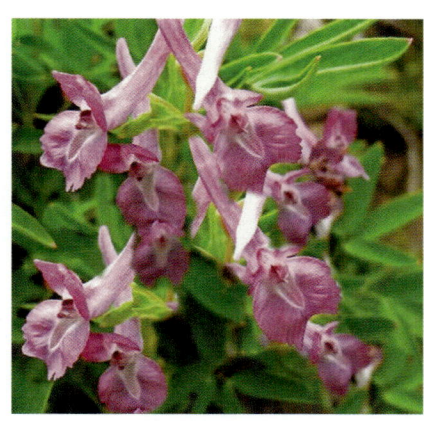
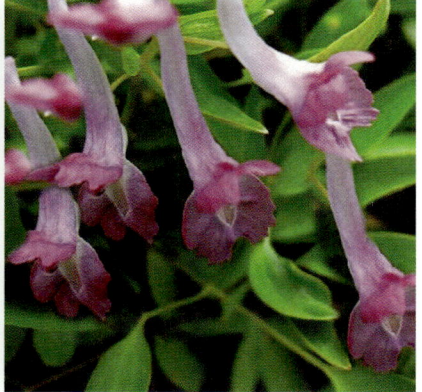

연호색(延胡索)

학명(學名)_ Corydalis yanhusuo W. T. Wang
과속(科屬)_ 앵속과(罌粟科) 식물 연호색(延胡索)의 괴경을 말려 약으로 사용한다. 자근속(紫菫屬) 식물은 전 세계적으로 약 427종이 있으며 북온대 지역, 남쪽으로 북아프리카, 인도 사막에 분포되어 있다. 중국에는 약 287종이 있고 약으로 약 34종이 쓰인다.
지리분포(地理分布)_ 낮은 해발의 광야 초지, 구릉 임연(林緣)에서 대부분 자란다. 섬서,

하남, 안휘, 강소, 호북, 절강 등지에 분포되어 있다. 절강 동양, 반안, 영강, 진운 등지 및 강소 남동 지역에서 대량으로 재배된다. 그중 절강 동양, 반안 및 호북, 호남, 강소 등이 주요산지이다.

채집가공(採集加工)_ 초여름에 줄기와 잎이 마를 때 채집하여 수근(鬚根)을 제거하고 깨끗이 씻어 끓는 물에 넣고 백심(白心)이 없어질 때 끓인 후 꺼내어 햇볕에 말린다.

용법용량(用法用量)_ 3~9g을 달여 복용한다. 가루로 갈아 1회에 1.5~3g을 복용한다.

약리작용(藥理作用)_ 관상동맥을 확장하고 진통작용이 있으며 부정맥을 막아주고 심근수축력을 감소하며 경궐(驚厥)을 막아주고 진정작용, 위궤양을 막아주는 등의 작용을 한다.

성미귀경(性味歸經)_ 맵고 쓰며 온(溫)하다. 간경(肝經)과 비경(脾經)에 작용한다.

효능주치(效能主治)_ 행기(行氣), 활혈(活血), 지통(止痛)의 효능이 있다. 흉협완복(胸脅脘腹)의 동통(疼痛), 산후어조(産後瘀阻), 경폐통경(經閉痛經), 질타손상(跌打損傷), 어혈종통(瘀血腫痛) 증세에 효험이 있다.

고대명방(古代名方)

여인의 통경(痛經)
연호색(延胡索, 껍질을 벗기고 식초로 볶은 것), 당귀(當歸, 술에 불린 후 볶은 것) 각 1냥, 귤홍(橘紅) 2냥을 모두 가루가 되게 갈고 술을 넣어 쌀죽을 끓인 후 상술한 약과 함께 오자(梧子) 크기의 약환을 만들어 1회에 100환씩 공복에 애초탕(艾醋湯)으로 복용한다. ≪제생방(濟生方)≫

산후 모든 질병(혈(血)이 오염되어 깨끗하지 못한 것, 산후 음혈모손(陰血耗損)으로 생긴 혈훈(血暈), 복만(腹滿), 심경(心梗), 한열(寒熱) 부족, 수족번열(手足煩熱)
연호색(延胡索)을 볶은 후 가루가 되게 갈아 1회에 1돈씩 술로 복용하면 효과가 더욱 좋다. ≪성혜방(聖惠方)≫

구환심통(久患心痛), 신열족한(身熱足寒)
연호색(延胡索, 껍질을 벗긴 것), 금령자육(金鈴子肉)을 같은 양으로 하여 가루가 되게 갈아 1회에 2돈씩 따뜻한 술이나 끓인 물로 복용한다. ≪성혜방(聖惠方)≫

소아와 노인의 기침
연호색(延胡索) 1냥, 반고반(半枯礬) 2돈을 가루가 되게 갈아 1회에 2돈씩 1덩어리의 연당(軟餳)으로 섞은 약가루를 입에 물고 녹여 복용한다. ≪인존당방(仁存堂方)≫

소변뇨혈(小便尿血)
연호색(延胡索) 1냥, 박소(朴消) 7돈 반을 가루가 되게 갈아 1회에 4돈씩 물에 달여 복용한다. ≪활인서(活人書)≫

소아의 반장기통(盤腸氣痛)

연호색(延胡索), 회향(茴香)을 같은 양으로 하여 볶은 후 가루가 되게 갈아 아이의 나이에 맞게 공복에 적당량을 쌀뜨물로 복용한다. ≪위생역간방(衛生易簡方)≫

코피가 흐르는 증세

연호색 가루를 면에 넣은 후 귓속에 넣는다. 왼쪽 코에서 피가 흐르면 오른쪽 귓속에 넣고 오른쪽 코에서 피가 흐르면 왼쪽 귀에 넣는다. ≪보제방(普濟方)≫

산증(疝症)이 심각할 때

연호색에 소금을 넣고 볶는다. 전갈(全蠍)의 독성을 제거한 후 생것으로 사용한다. 위 2가지 약재를 같은 양으로 하여 가루로 갈아 1회에 반 돈을 공복에 염주(鹽酒)로 복용한다. ≪직지방(直指方)≫

약선양생(藥膳養生)

연호색조경주(延胡索調經酒)

연호색(延胡索) 20g, 초백작(炒白芍), 백복령(白茯苓), 진피(陳皮), 단피(丹皮) 각 18g, 당귀(當歸), 오수유(吳茱萸), 천궁(川芎) 각 24g, 향부(香附, 식초로 볶은 것), 숙지황(熟地黃) 각 36g, 회향(茴香), 사인(砂仁) 각 12g, 백주 2,500㎖

12가지 약을 으깬 후 포대(布袋)에 넣고 용기에 담아 백주를 넣고 밀봉한다. 물로 2시간 찐 후 24시간 가만히 두었다가 걸러낸 후, 찌꺼기를 버리고 1회에 20㎖, 매일 2회 복용한다. 활혈조경(活血調經), 개울행기(開鬱行氣)의 효능이 있다. 창만통(脹滿痛)을 수반한 월경부조(月經不調), 복내동통(腹內疼痛) 증세에 효험이 있다.

129

活血止痛藥

✚ 의가(醫家)에서 말하는 신농본초 양생법

이시진(李時珍)은 "해(薤)는 동북 소수민족지구에 있다. 지금도 이모산(二茅山) 서쪽의 상용동(上龍洞)에서 재배한다. 해마다 한로(寒露) 이후 심고, 입춘 후에 싹이 자라며 잎은 죽엽과 비슷하고 3월이면 3촌 높이만큼 자란다. 뿌리는 총생(叢生)하고 산약단(山藥蛋)과 비슷하며 입하(立夏)에 캐서 사용한다"라고 했다.

이순(李珣)은 "신(腎)의 정기(精氣) 및 파산(破産) 후의 오로(惡露)나 임신 말기에 자궁에 남아 있는 여혈(餘血)이 혈괴(血塊)를 이룬 증세에는 삼릉(三棱), 별갑(鱉甲), 대황(大黃)으로 만든 산제(散劑)가 효험이 있다. 충주(蟲蛀)가 아직 생기지 않을 때 사용하면 더욱 좋다"라고 했다.

이시진(李時珍)은 "연호색의 맛은 쓰고 성질은 약간 매우며 기가 따뜻하고 수족태음궐음사경(手足太陰厥陰四經)으로 들어간다. 혈 속의 기가 막힌 것을 움직여주고 기의 혈이 막힌 것을 통하게 한다. 전문적으로 몸 상하의 각종 통증을 치료하는데 알맞게 사용하면 치료효과가 아주 좋아 감탄을 자아낸다. 형목왕비(荊穆王妃) 호씨(胡氏)는 교목면(蕎麥面)을 먹은 후 화가 나서 병에 걸렸는데 위강(胃腔), 심구(心口)에 심한 통증에 시달렸다. 의사는 공하(攻下), 행기(行氣), 용토(湧吐), 화체(化滯)의 각종 약방을 사용하였다. 약은 입으로 들어간 후 토하게 되어 치료효과를 발휘하지 못하였다. 이미 3일 동안 대변이 통하지 않았다. 하여 뇌공(雷公)의 ≪포자론(炮炙論)≫에서 말했던 '죽을듯한 심장 통증에는 빨리 연호(延胡)를 찾는다'는 구절이 떠올라 연호색 가루 3돈을 따뜻한 술에 섞은 후, 복용시켰다. 약을 복용한 지 얼마 되지 않아 대변은 통하였고 통증도 멈추었다. 또한 50여 세의 화로(華老)가 대변이 묽고 복통이 있어 생명이 위급하였다. 하여 연호색 3돈을 쌀뜨물로 복용시켰더니 통증이 절반으로 감소되었다. 후에 몸조리를 하여 위험에서 벗어났다. ≪방작박택편(方勺泊宅編)≫의 기재에 의하면 한 환자가 온몸의 통증이 참을 수 없는 정도였다. 이를 경도 일대의 어떤 의사는 중습(中濕)이라 하고 어떤 사람은 중풍(中風)이라 하였으며 어떤 사람은 각기(脚氣)라 하였다. 각종 약으로 치료하여도 모두 효과를 보지 못했다. 주이형(周離亨)은 그것은 혈기(氣血)가 응집하여 초래된 것이다. 같은 양의 연호색(延胡索), 계심(桂心), 당귀(當歸)를 가루로 갈아 따뜻한 술로 3~4돈을 복용한다. 병세에 따라 양을 조절하여 통증이 멈출 때까지 복용하면 통증은 아주 빨리 멈춘다. 이 사실은 현호색이 활혈화기(活血化氣) 방면에서 상등의 약이라는 것을 증명해준다"라고 했다.

천궁(川芎)

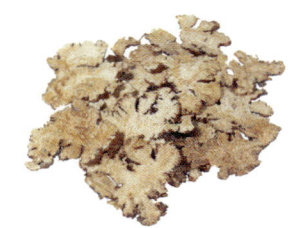

이명(異名)
궁궁(芎藭)·향과(香果)
호궁(胡藭)·대궁(臺芎)
서궁(西芎)·두궁(杜芎)

+ ≪신농본초경(神農本草經)≫ 상품(上品)
+ 본경 문헌에 기재된 천궁의 효능

　　　　중풍(中風)이 뇌로 들어가 생긴 두통(頭痛), 한비(寒痺)로 인한 근련완급(筋攣緩急), 금창(金瘡), 여인의 혈폐무자(血閉無子)를 치료한다. 뇌 속의 냉동(冷動), 얼굴에 유풍(游風)이 움직여서 생긴 눈물이 흐르고 침이 많은 것, 갑자기 취하는 듯한 증세, 모든 한랭(寒冷)한 기운, 심장과 복부의 견통(堅痛), 중악(中惡)으로 인한 갑작스런 종통(腫痛), 협풍통(脅風痛)을 치료한다. 중초(中焦)와 내한(內寒)을 따뜻하게 하여 허리와 발이 나른한 증세, 반신불수, 태아가 다 나왔는데 태반이 나오지 않는 증상, 모든 풍(風), 기(氣), 노손(勞損), 혈(血)을 치료한다. 오로(五勞)를 보하고 근골(筋骨)를 튼튼하게 하며 중맥(衆脈)을 조절하고 징결(癥結)을 풀어주며 순환되지 못하고 오래 머물러 있는 혈을 치료하며 새로운 혈을 만들어내 피를 토하는 증세, 코피가 나오는 증세, 익혈(溺血), 목덜미의 한가운데에 생긴 옹(癰)이 등에 생긴 발저(發疽), 나력(瘰癧)으로 인한 혹, 치질부스럼과 옴을 치료하고 새살이 나고 농(膿)이 나오게 하고 어혈을 제거한다. 간기(肝氣)를 찾아주고 간혈(肝血)을 보하며 건조해진 간을 윤택하고 풍허(風虛)를 보한다. 조습(燥濕)하여 설사를 멎게 하며 기를 잘 돌게 하고 막힌 것을 열어준다.

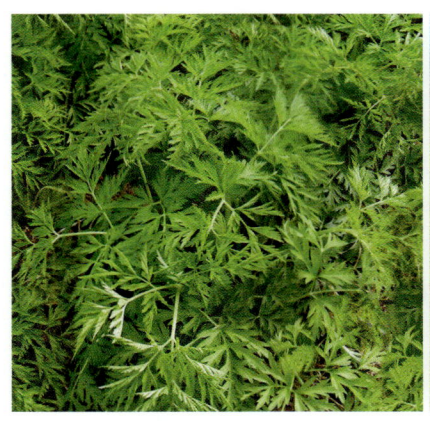

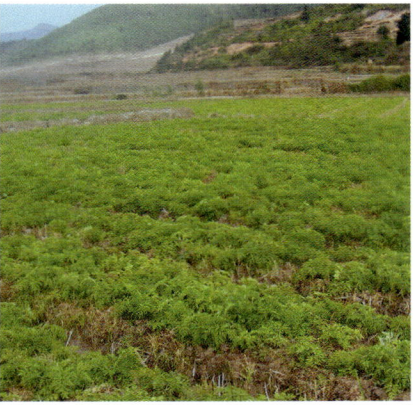

活血止痛藥

천궁(川芎)

학명(學名)_ Ligusticum wallichii Hort.

과속(科屬)_ 산형과(傘形科) 식물 천궁(川芎)의 근경(根莖)을 말려 약으로 사용한다. 고속(槁屬) 식물은 전 세계적으로 약 59종이 있으며 북반구에 분포되어 있다. 중국에는 약 29종이 있으며 약으로 약 10여 종이 쓰인다.

지리분포(地理分布)_ 재배되는 중약재로 유명하며 야생은 보지 못했다. 주로 사천, 귀주, 운남, 호북, 광서, 강서, 호남, 강소, 절강, 섬서, 감숙 등지에서 종자를 가져와 재배한다.

채집가공(採集加工)_ 재배 후 이듬해 5월 하순부터 6월 상순까지 근경(根莖)을 캐내고 진흙을 털어내어 말린다.

용법용량(用法用量)_ 3~9g을 달여 복용한다.

약리작용(藥理作用)_ 심근혈액 부족을 막아주고 산소부족을 예방하며 혈관을 확장하고 뇌혈액 부족을 막아주며 혈압을 낮추고 혈전형성을 억제하며 골절로 인한 국부혈종(局部血腫)의 흡수를 촉진하고 진정작용이 있다. 기관지평활근 수축을 억제하고 면역기능을 증강하며 염증을 제거하고 종양을 막아준다.

성미귀경(性味歸經)_ 맵고 온(溫)하다. 간경(肝經), 담경(膽經), 심경(心經)에 작용한다.

효능주치(效能主治)_ 거풍지통(祛風止痛), 활혈행기(活血行氣)의 효능이 있다. 경폐통경(經閉痛經), 월경부조(月經不調), 흉협자통(胸脅刺痛), 징가(癥瘕)로 인한 복통(腹痛), 두통(頭痛), 질박종통(跌撲腫痛), 풍습비통(風濕痹痛) 증상에 효험이 있다.

고대명방(古代名方)

모든 심장통증
큰 천궁(川芎) 1개를 가루가 되게 갈아 끓인 술로 복용한다. 커다란 천궁(川芎) 1개는 1년 동안 병에 걸리지 않도록 해준다. 2개는 2년을 보장한다. ≪손씨집험방(孫氏集驗方)≫

풍열(風熱)이 위로 올라가서 생긴 두훈목현(頭暈目眩), 흉중불리(胸中不利)
천궁(川芎), 괴자(槐子) 각 1냥, 모두 가루가 되게 갈아 1회에 3돈씩 다탕(茶湯)으로 복용한다. 가슴이 답답할 때는 물에 달여 복용한다. ≪보명집(保命集)≫

수풍선훈(首風旋暈) 및 편정두통(偏正頭痛), 다한오풍(多汗惡風), 흉격담음(胸膈痰飮)
천궁(川芎) 1근, 천마(天麻) 4냥을 모두 가루가 되게 갈아 꿀을 넣고 탄자(彈子) 크기의 환을 만들어 1회에 1환을 씹은 후 찻물로 복용한다. ≪선명방(宣明方)≫

붕중하혈(崩中下血)이 밤낮 멎지 않는 것
1. 천궁(川芎) 1냥, 청주 1사발을 달여 5분 동안 천천히 복용한다. ≪천금방(千金方)≫
2. 상술한 처방에 생지황즙(生地黃汁) 2합을 넣고 같이 달인다. ≪성혜방(聖惠方)≫

두풍화담(頭風化痰)

천궁(川芎)을 씻은 후 잘게 썰어 햇볕에 말린 후 가루가 되게 갈아 꿀로 탄자(彈子) 크기의 환을 만들어 수시로 1환씩 씹어 차로 복용한다. ≪경험후방(經驗後方)≫

기가 허해 생긴 두통(頭痛)

진천궁(眞川芎)을 가루가 되게 갈아 납차(臘茶)를 골고루 섞어 2돈을 복용하면 치료효과가 신속하다. 예전에 여인이 산후두통에 걸렸는데 1회 복용하였더니 병이 완치되었다. ≪집간방(集簡方)≫

질박(跌撲)으로 인한 태동(胎動), 혹은 태사복중(胎死腹中)

천궁(川芎)을 가루가 되게 갈아 술로 1숟가락을 복용한다. 연속해서 2제를 복용하면 죽은 태가 바로 내려온다. ≪속십전방(續十全方)≫

풍열(風熱)로 인한 두통(頭痛)

천궁(川芎) 1돈, 다엽(茶葉) 2돈, 물 1종을 5분 동안 달여 식전에 따뜻하게 복용한다. ≪간편방(簡便方)≫

치아가 썩어 구취가 나는 것

궁초궁(芎草窮)을 달여 입에 문다. ≪광제방(廣濟方)≫

약선양생(藥膳養生)

천궁백지돈어두(川芎白芷燉魚頭)

천궁(川芎) 9g, 백지(白芷) 8g, 화련어두(花鰱魚頭) 혹은 용어두(鱅魚頭) 1개, 조미료 적당량
어두의 아가미를 제거한 후 깨끗이 씻는다. 약은 깨끗이 씻은 후 비단주머니에 넣고 입구를 묶은 후 함께 가마에 넣는다. 적당량의 물, 생강, 파, 황주, 소금을 넣어 끓인 후 약한 불로 익혀 아침저녁으로 따뜻하게 복용한다.

행기활혈(行氣活血), 거풍지통(祛風止痛)의 효능이 있다. 남녀의 두풍(頭風), 두통(頭痛), 사지구련(四肢拘攣) 등의 증상에 효험이 있다. 음허화왕(陰虛火旺)과 간양상항(肝陽上亢)한 사람이 복용하기에는 적합하지 않다.

천궁자계단(川芎煮鷄蛋)

천궁(川芎) 8g, 계란 2개, 큰 파 5개
모두 질그릇에 넣고 물로 끓여 계란을 익힌 후, 껍질을 벗기고 다시 잠깐 끓인다. 계란은 먹고 탕은 마신다. 매일 1번, 연속 며칠간 복용한다.

소풍(疏風), 산한(散寒), 지통(止痛)의 효능이 있다. 외감풍한(外感風寒)으로 인한 두통(頭痛)에 효험이 있다.

活血止痛藥

✚ 의가(醫家)에서 말하는 신농본초 양생법

서지재(徐之才)는 "백지(白芷)를 이것의 사약(使藥)으로 한다. 황련을 외(畏)하고, 자황(雌黃)에 복(伏)하며, 세신(細辛)과 배합하면 칼이나 도끼 등의 금속 물질에 의해 상처가 난 통증을 멈춘다. 모려(牡蠣)와 배합하면 두풍(頭風)으로 인해 토하는 질병을 치료한다"라고 했다.

이고(李杲)는 "두통을 치료할 때에는 반드시 천궁(川芎)을 사용한다. 만일 치료되지 않으면 각 경(經)의 인경약(引經藥)을 사용한다. 양명두통(陽明頭痛)에는 백지(白芷)를, 태양두통(太陽頭痛)에는 강활(羌活)을, 태음두통(太陰頭痛)에는 창출(蒼朮)을, 소양두통(少陽頭痛)에는 시호(柴胡)를, 상한궐음병(傷寒厥陰病)으로 나는 두통에는 오수유(吳茱萸)를, 소음두통(少陰頭痛)에는 세신(細辛)을 사용한다. 이렇게 약을 쓰면 완치된다"라고 했다.

이시진(李時珍)은 "궁초궁(芎草窮)은 혈중의 기약(氣藥)이다. 간이 쓰고 급하면 매운맛으로 이를 자보(滋補)한다. 때문에 혈허(血虛)의 사람은 궁초궁을 사용하기 적합하다. 매운맛은 발산하기 때문에 기울(氣鬱)인 사람은 궁초궁을 사용하기 적합하다. ≪좌전기(左傳記)≫에서 기재하기를 맥곡(麥曲), 국궁(鞠窮)은 습을 제거하고 복통을 치료한다. 나는 습사(濕瀉)를 치료할 때 이 2가지 맛의 약을 모두 넣는데 사용할 때마다 모두 눈에 띄는 효과를 보았다. 피가 섞인 대변을 보거나 완전히 피만 나오는 증상은 통하기는 하지만 복통이 멈추지 않는 것은 음(陰)이 우거지고 기가 울(鬱)한 때문이다. 치료하는 처방에 궁초궁을 좌약(佐藥)으로 한다. 기를 통하게 하고 혈을 행하게 하여 통증은 즉시 멈춘다. 이것이 바로 의학의 오묘함이다"라고 했다.

우박(虞博)은 "골증(骨蒸)으로 땀이 많고 기가 허약한 사람은 장기간 궁초궁(芎草窮)을 복용하기 적합하지 않다. 성미(性味)가 신(辛), 산(散)하여 진기(眞氣)를 달아나게 함으로써 음을 더욱 허하게 만들기 때문이다"라고 했다.

이시진(李時珍)은 "오미(五味)는 위 속으로 들어가 모두 각자(各自)의 본장(本髒)으로 들어간다. 장기간 복용하면 기를 늘리고 과도해지면서 마지막에는 편중되어 쇠해지기 때문에 갑자기 사망에 이른다. 만일 약을 사용할 때 오미(五味)가 있고 각자 사기(四氣)가 있으며 군신좌사(君臣佐使)를 배합하면 지극히 적당한데 어떻게 사망할 수 있는가? 예를 들어 궁초궁은 간경(肝經)의 약이다. 만일 단독으로 장기간 복용하면 신미(辛味)는 폐로 들어가기 좋아하여 폐기에 편승(偏勝)하고 폐금(肺金)이 와서 간목(肝木)을 공격하여 간은 반드시 나쁜 기를 받게 된다. 장기간 간목(肝木)을 쇠갈(衰竭)되게 하니 어찌 요절하지 않겠는가? 때문에 의사는 5가지 맛의 배합을 변증(辨證)하는 것을 중요하게 여기고 약을 이용해서 그 원리를 연구하는 것이다"라고 했다.

울금(鬱金)

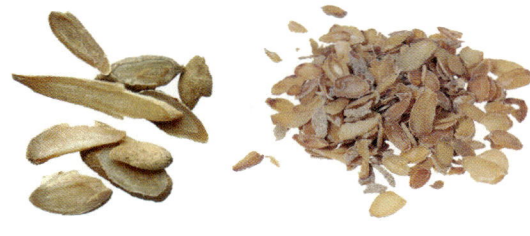

이명(異名)
황울(黃鬱) · 온울금(溫鬱金)
광울금(廣鬱金) · 옥금(玉金)

✦ ≪당본초(唐本草)≫
✦ 본경 문헌에 기재된 울금의 효능

　　　　　혈적하기(血積下氣)를 치료하여 생기지혈(生肌止血)하고 악혈(惡血)을 없애 혈림(血淋), 뇨혈(尿血), 금창(金瘡)을 치료한다. 단독으로 사용하여 여인의 숙혈(宿血)로 인한 기심통(氣心痛)을 치료하고 냉기결취(冷氣結聚) 증상에는 따뜻한 식초에 갈아 복용한다. 마창(馬脹)을 치료한다. 심장의 열을 식혀주어 양독(陽毒)이 위(胃)로 들어간 것을 치료하고 하혈(下血)로 인한 잦은 통증을 치료한다. 혈기(血氣)로 인한 심복통(心腹痛), 산후(産後)의 패혈충심(敗血衝心)으로 인해 죽고 싶은 증상, 실심전광(失心癲狂), 고독(蠱毒)을 치료한다.

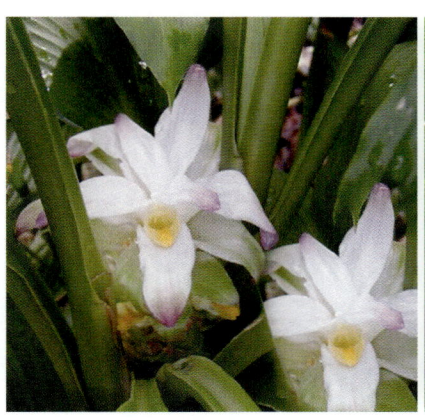
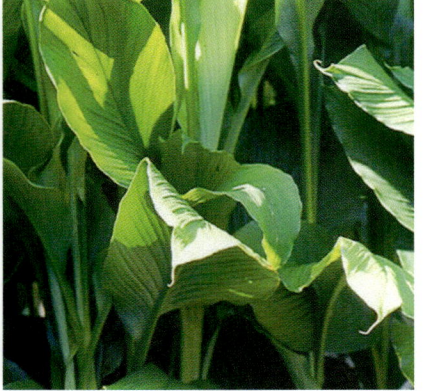

活血止痛藥

온울금(溫鬱金)

학명(學名)_ Curcuma wenyujin Y. H. Chen et C. Ling
과속(科屬)_ 강과(薑科) 식물 온울금(溫鬱金), 강황(薑黃), 광서아출(广西莪朮) 혹은 봉아출(蓬莪朮)의 괴근(塊根)을 말려 약으로 사용한다. 앞의 2종류는 각기 습관상으로 온울금(溫鬱金)과 황사울금(黃絲鬱金)이라고 한다. 그 나머지는 성질과 모양이 다름에 따라 습관적으로 계울금(桂鬱金) 혹은 녹사울금(綠絲鬱金)이라고 부른다. 강황속(薑黃屬) 식물은 전 세계적으로 약 49종이 있다. 동남아, 오스트리아 북부에 분포되어 있다. 중국에는 약 7종이 있고 모두 약으로 쓰인다.

지리분포(地理分布)_ 1. 온울금은 절강 이안이 주요산지이다.

2. 강황은 사천 온강 및 낙산 지역, 광동이 주요산지이다.

3. 광서아출은 광서, 광동이 주요산지이다.

4. 봉아출은 사천이 주요산지이다.

채집가공(採集加工)_ 겨울철 줄기와 잎이 마른 후 채집한다. 진흙과 가는 뿌리를 제거한 후 찌거나 속까지 푹 삶은 후 건조시킨다.

용법용량(用法用量)_ 3~9g을 달여 복용한다.

약리작용(藥理作用)_ 진정(鎭靜), 항간손상(抗肝損傷), 조기임신을 막아주고 억균(抑菌) 작용을 한다.

성미귀경(性味歸經)_ 맵고 쓰며 차다. 간경(肝經), 심경(心經), 폐경(肺經)에 작용한다.

효능주치(效能主治)_ 청심해울(淸心解鬱), 행기화어(行氣化瘀), 이담퇴황(利膽退黃)의 효능이 있다. 경폐통경(經閉痛經), 흉복(胸腹)의 자통(刺痛), 창통(脹痛), 전간발광(癲癎發狂), 열병(熱病)으로 인한 신혼(神昏), 황달뇨적(黃疸尿赤) 증상에 효험이 있다.

고대명방(古代名方)

정신이상
울금(鬱金) 7냥, 명반(明礬) 3냥, 모두 가루가 되게 갈아 박(薄)을 넣어 오자(梧子) 크기로 환을 만들어 1회에 50환씩 끓인 물로 복용한다. ≪경험방(經驗方)≫

궐기심통(厥氣心痛)
울금(鬱金), 부자(附子), 건강(乾薑)을 같은 양으로 하여 가루가 되게 갈아 식초를 넣어 오자(梧子)로 환을 만든 후, 주사포(朱砂包)로 싼 후 1회에 30환씩 복용한다. 남자는 술로 여자는 식초로 복용한다. ≪기효방(奇效方)≫

풍담옹색(風痰壅塞)
울금(鬱金) 1분, 여로(藜蘆) 10분을 가루가 되게 갈아 매일 적당량의 따뜻한 물에 섞어 복용한다. 다시 물 1컵으로 입을 가셔 침을 뱉고 식사를 적당히 하여 약맛을 누른다. ≪경험후방(經驗後方)≫

산후(産後)심통(心痛)으로 인해 환자가 혈기상충(血氣上衝)하여 동통혼미(疼痛昏迷) 증세
울금(鬱金)을 약성이 남을 정도로 볶고 2돈 가루가 되게 갈아 1구(口)의 미초(米醋)를 섞어 환자에게 먹이면 깨어난다. ≪수진방(袖珍方)≫

육혈(衄血), 토혈(吐血)

천울금(川鬱金)을 가루가 되게 갈아 우물물로 2돈을 복용한다. 상태가 심각하면 다시 복용한다. ≪역간방(易簡方)≫

비상독(砒霜毒)에 중독되었을 때

울금(鬱金)가루 2돈에 소량의 꿀을 넣고 찬물로 섞어 복용한다. ≪사림광기(事林廣記)≫

귀안의 통증

1돈의 울금(鬱金)가루를 물에 섞은 후, 귓속에 넣고 다시 빨리 꺼낸다. ≪성제총록(聖濟總錄)≫

약선양생(藥膳養生)

울금진피차(鬱金陳皮茶)

울금(鬱金), 진피(陳皮) 각 8g

울금과 진피를 달인 후 홍당(紅糖)을 넣고 차 대용으로 마신다.

항동맥경화(抗動脈硬化), 억균(抑菌) 효능이 있다. 임신부는 신중히 복용하여야 한다.

울금청간차(鬱金淸肝茶)

광울금(廣鬱金) 10g, 자감초(炙甘草) 5g, 녹차 2g, 꿀 25g에 물 1,000㎖를 넣고 10분간 끓인 후 즙을 취하여 차 대신 매일 1제씩 복용한다.

간염(肝炎), 간경화(肝硬化)에 효험이 있다.

고대처방(古代處方)

백금화담환(白金化痰丸)

방선원류(方選源流)_ ≪의방고(醫方考)≫ 화담방(化痰方)

약물조성(藥物組成)_ 울금(鬱金) 210g, 백반(白礬) 60g

포제방법(炮製方法)_ 가루로 갈아 오동자(梧桐子) 크기로 환을 만들어 1회에 3~6g, 매일 2회 식후에 복용한다.

효능주치(效能主治)_ 화담개규(化痰開竅), 행기해울(行氣解鬱)의 효능이 있다. 담조심규(痰阻心竅), 전간추축(癲癇抽搐), 심번의란(心煩意亂), 신지(神志)가 맑지 않은 증상, 후풍(喉風), 유아(乳蛾) 증상에 효험이 있다.

✚ 의가(醫家)에서 말하는 신농본초 양생법

주진형(朱震亨)은 "울금(鬱金)은 화(火)에 속하고 토(土)와 수(水)에 속하며 성질은 가벼워 위로 올라간다. 피를 토하고 코피가 흐르며 가래에 피가 섞여 있고 피가 비린 증상 및 경맥역행(經脈逆行)에는 모두 울금(鬱金)가루에 생강즙, 부추즙, 동변(童便)을 넣어 복용하면 혈분열사(血分熱邪)가 자연히 소실된다. 코피가 멎지 않을 때는 울금(鬱金), 부추즙을 사물탕(四物湯)에 넣어 복용한다. 가래에 피가 섞여 나오는 증상에는 죽력(竹瀝)을 넣어 치료한다"라고 했다.

이시진(李時珍)은 "울금(鬱金)이 심경(心經)과 심포경(心包經)에 들어가 혈병(血病)을 치료한다. ≪경험방(經驗方)≫에서 실심전광(失心顚狂)을 치료할 때는 7냥의 진울금(眞鬱金), 3냥의 명반(明礬)을 가루로 갈아 묽은 죽처럼 만든 후 오동자(梧桐子) 크기로 약환을 만들어 1회에 50환씩 뜨거운 물로 복용한다. 한 여인이 10여 년 전광(顚狂) 증세에 걸려 고인(高人)이 이 처방을 전수하였다. 복용하자마자 가슴이 막힌 듯한 증세가 사라지고 정신이 맑아지며 1회 더 복용하였더니 정상적으로 회복되었다. 이는 경우담혈(驚憂痰血)이 심규(心竅)에 몰려 초래된 전광(癲狂)이다. 울금(鬱金)이 심장에 들어가면 악혈(惡血)을 제거한다. 명반(明礬)은 단단한 가래를 제거하기 때문에 이 병을 치료한다. 방안(龐安)은 ≪상한총병론(傷寒總病論)≫에서 기재하기를 반두(斑痘)가 갓 나기 시작할 때 흰 거품이 생기고 갑자기 사기(邪氣)가 배 속으로 들어가면서 점차적으로 자흑색으로 변하며 농(膿)이 없고 온종일 마구 부르짖는 증세에는 울금(鬱金) 1개, 우감초(牛甘草) 2돈, 반 사발의 물을 끓여 감초를 제거하고 잘게 썬 후 불로 쬐여 가루로 갈아 볶은 진뇌자(眞腦子)반 돈을 넣는다. 1회에 1돈씩을 생 돼지피 5~7방울과 신선한 물로 골고루 섞어 복용한다. 2제(劑)를 초과하지 않는다. 심각한 독기(毒氣)가 손발에서 시작되고 반두(斑痘)가 옹(癰)처럼 될 때 병은 완치된다. 이것이 바로 오사일생(五死一生)의 증후이다"라고 했다.

강황(薑黃)

이명(異名)
보정향(寶鼎香)·황강(黃薑)
모강황(毛薑黃)·천강황(川薑黃)·광강황(廣薑黃)

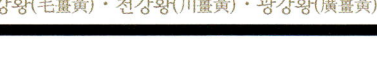

✛ ≪당본초(唐本草)≫

✛ 본경 문헌에 기재된 강황의 효능

　　　　심장과 복부에 쌓인 주오(疰忤)를 치료하여 하기파혈(下氣破血)하고 풍열(風熱)을 제거하며 옹종(癰腫)을 없앤다. 효능이 울금(鬱金)보다 강하다. 징가혈괴(癥瘕血塊)를 치료하고 월경을 통하게 하며 박손어혈(撲損瘀血)을 치료한다. 갑작스런 풍사로 인한 통증과 냉기를 치료하여 하식(下食)한다. 풍비비통(風痹臂痛)을 치료한다.

강황(薑黃)

학명(學名)_ Curcuma longa L.

과속(科屬)_ 강과(薑科) 식물 강황(薑黃)의 근경(根莖)를 말려 약으로 사용한다. 강황속(薑黃屬) 식물은 전 세계적으로 약 49종이 있으며 동남아, 오스트리아 북부에 분포되어 있다. 중국에는 약 7종이 있으며 모두 약으로 사용된다.

지리분포(地理分布)_ 대부분 토양이 비옥하고 느슨하며 양지바른 전원(田園)에 심는다. 야생하기도 한다. 복건, 강서, 대만, 광서, 광동, 운남, 사천, 호북, 섬서에 분포되어 있다. 주로 복건, 사천, 강서에서 생산된다.

채집가공(採集加工)_ 겨울이나 이른 봄에 줄기와 잎이 시들 때 채집하여 깨끗이 씻은 후 삶거나 푹 쪄서 햇볕에 말린 후 수근(鬚根)을 제거한다.

용법용량(用法用量)_ 3~9g을 달여서 복용한다. 외용(外用) 시 적당량을 취한다.

약리작용(藥理作用)_ 담즙분비(膽汁分泌) 촉진, 항간손상(抗肝損傷), 항응혈(抗凝血)하여 혈소판응집(血小板凝集) 억제, 항위궤양(抗胃潰瘍), 강혈지(降血脂), 강혈압(降血壓), 항생육(抗生育), 항산화(抗酸化), 항돌연변이, 항종류(抗腫瘤), 항병원체(抗病原體)의 작용을 한다.

성미귀경(性味歸經)_ 맵고 쓰며 따뜻하다. 비경(脾經)과 간경(肝經)에 작용한다.

효능주치(效能主治)_ 통경지통(通經止痛), 파혈행기(破血行氣)의 효능이 있다. 흉협자통(胸脅刺痛), 폐경(閉經), 징가(癥瘕), 질타손상(跌打損傷), 풍습(風濕)으로 인한 견비동통(肩臂疼痛), 어혈종통(瘀血腫痛) 증상에 효험이 있다.

고대명방(古代名方)

참을 수 없는 심장통증
강황(薑黃) 1냥, 육계(肉桂) 3냥을 모두 가루가 되게 갈아 1회에 1돈씩 식초 물로 복용한다. ≪경험후방(經驗後方)≫

산후의 혈통(血痛), 덩어리가 있는 증세
강황(薑黃), 계심(桂心)을 같은 양으로 하여 가루가 되게 갈아 술로 1숟가락 복용하면 피가 멈추면서 치료된다. ≪잠은산보(昝殷産寶)≫

창선(瘡癬) 발병 초기
강황을 가루로 갈아 외부에 바르면 효험이 있다. ≪천금익방(千金翼方)≫

아기가 울면서 젖을 토하고 설사하며 대변이 푸르고 식은땀이 나는 증상
강황(薑黃) 1돈, 몰약(沒藥), 목향(木香), 유향(乳香) 각 2돈을 모두 가루로 갈아 꿀을 넣어 검자(芡子) 크기로 환을 만들어 1회에 1환씩 조등(釣藤)을 달인 탕으로 녹여 복용한다. ≪화제국방(和劑局方)≫

약선양생(藥膳養生)

강황계단(薑黃鷄蛋)
강황 25g, 계란 2개, 미주 300㎖
계란을 삶은 후 껍질을 벗기고 강황과 함께 끓여 계란과 미주(米酒)를 함께 복용한다. 월경기간에 3회 복용한다.
이기활혈지통(理氣活血止痛)의 효능이 있어 기체혈어(氣滯血瘀), 월경 전이나 월경 시기의 소복동통(少腹疼痛), 혈색이 자흑색이고 월경 시 혈괴가 있는 증상, 임리(淋漓), 흉협작창 등의 증상에 효험이 있다.

> ✚ **의가(醫家)에서 말하는 신농본초 양생법**
>
> 이시진(李時珍)은 "강황(薑黃), 울금(鬱金), 초(草)는 약선양생(藥膳養生)에 3가지 종류의 약물에 대한 설명에서 형태와 효능이 아주 비슷하다. 하지만 울금(鬱金)은 심장으로 들어가 혈(血)을 치료한다. 강황(薑黃)은 동시에 폐로 들어가 기(氣)도 같이 치료한다. 초(草)는 간으로 들어가 기(氣) 속 혈(血)을 같이 치료한다. 이것이 바로 차이점이다. 옛날 처방에서는 오비탕(五痹湯) 속에 편자강황(片子薑黃)을 넣어 풍한습기(風寒濕氣)로 인한 손과 팔의 통증을 치료하였다. 대원예(戴原禮)의 ≪요결(要訣)≫의 기록에 의하면 편자강황(片子薑黃)은 손과 팔로 들어가 통증을 치료한다. 이것은 또한 혈 속의 기를 조절하고 다스리는 있는 효능이 있다" 라고 했다.

몰약(沒藥)

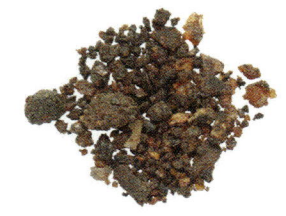

이명(異名)
말약(末藥)

✚ 송(宋)·≪개보본초(開寶本草)≫

✚ 본경 문헌에 기재된 몰약의 효능

      파혈지통(破血止痛)하여 금창(金瘡), 장창(杖瘡), 여러 가지 악창치루(惡瘡痔漏), 갑작스런 하혈(下血), 눈의 예막이 생겨 야기된 훈통부적(暈痛膚赤)을 치료한다. 징가(癥瘕)로 인한 숙혈(宿血), 손상어혈(損傷瘀血)을 풀어주어 종통(腫痛)을 제거한다. 심장과 담이 허하고 간혈(肝血)이 부족하여 낙태 및 산후 심장과 복부의 통증에는 환산(丸散)으로 복용한다. 산혈소종(散血消腫)하여 통증을 그치게 하고 새살이 돋아나게 한다.

몰약수(沒藥樹)

학명(學名)_ Commiphora myrrha Engl.

과속(科屬)_ 감람과(橄欖科) 식물 몰약 나무 혹은 기타 동속(同屬) 식물의 껍질 부위에서 나오는 유교수지(油膠樹脂)를 약으로 사용된다.

지리분포(地理分布)_ 해발 500~1,500m의 산비탈에서 자란다. 대부분 열대 아프리카와 아시아 서부에 분포되어 있다. 소말리아, 에티오피아 및 아랍 반도 남부가 주요산지이다. 소말리아에서 생산된 품질이 가장 좋다.

채집가공(採集加工)_ 11월부터 이듬해 2월에 나무껍질 사이에서 새어나온 즙액을 채집한다. 공기 중에서 적종색의 단단한 덩어리의 유교수지(油膠樹脂)로 변한다.

용법용량(用法用量)_ 3~10g을 달여 복용한다. 외용(外用) 시 적당량을 취한다.

약리작용(藥理作用)_ 강혈지(降血脂), 해열진통(解熱鎭痛), 항균(抗菌), 항염(抗炎), 호르몬 유사작용, 수렴작용(收斂作用)을 한다.

성미귀경(性味歸經)_ 맵고 쓰며 평(平)하다. 심경(心經), 간경(肝經), 비경(脾經)에 작용한다.

효능주치(效能主治)_ 소종생기(消腫生肌), 활혈지통(活血止痛)의 효능이 있다. 어체동통(瘀滯疼痛), 질타손상(跌打損傷), 창(瘡)이 궤양(潰瘍)된 후 오랫동안 아물지 않는 증세, 옹저종통(癰疽腫痛), 통경(痛經), 흉비심통(胸痺心痛), 산후(産後) 어혈복통(瘀血腹痛), 경폐(經閉), 풍습비통(風濕痺痛) 등의 증상에 효험이 있다.

고대명방(古代名方)

근골(筋骨) 손상
쌀가루 4냥을 누렇게 구워 몰약, 유향(乳香)가루를 각 반 냥씩 넣고 술로 연고 상태로
골고루 섞어 환부에 붙인다. ≪어약원방(禦藥院方)≫

칼에 베인 상처(막을 투과하지 않는 경우)
몰약, 유향(乳香) 각 1돈, 어린아이 소변 반 잔, 술 반 잔을 따뜻하게 복용한다. 가루로
만들어 복용해도 된다. ≪기효양방(奇效良方)≫

역절(歷節)로 인한 여러 가지 풍(風, 골절동통(骨節疼痛)이 밤낮으로 멎지
않는 증상)
몰약(沒藥)가루 반 냥, 호경골(虎脛骨)을 절인 젖에 발라 구운 가루 3냥. 1회에 2돈씩 따
뜻한 술로 복용한다. ≪도경본초(圖經本草)≫

소아반장(小兒盤腸, 기가 잘 통하지 못하여 일어나는 통증)
몰약(沒藥), 유향(乳香)을 같은 양으로 하여 가루가 되게 간다. 목향(木香)을 갈아 물로 끓인
후 골고루 섞은 것을 1돈 복용하면 즉시 효험이 있다. ≪탕씨영해보서(湯氏嬰孩寶書)≫

약선양생(藥膳養生)

몰약계자주(沒藥鷄子酒)
몰약(가루로 된 것) 20g, 생계자(生鷄子) 3개, 소홍황주(紹興黃酒) 700㎖
계자(鷄子)를 쪼갠다. 흰자위를 취하고 노란자위는 제거해 그릇에 담고 몰약(沒藥)을 넣
어 따뜻한 술로 데운 후 골고루 섞는다. 계절에 상관없이 따뜻하게 복용한다.
활혈화어(活血化瘀)의 효능이 있어 마차에서 떨어져 근골동통(筋骨疼痛)이 멎지 않는 증
세에 효험이 있다.

✚ 의가(醫家)에서 말하는 신농본초 양생법

　　견권(甄權)은 "칼에 베인 상처, 외상으로 인한 온갖 병증, 근골(筋骨) 통증,
심장과 복부의 혈이 뭉친 환자는 모두 몰약(沒藥)을 으깨어 뜨거운 술로 복용하
는 것이 좋다. 오래된 것을 몰아내고 새로운 것을 생기게 하며 좋은 혈이 생기게
한다"라고 했다.

구종석(寇宗奭)은 "몰약(沒藥)은 정체된 혈을 잘 통하게 한다. 혈이 막히면 기를 뭉치게 하고 기가 뭉치면 경락이 가득 차고 빨라지며 경락이 가득차고 빨라지면 종통(腫痛)을 초래한다. 대부분의 타박과 낙하는 경락을 다치게 하여 기(氣)와 혈(血)이 잘 통하지 않게 하여 종통(腫痛)을 초래하는 것이다"라고 했다.

이시진(李時珍)은 "몰약(沒藥)은 혈(血)을 흩뜨리고 유향(乳香)은 혈(血)의 운행을 활발히 하며 통증을 멈추고 붓기를 제거하며 새살이 돋아나게 한다. 때문에 이 2가지 약은 흔히 서로 겸하여 사용한다"라고 했다.

活血止痛藥

유향(乳香)

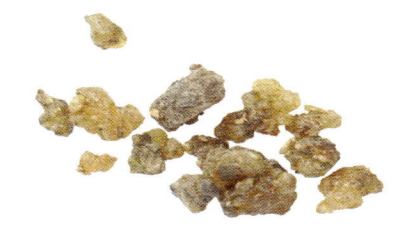

이명(異名)
훈륙향(熏陸香)·유두향(乳頭香)
천택향(天澤香)·마륵향(摩勒香)
욕향(浴香)·적유향(滴乳香)

活血化瘀藥

144

+ ≪명의별록(名醫別錄)≫ 중품(中品)
+ 본경 문헌에 기재된 유향의 효능

　　　　훈륙(熏陸): 풍수독종(風水毒腫)을 치료하여 악기복시(惡氣伏屍), 은진양독(癮疹痒毒)을 치료한다. 유향(乳香)과 비슷한 효능이 있다.

　　　　유향(乳香): 이롱(耳聾)을 치료한다. 중풍(中風)으로 인한 구금불어(口噤不語), 여인의 혈기(血氣)를 치료한다. 대장의 설사를 멈추게 하고 모든 종류의 창(瘡)을 안에서 사라지게 하며 술을 쏟아내고 풍사(風邪)와 냉기(冷氣), 장부의 기와 한랭(寒冷)이 엉켜 발생한 질환를 다스린다. 하기익정(下氣益精), 보요슬(補腰膝)한다. 신(腎)의 정기(精氣)를 치료하며 곽란(霍亂)을 멈추게 하고 악중사기(惡中邪氣)를 치료하여 심장과 복통의 주기(疰氣)를 치료한다. 불면증을 치료한다. 종기의 모든 독을 없애고 혈(血)의 운행을 활발히 하여 통증을 그치게 하며 근육을 펴주고 여인의 난산(難産)과 절상(折傷)을 치료한다.

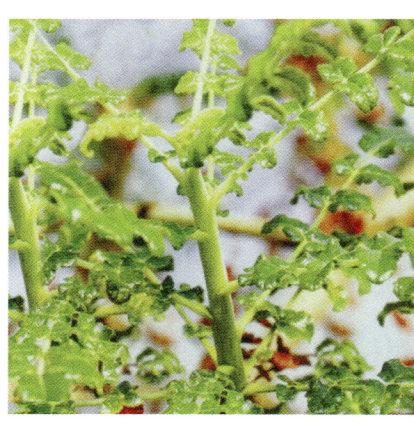 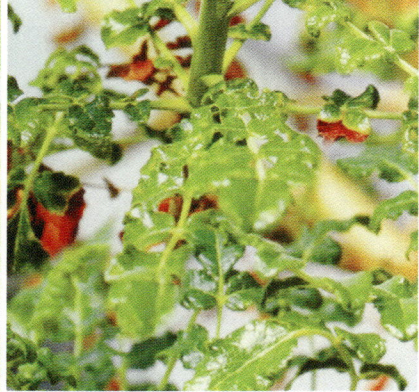

가씨유향수(卡氏乳香樹)

학명(學名)_ Boswellia carterii Birdw.

과속(科屬)_ 감람과(橄欖科) 식물 가씨유향수의 유교수지(油膠樹脂)를 약으로 사용한다.

유향속(乳香屬) 식물은 전 세계적으로 약 23종이 있으며 아랍반도, 인도대륙, 홍해 연안,

리비아, 수단, 터키 및 아프리카 열대 건조한 지역에 분포되어 있다.

지리분포(地理分布)_ 열대 연해 산지에서 자란다. 홍해 연안으로부터 리비아, 터키, 수단 등지에도 분포되어 있다. 주로 에티오피아, 소말리아 및 아랍반도 남부에서 생산된다.

채집가공(採集加工)_ 봄, 여름철에 채집한다. 나뭇가지의 껍질 부위를 아래로부터 위로 순서대로 베어 수지(樹脂)가 나오게 하고 며칠 후 고체가 되면 즉시 채집한다.

용법용량(用法用量)_ 3~10g을 달여 복용한다. 볶은 후 기름을 제거하는 것이 적합하다. 외용(外用) 시 적당량을 취한다. 생것이나 볶은 것을 가루로 갈아 붙인다.

약리작용(藥理作用)_ 항염(抗炎) 진통(鎭痛), 항위십이지장궤양(抗胃十二指腸潰瘍), 콜레스테롤을 낮추는 등의 작용을 한다.

성미귀경(性味歸經)_ 맵고 쓰며 따뜻하다. 신경(腎經), 간경(肝經), 비경(脾經)에 작용한다.

효능주치(效能主治)_ 소종생기(消腫生肌), 활혈행기지통(活血行氣止痛)의 효능이 있다. 질타손상(跌打損傷), 창양옹종(瘡瘍癰腫), 통경(痛經), 흉비심통(胸痺心痛), 풍습비통(風濕痺痛), 산후어혈복통(産後瘀血腹痛) 증상에 효험이 있다.

고대명방(古代名方)

심기동통(心氣疼痛)을 견디기 어려울 때
유향(乳香) 3냥, 진차(眞茶) 4냥을 가루가 되게 갈아 12월의 사슴피를 골고루 섞어 탄자(彈子) 크기로 환을 만들어 따뜻한 식초로 녹여 1환씩 복용한다. ≪서죽당경험방(瑞竹堂經驗方)≫

누창(漏瘡)으로 인한 농혈(膿血)
유향(乳香) 2돈, 모려(牡蠣)가루 1돈을 간다. 설고(雪糕)로 마자(麻子) 크기의 환을 만들어 생강탕으로 1회에 30환씩 복용한다. ≪직지방(直指方)≫

풍사(風邪)를 제거하고 얼굴빛을 좋게 할 때
진유향(眞乳香) 2근, 백밀(白蜜) 3근을 도자기 안에 함께 넣고 엿 상태로 달여 매일 아침 2숟가락씩 복용한다. ≪기효방(奇效方)≫

급만경풍(急慢驚風)
유향(乳香) 반 냥, 감수(甘遂) 반 냥, 모두 가루가 되게 갈아 1회에 반돈 씩 유향탕(乳香湯)으로 복용한다. 소변으로 복용하는 것도 가능하다. ≪왕씨박제방(王氏博濟方)≫

몽매(夢寐)에 유정(遺精)하는 증상
유향(乳香) 1괴를 엄지손가락 길이만큼을 취침 전에 씹어서 입에 물고 3경(三更)에 삼킨다. 3~5회 복용하면 효과를 볼 수 있다. ≪의림집요(醫林集要)≫

풍충아통(風蟲牙痛)을 참을 수 없을 때
1. 훈륙향(薰陸香)을 씹은 후, 즙을 삼키면 즉시 효과를 볼 수 있다. ≪매사방(梅師方)≫
2. 유향(乳香), 파두(巴豆)를 같은 양으로 하여 가루가 되게 간다. 납(蠟)으로 골고루 섞어 환을 만들어 치아구멍에 밀어 넣는다. ≪직지방(直指方)≫

活血止痛藥

약선양생(藥膳養生)

조협유향주방(皂莢乳香酒方)

유향(乳香) 6g, 계두실(鷄頭實) 크기의 조협(皂莢) 6g

유향(乳香)을 은식기에 넣고 볶아 연기가 나면 조협자(皂莢刺)를 넣어 함께 볶은 후, 향(香)이 자(刺)에 달라붙으면, 바로 무회주(無灰酒) 1잔을 넣어 함께 끓인 후 찌꺼기를 여과한다. 1회 복용한 후, 종기가 곪지 않은 사람은 바로 가라앉고 곪았던 사람은 고름이 저절로 터진다.

소종생기(消腫生肌), 활혈행기지통(活血行氣止痛)의 효능이 있다. 옹저(癰疽), 창양(瘡瘍), 발배(發背), 종독(腫毒) 증상에 효험이 있다.

고대처방(古代處方)

유향거한활혈정통환(乳香祛寒活血定痛丸)

방선원류(方選源流)_ ≪고금의감(古今醫鑑)≫ 거습방(祛濕方)

약물조성(藥物組成)_ 유향(乳香) 9g, 몰약(沒藥) 9g, 당귀(當歸) 30g, 천궁(川芎) 30g, 창출(蒼朮) 60g, 천오(川烏) 30g, 정향(丁香) 15g

포제방법(炮製方法)_ 모두 가루가 되게 갈아 조육(棗肉)을 넣어 오동자(梧桐子) 크기의 환을 만들어 1회에 6g, 매일 2회 복용한다. 또한 음편(飮片)을 탕제로 만들어 물에 달여 복용한다. 용량은 원래의 비례에 따라 짐작하여 증감한다.

효능주치(效能主治)_ 거한제습(祛寒除濕), 활혈화어(活血化瘀), 통락지통(通絡止痛)의 효능이 있다. 한습비조(寒濕痹阻), 관절동통(關節疼痛), 굴신불리(屈伸不利) 증상에 효험이 있다.

✚ 의가(醫家)에서 말하는 신농본초 양생법

이시진(李時珍)은 "유향(乳香)은 남번(南番) 각국에 모두 있다. 현재의 사람들은 흔히 송향(松香)을 유향(乳香)에 섞어 놓는데 불로 구워야만 비로소 분별해낼 수 있다. ≪송사(宋史)≫에서 유향(乳香)에는 13등이 있다고 말했다. ≪향록(香錄)≫에서 말하기를 유향(乳香)은 훈륙향(薰陸香)이라고도 하는데 대식국남(大食國南)에서 생산된다. 나무는 소나무와 비슷하다. 칼로 베면 수지(樹脂)가 흘러나와 향괴(香塊)로 된다. 상품(上品)은 간향(揀香)인데 크고도 둥글어 젖꼭지 같으며 투명하여 흔히 적유(滴乳)와 비슷하다. 그 다음은 명유(明乳)이다. 이것의 품질은 간향(揀香) 다음이고 그 다음은 병향(瓶香)이다. 병으로 수집한 종류이다. 병향(瓶

香)보다 못한 것은 대향(袋香)이다. 수집할 때 주머니에 넣는 종류이다. 대향의 다음은 유탑(乳塌)이다. 안에는 사석(沙石)이 끼어 있다. 탑향(塌香) 다음은 흑탑(黑塌)이다. 색깔이 검다. 흑탑(黑塌) 다음은 습탑(濕塌)이다. 물에 불린 종은 이미 색이 떨어지고 기가 변하였다. 습탑(濕塌)의 다음은 작소(斫削)이다. 불순물이 굉장히 많다. 그 다음은 전말(纏末)이다. 뿌려 날리면 티끌 같다. 이로부터 보면 유향(乳香)은 저절로 흘러나온 것도 있고 나무를 벤 후 흘러나오는 것도 있다. 도서(道書)에서 말하기를 유향(乳香), 단향(檀香)은 목욕할 때 사용하는 향기로서 태워서 제사를 지내서는 안 된다"라고 했다.

이시진(李時珍)은 "유향(乳香)은 향기를 내어 심경(心經)으로 들어가 혈(血)의 운행을 활발히 하고 통증을 그치게 하기 때문에 옹저창양(癰疽瘡瘍), 심복통(心腹痛)을 치료하는 매우 중요한 약물이다. ≪소문(素問)≫에서 말하기를 '모든 통증, 가려움, 부스럼은 모두 심장에 관련된 것이다.' 즉 이 몇 가지 질병의 증세를 말하는 것이다. 산부인과의 많은 약방에는 모두 이것을 사용하였다. 이것의 혈(血)의 운행을 활발히 하는 효능을 취한 것이다. 진자명(陳自明)의 ≪부인양방(婦人良方)≫에서 말하기를 시소경(施少卿)이 기주지부(蘄州知府)로 있을 때 기주 서태승(徐太丞)에게서 신침환(神寢丸)의 약방을 얻었는데 여인이 출산하기 직전 한 달 동안 복용시켰더니 태아가 쉽게 나올 수 있어 아주 영험했다. 통명유향(通明乳香) 반 냥, 지각(枳殼) 1냥을 가루로 갈아 꿀로 오동자(梧桐子) 크기의 환을 만들어 공복에 1회에 30환씩 술로 복용한다. 갈홍(葛洪)의 ≪포박자(抱朴子)≫에서 말하기를 부연주(浮炎洲, 지금 해남성 내)의 남해에 훈륙향(薰陸香)이 나오는데 나무에는 상처가 있고 목교(木膠)가 흘러 나왔다. 동방사람들은 이것을 채집하는데 개와 같은 짐승들이 이를 먹을까 봐 두려워했다. 이런 짐승이 유향(乳香)을 먹은 후에는 찌르고 베여도 죽지 않고 몽둥이로 때려도 상하지 않으며 결국 이것들의 뼈를 부숴야 죽기 때문이다. 이로부터 유향(乳香)이 골절을 치료한다는 것을 알 수 있다. 혈(血)의 운행을 활발히 하며 통증을 멈추게 하지만 이것의 본성이 그렇게 하도록 만든 것이다. 양청수(楊淸叟)는 사람이 근육을 펼 수 없을 때 붙이는 약에 반드시 유향(乳香)을 넣어야 한다. 그것은 유향(乳香)의 성질이 근육을 펴줄 수 있기 때문이다"라고 했다.

活血止痛藥

단삼(丹蔘)

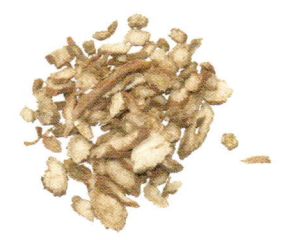

이명(異名)
적삼(赤蔘)・분마초(奔馬草)
산삼(山蔘)・자단삼(紫丹蔘)
홍근(紅根)・활혈근(活血根)
대홍포(大紅袍)・혈삼근(血蔘根)・홍단삼(紅丹蔘)

✦ ≪신농본초경(神農本草經)≫ 상품(上品)

✦ 본경 문헌에 기재된 단삼의 효능

　　　양혈(養血)하여 심복(心腹)의 고질적(痼疾的)인 결기(結氣), 요척강(腰脊強), 각비(脚痹)를 치료하고 풍사(風邪)로 인한 유열(留熱)을 치료한다. 오래 복용하면 사람에게 이롭다. 중악(中惡)으로 인한 백사(百邪), 귀매(鬼魅), 복통기작(腹痛氣作), 소리가 울리는 것을 치료하고 정신을 안정시킬 수 있다. 양신정지(養神定志), 통리관맥(通利關脈)하여 냉열로(冷熱勞), 골절동통(骨節疼痛), 사지불수(四肢不遂), 두통적안(頭痛赤眼), 열온광민(熱溫狂悶)을 치료한다. 숙혈(宿血)을 없애주어 신혈(新血)을 만들고 살아 있는 태아는 안정시키고 죽은 태아는 떨어뜨려준다. 혈붕대하(血崩帶下)를 멎게 하고 여인의 경맥(經脈)의 불균형을 조절해주고 혈사(血邪)로 인한 심번(心煩), 악창개선(惡瘡疥癬), 목덜미에 생긴 혹의 종독(腫毒), 단독(丹毒)을 치료한다. 배농지통(排膿止痛)하여 새살이 돋아나게 한다. 활혈(活血)하여 심포락(心包絡)을 통하게 하고 산통(疝痛)을 치료한다.

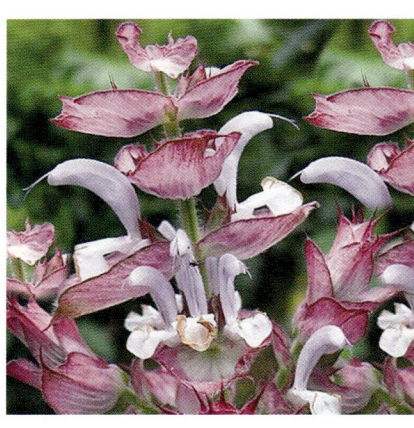

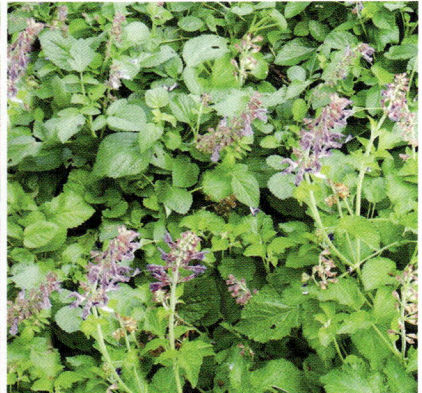

단삼(丹蔘)

학명(學名)_ Salvia miltiorrhiza Bge.

과속(科屬)_ 순형과(唇形科) 식물 단삼(丹蔘)의 건조한 뿌리와 근경(根莖)을 약으로 사용한다. 서미초속(鼠尾草屬) 식물은 전 세계적으로 약 600여 종이 있으며 온대와 열대 지역에 분포되어 있다. 중국에는 약 77종이 있고 약으로 약 26종이 쓰인다.

지리분포(地理分布)_ 해발 120~1,300m의 수풀 밑 초지, 산비탈 및 도랑가에 대부분 자란다. 주로 안휘, 사천, 산서, 강소, 하북 등지에서 자란다. 호북, 요녕, 섬서, 하남, 강서 등지에서도 생산한다.

채집가공(採集加工)_ 매년 봄가을철에 채집하여 진흙을 제거한 후 건조시킨다.

용법용량(用法用量)_ 9~15g을 달여 복용한다.

약리작용(藥理作用)_ 심장을 강화하고 혈압을 낮추며 혈관을 확장하고 혈전형성을 억제하며 말초순환(末梢循環)을 개선하고 죽상동맥경화증을 억제하며 혈지(血脂)를 내리고 조직의 수복과 재생을 촉진하며 항균작용을 하고 간손상(肝損傷)을 막아주며 염증을 제거하는 작용이 있다.

성미귀경(性味歸經)_ 쓰고 약간 차다. 심경(心經)과 간경(肝經)에 작용한다.

효능주치(效能主治)_ 활혈통경(活血通經), 거어지통(祛瘀止痛), 청심제번(淸心除煩)의 효능이 있다. 월경부조(月經不調), 경폐통경(經閉痛經), 흉복자통(胸腹刺痛), 징가적취(癥瘕積聚), 창양종통(瘡瘍腫痛), 간비종대(肝脾腫大), 심번불면(心煩不眠), 심교통(心絞痛) 증상에 효험이 있다.

고대명방(古代名方)

활血調經藥

월경부조(月經不調), 산전태동(産前胎動), 산후악혈불하(産後惡血不下)와 요척통(腰脊痛), 골절번통(骨節煩痛) 등의 증상
단삼산(丹蔘散): 단삼(丹蔘)을 깨끗이 씻은 후 잘게 썰어 햇볕에 말린 다음 가루가 되게 갈아 1회에 2돈씩 따뜻한 술로 복용한다. ≪부인명리방(婦人明理方)≫

여인의 유옹(乳癰)
단삼(丹蔘), 백지(白芷), 작약(芍藥)을 각 2냥씩 으깨어 식초에 하룻밤 절인 후 돼지기름 반 근을 다시 넣고 약한 불에서 달여 고약을 만든다. 찌꺼기를 없앤 후 진한 즙을 유방에 붙인다. ≪필효방(必效方)≫

뜨거운 기름과 불에 데었을 때
단삼(丹蔘) 8냥을 으깨어 물을 약간 넣고 골고루 섞은 후, 양기름 2근을 넣고 삼상삼하(三上三下)로 달여 상처에 바른다. ≪주후방(肘後方)≫

경간(驚癎)으로 인한 발열(發熱)
단삼마고(丹蔘摩膏): 단삼(丹蔘), 뇌환(雷丸) 각 반 냥, 저고(豬膏) 2냥을 함께 칠상칠하(七上七下)로 달여 찌꺼기를 걸러낸 후, 소아의 몸에 매일 3회 마찰시킨다. ≪천금방(千金方)≫

한산복통(寒疝腹痛)

소복(小腹) 음중(陰中)이 당기는 듯한 통증이 있고 땀이 나며 곧 죽을 것 같을 때 단삼(丹蔘) 1냥을 부드러운 가루로 갈아 1회에 2돈씩 뜨거운 술에 골고루 섞어 복용한다. ≪성혜방(聖惠方)≫

낙태하혈(落胎下血)

단삼(丹蔘) 12냥, 술 5 L를 끓여 3 L를 취해 1 L를 1일 3회 따뜻하게 복용한다. 물에 끓여도 된다. ≪천금방(千金方)≫

소아신열(小兒身熱)

한출구급(汗出拘急)은 중풍(中風)으로 인한 것이다. 단삼(丹蔘) 반 냥, 초서시(炒鼠屎) 30개를 가루가 되게 갈아 1회에 3돈씩 장수(漿水)로 복용한다. ≪성제총록(聖濟總錄)≫

약선양생(藥膳養生)

단삼(丹蔘) 찹쌀죽

단삼(丹蔘) 30g, 빨간 대추 6개, 찹쌀 60g, 홍당(紅糖) 20g 단삼(丹蔘)을 물로 달여 찌꺼기를 제거한 후, 빨간 대추, 찹쌀, 홍당(紅糖)을 죽이 되게 달여 따뜻하게 먹는다. 매일 2회, 10일을 1회의 치료과정으로 하고 3일이 지나 다시 복용한다.

월경부조(月經不調), 혈체폐경(血滯閉經), 산후오로부진(産後惡露不盡), 어체복통(瘀滯腹痛), 흉협동통(胸脅疼痛)과 온병(溫病)으로 인한 열입영혈(熱入營血) 등의 증세에 효험이 있다. 고혈압(高血壓), 관심병(冠心病, 관상동맥경화증) 등 증상에는 장기간 복용하면 효험이 있다.

고대처방(古代處方)

단삼활혈음(丹蔘活血飮)

방선원류(方選源流)_ ≪시방가괄(時方歌括)≫ 활혈방(活血方)

약물조성(藥物組成)_ 단삼(丹蔘) 30g, 단향(檀香) 5g, 사인(砂仁) 5g

포제방법(炮製方法)_ 물에 달여 복용한다.

효능주치(效能主治)_ 활혈화어(活血化瘀), 행기지통(行氣止痛)의 효능이 있다. 혈어기체(血瘀氣滯), 심계기단(心悸氣短), 심위동통(心胃疼痛) 증세에 효험이 있다.

✦ 의가(醫家)에서 말하는 신농본초 양생법

소송(蘇頌)은 "지금 섬서(지금 섬서, 영하 남부 및 산서 서남과 감숙 동남 지역), 하동(산서 경내, 황하 이동지역) 주군(州郡)과 수주(호북 수현 일대)에 모두 이것이 있다. 2월에 싹이 자라고 높이는 1척(尺) 남짓이 자란다. 줄기는 정방형을 이루고 능(棱)이 있으며 청색을 띤다. 잎은 마주 향하여 자라고 박하(薄荷) 잎과 비슷하지만 털이 나 있다. 3월부터 7월경에 꽃이 피고 이삭 형태를 이루며 자홍색이고 소화(蘇花)와 비슷하다. 뿌리는 적색을 띠고 큰 것은 손가락과 비슷하고 길이는 1척(尺) 남짓 하며 하나의 싹에는 여러 개의 뿌리가 있다"라고 했다.

소공(蘇恭)은 "겨울철 채집한 것이 비교적 좋다. 여름철 채집한 허공(虛空)은 좋은 것이 아니다"라고 했다.

이시진(李時珍)은 "5가지 삼(蔘)의 5가지 색깔은 오장(五臟)과 서로 짝을 이룬다. 때문에 단삼(丹蔘)은 심장으로 들어가고 적삼(赤蔘)이라고 한다. 모몽(牡蒙)은 간으로 들어가기에 자삼(紫蔘)이라고 한다. 인삼(人蔘)은 비장으로 들어가기에 황삼(黃蔘)이라고 한다. 사삼(沙蔘)은 폐로 들어가기에 백삼(白蔘)이라고 한다. 현삼(玄蔘)은 신장으로 들어가기에 흑삼(黑蔘)이라고 한다. 이외에도 고삼(苦蔘)은 오른쪽 신장인 명문(命門)의 약이다. 옛날 사람들은 이를 자삼(紫蔘)이라 하지 않고 고삼(苦蔘)이라고 한다. 그것은 고삼은 삼(蔘)의 5가지 색깔과 오장(五臟)이 서로 짝을 이룬다는 함의를 명확히 표현하지 못하기 때문이다"라고 했다.

소병(蕭炳)은 "단삼(丹蔘)은 풍연각(風軟脚)을 치료한다. 사람이 말처럼 달릴 수 있도록 하여 얻은 명칭이 바로 분마초(奔馬草)이다. 이전에는 이것으로 풍연각(風軟脚)을 치료하였는데 확실히 효과를 보았다"라고 했다.

이시진(李時珍)은 "단삼(丹蔘)은 적색을 띠고 맛은 쓰며 기가 평(平)하고 하강하며 음중의 양약이다. 수소음경(手少陰經), 수궐음경(手厥陰經)으로 들어가고 심장과 심포락(心包絡) 혈분(血分)의 약이다. ≪부인명리론(婦人明理論)≫의 기록에 의하면 사물탕(四物湯)은 부인과 질병을 치료하고 출산 전이든 출산 후이든 경수(經水)가 많든 적든 모두 사용할 수 있다. 다만 1가지 맛의 단삼산(丹蔘散)의 사물탕(四物湯)의 효과와 비슷하다. 그것은 단삼(丹蔘)이 태를 안정시키고 활성화하며 죽은 태를 내리고 어혈(瘀血)을 없애며 새로운 피를 생기게 하고 음도(陰道)의 대량의 출혈을 멈추며 여성 성기에서 흘러나오는 묽은 점액을 치료하고 경맥(經脈)을 조절한다. 효능은 당귀(當歸), 천궁(川芎), 지황(地黃), 작약(芍藥)의 효능과 아주 유사하다"라고 했다.

活血調經藥

홍화(紅花)

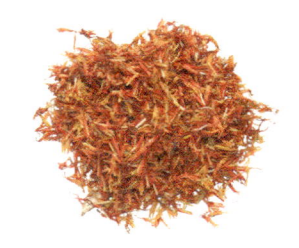

이명(異名)
홍람화(紅藍花) · 자홍화(刺紅花) · 초홍화(草紅花)

✦ 송(宋) · ≪개보본초(開寶本草)≫
✦ 본경 문헌에 기재된 홍화의 효능

　　　　산후(産後)의 혈운(血運)과 구금(口噤), 복내(腹內)의 악혈부진(惡血不盡)으로 인한 교통(絞痛), 태(胎)가 배 속에서 죽은 증상에는 술로 달여 복용한다. 고독(蠱毒)을 치료한다. 유혈(留血)을 없애는 데 많이 사용하고 양혈(養血)에는 적게 사용한다. 활혈(活血), 윤조(潤燥), 지통(止痛), 산종(散腫), 통경(通經)의 효능이 있다.

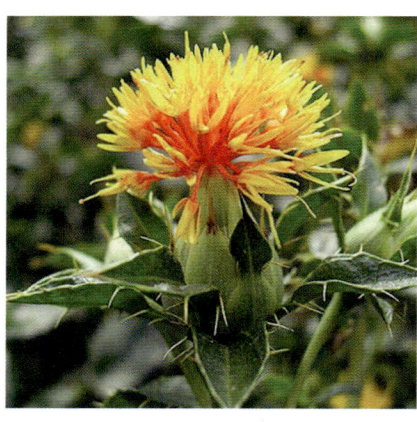 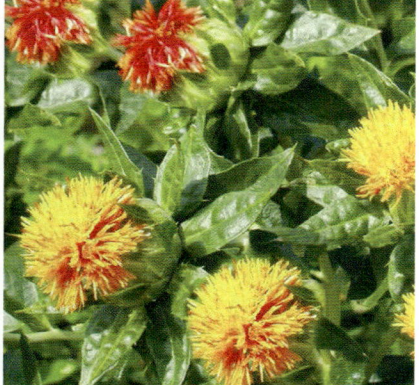

홍화(紅花)

학명(學名)_ Carthamus tinctorius L.

과속(科屬)_ 국과(菊科) 식물 홍화(紅花)의 건조한 꽃을 약으로 사용한다. 홍화속(紅花屬) 식물은 전 세계적으로 약 19종이 있으며 러시아, 중국, 일본, 한반도와 지중해 지역에 분포되어 있다. 중국에는 2종이 있고 약으로는 1종이 쓰인다.

지리분포(地理分布)_ 중국 동북, 서북, 화북 및 산동, 절강, 사천, 귀주, 서장에 분포되어 있다. 하남 연진, 봉구, 절강 자계, 여요, 사천 간양, 수녕 등지가 주요산지이다. 현재 각 지에서 많이 재배된다.

채집가공(採集加工)_ 여름철 꽃이 황색에서 빨간색으로 변할 때 채집하여 그늘에 말리거나 햇볕에 말린다.

용법용량(用法用量)_ 3~9g을 달여 복용한다.

약리작용(藥理作用)_ 관상동맥혈류량과 심근영양성 혈류량을 증가한다. 심장을 흥분시키고 심근혈액 부족을 막아주며 혈압을 낮추고 혈관을 확장시키며 말초순환(末梢循環)을 개선하고 혈지(血脂)를 내리며 응혈을 막아주고 산소부족에 견디는 능력을 높여주며 자궁평활근을 흥분시키고 진통작용이 있으며 염증을 제거한다.

성미귀경(性味歸經)_ 맵고 따뜻하다. 심경(心經)과 간경(肝經)에 작용한다.

효능주치(效能主治)_ 산어지통(散瘀止痛), 활혈통경(活血通經)의 효능이 있다. 통경(痛經), 경폐(經閉), 징가(癥瘕)로 인한 비괴(痞塊), 오로부진(惡露不盡), 질타손상(跌打損傷), 창양종통(瘡瘍腫痛) 등의 증상에 효험이 있다.

고대명방(古代名方)

모든 종기
홍화(紅花)를 으깨어 즙을 복용한다. 불과 3회만 복용하면 낫는다. ≪외대비요(外臺秘要)≫

후비옹색(喉痹壅塞)
신선한 홍람화(紅藍花)를 으깬 후 1㎖를 짜내 즙을 복용한다. 병이 좋아질 때까지 복용한다. 만일 겨울철에 신선한 홍람화(紅藍花)가 없다면 말린 홍람화(紅藍花)를 불려 즙을 달여 복용한다. ≪해상방(海上方)≫

62가지 풍(風)
장중경(張仲景)은 62가지 풍과 복부의 혈기자통(血氣刺痛)을 치료할 때 홍화(紅花) 1냥을 4등분하여 1L의 술로 1잔 반 되게 달여 1회에 복용한다. 만일 통증이 멎지 않으면 계속하여 복용한다. ≪도경본초((圖經本草)≫

산후혈훈(産後血暈), 심민기절(心悶氣絶)
홍화(紅花) 1냥을 보드랍게 갈아 2회에 나눠 복용한다. 2컵의 술을 1컵이 되게 달여 연속 복용한다. 만일 구금(口噤) 증상이 있을 때는 들어 올려서 입을 대고 마신다. 혹은 소변을 넣으면 더욱 좋다. ≪자모비록(子母秘錄)≫

이정(耳疔)과 귀에 물이 나오는 증상
홍람화(紅藍花) 3돈 반, 고반(枯礬) 5돈을 가루가 되게 간다. 면봉에 약가루를 묻혀 환부에 바른다. 꽃이 없으면 가지와 잎을 사용한다. 또 다른 약방에서는 고반(枯礬)을 제거한다. ≪성혜방(聖惠方)≫

열격거식(噎膈拒食)
단오절에 채집한 홍화를 무회주(無灰酒)로 섞은 후 불로 말린다. 같은 양의 과자형(瓜籽型)의 혈갈(血竭)을 취하여 보드랍게 가루로 갈아 1컵의 무회주(無灰酒)를 끓인 물 옆에

活血調經藥

두어 따뜻하게 한 후 천천히 복용한다. 첫날에는 2분의 약을 복용하고 이튿날에는 4분, 3회째 날에는 5분약을 복용한다. 양기(楊起)의 ≪간편방(簡便方)≫

열병(熱病)으로 태(胎)가 죽음

홍화(紅花)를 술에 달인 즙을 2~3컵 복용한다. ≪웅씨보유(熊氏補遺)≫

약선양생(藥膳養生)

홍규주(紅葵酒)

홍화(紅花) 2,000g, 천천과(天天果) 400~500g, 백주(65도) 6,000㎖

천천과(天天果)를 500㎖ 술에 불린 후, 용기에 넣고 홍화(紅花)를 1,500㎖ 술에 불리고 다른 용기에 담는다. 1달 후 눌러 짜내고 여과하여 2종류의 술에 불렸던 액체를 함께 합쳐 설탕 2㎏을 넣고 병에 담고 밀봉한다. 1회에 15㎖, 매일 3회 혹은 매일 밤 1회 복용한다. 술이 익숙하지 않는 사람은 끓인 물에 희석한 후에 복용한다.

기관지천식에 효험이 있다. 약을 복용한 후, 20분이면 뜨거운 느낌이 있고 호흡곤란이 가라앉으며 가래가 쉽게 나와 점차 편안한 느낌이 든다. 한천형(寒喘型)의 기관지천식이 쉽게 발작하는 계절이 오기 전에 이 술을 복용하면 발병을 줄이거나 예방할 수 있다.

홍화즙채탕(紅花蕺菜湯)

홍화(紅花) 30g, 즙채(蕺菜) 30g

홍화와 즙채를 깨끗이 씻은 후, 탕으로 달여 매일 2회 복용한다.

청폐해독(淸肺解毒)의 효능이 있어 인후종통(咽喉腫痛), 폐열해수(肺熱咳嗽) 등의 증상에 효험이 있다.

✚ 의가(醫家)에서 말하는 신농본초 양생법

이시진(李時珍)은 "홍화(紅花)는 2월, 8월, 12월에 모두 씨를 뿌린다. 비가 내린 후 종자를 심는다. 삼(蔘)을 심는 방법과 비슷하다. 갓 자라난 여린 잎과 싹은 먹을 수 있다. 잎은 소계엽(小薊葉)과 비슷하다. 5월이면 꽃이 피고 꽃은 대계화(大薊花)와 비슷하지만 다만 빨간색을 띤다. 아침에 채집한 꽃을 으깬 후 물로 씻고 포대(布袋)로 누런 즙을 짜내 다시 으깨어 산속(酸粟) 쌀뜨물로 다시 씻은 후 포대(布袋) 안에 넣고 즙을 짜낸다. 청호(靑蒿)로 하룻밤 덮은 후, 햇볕에 말리거나 얇은 떡을 빚어 그늘에 말려 저장한다. 약으로 쓸 때는 비벼 부수어 사용한다. 씨는 5월에 채집하여 깨끗이 씻은 후, 가루로 으깨어 즙을 달여 식초를 넣고 버무려 먹으면 맛이 좋다. 또한 납촉(蠟燭)과 차유(車油)를 만들 수 있다"라고 했다.

장원소(張元素)는 "홍화(紅花)는 심양혈(心養血)의 작용이 있고, 그 약성은 쓰고 따뜻하며 음중의 양에 속하기 때문에 심장으로 들어간다. 당귀(當歸)와 배합하면 새로운 피가 생기게 한다"라고 했다.

왕호고(王好古)는 "홍화의 맛은 맵고 달며 쓰고 따뜻하다. 간경혈분(肝經血分)의 약에 속한다. 술을 넣으면 효과가 더욱 좋다"라고 했다.

이시진(李時珍)은 "혈은 심포(心包)에서 생기고 간에 저장되며 충맥임맥(衝脈任脈)에 속한다. 홍화의 즙은 혈과 비슷하다. 때문에 남자의 혈맥을 통하게 하고 여자의 월경을 잘 통하게 한다. 적게 사용하면 혈을 만들어 주고 많이 사용하면 혈을 운행(運行)한다. ≪양아만필(養疴漫筆)≫에서 말하기를, 절강 신창의 서씨 아내가 산후 음혈모손(陰血耗損)으로 생긴 혈훈(血暈)에 걸려 거의 죽게 되었다. 하지만 가슴에는 약간의 미열이 있었다. 한 육씨 성을 가진 명의는 그것은 혈허(血虛)나 혈이 뭉친 것으로 인하여 정신이 혼미하고 가슴이 답답한 병증으로 몇 십 뿌리의 홍화(紅花)가 있어야만 그녀를 구할 수 있다 하였다. 하여 급히 홍화(紅花)를 사서 가마 안에 넣고 끓여 3개의 통에 넣고 창문 아래에 놓았다. 동시에 여인을 위에 눕히고 증기가 신체를 통하게 하였다. 약탕이 식은 후에는 다시 덥혔다. 얼마 지나지 않아 그녀의 손가락은 움직였고 반나절이 지나자 깨어났다"라고 했다.

活血調經藥

서홍화(西紅花)

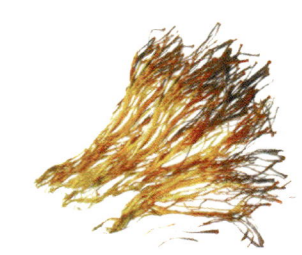

活血化瘀藥

156

이명(異名)
장홍화(藏紅花)·번홍화(番紅花)

✚ 본경 문헌에 기재된 서홍화의 효능

　　　　마음에 근심이 쌓여 울적한 것, 숨이 차서 가슴이 답답한 것이 풀리지 않는 증세를 치료하고 혈을 소통시킨다. 오래 복용하면 마음이 즐겁게 한다. 또한 놀라서 가슴이 두근거리거나 불안해하는 병증을 치료한다.

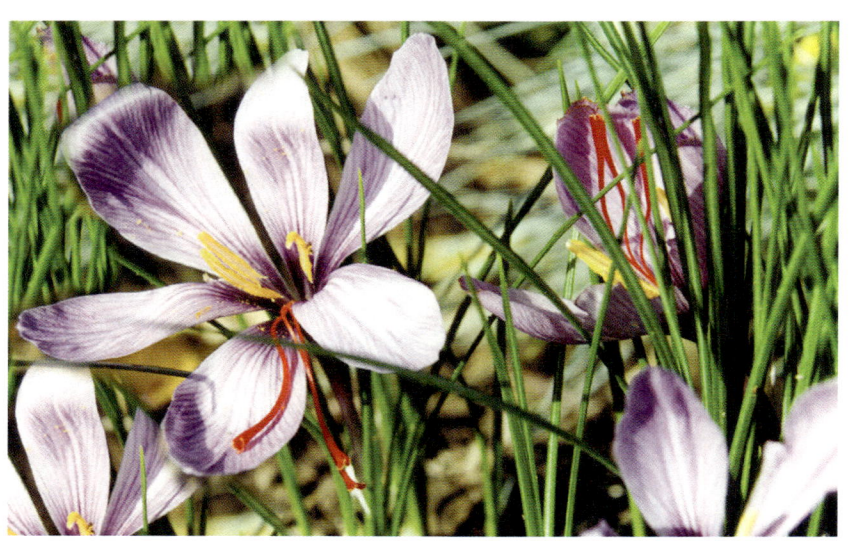

번홍화(番紅花)

학명(學名)_ Crocus sativus L.

과속(科屬)_ 연미과(鳶尾科) 식물 번홍화의 건조한 암술머리를 약으로 사용한다. 번홍화속(番紅花屬) 식물은 전 세계적으로 약 74종이 있으며 중앙아시아, 지중해, 유럽 등지에 분포되어 있다. 중국에는 2종이 있다. 약으로 1종이 쓰인다.

지리분포(地理分布)_ 원산지는 유럽 남부에서부터 이란까지이다. 주로 스페인, 인도, 이란 등지에 분포되어 있다. 중국 강남, 강서, 절강, 강소, 상해, 북경 등지에서는 종자를 가져와 재배한다.

채집가공(採集加工)_ 보통 9~10월 맑은 날 아침 일찍 꽃을 채집하여 암술머리를 따고 불에 말린다.

용법용량(用法用量)_ 3~9g을 달여 복용한다.

약리작용(藥理作用)_ 자궁평활근을 흥분시키고 응혈을 막아주며 지혈한다. 위장평활근을 흥분시키고 혈지(血脂)를 낮춘다. 혈압을 낮추고 면역기능을 높여주는 작용을 한다.

성미귀경(性味歸經)_ 달고 평(平)하다. 심경(心經)과 간경(肝經)에 작용한다.

효능주치(效能主治)_ 양혈해독(凉血解毒), 활혈화어(活血化瘀), 해울안신(解鬱安神)의 효능이 있다. 경폐(經閉), 징가(癥瘕), 온독발반(瘟毒發斑), 산후어조(産後瘀阻), 경계발광(驚悸發狂), 우울비만(憂鬱痞滿) 증상에 효험이 있다.

고대처방(古代處方)

화활혈회생단(化活血回生丹)

방선원류(方選源流)_ ≪온병조변(溫病條辨)≫ 활혈방(活血方)

약물조성(藥物組成)_ 장홍화, 수질(水蛭), 삼릉(三棱), 사향(麝香), 강황(薑黃), 천초탄(川椒炭), 몰약(沒藥), 양두첨(兩頭尖), 양강(良薑), 애엽탄(艾葉炭), 오령지(五靈脂), 강향(降香), 천궁(川芎), 유향(乳香), 아위(阿魏), 건칠(乾漆), 포황탄(蒲黃炭), 연호색(延胡索), 오수유(吳茱萸), 향부(香附), 육계(肉桂) 각 60g, 인삼(人蔘) 180g, 숙지황(熟地黃), 백작(白芍), 당귀미(當歸尾) 각 120g, 대황(大黃), 익모고(益母膏) 각 250g, 별갑교(鱉甲膠) 500g, 도인(桃仁), 공정향(公丁香), 소목(蘇木), 행인(杏仁), 소회향탄(小茴香炭) 각 90g, 소자상(蘇子霜) 30g

포제방법(炮製方法)_ 상술한 약을 보드랍게 가루로 간다. 별갑교(鱉甲膠), 익모초고(益母草膏)를 골고루 섞어 꿀로 환(丸)을 만든다. 매환 4.5g을 1회로 1환씩 공복에 따뜻하게 끓인 물이나 황주로 복용한다.

효능주치(效能主治)_ 활혈거어(活血祛瘀), 소산결(消散結)의 효능이 있다. 복부결괴(腹部結塊), 여인의 경폐(經閉), 질타손상(跌打損傷), 청자어혈(靑紫瘀血), 종통(腫痛)이 멈추지 않는 증상, 혀에 어반(瘀斑)이 있는 증상에 효험이 있다.

✛ 의가(醫家)에서 말하는 신농본초 양생법

이시진(李時珍)은 "번홍화는 서번(西番, 청해 감숙 일대)의 회족지구와 천방국(天方國, 중동 일대 아랍국가)에서 나왔다. 즉 그곳에서 생산되는 홍람화이다. 원대 시기 반찬으로 쓰였다. 장화(張華)의 ≪박물지(博物志)≫에서 말하기를 장건(張騫)이 서역에서 얻은 홍람화종은 그중의 1종이고 다만 지리 위치와 기후가 약간 다를 뿐이다"라고 했다.

活血調經藥

계혈등(鷄血藤)

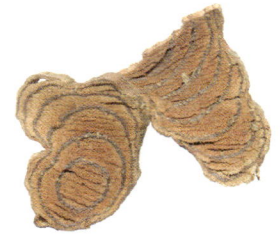

이명(異名)
혈풍등(血風藤)·활혈등(活血藤)
대혈등(大血藤)·혈룡등(血龍藤)

✚ ≪광서본초선편(廣西本草選編)≫에 기재된 계혈등의 효능
활혈보혈(活血補血), 통경활락(通經活絡)

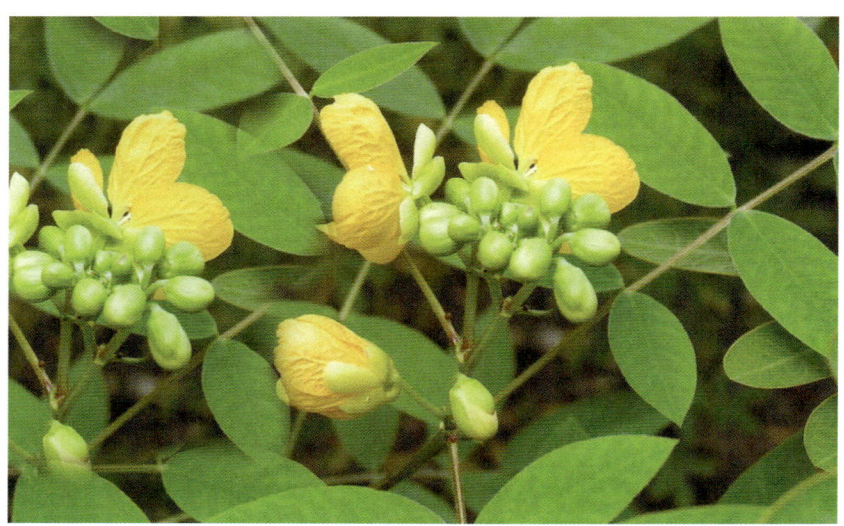

밀화두(密花豆)

학명(學名)_ Spatholobus suberectus Dunn

과속(科屬)_ 두과(豆科) 식물 밀화두의 건조한 등(藤) 줄기를 약으로 사용한다. 밀화두속(密花豆屬) 식물은 전 세계에 약 39종이 있다. 말레이시아, 중남반도 및 아프리카 열대 지역에 분포되어 있다. 중국에는 약 9종이 있다. 약으로 3종이 쓰인다.

지리분포(地理分布)_ 산골짜기 수림 사이, 시냇가 및 관목 숲에서 대부분 자란다. 복건, 광동, 운남, 광서 등지에 많이 분포되어 있다.

채집가공(採集加工)_ 가을철 경등을 채집하여 가지와 잎을 제거하고 톱으로 잘라 햇볕에 말린다. 혹은 신선할 때 조각으로 썰어 햇볕에 말린다.

용법용량(用法用量)_ 9~15g을 달여 복용한다,

약리작용(藥理作用)_ 혈소판응집을 억제하고 혈관을 확장시키며 염증을 제거하는 등의 작용을 한다.

성미귀경(性味歸經)_ 쓰고 달며 따뜻하다 간경(肝經)과 신경(腎經)에 작용한다.

효능주치(效能主治)_ 활혈(活血), 보혈(補血), 통락(通絡)의 효능이 있다. 혈허위황(血虛萎黃), 월경부조(月經不調), 풍습비통(風濕痺痛), 마목탄탄(麻木癱瘓) 증세에 효험이 있다.

약선양생(藥膳養生)

계혈등대조탕(鷄血藤大棗湯)
계혈등 60g, 대추 20개

물로 달여 매일 1제씩 복용한다.

보혈(補血), 익기섭혈(益氣攝血)의 효능이 있다. 혈소판감소성자전(血小板減少性紫癜), 반복출혈(反復出血), 치뉵(齒衄), 비뉵(鼻衄), 얼굴색이 창백(蒼白), 두훈목현(頭暈目眩), 신피체권(神疲體倦), 입술과 손톱에 광채가 없는 증상, 식욕부진(食欲不振), 심계(心悸), 움직이면 심장이 뛰고 숨이 찬 증상, 진전다한(震顫多汗) 증상에 효험이 있다.

계혈등돈저제(鷄血藤燉豬蹄, 계혈등과 돼지족발을 삶은 것)
계혈등 30g, 돼지족발 1개

돼지족발의 껍질을 벗기고 깨끗이 씻어 계혈등과 함께 물을 넣고 삶는다. 익은 후 고기는 먹고 탕은 마신다.

경락(經絡)을 소통시켜 유즙분비를 촉진한다. 산후 유즙(乳汁)이 윤활하지 못한 데 쓰인다.

고대처방(古代處方)

활혈화어방(活血化瘀方)
방선원류(方選源流)_ 《기방본초(奇方本草)》 활혈방(活血方)

약물조성(藥物組成)_ 계혈등(鷄血藤), 백모근(白茅根), 생지황(生地黃), 괴화(槐花) 각 50g, 자초(紫草), 단삼(丹蔘), 적작(赤芍) 각 25g, 모단피(牡丹皮), 오사(烏蛇) 각 20g, 전갈(全蠍) 15g, 오공(蜈蚣) 3마리

포제방법(炮製方法)_ 물을 넣어 15분간 끓이고 약즙을 여과해내고 다시 물을 넣어 20분 끓인 후 찌꺼기를 제거한다. 2개의 달인 약즙을 골고루 섞어 매일 1제씩 복용한다.

효능주치(效能主治)_ 활혈통락(活血通絡), 해독지양(解毒止痒)의 효능이 있어 우피선(牛皮癬) 증상에 효험이 있다.

活血調經藥

도인(桃仁)

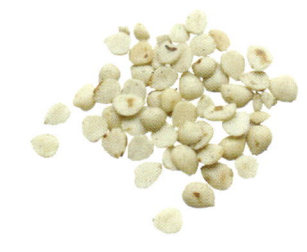

이명(異名)
도핵인(桃核仁) · 산도인(山桃仁) · 모도인(毛桃仁)

✦ ≪신농본초경(神農本草經)≫ 하품(下品)
✦ 본경 문헌에 기재된 도인의 효능

해역상기(咳逆上氣)를 멈추게 하고 심하견경(心下堅硬)을 풀어주며 졸폭격혈(卒暴擊血)을 제거하고 월수(月水)를 통하게 하고 심복통(心腹痛)을 멎게 한다. 혈결(血結), 혈비(血秘), 혈조(血燥)를 치료하고 대변을 원활하게 하며 축혈(畜血)을 치료한다. 살삼충(殺三蟲)한다. 또한 매일 밤 1개를 씹어 꿀과 함께 손과 얼굴에 바른다. 혈체풍비골증(血滯風痹骨蒸), 간학한열(肝瘧寒熱), 귀주동통(鬼疰疼痛), 산후혈병(産後血病)을 치료한다.

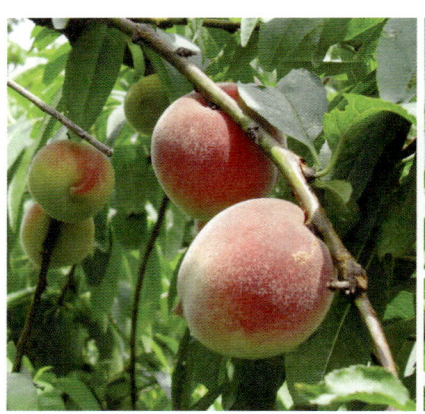
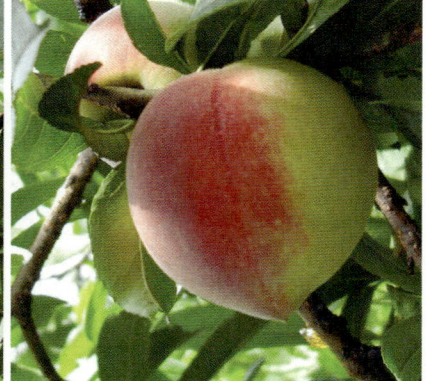

도(桃)

학명(學名)_ Prunus persica (L.) Batsch

과속(科屬)_ 장미과(薔薇科) 식물 도(桃) 혹은 산도(山桃)의 건조하고도 익은 종자를 약으로 사용한다. 이속(李屬) 식물은 전 세계적으로 약 199종이 있으며 북온대에 분포되어 있다. 중국에는 약 139종이 있다. 약으로 30종이 쓰인다.

지리분포(地理分布)_ 1. 도(桃)의 원산지는 중국이고 각지에서 보편적으로 재배된다. 주로 사천, 섬서, 운남, 북경, 산동, 산서, 하북, 하남에서 생산된다.

2. 해발 800~1,200m의 산비탈, 산골짜기, 도랑 밑, 황야수림 및 관목 숲에서 많이 자라고 내몽고 하남, 하북, 섬서, 산서, 산동, 감숙, 사천, 운남 등지에 분포되어 있다. 하북, 하남, 산동, 산서, 섬서, 사천은 주요 생산구역이다.

채집가공(採集加工)_ 과실이 익은 후 채집하여 과육 및 씨와 껍질을 제거하고 종자를 꺼내 햇볕에 말린다.

용법용량(用法用量)_ 4.5~9g을 달여 복용한다.

약리작용(藥理作用)_ 혈전형성을 억제하고 혈이 뭉치는 것을 제거하며 혈류량을 증가하고 말초순환(末梢循環)을 개선하며 과민(過敏)을 막아주고 염증을 제거하며 통증을 멎게 하는 등의 작용이 있다.

성미귀경(性味歸經)_ 쓰고 달며 평(平)하다. 심경(心經), 간경(肝經), 대장경(大腸經)에 작용한다.

효능주치(效能主治)_ 윤장통변(潤腸通便), 활혈거어(活血祛瘀)의 효능이 있다. 경폐(經閉), 통경(痛經), 징가비괴(癥瘕痞塊), 장조변비(腸燥便秘), 질박손상(跌撲損傷) 등의 증상에 효험이 있다.

고대명방(古代名方)

붕중루하(崩中漏下)
도핵(桃核)을 약성이 남게 볶아 가루로 갈아 술로 매일 3회 복용한다. ≪천금요방(千金要方)≫

풍충아통(風蟲牙痛)
도인(桃仁)을 연기가 나도록 태워 아픈 치아에 물고 있는다. 이렇게 5~6회 실시하면 즉시 아문다. ≪위생가보방(衛生家寶方)≫

대변불쾌(大便不快), 이급후중(裏急後重)
도인(桃仁) 3냥(껍질을 벗긴 것), 오수유(吳茱萸) 2냥, 식염 1냥을 함께 볶아서 익힌 후 수유와 식염을 제거하고 도인(桃仁)만 5알 내지 7알을 취해 잘게 씹는다. ≪성제총록(聖濟總錄)≫

상기해수(上氣咳嗽), 흉만기천(胸滿氣喘)
도인(桃仁) 3냥을 취해 껍질을 벗기고 뾰족한 끝을 제거한다. 물 1L를 넣고 즙으로 간다. 멥쌀 2합(合)을 넣어 끓여 죽을 만들어 먹는다. ≪식의심경(食醫心鏡)≫

수명을 늘이고 풍을 제거함, 피부를 윤택하게 할 때
도인(桃仁) 5합(合)을 껍질을 벗겨 멥쌀미음과 함께 가루가 되게 갈아 뜨거울 때 먹는다. 이것으로 얼굴을 씻으면 효과가 아주 좋다. ≪천금익방(千金翼方)≫

편풍불수(偏風不遂)와 벽질(癖疾)
도인(桃仁) 2,700알을 취해 껍질을 벗기고 뾰족한 것을 제거하여 1두 3L의 좋은 술에 21일 불린 후, 꺼내 햇볕에 말리고 으깨어 가루로 만든 다음 오동자(梧桐子) 크기로 환을 만들어 도인(桃仁)을 불렸던 술로 복용한다. ≪외대비요(外臺秘要)≫

活血調經藥

남자의 음종(陰腫)에 심한 가려움
도인(桃仁)을 볶아 향긋한 냄새가 날 때 보드랍게 분말로 갈아 1방촌 크기의 1숟가락의
술로 복용한다. 매일 2회 도인(桃仁)을 으깨어 바른다. ≪외대비요((外臺秘要)≫

약선양생(藥膳養生)

도인갱미죽(桃仁粳米粥)
도인(桃仁) 15g, 멥쌀 80g
도인(桃仁)을 진흙처럼 으깨어 물을 넣고 잘게 갈아 즙을 만들고 찌꺼기를 제거한 후 멥
쌀을 넣어 멀건 죽을 만들어 공복에 복용한다.
활혈통경(活血通經), 거어지통(祛瘀止痛)의 효능이 있다. 여인의 어혈정체(瘀血停滯)로 인
해 생긴 폐경(閉經)과 통경(痛經) 그리고 산후어혈복통(産後瘀血腹痛), 질타손상(跌打損傷),
어혈정적(瘀血停積)의 여러 가지 증세에 효험이 있다. 도인(桃仁) 용량은 과다하면 좋지
않고 임산부와 변당(便溏) 환자는 복용하기 적합하지 않다.

고대처방(古代處方)

도인승기탕(桃仁承氣湯)
방선원류(方選源流)_ ≪상한론(傷寒論)≫ 활혈방(活雪方)
약물조성(藥物組成)_ 도인(桃仁) 12g, 계지(桂枝) 6g, 대황(大黃) 12g, 자감초(炙甘草) 6g,
망초(芒硝) 3g
포제방법(炮製方法)_ 물에 달여 복용한다.
효능주치(效能主治)_ 파혈하어(破血下瘀)의 효능이 있다. 하초축혈(下焦蓄血), 소복급결
(少腹急結), 소변자리(小便自利), 번갈발열(煩渴發熱), 혈어경폐(血瘀經閉), 경통(痛經), 질박
손상(跌撲傷痛), 맥(脈)의 침(沈), 실(實), 삽(澁) 증상에 효험이 있다.

✚ 의가(醫家)에서 말하는 신농본초 양생법

손사막(孫思邈)은 "≪황제서(黃帝書)≫에서 말하기를 도를 배불리 먹은
후, 목욕을 하면 임병(淋病) 및 한열증(寒熱症)에 쉽게 걸린다"라고 했다.
이시진(李時珍)은 "생(生) 도(桃)를 많이 먹으면 배가 붓고 옹절(癰癤)이 생
기며 인체에 해로울 뿐 전혀 이롭지 않다. 오과(五果) 중에서 도(桃)가 하품(下品)
에 속하는 것이 바로 이 이치이다"라고 했다.

오서(吳瑞)는 "도는 별(鱉)과 함께 먹으면 심장병이 생긴다. 출류(朮類) 약물을 복용하는 사람은 도를 금하여야 한다"라고 했다.

이시진(李時珍)은 "도인(桃仁)은 혈분(血分)을 소통시켜 껍질과 뾰족한 끝을 함께 생것으로 사용한다. 혈을 윤활하게 소통시키려면 뜨거운 물에 불린 후, 껍질과 뾰족한 끝을 제거하고 누렇게 볶은 후 다시 사용한다. 혹은 맥부(麥麩)와 함께 볶거나 약성을 파괴하지 않을 정도로 태운다. 각 처방에서의 다른 작용에 근거해서 정한 것이다. 쌍인(雙仁)은 독성이 있어 먹지 못한다"라고 했다.

이고(李杲)는 "도인(桃仁)의 쓴맛은 단맛보다 강하고 기(氣)가 박(薄)하며 맛이 후(厚)하고 성질이 잠기면서 내려가며 음(陰) 중의 양(陽)에 속하고 손궐음경혈분(手厥陰經血氣分)의 병을 치료하는 약물이다. 이것의 쓴맛은 체혈(滯血)을 내보내고 단맛은 새로운 피를 만들어 어혈을 풀어주는 처방에 사용한다. 이것의 4가지 효능은 다음과 같다. 첫 번째는 열사(熱邪)가 혈실(血室)로 침입하는 것을 치료한다. 두 번째는 복내(腹內)의 체혈(滯血)을 제거한다. 세 번째는 피혈(皮血)이 뜨겁고 마르며 가려운 것을 제거한다. 네 번째는 피부에 뭉친 혈을 정상적으로 운행시킨다"라고 했다.

성무기(成無己)는 "간은 피의 원천으로 피가 응집되면 간의 기가 건조해져 즉시 단맛의 음식을 먹어 통증을 이완한다. 도인(桃仁)의 단맛은 간을 이완하여 혈을 풀어주기 때문에 장중경(張仲景)은 저당탕(抵當湯)에 이것을 사용하였다. 저당탕은 8~9일이나 지속된 외사(外邪)의 침입을 받는 병증 및 열이 나고 광조(狂燥)한 것, 체내 혈이 쌓인 것, 배가 붓고 아프며 소변이 지나치게 나오는 증세를 치료한다. 또한 반드시 땀이 나야 할 때 오히려 땀이 나지 않고 열독(熱毒)이 깊으며 흉강(胸腔)에 피가 쌓이고 피를 토하며 번거롭고 의식이 맑지 못하여 터무니없는 이야기를 계속하는 질병에도 저당탕(抵當湯)으로 치료한다. 핵도인(核桃仁)은 대황(大黃), 맹충(虻蟲), 수질(水蛭)과 배합한다"라고 했다.

活血調經藥

익모초(益母草)

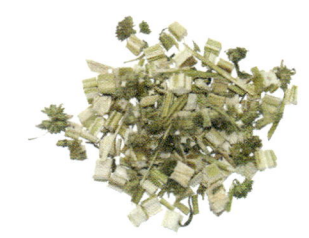

이명(異名)
익모(益母)·충위(茺蔚)
곤초(坤草)·익모호(益母蒿)
월모초(月母草)·지모초(地母草)

✚ ≪신농본초경(神農本草經)≫ 상품(上品)
✚ 본경 문헌에 기재된 익모초의 효능

      은진(癮疹)으로 인한 가려움에는 욕탕(浴湯)으로 치료할 수 있다. 즙을 으깨어 복용하면 부종(浮腫)을 치료하고 하수(下水)하여 생긴 악독정종(惡毒疔腫), 유옹단유(乳癰斷乳) 등에는 발라서 치료한다. 또한 즙을 마시면 태아가 복중에서 죽은 것, 산후 배가 몹시 부르며 속이 그득하여 답답한 병증을 치료한다. 즙을 귓속에 떨어뜨리면 귓병을 치료한다. 으깨어 바르면 뱀과 살무사의 독을 제거한다. 얼굴에 바르면 광택이 나고 여드름을 치료한다. 혈(血)을 소통시킨다. 뭉친 혈을 풀어준다. 월경을 조절하고 독을 풀어준다. 임신 중 조금씩 나오는 피와 난산, 태의 껍질이 나오지 않는 증세, 혈훈(血暈), 혈풍(血風), 혈통(血痛), 자궁출혈, 하혈이 찔끔찔끔 나오는 증세, 뇨혈(尿血), 사혈(瀉血), 감리치질(疳痢痔疾), 타박으로 인해 속에 생긴 어혈, 대소변이 통하지 않는 증세를 치료한다.

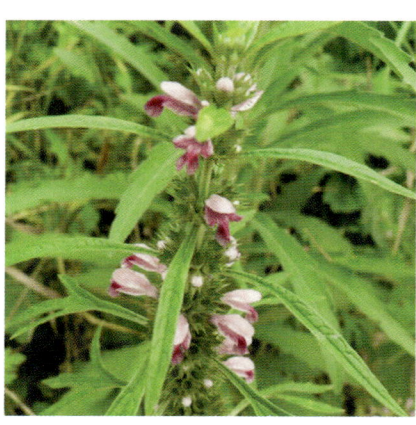 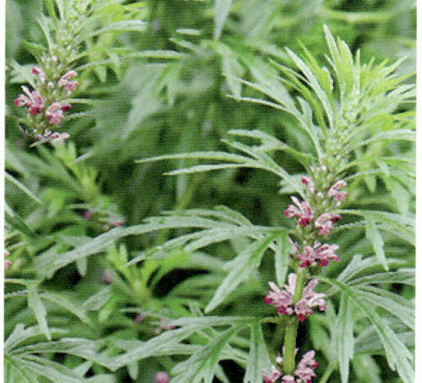

익모초(益母草)

학명(學名) _ Leonurus heterophyllus Sweet.

과속(科屬) _ 순형과 식물 익모초(益母草)의 신선하거나 건조한 지상 부분을 약으로 사용한다. 익모초속(益母草屬) 식물은 전 세계에 약 19종이 있으며 아프리카, 미국, 아시아 및 유럽에 분포되어 있다. 중국에는 약 11종이 있다. 그중에서 약 5종이 약으로 쓰인다.

지리분포(地理分布)_ 논두렁, 시냇가, 길가 및 산비탈, 초지에서 많이 자란다. 특히 양지 바른 지대에 가장 많다. 전국 각지에 모두 분포되어 있다.

채집가공(採集加工)_ 신선한 품종은 봄철 어린 모종시기부터 여름철 꽃이 피기 전에 채 집한다. 건조한 품종은 여름철 줄기와 잎이 무성할 때 꽃이 피기 전에 채집하여 햇볕에 말린다. 혹은 잘라 햇볕에 말린다.

용법용량(用法用量)_ 9~30g을 달여 복용한다. 신선한 품종은 12~40g을 달여 복용한다.

약리작용(藥理作用)_ 혈소판응집을 억제하고 혈전형성을 막으며 자궁평활근을 흥분시 키고 소변을 잘 나오게 하며 심장박동을 늦추고 관상동맥혈류량을 증가시키며 면역기 능을 높여주는 등의 작용이 있다.

성미귀경(性味歸經)_ 쓰고 매우며 약간 차다. 간경(肝經)과 심경(心經)에 작용한다.

효능주치(效能主治)_ 이뇨소종(利尿消腫), 활혈조경(活血調經)의 효능이 있다. 월경부조 (月經不調), 통경(痛經), 경폐(經閉), 수종뇨소(水腫尿少), 오로부진(惡露不盡), 급성신염수종 (急性腎炎水腫) 등의 증상에 효험이 있다.

고대명방(古代名方)

부녀난산(婦女難產)

익모초(益母草)를 으깨어 즙 7합을 취해 절반이 될 때까지 달여 전부 복용하면 즉시 효 과를 본다. 만일 신선한 익모초(益母草)가 없으면 건조한 품종을 한 줌 쥐어 7합의 물을 넣고 달인 후 복용한다. 위주(韋宙)의 ≪독행방(獨行方)≫

여인 임신 전, 산후의 여러 가지 병증

6월에 꽃이 핀 익모초(益母草)를 뿌리와 함께 채집하여 그늘에 말린다. 잎과 꽃, 종자를 빻아 서 보드라운 가루로 만들어 탄자[彈] 크기로 환을 만들어 1회에 수량을 제한하지 않고 병이 나아질 때까지 복용한다. 약을 복용할 때 증상이 달라지면 다른 탕즙(湯汁)으로 복용한다.

① 임신 전, 배와 배꼽 통증 혹은 장에서 소리가 나면 미탕(米湯)으로 사용한다.

② 배가 아프고 태동이 있으며 하혈이 멎지 않을 때에는 당귀탕(當歸湯)으로 복용한다.

③ 태(胎)의 껍질이 나오지 않고 죽은 태아가 나오지 않으며 태아가 가로 혹은 거꾸로 놓여 있는 경우에는 소금을 볶은 탕으로 복용한다.

④ 산후 피가 지나치게 나와 원기가 허약해져서 현훈을 일으키고 두 눈이 캄캄해지면 동변(童便)과 술로 복용한다.

⑤ 산후복통이 수시로 발생하고 한열(寒熱)이 나며 식은땀이 나면 동변(童便), 술 혹은 박하자연즙(薄荷自然汁)으로 복용한다.

⑥ 산후 설사에는 미탕(米湯)으로 복용한다.

⑦ 산후 월경이 불순하면 따뜻한 술로 복용한다.

活血調經藥

⑧ 산후에 숨이 가쁘고 기침이 나며 얼굴과 눈이 부으면 따뜻한 술로 복용한다.

⑨ 산후중풍, 반신불수에는 동변(童便)과 술로 복용한다.

산후 혈훈(血暈), 혼절할 것 같은 증세

익모초(益母草)를 간 후 즙을 취해 1컵 복용하면 아주 효험이 있다. ≪자모비록(子母秘錄)≫

산후혈폐(産後血閉)

익모초즙(益母草汁) 작은 1컵의 양에 술 1합을 넣고 따뜻할 때 마신다. ≪성혜방(聖惠方)≫

대하적백(帶下赤白)

익모초가 꽃이 필 때 채집하여 가루가 되게 으깬다. 1회에 2회 식전에 따뜻하게 끓인 물로 복용한다. ≪집험방(集驗方)≫

태아가 배 속에서 죽은 것

익모초를 으깨어 적은 양의 따뜻한 물을 혼합한 후 즙을 짜내 1회에 복용한다. ≪독행방(獨行方)≫

소아감리(小兒疳痢)의 증세가 심각할 때

익모초의 여린 잎을 쌀 한 덩어리를 넣어 죽으로 끓여 마신다. 병이 호전될 때까지 충분한 양을 취하면 아주 효험이 있다. 즙을 마셔도 된다. ≪광제방(廣濟方)≫

소변뇨혈(小便尿血)

신선한 익모초를 으깨어 즙을 취한다. 1 L를 복용하면 빨리 병이 낫는다. 이것은 소등(蘇澄)의 약방이다. ≪외대비요(外臺秘要)≫

치질하혈(痔疾下血)

익모초의 잎과 씨를 으깨어 즙을 복용한다. ≪식의심경(食醫心鏡)≫

약선양생(藥膳養生)

익모초즙죽(益母草汁粥)

익모초즙 10㎖, 연뿌리즙, 생지황즙 각 40㎖, 생강즙 2㎖, 꿀 10㎖, 멥쌀 100g

멥쌀을 죽으로 끓이고 각 즙과 꿀을 넣는다. 매일 2회 따뜻하게 복용한다. 자음양혈(滋陰養血), 해갈제번(解渴除煩), 화어조경(化瘀調經)의 효능이 있다.

소갈병(消渴病), 음허발열(陰虛發熱), 각종 혈증(血證, 토(吐), 육(衄), 변(便), 붕(崩)), 어혈복통(瘀血腹痛) 증상에 효험이 있다. 병이 나으면 즉시 멈춘다. 오래 복용하기 적합하지 않다. 철기로 달이는 것을 금한다. 비허(脾虛)하고 변당(便溏) 증세가 있는 사람이 사용하기에는 적합하지 않다. 해백(薤白), 총백(蔥白), 구채(韭菜)를 피한다.

익모초고(益母草膏)

익모초 약간을 연고로 달여 1회에 15~30g, 매일 2회, 끓인 물에 골고루 섞어 복용한다. 활혈거어(活血祛瘀), 조경지통(調經止痛)의 효능이 있다. 월경부조(月經不調), 출산 후의 모든 질병에 효험이 있다.

✤ 의가(醫家)에서 말하는 신농본초 양생법

이시진(李時珍)은 "익모초는 습지 혹은 물가에서 무성하게 자란다. 봄철이 시작되어 갓 자라난 여린 싹은 여린 쑥과 같아 여름철에 들어서면 3자 남짓 자랄 수 있다. 뿌리는 흰색을 띠고 줄기는 장방형이어서 황마(黃麻)의 줄기와 비슷하다. 잎과 씨는 애엽(艾葉)과 같다. 하지만 뒷면은 청색을 띤다. 가지마다 3개의 잎이 있고 뾰족한 포크 형태를 이룬다. 마디와 마디 사이는 약 1촌만큼 길고 마디마다 이삭이 나 있다. 4~5월이면 이삭에는 자홍색 혹은 담백색의 작은 꽃이 핀다. 작은 꽃받침 안에는 4알의 갈색 종자가 있다. 이런 종의 풀은 생장기간에 냄새가 나고 하지(夏至)가 지나면 마른다. 이런 종의 풀에는 흰 꽃과 빨간색 꽃이 피고 줄기, 잎, 이삭의 색깔은 모두 비슷하다. 하지만 흰 꽃이 피는 익모초는 기분(氣分)으로 들어가고 빨간색 꽃이 피는 익모초는 혈분(血分)으로 들어간다. 이것들을 분별하여 사용하여야 효과가 있다"라고 했다.

이시진(李時珍)은 "익모초의 잎, 꽃, 줄기, 뿌리, 과실은 모두 약으로 쓸 수 있으며 함께 사용할 수 있다. 만약 수족궐음경기분(手足厥陰經氣分)의 풍열(風熱)을 치료하고 여인의 경맥(經脈)을 조절하며 눈을 밝게 하고 정(精)을 보익(補益)하려면 가장 좋은 방법은 단독으로 익모초를 사용하는 것이다. 만약 수분을 빠져나가게 하고 혈액순환을 원활하게 하며 종독창양(腫毒瘡瘍), 여인의 임신출산에 수반하는 모든 병에는 이것들을 같이 사용하면 좋다. 익모초의 꽃, 잎, 줄기, 뿌리는 전문적으로 혈액순환을 원활하게 해주고 씨는 행중(行中)에 보(補)가 있기 때문이다"라고 했다.

活血調經藥

택란(澤蘭)

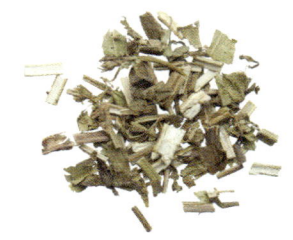

이명(異名)
호란(虎蘭)·수향(水香)
호포(虎蒲)·지과아묘(地瓜兒苗)
홍경초(紅梗草)·사왕국(蛇王菊)
접고초(接古草)·초택란(草澤蘭)

✚ ≪신농본초경(神農本草經)≫ 중품(中品)

✚ 본경 문헌에 기재된 택란의 효능

　　　유부내뉵(乳婦內衄), 중풍여질(中風餘疾), 대복수종(大腹水腫), 신면사지부종(身面四肢浮腫), 골절(骨節)에 물이 고이고 금창(金瘡), 옹종창농(癰腫瘡膿) 증세를 치료한다. 산후금창내색(産後金瘡內塞), 산후복통(産後腹痛), 잦은 출산으로 인한 혈기쇠냉(血氣衰冷), 성로수리(成勞瘦羸), 여인의 혈력요통(血瀝腰痛), 출산 전후의 모든 병을 치료한다. 구규(九竅)를 잘 통하게 하고 관절(關節)에 이롭게 하며 혈기(血氣)를 키우고 숙혈(宿血)을 제거한다. 징가(癥瘕)를 제거하여 소장(小腸)을 통하게 하고 근육이 자라게 하고 박손어혈(撲損瘀血), 비혈토혈(鼻血吐血), 두풍목통(頭風目痛), 부인노수(婦人勞瘦), 장부면황(丈夫面黃)을 치료한다.

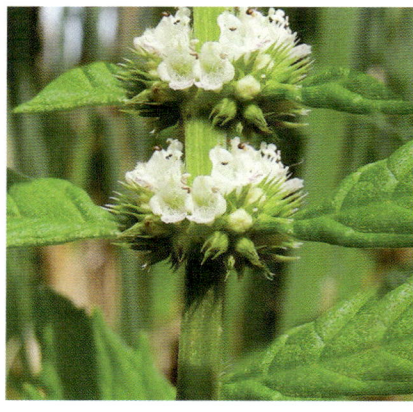
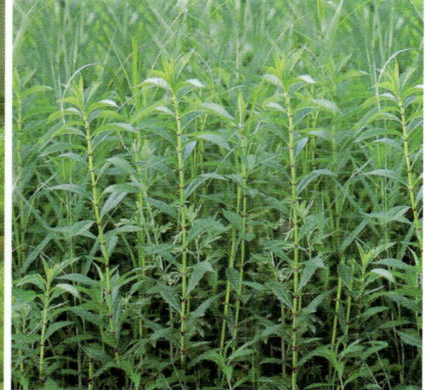

모엽지과아묘(毛葉地瓜兒苗)

학명(學名)_ Lycopus lucidus Turcz. var. hirtus Regel

과속(科屬)_ 순형과 식물 모엽지과아묘의 건조한 지상 부분을 약으로 사용한다. 지순속(地筍屬) 식물은 전 세계적으로 약 9종이 있다. 북아메리카 및 동반구 온대 지역에 분포되어 있다. 중국에는 약 4종이 있고 약으로 다만 1종이 쓰인다.

지리분포(地理分布)_ 해발 2,100m 이상의 산과 들, 저습지, 소택지, 물가 등 조습한 곳에서 많이 자란다. 화북, 동북, 서남 및 감숙, 섬서 등지에 분포되었고 전국 대부분 지역에서도 자란다.

채집가공(採集加工)_ 여름, 가을철 줄기와 잎이 무성할 때 채집하여 햇볕에 말린다.

용법용량(用法用量)_ 6~12g을 달여 복용한다.

약리작용(藥理作用)_ 혈액순환을 개선, 말초순환(末梢循環)을 촉진한다. 심근수축력을 높인다. 응혈을 방지하는 등의 작용을 한다.

성미귀경(性味歸經)_ 쓰고 매우며 약간 따뜻하다. 간경(肝經)과 비경(脾經)에 작용한다.

효능주치(效能主治)_ 행수소종(行水消腫), 활혈화어(活血化瘀)의 효능이 있다. 경폐(經閉), 월경부조(月經不調), 통경(痛經), 산후어혈복통(産後瘀血腹痛), 수종(水腫) 증상에 효험이 있다.

고대명방(古代名方)

산후수종(産後水腫), 혈허부종(血虛浮腫)

택란(澤蘭), 방기(防己)를 같은 양으로 하여 가루가 되게 갈아 1회에 2전씩 식초와 술로 복용한다. ≪비급방(備急方)≫

창종(瘡腫) 초기, 손상어종(損傷瘀腫)

택란(澤蘭)을 으깨어 환부에 바르면 효험이 있다. ≪집간방(集簡方)≫

산후 음번(陰翻)(조기(燥氣)가 들어와 진액(津液)이 소모되고 다쳐 열이 나는 병증이 번화(翻花) 상태를 이룬 것)

택란(澤蘭) 4냥을 달여 탕으로 2~3회 씻은 후 다시 또 고반(枯礬) 1개를 넣어 달인다. ≪집간방(集簡方)≫

소아욕창(小兒蓐瘡)

택란(澤蘭)의 심(心) 씹어 환부에 바르면 효과가 좋다. ≪자모비록(子母秘錄)≫

169

活血調經藥

약선양생(藥膳養生)

택란미주(澤蘭米酒)

택란(澤蘭) 30g, 미주 300㎖

물에 택란(澤蘭)을 달인다. 마실 때 적당량의 미주를 넣는다. 주량에 맞춰서 취하지 않은 정도이면 적합하다.

어혈을 제거하여 혈맥의 소통을 원활하게 하다. 아픈 부위를 누르면 아픔이 더 심해져 손을 대지 못하게 하고 산후 소복동통(少腹疼痛), 오로(惡露)의 양이 적으며 매끄럽지 못하고 혀에 붉은 반점이 있거나 반상출혈이 생기며 얼굴빛이 청자색이고 맥(脈)이

현(弦), 삽(澀)한 증상에 효험이 있다.

택란증단어(澤蘭蒸團魚)

택란 잎 10g, 단어 1마리

물고기는 잡아 내장을 제거한다. 택란(澤蘭)의 잎을 단어 배 안에 넣고 적당량의 맑은 물을 붓고 도자기 냄비 안에 넣어 중탕으로 찐다. 고기가 흐물흐물해질 때까지 익힌 후 소량의 미주로 복용한다. 2일에 1회씩 연속해서 6회를 복용한다.

연견산결(軟堅散結), 자음양혈(滋陰凉血)의 효능이 있다. 여인의 경폐(經閉), 간비종대(肝脾腫大), 골결핵(骨結核), 폐결핵(肺結核), 학질(瘧疾)로 인해 체허(體虛)한 환자에게 효험이 있다. 잉부(孕婦)는 먹지 않는 것이 좋다.

고대처방(古代處方)

화어통경탕(化瘀通經湯)

방선원류(方選源流)_ ≪기방본초(奇方本草)≫ 활혈방(活血方)

약물조성(藥物組成)_ 택란(澤蘭) 12g, 단삼(丹蔘) 12g, 우슬(牛膝) 9g, 홍화(紅花) 3g, 도인(桃仁) 6g, 향부(香附) 9g, 당귀미(當歸尾) 9g

포제방법(炮製方法)_ 물에 달여 복용한다.

효능주치(效能主治)_ 활혈화어(活血化瘀), 조경(調經)의 효능이 있다. 어혈내조(瘀血內阻), 월경주기부조(月經周期不調), 굳어져 덩어리가 있는 소복동통(小腹疼痛), 구조불갈(口燥不渴), 혀가 암흑색이거나 자색 반점이 있으며 맥(脈)이 침현(沈弦)하는 증세에 효험이 있다.

✚ **의가(醫家)에서 말하는 신농본초 양생법**

오보인(吳普認)은 "택란(澤蘭)은 낮은 강가에서 자라고 잎과 씨는 난초 잎과 같으며 2월에 싹이 자라고 마디는 빨간색이다. 4개의 잎과 씨는 가지마디 사이에 교차적으로 자란다"라고 했다.

도홍경(陶弘景)은 "지금은 도처에 모두 택란(澤蘭)이 있고 대부분 낮고 조습한 지역에서 자란다. 잎은 약간 향기롭다. 달여서 기름을 내거나 혹은 달인 물로 목욕한다. 사람들은 자주 이것을 심었지만 잎은 약간 다르다. 지금 산에도 이와 아주 비슷한 종류가 있는데 줄기는 정방형이며 잎은 비교적 작고 전혀 향기롭지 않다. 비록 이름을 택란(澤蘭)이라 하였지만 산속에 자라는 택란은 진짜가 아니다. 하지만 약을 캐는 사람은 오히려 이것을 사용한다"라고 했다.

뇌효(雷敦)는 "택란을 약으로 쓰려면 반드시 자웅(雌雄)을 구별하여야 한다. 큰 택란(澤蘭)의 줄기, 가지와 잎은 모두 원형을 이룬다. 뿌리는 청황색을 띠고 혈(血)이 생기게 하며 기(氣)를 고르게 한다. 영합(榮合)보다는 작고 택란과 차이가 비교적 크다. 잎에는 반점이 있고 근두(根頭)는 뾰족하며 어혈을 풀어주고 구적(久積)을 통하게 한다"라고 했다.

구종석(寇宗奭)은 "택란이 갓 땅에서 나올 때면 가지와 줄기가 갈라지고 잎은 국화와 비슷하지만 국화잎보다는 길고 뾰족하다"라고 했다.

소송(蘇頌)은 "택란은 부인과(婦人科) 약방 중 가장 응급할 때 사용하는 약물이다. 옛사람들은 부인과병을 치료할 때 자주 택란환을 사용했다"라고 했다.

이시진(李時珍)은 "택초(蘭草), 택란(澤蘭)의 기(氣)는 향기롭고 성질은 온(溫)하다. 맛은 맵고 흩어지며 음(陰) 중의 양약(陽藥)에 속하며 족태음비경(足太陰脾經), 족궐음간경(足厥陰肝經)으로 들어가는 약이다. 비장은 향기로운 기미(氣味)를 좋아한다. 간에 적합한 맛은 맵고 흩어지는 약물이다. 비에 기가 퍼지면 삼초(三焦)가 통하여 정기를 조화롭게 한다. 간에 기혈이 몰려서 쌓인 것이 발산하게 한다. 그러면 영기(營氣), 위기(衛氣)가 움직여 질병이 치료된다. 난초(蘭草)는 기도(氣道)로 가기 때문에 담벽(痰癖)을 제거하고 수도(水道)에 이로우며 고(蠱)의 독으로 생기는 위급한 병증을 없애고 악기(惡氣)를 피해주며 갈증을 해소해주는 좋은 약이다. 택란은 혈분(血分)으로 가서 수종(水腫), 어혈(瘀血)을 풀어준다. 외용(外用)으로 바르면 옹독(癰毒)을 치료하는 부인과에서는 매우 중요한 약물이다. 2가지는 비록 1가지 유형에 속하지만 효능은 약간 다르다"라고 했다.

活血調經藥

월계화(月季花)

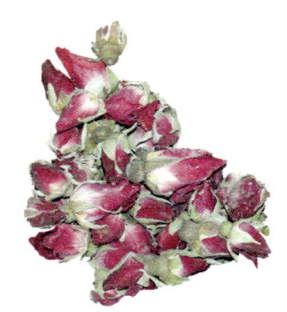

이명(異名)
사계화(四季花)・월월홍(月月紅)
월귀화(月貴花)・월월개(月月開)
장춘화(長春花)・월월화(月月花)

✚ 본경 문헌에 기재된 월계화의 효능
활혈(活血), 소종(消腫), 산독(散毒)

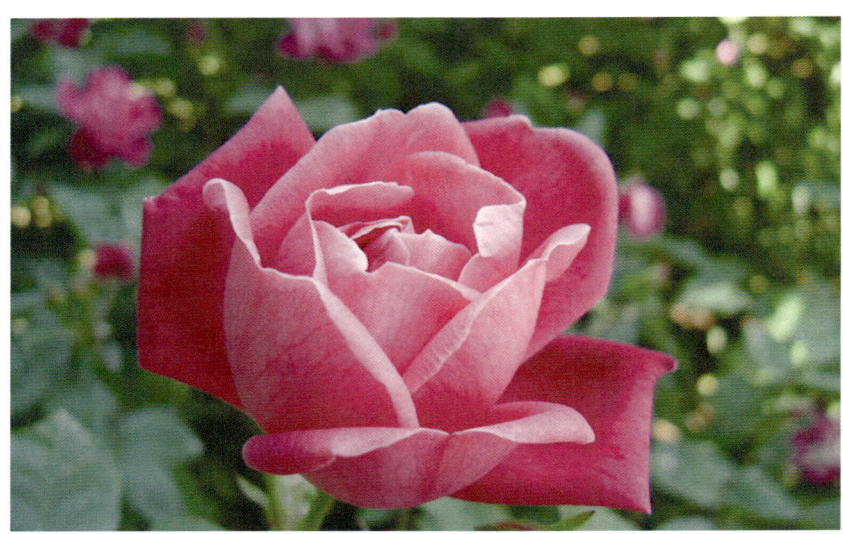

월계(月季)

학명(學名)_ Rosa chinensis Jacq.

과속(科屬)_ 장미과(薔薇科) 식물 월계의 건조한 꽃을 약으로 사용한다.

지리분포(地理分布)_ 전국에서 보편적으로 재배된다. 강소, 산동, 호북, 북경, 하북 등지가 주요 생산지이다. 하남, 사천, 안휘, 호남, 귀주 등지에서도 생산된다.

채집가공(採集加工)_ 여름, 가을철에 꽃이 절반 정도 피었을 때 채집하여 말린다. 혹은 약한 불에 말린다.

용법용량(用法用量)_ 1.5~4.5g을 달여 복용한다,

약리작용(藥理作用)_ 항병원체(抗病原體), 항진균(抗眞菌)의 작용을 한다.

성미귀경(性味歸經)_ 달고 따뜻하다. 간경(肝經)에 작용한다.

효능주치(效能主治)_ 활혈조경(活血調經), 소종지통(消腫止痛)의 효능이 있어 월경부조(月經不調), 통경(痛經) 증상에 효험이 있다.

고대명방(古代名方)

옴과 독창이 터지지 않았을 때

월계화두(月季花頭) 2전, 침향(沈香) 5전, 원화(芫花) 볶은 것 3전을 가마에 넣고 잘게 갈아 큰 즉어(鯽魚)의 배 속에 넣고 창자를 단단히 밀봉하여 술과 물을 각 1컵씩 넣고 끓여 익힌 후 먹으면 병이 낫는다. 더러운 물 안에서 죽은 물고기가 효험이 있다. ≪시험방(試驗方)≫

약선양생(藥膳養生)

월계화차(月季花茶)

신선한 월계화 20g

여름, 가을철에 꽃이 절반 정도 피었을 때 채집한다. 향기롭고 꽃잎이 흩어지지 않는 것이 가장 좋다. 매일 1회, 끓는 물에 타서 차 대신 마신다.

활혈화어(活血化瘀)의 효능이 있다. 월경부조(月經不調), 월경(月經) 시의 복통(腹痛), 근골동통(筋骨疼痛), 질타손상(跌打損傷), 어혈종통(瘀血腫痛) 증상에 효험이 있다.

월계화주(月季花酒)

월계화 12g, 황주(黃酒) 적당량

월계화를 약성이 남을 정도로만 볶아 황주로 복용한다.

월경의 양이 적고 자흑색이고 덩어리가 있으며 소복(少腹)이 붓고 아프며 아픈 부위를 누르면 통증이 더 심해져 손을 대지 못하게 하고 혀 주위에 탁한 자줏빛의 혈이 뭉친 점이 보이며 혈괴(血塊)가 배출된 후 통증이 감소되고 맥(脈)이 침(沈), 삽(澀)한 증상에 효험이 있다.

✚ 의가(醫家)에서 말하는 신농본초 양생법

이시진(李時珍)은 "월계화는 장미(薔薇)과 유형에 속하고 도처에 심을 수 있다. 줄기는 청색을 띠고 긴 덩굴에 가시가 나 있으며 잎은 장미 잎보다 작고 꽃은 진한 빨간색을 띠며 달마다 피고 과실은 맺지 않는다"라고 했다.

活血調經藥

귀전우(鬼箭羽)

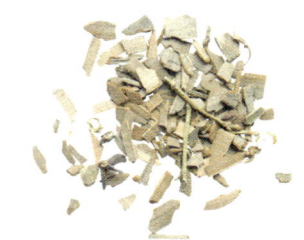

이명(異名)
위모(衛矛)·귀전(鬼箭)
육월능(六月淩)·사면봉(四面鋒)
산계조자(山鷄條子)·사면극(四面戟)·견종소(見腫消)

+ ≪신농본초경(神農本草經)≫ 중품(中品)
+ 본경 문헌에 기재된 귀전우의 효능

여인의 붕중하혈(崩中下血), 복만한출(腹滿汗出)을 치료한다. 사(邪)를 제거하여 귀독고주(鬼毒蠱疰), 중악복통(中惡腹痛)을 치료한다. 여러 가지 벌레를 제거하고 피부풍독종(皮膚風毒腫)을 없애주고 음중(陰中)을 풀어준다. 여인의 혈기(血氣)를 치료하는 데 효과가 좋다. 오래된 피를 없애주어 낙태(落胎)할 수 있게 한다. 백사귀매(百邪鬼魅)를 치료하여 월경(月經)을 통하게 해주고 징결(癥結)을 풀어주고 혈붕대하(血崩帶下)를 멈추게 하고 복장충(腹髒蟲)을 죽여 산후혈어복통(産後血瘀腹痛)을 치료한다.

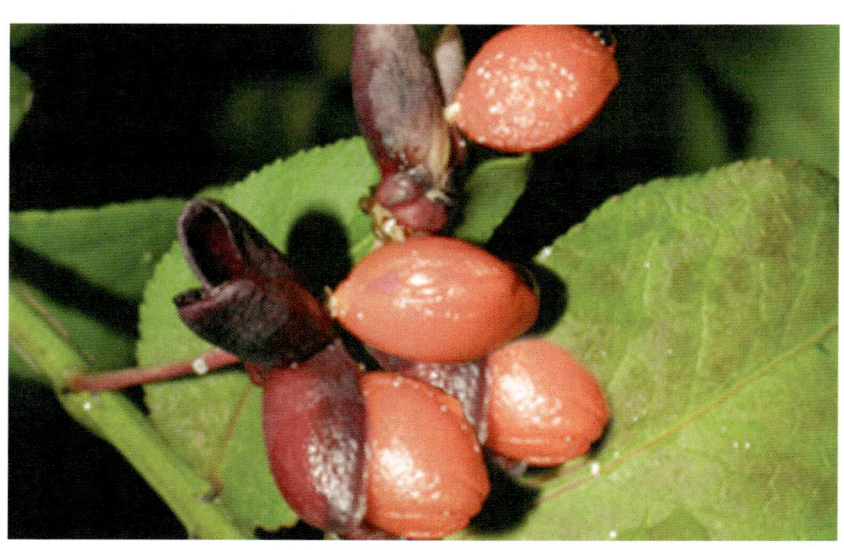

위모(衛矛)

학명(學名)_ Euonymus alatus (Thunb.) Sieb.
과속(科屬)_ 위모과(衛矛科) 식물 위모의 날개처럼 생긴 여린 가지 혹은 지시(枝翅)를 말려 약으로 사용한다.

지리분포(地理分布)_ 산과 들에서 자란다. 동북 및 섬서, 하북, 감숙, 산동, 안휘, 강소, 호북, 절강, 사천, 호남, 귀주, 운남 등지에 분포되어 있다. 주로 하북, 호북, 안휘, 절강, 산동에서 생산된다. 호북, 하북, 절강의 생산량이 많다.

채집가공(採集加工)_ 1년 내내 채집할 수 있고 가지를 자른다. 여린가지를 햇볕에 말린다. 혹은 이것의 날개 모양의 물체를 모아 햇볕에 말린다.

용법용량(用法用量)_ 4~9g을 달여 복용한다. 혹은 가루로 만든다. 외용(外用) 시 적당량을 취한다.

약리작용(藥理作用)_ 강혈당(降血糖), 강혈지(降血脂)의 작용을 한다.

성미귀경(性味歸經)_ 쓰고 매우며 차다. 간경(肝經)과 비경(脾經)에 작용한다.

효능주치(效能主治)_ 해독소종(解毒消腫), 파혈통경(破血通經), 살충(殺蟲)의 효능이 있다. 징가결괴(癥瘕結塊), 심복동통(心腹疼痛), 통경(痛經), 폐경(閉經), 붕중루하(崩中漏下), 산후어체복통(産後瘀滯腹痛), 산기(疝氣), 오로불하(惡露不下), 창종(瘡腫), 역절비통(曆節痺痛), 질타상통(跌打傷痛), 탕상(燙傷), 충적복통(蟲積腹痛), 독사교상(毒蛇咬傷) 등의 증상에 효험이 있다.

고대명방(古代名方)

산후패혈(産後敗血), 오로(惡露)
(산후 오로(惡露)가 매끄럽지 못하고 멈추지 않거나 혹은 풍한(風寒)으로 인한 사기(邪氣)가 포맥(胞脈)으로 침입하고 어혈이 정체되어 유발된 하복동통(下腹疼痛), 소복동통(小腹疼痛)이 생겼다 없어졌다 하고 배꼽 부위가 딱딱하고 부었을 때)
당귀초(當歸炒), 귀전(鬼箭, 중심 목을 없앤 것), 홍람화(紅藍花) 각 1냥씩 취하여 3전씩 복용한다. 술 1컵을 넣고 7할이 되게 달인다. 식전 따뜻하게 복용한다. ≪화제국방(和劑局方)≫

학질(瘧疾)
귀전우(鬼箭羽), 능리갑(鯪鯉甲, 태워 재로 만든 것) 각 2전 반을 모두 가루가 되게 간다. 1회에 2~3분씩 취해 병이 발작할 때 콧속에 넣는다. ≪성제총록(聖濟總錄)≫

학질(瘧疾)
귀전우 가루 1분, 비상(砒霜) 1전, 오령지(五靈脂) 1냥을 모두 가루가 되게 갈아 병이 발작할 때 1전씩을 차가운 물에 타서 복용한다. ≪성제총록(聖濟總錄)≫

活血調經藥

✚ 의가(醫家)에서 말하는 신농본초 양생법

　　소송(蘇頌)은 "위모(衛矛)는 지금의 강회 일대 각 주군(州郡)에서 자란다. 3~4월 줄기가 자라고 자잘한 꽃이 피며 황녹색을 띤다. 나무에는 3개의 깃털이 있는데 형태는 화살깃털과 비슷하다. 청색잎은 산다(山茶)와 비슷하고 야다(野茶)와 아주 비슷하며 맛은 시고 떫다. 8월, 11월, 12월 줄기를 채집하여 그늘에 말린다"라고 했다.

　　소송(蘇頌)은 "옛날 처방에서 최씨는 결핵증에 의한 흉통으로 극심한 고통에 시달렸을 때 귀전우탕을 사용했다. 요승원(姚僧垣)은 《집험방(集驗方)》에서 갑자기 발작된 심장통증 혹은 중악독통(中惡毒痛)에는 대황탕(大黃湯)에 위모(衛矛)를 넣었다. 모두 대방(大方)에서 이것을 사용하였다"라고 했다.

　　이시진(李時珍)은 "여인의 산후에 혈이 장애를 받아 뭉쳐 가슴에 모이고 혹은 협륵(脅肋)에까지 이어지거나 소복(少腹)에 쏠린 증세에는 사물탕(四物湯) 4냥, 두 배의 당귀(當歸)를 넣고 귀전(鬼箭), 연호색(延胡索), 홍화(紅花) 각 1냥을 넣어 가루가 되게 갈아 물에 달여 복용한다"라고 했다.

능소화(凌霄花)

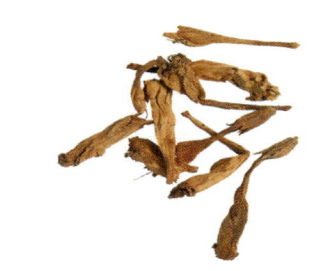

이명(異名)
자위화(紫葳花)·능소화(陵霄花)
타태화(墮胎花)·등라화(藤蘿花)
조장화(吊牆花)·두령소화(杜靈霄花)

✦ ≪신농본초경(神農本草經)≫ 중품(中品)

✦ 본경 문헌에 기재된 능소화의 효능

　　　　산모의 젖이 남아 생긴 질병, 자궁출혈, 가혈폐(瘕血閉), 한열(寒熱)로 여위어 수척해지는 증상을 치료하고 태아에게 영양분을 공급해준다. 산후 어혈이 돌아다니는 증상과 임력(淋瀝), 열풍(熱風)으로 인한 풍간(風癎), 대소변이 원활하지 못한 증상, 장속 결실(結實)을 치료한다. 주사(酒齄), 열독풍(熱毒風), 자풍(刺風), 여인의 혈격유풍(血膈遊風), 붕중대하(崩中帶下)를 치료한다.

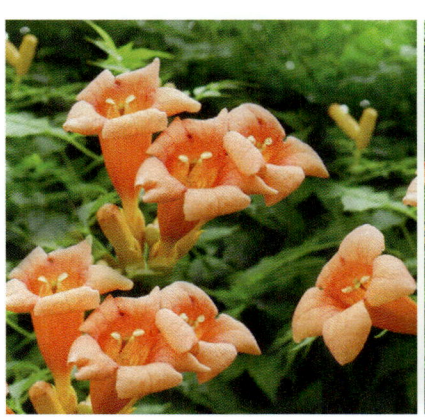
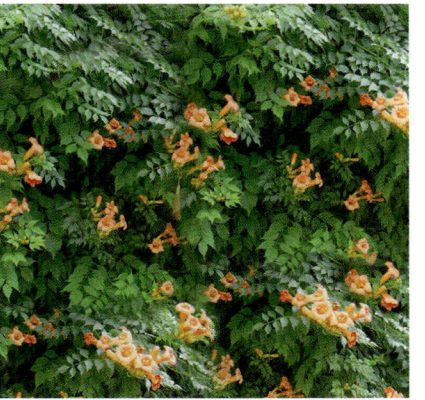

능소(凌霄)

학명(學名)_ Campsis grandiflora (Thunb.) K. Schum.

과속(科屬)_ 자위과(紫葳科) 식물 능소(凌霄) 혹은 미주능소(美洲凌霄)의 꽃을 말려 약으로 사용한다. 능소속(凌霄屬) 식물은 전 세계적으로 2종이 있으며 북아메리카, 중국, 일본에 분포되어 있다. 2종 모두 약으로 쓸 수 있다.

지리분포(地理分布)_ 1. 능소(凌霄)는 산골짜기, 냇가, 수림 아래에서 많이 자란다. 나무 위나 돌벽 위를 기어 올라간다. 정원에서 재배되기도 한다. 화동, 중남 및 하북, 사천,

섬서, 귀주 등지에 분포되어 있다. 주로 강소, 절강에서 생산된다.

2. 미주능소는 강소, 상해, 호남 등지에서 재배된다.

채집가공(採集加工)_ 7~9월 사이에 채집한다. 맑은 날을 택하여 갓 꽃이 핀 것을 따서 햇볕에 말린다.

용법용량(用法用量)_ 5~9g을 달여 복용한다.

약리작용(藥理作用)_ 혈관평활근 수축을 억제한다. 혈전형성을 막는다. 임신하지 않는 여성의 자궁평활근을 이완시킨다. 임신부의 자궁평활근을 흥분시킨다. 균을 막아주는 등의 작용을 한다.

성미귀경(性味歸經)_ 달고 시며 차다. 간경(肝經)과 심경(心經)에 작용한다.

효능주치(效能主治)_ 거풍(祛風), 양혈(凉血), 화어(化瘀)의 효능이 있다. 경폐(經閉), 징가(癥瘕), 월경부조(月經不調), 산후유종(産後乳腫), 피부소양(皮膚瘙痒), 풍진발홍(風疹發紅), 좌창(痤瘡) 증상에 효험이 있다.

고대명방(古代名方)

여성의 월경부조(月經不調)

능소화를 분말로 갈아 1회에 2전씩 식전에 따뜻한 술로 복용한다. ≪서씨태산방(徐氏胎産方)≫

아기가 젖을 먹지 않음(백일 내 젖을 먹지 않음)

능소화, 대람엽(大藍葉), 망초(芒硝), 대황(大黃)을 같은 양으로 하여 가루가 되게 간다. 양수(羊髓)로 골고루 섞어 오자(梧子) 크기의 약환을 만들어 으깨어 1환씩 모유로 복용하면 젖을 먹게 된다. 열(熱)로 인한 병이면 복용할 수 있고 한(寒)으로 인한 병이라면 복용을 피한다. ≪보제방(普濟方)≫

변후하혈(便後下血)

능소화를 술에 담가 자주 마신다. ≪보제방(普濟方)≫

소갈음수(消渴飮水)

능소화 1냥을 가루가 되게 으깬다. 물 1컵 반을 넣고 1컵이 되게 달인 후 2회에 나눠 복용한다. ≪성제총록(聖濟總錄)≫

주독이 오른 빨간 코

능소화, 산치자(山梔子)를 같은 양으로 하여 가루가 되게 으깬다. 1회에 찻물로 2전씩 매일 2회 복용하면 며칠 후 병이 완치된다. ≪백일선방(百一選方)≫

오래된 풍간(風癇)

능소화의 뿌리와 잎을 으깨어 가루로 만들어 따뜻한 술로 3전씩 복용한다. 약을 복용한 후 머리카락을 계속해서 손으로 빗고 차가운 물을 입에 물어 물이 따뜻해진 후, 내뱉는다. 그런 후 또 차가운 물을 입에 물고 머리카락을 빗어 20회 물을 머금은 후, 멈춘다. 이렇게 반복적으로 49일을 실시하면 병의 뿌리를 없앤다. 어떤 금기사항도 없다. 방현

(方賢)의 ≪기효방(奇效方)≫

온몸의 풍양(風痒)

능소화를 가루로 갈아 술로 1회에 1전씩 복용한다. ≪의학정전(醫學正傳)≫

여인의 혈붕(血崩)

능소화를 으깨어 술로 2전씩을 복용한 다음 사물탕(四物湯)을 마신다. ≪단계찬요(丹溪纂要)≫

여인의 음창(陰瘡)

자위(紫葳)를 가루로 갈아 잉어의 뇌 혹은 담즙을 골고루 섞어 바른다. ≪적현방(摘玄方)≫

약선양생(藥膳養生)

능소화아교나미죽(凌霄花阿膠糯米粥)

능소화 15g, 아교(阿膠) 10g, 참쌀 60g, 홍당(紅糖) 적당량

먼저 능소화에 물을 넣고 달여 즙을 취하고 찌꺼기를 제거한 후, 아교(阿膠), 참쌀을 넣어 함께 죽을 끓인다. 매일 2회 따뜻하게 복용한다.

혈허(血虛)로 인한 경폐(經閉), 면색위황(面色萎黃) 증세에 효험이 있다.

사화차(四花茶)

능소화, 월계화, 장미꽃, 계화 각 2g, 홍당(紅糖) 5g

상술한 약을 함께 보온병에 넣고 끓는 물을 부어 덮개를 막고 5분간 뜸을 들인다. 차 대신 마신다.

질타손상(跌打損傷)을 치료한다.

179

活血調經藥

✚ 의가(醫家)에서 말하는 신농본초 양생법

소송(蘇頌)은 "도처에 이 꽃을 심는다. 대부분 산속에서 자란다. 인가의 밭에 심기도 한다. 싹이 갓 자라나면 가지와 덩굴이 나와 큰 나무에 의지하면서 퍼지며 자란다. 시간이 오래되면 나무꼭대기까지 올라가면서 자란다. 꽃은 황홍색을 띠고 한여름에는 무성하게 핀다. 현재 의사들은 자주 이 꽃을 채집하여 햇볕에 말려 부인병에 약으로 사용된다"라고 했다.

이시진(李時珍)은 "능소는 야생식물로 가지와 덩굴이 몇 척(尺)만큼 자라 나무가 있으면 기대서 자란다. 아주 빨리 수십m 높이까지 자라고 몇 년 후가 되면 덩굴은 물 컵만큼 두꺼워진다. 초봄에는 가지와 잎이 자라고 1개의 작은 가지에는 몇 개의 잎이 달리며 가지 끝에는 작은 가시가 있고 진한 청색을 띤다. 여름부터 가을 사이 꽃이 피고 가지 하나에 십여 송이의 꽃이 핀다. 견우화(牽牛花)만한 크기이고 5개 꽃잎이 달리고 자황색을 띠며 위에는 작은 반점이 있고 가을이 깊어갈수록 색깔이 더욱 붉어진다. 8월에 꼬투리가 맺히면 크기는 콩의 꼬투리만

하고 길이는 약 3촌이 된다. 씨는 가볍고 얇아 말의 목에 달린 방울과 비슷하다. 뿌리도 말의 목에 달린 방울과 비슷하고 가을 이후 채집하여 그늘에 말린다"라고 했다.

견권(甄權)은 "자위화(紫葳花)는 소금을 두려워한다"라고 했다.

이시진(李時珍)은 "자위화는 코를 가까이에 대고 냄새를 맡아서는 안 된다. 그것은 뇌를 상하게 하기 때문이다. 꽃 위의 이슬은 사람의 눈에 들어가면 사람의 정신을 혼미하게 만들 수 있다"라고 했다.

이시진(李時珍)은 "능소의 줄기와 잎은 쓴맛이고 꽃과 뿌리의 맛은 달고 시며 성질은 차다. 수족궐음경(手足厥陰經)으로 들어가는 약물이다. 혈분(血分)으로 들어가 혈 속의 복화(伏火)를 제거한다. 때문에 산후붕루(産後崩漏) 등 각종 질병 및 혈열생풍(血熱生風) 유형의 병증을 치료한다"라고 했다.

活血化瘀藥

180

소목(蘇木)

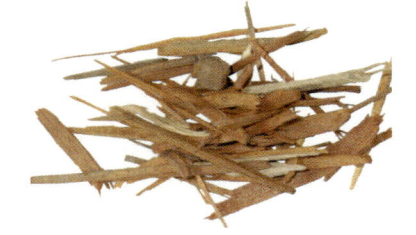

이명(異名)
소방(蘇方)·종목(棕木)
적목(赤木)·홍시(紅柴)·홍소목(紅蘇木)

+ ≪당본초(唐本草)≫
+ 본경 문헌에 기재된 소목의 효능

　　　삼음경(三陰經)의 혈분(血分)을 치료하는 약이다. 적게 사용하면 화혈(和血)하고 많이 사용하면 파혈(破血)한다.

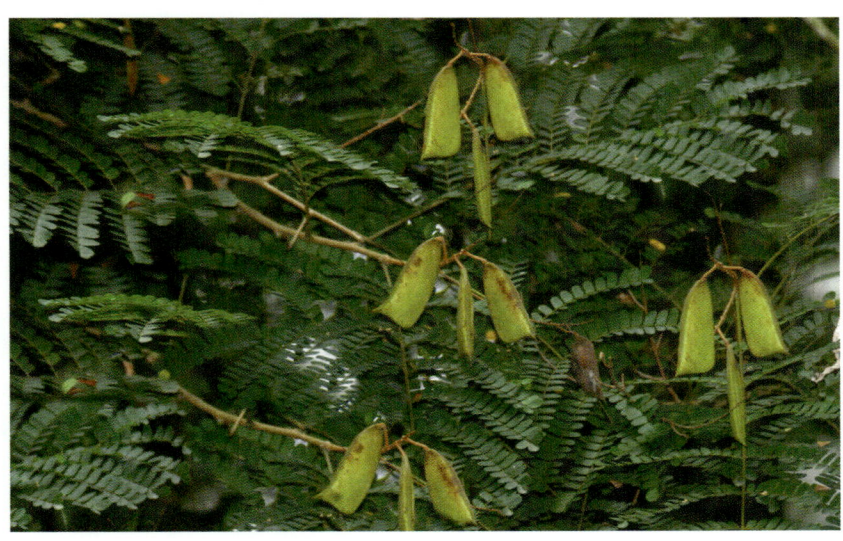

소목(蘇木)

학명(學名)_ Caesalpinia sappan L.

과속(科屬)_ 두과(豆科) 식물 소목(蘇木)의 심재(心材)를 말려 약으로 사용한다. 운실속(雲實屬) 식물은 전 세계적으로 약 99종이 있으며 열대와 아열대 지역에 분포되어 있다. 중국에는 약 16종이 있다. 약으로 약 8종이 쓰인다.

지리분포(地理分布)_ 해발 200~1,050m의 산골짜기에서 자란다. 재배할 수도 있다. 홍하 하곡과 운남 금사강 하곡에 분포되어 있다. 복건, 대만, 해남, 광동, 사천, 광서, 운남,

귀주 등지에서 재배된다. 대만, 광서, 광동, 귀주, 운남 등은 소목의 주요산지이다.

채집가공(採集加工)_ 1년 내내 채집할 수 있다. 대부분 가을철에 채집하여 흰색 변재(邊材)를 제거하고 10~100mm의 작은 토막으로 자른 후 크게 절반으로 나누어 말린다.

용법용량(用法用量)_ 3~9g을 달여 복용한다.

약리작용(藥理作用)_ 관상동맥혈류량(冠狀動脈血流量) 증가, 말초순환(末梢循環) 개선, 혈소판응집(血小板凝集) 억제, 항균(抗菌), 항종류(抗腫瘤)의 작용을 한다.

성미귀경(性味歸經)_ 달고 짜며 평(平)하다. 심경(心經), 간경(肝經), 비경(脾經)에 작용한다.

효능주치(效能主治)_ 소종지통(消腫止痛), 행혈거어(行血祛瘀)의 효능이 있다. 경폐통경(經閉痛經), 산후어조(産後瘀阻), 외상종통(外傷腫痛), 흉복자통(胸腹刺痛) 증세에 효험이 있다.

고대명방(古代名方)

산후혈훈(産後血暈)
소목(蘇木) 3냥에 물 5L를 넣고 2L가 되게 달여 2회에 나누어 복용한다. ≪주후방(肘後方)≫

칼에 손가락이 잘렸을 때
소목가루를 상처에 바르고 누에실로 단단히 감는다. 며칠 후에 붙는다. ≪섭생방(攝生方)≫

파상풍(破傷風)
소목가루 3전을 술로 복용한다. ≪보제방(普濟方)≫

약선양생(藥膳養生)

소목행어주(蘇木行瘀酒)
소목(蘇木) 60g을 으깨어 보드라운 가루를 만든다. 물과 술을 각 500㎖를 넣고 500㎖가 되게 달인다. 적당량을 아침 점심 저녁, 취침 전 공복에 각 1회 복용한다.
활혈화어(活血化瘀)의 효능이 있어 질타손상(跌打損傷), 종통(腫痛) 증상에 효험이 있다. 임신부는 복용을 피한다.

✚ 의가(醫家)에서 말하는 신농본초 양생법

뇌효(雷斅)는 "소목(蘇木)을 사용할 때 위의 거친 껍질과 마디를 제거한다. 만일 목재 중심의 무늬가 가로로 있는 것을 얻었다면 이것이 바로 '목중존(木中尊)'이고 효력이 다른 것들보다 백배나 좋다. 반드시 얇게 빻아 매화가지와 섞어 사시(巳時)부터 신시(申時) 즉, 오전 9시부터 오후 5시까지 쪄서 그늘에 말려 저장해 둔다"라고 했다.

장원소(張元素)는 "소목(蘇木)은 성질이 서늘하고 맛은 약간 맵다. 안과 밖의 풍기(風氣)를 발산한다. 방풍(防風)과 함께 사용하면 좋다. 또한 죽은피를 없앨 수 있어 산후 혈종창만(血腫脹滿)으로 죽을 것만 같은 환자에게 적합하다"라고 했다.

이시진(李時珍)은 "소방목(蘇方木)은 삼음경혈분(三陰經血分)의 약이고 다량으로 쓰면 뭉친 혈을 풀어준다. 적당량을 사용하면 혈맥의 소통을 원활하게 한다"라고 했다.

活
血
療
傷
藥

토별충(土鱉蟲)

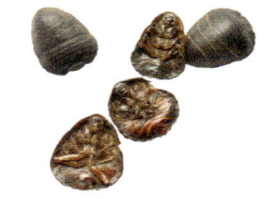

이명(異名)

지별(地鱉) · 파기충(簸箕蟲)
지별충(地鱉蟲) · 토원(土元)
취충모(臭蟲母) · 토충(土蟲) · 마의호(螞蟻虎)

✚ ≪신농본초경(神農本草經)≫ 중품(中品)

✚ 본경 문헌에 기재된 토별충의 효능

　　　　　월수불통(月水不通)을 치료하고 유혈적취(留血積聚)를 풀어준다. 유맥(乳脈)을 통하게 할 때는 토별충 하나를 물 반 합에 갈아 여과하여 복용한다. 차가운 것을 금한다. 산후혈적(産後血積), 질상어혈(折傷瘀血)을 풀어주고 중설(重舌), 목설(木舌), 구창(口瘡), 소아야제(小兒夜啼), 복통(腹痛)을 치료한다.

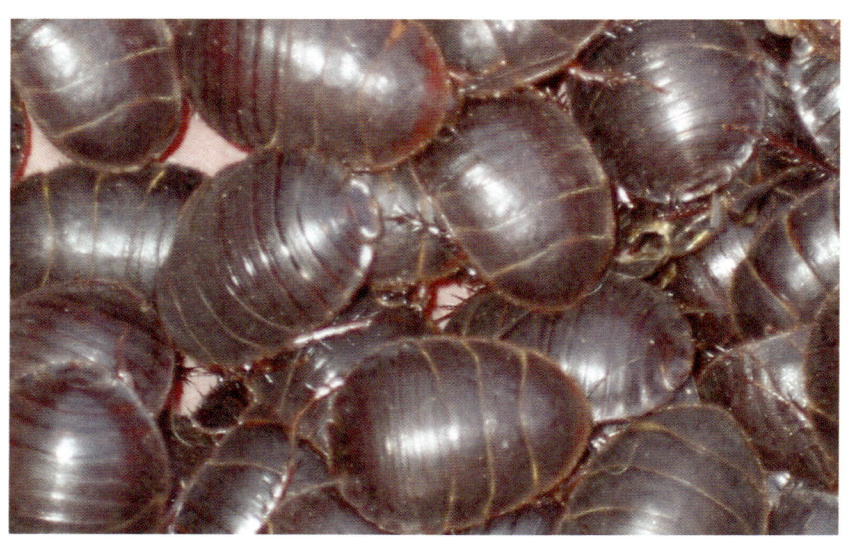

지별(地鱉)

학명(學名)_ Eupolyphaga sinensis Walker

과속(科屬)_ 별염과(鱉蠊科) 곤충 지별(地鱉) 혹은 분지별(糞地鱉)의 자충(雌蟲)의 몸체를 말려 약으로 사용한다.

지리분포(地理分布)_ 1. 지별은 대부분 지하 혹은 모래흙 사이에서 살고 양식 창고 밑이

나 기름 가게의 음습한 곳에 많이 있다. 전국 대부분 지역에 분포되어 있다. 각지에서 모두 야생하거나 기른다. 하남의 산양에 가장 많다.

2. 지별은 대부분 부엌, 주방 및 음습한 곳에서 생활한다. 하남, 하북, 감숙, 섬서, 청해 및 호남 등지에 분포되어 있다.

채집가공(採集加工)_ 야생하는 것을 여름, 가을철에 포획하고 인공적으로 기르는 것은 수시로 잡을 수 있다. 잡은 후에 끓는 물에 넣어 삶은 후, 불에 말리거나 햇볕에서 말린다.

용법용량(用法用量)_ 3~9g을 달여 복용한다.

약리작용(藥理作用)_ 심근과 뇌 혈액 부족에 견디는 능력을 높여주며 혈관을 확장하고 응혈을 방지하며 혈지(血脂)를 낮추고 간손상(肝損傷)을 막아주는 등의 작용을 한다.

성미귀경(性味歸經)_ 짜고 차다. 작은 독이 있다. 간경(肝經)에 작용한다.

효능주치(效能主治)_ 속근골(續筋骨), 파어혈(破瘀血)의 효능이 있다. 근육절상(筋肉折傷), 어혈경폐(瘀血經閉), 가비괴(瘕痞塊) 증상에 효험이 있다.

고대명방(古代名方)

뼈가 부러진 것을 이어줌
1. 토별(土鱉)을 약성이 남을 정도로 말려 가루로 갈아 2~3전씩 복용하면 신기한 효험이 있다.
2. 생토별충(生土鱉蟲)을 으깨어 즙을 낸 후, 술로 복용한다.

혀가 뻣뻣하고 부은 증상
토별충(土鱉蟲, 구워서 익힌 것) 5매, 식염 반 냥을 가루로 갈아 물 2전을 넣고 10회 끓여서 달여 수시로 뜨거운 탕을 입에 물고 있다가 침을 뱉는다. 병이 나으면 즉시 약을 멈춘다. ≪태평성혜방(太平聖惠方)≫

복통야제(腹痛夜啼)
토별충(土鱉蟲, 구워 말린 것), 작약(芍藥), 천궁(川芎) 각 2전을 보드라운 가루로 간다. 1회에 적당량을 취해 유즙으로 골고루 섞어 복용한다. ≪태평성혜방(太平聖惠方)≫

하어혈탕(下瘀血湯, 산모의 건조한 혈이 남아 생긴 복통을 치료)
토별충(土鱉蟲) 20매(오랜 시간 달이고 발을 제거한 것), 도인(桃仁) 20매, 대황(大黃) 2냥을 가루로 갈아 꿀을 넣고 골고루 섞어 4환으로 만들어 1회에 1환씩 술 1L를 넣고 달인 후 8합을 꺼내 따뜻하게 복용하면 어혈을 풀어준다. ≪장중경방(張仲景方)≫

活血療傷藥

✦ 의가(醫家)에서 말하는 신농본초 양생법

소공(蘇恭)은 "지별(地鱉)은 쥐가 살고 있는 땅, 집의 벽 아래에서 생활하기를 즐긴다. 크기는 1촌 남짓하고 신체는 작은 상별(象鱉)과 비슷하며 껍데기는 없고 비늘이 있다. 어린애들은 자주 이것을 붙잡아 놀이를 한다"라고 했다.

이시진(李時珍)은 "이런 종류의 벌레는 도처에 모두 있다. 등아(燈蛾)와 서로 교배할 수 있다"라고 했다.

서지재(徐子才)는 "조협(皂莢), 창포(菖蒲) 및 옥유(屋遊)를 두려워한다"라고 했다.

소송(蘇頌)은 "장중경(張仲景)은 잡병(雜病) 및 오랜 기생충이 쌓여 뭉친 증상에는 대황지별환(大黃地鱉丸) 또는 대별갑환(大鱉甲丸)을 사용하고 부인과 약에는 모두 이것을 사용한다. 이런 약들은 굳은 것을 풀어주고 어혈을 내리는 작용이 있기 때문이다"라고 했다.

골쇄보(骨碎補)

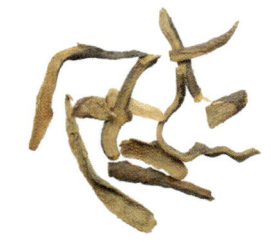

이명(異名)
후강(猴薑)·과산룡(過山龍)
석량강(石良薑)·후장강(猴掌薑)
신강(申薑)·파암강(爬岩薑)·암강(岩薑)

✚ 송(宋)·≪개보본초(開寶本草)≫

✚ 본경 문헌에 기재된 골쇄보의 효능

　　　　　파혈지혈(破血止血)하여 상절(傷折)을 치료한다. 골중독기(骨中毒氣), 풍혈동통(風血疼痛), 오로육극(五勞六極), 족수불수(足手不收), 상열하랭(上熱下冷)을 치료한다. 악창(惡瘡), 썩은 고기를 먹어 생긴 질병을 치료하고 살충(殺蟲)한다. 가루로 갈아 돼지신장을 끼워서 구워 공복에 먹는다. 이명(耳鳴)과 신허구사(腎虛久瀉), 치통(齒痛)을 치료한다.

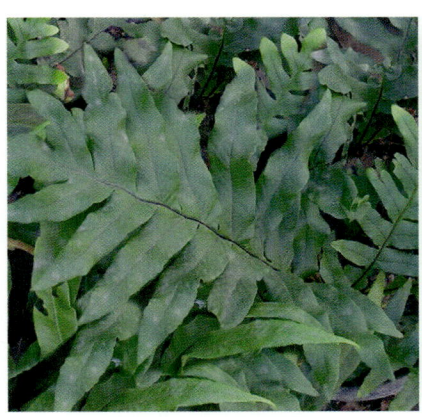

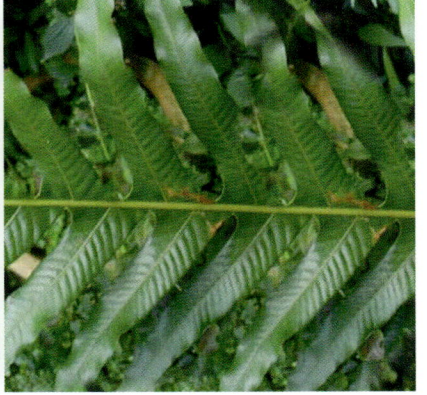

곡궐(槲蕨)

학명(學名)_ Drynaria fortunei (Kunze) J. Sm.

과속(科屬)_ 고사리과 식물 곡궐(槲蕨)의 뿌리와 줄기를 말려 약으로 사용한다. 곡궐속(槲蕨屬) 식물은 전 세계적으로 약 15종이 있으며 아시아와 오세아니아에 분포되어 있다. 중국에는 약 8종이 있으며 약으로 약 5종이 쓰인다.

지리분포(地理分布)_ 해발 200~1,800m의 수림 속 암석 및 나뭇가지에 기생한다. 서남 및 절강, 복건, 강서, 호남, 호북, 광서, 광동, 귀주, 사천에 분포되어 있다. 주로 절강, 호남, 강서, 광서, 사천, 복건 등지에서 생산된다. 호남의 산양이 주요산지이다.

채집가공(採集加工)_ 1년 내내 채집할 수 있다. 진흙을 제거하고 건조시킨다. 잔털을 태워 제거한다.

용법용량(用法用量)_ 3~9g을 달여 복용한다. 신선한 품종은 6~15g을 취한다. 외용(外用)시 신선한 품종을 적당량을 사용한다.

약리작용(藥理作用)_ 뼈 칼슘과 골질의 형성을 촉진하고 뼈에 대한 칼슘의 흡수를 촉진하며 칼슘의 침적을 촉진하고 심근수축력을 높이며 혈지(血脂)를 낮추고 스트렙토마이신의 이독성(耳毒性)을 억제하는 등의 작용을 한다.

성미귀경(性味歸經)_ 쓰고 따뜻하다. 신경(腎經)과 간경(肝經)에 작용한다.

효능주치(效能主治)_ 상처를 이어주고 지통(止痛), 보신강골(補腎強骨)의 효능이 있다. 신허요통(腎虛腰痛), 이명이롱(耳鳴耳聾), 질박섬좌(跌撲閃挫), 아치송동(牙齒鬆動), 근골절상(筋骨折傷) 증상에 효험이 있다. 외치(外治)로는 백전풍(白癜風), 반독(斑禿) 증상에 효험이 있다.

고대명방(古代名方)

허기(虛氣)가 치아로 들어가서 생긴 치통출혈, 치아통증과 가려움

골쇄보 2냥을 동도(銅刀)로 가늘게 깎아 도자기 가마에 넣고 천천히 불로 구워 검게 만든 후 가루로 간다. 약가루로 치아를 닦고 잠시 후 뱉는다. 삼켜도 된다. 유송석(劉松石)은 "이 처방은 ≪영원방(靈苑方)≫에서 나왔는데 치아통증을 치료할 뿐만 아니라 치아를 견고하게 하고 정수(精髓)에 이로우며 뼈 속 독기와 통증을 제거하고 치아가 흔들려 거의 빠지려는 것을 여러 번 닦으면 견고해지고 흔들리지 않게 된다"라고 했다.

이명(耳鳴), 이폐(耳閉)

골쇄보를 잘게 썰어 불린 후 뜨거울 때 귓속에 넣는다. ≪도경본초(圖經本草)≫

변혈(便血)

골쇄보(약성이 남을 정도로 볶은 것) 5전을 술이나 미탕(米湯)으로 복용한다. ≪인존방(仁存方)≫

병후발락(病後髮落)

골쇄보, 들장미의 여린 가지를 달여 즙을 머리에 바른다.

풍충아통(風蟲牙痛)

금침환(金針丸): 골쇄보, 유향(乳香)을 같은 양으로 하여 가루가 되게 간다. 또 밀가루 풀로 약환을 만들어 치아가 썩은 구멍에 넣는다. ≪성제총록(聖濟總錄)≫

약선양생(藥膳養生)

골쇄보보저요(骨碎補煲豬腰)

골쇄보 10g, 돼지신장 1개

먼저 돼지신장을 깨끗이 씻어 절개하고 가운데 근막(筋膜)을 제거하고 골쇄보를 갈은 가루를 돼지신장에 넣어 끈으로 단단히 매고 물을 넣어 익힌다. 탕(湯)은 마시고 고기는 먹는다.

보신강요(補腎强腰)의 효능이 있어 신허요통(腎虛腰痛)과 신허구사(腎虛久瀉) 등 증상에 효험이 있다.

골쇄보주(骨碎補酒)

골쇄보 60g, 백주 500㎖

골쇄보를 술에 담근 후 6일 동안 불린다. 1회에 30㎖씩 1일 2회 복용한다.

보신접골(補腎接骨), 활혈생발(活血生髮)의 효능이 있어 근상골절(筋傷骨折), 질타동통(跌打疼痛) 증상에 효험이 있다.

고대처방(古代處方)

탈명단(奪命丹)

방선원류(方選源流)_ ≪상과보요(傷科補要)≫ 활혈방(活血方)

약물조성(藥物組成)_ 골쇄보 30g, 당귀미(當歸尾) 90g, 도인(桃仁) 90g, 자연동(自然銅) 35g, 대황(大黃) 90g, 지별충(地鱉蟲) 75g, 혈갈(血竭) 15g, 유향(乳香) 30g, 아차(兒茶) 15g, 홍화(紅花) 15g, 주사(朱砂) 15g, 몰약(沒藥) 30g, 사향(麝香) 1.5g

포제방법(炮製方法)_ 상술한 약을 모두 보드랍게 가루로 갈아 꿀로 환을 만든다. 주사(朱砂)를 표피로 한다. 1회에 3g, 1일 2회 복용한다. 물에 달여 복용해도 된다. 각 약의 용량은 원래의 처방의 비례에 따라 짐작하여 줄인다.

효능주치(效能主治)_ 활혈산어(活血散瘀), 상처를 다스리고 지통(止痛), 강근건골(强筋健骨)의 효능이 있다. 질타손상(跌打損傷), 근단골절(筋斷骨折), 장부(臟腑)에 어혈(瘀血)이 축적된 증상, 규폐(竅閉)로 인한 신혼(神昏) 증상에 효험이 있다.

✚ 의가(醫家)에서 말하는 신농본초 양생법

대명(大明)은 "골쇄보나무에 기생하는 풀과 뿌리는 생강과 비슷하지만 생강보다 가늘고 길다"라고 했다.

소송(蘇頌)은 "지금의 강회, 절강, 섬서, 기로 주군(州郡)에 이것이 있다. 나무나 돌에서 자란다. 대부분 음습한 곳을 등지고 자란다. 뿌리를 끌어와 가지 형태를 이루고 위에는 황적색 털과 짧은 잎이 붙어 있다. 그 밖에 길고도 큰 잎은 가지 형태를 이룬다. 잎은 청록색을 띠고 상면에는 청황색의 점이 나 있으며 뒷면은 청백색이고 홍자색의 점이 나 있다. 봄에는 잎이 자라고 겨울이면 마르고 꽃과 과실이 없다. 뿌리를 채집하여 약으로 사용된다"라고 했다.

소송(蘇頌)은 "골쇄보는 여인의 혈분(血分)의 기약(氣藥)으로 쓰인다. 촉나라 사람들은 이것으로 근골절 손상을 치료하고 뿌리를 으깨어 체로 곱게 거른다. 황미(黃米)와 함께 죽으로 끓여 골고루 섞은 후 상처에 바르면 효과를 본다"라고 했다.

이시진(李時珍)은 "골쇄보는 족소음경(足少陰經)의 약물로 쓰인다. 때문에 뼈로 들어가 치아질병을 치료하고 장기간 계속된 설사를 치료한다. 이전에 위자사(魏刺史)가 있었는데 그의 아들은 장기간 설사에 걸려 생명이 위독하였고 의사가 오랜 기간 치료하여도 효과가 없었다. 나는 골쇄보 약가루를 돼지신장에 넣고 익힌 후 그에게 먹였더니 설리가 아주 빨리 멈추었다. 이는 신장이 대소변을 주관하고 오랜 기간 동안의 설사는 신장이 허한 것에 속하므로 단지 비장과 위장으로 치료해서는 안 되는 까닭이었다. 뇌공(雷公)의 《포자론(炮炙論)》에서 이런 방법으로 이명(耳鳴)을 치료하였던 것은 귀가 신장의 바깥 구멍이기 때문이다. 원예(原禮)의 《증치요결(證治要訣)》에서 말하기를 설사 후 하초(下焦)가 허약하고 몸조리를 제대로 하지 못하거나 과도한 방사(房事)로 인한 피로, 외감(外感), 먼 길을 떠나는 것으로 인해 양다리가 힘이 없어지고 약하게 된다. 마비나 통증으로 인해 이풍(痲風)을 초래한다. 이때는 반드시 독활기생탕(獨活寄生湯)으로 호골(虎骨) 4근의 환을 복용한다. 또 골쇄보 3분의1 분량을 같이 넣고 으깨어 즙을 취해 술로 녹여 복용한다. 외용(外用) 시 우슬(牛膝), 두중(杜仲), 초해(草薢), 삼목절(杉木節), 백지(白芷), 남성(南星)을 달인 탕으로 계속 씻는다. 모두 신장이 허하여 뼈가 약해진 것으로부터 치료하는 것이다"라고 했다.

혈갈(血竭)

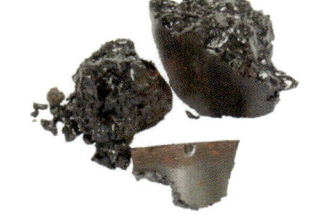

이명(異名)
기린갈(麒麟竭)·해랍(海蠟)
기린혈(麒麟血)·목혈갈(木血竭)

✚ ≪당본초(唐本草)≫

✚ 본경 문헌에 기재된 혈갈의 효능

　　　　주로 심복(心腹)의 갑작스런 통증과 금창출혈(金瘡血出)을 치료한다. 적혈(積血)을 없애고 통증을 멈추고 새살이 나게 한다. 오장(五臟)의 사기(邪氣)를 제거한다. 타상절손(打傷折損), 일체(一切)의 동통(疼痛), 혈기(血氣)가 어지럽고 찌르는 증상, 내상혈취(內傷血聚)를 치료한다. 보허(補虛)에는 술로 복용하는 것이 좋다. 심포락(心包絡)과 간혈부족(肝血不足)을 보한다. 양정(陽精)을 이롭게 하고 소음체기(消陰滯氣)한다. 일체(一切)의 악창개선(惡瘡疥癬)에 붙인다. 오랫동안 붙이면 안 된다. 성질이 급(急)하여 많이 사용해서는 안 된다. 오히려 고름을 발생시킬 수도 있다. 체혈(滯血)로 인한 모든 통증을 없애준다. 여인의 혈기(血氣), 소아계종(小兒瘈瘲)을 치료한다.

活血療傷藥

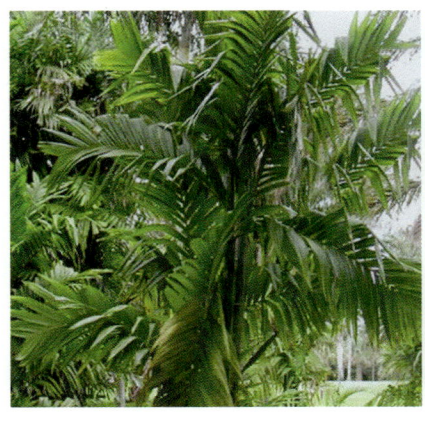

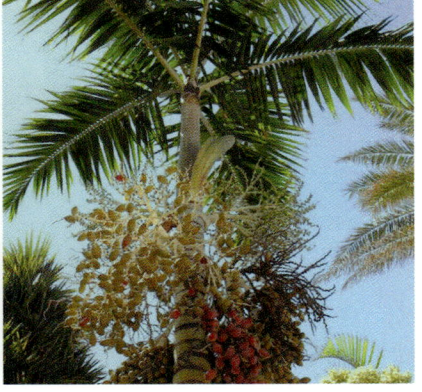

기린갈(麒麟竭)

학명(學名)_ Daemonorops draco Bl.

과속(科屬)_ 종려과 식물 기린갈(麒麟竭)의 과실에서 나온 수지(樹脂)를 가공하여 약으로 사용한다.

지리분포(地理分布)_ 말레이시아, 인도, 이란, 중국 대만, 광동에서 재배한다. 주로 인도,

말레이시아 등지에서 생산된다. 중국이 수입한 혈갈(血竭)은 대부분 인도의 혈갈(血竭)에 속한다. 혹은 싱가포르에서 수입한 혈갈(血竭)을 가공한다.

채집가공(採集加工)_ 과실을 채집하여 찜통 안에 넣고 쪄서 익힌 후 수지(樹脂)가 나오게 한다. 혹은 과실을 으깨어 천으로 만든 자루 안에 넣고 수지를 짜낸 다음 엿 상태로 달여 냉각시킨 후 덩어리로 응고시킨다. 줄기를 자르거나 여러 개의 작은 구멍을 뚫으면 수지는 자연적으로 스며 나와 응고된다.

용법용량(用法用量)_ 내복(內服) 시에는 가루로 갈아 1~2g 혹은 환제로 사용된다. 외용(外用) 시 가루로 갈거나 연고로 사용한다.

약리작용(藥理作用)_ 플라스민(Plasmin) 활성을 촉진하고 혈전형성(血栓形成)을 억제하며 항염(抗炎), 억균(抑菌) 등의 작용을 한다.

성미귀경(性味歸經)_ 달고 짜며 평(平)하다. 심경(心經)과 간경(肝經)에 작용한다.

효능주치(效能主治)_ 지혈생기(止血生肌), 거어정통(祛瘀定痛)의 효능이 있다. 질박절손(跌撲折損), 내상어통(內傷瘀痛), 외상출혈(外傷出血)이 멈추지 않는 증상에 효험이 있다.

고대명방(古代名方)

창구(瘡口)가 아물지 않음
혈갈가루 2~3분, 소량의 사향(麝香), 대조(大棗, 태워 재로 만든 것) 반 전, 전부 가루로 으깨어 침으로 골고루 섞어 환부에 바른다. ≪구원방(究原方)≫

산후혈훈(産後血暈)
혈갈 1냥을 가루로 간다. 1회에 2전씩 따뜻한 술로 복용한다. ≪태평성혜방(太平聖惠方)≫

양 무릎의 열종(熱腫)으로 인한 동통(疼痛)
혈갈, 유황(硫黄)가루 각 1냥, 1회에 1전씩 따뜻한 술로 복용한다. ≪태평성혜방(太平聖惠方)≫

만경풍(慢驚風)
혈갈가루 반 냥, 유향(乳香) 2전 반, 같이 골고루 갈아 달여 오자(梧子) 크기의 환을 1회에 1환씩 박하탕(薄荷湯)으로 복용한다. 여름철에는 인삼탕으로 복용한다. ≪어약원방(禦藥院方)≫

코피가 나오는 것
혈갈, 포황(蒲黄)을 같은 양으로 하여 가루로 만들어 콧구멍에 불어넣는다. ≪의림집요(醫林集要)≫

혈치(血痔)와 장풍(腸風)
혈갈가루를 환부에 바른다. ≪직지방(直指方)≫

감갑동통(嵌甲疼痛)
혈갈가루를 환부에 바른다. ≪의림집요(醫林集要)≫

새로 생겼거나 오래된 각기(脚氣)

혈갈, 유향(乳香)을 같은 양으로 하여 가루로 갈아 구멍을 도려낸 목과(木瓜) 안에 넣고 면을 두텁게 싼 후, 도자기 가마 안에 넣고 흐물흐물해질 정도로 끓여 밀가루와 함께 빻아 오동자(梧桐子) 크기의 환을 만들어 1회에 30환씩 따뜻한 술로 복용한다. 생것과 찬 음식을 피한다. ≪기효양방(奇效良方)≫

산후 혈이 너무 세차서 생긴 심흉(心胸)의 답답함과 숨이 찬 증상으로 목숨이 위급할 때

혈갈, 몰약(沒藥) 각 1전, 보드랍게 갈아 동변(童便)과 술로 섞어 복용한다. ≪의림집요(醫林集要)≫

약선양생(藥膳養生)

삼칠혈갈분(三七血竭粉)

삼칠(三七) 40g, 혈갈 8g을 같이 보드랍게 가루로 간다. 1회에 1g씩 따뜻한 황주 혹은 따뜻하게 끓인 물로 복용한다.

중풍(中風) 후유증으로 인한 편탄(偏癱), 말을 더듬는 증상, 입과 눈이 한쪽으로 비뚤어지는 증상에 효험이 있다. 외상으로 인해 파랗게 멍든 증상의 조양제(調養劑)로 쓰인다.

고대처방(古代處方)

칠리활혈산(七厘活血散)

방선원류(方選源流)_ ≪양방집액(良方集腋)≫ 활혈방(活血方)

약물조성(藥物組成)_ 혈갈 30g, 홍화(紅花) 5g, 몰약(沒藥) 5g, 유향(乳香) 5g, 주사(朱砂) 4g, 아차(兒茶) 7.5g, 사향(麝香) 0.4g, 빙편(冰片) 0.4g

포제방법(炮製方法)_ 극히 가는 가루로 함께 갈아 밀봉한 후, 모아서 저장해 둔다. 매일 1.5g씩 황주 혹은 따뜻하게 끓인 물로 복용한다. 외용(外用) 시 적당량을 술로 골고루 섞어 환부에 바른다.

효능주치(效能主治)_ 활혈산어(活血散瘀), 지통지혈생기(止痛止血生肌)의 효능이 있다. 질타손상(跌打損傷), 근단골절(筋斷骨折), 어혈종통(瘀血腫痛), 도상출혈(刀傷出血) 증상에 효험이 있다. 모든 무명종독(無名腫毒), 소상탕상(燒傷燙傷)에 효험이 있다.

活血療傷藥

✦ 의가(醫家)에서 말하는 신농본초 양생법

소송(蘇頌)은 "현재 남번(南番)의 남방의 소수 민족 각 나라에서 모두 기린갈(麒麟竭)을 생산한다. 나무의 높이는 수십m이고 어우러진 모양이 사랑스럽다. 잎은 앵두와 비슷하고 3각을 이룬다. 지액(脂液)은 나무에서 흘러나오고 떨어지면 교(膠) 혹은 끈적끈적한 엿과 비슷하다. 시간이 오래되면 응결되어 갈(竭)로 되며 홍혈색을 띠며 매우 단단하다. 채집할 때 시간의 제한을 받지 않는다. 과거에는 자류(紫鉚)와 대체로 비슷하다고 했지만 사실 자류는 또 다른 유형에 속하고 효능도 다르다"라고 했다.

뇌효(雷斅)는 "사용할 때 해모혈(海母血)를 사용하지 않는다. 혈갈(血竭)은 해모혈(海母血)과 아주 비슷하다. 다만 맛이 짜고 비린 기(氣)가 있다. 기린갈(麒麟竭)의 맛은 짜고 달며 치자기(厄子氣)와 비슷하다"라고 했다.

이시진(李時珍)은 "기린갈(麒麟竭)은 일종의 수지(樹脂)이고 자류는 벌레가 만든 것이다. ≪일통지(一統志)≫에서 말하기를 혈갈나무는 몰약(沒藥)나무와 비슷하고 나무의 목질은 홍색이다. 수집하는 방법은 나무 아래에 구멍을 파고 도끼로 나무를 찍어 수지가 웅덩이에 흘러들어 가도록 하고 10일 정도 있다가 채집한다. 대부분 아랍 등의 나라에서 생산된다. 현재 사람들은 이것을 검사할 때 손톱에 스며드는 것을 진짜로 여긴다. 독고도(獨孤滔)의 ≪단방경원(丹房鏡源)≫에서 말하기를 이런 약물은 서부의 소수민족지구에서 나오고 화성(火星)의 기(氣)로 인한 울결(鬱結)을 흡수한 것이다. 불로 이것을 태워 빨간색 즙이 나오고 시간이 오래 지나도 회색 그대로인 것이 진짜이다"라고 했다.

이시진(李時珍)은 "기린갈나무 지액(脂液)은 사람의 고혈(膏血)과 비슷하다. 맛은 달고 짜며 혈로 들어가 수족궐음경(手足厥陰經)의 약이다. 간과 심장이 모두 혈을 주관하기 때문이다. 유씨(劉氏)는 '혈갈은 혈통(血痛)을 제거하는 성약(聖藥)이다.' 확실히 그렇다. 몰약(沒藥), 유향(乳香)은 비록 혈병을 치료하지만 또한 기분(氣分)으로도 들어간다. 혈갈은 전문적인 혈분(血分)의 약이다"라고 했다.

아출(莪术)

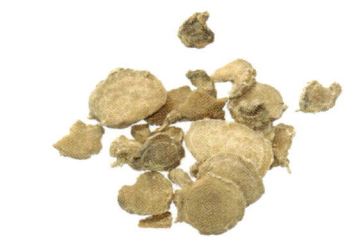

이명(異名)
봉아출(蓬莪朮)·청강(靑薑)
강칠(羌七)·광출(廣朮)
흑심강(黑心薑)·문출(文朮)

✚ 송(宋)·≪개보본초(開寶本草)≫
✚ 본경 문헌에 기재된 아출의 효능

      주로 심복통(心腹痛), 중오주오귀기(中惡疰忤鬼氣), 곽란냉기(霍亂冷氣), 토산수(吐酸水), 식음불소(食飮不消)를 치료할 때와 해독(解毒)에는 갈아서 술로 복용한다. 여인의 혈기결적(血氣結積), 남성의 분돈(奔豚)을 치료한다. 현벽냉기(痃癖冷氣)를 풀어줄 때는 술과 식초를 갈아 복용한다. 일체의 기(氣)를 치료하고 개위소식(開胃消食), 통월경(通月經), 어혈(瘀血)을 풀어주고 박손통(撲損痛)으로 인한 하혈(下血)과 내손악혈(內損惡血)을 멈추게 해준다. 간경(肝經)의 취혈(聚血)을 통하게 한다.

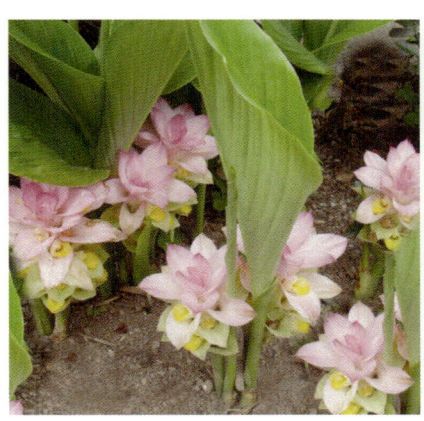
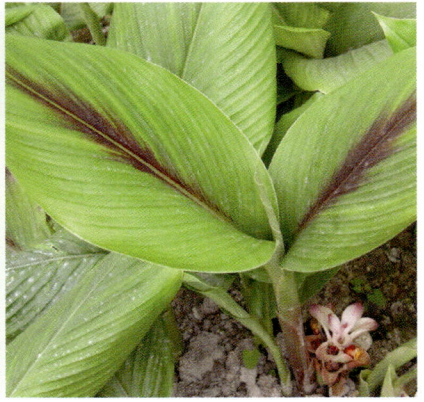

破血消癥藥

봉아출(蓬莪朮)

학명(學名)_ Curcuma phaeocaulis Val.

과속(科屬)_ 강과(薑科) 식물 봉아출(蓬莪朮), 광서아출(廣西莪朮) 혹은 온울금(溫鬱金)의 뿌리와 줄기를 말려 약으로 사용한다. 강황속(薑黃屬) 식물은 전 세계에 49종이 있으며 동남아, 호주 북부에 분포되어 있다. 중국에는 7종이 있으며 모두 약으로 사용된다.

지리분포(地理分布)_ 1. 봉아출은 촌가 절반 음습하고도 비옥한 토지, 산과 들에서 자란다. 수림에서도 볼 수 있다. 광서, 광동, 사천, 운남 등지에 분포되어 있다. 복건, 절강, 호남 등지에서도 소량 재배한다. 사천, 광서, 광동, 운남이 주요산지이고 절강, 복건, 호남 등지에서도 소량 재배된다.

2. 광서아출은 산비탈 풀숲 및 관목 숲에서 야생하거나 재배된다. 광서 귀현, 상사, 횡현, 읍녕, 대신 등지에 분포되어 있다.

3. 온울금(溫鬱金)은 주로 절강 이안에서 생산된다.

채집가공(採集加工)_ 겨울에 줄기와 잎이 시든 후 채집한다. 깨끗이 씻어 찌거나 푹 삶아 햇볕에 말린다. 혹은 따뜻하게 건조시킨 후 수염뿌리와 불순물을 제거한다.

용법용량(用法用量)_ 6~9g을 달여 복용한다.

약리작용(藥理作用)_ 항혈전형성(抗血栓形成), 혈소판응집(血小板凝集) 억제, 항조기임신, 항종류(抗腫瘤), 항염(抗炎), 항간손상(抗肝損傷), 항균(抗菌) 작용을 한다.

성미귀경(性味歸經)_ 맵고 쓰며 따뜻하다. 간경(肝經)과 비경(脾經)에 작용한다.

효능주치(效能主治)_ 소적지통(消積止痛), 행기파혈(行氣破血)의 효능이 있다. 징적비괴(癥積痞塊), 어혈경폐(瘀血經閉), 식적창통(食積脹痛), 조기자궁경부암(早期子宮頸部癌) 증상에 효험이 있다.

고대명방(古代名方)

모든 냉기(冷氣)

심장을 공격하여 생긴 절통(切痛)이 발작하면 환자는 즉시 사망한다. 장기간 심복통에 걸려 자주 발작하면 이 약으로 병의 뿌리를 뽑도록 한다.

2냥의 봉아출(蓬莪朮)을 보드랍게 가루로 갈아 공복에 총주(蔥酒)로 1전을 복용한다. ≪보명방(護命方)≫

여인혈기(女人血氣, 혈기가 돌아다녀 발작한 통증 및 허리통증)

봉아출(蓬莪朮), 천칠(千漆) 각 2냥을 가루로 만들어 술로 2전을 복용한다. 허리통증은 핵도주(核桃酒)로 복용한다. ≪보제방(普濟方)≫

소아반장(小兒盤腸), 내조통(內釣痛)을 동반하는 증상

아출(莪朮) 5냥과 아위(阿魏) 1전을 물에 하룻밤 불린 후, 불에 말린 다음 보드랍게 갈아 1회에 1분(分)을 자소탕(紫蘇湯)으로 복용한다. ≪보유대전(保幼大全)≫

소아기통(氣痛)

봉아출(蓬莪朮)을 통째로 구워 익힌 후, 보드라운 가루로 갈아 1전(錢)을 뜨거운 술로 복용한다. ≪십전박구방(十全博救方)≫

상기천급(上氣喘急)

봉아출 5전을 1컵 반의 술에 넣고 8분이 될 때까지 달여 복용한다. ≪보생방(保生方)≫

숨이 약하고 힘이 없으며 호흡이 이어지지 않는 증상

정원산(正元散): 숨이 끊임없이 차오르는 증세와 밤낮 없이 설사를 하는 증상, 소변이 빈번한 증세를 치료한다. 왕승상(王丞相)이 복용한 후 효과를 보았다. 봉아출 1냥, 씨를 발라낸 금랭자(金鈴子) 1냥을 보드라운 가루로 만들어 봉사(蓬砂) 1전을 넣고 보드라운 가루로 갈아 1회에 2전씩 따뜻한 술이나 염탕(鹽湯)으로 공복에 복용한다. ≪비보방(秘寶方)≫

약선양생(藥膳養生)

아출보저심(莪朮煲豬心)
아출(莪朮) 15g, 돼지 심장 1개

아출(莪朮)을 깨끗이 씻은 후, 잘게 썰어 돼지 심장(지막을 벗긴 것)을 함께 넣고 돼지 심장이 흐물흐물해질 때까지 끓인다. 먹을 때 간장과 소량의 호초(胡椒)가루를 넣는다. 고기를 먹고 탕은 마신다. 하루에 나누어 다 먹는다.

활혈화어(活血化瘀), 강심행기(強心行氣)의 효능이 있어 풍(風)으로 인한 심병(心病), 흉민창통(胸悶脹痛), 복창(腹脹) 증상에 효험이 있다. 소창(消脹), 지혈(止痛)의 효능이 있다.

고대처방(古代處方)

소식환(消食丸)
방선원류(方選源流)_ ≪영동백문(嬰童百問)≫ 소도방(消導方)

약물조성(藥物組成)_ 아출(莪朮) 15g, 초맥아(炒麥芽) 15g, 진피(陳皮) 15g, 사인(砂仁) 15g, 신곡(神曲) 15g, 삼릉(三棱) 15g, 향부(香附) 30g, 오매(烏梅) 30g, 정향(丁香) 3g, 빈랑(檳榔) 30g, 초지각(炒枳殼) 30g

포제방법(炮製方法)_ 상술한 약을 보드랍게 가루로 갈아 녹두 크기로 환을 만들어 1회에 3g씩을 자소(紫蘇)를 달인 탕으로 복용한다.

효능주치(效能主治)_ 이기소식(理氣消食)의 효능이 있어 소아소화불량(小兒消化不良) 증세에 효험이 있다.

破血消癥藥

✚ 의가(醫家)에서 말하는 신농본초 양생법

소송(蘇頌)은 "현재 절강 일대의 일부 곳에서 생산한다. 3월에 싹이 논밭과 들에서 자란다. 줄기는 동전 1개만큼 두껍고 높이는 2~3자 된다. 잎은 청백색을 띠고 길이는 1~2자가 되며 크기는 약 5촌 정도이고 초양하(草襄荷)와 많이 비슷하다. 5월에 꽃이 피고 이삭 형태를 이루며 노란색이다. 머리 부위는 약간 자색을 띤다. 뿌리는 생강(生薑)과 비슷하고 풀숲처럼 자란다. 뿌리는 계란 크기만 하다. 9월에 채집하여 거친 껍질을 제거한 후, 쪄서 익힌 다음 햇볕에 말려 사용한다"라고 했다.

인대명(人大明)은 "술과 식초를 함께 사용하면 효과가 좋다"라고 했다.

소송(蘇頌)은 "봉아출은 옛날 처방에서는 사용한 적 없다. 현재 의사는 적취(積聚)와 각종 기증(氣證)을 치료하는 데 가장 중요한 약물로 사용한다. 형삼릉(荊三棱)과 함께 사용하면 효과가 아주 좋다. 부인과 약방에서도 자주 이것을 사용한다"라고 했다.

왕호고(王好古)는 "봉아출은 검은색을 띠고 기혈(氣血)을 풀어주며 간경혈분(肝經血分)으로 들어가는 약이다. 기분(氣分)으로 들어가는 약으로 사용하면 각종 향약(香藥)의 힘을 증강한다. 비록 행설지제(行泄之劑)이지만 기를 돕기 때문에 ≪손상약용(孫尙藥用)≫에서 숨이 차 숨을 쉬지 못하는 증세에는 집향환(集香丸), 크고 작은 칠향환(七香丸)을 사용한다. 각종 탕제산제(湯劑散劑)에 자주 아출(莪朮)이 사용된다"라고 했다.

이시진(李時珍)은 "강황(薑黃)은 비장으로 들어가고 동시에 혈중의 기를 치료한다. 울금(鬱金)은 심장으로 들어가고 전문적으로 혈분(血分)의 병을 치료한다. 아출(莪朮)은 간으로 들어가고 기중의 혈을 치료한다. 서로가 약간 다르다. 왕집중(王執中)의 ≪자생경(資生經)≫의 기록에 의하면 집중(執中)은 장기간 심장과 비장 통증에 시달렸는데 비장의 약을 복용하였더니 오히려 부었다. 후에 ≪기역(耆域)≫에서 기재된 것을 사용하였다. 봉아출을 밀가루로 싼 후 통째로 구워 익혀 가루가 되게 간 다음 물, 술, 식초로 달여 복용하였더니 병이 매우 빨리 나았다. 봉아출이 기중의 혈을 풀어주기 때문이다"라고 했다.

삼릉(三棱)

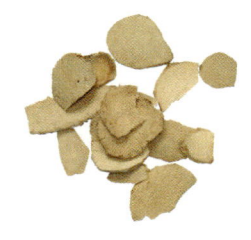

이명(異名)
경삼릉(京三棱)·홍포근(紅蒲根)·광삼릉(光三棱)

✚ 송(宋)·≪개보본초(開寶本草)≫

✚ 본경 문헌에 기재된 삼릉의 효능

　　　노벽(老癖)으로 인한 징가(癥瘕), 적취결괴(積聚結塊), 산후악혈혈결(產後惡血血結)을 치료한다. 통월수(通月水), 낙태(墮胎), 지통이기(止痛利氣)한다. 기창(氣脹)을 치료하고 적기(積氣), 박손어혈(撲損瘀血)을 풀어주고 여인의 혈맥부조(血脈不調), 심복통(心腹痛), 산후복통혈훈(產後腹痛血運)을 치료한다. 심격통(心膈痛), 음식불소(飲食不消)를 치료한다. 간경적혈(肝經積血), 창종견경(瘡腫堅硬)을 치료한다. 하유즙(下乳汁)한다.

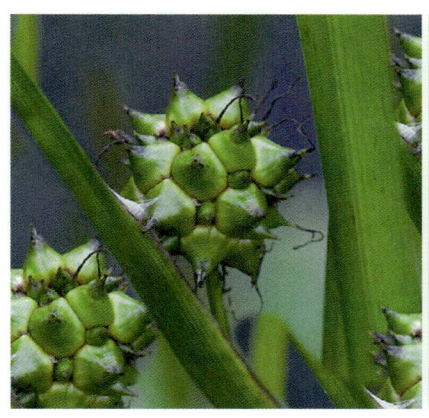 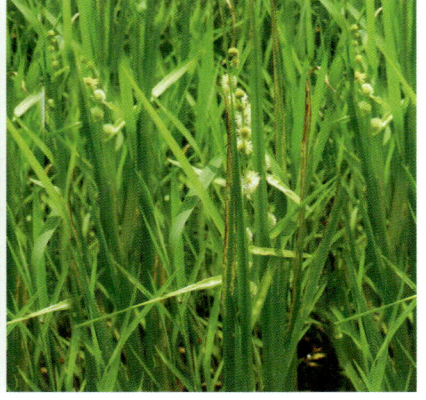

흑삼릉(黑三棱)

학명(學名)_ Sparganium stoloniferum Buch.-Ham.

과속(科屬)_ 흑삼릉과 식물 흑삼릉 덩어리 줄기를 말려 약으로 사용한다. 흑삼릉은 전 세계적으로 약 18종이 있고 북반구의 한대 및 온대 지역에 분포되어 있다. 중국에는 약 10종이 있고 약으로 3종이 사용된다.

지리분포(地理分布)_ 못 혹은 수구 등 곳곳에 분포되어 있다. 화북, 동북, 화동, 서남 및 영하, 섬서, 하남, 감숙, 호북, 호남 등지에 분포되어 있다. 강소, 하남, 산동, 강서, 안휘 등지가 주요산지이다.

채집가공(採集加工)_ 겨울부터 그 다음 해 봄에 채집하여 깨끗이 씻어 껍질을 벗기고 햇볕에 말린다.

용법용량(用法用量)_ 4.5~9g을 달여 복용한다.

약리작용(藥理作用)_ 혈전형성(血栓形成)을 막아주고 응혈(凝血)을 방지하며 심근산소부족과 혈액부족을 예방하며 자궁 및 위장평활근을 흥분시키고 종양을 막아주는 등의 작용을 한다.

성미귀경(性味歸經)_ 맵고 쓰며 평하다. 간경(肝經)과 비경(脾經)에 작용한다.

효능주치(效能主治)_ 소적지통(消積止痛), 파혈행기(破血行氣)의 효능이 있다. 어혈경폐(瘀血經閉), 징가비괴(癥瘕痞塊), 식적창통(食積脹痛) 증세에 효험이 있다.

고대명방(古代名方)

미벽고창(痞癖鼓脹, 종기가 적취하여 붓는 증세)

삼릉전(三棱煎): 삼릉뿌리를 으깨어 5섬의 물로 3섬이 되게 달인다. 찌꺼기를 제거하고 다시 달여 3두의 즙을 가마에 넣고 중탕(重湯)으로 달여 엿 상태로 만들어 용기에 밀봉하여 보관한다. 매일 아침 1숟가락씩 술로 복용한다. 1일 2회 복용한다. ≪천금익방(千金翼方)≫

소아기벽(小兒氣癖)

삼릉으로 달여 즙으로 죽을 만들어 젖을 먹이는 어머니가 복용한다. 매일 소아에게 대추 크기만큼을 먹인다. 태어나 백일부터 10살 이하의 소아는 간열현벽(癎熱痃癖) 등의 증상은 모두 치료할 수 있다. 이 처방의 신묘한 점은 말할 나위없이 아주 효과가 좋다. ≪자모비록(子母秘錄)≫

비기흉만(痞氣胸滿, 입이 마른 증세가 동반되고 몸이 마르고 약하며 식사량이 줄어드는 증상)

석삼릉(石三棱), 경삼릉(京三棱), 계조삼릉(鷄爪三棱)과 함께 통째로 굽는다. 봉아출(蓬莪朮) 3매, 빈랑(檳榔) 1매, 청귤피(靑橘皮) 50편을 식초에 담가 흰 거품을 제거한다. 진창미(陳倉米) 1합과 함께 식초에 담근 후, 씻어내고 껍질을 벗긴 파두(巴豆) 50개와 청피(靑皮), 창미(倉米) 1동과 볶아서 말린다. 파두(巴豆)를 제거한 후 보드라운 가루로 만들어 녹두(綠豆) 크기로 약환을 만들어 미탕(米湯)으로 3환씩 복용한다. 매일 1회 복용한다. ≪성제총록(聖濟總錄)≫

반위오심(反胃惡心, 약과 음식을 먹지 못함)

볶은 경삼릉(京三棱) 1냥 반, 정향(丁香) 3분을 가루가 되게 갈아 끓는 물로 1전씩 복용한다. ≪성제총록(聖濟總錄)≫

온몸의 요포(燎泡)

(당리(棠梨)의 형태와 비슷하고 진물이 나며 손톱만 한 요포가 반복적으로

생기고 신체 피부의 살이 다 벗겨지면 치료할 수 없음)

형삼릉(荊三棱), 봉아출(蓬莪朮) 각 5냥을 가루가 되게 갈아 3회로 나눠 술로 골고루 섞어 지속해서 복용하면 병이 낫는다. ≪위씨득효방(危氏得效方)≫

약선양생(藥膳養生)

자궁기류환(子宮肌瘤丸)

삼릉(三棱), 아출(莪朮), 유향(乳香), 몰약(沒藥) 각 60g, 복령(茯苓), 계지(桂枝), 당귀(當歸), 모단피(牡丹皮) 각 180g, 도인(桃仁), 적작(赤芍), 해조(海藻), 모려(牡蠣), 별갑(鱉甲) 각 120g, 홍화 60g

모두 보드랍게 가루로 갈아 꿀로 환(丸)을 만든다. 환은 하나에 9g씩 1회에 1환, 매일 3회 따뜻하게 끓인 물로 복용한다.

지속적으로 약 1년간 복용하면 월경이 고르고 기류(肌瘤)도 없어진다.

고대처방(古代處方)

삼릉소적환(三棱消積丸)

방선원류(方選源流)_ ≪비위론(脾胃論)≫ 소도방(消導方)

약물조성(藥物組成)_ 포삼릉(炮三棱), 초신곡(炒神曲), 포아출(炮莪朮) 각 21g, 회향(茴香), 진피(陳皮), 파두(巴豆), 청피(青皮) 각 15g, 정향(丁香), 익지인(益智仁) 각 9g

포제방법(炮製方法)_ 모두 보드랍게 가루로 갈아 식초를 섞어 오동자(梧桐子) 크기의 환을 만든다. 1회에 3~6g을 식전에 따뜻한 강탕(薑湯)으로 복용한다.

효능주치(效能主治)_ 온중행기(溫中行氣), 소적도체(消積導滯)의 효능이 있다. 생것, 차가운 것, 딱딱한 것을 먹고 상한 것, 소화불량, 심복창만동통(心腹脹滿疼痛)에 효험이 있다.

✚ 의가(醫家)에서 말하는 신농본초 양생법

이시진(李時珍)은 "삼릉(三棱)은 대부분 황폐한 연못이나 습지에서 자란다. 봄에 잎이 자라고 여름, 가을철에는 줄기가 높게 자라며 줄기의 꼭대기에는 몇 개의 잎이 자라고 6~7개 꽃이 피는데 모두 자잘하고 이삭 형태를 이루며 황자색을 띠고 그 안에는 길고 작은 씨앗이 있다. 잎, 줄기, 꽃, 과실에는 모두 3개 능이 자라는데 모두 향부(香附)의 싹, 잎, 꽃, 과실과 비슷하지만 약간 크다. 줄기에는 길고 매끈한 3개의 능이 있고 종려나무의 잎줄기와 비슷하다. 줄기 안에는 흰색의 줄기가 있고 쪼갠 후 물건을 짜는 데 사용된다. 등나무처럼 부드럽다. 뿌리에는 매우 많은 흑황색의 수염이 있고 수염과 껍질을 제거하면 즉어(鯽魚)의 모양과 비슷하다"라고 했다.

장원소(張元素)는 "맛은 쓰고 달며 독이 없고 음(陰) 중의 양약(陽藥)이다. 진기(眞氣)를 발설하기 때문에 진기가 허한 사람은 이것을 사용하지 못한다"라고 했다.

왕호고(王好古)는 "삼릉(三棱)은 흰색을 띠고 금(金)에 속하며 간경혈분(肝經血分)의 약이다. 뭉친 혈 속의 기를 다스린다. 삼릉(三棱), 아출(莪朮)은 배 속에 덩어리가 생기고 종기가 단단해지는 병증을 치료한다. '견자삭지(堅者削之)'의 의미에서 따온 것이다"라고 했다.

마지(馬志)는 "전설에 의하면 옛날에 한 사람이 온벽병(瘟癖病)으로 죽게 되자 죽기 전에 유언을 남겼는데 사람들에게 그의 배를 갈라 저괴(疽塊)를 꺼내게 했다. 이후에 배를 가르고 저괴를 꺼냈다. 저괴는 돌덩어리만큼 단단했고 무늬는 5가지 색채를 띠었다. 사람들은 이것을 괴이한 물건으로 여겨 칼자루로 만들었다. 후에 이 칼로 삼릉을 베었더니 칼자루가 물로 변하였다. 원래 삼릉은 온벽병을 치료할 수 있었던 것이다"라고 했다.

이시진(李時珍)은 "삼릉은 기를 깨고 맺힌 것을 풀어준다. 때문에 각종 병을 치료할 수 있다. 이것의 효능은 향부자(香附子)와 비슷한데 다만 약의 힘이 더욱 강하기 때문에 장기간 복용할 수 없다. 대원예(戴原禮)가 ≪증치요결(證治要訣)≫에서 기재한데 의하면 한 사람이 온벽(瘟癖)에 걸려 배가 부어 삼릉(三棱), 아출(莪朮)을 술로 달여 복용하여 치료하였다. 물고기 같은 검은 물체가 배출되면 병이 낫는다"라고 했다.

천산갑(穿山甲)

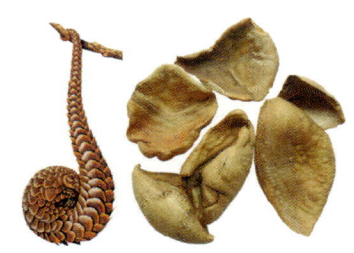

이명(異名)
능리갑(鯪鯉甲) · 능리각(鯪鯉角)
천산갑(川山甲) · 별리갑(鱉鯉甲)
기린편(麒麟片) · 산갑편(山甲片)

+ ≪명의별록(名醫別錄)≫ 하품(下品)
+ 본경 문헌에 기재된 천산갑의 효능

    오사(五邪)와 경제비상(驚啼悲傷)을 치료한다. 태워 재로 만들어 술로 1숟가락을 복용한다. 의루(蟻瘻)를 치료한다. 소아경사(小兒驚邪), 여성이 귀신에 홀려 슬퍼하고 우는 증상과 개선(疥癬), 치루(痔漏)를 치료한다. 창라(瘡癩)와 여러 가지 주(疰) 질환을 치료한다. 태운 재를 악창(惡瘡)에 바른다. 산람장학(山嵐瘴瘧)을 치료한다. 담학(痰瘧), 한열(寒熱), 풍비강직동통(風痹強直疼痛)을 치료한다. 통경맥(通經脈), 하유즙(下乳汁), 소옹종(消癰腫), 농혈(膿血) 배출, 통규(通竅), 살충(殺蟲)한다.

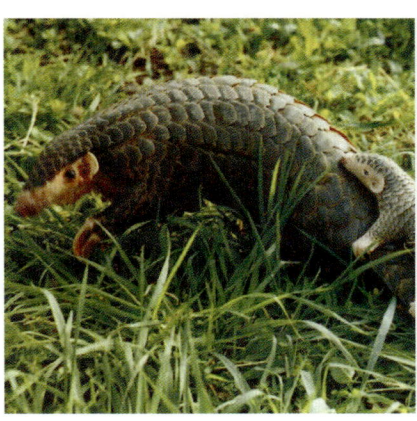
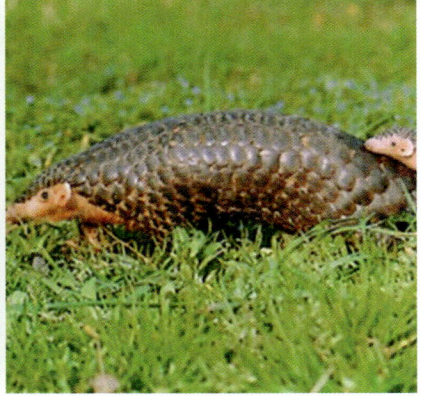

천산갑(穿山甲)

학명(學名)_ Manis pentadactyla Linnaeus

과속(科屬)_ 능리과(鯪鯉科) 동물 천산갑(穿山甲)의 비늘껍데기는 약으로 사용한다.

지리분포(地理分布)_ 구릉산지의 나무숲, 수림, 풀숲 등 각종 환경에서 서식하지만 극소수는 돌산 산봉우리, 동굴을 파서 서식한다. 낮에는 잠복하고 밤에 나오며 나무를 타고 오르고 물에서 헤엄치며 위험에 처하면 머리를 배 속에 넣고 둥글게 구부린다. 시각이 뒤떨어지고 청각과 후각이 영민하다. 먹이는 흰개미가 위주이고 흑개미, 개미의 유충과 기타 곤충의 유충도 먹는다. 발정기에 수컷과 암컷이 같이 산다. 주로 중국 남방에 분포되어 있다. 그중 광동, 복건, 운남, 광서 등지에 수량이 비교적 많다. 귀주, 절강, 호남, 대만 등지에도 분포되어 있다.

채집가공(採集加工)_ 1년 내내 잡을 수 있다. 잡은 후에 죽이고 갑피(甲皮)를 벗겨 끓는 물에 넣고 끓인다. 비늘조각이 저절로 떨어지면 꺼내서 깨끗이 씻은 후 햇볕에 말린다.

용법용량(用法用量)_ 5~9g을 달여 복용한다. 일반적으로 통째로 구워 사용한다.

약리작용(藥理作用)_ 외주혈류량(外周血流量)을 늘리고 응혈을 방지하며 산소부족에 견디는 능력을 향상시키고 염증을 제거한다.

성미귀경(性味歸經)_ 짜고 약간 차다. 간경(肝經)과 위경(胃經)에 작용한다.

효능주치(效能主治)_ 소종배농(消腫排膿), 통경하유(通經下乳), 수풍통락(搜風通絡)의 효능이 있다. 경폐징가(經閉癥痕), 옹저창독(癰疽瘡毒), 유즙불통(乳汁不通), 마복구련(麻木拘攣), 관절비통(關節痹痛) 증상에 효험이 있다.

고대명방(古代名方)

중풍탄환(中風癱瘓, 손과 발을 들지 못하고 움직이지 못하는 것)

천산갑(왼쪽 마비이면 우갑(右甲), 오른쪽 마비이면 좌갑(左甲)을 통째로 구워 익힌 것), 대천오두(大川烏頭, 통째로 구워 익힌 것), 홍해합(紅海蛤, 바둑돌 크기만 한 것) 각 2냥을 가루가 되게 갈아 반 냥씩 취하여 총백(蔥白)으로 으깬 즙액을 상술한 약에 골고루 섞은 후, 지름이 1촌 반 크기의 두께의 떡을 만든다. 오른쪽, 왼쪽에 근거하여 각심(脚心)에 붙여 동여맨다. 바람이 통하지 않는 방 안에 안정적으로 앉아 약을 붙인 발을 뜨거운 물이 담긴 통에 넣는다. 등부터 온몸이 저려 땀이 날 때 즉시 약을 제거한다. 반드시 바람을 피해야 한다. 손과 발을 자동적으로 들 수 있다. 보름 후 다시 1회 실시하면 병의 뿌리를 뽑는다. 입을 가리고 여색을 멀리하여 조리하여야 한다. 각종 풍질(風疾)을 치료한다. ≪위생보감(衛生寶鑒)≫

하리이급(下痢裏急)

천산갑, 합분(蛤粉)을 같은 양으로 하여 함께 볶아서 건조한다. 가루가 되게 갈아 1전씩 공복에 따뜻한 술로 복용한다. ≪보제방(普濟方)≫

장치(腸痔), 기치(氣痔), 피고름이 나오는 증상

천산갑(약성이 남도록 볶은 것), 육두구(肉豆蔲) 3개를 가루가 되게 갈아 1회에 미탕(米湯)으로 2전을 복용한다. 병세가 심각할 때는 연피회(絹皮灰) 1냥을 증가한다. 병이 나으면 약을 멈춘다. ≪본초연의(本草衍義)≫

유즙(乳汁)이 통하지 않는 증상

용천산(湧泉散): 천산갑을 통째로 구운 후에 가루가 되게 갈아 술로 1숟가락씩 1일 2회

복용한다. 이외에도 기름을 바른 나무빗으로 유방을 빗으면 유즙이 통한다. ≪단양방(單驤方)≫

취내동통(吹奶疼痛)

천산갑 1냥(불로 구운 것), 목통(木通) 1냥, 자연동(自然銅) 반 냥(생것)을 가루가 되게 갈아 1회에 2전씩 술로 복용하면 효험이 있다. ≪도경본초(圖經本草)≫

종독(腫毒) 초기

천산갑 2냥(곡망열회(穀芒熱灰)를 넣고 탈 때까지 구운 후 가루로 간 것), 소량의 사향(麝香) 넣어 매일 2전씩 따뜻한 술로 복용한다. ≪인제직지방(仁齋直指方)≫

약선양생(藥膳養生)

천산갑돈저제방(穿山甲燉豬蹄方)

천산갑(穿山甲) 30g, 깨끗한 돼지족발 1쌍, 왕불유행(王不留行) 15g

2가지 약을 깨끗이 씻어 비단 자루에 넣고 입구를 묶은 후 돼지족발과 함께 익을 때까지 찐 다음 약주머니를 버리고 파, 생강, 소금 적당량을 넣는다. 매일 2회, 고기는 먹고 탕은 마신다.

통유보허(通乳補虛), 수풍통락(搜風通絡)의 효능이 있다. 산후기혈허약(産後氣血虛弱), 유방불창불통(乳房不脹不痛), 유즙(乳汁)이 맑고 묽은 증상, 신피핍력(神疲乏力) 증상에 효험이 있다.

고대처방(古代處方)

용천산(湧泉散)

방선원류(方選源流)_ ≪위생보감(衛生寶鑒)≫ 활혈방(活血方)

약물조성(藥物組成)_ 천산갑, 구맥(瞿麥), 왕불류행(王不留行), 맥문동(麥門冬), 용골(龍骨)을 각각 같은 양으로 한다.

포제방법(炮製方法)_ 상술한 약을 보드랍게 가루로 갈아 1회에 3g씩 뜨거운 술로 골고루 섞어 복용한다. 동시에 돼지족발죽을 약간 먹는다. 또한 탕제(湯劑)로 바꿔 물로 달여 복용해도 된다. 용량은 원래처방의 비례에 따라 짐작하여 결정한다.

효능주치(效能主治)_ 활혈하유(活血下乳)의 효능이 있어 산후유즙(産後乳汁)이 부족하고 유창흉민(乳脹胸悶)한 증세에 효험이 있다.

破血消癥藥

✦ 의가(醫家)에서 말하는 신농본초 양생법

도홍경(陶弘景)은 "모양은 악어와 비슷하지만 짧고 작으며 또 잉어와 비슷하지만 4쌍의 발이 있고 몸체는 검은색을 띠며 물과 육지의 양서류 동물이다. 일출 후 언덕에 기어올라 비늘과 껍데기를 펼치고 죽은 듯이 있다. 개미가 비늘과 껍데기로 들어오게 한 후, 비늘과 껍데기를 덮고 물로 들어가 다시 비늘과 껍데기를 벌리면 개미는 물 위에 뜬다. 천산갑은 입으로 1개씩 이것들을 먹어치운다"라고 했다.

도홍경(陶弘景)은 "천산갑은 개미를 잡아먹기 때문에 의루(蟻瘻)를 치료할 수 있다"라고 했다.

이시진(李時珍)은 "천산갑(穿山甲)은 궐음양명(厥陰陽明)의 2경(經)에 쓰인다. 고대처방에서는 이것을 아주 적게 사용했다. 명대 초기에는 창과(瘡科), 풍학(風瘧), 하유(下乳), 통경(通經)에 사용하였다. 천산갑은 산속 동굴에서 살고 물속에서 먹기 때문에 음(陰)에서 나오고 양(陽)으로 들어간다. 이 때문에 월경을 소통시키고 질병이 있는 곳에 도달된다. 유백온(劉伯溫)의 ≪다능비사(多能鄙事)≫에서 말하기를 기름통이 새면 천산갑 속의 육엽(肉靨)을 던져 넣으면 구멍 난 곳은 자동적으로 채워진다. ≪영주기(永州記)≫에서 또한 말하기를 둑에서 천산갑을 죽이면 피가 토지 속으로 들어가 둑에 구멍이 날 수 있다. 이런 말들로 보자면 천산갑은 산을 뚫을 수 있고 둑도 새게 하며 새는 곳까지 도달된다. 이는 충분히 주찬(走竄)의 특성을 보여준다. 속담에서 말하기를 천산갑은 왕을 머무르지 못하게 하였고 여인이 먹으면 젖이 오랫동안 흐르게 한다. 이는 천갑산의 신속한 특성을 말해준다. 이중남(李仲南)은 천갑산은 성질이 오직 흩어진다. 약을 복용할 때 병이 속히 완치되면 반드시 복용을 정지하고 과량으로 복용해서는 안 된다. ≪덕생당경험방(德生堂經驗方)≫에서 말하기를 풍습냉비(風濕冷痹)의 병증은 수분으로 인한 것이고 온몸이 굳어져 굽히지 못하며 통증을 참을 수 없다. 오적산(五積散)에 7조각의 천산갑(穿山甲)을 넣는다. 양손과 발 또는 팔과 옆구리에 통증이 있으면 천갑산 몸체에서 비늘과 껍데기를 긁어낸 후, 통째로 구워 익힌 것과 11개의 전갈(全蠍, 구운 것), 파와 생강을 물에 넣고 달여 1숟가락의 무회주(無灰酒)를 넣고 뜨거울 때 마신다. 땀이 나면(바람을 피한다) 효과가 가장 좋다"라고 했다.

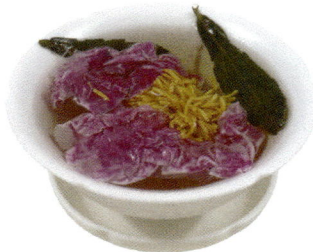

化痰藥—止咳平喘藥

化痰止咳平喘藥

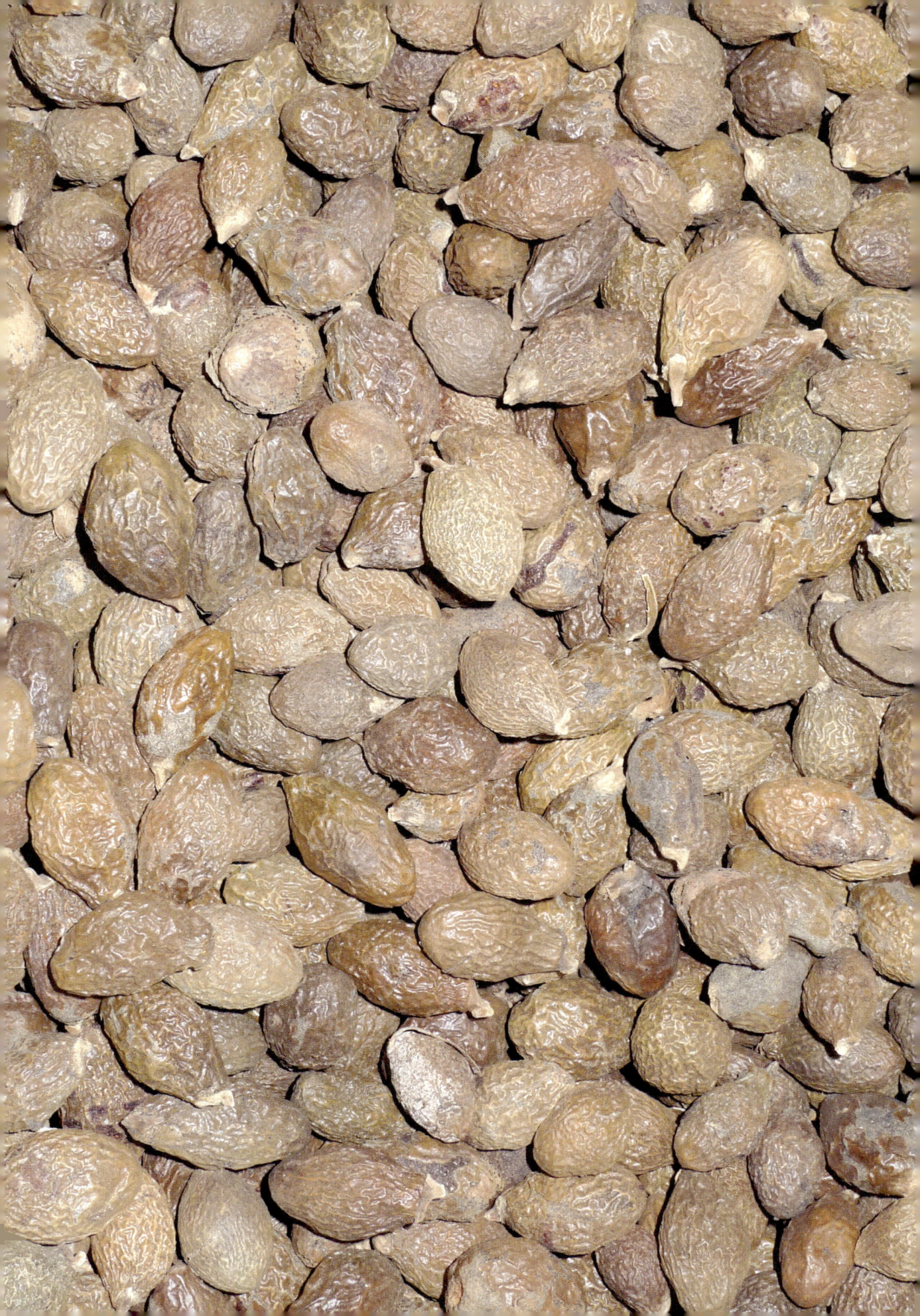

화담지해평천약

개념(概念)

한의학 이론에서 소담(消痰) 혹은 거담(祛痰)이 주요작용인 약물을 화담약(化痰藥)이라 한다. 해수(咳嗽)와 천식(喘息)을 제지하거나 경감하는 것이 주요작용인 약물을 지해평천약(止咳平喘藥)이라 한다. 화담약은 대부분 지해(止咳)할 수 있고 지해평천약도 대부분 화담(化痰) 작용을 하기에 화담지해평천약(化痰止咳平喘藥)이라 한다.

효능(效能)

화담약은 주로 소담(消痰) 혹은 거담(祛痰) 작용을 한다. 지해평천약(止咳平喘藥)도 주로 지해평천(止咳平喘)의 작용을 한다.

약리작용(藥理作用)

한의과학 연구에 의하면 화담지해평천약은 주로 진해(鎭咳), 거담(祛痰), 억균(抑菌), 평천(平喘), 소염(消炎), 항병독(抗病毒), 이뇨(利尿) 등의 작용을 한다. 일부 약물은 또 진통(鎭痛), 진정(鎭靜), 혈액순환개선, 항경궐(抗驚厥), 면역기능(免疫機能) 조절 등의 작용을 한다.

적용범위(適用範圍)

화담지해평천약은 주로 가래가 폐를 막아 생긴 기침, 천식, 가래가 많아지며 가래가 심장구멍을 가려 생긴 혼궐(癲癎), 전간(癲癇)과 간풍협담(肝風夾痰)의 중풍(中風), 담이 청양(淸陽)을 가려 생긴 현훈(眩暈)과 경궐(驚厥), 가래가 경락을 막아 생긴 신체마비, 입과 눈이 삐뚤어지는 증상, 반신불수(半身不遂), 담화(痰火)가 서로 엉겨 생긴 나력(瘰癧)과 영류(瘿瘤), 가래가 근육에 뭉치고 골절(骨節)에 이리저리 옮겨 다녀 생긴 음저유주(陰疽流注) 등의 증상에 효험이 있다. 그 외에 외감(外感)과 내상(內傷)으로 인해 생긴 각종 해수(咳嗽)와 천식(喘息)에 사용한다. 현대임상에서 일컫는 급만성기관지염(急慢性氣管支炎), 기관지확장(氣管支擴張), 폐기종(肺氣腫), 만성임파결염(慢性淋巴結炎), 피하종괴(皮下腫塊), 관상동맥경화증, 심교통(心絞痛), 단순성갑상선종(單純性甲狀腺腫), 심력쇠갈(心力

衰竭), 고혈압(高血壓), 뇌혈관(腦血管), 전간(癲癇) 등의 증상에 일정한 치료 작용을 한다.

약물분류(藥物分類)

효능과 임상응용의 다름에 따라 주로 화담약(化痰藥)과 지해평천약(止咳平喘藥) 2종류로 나뉜다. 화담약(化痰藥)은 또한 온화한담약(溫化寒痰藥)과 청화열담약(淸化熱痰藥) 2종류로 나뉜다. 온화한담약(溫化寒痰藥)의 약성은 대부분 따뜻하고 건조하다. 조습화담(燥濕化痰), 온폐거담(溫肺祛痰)의 효능이 있다. 청화열담약의 약성은 대부분 차고 서늘하다. 청열화담(淸熱化痰)의 효능이 있다. 일부 약물은 성질이 윤택하여 마른 것을 윤택하게 하는 효능을 겸하였다. 일부 약물의 맛은 짜서 연견산결(軟堅散結)하는 효능을 겸하였다. 온화한담약(溫化寒痰藥)은 주로 습담(濕痰), 한담(寒痰)으로 초래된 해수기천(咳嗽氣喘), 담다색백(痰多色白), 태니(苔膩) 등의 증세에 효험이 있다. 또 한담(寒痰), 습담(濕痰)으로 초래된 신체마비, 현훈(眩暈), 음저유주(陰疽流注) 등에 증세에도 효험이 있다. 청화열담약은 주로 열담(熱痰)으로 초래된 가래가 누렇고 진한 증상, 해수기천(咳嗽氣喘), 그 중 가래가 건조하고 진하여 뱉기 어려워하며 입술과 혀가 건조한 담증(痰證)에는 성질이 윤택한 윤조화담약을 사용한다. 기타로 예를 들면 담열담화(痰熱痰火)로 초래된 전간(癲癇), 영류(瘿瘤), 중풍경궐(中風驚厥), 나력(瘰癧) 등에는 모두 청화열담약으로 치료한다. 한방처방에서 흔히 사용되는 화담약에는 천남성(天南星), 반하(半夏), 개자(芥子), 백부자(白附子), 저아조(豬牙皂), 선복화(旋覆花), 길경(桔梗), 묘조초(貓爪草), 백전(白前), 천패모(川貝母), 과루(瓜蔞), 전호(前胡), 절패모(浙貝母), 천축황(天竺黃), 죽여(竹茹), 해부석(海浮石), 죽력(竹瀝), 와릉자(瓦楞子), 해합각(海蛤殼), 곤포(昆布), 해조(海藻), 반대해(胖大海), 황약자(黃藥子), 몽석(礞石), 후조(猴棗) 등이 있다. 지해평천약의 맛은 맵거나 쓰거나 달다. 약성은 따뜻하거나 차다. 지해평천(止咳平喘)의 효능은 청폐(淸肺), 선폐(宣肺), 강기(降氣), 윤폐(潤肺), 염폐(斂肺), 그리고 화담(化痰)과 구별되는 효능이 있다. 그러나 어떤 약물은 평천(平喘)에 치우치고 어떤 것은 2종류의 약성이 모두 있다. 한방처방에서 흔히 사용되는 지해평천약에는 고행인(苦杏仁), 백부(百部), 자완(紫菀), 관동화(款冬花), 자소자(紫蘇子), 만산홍(滿山紅), 상백피(桑白皮), 비파엽(枇杷葉), 정력자(葶藶子), 백과(白果), 마두령(馬兜鈴), 화산삼(華山蔘), 왜지다(矮地茶), 나한과(羅漢果), 양금화(洋金花), 모형자(牡荊子) 등이 있다.

천패모(川貝母)

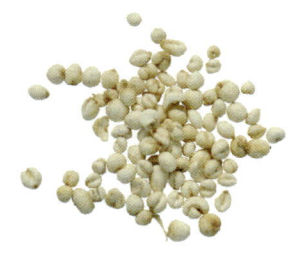

이명(異名)
공초(空草) · 청패(青貝) · 노패송패(爐貝松貝)

✚ ≪신농본초경(神農本草經)≫ 중품(中品)

✚ 본경 문헌에 기재된 천패모의 효능

　　　　　상한번열(傷寒煩熱), 임리(淋瀝), 사기(邪氣), 산가(疝瘕), 후비(喉痺), 유난(乳難), 금창풍경(金瘡風痙)을 치료한다. 복부에 덩어리가 뭉친 것으로 인한 심하만(心下滿), 오풍한(惡風寒), 눈이 침침하고 목이 뻣뻣한 증상, 해수상기(咳嗽上氣), 번열갈(煩熱渴)을 치료하고 땀을 낸다. 오장(五臟)을 편안하게 하고 골수(骨髓)를 이롭게 한다. 복용하면 단식을 해도 배가 고프지 않다. 소담(消痰), 윤심폐(潤心肺)한다. 가루와 사당(沙糖)으로 환을 만든 것을 입에 물고 있으면 기침이 멎는다. 태운 재를 기름에 골고루 섞어 사람과 가축의 악창(惡瘡)에 붙이면 창구(瘡口)가 치료된다. 흉협역기(胸脅逆氣), 계절 유행성 황달(黃疸)을 주로 치료한다. 가루로 갈아 눈에 넣으면 눈동자 예막을 제거한다. 7개의 천패모가루를 술로 복용하면 난산과 태반이 나오지 않는 증세를 치료한다. 연교(連翹)와 함께 복용하면 목 아래의 혹을 치료한다.

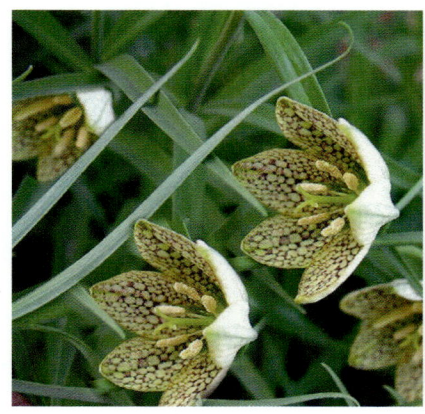

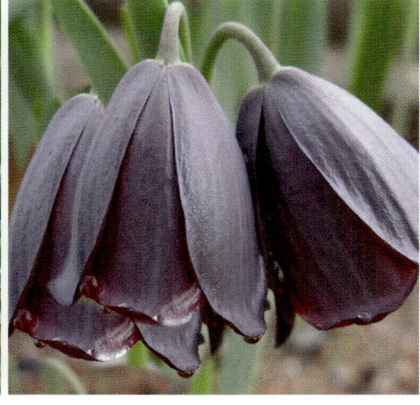

化痰藥

호북패모(湖北貝母)

학명(學名)_ Fritillaria cirrhosa D. Don

천패모(川貝母)

학명(學名)_ Fritillaria hupehensis Hsiao et K. C. Hsia

과속(科屬)_ 백합과 식물 천패모(川貝母), 암자패모(暗紫貝母), 감숙패모(甘肅貝母) 혹은 능사패모(棱沙貝母)의 건조한 인경(鱗莖)을 약으로 사용한다. 첫 번째 3가지는 습관적으로 '노패(爐貝)'라 불린다. 이외에도 약전(藥典)에는 평패모(平貝母), 이리패모(伊犁貝母)와 호북패모(湖北貝母)가 수록되었다. 평패모는 백합과 식물이고 평패모의 건조한 인경(鱗莖)이다. 이리패모는 백합과 식물로 이리패모 혹은 신강패모의 건조한 인경(鱗莖)이다. 호북패모를 백합과식물로 천목패모의 건조한 인경(鱗莖)이다. 패모속(貝母屬) 식물은 전 세계적으로 약 59종이 있으며 아시아 중부, 북아메리카, 지중해 및 북반구의 온대 지역에 분포되어 있다. 중국에는 약 19종이 있다. 약으로 약 10종이 쓰인다.

지리분포(地理分布)_ 1. 천패모는 수림 속, 초지, 관목 숲 밑, 산골짜기, 강여울 등의 습지 및 바위틈에서 자란다. 운남, 사천, 서장 등지에 분포되어 있다.

2. 암자패모는 해발 3,200~4,500m의 초지에서 자란다. 사천, 청해에 분포되어 있다.

3. 능사패모는 해발 3,800~4,700m의 흐르는 모래톱의 암석 사이에서 대부분 자란다. 사천, 청해, 운남, 서장 등 성(省)에 분포되어 있다.

4. 감숙패모는 해발 2,800~4,400m의 관목 숲 및 초지에서 대부분 자란다. 청해, 감숙, 사천에 분포되어 있다.

채집가공(採集加工)_ 여름, 가을 두 계절이나 눈이 쌓여 녹을 때 채집한다. 수염과 뿌리, 거친 껍질과 흙, 모래를 제거한 후 햇볕에 말린다. 혹은 저온에서 건조시킨다.

용법용량(用法用量)_ 3~9g을 달여 복용한다. 가루로 갈아 물에 타서 1회에 1~2g씩 복용한다.

약리작용(藥理作用)_ 가래를 없애고 기침을 진정시키며 천식을 가라앉히고 자궁평활근을 흥분시키며 위장평활근을 억제하고 혈압을 낮추며 산소부족에 견디는 능력을 향상시키는 작용을 한다.

성미귀경(性味歸經)_ 쓰고 달며 약간 차다. 폐경(肺經)과 심경(心經)에 작용한다.

효능주치(效能主治)_ 화담지해(化痰止咳), 청열윤폐(淸熱潤肺)의 효능이 있어 폐열조해(肺熱燥咳), 건해소담(乾咳少痰), 음허노수(陰虛勞嗽), 객담대혈(喀痰帶血) 증상에 효험이 있다.

고대명방(古代名方)

가래를 삭이고 기(氣)를 내려주는 것, 기침을 멎게 하고 뭉쳐진 것을 풀어줌

패모(貝母, 속을 파낸 것) 1냥, 강제후박(薑製厚朴) 반 냥, 꿀로 오자(梧子) 크기의 환(丸)

을 만들어 1회에 50환씩 끓인 물로 복용한다. ≪필봉방(筆峰方)≫

소아백일해(小兒百日咳)

패모(貝母) 5전, 감초(甘草, 절반만 구운 것) 2전, 모두 가루가 되게 갈아 홍당(紅糖)을 넣고 섞어서 감자(芡子) 크기의 환으로 만들어 1환씩 미탕(米湯)으로 녹여서 복용한다. ≪전유심감(全幼心鑒)≫

젖이 내리지 않음

패모(貝母), 지모(知母), 모려(牡蠣) 가루를 같은 양으로 하여 가루가 되게 보드랍게 갈아 1회에 2전씩 돼지족발탕으로 복용한다. 왕해장(王海藏)의 ≪탕액본초(湯液本草)≫

눈이 어두워져 잘 보이지 않음, 눈물이 나오는 증상

패모(貝母) 1매, 호초 7알을 모두 보드랍게 갈아 눈에 넣는다. ≪유문사친(儒門事親)≫

임산부 기침

패모(貝母)의 속을 파낸 것, 밀기울을 누렇게 볶은 후, 가루가 되게 갈아 사탕과 혼합하여 감실자(芡實子) 크기의 환을 만들어 1회에 1환씩 입에 물고 있다. ≪구급이방(救急易方)≫

소아아구창(小兒鵝口瘡)

패모의 속을 파낸 후, 가루로 만들어 반 전을 취해 5분의 물에 적당량의 꿀을 넣고 3회 끓어오르도록 달여 소아의 입안을 깨끗이 닦은 후 가루를 매일 4~5회 바른다. ≪성혜방(聖惠方)≫

변옹(便癰)으로 인한 종통(腫痛)

패모(貝母), 백지(白芷)를 같은 양으로 하여 보드라운 가루로 만들어 술로 복용하고 찌꺼기는 환부에 바른다. ≪영류검방(永類鈐方)≫

거미에게 물린 독

독이 확산되지 않도록 물린 곳을 묶는다. 반 냥의 패모(貝母)를 취할 때까지 술로 복용한다. 오래 지나면 술이 물이 되어 상처에서 흘러나오는데 물이 전부 흘러나와도 계속 상처를 싸맨다. ≪인제직지방(仁齋直指方)≫

임신뇨난(妊娠尿難)

패모(貝母), 고삼(苦蔘), 당귀(當歸) 각 4냥씩을 보드라운 가루로 만들어 꿀로 녹두 크기의 작은 약환을 만들어 1회에 3~10환씩 복용한다. ≪금궤요략(金匱要略)≫

약선양생(藥膳養生)

천패설리돈저폐(川貝雪梨燉豬肺)

천패모(川貝母) 15g, 돼지폐 40g, 설리(雪梨) 2개, 얼음설탕 20g

배를 정방형으로 썬다. 돼지폐를 깨끗이 씻어 길이 3mm, 너비 1mm가 되게 덩어리로 썰어 거품을 제거한다. 패모(貝母)를 깨끗이 씻고 3가지 약과 함께 도자기 냄비에 넣고 적당량의 물과 얼음설탕을 넣고 끓이다가 약한 불로 줄여 1시간 동안 곤다. 매일 3회에 나눠 복용한다. 화담윤폐진해(化痰潤肺鎭咳)의 효능이 있어 폐결핵(肺結核)으로 인한 해수(咳嗽)와 객혈(喀血), 노인의 조열(燥熱)과 가래 없이 마른기침 증상에 효험이 있다.

✚ 의가(醫家)에서 말하는 신농본초 양생법

서지재(徐之才)는 "후박(厚朴), 백미(白薇)는 이것을 사약(使藥)으로 한다. 도화(桃花)를 싫어하고 진교(秦艽), 망초(莽草), 오두(烏頭)를 두려워한다"라고 했다.

왕호고(王好古)는 "패모(貝母)는 폐경기분(肺經氣分)의 약물이다. 장중경(張仲景)이 한사(寒邪)가 담음(痰飮)과 합쳐져서 생긴 병증과 신체표면에 아무런 열증(熱證)이 없는 병증(病證)을 치료할 때 삼물소함흉탕(三物小陷胸湯)으로 치료하였고 백산(白散)도 사용하였다. 그것은 백산중에 패모가 있기 때문이다. 성무기(成無己)는 '쓴맛은 설하(泄下)하고 매운맛은 발산하는데 패모(貝母), 길경(桔梗)의 쓴맛은 기가 위로 치민 것을 가라앉힌다'라고 했다"라고 했다.

왕기(汪機)는 "일반적으로 사람은 모두 반하(半夏)가 독이 있다고 하여 패모로 이것을 대체한다. 반하(半夏)는 태음비경(太陰脾經), 양명위경(陽明胃經)의 약이다. 패모는 태음폐경(太陰肺經)의 약인데 어떻게 패모로 반하를 대체할 수 있단 말인가? 토혈객혈(吐血咯血), 허로해수(虛勞咳嗽), 여인의 유옹옹저(乳癰癰疽), 폐위폐옹(肺痿肺癰)과 각종 울증(鬱證)을 앓는 사람은 반하(半夏) 사용을 금하고 패모로 향도(嚮導)하여 반하(半夏)를 대체한다. 비장과 위의 습열(濕熱), 침이 담탁(痰濁)이 되어 시간이 길어져서 화(火)가 생긴 것, 담화(痰火)가 상부를 공격하는 것, 지체불수(肢體不遂), 귀신에 의하여 정신이 혼미되는 것, 말을 더듬는 등의 증세와 생명이 위독할 때에는 패모로 반하(半夏)를 대체해서는 안 된다"라고 했다.

소송(蘇頌)은 "패모는 악성종기(惡性腫氣)를 치료하는 데 쓰인다. 당대 사람은 기이한 사건을 다음과 같이 기재하였다. 강소 일대에 한 상인이 있었는데 왼쪽 팔에 개창(疥瘡)이 생겼지만 아프지 않았다. 상인은 장난으로 술을 창구(瘡口)에 떨어뜨렸는데 창면(瘡面)이 빨간색이 되었다. 창구에 밥을 놓으니 흡수했다. 밥을 많이 주었더니 팔 안의 살이 불어났고 어떤 때에는 흡수되지도 않았다. 팔이 힘이 없어지고 잘 움직일 수가 없게 되었다. 한 명의가 그에게 각종 약물을 써보게 했다. 금석초목(金石草木) 유형의 약물은 모두 창을 제압하지 못했다. 하여 패모를 써보았더니 창면은 아물기 시작했다. 상인은 기쁜 나머지 소위통(小葦筒)을 갈아 창구에 넣었더니 며칠 후 창구에는 딱지가 생기면서 병이 나았다. 하지만 그가 도대체 무슨 병증에 걸렸는지 알 수 없었다. ≪신농초본경(神農本草經)≫에서 기재한 패모는 금창(金瘡)을 치료한다고 하였는데 그렇다면 이것은 금창(金瘡) 유형의 증상인가?"라고 했다.

절패모(浙貝母)

이명(異名)
대패(大貝) · 절패(浙貝)
상패대패모(象貝大貝母) · 원보패(元寶貝) · 주패(珠貝)

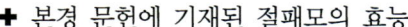

✚ 본경 문헌에 기재된 절패모의 효능

독을 풀어주고 담에 이롭다. 폐기(肺氣)를 열고 길을 터준다. 폐에 풍화(風火)
가 끼어 있고 가래가 있는 사람에게 효험이 있다.

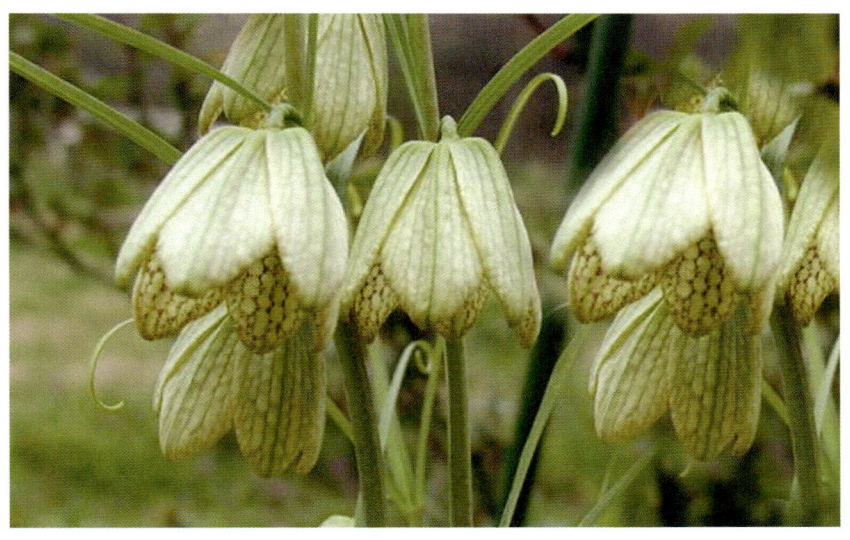

절패모(浙貝母)

학명(學名)_ Fritillaria thunbergii Miq.

과속(科屬)_ 백합과(百合科) 식물 절패모(浙貝母)의 건조한 인경(鱗莖)을 약으로 사용한다.
패모속(貝母屬) 식물은 전 세계적으로 약 59종이 있다. 아시아 중부, 북아메리카, 지중해
및 북반구의 온대 지역에 분포되어 있다. 중국에는 약 19종이 있다. 약으로 약 10종이
쓰인다.

지리분포(地理分布)_ 해발이 비교적 낮은 산언덕 어두운 곳 및 대나무 수풀 아래에서 대
부분 자란다. 안휘, 강소, 호남과 절강에 분포되어 있다. 절강, 영파 지역에서 대량으로

재배된다.

채집가공(採集加工)_ 초여름 나무가 시들 때 채집하여 깨끗이 씻어 크기에 따라 분류한다. 일반적으로 지름이 3.5mm 이상이고 2갈래로 나누어 있는 것을 새로운 씨앗을 딴다. 이 종류로 만든 품종을 대패(大貝)라 한다. 지름이 3.5mm 이하이고 꽃잎이 나눠 있지 않으면 씨앗을 따내지도 않는데 이렇게 만든 품종을 주패(珠貝)라고 한다. 햇볕에 말리거나 불에 말린 후, 사용한다.

용법용량(用法用量)_ 4.5~9g을 달여 복용한다.

약리작용(藥理作用)_ 기관지평활근(氣管支平滑筋)을 확장한다. 진해(鎭咳), 진통(鎭痛), 진정(鎭靜), 자궁평활근을 흥분시킨다. 관상동맥혈류량을 증가시킨다. 심장박동을 빠르게 한다. 혈압을 낮추는 등의 작용을 한다.

성미귀경(性味歸經)_ 쓰고 차다. 폐경(肺經)과 심경(心經)에 작용한다.

효능주치(效能主治)_ 화담지해(化痰止咳), 청열산결(淸熱散結)의 효능이 있다. 풍열범폐(風熱犯肺), 담화해수(痰火咳嗽), 유옹(乳癰), 폐옹(肺癰), 창독(瘡毒), 나력(瘰癧) 증상에 효험이 있다.

약선양생(藥膳養生)

절패모갱미죽(浙貝母粳米粥)
절패모 10g, 멥쌀 60g, 백설탕 15g
패모를 깨끗이 씻어 불에 말린 후, 가루가 되게 간다. 쌀을 깨끗이 씻어 가마 안에 넣고 적당량의 물을 넣고 끓어오를 때까지는 센 불로 끓이다가 약한 불로 끓여 죽을 만든다. 백설탕을 넣고 패모가루를 골고루 넣어 3분 정도 끓이면 된다.
청폐화담지해(淸肺化痰止咳), 양음생진(養陰生津)의 효능이 있다. 기관지염(氣管支炎) 중기(中期), 폐열(肺熱)이 비교적 심한 해수(咳嗽), 담다황조(痰多黃稠), 구고(口苦) 증상에 효험이 있다.

고대처방(古代處方)

청열사화방(淸熱瀉火方)
방선원류(方選源流)_ ≪기방본초(奇方本草)≫ 해표방(解表方)
약물조성(藥物組成)_ 절패모, 현삼(玄蔘) 각 12g, 금은화(金銀花), 우방자(牛蒡子), 연교(連翹) 각 15g, 방풍(防風), 형개(荊芥), 적작(赤芍), 상백피(桑白皮), 황금(黃芩), 길경(桔梗) 각 10g, 감초(甘草) 3g
포제방법(炮製方法)_ 물에 달여 복용한다. 매일 1제씩 복용한다.

효능주치(效能主治)_ 청열사화(淸熱瀉火), 화담지해(化痰止咳)의 효능이 있다. 급성인후염(急性咽喉炎), 고열(高熱), 작열(灼熱)로 인한 동통(疼痛)과 인후(咽喉) 건조, 성음시아(聲音嘶啞), 해담황조(咳痰黃稠), 설홍태황(舌紅苔黃), 맥삭(脈數) 증세에 효험이 있다.

묘조초(貓爪草)

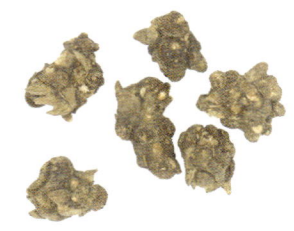

이명(異名)
묘조아초(貓爪兒草)・삼산초(三散草)

✚ ≪광서중약지(廣西中藥志)≫에 기재된 묘조초의 효능
　　화(火)를 풀어주고 가래 뭉친 것을 풀어준다. 담화(痰火)와 나력(瘰癧)을 치료한다.

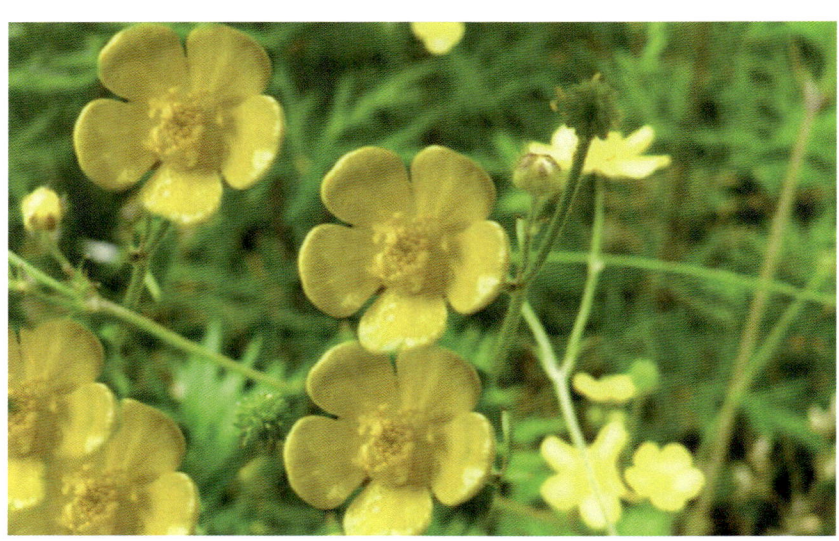

소모간(小毛茛)

학명(學名)_ Ranunculus ternatus Thunb.

과속(科屬)_ 모간과(毛茛科) 식물 소모간(小毛茛)의 건조한 괴근(塊根)을 약으로 사용한다. 모간속(毛茛屬) 식물은 전 세계적으로 약 399종이 있으며 아시아, 유럽의 온대와 한대 지역에 분포되어 있다. 중국에는 약 77종이 있다. 약으로 약 9종이 쓰인다.

지리분포(地理分布)_ 평원과 습한 초지, 밭 옆 황무지 및 산비탈 수풀에서 자란다. 해발 1,000m 이상의 산지에서도 자란다. 안휘, 강소, 강서, 절강, 대만, 하남, 복건, 호남, 호북, 광서 등지에 넓게 분포되어 있다.

채집가공(採集加工)_ 봄과 가을, 두 계절에 채집하여 수염과 뿌리, 흙을 제거하고 햇볕에 말린다.

용법용량(用法用量)_ 15~30g을 달여 복용한다.

약리작용(藥理作用)_ 항종류(抗腫瘤), 향결핵간균(抗結核桿菌)의 작용을 한다.

성미귀경(性味歸經)_ 달고 매우며 따뜻하다. 간경(肝經)과 폐경(肺經)에 작용한다.

효능주치(效能主治)_ 소종(消腫), 산결(散結)의 효능이 있어 임파선결핵(淋巴腺結核)과 나력(瘰癧)이 아직 문드러지지 않은 증상에 효험이 있다.

고대명방(古代名方)

경부(經部)의 임파선결핵(淋巴腺結核)

묘조초(貓爪草), 하고초(夏枯草)를 각각 같은 양으로 물에 달여 농축시켜 연고로 만들어 환부에 붙인다. 혹은 묘조초(貓爪草) 120g을 물로 달여 농축시킨 후에 여과한 즙에 황주를 넣어 4회에 나눠 복용한다. ≪청초약(靑草藥)≫

폐결핵(肺結核)

묘조초(貓爪草) 60g을 물에 달여 복용한다. 혹은 묘조초(貓爪草) 30g, 황기(黃芪), 백작(白芍) 각 9g, 감초(甘草) 6g을 물에 달여 복용한다. ≪청초약(靑草藥)≫

약선양생(藥膳養生)

묘조초차(貓爪草茶)

묘조초(貓爪草) 60g

맑은 물 적당량에 달여 끓인 후, 15분간 뜸을 들인다. 즙을 취해 3회에 나눠 매일 1회 마신다.

연주창(連珠瘡)을 치료하고 붓기를 가라앉히는 효능이 있어 경부의 임파결결핵 증상에 효험이 있다.

고대처방(古代處方)

이폐산결방(利肺散結方, 폐에 이롭고 맺힌 것을 풀어주는 처방)

방선원류(方選源流)_ ≪기방본초(奇方本草)≫ 화담방(化痰方)

약물조성(藥物組成)_ 묘조초(貓爪草), 모려(牡蠣), 현삼(玄蔘), 연교(連翹), 하고초(夏枯草),

자화지정(紫花地丁) 각 15g, 해조(海藻), 택란(澤蘭) 잎 각 8g

포제방법(炮製方法)_ 모두 보드라운 가루로 만들어 꿀로 환(丸)을 만든다. 환의 중량은 8g이고 매일 3회, 1회에 1환씩 복용한다.

효능주치(效能主治)_ 청열해독(清熱解毒), 화담지해(化痰止咳), 소종산결(消腫散結)의 효능이 있다. 폐결핵(肺結核), 해수(咳嗽), 소수(消瘦) 증상에 효험이 있다.

개자(芥子)

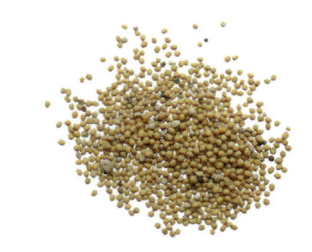

이명(異名)
백개자(白芥子)·랄채자(辣菜子)
고개자(苦芥子)·백개(白芥)
개채자(芥菜子)·호개(胡芥)

✚ ≪명의별록(名醫別錄)≫ 상품(上品)

✚ 본경 문헌에 기재된 개자의 효능

　　　　　발한(發汗), 흉격담랭(胸膈痰冷), 상기(上氣), 면목(面目)의 황적(黃赤)을 치료한다. 또한 식초를 넣어 갈아서 사공독(射工毒)에 바른다. 해수(咳嗽), 흉협지만(胸脅支滿), 상기(上氣)하여 침이 많은 사람은 1회에 따뜻한 술로 7알을 복용한다. 이기할담(利氣豁痰), 제한난중(除寒暖中), 산종지통(散腫止痛)의 효능이 있어 해수반위(咳嗽反胃), 비목각기(痹木脚氣), 근골요절(筋骨腰節) 등의 여러 가지 통증을 치료한다.

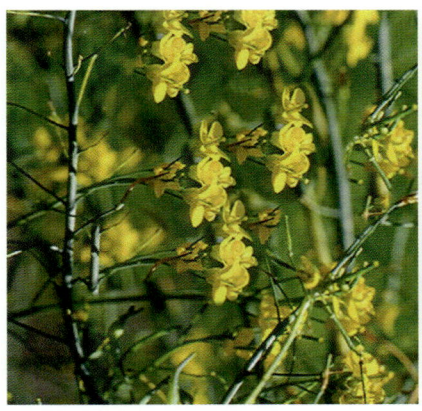
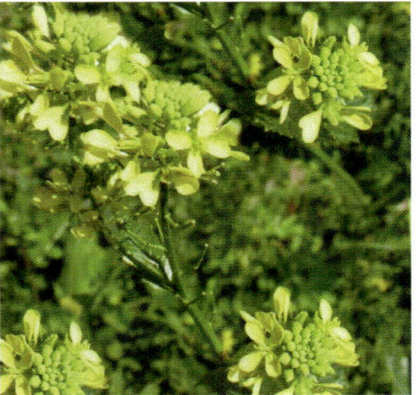

백개(白芥)

학명(學名)_ Brassica alba (L.) Boiss

과속(科屬)_ 십자화과(十字花科) 식물 백개(白芥) 혹은 개(芥)의 건조하고도 익은 종자를 약으로 사용한다. 백개속(白芥屬) 식물은 전 세계에 약 10종이 있다. 아시아와 지중해 지역에 분포되어 있다. 중국에는 1종만 있고 약으로 쓸 수 있다.

지리분포(地理分布)_ 원산지는 유럽이다. 중국의 산서, 산동, 요녕, 신강, 안휘, 사천, 운남에서 대부분 재배된다.

채집가공(採集加工)_ 여름 말 가을 초, 과실이 익었을 때 채집하여 햇볕에 말린 후에 종자를 털어 불순물을 제거한다.

용법용량(用法用量)_ 3~9g을 달여 복용한다. 외용(外用) 시 적당량을 취한다.

약리작용(藥理作用)_ 항진균(抗眞菌), 거담(祛痰)의 작용을 한다.

성미귀경(性味歸經)_ 맵고 따뜻하다. 폐경(肺經)과 위경(胃經)에 작용한다.

효능주치(效能主治)_ 산결통락지통(散結通絡止痛), 온폐할담이기(溫肺豁痰利氣)의 효능이 있다. 한담천해(寒痰喘咳), 담체경락(痰滯經絡), 흉협창통(胸脅脹痛), 관절(關節)의 동통(疼痛)과 마목(麻木), 담습유주(痰濕流注), 음저종독(陰疽腫毒) 등의 증상에 효험이 있다.

고대명방(古代名方)

반위상기(反胃上氣)
백개자(白芥子)가루 12전을 술에 타 복용한다. ≪보제방(普濟方)≫

열담(熱痰)으로 인한 답답하고 어지러움
백개자, 흑개자(黑芥子), 대극(大戟), 감수(甘遂), 망초(芒硝), 주사(朱砂)를 같은 양으로 하여 가루로 갈아 오동자(梧桐子) 크기의 환을 만들어 1회에 20환씩 생강탕으로 복용한다. ≪보제방(普濟方)≫

배 속 냉기(冷氣)가 발생한 증상
백개자(白芥子) 1 L를 약간 볶은 후에 가루로 갈아 끓는 물에 담근 증병(蒸餅)을 넣고 작은 콩 크기의 환으로 만들어 1회에 10환씩 생강탕으로 복용하면 효험이 있다. ≪속전신방(續傳信方)≫

소아의 유벽(乳癖)
백개자(白芥子)를 보드라운 가루로 갈아 물로 섞어 연고로 만들어 환부에 붙인다. 평평해질 때까지 반복한다. ≪본초권도(本草權度)≫

가슴과 옆구리의 담음(痰飮)
백개자 5전, 백출(白朮) 1냥을 보드라운 가루로 간다. 조육(棗肉)과 함께 으깨어 오자(梧子) 크기의 환을 만들어 1회에 50환씩 끓인 물로 복용한다. ≪적현방(摘玄方)≫

냉담(冷痰)으로 인한 비만(痞滿)
흑개환(黑芥丸): 흑개자(黑芥子), 백개자(白芥子), 대극(大戟), 감수(甘遂), 호초(胡椒), 계심(桂心)을 같은 양으로 하여 보드라운 가루로 갈아 오자(梧子) 크기의 환을 만들어 1회에 19환씩 생강탕으로 복용한다. ≪보제방(普濟方)≫

종독(腫毒) 초기
백개자를 가루로 갈아 식초를 넣어 환부에 바른다. ≪빈호집간방(瀕湖集簡方)≫

방두입목(防痘入目)
백개자 가루를 물로 섞은 후 각심(脚心)에 발라 독기를 아래로 이끌면 창진(瘡疹)이 눈으로 들어가지 않는다. ≪전유심감(全幼心鑑)≫

약선양생(藥膳養生)

신미와거(辛味萵苣)

백개자 10g, 와순(萵筍) 200g, 행인(杏仁) 6g

와거(萵苣)를 잘게 썰고 백개자 가루를 끓는 물에 넣고 뜸을 들인다. 행인(杏仁)을 충분히 불린 다음 껍질을 제거하고 가루로 간다. 와거(萵苣), 행인(杏仁)가루를 뜸을 들인 개자(芥子)가루와 함께 향유(香油)와 미정(味精)을 넣고 골고루 섞어 수시로 먹는다.

이기화담(利氣化痰), 윤장지해(潤腸止咳)의 효능이 있어 급만성기관지염(急慢性氣管支炎)과 변비(便秘) 증상에 효험이 있다.

백개자삼칠주(白芥子三七酒)

백개자 20g, 삼칠(三七) 30g, 백주 1,000㎖

백개자(白芥子), 삼칠(三七)을 술에 30일 동안 담근 후에 약초는 제거하고 술을 매일 2회씩 1회에 20㎖를 마신다.

화담통락(化痰通絡), 활혈통경(活血通經)의 효능이 있어 담습내조(痰濕內阻)로 인한 경폐(經閉)에 효험이 있다.

고대처방(古代處方)

공연단(控涎丹)

방선원류(方選源流)_ ≪삼인극일병증방론(三因極一病證方論)≫ 사하방(瀉下方)

약물조성(藥物組成)_ 백개자, 감수(甘遂), 대극(大戟)을 각각 같은 양으로 한다.

포제방법(炮製方法)_ 위 약들을 가루로 갈아 동자(桐子) 크기의 환을 만들어 1회에 1~3g, 매일 혹은 2일에 1회, 잠들기 전에 생강탕 혹은 따뜻하게 끓인 물로 복용한다.

효능주치(效能主治)_ 거담축음(祛痰逐飮)의 효능이 있다. 수음담연(水飮痰涎)이 흉격(胸膈) 아래 위에 잠복하고 있는 증상, 흉협창통(胸脅脹痛), 관절(關節)의 동통(疼痛)과 마목(麻木), 수족(手足)이 얼음처럼 찬 증상, 참을 수 없는 두통(頭痛), 혼권기수(昏倦嗜睡), 불사음식(不思飮食), 담다점조(痰多粘稠), 설태점니(舌苔粘膩), 맥(脈)의 현(弦)과 활(滑) 증세에 효험이 있다.

✚ 의가(醫家)에서 말하는 신농본초 양생법

소공(蘇恭)은 "백개자는 실하고 크며 흰색을 띤다. 백량미(白粱米)처럼 맛이 맵고 좋다. 융지(戎地)로부터 전해온 것이다"라고 했다.

진장기(陳藏器)는 "백개자는 태원, 하동 일대에서 자란다. 잎은 개(芥)와 비슷하지만 약간 희다. 반찬으로 먹으면 아주 좋다"라고 했다.

한보승(韓保升)은 "호개(胡芥)는 근처의 길가에도 있다. 잎은 크며 씨는 희고 실하며 약으로 사용된다. 혹은 식용하여도 좋다. 하지만 사람들은 자주 사용하지 않는다"라고 했다.

주진형(朱震亨)은 "가래가 만일 옆구리 아래나 피부막 밖에 있다면 백개(白芥)만이 병소(病所)에 도달된다. 고대약방 ≪공연단(控涎丹)≫에서 사용된 백개자(白芥子)가 바로 이런 효능을 취한 것이다"라고 했다.

이시진(李時珍)은 "백개자(白芥子)의 매운맛은 폐로 들어가며 따뜻한 성질은 발산한다. 이로 인해 온중개위(溫中開胃), 이기할담(利氣豁痰), 산통(散痛), 소종(消腫), 피사(避邪)의 작용을 한다. 한모심(韓矛心)의 ≪의통(醫通)≫에서 말하기를 노인이 흉중창만(胸中脹滿), 담기천수(痰氣喘嗽), 식욕부진(食欲不振)으로 힘들어 할 때 조성약물(燥性藥物)을 함부로 사용할 수 없다. 이렇게 하면 오히려 진기(眞氣)를 소모할 수 있다. 예전에 한 사람이 한모심에게 가족의 병을 진찰해주기를 부탁하였는데 한모심은 조용히 생각하더니 삼자양친탕(三子養親湯)으로 치료하였다. 환자는 병세가 좋아졌다. 그것은 백개자(白芥子)는 흰색을 띠고 가래를 치료하며 기운을 아래로 내려 중초(中焦)의 기운을 편안하게 한다. 하얀 종의 나복자(蘿蔔子)를 주식으로 하면 결린 것을 풀어주고 기(氣)를 내려줄 수 있다. 자소자(紫蘇子)는 자색을 띠어 기를 다스리며 천식을 안정시키고 기침을 멎게 한다. 이 3가지를 약간 볶은 후 으깨어 주가 되는 병증을 겨냥하여 군약(君藥)으로 결정한다. 매일 1제에 3~4전을 초과하지 않는다. 자루에 넣은 다음 탕으로 끓여 마신다. 과도하게 달여서는 안 된다. 쓰고 매워지기 때문이다. 겨울에 생강 한 조각을 넣으면 가장 좋다. 만일 평소 대변이 건조하면 꿀 1순가락을 넣는다. 남령(지금의 안휘 남령)의 미재자(未齋子)는 사부(辭賦)에서 이 처방을 극찬하는 글을 썼다"라고

길경(桔梗)

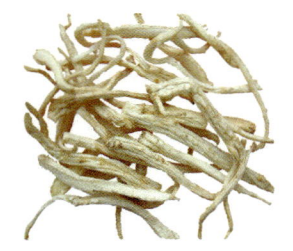

이명(異名)
제니(薺苨)·경초(梗草)
고경(苦梗)·고길(苦桔)
대약(大藥)·고채근(苦菜根)

✦ ≪신농본초경(神農本草經)≫ 하품(下品)

✦ 본경 문헌에 기재된 길경의 효능

　　　　　　가슴과 옆구리가 칼로 찌른 듯 아프고 복만(腹滿)하여 장에서 소리가 나고 경공(驚恐)하여 가슴이 두근거리는 기운을 치료한다. 오장(五臟)과 장위(腸胃)에 이롭고 혈기(血氣)를 보(補)한다. 한열(寒熱)과 풍비(風痹)를 제거하고 온중소곡(溫中消穀)하고. 인후통(咽喉痛)을 치료하고 고독(蠱毒)을 없애준다. 하리(下痢)를 치료하고 파혈(破血)하여 적기(積氣)를 제거한다. 적취(積聚)와 담연(痰涎)을 없앤다. 폐열(肺熱)로 호흡이 급박하고 빠르며 기침이 거꾸로 올라오는 것을 없애고 복부의 냉통(冷痛)을 제거하며 중오(中惡) 및 소아 경간(驚癎)을 다스린다. 모든 기를 내리고 곽란전근(霍亂轉筋), 심복창통(心腹脹痛)을 치료한다. 오로(五勞)를 보하고 기를 길러주며 사(邪)를 몰아내고 역기(疫氣)로 인한 상한이나 온병(溫病)에 걸리지 않도록 예방한다. 징가(癥瘕), 폐부에 생기는 옹양(癰瘍)을 제거하며 혈을 보하고 고름을 배출한다. 내루(內漏)와 후비(喉痹)를 치료한다. 이규(利竅)하여 폐부의 풍열(風熱)을 제거하며 머리와 눈을 맑게 하며 목이 메는 것을 치료하고 흉격(胸膈)의 체기(滯氣)와 통증(痛症)을 치료한다. 코가 막힌 증상과 한구(寒嘔)를 치료한다. 구설생창(口舌生瘡)과 목적종통(目赤腫痛)을 치료한다.

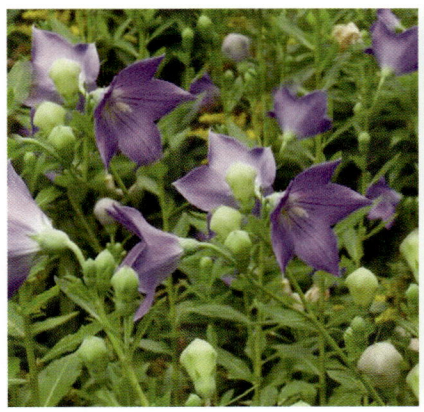 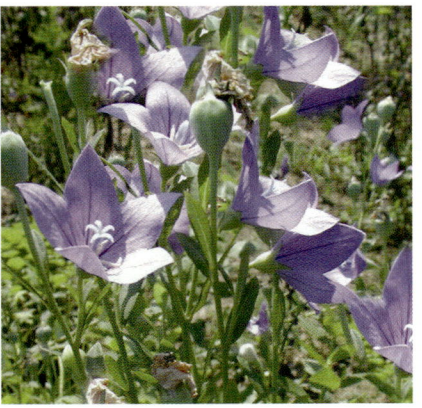

길경(桔梗)

학명(學名)_ Platycodon grandiflorum. (Jacq.) A. DC.

과속(科屬)_ 길경과(桔梗科) 식물 길경(桔梗)의 건조한 뿌리를 약으로 사용한다. 길경속(桔梗屬) 식물은 아시아 동부의 단일종이다. 러시아, 일본, 한반도와 중국에 분포되어 있다.

지리분포(地理分布)_ 산지풀 언덕에 자란다. 임연(林緣)에서 재배되기도 한다. 전국 각지에 보편적으로 분포되어 있다.

채집가공(採集加工)_ 봄가을에 채집하여 깨끗이 씻고 수근(鬚根)을 제거한 후에 신선할 때 껍질을 벗기거나 껍질을 벗기지 않고 건조시킨다.

용법용량(用法用量)_ 3~9g을 달여 복용한다.

약리작용(藥理作用)_ 항염(抗炎), 거담(祛痰), 진해(鎭咳), 항소화성궤양(抗消化性潰瘍), 유기체면역력(機體免疫力) 향상, 강혈당(降血糖), 관상동맥혈류량(冠狀動脈血流量) 증가, 진정(鎭靜), 진통(鎭痛), 해열(解熱), 이뇨(利尿) 등의 작용을 한다.

성미귀경(性味歸經)_ 쓰고 매우며 평(平)하다. 폐경(肺經)에 작용한다.

효능주치(效能主治)_ 이인(利咽), 선폐(宣肺), 배농(排膿), 거담(祛痰)의 효능이 있다. 해수담다(咳嗽痰多), 흉민불창(胸悶不暢), 음아(音啞), 인통(咽痛), 창양농(瘡瘍膿)이 문드러지지 못하는 증상, 폐옹토농(肺癰吐膿) 증상에 효험이 있다.

고대명방(古代名方)

상한(傷寒)으로 인한 복창(腹脹)
길경, 반하(半夏), 진피(陳皮) 각 3전, 생강(生薑) 5편, 물 2컵을 1컵이 되게 달여 복용한다. ≪남양활인서(南陽活人書)≫

골조풍(骨槽風)으로 인한 통증(잇몸이 붓고 아픈 증상)
길경을 보드랍게 가루로 갈아 조육(棗肉)과 함께 조협자(皂莢子) 크기로 환을 만들어 면 안에 넣고 아래위 치아로 물고 있는다. 형개(荊芥)를 달인 탕으로 자주 입을 가신다. ≪경험후방(經驗後方)≫

충아종통(蟲牙腫痛)
길경(桔梗), 의이(薏苡)를 같은 양으로 하여 가루로 갈아 복용한다. ≪영류방(永類方)≫

간풍(肝風)으로 눈이 검고 아프며 간풍(肝風)이 과성한 것
길경 1근, 흑견우(黑牽牛) 3냥을 모두 보드랍게 가루로 갈아 꿀을 넣고 오자(梧子) 크기로 환을 만들어 1회에 40환씩 따뜻한 물로 1일 2회 복용한다. ≪보명집(保命集)≫

담수(痰嗽)와 천급(喘急)
길경 1냥 반, 보드라운 가루로 만들고 동변(童便) 0.5 L를 달여 4합을 취하고 찌꺼기를 제거한 후 따뜻하게 복용한다. ≪간요제중방(簡要濟衆方)≫

폐옹(肺癰)으로 인한 해수(咳嗽)

가슴이 가득하고 오한이 나면서 온몸이 떨리는 병증이 동반되고 맥(脈)이 삭(數)하며 목이 마르고 목이 마르지 않으며 담탁(痰濁)하고 비린내가 나고 오랫동안 찹쌀죽 같은 고름을 토하는 병증이 생긴다. 길경 1냥, 감초(甘草) 2냥, 물 3 L를 1 L가 되게 끓여 따뜻하게 복용한다. 아침저녁 고름을 토하는 병증을 치료한다. 장중경(張仲景)의 《금궤옥함방(金匱玉函方)》

잇몸이 벌겋게 붓고 헐며 아프고 문드러져 썩은 냄새가 나는 것

길경, 회향(茴香)을 같은 양으로 하여 볶은 후, 가루로 갈아 환부에 붙인다. 《위생역간방(衛生易簡方)》

코피가 나는 증상

길경을 보드라운 가루로 만들어 물로 1숟가락씩 1일 4회 복용한다. 다른 약방에는 생서각(生犀角)가루를 넣는다. 《보제방(普濟方)》

약선양생(藥膳養生)

옥로녹두고(玉露綠豆糕)

길경(桔梗), 갈근(葛根), 천화분(天花粉) 각 15g, 녹두(綠豆)가루 500g, 백설탕 150g

갈근, 천화분, 길경을 잘게 썰어 불에 말린 후 가루로 갈아 두분(豆粉), 백설탕을 넣고 골고루 섞어 물을 추가하여 밥그릇에 넣고 센 불로 30분 찌고 떡을 취하여 한 덩어리가 25g이 되게 썬다. 양을 짐작하여 식용한다.

윤폐지해(潤肺止咳), 청열생진(淸熱生津)의 효능이 있다. 폐조건해(肺燥乾咳), 담소(痰少), 위열(胃熱)로 인한 구갈인음(口渴引飮) 증상에 효험이 있다.

고대처방(古代處方)

구선검폐산(九仙斂肺散)

방선원류(方選源流)_ 《위생보감(衛生寶鑒)》 지해평천방(止咳平喘方)

약물조성(藥物組成)_ 길경(桔梗) 30g, 앵속각(罌粟殼) 240g, 인삼 30g, 관동화(款冬花) 30g, 아교(阿膠) 30g, 오매(烏梅) 30g, 상백피(桑白皮) 30g, 오미자 30g, 패모(貝母) 15g

포제방법(炮製方法)_ 상술한 약을 모두 가루로 갈아 1회에 9g, 1일 2회 복용한다. 지금은 대부분 탕제(湯劑)로 물에 달여 복용한다. 각 약의 양은 원래의 처방에 따라 짐작하여 줄인다.

효능주치(效能主治)_ 염폐지해(斂肺止咳), 익기양음(益氣養陰)의 효능이 있다. 오랫동안 기침이 낫지 않는 증세, 폐허기약(肺虛氣弱), 해수도한(咳喘盜汗), 맥(脈)의 허(虛)와 삭(數) 등의 증상에 효험이 있다.

✛ 의가(醫家)에서 말하는 신농본초 양생법

왕호고(王好古)는 "길경은 기가 약간 따뜻하고 맛은 맵고 쓰며 미(味)는 두껍고 기(氣)는 가볍다. 성질은 상승하고 양중음약(陽中陰藥)이다. 수태음폐경기분(手太陰肺經氣分)과 족소음경(足少陰經)으로 들어가는 약이다"라고 했다.

장원소(張元素)는 "길경은 폐를 청결하고 목에 이롭다. 그 색깔은 희기 때문에 피부의 인경약(引經藥)으로 쓸 수 있다. 감초(甘草)와 배합하면 다른 약물을 끌어와 폐경(肺經)으로 들어가게 한다. 예를 들면 대황(大黃)은 고설준하(苦泄峻下)의 약이다. 이것을 가슴의 높은 위치로 이끌어 작용을 발휘하려면 반드시 맵고 단 약물로 끌어올려야 한다. 예를 들면 철석(鐵石)을 강물에 넣으려면 배가 없으면 실을 수 없다. 그래서 각종 약방에 만일 길경(桔梗)이 있으면 약의 효력이 가라앉지 않는다"라고 했다.

이시진(李時珍)은 "주굉(朱肱)의 ≪활인서(活人書)≫에서 말하기를 흉완부(胸脘部)가 막혀 답답하지만 통증이 없을 때는 길경(桔梗), 지각(枳殼)을 사용한다. 이것들이 폐에 이롭고 격(膈)의 기가 위로 치민 것을 가라앉히는 효능이 있기 때문이다. 장중경(張仲景)의 ≪상한론(傷寒論)≫에서 한사(寒邪)가 담음(痰飮)과 합쳐져서 생긴 병증을 치료할 때 길경(桔梗), 패모(貝母), 파두(巴豆)를 사용한다. 이것들의 위를 따뜻하게 해주고 소화를 도우며 몸속의 적취(積聚)를 깨트리는 효능을 취한 것이다. 이외에도 폐부에 생기는 옹양(癰瘍), 피고름을 뱉는 병증에는 길경(桔梗), 감초(甘草)를 사용한다. 고신(苦辛)은 폐를 청결하고 감온(甘溫)은 화를 내려줄 뿐만 아니라 피고름을 배출시키고 귓속 고름이 흐르는 증상을 보하는 효능을 취한 것이다. 소음증(少陰證), 2~3일간 목이 아픈 증세를 치료하는 데도 길경(桔梗), 감초(甘草)를 사용한다. 이것들의 신고(苦辛)는 한사(寒邪)를 없애고 감평(甘平)은 열을 제거하는 효능이 있기에 2가지 약을 혼합하여 사용하면 한열(寒熱)을 조절한다. 이후의 사람들은 이것의 명칭을 '감길탕(甘桔湯)'이라 고쳐 부르고 목, 입, 혀의 각종 병증을 치료하는 데 사용했다"라고 했다.

주진형(朱震亨)은 "마른기침은 담화(痰火)의 사(邪)가 폐에 울체(鬱滯)되어 초래된 것으로 반드시 고길경(苦桔梗)으로 폐기(肺氣)를 잘 개선(開宣)해 주어야 한다. 설사 복통은 폐기가 대장에 울적(鬱積)되어 초래된 것이기에 반드시 먼저 고길경(苦桔梗)으로 폐기(肺氣)를 잘 개선(開宣)해 주어야 한다. 길경(桔梗)은 기혈(氣血)을 열고 이끄는 효능이 있기에 기병(氣病)을 치료하는 약에는 반드시 이것을 사용한다"라고 했다.

선복화(旋覆花)

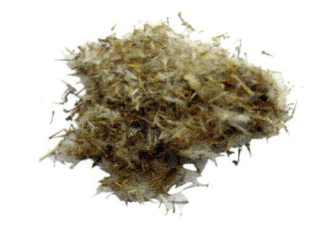

+ ≪신농보초경(神農本草經)≫ 하품(下品)
+ ≪의학입문·본초(醫學入門·本草)≫에 기재된 선복화의 효능
  축수(逐水), 소담(消痰), 구열(嘔噎)을 멈춘다.

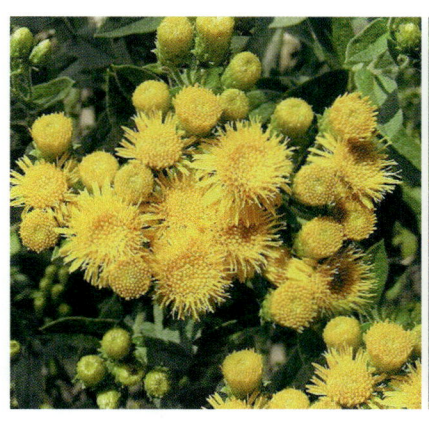 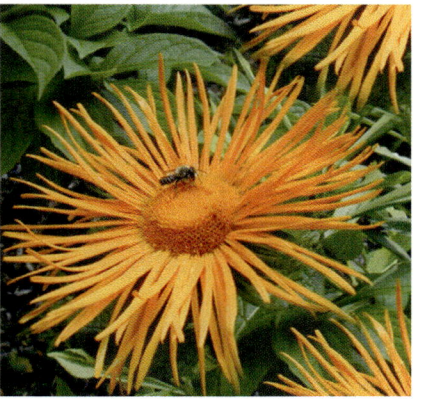

선복화(旋覆花)

학명(學名)_ Inula japonica Thunb.

과속(科屬)_ 국과(菊科) 식물 선복화(旋覆花) 혹은 구아선복화(歐亚旋覆花)의 건조한 두상화서(頭狀花序)를 약으로 사용한다. 선복화속(旋覆花屬) 식물은 전 세계에 약 98종이 있으며 아시아, 아프리카, 유럽, 북아메리카에 분포되어 있다. 중국에는 약 19종이 있고 약으로 약 17종이 쓰인다.

지리분포(地理分布)_ 1. 선복화는 해발 150~2,400m의 산비탈 길가에서 대부분 자란다. 습윤한 초지, 강 언덕과 밭두렁에 분포되어 있다. 동북, 화북, 화동, 화중 및 광서 등지가 주요산지이다.

2. 구아선복화는 강 언덕, 습윤한 산비탈의 비탈진 밭, 밭두렁, 길가에서 자란다. 화북, 동북 및 하남, 섬서, 감숙, 신강 등지에 분포되어 있다.

채집가공(採集加工)_ 여름과 가을에 꽃이 필 때 채집하여 불순물을 제거하고 그늘에 말리거나 햇볕에 말린다.

용법용량(用法用量)_ 3~9g을 달여 복용한다. 약물을 베로 싸서 달인다.

약리작용(藥理作用)_ 거담(祛痰), 진해(鎭咳), 평천(平喘) 항병원체(抗病原體), 항염(抗炎), 항간손상(抗肝損傷), 항종류(抗腫瘤)의 작용을 한다.

성미귀경(性味歸經)_ 쓰고 매우며 짜고 약간 따뜻하다. 폐경(肺經), 비경(脾經), 위경(胃經), 대장경(大腸經)에 작용한다.

효능주치(效能主治)_ 행수(行水), 강기(降氣), 소담(消痰), 지구(止嘔)의 효능이 있다. 풍한해수(風寒咳嗽), 담음축결(痰飮蓄結), 천해담다(喘咳痰多), 흉격비만(胸膈痞滿), 심하비괴(心下痞塊), 구토희기(嘔吐噫氣) 등의 증세에 효험이 있다.

고대명방(古代名方)

중풍(中風)으로 인한 옹체(壅滯)

선복화를 깨끗이 씻어 불로 말린 후, 보드랍게 갈아 꿀로 오자(梧子) 크기의 환(丸)을 만들어 취침 전에 차물로 5~10환을 복용한다. ≪경험후방(經驗後方)≫

소아의 눈썹버짐(소아의 눈썹과 속눈썹이 옴에 걸린 이후로 회복되지 않는 증상)

선복화, 적전(赤箭), 방풍(防風)을 같은 양으로 하여 가루로 갈아 환부를 깨끗이 씻고 기름으로 섞어 바른다. ≪총미론(總微論)≫

월식창(月蝕瘡, 이후(耳後)에 생기는 부스럼)

선복화 볶은 것을 가루로 갈아 양기름으로 섞은 후 환부에 바른다. ≪집간방(集簡方)≫

반산(半產)으로 인한 누하(漏下), 정기(正氣)가 허한데다가 한증이 서로 충돌되고 맥(脈)이 현(弦), 규(芤)한 증상

선복화탕을 사용한다. 3냥의 선복화, 14개의 파, 적당량의 신강(新絳)을 물 3L에 넣고 1L가 되게 끓인 후 1회에 복용한다. ≪금궤요략(金匱要略)≫

약선양생(藥膳養生)

선복화죽(旋覆花粥)

선복화(旋覆花), 내복자(萊菔子) 각 9g, 율무 30g, 사삼(沙蔘) 15g

내복자(萊菔子), 선복화(旋覆花), 사삼(沙蔘)을 천으로 싼 후, 탕(湯)으로 끓여 찌꺼기를 제거한 다음 율무로 죽을 끓여 매일 1회 복용한다. 12회를 1회의 치료기간으로 삼는다. 이기지통(理氣止痛)의 효능이 있다. 담기(痰氣)가 서로 막아 초래된 식도암(食道癌)에 효험이 있다.

고대처방(古代處方)

향선화화어산결탕(香旋花化瘀散結湯)

방선원류(方選源流)_ ≪온병조변(溫病條辨)≫ 화담방(化痰方)

약물조성(藥物組成)_ 선복화(旋覆花) 9g, 생향부(生香附) 9g, 광진피(廣陳皮) 6g, 소자상(蘇子霜) 9g, 반하(半夏) 10g, 의인(薏仁) 15g, 복령(茯苓) 9g

포제방법(炮製方法)_ 물에 달여 복용한다.

효능주치(效能主治)_ 조습화담(燥濕化痰), 이기통락(理氣通絡)의 효능이 있다. 복서습온(伏暑濕溫), 흉협동통(胸脅疼痛), 해수(咳嗽), 조열(潮熱), 학질과 같은 한열(寒熱) 증상에 효험이 있다.

✚ 의가(醫家)에서 말하는 신농본초 양생법

도홍경(陶弘景)은 "선복화는 길가의 저습한 지역에서 자란다. 국화꽃과 비슷하지만 그것보다 크다. 이외에도 또한 1종 선근(旋根)은 황하 이남에서 자란다. 북방에도 있다. 형태는 궁초궁(芎草窮)과 비슷하지만 선고(旋膏)로만 만들어 사용할 수 있다. 이는 여기에서 말한 선복근(旋覆根)이 아니다"라고 했다.

한보승(韓保升)은 "잎은 수소(水蘇)와 비슷하고 꽃은 노란색이며 국화꽃과 비슷하다. 6월부터 7월까지 꽃을 수집한다"라고 했다.

소송(蘇頌)은 "현재 도처에 있다. 2월 후에 싹이 자라는데 대부분 물가에서 자란다. 크기는 홍남(紅藍)과 비슷하지만 가시가 없고 길이는 약 12자 정도 되며 잎은 버들잎과 비슷하고 줄기는 아주 약하다. 6월이면 꽃이 피고 국화꽃과 비슷하며 꽃은 작은 동전 1개만 하고 진한 노란색이다. 상당(산서장치)의 백성은 이것을 금전화(金錢花)라 부르며 7~8월에 꽃을 수집한다. 현재 근처 인가의 뜰에서도 이런 금전화를 재배한다. 꽃과 잎의 색깔은 비슷하지만 아주 무성하다. 아마 이것이 바로 선복화(旋覆花)일 것이다"라고 했다.

구종석(寇宗奭)은 "복선의 잎은 대국화(大菊花)의 잎과 비슷하고 애호(艾蒿)의 잎과 비슷하다. 가을에 꽃이 피는데 오동자(梧桐子) 크기만 하며 담황색을 띤다. 이것이 발산하는 향미(香味)는 국화보다 좋다. 이외에도 또 다른 선화는 고자화(鼓子花)이지 선복화(旋覆花)가 아니다"라고 했다.

化痰藥

이시진(李時珍)은 "이것의 꽃 형태는 금전국(金錢菊)과 비슷하고 못가에서 자란다. 꽃은 작고 홑잎이다. 정원에서 재배하는 꽃은 크고 꽃술은 떨기 형태를 이룬다. 토양의 비수(肥瘦)로 인한 차이 때문이다. 선복화의 뿌리는 가늘고 희다. 민간에서 말하기를 이슬 한 방울이 떨어지면 이런 꽃이 자란다는 전설이 있다. 이것은 쉽게 재배되는 것을 형용하지만 실제 상황은 그렇지 않다"라고 했다.

소송(蘇頌)은 "장중경(張仲景)은 여인의 각종 질병을 치료할 때 삼물선복탕(三物旋覆湯)을 사용했다. 외사(外邪)의 침입을 받아서 땀이 난 후, 가슴이 답답하고 단단한 증상, 위(胃)에 가득 찼던 기(氣)가 나가지 않는 것에는 칠물선복대자탕(七物旋覆代赭湯)을 복용한다. 호합거사(胡洽居士)가 담음(痰飮)으로 양 옆구리가 몹시 답답하고 속이 더부룩한 병증을 치료할 때에 선복화환을 사용하였다. 이런 종류의 약의 특징은 아주 많다"라고 했다.

성무기(成無己)는 "굳은 것이 맺히는 것은 기가 견고하기 때문이다. 선복의 맛은 짜기 때문에 비견(痞堅)을 연하게 한다"라고 했다.

주진형(朱震亨)은 "구종석(寇宗奭)은 선복화는 담수(痰水)를 움직이게 하고 머리와 눈의 풍(風)을 제거하는데 모두 주산(走散)의 약이다. 환자가 허증(虛症)을 같이 가지고 있으면 많이 복용하는 것이 적합하지 않다. 선복은 성질이 차고 대장을 이롭게 하기 때문에 반드시 신중하게 사용하여야 한다"라고 했다.

이시진(李時珍)은 "선복화는 수태음폐경(手太陰肺經), 수양명대장경(手陽明大腸經)으로 들어가는 약이다. 기기(氣機)를 잘 통하게 하며 수도(水道)를 소통하고 기가 위로 치민 것을 가라앉히며 혈맥(血脈)을 통하게 하여 각종 질병을 치료한 것이다. 이위공(李衛公)은 이런 종류의 꽃은 눈을 상하게 한다"라고 했다.

백전(白前)

이명(異名)
석람(石藍) · 수약(嗽藥)
아관백전(鵝管白前) · 죽엽백전(竹葉白前)
초백전(草白前) · 모백전(毛白前)
아백전(鵝白前) · 토백전(土白前)

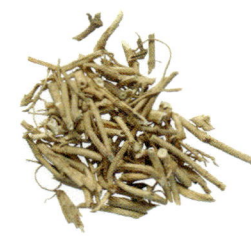

+ ≪명의별록(名醫別錄)≫ 중품(中品)
+ 본경 문헌에 기재된 백전의 효능

  흉협역기(胸脅逆氣), 해수상기(咳嗽上氣), 호흡이 끊어질 것 같은 증세를 치료
한다. 일체기(一切氣), 폐기번민(肺氣煩悶), 분돈신기(賁豚腎氣)를 치료한다. 강기(降氣)하여 하
담(下痰)한다.

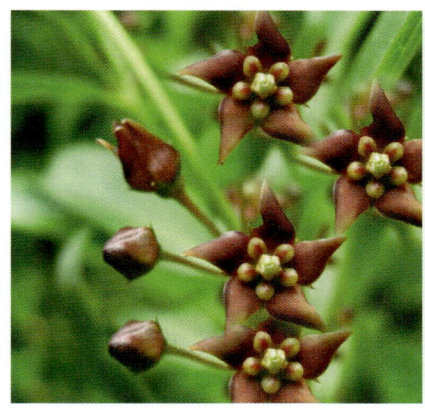
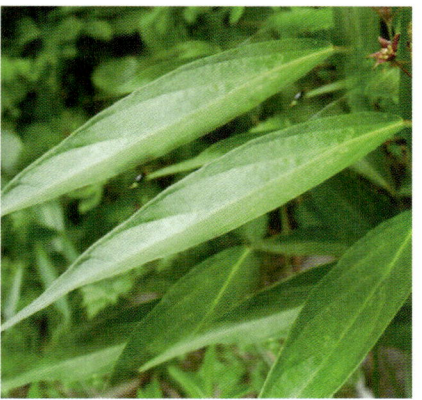

유엽백전(柳葉白前)

학명(學名)_ Cynanchum stauntonii (Decne.) Schltr. ex Levl.

과속(科屬)_ 나초마과(蘿藦科) 식물 류엽백전 혹은 원화엽백전(芫花葉白前)의 건조한
근경과 뿌리를 약으로 사용한다. 아융등속(鵝絨藤屬) 식물은 전 세계적으로 약 190여 종
이 있으며 아프리카 동부, 유럽과 아시아 대륙 및 지중해 지역에 분포되어 있다. 중국에
는 약 52종이 있다. 약으로 약 24종이 쓰인다.

지리분포(地理分布)_ 2가지는 모두 시냇가, 강가 모래밭에서 자란다. 반쯤 물속에 잠겨 있
다. 강소, 절강, 안휘, 복건, 강서, 호남, 호북, 광서, 광동, 귀주 등지에 분포되어 있다.

化痰藥

채집가공(採集加工)_ 가을철에 채집하여 깨끗이 씻어 햇볕에 말린다.

용법용량(用法用量)_ 3~9g을 달여 복용한다.

약리작용(藥理作用)_ 진해(鎭咳), 거담(祛痰), 평천(平喘), 항염(抗炎) 작용을 한다.

성미귀경(性味歸經)_ 맵고 쓰며 약간 따뜻하다. 폐경(肺經)에 작용한다.

효능주치(效能主治)_ 지해(止咳), 강기(降氣), 소담(消痰)의 효능이 있다. 해수담다(咳嗽痰多), 폐기옹실(肺氣壅實), 흉만천급(胸滿喘急) 등의 증상에 효험이 있다.

고대명방(古代名方)

오래 기침할 때 가래에 피가 섞여 나오는 증세
백전, 길경(桔梗), 상백피(桑白皮) 각 3냥(볶은 것), 자감초(炙甘草)를 물 6L로 1L가 되게 달여 3회에 나눠 복용한다. 돼지고기, 숭채(菘菜) 복용을 금한다. ≪외대비요(外臺秘要)≫

오랜 기침으로 상기(上氣)된 것
신체부종(身體浮腫), 숨이 가쁘고 복부가 더부룩하게 불러 밤낮 모두 기대 앉아 있고 반드시 눕지 못하는 증세, 자주 목에 수계상(水鷄狀)의 소리가 나는 증세에는 백전탕(白前湯)으로 치료한다. 백전 2냥, 자완(紫菀), 반하(半夏) 각 3냥, 대극 7합(合)을 물 1천(千)에 불린다. 하룻밤 3L가 되게 달여 3회에 나눠 복용한다. 양고기와 엿을 먹지 않으면 효과가 매우 좋다. ≪심사방(深師方)≫

오랫동안 가합(嗄呷)을 앓는 것(기침, 목에서 소리가 나는 것, 잠을 자지 못하는 증세)
백전을 불로 말린 후, 가루로 으깨어 따뜻한 술로 2전씩 복용한다. ≪매사방(梅師方)≫

약선양생(藥膳養生)

백전주(白前酒)
백전 100g, 백주 0.5L

백전(白前)을 거친 가루로 갈아 흰 비단주머니에 넣고 깨끗한 그릇에 넣고 백주를 담근다. 봉하여 7일 후 열고 약봉지를 제거한 맑고 깨끗한 것을 저장해 두었다가 매일 3회, 1회에 15㎖씩 공복에 따뜻하게 마신다.

사폐강기(瀉肺降氣), 지해소담(止咳消痰)의 효능이 있다. 폐실(肺實)로 인한 천만(喘滿), 해수(咳嗽), 담다(痰多), 위완동통(胃脘疼痛) 증상에 효험이 있다.

우방탕(牛蒡湯)
백전, 자완(紫菀), 상백피(桑白皮), 지패모(知貝母), 항백작(杭白芍), 자우방(炙牛蒡) 각 9g, 사간(射干), 원지육(遠志肉) 각 5g, 행인(杏仁) 15g, 감초(甘草) 6g, 비파엽(枇杷葉, 털을 제

거하고 약물을 베로 싸서 달인 것) 3편을 물에 달여 아침저녁 각 1회씩 복용한다.
화담선폐지해(化痰宣肺止咳), 하담지수(下痰止嗽)의 효능이 있다. 급성기관염(急性氣管炎)
에 사용하면 효험이 있다.

이전수육탕(二前瘦肉湯)

백전, 전호(前胡) 각 10g, 돼지살코기 250g, 조미료 적당량

앞의 2가지 약재를 깨끗이 씻어 천에 싼다. 돼지고기를 깨끗이 씻어 잘게 썰어 모든 약
을 가마에 넣고 적당량의 물을 넣는다. 약한 불로 돼지고기가 익을 때까지 끓인 후, 약
주머니를 제거하고 조미료를 넣고 2회 끓여 매일 1회씩 복용한다.

거담(祛痰), 강기지해(降氣止咳)의 효능이 있다. 만성천식성기관지염(慢性喘息性氣管支炎),
해수(咳嗽), 담기(痰氣)가 거슬러 올라 생긴 천촉(喘促) 등의 증상에 효험이 있다.

고대처방(古代處方)

백전탕(白前湯)

방선원류(方選源流)_ ≪천금방(千金方)≫ 사폐평천방(瀉肺平喘方)

약물조성(藥物組成)_ 백전, 반하(半夏), 자완(紫菀), 대극(大戟) 각 6g

포제방법(炮製方法)_ 상술한 약을 으깨어 2,000㎖의 물에 하룻밤 담근 후, 이튿날 아침
에 생긴 해수(咳嗽), 기역(氣逆), 흉만천급(胸滿喘急), 신체종창(身體腫脹), 밤낮 반드시 눕
지 못하는 증세에 사용한다.

化痰藥

✚ 의가(醫家)에서 말하는 신농본초 양생법

도홍경(陶弘景)은 "각지에서 모두 백전을 생산한다. 뿌리는 세신(細辛)과
비슷하지만 그것보다 크고 흰색을 띠며 유연하지 못하여 쉽게 잘린다. 상기(上氣)
로 인한 기침을 치료하는 처방에 자주 이것을 사용한다"라고 했다.

소공(蘇恭)은 "백전의 싹은 약 1자 남짓이고 잎은 버들과 비슷하다. 무화
(蕪花)와도 비슷하다. 뿌리는 세신(細辛)보다 길고 흰색을 띤다. 물속, 육지, 얕은
물 모래지대에서 자란다. 속칭 석남(石藍) 또는 수약(嗽藥)이라고 한다. 지금 사용
하는 만생(蔓生)의 맛은 쓰고 진짜 백전(白前)이 아니다"라고 했다.

마지(馬志)는 "뿌리는 백미(白薇), 우슬(牛膝) 2가지와 비슷하다. 2, 8월에
수집하고 그늘에 말린 후, 사용한다"라고 했다.

진가모(陳嘉謨)는 "뿌리가 우슬(牛膝)과 비슷하고 생김새가 짧고 유연하며 꺾을 수 있는 것이 백미(白薇)이다. 뿌리가 우슬과 비슷하지만 생김새가 더 굵고 길며 단단하고 곧아 쉽게 절단되는 것이 백전(白前)이다. 모두 길가에서 자란다. 2가지의 외형과 색깔은 모두 아주 비슷하다. 이것들을 분별하는 표준으로 한다면 틀림없다"라고 했다.

구종석(寇宗奭)은 "백전은 폐기(肺氣)를 보양하고 안정시키며 기침을 치료할 때 자주 이것을 사용한다. 성질이 따뜻한 약물로 배합하면 치료효과가 더욱 좋다"라고 했다.

이시진(李時珍)은 "백전은 흰색을 띠고 맛은 약간 맵고 달며 수태음경(手太陰經)의 약물이다. 기(氣)를 내려주는 효능이 있다. 폐기(肺氣)가 일정 부위로 몰려서 막혀 통하지 못하는 병증, 가래가 있는 사람에게 사용하는 것이 적합하다. 만일 폐기(肺氣)가 휴허(虧虛)로 인해 오랫동안 기가 막힌 환자는 이것을 사용하지 않도록 한다. 장중경(張仲景)은 기침으로 인한 맥이 떨어진 증세에 사용하는 택칠탕(澤漆湯)에도 백전을 넣었다. 약방 중의 약물이 비교적 많기에 발췌해서 기록하지는 않겠다. ≪금궤요략(金匱要略)≫을 보면 된다"라고 했다.

전호(前胡)

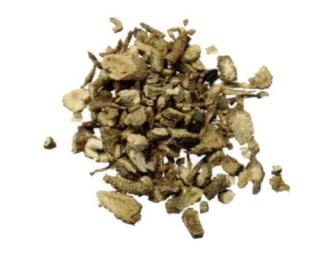

이명(異名)
신전호(信前胡) · 사향채(射香菜)

+ ≪명의별록(名醫別錄)≫ 중품(中品)
+ 본경 문헌에 기재된 전호의 효능

　　　　　열실(熱實)을 제거하고 계절성 유행병인 열이 있는 내상(內外)을 치료할 때에는
단독으로 끓여 복용한다. 폐열(肺熱)을 식히고 담열(痰熱)을 삭이며 풍사(風邪)를 흩어지게 한다.

백화전호(白花前胡)

학명(學名)_ Peucedanum praeruptorum Dunn

과속(科屬)_ 산형과(傘形科) 식물 백화전호(白花前胡) 혹은 자화전호(紫花前胡)의 건조한
뿌리를 약으로 사용한다. 전호속(前胡屬) 식물은 전 세계적으로 약 119종이 있으며 세계
각지에 분포되어 있다. 중국에는 약 36종이 있다. 약으로 약 7종이 있다.

지리분포(地理分布)_ 1. 백화전호는 해발 250~2,000m의 산비탈 임연(林緣), 반만 볕이 드
는 곳 및 길가의 산비탈 수풀에서 대부분 자란다. 하남, 강소, 감숙, 절강, 안휘, 복건,
강서, 호남, 호북, 사천, 광서, 귀주 등지에 분포되어 있다.

2. 자화전호는 시냇가, 산비탈 임연(林緣) 및 잡목림 관목 숲에서 대부분 자란다. 하북,
요녕, 섬서, 하남, 안휘, 강소, 강서, 절강, 호북, 대만, 광서, 광동, 사천 등지에 분포되어
있다.

채집가공(採集加工)_ 겨울부터 그 다음 해 봄에 줄기와 잎이 시들거나 꽃줄기가 아직 나
오기 전에 채집하여 수근(鬚根)을 제거하고 햇볕에 말린 후, 깨끗이 씻거나 저온에서 건
조시킨다.

용법용량(用法用量)_ 3~9g을 달여 복용한다.

약리작용(藥理作用)_ 항염(抗炎), 거담(祛痰), 관상동맥혈류량(冠狀動脈血流量) 증가, 억균(抑
菌) 작용, 심근수축력(心筋收縮力) 억제, 혈관확장(血管擴張), 항부정맥 등의 작용을 한다.

성미귀경(性味歸經)_ 쓰고 매우며 약간 차다. 폐경(肺經)에 작용한다.

효능주치(效能主治)_ 강기화담(降氣化痰), 산풍청열(散風淸熱)의 효능이 있다. 풍열(風熱)로
인한 해수담다(咳嗽痰多), 객담황조(喀痰黃稠), 담열천만(痰熱喘滿) 증세에 효험이 있다.

化痰藥

고대명방(古代名方)

소아야제(小兒夜啼)
전호를 으깬 후, 체로 쳐서 꿀을 사용해 작은 콩 크기의 환을 만들어 하루에 1환씩 끓인 물로 복용한다. 5~6환으로 늘릴 수 있으며 병이 나아질 때까지 복용한다. ≪보제방(普濟方)≫

고대처방(古代處方)

금불초환(金沸草散)
방선원류(方選源流)_ ≪유증활인서(類證活人書)≫ 지해평천방(止咳平喘方)

약물조성(藥物組成)_ 전호, 선복화(旋覆花) 각 90g, 형개(荊芥), 적작(赤芍) 각 60g, 강반하(薑半夏), 자감초(炙甘草), 세신(細辛) 각 30g

포제방법(炮製方法)_ 위 약들을 보드랍게 갈아 1회에 6g씩 복용한다. 생강(生薑) 5편, 대추 1개를 넣고 물에 달여 복용한다. 또한 탕제로 만들 수 있는데 각 약의 용량은 원래의 처방의 비례에 따라 짐작하여 덜어낸다.

효능주치(效能主治)_ 발산풍한(發散風寒), 강기화담(降氣化痰), 온폐지해(溫肺止咳)의 효능이 있다. 외감풍한(外感風寒), 오한발열(惡寒發熱), 기급흉민(氣急胸悶), 두통비색(頭痛鼻塞), 해수담다(咳嗽痰多), 기침할 때 나온 가래가 맑고 묽은 증상, 설태백니(舌苔白膩), 맥(脈)이 부(浮)한 증상에 효험이 있다.

✚ **의가(醫家)에서 말하는 신농본초 양생법**

　　이시진(李時珍)은 "전호의 맛은 달고 매우며 기는 약간 평(平)하다. 양(陽) 중의 음약(陰藥)이며 주로 내려주는 역할을 한다. 수족태음양명(手足太陰陽明)의 약이다. 시호(柴胡)가 순양상승(純陽上升)하고 소양궐음(少陽厥陰)으로 들어가는 것과는 다르다. 이것은 평강기역(平降氣逆)에 효과적이기 때문에 담열(痰熱)로 인해서 숨을 헐떡거리고 기침하는 증상이 나타나는 병증, 비격구역(痞膈嘔逆) 등 각종 질병을 치료한다. 기가 하행(下行)하면 화는 사라지고 담(痰)도 자연히 없어진다. 때문에 오래된 것을 밀어내고 새것이 생기게 하는 효능이 있는 것이다. 담기(痰氣)를 치료하는 중요한 약물이다. 도홍경(陶弘景)은 이것의 효능은 시호(柴胡)와 비슷하다. 이런 말은 잘못된 것이다. 이것이 치료하는 질병은 비록 비슷하지만 2가지가 들어가는 경(經)과 주로 치료하는 증상은 다르다"라고 했다.

반대해(胖大海)

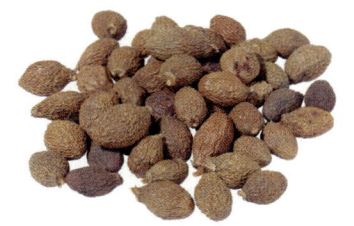

이명(異名)

안남자(安南子)・대동과(大洞果)
호대해(胡大海)・대발(大發)
대해자(大海子)・팽대해(膨大海)
통대해(通大海)・대해(大海)・대해람(大海欖)

✚ 《중초약휘편(中草藥彙編)》에 기재된 반대해의 효능

　　　　　폐열(肺熱)을 제거하고 인후(咽喉)를 편하게 하며 장을 깨끗하게 하여 변을
잘 볼 수 있도록 해준다. 만성인염(慢性咽炎), 열결변비(熱結便秘)를 치료한다.

반대해(胖大海)

학명(學名)_ Sterculia lychnophora Hance

과속(科屬)_ 오동과(梧桐科) 식물 반대해(胖大海)의 건조하고도 익은 종자를 약으로 사용
한다.

지리분포(地理分布)_ 열대 지역에서 자란다. 인도, 월남, 말레이시아, 태국 및 인도 등지
에 분포되어 있다. 중국 광동 담강, 운남 시솽반나, 해남에는 이미 종자를 들여와 심었다.

채집가공(採集加工)_ 과실이 익어 갈라질 때 종자를 채집하고 햇볕에 말린 후, 생것을
사용한다.

용법용량(用法用量)_ 2~3매를 끓인 물에 담가 복용하거나 혹은 달여 복용한다.

약리작용(藥理作用)_ 혈압(血壓)을 낮추고 장연동(腸蠕動)을 증강하며 진통(鎭痛), 이뇨(利尿)
등의 작용을 한다.

성미귀경(性味歸經)_ 달고 차다. 폐경(肺經)과 대장경(大腸經)에 작용한다.

효능주치(效能主治)_ 이인해독(利咽解毒), 청열윤폐(清熱潤肺), 윤장통변(潤腸通便)의 효능
이 있다. 폐열성아(肺熱聲啞), 인후건통(咽喉乾痛), 건해무담(乾咳無痰), 두통목적(頭痛目赤),
열결변비(熱結便秘) 증상에 효험이 있다.

약선양생(藥膳養生)

반대해차(胖大海茶)

반대해 2~3매, 백설탕 적당량

끓는 물에 반대해를 불린 후, 마신다. 마실 때 백설탕을 넣어 차 대신 마신다. 또 하루치를 만들어 당일에 다 마신다.

청열리인(淸熱利咽)의 효능이 있어 성음시아(聲音嘶啞), 후건종통(喉乾腫痛), 대변건조(大便乾燥), 해수불상(咳嗽不爽) 등의 증세에 효험이 있다.

반대해얼음설탕차[胖大海冰糖茶]

반대해 5매, 얼음설탕 적당량

반대해를 깨끗이 씻어 얼음설탕을 컵에 넣고 마신다. 끓인 물을 넣어 덮개를 덮고 30분간(날이 차면 보온병을 사용한다) 담가 차 대신 마신다.

청열화담(淸肺化痰)의 효능이 있어 풍열실음(風熱失音), 소리가 중탁(重濁)하고 발성이 원활하지 못하고 구조인건(口燥咽乾) 혹은 통증이 있거나 해담황조(咳痰黃稠) 증상에 효험이 있다.

반대해봉밀음(胖大海蜂蜜飮)

반대해 2매, 꿀(혹은 백설탕) 적당량

반대해를 깨끗이 씻어 꿀(혹은 백설탕)과 함께 컵 안에 넣고 끓는 물로 4분간 뜸을 들인 후, 차 대신 마신다.

청리인후(淸利咽喉)의 효능이 있어 성음시아(聲音嘶啞), 후건종통(喉乾腫痛), 대변건조(大便乾燥), 해수불상(咳嗽不爽) 증상에 효험이 있다.

고대처방(古代處方)

이후윤폐방(利喉潤肺方)

방선원류(方選源流)_ ≪기방본초(奇方本草)≫ 해표방(解表方)

약물조성(藥物組成)_ 반대해 7매, 고길경(苦桔梗) 12g, 옥호접(玉蝴蝶) 15g, 자감초(炙甘草) 8g

포제방법(炮製方法)_ 상술한 약을 깨끗한 물 1사발 반(중간 크기의 그릇)을 달여 반 사발을 취해 식후 1회 따뜻하게 복용하고 가루를 한 모금 물고 양치질한다.

효능주치(效能主治)_ 이인해독(利咽解毒), 청열윤폐(淸熱潤肺)의 효능이 있어 급성인후염(急性咽喉炎) 증상에 효험이 있다.

죽여(竹茹)

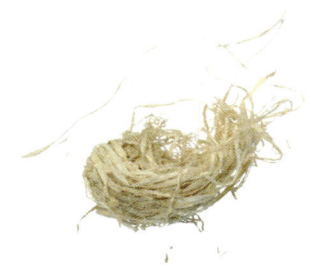

이명(異名)
죽피(竹皮) · 담죽피여(淡竹皮茹)
청죽여(靑竹茹) · 담죽여(淡竹茹)
죽이청(竹二靑) · 죽자청(竹子靑)

✚ ≪신농본초경(神農本草經)≫ 중품(中品)
✚ 본경 문헌에 기재된 죽여의 효능

　　　　담죽여(淡竹茹)는 기를 따뜻하게 하고 한열(寒熱), 토혈(吐血), 붕중(崩中)을 치료하며 근육을 왕성하게 한다. 폐위(肺痿), 타혈(唾血), 비뉵(鼻衄)을 멈추게 한다. 오치(五痔), 열격(噎膈)을 치료한다. 상한(傷寒), 피로, 소아열간(小兒熱癎), 여인의 태동(胎動)을 치료한다. 고죽여(苦竹茹)는 물에 달여 복용한다. 뇨혈(尿血)을 멎게 한다. 죽여(竹茹)는 노열(勞熱)을 치료한다.

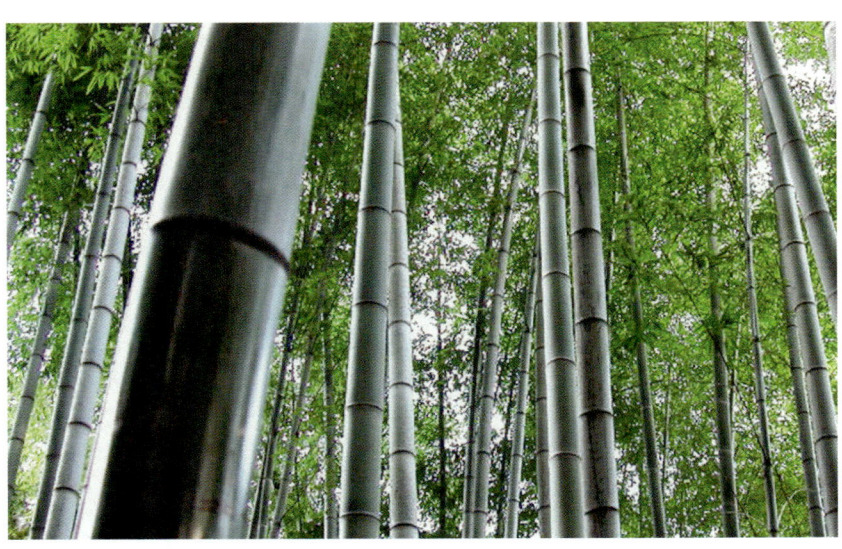

청간죽(靑稈竹)

학명(學名)_ Bambusa tuldoides Munro
과속(科屬)_ 화본과(禾本科) 교목(喬木) 혹은 관목식물 담죽(淡竹), 청간죽(靑稈竹) 혹은 대두전죽(大頭典竹)의 간(竿)의 건조한 중간층을 약으로 사용한다.

지리분포(地理分布)_ 1. 담죽은 보통 정원에서 재배된다. 산동, 하남 및 장강 유역 이남 각지에 분포되어 있다.

2. 청간죽은 대부분 구릉, 평지에서 자란다. 광동, 광서에 분포되어 있다.

3. 대두전죽은 평지, 산비탈 및 길가에서 자란다. 해남, 광동, 광서에 분포되어 있다.

채집가공(採集加工)_ 1년 내내 모두 채집할 수 있다. 신선한 줄기를 취해 껍질을 벗긴 후 약간 녹색을 띤 중간층을 사조(絲條)로 긁거나 다발로 묶은 후, 얇은 조각으로 잘라 내어 그늘에 말린다.

용법용량(用法用量)_ 4.5~9g을 달여 복용한다.

약리작용(藥理作用)_ 항균(抗菌) 작용을 한다.

성미귀경(性味歸經)_ 달고 약간 차다. 폐경(肺經)과 위경(胃經)에 작용한다.

효능주치(效能主治)_ 제번지구(除煩止嘔), 청열화담(淸熱化痰)의 효능이 있다. 담열해수(痰熱咳嗽), 담화협담(膽火挾痰), 경계실면(驚悸失眠), 번열구토(煩熱嘔吐), 설강불어(舌強不語), 중풍담미(中風痰迷), 임신오조(妊娠惡阻), 위열구토(胃熱嘔吐), 태동불안(胎動不安) 등의 증세에 효험이 있다.

고대명방(古代名方)

질타(跌打)로 인한 내상(內傷, 흉배(胸背)에 혈(血)이 나고 옆구리에 자통(刺痛)이 있는 증상)

죽여, 난발(亂髮) 각 1단, 탄화(炭火)로 구운 후 달여 가루로 만들어 술 1 L를 넣고 끓여서 3회 복용한다. 3회 복용하면 병이 낫는다. ≪천금방(千金方)≫

소아열통(小兒熱痛), 구금체열(口噤體熱)

청죽여(靑竹茹) 3냥에 식초 3 L 넣고 달여 1 L를 취한다. 1회에 1홉씩 복용한다. ≪자모비록(子母秘錄)≫

음주두통(飮酒頭痛)

죽여 2냥, 물 5 L를 3 L가 되게 끓인 후, 계란 3알을 넣고 또 3회 끓인 후 약탕(藥湯)을 마시고 계란을 먹는다. ≪천금방(千金方)≫

여인의 만성피로(병 초기에는 과로가 반복되어 열기가 심장으로 올라가 중풍처럼 수족이 수축되는 증상)

담죽청여(淡竹靑茹) 반 근, 괄루(栝樓) 2냥에 물 2 L를 넣고 1 L가 되게 달인 후 2회에 나눠 복용한다. ≪남양활인서(南陽活人書)≫

월경(月經)이 깨끗하지 못한 증상

청죽여(靑竹茹)를 약간 구워 가루로 갈아 1회에 3전씩 물 1사발을 넣고 달여 복용한다. ≪보제방(普濟方)≫

약선양생(藥膳養生)

죽여갱미죽(竹茹粳米粥)

죽여 15g, 생강(生薑) 3조각, 남갱미(南粳米) 60g

죽여를 탕으로 달여 찌꺼기를 제거한 뒤, 즙을 취해 남갱미와 생강(生薑) 물로 달여 진한 죽으로 만든다. 죽이 익었을 때 죽여즙을 넣고 1회 더 달인다. 매일 2회 따뜻하게 복용한다.

객담황조(喀痰黃稠), 폐열해수(肺熱咳嗽), 위허애역(胃虛呃逆), 위열구토(胃熱嘔吐), 임신구토(妊娠嘔吐), 산후허번(産後虛煩), 병후체약(病後體弱), 허열번갈(虛熱煩渴) 등의 증세에 효험이 있다. 위한구토(胃寒嘔吐)인 사람은 복용을 피한다.

化痰藥

천축황(天竺黃)

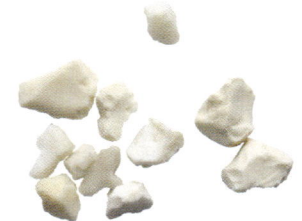

이명(異名)
죽황(竹黃) · 천죽황(天竹黃)
죽고(竹膏) · 죽당(竹糖)

✦ 송(宋) · ≪개보본초(開寶本草)≫
✦ 본경 문헌에 기재된 천축황의 효능

　　　　죽황은 대죽(大竹)의 진기(津氣)가 뭉쳐 생긴 것으로 기미(氣味)와 효능은 죽력(竹瀝)과 같고 한활(寒滑)의 해로움은 없다. 소아의 경풍천조(驚風天釣), 모든 풍열(風熱)을 제거하며 마음을 진정시키고 눈을 밝게 한다. 금창(金瘡)을 치료하고 지혈(止血)하며 오장(五臟)을 자양(滋養)한다. 중풍으로 인한 담옹(痰壅), 갑작스러운 실음불어(失音不語), 소아의 객오간질(客忤癎疾)을 치료한다. 석약독(石藥毒)으로 인한 발열(發熱)을 치료한다.

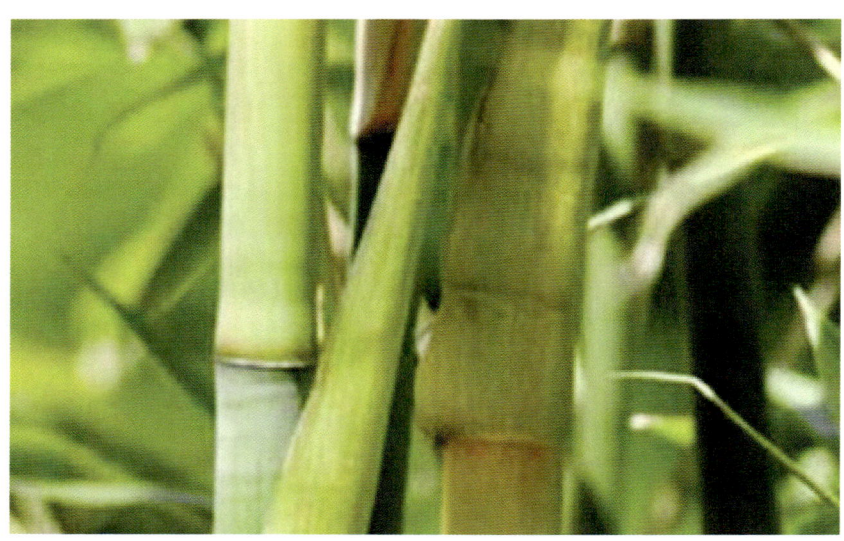

청피죽(青皮竹)

학명(學名)_ Bambusa textilis Mc-Clure

과속(科屬)_ 화본과(禾本科) 식물 청피죽(青皮竹), 화사노죽(華思勞竹)의 간(竿) 속에서 분비하는 액체를 덩어리 형태로 건조시킨 후, 약으로 사용한다.

지리분포(地理分布)_ 1. 청피죽은 광서와 광동에서 자란다. 현재 화중, 서남, 화동 각지에서 모두 종자를 들여와 재배한다. 저해발의 바닷가, 촌락 부근에서 자주 재배된다. 2. 화사노죽은 해발 1,500~2500m의 산지의 녹활엽관목수림에서 흔히 자란다. 운남의 병변, 몽자, 금평 등지에서 광범위하게 생산한다.

채집가공(採集加工)_ 가을과 겨울에 채집한다.

용법용량(用法用量)_ 3~9g을 달여서 복용한다,

약리작용(藥理作用)_ 강혈압(降血壓), 진통(鎭痛) 작용을 한다.

성미귀경(性味歸經)_ 달고 차다. 심경(心經)과 간경(肝經)에 작용한다.

효능주치(效能主治)_ 마음을 청심정경(淸心定驚), 청열할담(淸熱豁痰)의 효능이 있다. 중풍담미(中風痰迷), 열병신혼(熱病神昏), 소아의 담열경간(痰熱驚癇), 추축(抽搐), 야제(夜啼) 증상에 효험이 있다.

약선양생(藥膳養生)

인삼천축탕(人蔘天竺湯)
천축황(天竺黃) 3g, 선의(蟬衣), 인삼(人蔘) 각 15g, 황금(黃芩), 복신(茯神), 승마(升麻), 우황(牛黃), 모려(牡蠣) 각 0.3g

모두 보드랍게 가루로 갈아 1회에 1.5g을 형개(荊芥), 박하(薄荷)를 달인 탕(湯)으로 매일 3회 복용한다. 1일 횟수는 제한이 없다.

선폐강기(宣肺降氣), 청심정경(淸心定驚)의 효능이 있어 소아고열(小兒高熱)에 효험이 있다.

천축백부탕(天竺百部湯)
천축황(天竺黃) 3g, 지룡(地龍), 백과(白果), 백부(百部) 각 10g, 길경(桔梗), 봉방(蜂房), 가자(訶子) 각 6g, 소자(蘇子) 12g

물로 달여 2회에 나눠 매일 1제씩 복용한다.

선폐강기(宣肺降氣), 거담평천(祛痰平喘)의 효능이 있다. 주로 담기(痰氣)가 막힌 증상, 폐기(肺氣)가 잘 내려가지 못하는 증상, 상역천명(上逆喘鳴), 호흡곤란(呼吸困難), 호흡이 답답하고 원활하지 못한 증상에 효험이 있다.

化痰藥

✚ **의가(醫家)에서 말하는 신농본초 양생법**

이시진(李時珍)은 "오지의 승려인 찬녕(贊甯)이 말하기를 죽황(竹黃)은 남해 용복에서 자란다. 이런 종류의 죽은 아주 커서 천죽(天竹)이라고 한다. 이런 종류의 죽에는 황(黃)이 들어 있는데 질병을 치료하는 데 쓰인다. 본초서에서 천축

(天竺)이라고 하는데 이는 잘못된 것이다. 죽에도 황이 있다. 이 말은 정확하다"라고 했다.

구종석(寇宗奭)은 "천죽황은 서늘하다. 심경(心經)에서 풍열(風熱)을 제거한다. 특히 소아약으로 쓰기 적합하다. 약성이 느리기 때문이다"라고 했다.

이시진(李時珍)은 "죽황(竹黃)은 대죽(大竹)의 진기(津氣)가 응결된 것으로 이것의 기미(氣味)와 효능은 죽력(竹瀝)과 비슷하지만 한활(寒滑)의 부작용은 없다"라고 했다.

죽력(竹瀝)

이명(異名)
죽즙(竹汁) · 담죽력(淡竹瀝) · 죽유(竹油)

✛ ≪신농본초경(神農本草經)≫ 중품(中品)

✛ 본경 문헌에 기재된 죽력의 효능

　　　　갑작스런 중풍(中風)으로 인한 풍비(風痺)와 가슴의 대열(大熱)을 치료하고 번민(煩悶), 소갈(消渴), 노복(勞復)을 치료한다. 중풍(中風)으로 인한 실어(失語)를 치료한다. 양혈청담(養血淸痰)한다. 흉격(胸膈)에 풍담허담(風痰虛痰)이 있어 사람을 전광(癲狂)하게 하는 것을 치료한다. 담(痰)이 경락사지(經絡四肢) 및 피부막 밖에 있어 이 약이 아니면 도달하지도 못하여 치료할 수 없을 때 사용한다.

청간죽(靑稈竹)

학명(學名)_ Bambusa tuldoides Munro

과속(科屬)_ 화본과(禾本科) 관목 혹은 교목(喬木)인 담죽(淡竹), 청간죽(靑稈竹) 혹은 대두전죽(大頭典竹)의 신선한 경간(莖稈)을 불에 구운 후, 흘러나온 담황색 등청액즙(澄淸液汁)을 약으로 사용한다.

지리분포(地理分布)_ 1. 담죽은 흔히 정원에서 재배된다. 산동, 하남 및 장강 유역 이남 각 지에 분포되어 있다.

2. 청간죽은 대부분 구릉, 평지에서 자란다. 광동, 광서에 모두 분포되어 있다.

3. 대두전죽은 평지, 산비탈 및 길가에서 대부분 자란다. 해남, 광동 및 광서에 분포되어 있다.

채집가공(採集加工)_ 죽간을 잘라 30~50mm 길이로 잘라 양 끝의 마디를 제거하고 갈라서 세운 후 가운데 부분을 불로 구워 양끝에 즙이 흐르게 한다.

용법용량(用法用量)_ 15~30 L를 물에 타서 복용한다.

약리작용(藥理作用)_ 거담(祛痰), 진해(鎭咳), 혈당(血糖)을 높이는 작용을 한다.

성미귀경(性味歸經)_ 달고 차다. 심경(心經), 폐경(肺經), 간경(肝經)에 작용한다.

효능주치(效能主治)_ 정경이규(定驚利竅), 청열활담(淸熱豁痰)의 효능이 있다. 기천흉민(氣喘胸悶), 해수담다(咳嗽痰多), 중풍구금(中風口噤), 정신이 혼미하여 사람을 알아보지 못하는 증세에 효험이 있다.

고대명방(古代名方)

중풍(中風)으로 입을 제대로 벌리지 못하는 것

죽력(竹瀝), 생강즙을 같은 양으로 하여 매일 마신다. ≪천금방(千金方)≫

소아가 입을 제대로 벌리지 못하고 신체에 열이 나는 것

죽력(竹瀝) 2합을 따뜻하게 3~4회에 나누어 복용한다. ≪병부수집(兵部手集)≫

산후중풍(産後中風)(입을 제대로 벌리지 못하고 몸이 굳으며 얼굴이 푸르고 손과 발이 오그라드는 증세)

죽력(竹瀝) 12 L를 마시면 즉시 깨어난다. ≪매사방(梅師方)≫

해수폐위(咳嗽肺痿)

담죽력(淡竹瀝) 1합을 매일 3~5회씩 병이 나아질 때까지 마신다. 이강(李絳)의 ≪병부수집(兵部手集)≫

약선양생(藥膳養生)

죽력갱미죽(竹瀝粳米粥)

죽력(竹瀝) 200㎖, 갱미(粳米) 100g

먼저 갱미를 끓여 익힌 후, 죽력(竹瀝)을 넣어 골고루 저어 아무 때나 편하게 먹는다. 청열화담(淸熱化痰)의 효능이 있어 풍열담화(風熱痰火), 폐열해수(肺熱咳嗽), 담다색황(痰多色黃)의 증상에 효험이 있다.

✚ 의가(醫家)에서 말하는 신농본초 양생법

　　주진형(朱震亨)은 "죽력(竹瀝)은 가래를 매끄럽게 하지만 생강즙이 있어야만 가능하다. 많은 약방에서는 금창(金瘡)으로 입을 제대로 벌리지 못하는 것, 태산(胎産), 소갈(消渴)로 소변이 많고 혈허(血虛)로 저절로 땀이 나는 증상 등 모두 음(陰)이 허해서 생긴 병을 치료한다. 때문에 모두 자죽력(慈竹瀝)을 이용한다. 이것은 산후질병에 쓰면 신체가 허해지지 않고 산전에 쓰면 태아를 해치지 않기 때문이다. 본초서에서 말하기를 죽력(竹瀝)은 성질이 대한(大寒)하여 황금(黃芩), 석고(石膏)와 유형이 비슷하다. 일반적으로 의사는 '대한(大寒)'이라는 두 글자 때문에 죽력(竹瀝)을 약으로 쓰지 않는다. ≪신농초본경(神農本草經)≫의 기록에 의하면 '음(陰)이 허하면 열이 난다.' 죽력(竹瀝)의 맛은 달고 성질은 느려 음(陰)이 허한 것으로 인한

대열지증(大熱之症)을 치료한다. 한(寒)을 보(補)하므로 서여(薯蕷)의 한보(寒補) 효능
과 비슷하다. '대한(大寒)'은 죽력(竹瀝)의 효과를 말하는 것으로 이것의 기성(氣性)
만을 말하는 것이 아니다. 세인들은 오랫동안 죽순(竹筍)을 먹었는데 죽순의 한성
으로 병에 걸리는 것을 보지 못했다. 역(瀝)이 바로 순(筍)의 즙액이고 불을 빌어
만든 것인데 찬 것이 어찌 심할 수 있는가? 하지만 먹을 수 없는 사람은 죽력(竹瀝)
을 사용한다. 먹을 수 있는 사람은 형력(荊瀝)을 사용한다"라고 했다.

251

化痰藥

해부석(海浮石)

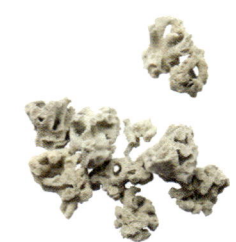

이명(異名)
수화(水花)·부해석(浮海石)
부석(浮石)·해석(海石)
수포석(水泡石)·부수석(浮水石)·석화(石花)

+ 《일화본초(日華本草)》
+ 본경 문헌에 기재된 해부석의 효능

     영류(癭瘤), 결핵(結核), 산기(疝氣)를 제거한다. 하기(下氣)하고 창종(瘡腫)을 제거한다. 부석(浮石)은 폐(肺)로 들어가 상초담열(上焦痰熱)을 제거하고 해수(咳嗽)를 멈추고 연견(軟堅)한다. 상원(上源)을 깨끗하게 해주어 여러 가지 임병(淋病)을 치료한다.

태충(苔蟲)

학명(學名)_ Ostazia aculeata Canu et Bassler
과속(科屬)_ 포공과(胞孔科) 동물 척돌태충(脊突苔蟲)의 건조한 골격 혹은 화산에서 뿜어져 나온 암장(岩漿)으로 응고된 다공석괴(多孔石塊)를 약으로 사용한다.
지리분포(地理分布)_ 1. 태충은 흔히 해빈암초에 부착되어 있다. 중국에는 남부 연해에 분포되어 있다.
2. 화산암장은 산동, 요녕, 광동, 절강, 해남, 광서 등지에 분포되어 있다.
채집가공(採集加工)_ 1. 태충은 여름, 가을철에 바다에서 꺼내 맑은 물로 씻어낸 후, 불순물과 진흙을 제거하여 햇볕에 말린다.
2. 화산암장은 여름, 가을철에 화산암장의 부석을 채집한다. 대부분 해안가에 붙어 있기 때문에 곡괭이로 긁어내야 한다. 맑은 물에 불순물과 진흙을 씻어내어 햇볕에 말린다.
용법용량(用法用量)_ 10~15g을 달여 복용한다.
약리작용(藥理作用)_ 이뇨(利尿), 거담(祛痰) 등의 작용을 한다.
성미귀경(性味歸經)_ 짜고 차다. 폐경(肺經)에 작용한다.
효능주치(效能主治)_ 연견산결(軟堅散結), 청폐화담(淸肺化痰)의 효능이 있다. 해천(咳喘), 담조색황(痰稠色黃), 나력담핵(瘰癧痰核) 등의 증상에 효험이 있다.

고대명방(古代名方)

해수(咳嗽)가 멎지 않음
부석가루를 물로 복용한다. 혹은 꿀과 함께 환을 만들어 복용한다. ≪주후비급방(肘後備急方)≫

혈림사림(血淋砂淋), 소변삽통(小便澀痛)
황란부석(黃爛浮石)을 가루로 갈아 매일 2전씩 생감초(生甘草) 달인 탕(湯)으로 복용한다.
≪직지방(直指方)≫

감창(疳瘡)이 낫지 않을 때
해부석(海浮石) 2냥을 빨갛게 태워 식초에 몇 번 담근 후, 금은화(金銀花) 1냥과 함께 가루로 갈아 2전 반을 물에 달여 복용한다. 식간(食間)에 약을 복용한다. 1년을 1회의 치료 과정으로 하는데 반년이면 완치된다. ≪유문사친(儒門事親)≫

약선양생(藥膳養生)

해조옥호탕(海藻玉壺湯)
해부석(海浮石), 해표초(海螵蛸), 인동등(忍冬藤), 진피(陳皮), 천궁(川芎), 황약자(黃藥子) 각 10g, 해조(海藻), 하고초(夏枯草), 해대(海帶) 각 15g, 황금(黃芩) 10g, 황련(黃連) 5g, 황기(黃芪) 15g, 묘조초(貓爪草) 10g을 물로 달여 매일 1제씩 복용한다.
화담연견(化痰軟堅), 소영해독(消瘦解毒)의 효능이 있다. 목 앞부분의 종괴(腫塊)가 가끔 창통(脹痛)할 때, 해수다담(咳嗽多痰), 설질(舌質)이 회암색인 증상, 태(苔)가 후니(厚膩)한 증상, 심하면 근골동통(筋骨疼痛), 대변(大便)이 건조한 증상, 맥(脈)의 현(弦), 활(滑) 등의 증상에 효험이 있다.

✚ 의가(醫家)에서 말하는 신농본초 양생법

진장기(陳藏器)는 "수화(水花)는 먼 거리를 떠나 물이 없을 때 이것으로 갈증을 해소하였다. 고괄루(苦栝樓)와 함께 약환을 만들어 매일 아침 20환씩 복용하면 영원히 갈증을 느끼지 못한다"라고 했다.

주진형(朱震亨)은 "해석(海石)은 노담(老痰)으로 인해 배 속에 덩어리가 지는 병증을 치료한다. 짠맛은 견고한 것을 부드럽게 해준다"라고 했다.

이시진(李時珍)은 "부석은 물거품이 응결된 것으로 폐(肺)와 비슷한 형태이며 색은 희고 몸체는 가볍고 질감은 영롱하다. 기미(氣味)가 짜고 차가운 것은 윤하

(潤下) 작용을 한다. 때문에 폐로 들어가 상초(上焦)의 담열(痰熱)을 제거하고 기침을 멎게 하며 뭉친 것을 흩어지게 하고 딱딱한 것을 연하게 한다. 청수의 상원(上源)이기에 각종 임병(淋病)을 치료한다. 여염(余琰)의 《석상부담(席上腐談)》에서 말하기를 간(肝)은 목(木)에 속하여 성질은 떠야 하는데 오히려 아래로 잠긴다. 폐(肺)는 금(金)에 속하므로 잠겨야 하는데 오히려 뜬다. 간실(肝實)로 인해 폐가 허(虛)하기 때문이다. 하여 석두(石頭)를 물에 넣으면 가라앉는다. 하지만 남해(南海)는 오히려 물 위에 뜨는 석두이다. 목두(木頭)는 물에 넣으면 뜨지만 남해는 오히려 물 아래로 가라앉는 향목이다. 허(虛)와 실(實)이 다르고 성질이 상반되는 것은 바로 이런 이치이다"라고 했다.

化痰止咳平喘藥

해합각(海蛤殼)

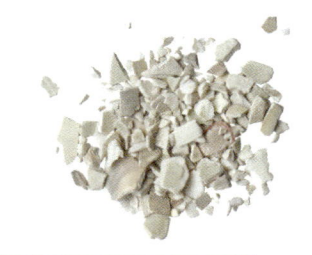

이명(異名)
합각(蛤殼)·해합(海蛤)·합리각(蛤蜊殼)

✦ ≪신농본초경(神農本草經)≫ 상품(上品)

✦ 본경 문헌에 기재된 해합각의 효능

　　　　문합(文蛤): 번갈(煩渴)을 멈추고 이소변(利小便), 화담연견(化痰軟堅)할 수 있어 입과 콧속의 식감(蝕疳)을 치료한다. 해합(海蛤): 청열이습(淸熱利濕), 담음(痰飮)을 제거하고 적취(積聚)을 없애주고 혈리(血痢), 여인의 혈결흉(血結胸), 상한무한(傷寒無汗), 축닉(搐搦), 중풍탄탄(中風癱瘓)을 치료한다.

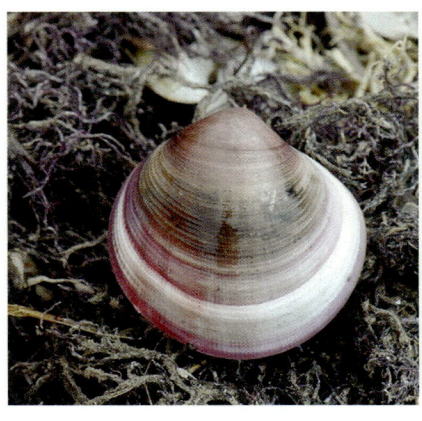 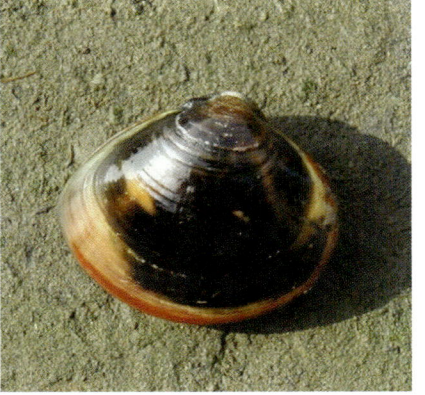

청합(靑蛤)

학명(學名)_ Cychina sinensis Gmelin

문합(文蛤)

학명(學名)_ Meretrix meretrix Linnaeus

과속(科屬)_ 염합(簾蛤)과 동물 문합(文蛤) 혹은 청합(靑蛤)의 패각(貝殼)을 약으로 사용한다.

지리분포(地理分布)_ 1. 문합(文蛤)은 얕은 바다 진흙 속에서 생활한다. 중국 연해와 한국 서해에 모두 분포되어 있다.

2. 청합(靑蛤)은 근해의 진흙질 바다 밑에서 생활한다. 중국 연해에 모두 분포되어 있다.

채집가공(採集加工)_ 여름, 가을에 포획하여 살을 제거하고 깨끗이 씻어 햇볕에 말린다.

용법용량(用法用量)_ 6~15g을 먼저 달이는 것이 적합하다. 합분(蛤粉)을 베로 싸서 달인다. 외용(外用) 시 적당량을 취해 매우 보드랍게 갈아 환부에 뿌리거나 기름을 섞어 바른다.

약리작용(藥理作用)_ 항염(抗炎), 노화방지의 작용을 한다.

성미귀경(性味歸經)_ 쓰고 짜며 차다. 폐경(肺經), 신경(腎經), 위경(胃經)에 작용한다.

효능주치(效能主治)_ 연견산결(軟堅散結), 청열화담(淸熱化痰), 제산지통(製酸止痛)의 효능이 있다. 담화해수(痰火咳嗽), 담중대혈(痰中帶血), 흉협동통(胸脇疼痛), 위통탄산(胃痛呑酸), 나력영류(瘰癧癭瘤) 증상에 효험이 있다. 외치(外治)로는 습진(濕疹), 탕상(燙傷)에 효험이 있다.

고대명방(古代名方)

상한문합산(傷寒文蛤散)

병(病)이 양(陽)일 때 반드시 한법(汗法)으로 산표(散表)해야 한다. 만일 반대로 차가운 물을 윗면에 뿌리거나 안으로 주입하면 열이 나서 가슴이 답답하고 괴로운 증세가 가중된다. 물을 마시고 싶어도 오히려 갈증이 생기지 않는다. 이런 병은 상한문합산(傷寒文蛤散)으로 치료한다. 문합(文蛤) 5냥을 가루가 되게 갈아 1회에 1순가락씩 끓인 물로 복용하면 아주 효과가 좋다. ≪장중경(張仲景)≫

수습종만(水濕腫滿)

해합(海蛤), 행인(杏仁), 한방기(漢防己), 조육(棗肉) 각 2냥, 정력(葶藶) 6냥을 모두 가루로 갈아 오자(梧子) 크기로 환을 만들어 1회에 10환씩 복용한다. 물이 배출될 때까지 복용한다. ≪진장기(陳藏器)≫

✚ 의가(醫家)에서 말하는 신농본초 양생법

　　소공(蘇恭)은 "해합은 검은깨처럼 아주 작아서 빛이 깨끗하고 투명하고 반들반들한 것이 좋다. 그중 거친 것이 아몬드 반쪽처럼 생긴 것은 돈 2합이며 약용으로 쓸 수 없다"라고 했다.

　　소공(蘇恭)은 "문합 중 형태가 작은 것은 둘레가 대략 5~6푼 되고 비교적 큰 것은 둘레가 대략 3치 정도 된다"라고 했다.

서지재(徐之才)는 "촉칠은 해합이 약이 되게 할 수 있다. 해합은 구담, 감수, 원화와는 맞지 않다"라고 했다.

한보승(韓保升)은 "지금 문합은 내주(萊州)의 바다에서 생산되는데 매년 3월 중순에 채집이 가능하다. 그것의 등에는 자색의 얼룩무늬가 있다"라고 했다.

이시진(李時珍)은 "해합은 각종 조개의 썩은 껍데기인데 문합은 자연스럽게 다른 1종에 속한다"라고 했다.

이시진(李時珍)은 "심괄은 ≪몽계필담(夢溪筆談)≫ 중에 '문합은 현재 절강 일대 사람들이 즐겨 먹는 화합이다'라고 썼다. 그것의 형태는 한쪽은 크고 한쪽은 작다. 껍질 위에 꽃 얼룩무늬가 있으면 바로 그것이다"라고 했다.

이시진(李時珍)은 "성무기(成无己)의 의견에 따르면, 문합의 짠맛은 신경에 들어가 수기(水氣)를 잡는 데 쓸 수 있다"라고 했다.

化痰藥

와릉자(瓦楞子)

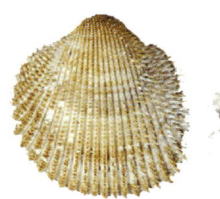
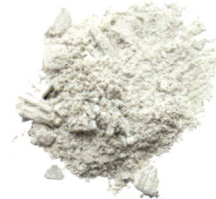

이명(異名)
감각(蚶殼) · 와옥자(瓦屋子)
와롱자(瓦壟子) · 감자각(蚶子殼)
화현각(花蜆殼) · 혈합피(血蛤皮) · 모감피(毛蚶皮)

✚ ≪명의별록(名醫別錄)≫ 상품(上品)
✚ 본경 문헌에 기재된 와릉자의 효능

　　　　불로 굽고 식초에 담가 독성을 제거한 초환(醋丸)을 복용하면 모든 혈기(血氣)와 냉기(冷氣), 발의 종기를 치료한다. 갈아 붙이면 소아의 주마아감(走馬牙疳), 벽(癖)을 치료한다. 혈괴(血塊)를 제거하고 담적(痰積)을 삭힌다. 고기와 함께 굽는다.

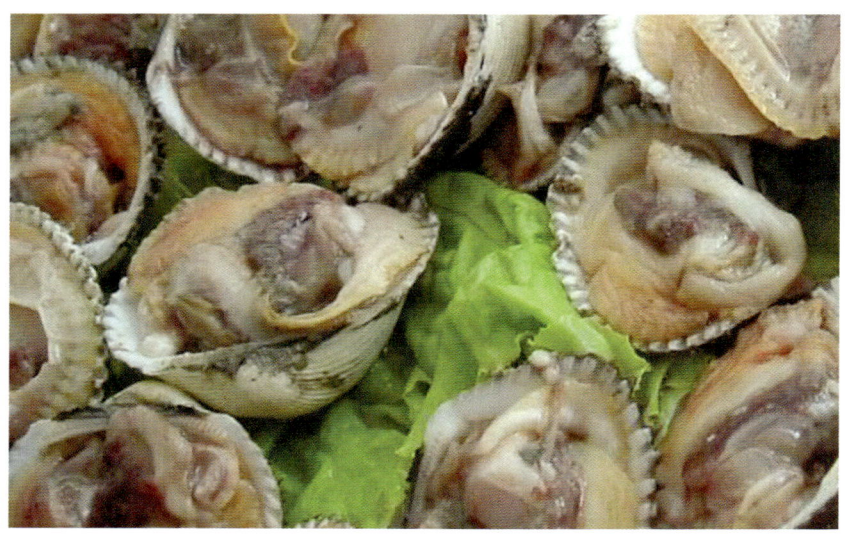

괴감(魁蚶)

학명(學名)_ Arca inflata Reeve

모감(毛蚶)

학명(學名)_ Arca subcrenata Lischke

과속(科屬)_ 감과(蚶科) 동물 모감(毛蚶), 니감(泥蚶) 혹은 괴감(魁蚶)의 패각(貝殼)을 약으로 사용한다.

지리분포(地理分布)_ 1. 모감은 조간대(潮間帶)로부터 수심 4~20m의 진흙질 바다 밑에서 생활한다. 약간의 담수가 흘러드는 하구 부근에서 주로 서식한다. 중국 연해 및 한국 서남 해안에 광범위하게 분포되어 있다. 특히 발해의 생산량이 가장 많다.

2. 니감은 조습대(潮濕帶) 중하구의 연한 진흙의 갯벌에서 생활한다. 진흙 내 약 70mm의 깊이에서 서식한다. 중국 연해 및 한국 서남 해안에 광범위하게 분포되어 있다.

3. 괴감은 조하대(潮下帶) 5m에서 10~30m까지의 깊은 부드러운 진흙이나 진흙질 바다 밑에서 생활한다. 중국 연해와 한국 서남 해안에 모두 분포되어 있다. 산동, 요녕의 생산량이 가장 많다.

채집가공(採集加工)_ 가을, 겨울부터 이듬해 봄에 포획하여 깨끗이 씻어 끓는 물에 넣고 약간 끓인 후, 고기를 제거하고 건조시킨다.

용법용량(用法用量)_ 9~15g을 먼저 달이는 것이 좋다.

약리작용(藥理作用)_ 항위궤양(抗胃潰瘍), 위산(胃酸)을 중화시키는 작용을 한다.

성미귀경(性味歸經)_ 짜고 평(平)하다. 폐경(肺經), 위경(胃經), 간경(肝經)에 작용한다.

효능주치(效能主治)_ 연견산결(軟堅散結), 소담화어(消痰化瘀), 제산지통(製酸止痛)의 효능이 있다. 완담적결(頑痰積結), 영(癭), 역(癧), 징가비괴(癥瘕痞塊), 담(痰)이 점조(粘稠)하여 뱉기 어려운 증상, 위통범산(胃痛泛酸) 증상에 효험이 있다.

化痰藥

✚ 의가(醫家)에서 말하는 신농본초 양생법

≪명의별록(名醫別錄)≫에서 말하기를 "괴합(魁蛤)은 동해에서 산다. 둥글고 양 끝은 비어 있고 표면에 꽃무늬가 있다. 채집 시기는 시간의 제한을 받지 않는다"라고 했다.

도홍경(陶弘景)은 "괴합의 형태는 방차차왕(紡車車王)과 비슷하고 형태는 가볍고 작고도 좁고 길다. 표면에는 가로 세로로 교차된 무늬가 있다. 노복(老蝠)이 탁화(托化)된 것이다. 약방에서는 아주 적게 쓰인다"라고 했다.

한보승(韓保升)은 "현재 내주(萊州) 일대에서 생산된다. 체형은 둥글고 길며 대복빈랑(大腹檳榔)과 비슷하고 양 끝에 구멍이 있다"라고 했다.

진장기(陳藏器)는 "감(蚶)은 바다에서 자란다. 껍질은 기와집과 비슷하다"라고 했다.

　　이시진(李時珍)은 "곽박(郭璞)이 ≪이아주(爾雅注)≫에서 기재하기를 괴륙
(魁陸)이 바로 현재의 감(蚶)이다. 형태는 작은 대합조개처럼 둥글고 두텁다. ≪임
해이물지(臨海異物志)≫에 쓰여 있기를 감(蚶) 중에서 형태가 큰 것은 지름이 약
4촌이 되고 등에는 도랑무늬가 있어 집 위의 기와와 비슷하다. 고기의 맛은 아주
신선하다. 현재 절강 동부 지역에서는 부근의 바닷가의 밭을 이용하여 이것을 양
식하며 감전(蚶田)이라 부른다"라고 했다.

　　소병(蕭炳)은 "와릉자(瓦楞子)의 고기는 성질이 따뜻하다. 먹을 때마다 밥
으로 눌러야 한다. 그렇지 않으면 입이 마르게 된다"라고 했다.

　　이시진(李時珍)은 "유순(劉恂)의 말에 의하면 불로 고기를 구워 먹으면 사
람에게 이롭다. 많이 먹으면 기(氣)가 막혀 통하지 못하게 된다"라고 했다.

　　이시진(李時珍)은 "함(鹹)은 혈분(血分)으로 가서 견고한 종괴(腫塊)를 연
하게 하기 때문에 와릉자는 핏덩어리를 제거하고 가래가 쌓인 것을 없앤다"라
고 했다.

　　≪일화본초(日華本草)≫에서 말하기를 "껍데기를 사용할 때 오랜 시간 탄
화(炭火)로 빨갛게 될 때까지 하소(煆燒)하고 식초에 3도를 담가 화독(火毒)을 빼
내고 다시 가루로 간다"라고 했다.

해조(海藻)

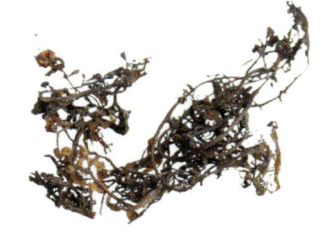

이명(異名)
낙수(落首) · 해대화(海帶花)
마미조(馬尾藻) · 오채(烏菜)

✚ ≪신농본초경(神農本草經)≫ 중품(中品)

✚ 본경 문헌에 기재된 해조의 효능

　　　해조(海藻)의 함(鹹)은 윤하(潤下)하고 한(寒)은 열을 내리며 물을 끌어들여 영류(瘿瘤), 결핵(結核), 음역귀(陰㿂貴)의 단단하게 뭉친 것을 제거하고 부종(浮腫), 각기(脚氣), 유음(留飮), 담기(痰氣)의 습열(濕熱)을 없애며 사기(邪氣)를 소변에서 배출되게 한다.

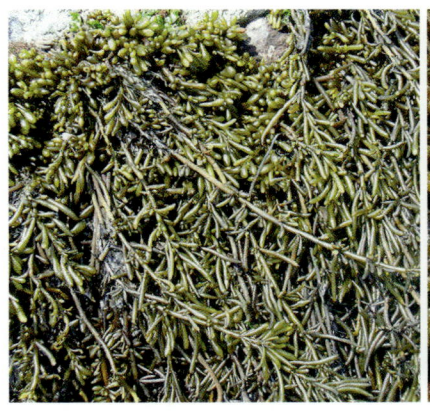 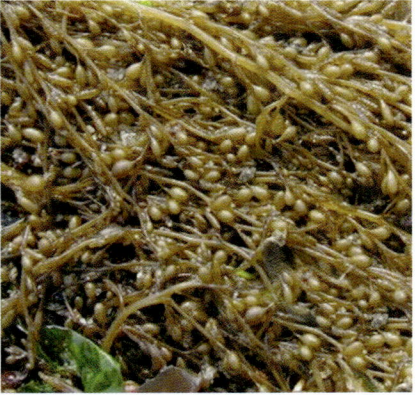

해호자(海蒿子)

학명(學名)_ Sargassum pallidum (Turn.) C. Ag

양서채(羊棲菜)

학명(學名)_ Sargassum fusiforme (Harv.) Setch.

과속(科屬)_ 마미조과(馬尾藻科) 식물 해호자(海蒿子) 혹은 양서채(羊棲菜)의 건조한 체(體)를 약으로 사용한다. 전자는 습관상 '대엽해조(大葉海藻)'라고 부르고 후자는 습관상

'소엽조(小葉藻)'라고 한다.

지리분포(地理分布)_ 1. 해호자는 저습대의 석소(石沼)와 대건조선(大乾潮線) 밑 1~4m 깊이의 암석에서 자란다. 산동 요의 황해, 발해 연안에 분포되어 있다.

2. 양서채는 흔히 물보라의 충격이 있는 저습한 지역과 대건조선(大乾潮線) 밑 암석에서 자란다. 요녕, 산동, 절강, 복건, 광동 등 연해에 대부분 분포되어 있다.

채집가공(採集加工)_ 여름, 가을 채집하여 불순물을 제거한 후, 깨끗이 씻어 햇볕에 말린다.

용법용량(用法用量)_ 6~12g을 달여 복용한다.

약리작용(藥理作用)_ 항갑상선종대(抗甲狀腺腫大), 강혈지(降血脂), 강혈압(降血壓), 항응혈(抗凝血), 말초순환(末梢循環) 개선, 혈전형성(血栓形成), 항병원미생물(抗病原微生物) 등의 작용을 한다.

성미귀경(性味歸經)_ 쓰고 짜며 차다. 간경(肝經), 위경(胃經), 신경(腎經)에 작용한다.

효능주치(效能主治)_ 제담(消痰), 연견(軟堅), 산결(散結), 이수(利水)의 효능이 있다. 나력(瘰癧), 영류(癭瘤), 담음수종(痰飮水腫), 고환종통(睾丸腫痛) 증상에 효험이 있다.

✚ **의가(醫家)에서 말하는 신농본초 양생법**

서지재(徐之才)는 "해조(海藻)는 감초(甘草)와 반대이다"라고 했다.

장원소(張元素)는 "해조(海藻)의 기(氣)와 미(味) 모두 아주 후중(厚重)하고 순음약(純陰藥)과 침약(沈藥)에 속한다. 그래서 물혹, 마도(馬刀), 모든 창(瘡), 견고하여 궤(潰)하지 않는 병증을 치료한다. ≪황제내경(黃帝內經)≫에서 말하기를 함(鹹)은 딱딱하게 굳은 것을 무르게 해준다. 영기(營氣)가 따르지 않으면 외부는 부종으로 나타난다. 각종 인경(引經) 약물과 함께 치료하면 부종은 모두 사라진다"라고 했다.

이시진(李時珍)은 "이동원(李東垣)에 의하면 연주창과 독창의 치료에는 마도(馬刀)를, 부종을 없애는 궤견탕(潰堅湯)에는 해조(海藻)과 감초(甘草), 2가지 약물을 사용한다. 다년간의 고질병에 약성이 평(平)한 것을 사용하면 약물의 효과를 빨리 볼 수 없기에 반드시 2가지 반대의 약물을 사용하여야 효과가 있다"라고 했다.

이시진(李時珍)은 "해조(海藻)는 맛이 짜기 때문에 윤하(潤下)하고 성질이 차갑기 때문에 열을 내리며 수(水)를 원활하게 배출한다. 그래서 영류(癭瘤), 결핵, 여인의 음부(陰部)에 돌출된 기육(肌肉)이 생기는 병증 등 견취(堅聚)의 병증을 제거한다. 게다가 부종과 무좀을 없애고 담기(痰氣)의 습열(濕熱)을 제거하며 사악지기(邪惡之氣)를 소변으로부터 배출되게 한다"라고 했다.

맹선(孟詵)은 "해조(海藻)는 남자의 음경이 발기하는 것을 돕고 남성의 피부가 썩어서 문드러진 병증을 제거한다. 반드시 자주 이것을 식용한다. 남방 사람은 자주 먹는다. 지금은 북방 사람들도 이것을 자주 먹는다. 하지만 많이 먹으면 각종 질병을 유발한다"라고 했다.

곤포(昆布)

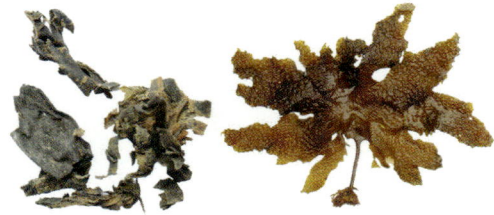

이명(異名)
윤포(綸布)・해곤포(海昆布)
흑곤포(黑昆布)・해대(海帶)

+ ≪명의별록(名醫別錄)≫ 중품(中品)
+ 본경 문헌에 기재된 곤포의 효능

　　　12종의 수종(水腫), 영류(癭瘤)가 쌓인 것, 결기(結氣), 누창(漏瘡)을 치료한다. 적취(積聚)를 없앤다. 음역귀종(陰㿉貴腫)을 치료할 때에는 입에 물고 즙을 삼킨다. 수도(水道)를 원활하게 하고 면종(面腫)을 없애준다. 악창(惡瘡), 서루(鼠瘻)를 치료한다.

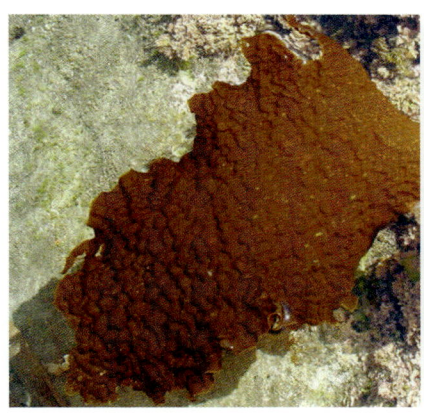 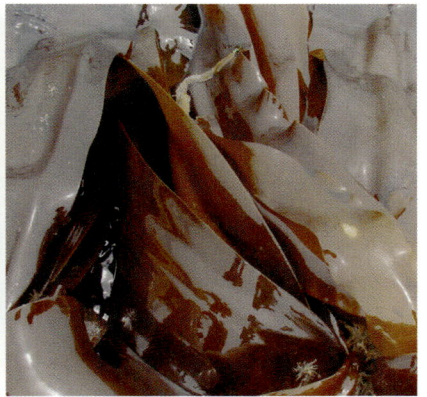

263 化痰藥

곤포(昆布)

학명(學名)_ Ecklonia kurome Okam.

해대(海帶)

학명(學名)_ Laminaria japonica Aresch.
과속(科屬)_ 다시마과 식물 해대와 시조(翅藻)와 식물 곤포(昆布)의 건조한 엽상체(葉狀體)를 약으로 사용한다. 해대속(海帶屬) 식물은 전 세계적으로 약 30여 종이 있으며 북태평양, 북대서양, 북빙양 및 아프리카 남부 해역에 분포되어 있다. 중국에는 오직 1종만이 있는데 이것이 바로 해대이다. 약으로 쓰거나 먹는다.

지리분포(地理分布)_ 1. 해대는 일반적으로 대건조선(大乾潮線) 밑 1~3m의 초석(礁石)에서 자연적으로 자란다. 분포범위는 산동과 요동, 2개 반도의 비옥한 해역으로 제한되었다. 인공양식은 이미 절강, 광동, 복건 등지의 연해로 넓게 확장되었다. 하지만 냉온대성 종류이다.

2. 곤포는 물이 많고 물살이 급한 저습 부근 혹은 대건조선(大乾潮線)으로부터 7~8m 깊이의 암초에서 자란다. 절강, 복건 연해에 분포되어 있다. 난온대성 종류이다.

채집가공(採集加工)_ 여름, 가을에 채집하여 햇볕에 말린다.

용법용량(用法用量)_ 6~12g을 달여 복용한다.

약리작용(藥理作用)_ 항종류(抗腫瘤), 심근수축력(心筋收縮力) 강화, 유기체면역력(有機體免疫力) 향상, 강혈지(降血脂), 강혈압(降血壓) 강혈당(降血糖) 항응혈(抗凝血), 항방사(抗放射), 소장평활근(小腸平滑筋) 이완 등의 작용을 한다.

성미귀경(性味歸經)_ 짜고 차갑다. 간경(肝經), 위경(胃經), 신경(腎經)에 작용한다.

효능주치(效能主治)_ 소담(消痰), 연견산결(軟堅散結), 이수(利水)의 효능이 있다. 나력(瘰癧), 영류(瘿瘤), 담음수종(痰飮水腫), 고환종통(睾丸腫痛) 증상에 효험이 있다.

고대명방(古代名方)

방광의 기(氣)가 울체(鬱滯)되어 운행하지 못하는 병증 치료, 급증(急症)에는 반드시 기(氣)를 내려야 함

고려(高麗)에서 나온 곤포(昆布) 1근, 쌀을 씻어 물에 하룻밤 담가 짠맛을 씻어낸다. 1곡의 물에 달여 잘게 썬 후, 해백(薤白)을 한 줌 넣는다. 해백(薤白)을 1촌 길이의 작은 마디로 썰어 또 푹 삶는다. 그 다음 소금과 식초, 시삼(豉糝), 생강, 귤, 호초가루를 넣고 골고루 섞어 먹는다. 동시에 고량미(高粱米), 멥쌀밥을 먹으면 기(氣)를 내려준다. 금기(禁忌)가 없다. 해조(海藻)도 이런 방법으로 만든다. ≪광제방(廣濟方)≫

종기나 부은 것이 딱딱해진 것, 결핵, 연주창과 독창, 종기나 부은 것이 딱딱해진 것

곤포 1냥을 짠맛을 씻어내고 햇볕에 말려 가루로 갈아 1회에 1전을 취해 면으로 싼다. 식초에 넣고 담근 후, 꺼내 입에 물어 즙을 삼킨 다음 맛이 다하면 바꾼다. ≪성혜방(聖惠方)≫

✛ 의가(醫家)에서 말하는 신농본초 양생법

　　맹선(孟詵)은 "곤포(昆布)는 기(氣)를 내려주는 효능이 있어 장기간 복용하면 사람을 마르게 하기 때문에 질병이 없는 사람들은 장기간 먹으면 안 된다. 바닷가 사람들은 이런 종류의 반찬을 즐겨 먹는데 다른 좋은 반찬이 없고 시간이 오래 지나 습관이 되었기 때문이다. 병도 생기지 않아 북방사람들한테 전해지기도 했다. 북방사람들은 이것을 먹고 나서 모두 병에 걸렸다. 그것은 기후와 풍토가 맞지 않은 것이 원인이었다. 바다에서 나는 음식은 인체에 해가 될 수도 있기에 과도하게 먹어서는 안 된다"라고 했다.

化痰藥

관동화(款冬花)

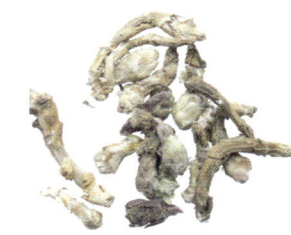

이명(異名)
동화(冬花)·관화(款花)
간등화(看燈花)·애동화(艾冬花)
구구화(九九花)·관동(款冬)

✚ ≪신농본초경(神農本草經)≫ 중품(中品)
✚ 본경 문헌에 기재된 관동화의 효능

　　　　해역(咳逆), 상기(上氣)로 인한 선천(善喘), 후비(喉痺), 여러 가지 경간(驚癇), 한열(寒熱)과 사기(邪氣)를 치료한다. 소갈(消渴) 천식(喘息), 폐기(肺氣), 심장의 촉급(促急), 열이 부족해서 생긴 노해(勞咳)가 계속되는 증상, 체타조점(涕唾稠粘), 폐위폐옹(肺痿肺癰)을 치료하고 농혈(膿血)을 토해낸다. 윤심폐(潤心肺), 익오장(益五臟), 제번소담(除煩消痰), 세간명목(洗肝明目)하며 중풍(中風)을 치료한다.

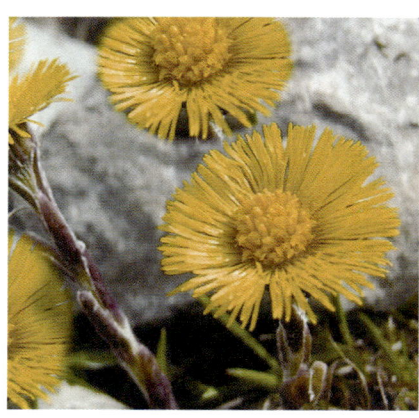 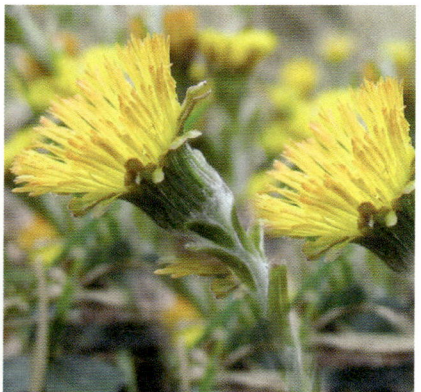

관동(款冬)

학명(學名)_ Tussilago farfara L.

과속(科屬)_ 국과(菊科) 식물 관동(款冬)의 건조한 꽃봉오리를 약으로 사용한다. 관동속(款冬屬) 식물은 전 세계에는 오직 1종만이 있으며 약으로 사용한다. 유럽과 아시아 대륙 온대 지역에 분포되어 있다.

지리분포(地理分布)_ 양지 바른 비교적 따뜻한 도랑의 양옆에서 자란다.
서북, 화북 및 강서, 호남, 호북 등지에 분포되어 있다.

채집가공(採集加工)_ 12월 혹은 땅이 얼기 전에 꽃이 땅으로 나오지 않을 때 채집하고 꽃가루 및 진흙을 제거하여 그늘에 말린다.

용법용량(用法用量)_ 5~9g을 달여 복용한다.

약리작용(藥理作用)_ 진해(鎭咳), 평천(平喘), 거담(祛痰), 승압(升壓) 등의 작용을 한다.

성미귀경(性味歸經)_ 맵고 약간 쓰며 따뜻하다. 폐경(肺經)에 작용한다.

효능주치(效能主治)_ 지해화담(止咳化痰), 윤폐하기(潤肺下氣)의 효능이 있다. 천해담다(喘咳痰多), 새로 생기거나 오래된 해수(咳嗽), 노수해혈(勞嗽咳血) 등의 증상에 효험이 있다.

고대명방(古代名方)

오랫동안 기침이 낫지 않는 것
아침에 관동화 1단을 약간의 꿀로 버무려 질항아리에 넣고 불을 붙여 연기를 내고 작은 구멍이 달린 덮개를 덮고 연기가 나오게 해서 냄새를 맡고 연기를 삼킨다. 이렇게 5일을 하고 6일째 되는 날, 양고기 만두를 먹는다.

담수(痰嗽)에 혈흔이 동반되는 증상
관동화, 백합(百合)을 같은 양으로 하여 불로 말린 후, 가루로 갈아 꿀로 용안(龍眼) 크기의 환(丸)을 만들어 매일 취침 전에 1환을 씹어 생강탕으로 복용한다. ≪제생방(濟生方)≫

입 속 감창(疳瘡)
관동화, 황련(黃連)을 같은 양으로 하여 가루로 갈아 침으로 섞어 작은 떡을 만든다. 사상자(蛇床子)를 달인 탕(湯)으로 입을 가신 후, 떡을 환부에 붙인다. 얼마 지나지 않아 떡이 창면(瘡面)에 고정되면 입안이 허는 병증은 낫는다. ≪경험방(經驗方)≫

약선양생(藥膳養生)

관동차(款冬茶)
관동화 9g, 얼음설탕 15g

관동화와 얼음설탕을 차호(茶壺)에 넣고 불린다.

탕(湯)을 차 대신 매일 1제씩 마신다.

지해화담(止咳化痰), 윤폐하기(潤肺下氣)의 효능이 있다. 폐결핵(肺結核), 급만성기관지염(急慢性氣管支炎)과 상호흡도감염(上呼吸道感染)으로 인한 해천(咳喘) 증상에 효험이 있다.

관동차백합당수(款冬茶百合糖水)
관동화 15g, 백합 15g, 백설탕 혹은 꿀 적당량

관동화를 베자루에 넣고 입구를 묶는다. 백합을 깨끗이 씻어 물에 넣고 설탕을 추가한 다음 약한 불로 백합이 푹 익을 때까지 달인다. 관동화와 백합을 제거하고 물을 마신다.

止咳平喘藥

화담(化痰), 윤폐(潤肺), 지해(止咳)의 효능이 있다. 구해(久咳)가 멎지 않는 증상, 폐음부족(肺陰不足), 담중대혈(痰中帶血) 증상에 효험이 있다.

관동화탕

관동화 9g, 얼음설탕 15g

관동화를 물에 달여 복용한다.

지해화담(止咳化痰), 윤폐하기(潤肺下氣)의 효능이 있다. 구해(久咳)가 멎지 않는 증상에 효험이 있다.

고대처방(古代處方)

마황온폐산(麻黃溫肺散)

방선원류(方選源流)_ 《태평혜민화제국방(太平惠民和劑局方)》 지해평천방(止咳平喘方)

약물조성(藥物組成)_ 관동화 150g, 마황(麻黃) 300g, 감초(甘草) 150g, 육계(肉桂) 180g, 가자피(訶子皮) 150g, 행인(杏仁) 90g

포제방법(炮製方法)_ 상술한 약을 보드랍게 가루로 간다. 1회에 6g을 복용한다. 다엽(茶葉) 3g을 넣어 물에 달여 복용한다. 또 탕제(湯劑)로 바꿔 물로 달여 복용해도 된다. 각 약의 용량은 관례의 제량에 따른다.

효능주치(效能主治)_ 온폐산한(溫肺散寒), 하기평천(下氣平喘), 지해화담(止咳化痰)의 효능이 있다. 해수천급(咳嗽喘急), 담연옹색(痰涎壅塞), 담(痰)이 묽고 흰색인 증상, 좌와불안(坐臥不安), 심협창통(心脅脹痛) 증상에 효험이 있다.

관동지해방(款冬止咳方)

방선원류(方選源流)_ 《기방본초(奇方本草)》 지해화담방(止咳化痰方)

약물조성(藥物組成)_ 관동화, 전호(前胡), 소자(蘇子), 행인(杏仁), 상백피(桑白皮), 황금(黃芩), 백과(白果), 반하(半夏), 복령(茯苓) 각 10g, 맥문동(麥門冬), 천문동(天門冬), 감초(甘草) 각 5g

포제방법(炮製方法)_ 물에 달여 매일 2제씩 복용한다.

효능주치(效能主治)_ 지해화담(止咳化痰), 윤폐평천(潤肺平喘)의 효능이 있다. 급성기관지염(急性氣管支炎), 해수(咳嗽), 담다(痰多) 증상에 효험이 있다.

✚ 의가(醫家)에서 말하는 신농본초 양생법

도홍경(陶弘景)은 "관동화는 주로 황하 이북 지역에서 자라는데 피지 않은 꽃을 약으로 쓰는 것이 좋다. 줄기 가운데는 사(絲)가 있다. 또한 고려백제(한반도)에서 생산한다. 꽃은 대국화(大菊花)와 비슷하고 촉북(蜀北)의 탕창(宕昌, 감숙 탕창)에서 생산된다. 하지만 황하 이북에서 생산되는 것보다 좋지 않다. 겨울 빙하에서 자란다. 12월과 정월 아침에 이것을 채집한다"라고 했다.

소공(蘇恭)은 "지금 이것은 옹주(섬서, 감숙, 청해 일대) 남산의 시냇가 및 화주(섬서 화현 일대)의 산골짜기 지대에서 자란다. 잎은 해바라기 잎과 비슷하지만 비교적 무성하게 자란다. 꽃은 뿌리 부위에서부터 자란다"라고 했다.

서지재(徐之才)는 "행인(杏仁)을 이것의 사약(使藥)으로 하고 자완(紫菀)과 배합하면 효과가 좋다. 조협(皂莢), 소석(消石), 현삼(玄蔘)을 싫어한다. 패모(貝母), 신이(辛夷), 마황(麻黃), 황기(黃芪), 황금(黃芩), 황련(黃連), 청상(靑葙)을 두려워한다"라고 했다.

소송(蘇頌)은 "≪신농본초경(神農本草經)≫에서 관동(款冬)을 사용해서 기침하면서 기운이 치밀어 오르는 병증을 치료하였다. ≪고금방(古今方)≫에서 이것은 폐를 따뜻하게 하고 기침을 치료하는 가장 중요한 약물이다. 최지제(崔知悌)는 오랜 기침을 일종의 훈법(熏法)으로 치료하였다. 즉 매일 아침 계란 크기만 한 관동화를 적당량의 꿀로 섞어 이것을 윤택하게 하여 1L를 담을 수 있는 밑이 평평한 쇠가마에 넣는다. 밑에 작은 구멍이 있는 사기사발에 작은 죽관(竹管)을 꽂은 후, 밀가루를 발라 틈을 메워 기가 새지 않도록 한다. 쇠가마 아래에 목탄으로 불을 붙인 후, 연기가 구멍으로 나오면 입에 물고 연기를 흡입한다. 만일 가슴이 답답하면 고개를 들고 즉시 손가락으로 구멍을 막아 기가 새지 않도록 한다. 연기가 없어지면 멈춘다. 이렇게 연속 5일을 1회의 치료과정으로 하여 연기를 흡입한다. 6일째가 되어 양고기탕을 먹으면 병이 치료되고 다시 재발하지 않는다"라고 했다.

구종석(寇宗奭)은 "어떤 사람이 기침이 오랫동안 낫지 않자 어떤 이가 그에게 관동화를 태워 바람이 없는 곳에서 필관(筆管)으로 이것의 연기를 흡입하여 배 속에 삼키라고 가르쳐 주었다. 며칠이 지난 뒤 확실히 병이 나아졌다"라고 했다.

止咳平喘藥

고행인(苦杏仁)

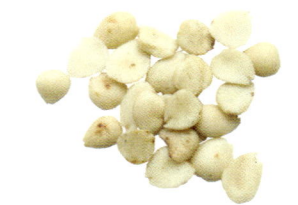

이명(異名)

행핵인(杏核仁) · 행자(杏子)
목낙자(木落子) · 행매인(杏梅仁) · 광행인(光杏仁)

✚ ≪명의별록(名醫別錄)≫ 하품(下品)

✚ 본경 문헌에 기재된 고행인의 효능

　　　　기침하면서 기운이 치밀어 오르고 배에서 끓는 듯이 꾸르륵거리는 소리가
나는 병증에 효능이 있다. 목안이 빨갛게 부어오르고 통증이 있으며 막힌 느낌이 있는 인후
병(咽喉病)을 치료하고 기가 위로 치민 것을 가라앉힌다. 젖이 생기게 하고 금창(金瘡), 한심
(寒心)으로 기가 소복부로부터 치솟아 흉완부와 인후를 치받으면서 극렬한 통증이 발생하는
병증, 간증(癎證)으로 소아가 놀라서 나타나게 되는 병증, 명치 아래가 갑갑하며 열이 나는
병증, 풍기(風氣)의 드나듦, 유행성 두통을 치료한다. 기표(肌表)의 사기(邪氣)를 제거하고 심
화(心火)가 타올라 목이 마르면서 소변이 많고 급하며 아픈 것과 개의 독을 제거하며 석독(錫
毒)을 풀어준다. 배가 마비되고 통하지 않는 것, 땀이 나는 것, 외감(外感)으로 인한 급성열병,
무좀, 기침, 숨이 가쁜 것을 치료한다. 천문동(天門冬)을 넣어 달이면 심장과 폐를 윤택하게
한다. 낙(酪)을 탕(湯)으로 하면 성기(聲氣)를 윤택하게 한다. 폐열(肺熱)을 제거하고 상초(上
焦)로 인한 풍사(風邪)와 조사(燥邪)가 서로 결합된 것을 치료하고 가슴과 배 사이 기역(氣逆)
을 고르게 하고 대장(大腸)에 기체(氣滯)로 인해서 생기는 변비(便秘)를 윤택하게 하며 인체
내의 기생충을 제거하고 모든 옴, 부기를 가라앉히며 머리 부위의 모든 풍기(風氣), 부스럼을
제거한다.

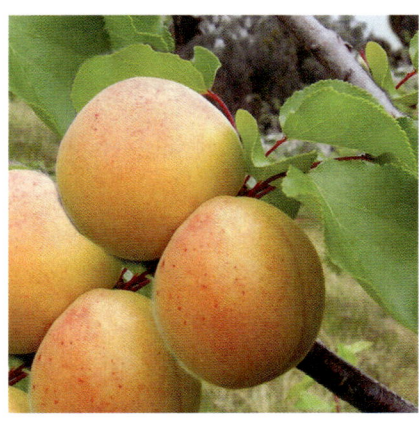

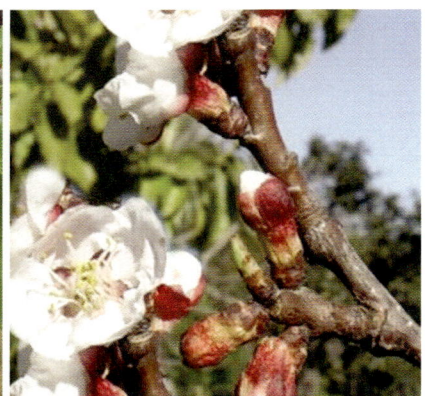

산행(山杏)

학명(學名)_ Prunus armeniaca L. var. ansu Maxim.

과속(科屬)_ 장미과(薔薇科) 식물 산행(山杏), 서백리아행(西伯利亚杏), 동북행(東北杏) 혹은 행(杏)의 성숙한 종자를 건조하여 약으로 쓴다. 산행은 전 세계적으로 약 199종이 있으며 북온대에 분포되어 있다. 중국에 약 139종이 있고 약으로 약 30종이 쓰인다.

지리분포(地理分布)_ 1. 산행은 중국 북부 산지가 주요 생산구역이다. 재배 혹은 야생되는데 특히 산서, 하북 등지에서 보편적으로 야생한다. 강소, 산동 등지에서도 생산된다.
2. 서백리아행은 대부분 해발 700~2,000m의 건조한 양지바른 산비탈, 구릉초원에서 많이 자란다. 화북, 동북과 감숙 등지에 분포되어 있다.
3. 동북행은 해발 400~1,000m의 넓은 양지바른 산비탈, 관목림 및 잡목림에서 많이 자란다. 요녕, 길림 등지에 분포되어 있다.
4. 행은 전국 각지에 모두 분포되었고 재배된다. 신강 이리 일대에서 야생한다.

채집가공(採集加工)_ 여름철 잘 익은 과실을 채집하여 과육 및 핵각(核殼)을 제거하고 종자를 꺼내 햇볕에 말린 후, 사용한다.

용법용량(用法用量)_ 4.5~9g을 달여서 복용한다. 생품(生品)을 먼저 달인 후에 넣는 것이 좋다.

약리작용(藥理作用)_ 천식을 가라앉히고 기침을 진정시키며 진통작용, 항염작용이 있다.

성미귀경(性味歸經)_ 맛은 쓰고 약간 온(溫)하나 독이 조금 있다. 폐경(肺經), 대장경(大腸經)에 작용한다.

효능주치(效能主治)_ 장을 윤택하게 하여 변을 통하게 한다. 기(氣)를 내려주고 기침을 멎게 하며 천식을 가라앉힌다. 기침으로 숨이 가쁘고 가슴이 가득하고 가래가 많은 것, 장이 건조하여 오는 변비, 체내의 혈액이 부족하여 진액(津液)이 마르는 증세에 효험이 있다.

고대명방(古代名方)

목 속에 종기가 나거나 목 안이 벌겋게 붓고 아프며 막힌 감이 있고 담(痰)이 성하여 발생하는 기침

행인(杏仁)의 껍질을 벗긴 것을 누렇게 달여 3분을 취하고 계피가루 1분을 추가하여 으깬 후, 둥글게 모아 입안에 머금고 즙을 삼킨다. ≪본초습유(本草拾遺)≫

귀에서 농즙(濃汁)이 나옴

행인(杏仁)을 검게 볶은 후 연고 상태로 으깨서 목화에 싼 다음 귓속에 넣는다. 1일 3~4회 바꾼다. ≪매사방(梅師方)≫

止咳平喘藥

숨이 가쁜 것

행인(杏仁), 도인(桃仁) 각 반 냥, 껍질을 벗기고 뾰족한 끝을 제거한 후에 닦는다. 물을 넣고 조절한 후 오자 크기만 한 환을 만들어 매번 10환 생강(生薑)과 꿀을 넣고 탕(湯)으로 복용한다. 호흡이 조금 원활하면 복용을 중지한다. ≪성제총록(聖濟總錄)≫

천식으로 인한 호흡곤란과 부종, 소변이 흘러내림

행인(杏仁) 1냥을 껍질과 뾰족한 끝을 제거한 후에 달인다. 부드러운 가루로 갈아 쌀을 넣고 달여서 죽을 만들어 공복에 2합 복용하면 효과가 특별히 좋다. ≪식의심경(食醫心鏡)≫

머리와 얼굴 부종(浮腫)

행인(杏仁)을 연고 상태로 으깨어 노른자를 넣고 포백(布帛)에 바르고 이것을 머리와 얼굴에 두껍게 단단히 싼 후에 마르면 다시 바른다. 7~8회 지나지 않아 병이 낫는다. ≪천금요방(千金要方)≫

다섯 종의 치질(五痔)로 인하여 하혈함

행인(杏仁)의 껍질과 뾰족한 끝을 제거한 후, 쌍인(雙仁)을 제거한다. 3 L의 물을 넣고 부드럽게 갈아 여과한 후에 즙을 취해 다시 절반이 되게 달이고 쌀과 함께 죽으로 만들어 먹는다. ≪식의심경(食醫心鏡)≫

치아에 구멍이 나고 썩으면서 통증이 있는 것

행인(杏仁)을 성질이 없어지지 않을 정도로 태워서 가루로 갈아 구멍이 나고 썩으면서 통증이 있는 치아에 넣는다. 심한 환자의 경우 2회이면 효과를 본다. ≪본초습유(本草拾遺)≫

중풍으로 한쪽 팔다리를 쓰지 못하고 목소리가 나오지 않아서 말을 하지 못하는 증상

매일 껍질째 행인(杏仁) 7알을 먹는다. 점차적으로 49알까지 증가하고 한 주가 되면 다시 시작한다. 식사 후 계속하여 죽력(竹瀝)을 병이 나아질 때까지 마신다. ≪외대비요(外臺秘要)≫

코에 부스럼이 나는 것

행인(杏仁)을 부드러운 가루로 갈아 유즙(乳汁)을 조절하여 바른다. ≪천금요방(千金要方)≫

약선양생(藥膳養生)

행리음(杏梨飲, 살구와 배 음료)

행인(杏仁) 10g, 야리(鴨梨 중국식 배) 1개, 얼음사탕 적당량

행인(杏仁)의 껍질을 벗기고 뾰족한 끝을 제거한 후에 으깬다. 야리(鴨梨, 중국식 배)를 깨끗이 씻어 씨를 발라낸 후에 얇게 잘라 행인(杏仁)과 물을 넣고 함께 끓인다. 배가 익은 후 얼음사탕을 넣어 맛을 조절하고 수시로 배를 먹고 즙을 마신다.

폐를 윤택하고 가래를 삭이며 기침을 멎게 한다. 마른기침을 하고 가래는 적은 병증, 폐의 진액부족(津液不足)으로 생긴 기침, 입이 마르는 증세에 효험이 있다.

✦ 의가(醫家)에서 말하는 신농본초 양생법

손사막(孫思邈)은 "행인(杏仁)을 탕(湯)으로 하고 만일 백말(白沫)이 흩어지지 않으면 식용 후 사람으로 하여금 기(氣)가 일정 부위로 몰려서 막혀 통하지 못하게 하고 몸에서 열이 나게 한다. 한 밤 지난 행인탕(杏仁湯)은 냉기(冷氣)를 유발한다"라고 했다.

이시진(李時珍)은 "무릇 도(桃), 행(杏)의 꽃송이는 모두 5개의 꽃잎이 있다. 만일 6개의 꽃잎이고 핵(核)이 쌍인(雙仁)이라면 관례를 위반하였기에 독이 있다"라고 했다.

서지재(徐之才)는 "불에 태운 행핵인(杏核仁)이 가장 좋다. 황금(黃芩), 황기(黃芪), 갈근(葛根)은 행핵인의 약성을 감소시킨다. 초양초(草襄草)는 행핵인의 작용을 억제한다"라고 했다.

장원소(張元素)는 "행인의 기는 얇고 맛은 두텁다. 무겁고 탁하여(重濁) 가라앉는다. 주로 침전하고 음성(陰性)에 속하며 수태음경(手太陰經)으로 들어간다. 이것은 폐를 윤택하고 음식이 적체되어 있는 것을 소화시키고 체기(滯氣)를 풀어지게 하는 작용을 한다"라고 했다.

이고(李杲)는 "행인(杏仁)은 맺힌 것을 풀어주고 마른 것을 윤택하게 하며 폐(肺)의 풍열(風熱)을 제거하고 기침을 멎게 한다. 행인(杏仁)은 천식을 가라앉히고 기분(氣分)의 병을 치료한다. 도인(桃仁)은 미친 증세를 치료하고 혈분(血分)의 병을 치료한다. 2가지는 모두 대변이 굳는 증세를 치료하는데 반드시 기(氣) 치료와 혈(血) 치료의 다른 점을 분명히 구별하여야 한다. 낮 변비는 반드시 양기(陽氣)를 행하고 저녁 변비는 반드시 음혈(陰血)을 행한다. 때문에 체질이 허약한 사람의 변비는 과도하게 설사약을 사용해서는 안 된다. 맥부(脈浮)의 환자는 기분(氣分)의 병에 속하고 반드시 행인을 진피(陳皮)와 함께 치료하여야 한다. 맥침(脈沈)의 환자는 혈분병(血分病)에 속하고 반드시 도인(桃仁)을 진피(陳皮)와 함께 치료하여야 한다. 수양명경(手陽明經)과 수태음경(手太陰經)은 서로 겉과 속이므로 책문(責門)은 곡기왕래(穀氣往來)를 치료한다. 백문(魄門)은 신기수폐(神氣收閉)를 치료한다. 이것들은 모두 기의 통로이기 때문에 모두 반드시 진피(陳皮)로 보조한다"라고 했다.

이시진(李時珍)은 "행인(杏仁)은 발산하기도 하고 청강(淸降)하기도 한다. 때문에 기표(肌表)의 사기(邪氣)를 제거하고 풍을 흩어지게 하며 기(氣)를 내려주고 마른 것을 윤택하게 하며 적취(積聚)를 제거하며 손상을 치료하는 약에 모두 이것을 사용한다. 부스럼을 치료하고 살충(殺蟲)에는 행인(杏仁)의 독성을 사용한다. 사고(査考)의 《의여(醫餘)》에서 말하기를, 무릇 색면(索面), 두분(豆粉)이 행인(杏仁)을 만나면 썩어 문드러진다. 한 병사가 갑자기 두분(豆粉)을 먹고 체하였는데 의사는 적기환(積氣丸)과 행인(杏仁) 각각 절반으로 약환을 만들어 끓는 물로 복용하게 하였다. 며칠이 지난 후에 치료되었다. 이시진(李時珍)은 행인(杏仁)은 성질이 뜨거워 기(氣)를 내려주며 장기간 복용해서는 안 된다"라고 했다.

止咳平喘藥

백부(百部)

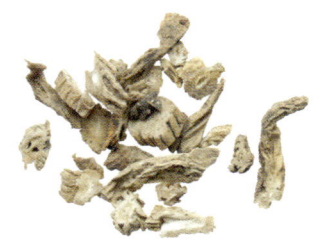

이명(異名)
백조근(百條根)·야천문동(野天門冬)
산백근(山百根)·백부초(百部草)

✚ ≪명의별록(名醫別錄)≫ 중품(中品)
✚ 본경 문헌에 기재된 백부의 효능

　　　기침과 상기(上氣)를 치료한다. 불에 구워 술에 담가 마신다. 폐열(肺熱)을 치료하고 폐를 윤택하게 한다. 결핵과 골수에서 증발하는 노열, 감질(疳疾)을 치료하고 회충을 죽인다. 촌백(寸白), 요충(蟯蟲) 및 모든 나무의 주충(蛀蟲)에 이것을 태우면 즉시 죽는다. 이, 파리, 눈에놀이[蠓]를 죽인다. 기가 온(溫)하고 차지 않아 찬 기침에 적합하다.

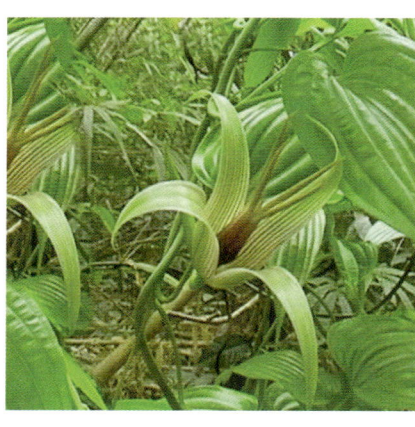 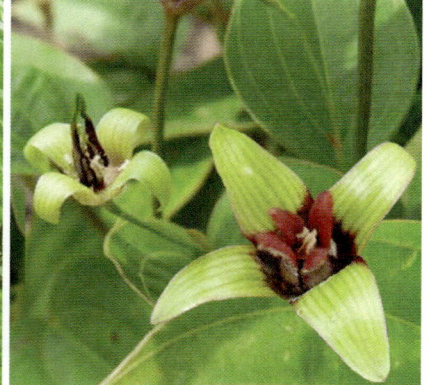

대엽백부(對葉百部)

학명(學名)_ Stemona tuberosa Lour.

직립백부(直立百部)

학명(學名)_ Stemona sessilifolia (Miq.)
과속(科屬)_ 백부과(百部科) 식물 직립백부, 만생백부(蔓生百部) 혹은 대엽백부(對葉百部)

의 건조한 괴근(塊根)을 약으로 쓴다. 백부(百部)는 전 세계적으로 약 26종이 있다. 아시아 동부, 인도 동북부, 호주 및 북아메리카의 아열대 지역에 분포되어 있다. 중국에는 약 5종이 있고 약으로 대략 4종이 쓰인다.

지리분포(地理分布)_ 1. 직립백부는 산간지대 및 대나무 숲 아래에서 대부분 자란다. 화동 및 호북, 하남 등지에 대부분 분포되어 있다.

2. 만생백부는 양지바른 관목림 및 대나무 숲 아래에서 자란다. 화동 및 섬서, 호북, 호남, 사천 등지에 분포되어 있다.

3. 대엽백부는 양지바른 관목림에서 자란다. 절강, 대만, 복건, 호남, 호북, 광서, 광동, 귀주, 사천, 운남 등지에 분포되어 있다.

채집가공(採集加工)_ 봄가을에 채집하여 수근(鬚根)을 제거한 후 깨끗이 씻어 끓는 물에 약간 데치거나 백심(白心)이 없어질 때까지 찐 후에 꺼내서 햇볕에 말린다.

용법용량(用法用量)_ 3~9g을 달여서 복용한다. 외용 시 적당량을 취한다. 물로 달이거나 술에 담근다.

약리작용(藥理作用)_ 병원미생물을 예방하고 기침을 진정시키며 천식을 가라앉히고 가래를 없애며 인체 내의 기생충을 제거한다.

성미귀경(性味歸經)_ 달고 쓰며 약간 온(溫)하다. 폐경(肺經)에 작용한다.

효능주치(效能主治)_ 인체 내의 기생충을 제거하고 폐를 윤택하며 기가 위로 치민 것을 가라앉히고 기침을 멎게 한다. 신구(新久) 기침, 폐(肺)가 허손되어 오는 허로(虛勞)로 인한 기침, 백일해균에 의한 기침에 쓰이며, 외용으로 몸의 이, 머리의 이, 음도가 가려운 것, 요충병(蟯蟲病)에 쓰인다. 꿀에 구운 백부(百部)는 폐를 윤택하게 하고 기침을 멎게 한다. 음허(陰虛)로 하여 생긴 기침으로 권태감, 조열(潮熱) 등 허로 증상과 함께 가래가 많이 나오면서 기침하는 병증에 효험이 있다.

고대명방(古代名方)

기침

1. 백부의 뿌리를 술에 담가 매번 따뜻하게 1L, 1일 3회 복용한다. ≪장문중방(張文仲方)≫
2. 백부, 생강(生薑)을 각각 같은 양으로 으깨 즙을 내어 2합을 달여 복용한다. ≪갈홍방(葛洪方)≫
3. 백부등근(百部藤根)을 으깬 즙에 같은 양의 꿀을 넣고 탕으로 달여 연고를 만들어 입에 머금다가 삼킨다. ≪속십전방(續十全方)≫

옷에 연기를 쐬어 이를 제거하는 것

백부, 진교(秦艽)를 모두 가루로 갈아 대바구니에 넣고 태운 연기로 옷에 연기를 쐬면 이가 떨어진다. 상술한 2가지 약을 탕으로 끓여 씻어도 된다. ≪경험방(經驗方)≫

전신(全身)이 누렇게 붓는 증세

신선한 백부뿌리를 깨끗이 씻어 으깨어 배꼽에 붙이고 찹쌀밥 0.5 L에 물과 술을 섞어 부드럽게 한 후 약 위에 덮고 천으로 잘 싼다. 1~2일 후에 입안에서 술 냄새가 나면 물은 소변으로 배출되고 부기가 점차적으로 사라진다. ≪경험방(經驗方)≫

소아의 한기(寒氣)로 인한 감기

백부환(百部丸): 볶은 백부(百部), 마디를 제거한 마황(麻黃)을 각 7전 반씩 취해 가루로 으깬다. 행인(杏仁)의 껍질을 벗기고 뾰족한 끝을 제거한 후 볶는다. 다시 물로 약간 끓인 후, 진흙 상태로 으깬다. 숙밀(熟蜜)을 넣어 조절하여 조협자(皂莢子) 크기만 한 작은 환을 만들어 매번 2~3환을 따뜻한 물로 복용한다. ≪소아방(少兒方)≫

벌레가 귓속에 들어감

백부를 닦은 후 가루로 갈아 생유(生油)로 조절하여 1자(1전의 1/4)로 만들어 귀 입구에 놓는다. ≪성제총록(聖濟總錄)≫

30년 기침

백부 뿌리 20근을 으깨어 즙을 취해 엿 상태로 달인다. 매번 1방촌비(方寸匕), 매일 3회 복용한다. ≪심사방(深師方)≫에는 꿀 2근을 추가한다. ≪외대비요(外臺秘要)≫에는 엿 1근을 추가한다. ≪천금방(千金方)≫

약선양생(藥膳養生)

백부밀고(百部蜜膏)

백부 30g, 꿀 60g

백부를 탕(湯)으로 달여 즙을 취해 농축시킨 후에 꿀을 넣고 약한 불로 달여 연고로 만들어 냉각시킨 다음 비축해 둔다. 매번 1숟가락 끓는 물로 녹여 매일 2회 복용한다. 폐를 윤택하게 하고 기침을 멎게 한다. 폐허(肺虛)해서 오래된 기침, 마른기침을 하고 가래는 적은 병증, 목이 건조한 것, 폐(肺)가 허손되어 오는 허로(虛勞)기침 등의 증세에 효험이 있다.

백부돈단어(百部燉團魚)

백부 16g, 단어(團魚) 600g, 지골피(地骨皮) 12g, 생지(生地) 20g, 지모(知母) 9g, 총결(蔥結) 20g, 강괴(薑塊) 8g, 소흥황주 20g, 정제된 소금 10g, 돼지뼈 400g

자라머리를 딴 후에 피를 빼고 80도의 끓는 물에 넣어 군변(裙邊)과 갑각(甲殼)이 분리될 때 꺼낸다. 거친 껍질을 제거한 후, 내장을 없애고 깨끗이 씻은 다음 덩어리로 썬다. 중약은 두 겹의 면포에 넣고 밀봉한다. 파와 생강을 깨끗이 씻는다. 돼지뼈, 자라고기, 밀봉한 약을 끓는 불에 넣고 피거품을 걸러낸 후, 파와 생강, 소흥황주를 넣고 약한 불로 부드러워질 때까지 익히고 파와 생강과 돼지 뼈를 건져내고 정제된 소금으로 맛을 조절한다.

음(陰)을 기르고 열을 제거하며 폐를 윤택하게 하고 기침을 멎게 한다. 폐가 허하여 가래에 피가 섞여 나오는 병증(病症), 폐결핵, 음액(陰液)이 손상되어 수(水)가 화(火)를 제압하지 못하는 데에서 생기는 발열병증에 적용된다.

✚ 의가(醫家)에서 말하는 신농본초 양생법

도홍경(陶弘景)은 "산과 들에서 자주 볼 수 있다. 이것의 뿌리는 수십 가지가 서로 연결되고 천문동(天門冬)과 비슷하지만 이것보다 더욱 쓰고 단단하며 다만 모종이 다를 뿐이다. 《박물지(博物志)》에서 말하기를, 구진(九眞)에는 백부와 비슷한 풀이 있지만 백부보다 길고 크다. 매달아 불에 말린 후에 저녁에 4~5촌 길이의 한 마디를 끊어 입 속에 머금고 즙물을 삼킨다. 갑자기 나는 기침에 효과가 아주 좋으며 기침약이라 한다. 이런 종류의 약이 바로 백부로 의심된다. 이것은 비옥한 토지에서 자라 길고 크다"라고 했다.

진장기(陳藏器)는 "천문동(天門冬)의 뿌리는 십여 개 줄기가 있고 뿌리는 둥글고 짧다. 열매는 촉촉하고 맛은 달다. 하지만 백부는 50~60개 줄기나 되고 뿌리는 길고도 뾰족하다. 중간은 비어 있고 줄기와 뿌리 모두 맛이 쓴 것이 천문동과 다르며 모종과 넝쿨에도 차이가 있다. 현재 일부 사람은 천문동을 백부(百部)로 여기고 이것들의 구별을 잘 알지 못한다"라고 했다.

소송(蘇頌)은 "현재 강, 호, 회, 섬, 제, 노주군에 모두 백부가 있다. 봄이면 싹이 나고 넝쿨이 자란다. 잎은 크고도 뾰족하며 길다. 대나무 잎과 아주 비슷하고 표면은 청색을 띠며 광택을 띤다. 뿌리 아래에는 15~16개가 모여 있고 황백색을 띠며 2~3월, 8월에 채집하여 햇볕에 말려 약으로 쓴다"라고 했다.

이시진(李時珍)은 "백부(百部)도 잎이 있는데 가늘어 회향(茴香)의 잎과 비슷하고 그 줄기는 청색을 띤다. 살지고 연해질 때 익혀서 먹을 수 있다. 백부의 뿌리는 길어서 1자나 되고 새로 나올 때 아주 비실(肥實)하지만 햇볕에 말린 후이면 허약해지고 지윤(脂潤)이 없어진다. 생생할 때 쪼개어 속을 파낸 후 햇볕에 말린다. 정초(鄭樵)는 《통지(通志)》에서 백부는 서여(薯蕷)와 비슷하다는 말은 틀린 것으로 간주하였다"라고 했다.

이시진(李時珍)은 "백부도 천문동(天門冬) 유형의 식물로서 인체 내의 기생충을 제거하고 폐병을 치료한다. 하지만 백부는 성질이 따뜻하고 차지 않으며 한성(寒性) 기침에 이것을 쓰는 것이 적합하다. 천문동(天門冬)의 성질은 차고 덥지 않기에 열성(熱性) 기침에 쓰기에 적합하다. 이것이 바로 구별점이다"라고 했다.

止咳平喘藥

자완(紫菀)

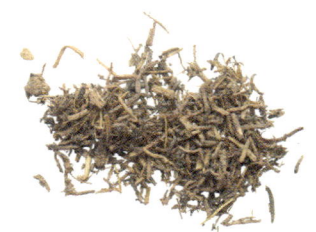

이명(異名)
청완(青菀) · 환혼초(還魂草)
야견우(夜牽牛) · 자완용(紫菀茸)

✦ ≪신농본초경(神農本草經)≫ 중품(中品)

✦ 본경 문헌에 기재된 자완의 효능

　　　　기침하면서 기운이 치밀어 오르는 병증, 가슴 속 한열(寒熱)로 기(氣)가 막히게 되어 운행하지 못하는 병증 및 고(蠱)의 독과 앉은뱅이를 치료하고 오장(五臟)을 편안하게 해준다. 피고름을 뱉는 병증, 숨이 차고 가슴이 두근거리는 것, 오로(五勞)로 허함을 치료하고 부족한 것을 보충한다. 소아간증(癎證)으로 소아가 놀라서 나타나게 되는 병증, 시주(屍疰)로 인해 생긴 전염병으로 배가 아픈 것을 치료한다. 허한 것을 보하고 기가 위로 치민 것을 가라앉힌다. 노기허열(勞氣虛熱), 백사(百邪)와 귀매(鬼魅)를 없앤다. 중초(中焦)를 조화롭게 하며 가래를 제거하고 갈증을 멎게 하며 피부를 윤택하고 골수를 더해주며 폐의 기운에 이롭고 식귀(息賁)를 다스린다.

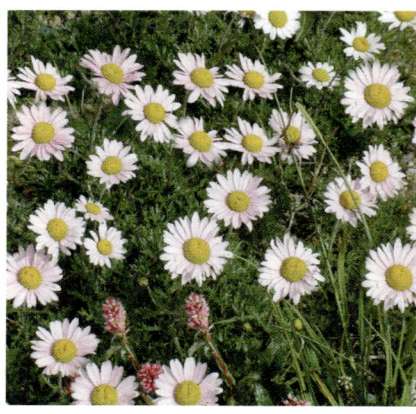 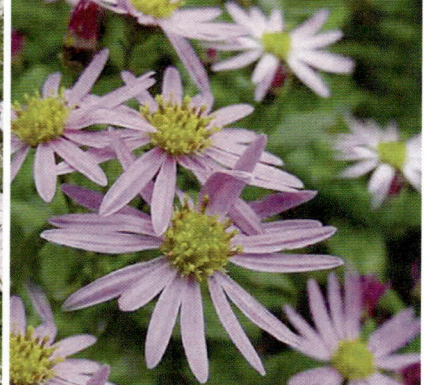

자완(紫菀)

학명(學名)_ Aster tataricus L. f.

과속(科屬)_ 국과(菊科) 식물 자완의 뿌리 및 뿌리줄기는 건조하여 약으로 쓴다. 자완은 전 세계에 약 240여 종이 있으며 북아메리카, 유럽과 아시아에 분포되어 있다. 중국에는 약 90여 종이 있고 약으로 약 40종이 쓰인다.

지리분포(地理分布)_ 낮은 산 음지 언덕의 습지, 낮은 산 초원과 산꼭대기 및 늪에서 대부분 자란다. 동북, 화북 및 섬서, 하남 서부, 감숙 남부 및 안휘 북부 등지에도 분포되어 있다.

채집가공(採集加工)_ 봄가을 두 계절에 채집하여 마디가 있는 뿌리줄기와 진흙을 제거하고 머리처럼 땋은 후 햇볕에 말린다. 혹은 직접 햇볕에 말린다.

용법용량(用法用量)_ 5~9g을 달여 복용한다.

약리작용(藥理作用)_ 균을 억제하고 가래를 없애며 기침을 진정시킨다.

성미귀경(性味歸經)_ 맵고 쓰며 온(溫)하다. 폐경(肺經)에 작용한다.

효능주치(效能主治)_ 폐를 윤택하게 하고 기가 위로 치민 것을 가라앉히며 가래를 제거하고 기침을 멎게 한다. 신구(新久) 기침, 가래가 많고 폐기(肺氣)가 막혀 숨이 차고 기침을 하는 증상, 육체적, 정신적 과로가 원인이 되어 기가 허해져서 기침이 생긴 증상, 가래에 피가 섞여 나오는 병증(病症)에 효험이 있다.

고대명방(古代名方)

폐가 손상되는 기침
자완꽃 5전에 물 1사발을 넣고 70% 달인 후, 하루 3회 따뜻하게 복용한다. ≪위생역간방(衛生易簡方)≫

오랫동안 기침이 낫지 않는 것
자완, 관동화(款冬花) 각 1냥, 백부 반 냥을 으깨 가루로 갈아 매번 3전, 생강 3편, 오매(烏梅) 1개를 달인 탕으로 조절하여 하루 2회 복용한다. ≪도경본초(圖經本草)≫

토혈(吐血), 기침
개미취, 오미자를 볶아서 함께 곱게 갈아 가루를 만들고 꿀과 함께 녹여 환으로 만들면 검자(芡子) 같은 크기가 된다. ≪지남방(指南方)≫

목 유주성 관절풍습통, 죽고 싶어 하지 않는 환자
개미취 1뿌리를 씻어서 목에 넣고 침을 내면 병이 금방 좋아진다.
다시 마아를 이용해 침을 제거하고 삼키면 병의 근원을 치료할 수 있다. ≪두문방(斗門方)≫

유아기침, 목소리가 안 나올 때
개미취 가루, 아몬드를 각각 등분해서 꿀을 넣은 후 한 덩어리를 곱게 간다. 가시연씨처럼 큰 환으로 만들어 매번 1개씩 먹는다. 오미자를 달여서 탕으로 먹는다. ≪전유심감(全幼心鑑)≫

산후하혈(産後下血)
개미취 가루를 물과 배합해 5움큼 정도 먹으면 치료된다. ≪성혜방(聖惠方)≫

성인 여성의 소변이 갑자기 매끄럽지 않을 때
개미취를 갈아서 가루로 만들고 새벽에 처음 길은 우물물과 함께 3움큼 복용하면 소변이 곧 순탄하게 된다.

止咳平喘藥

약선양생(藥膳養生)

천동자완주(天冬紫菀酒)

자완(紫菀), 엿 각 10g, 천문동(天門冬) 200g, 백주 3 L

약을 깨끗이 씻어 으깬 후, 면포에 넣고 엿과 함께 깨끗한 그릇에 넣고 백주를 부어 담가서 밀봉한다. 열흘 후에 열고 약주머니를 제거하고 여과하여 병 안에 넣어 비축해 놓는다. 매번 20㎖씩 매일 2회 복용한다.

폐를 윤택하게 하고 가래를 삭이며 기침을 멎게 한다. 폐위(肺痿)로 인한 기침, 침이 입 속에 많이 생기거나 또는 침이 흘러내리는 병증, 목이 마르지만 갈증이 나지 않는 병증에 효험이 있다.

고대처방(古代處方)

자완염폐탕(紫菀斂肺湯)

방선원류(方選源流)_ 《의방집해(醫方集解)》 기침을 멈추고 천식을 안정되게 하는 처방

약물조성(藥物組成)_ 자완(紫菀) 9g, 지모(知母) 6g, 패모(貝母) 6g, 길경(桔梗) 6g, 아교(阿膠) 6g, 복령(茯苓) 6g, 감초(甘草) 3g, 오미자 3g, 인삼(人蔘) 3g

포제방법(炮製方法)_ 물에 달여 복용한다.

효능주치(效能主治)_ 음을 길러주고 열을 제거하며 가래를 삭이고 기침을 멈춘다. 폐의 정기(正氣)와 기혈(氣血)이 허약해져 열이 나는 증상, 기침이 오래 가는 것, 가래 속 혈흔이 동반되는 증상, 입이 마르고 목이 건조한 증상, 폐위(肺痿)에 효험이 있다.

✚ 의가(醫家)에서 말하는 신농본초 양생법

《명의별록(名醫別錄)》에서 말하기를 "자완(紫菀)은 한중(지금의 섬서 남정현), 방령(지금의 호북 방현) 산골짜기 및 진정(지금의 하북 정정현), 한단(지금의 하북 한단시) 일대에서 자란다. 2~3월에 뿌리를 채집하여 그늘에 말린다"라고 했다.

도홍경(陶弘景)은 "자완(紫菀)은 길가에서 자란다. 자색의 꽃이 피고 뿌리는 부드럽고 작으며 줄기에는 하얀 털이 나 있다. 하얀색인 것을 백완(白菀)이라고 하며 사용하지 않는다"라고 했다.

대명(大明)은 "자완(紫菀)의 형태는 중대(현삼)의 뿌리와 비슷하고 마디 모양에 자색을 띤다. 부드러우며 광택이 있는 것이 가장 좋다"라고 했다.

소송(蘇頌)은 "지금 요주(섬서 요현), 성주(감숙 성현), 사주(안휘성 사현), 수주(안휘 수현), 태주(절강 임해), 맹주(하남 맹현), 흥국제주(강서 흥국)에 모두 이것이 있다. 3월 내로 싹이 자란다. 이것의 잎은 2개 혹은 4개가 서로 연결되었다. 5~6월에 황, 백, 자색이 섞인 꽃이 피고 검은 씨를 맺는다. 그 밖의 것도 도홍경(陶弘景)이 말한 것과 일치하다"라고 했다.

소공(蘇恭)은 "백완(白菀)도 여완(女菀)이다. 질병치료는 자완(紫菀)의 효능과 비슷하다. 자완이 없으면 백완을 사용할 수 있다"라고 했다.

왕영(汪穎)은 "자완(紫菀)은 뿌리, 잎과 함께 채집하여 식초에 담근 후에 소량의 소금을 넣어 저장하여 반찬으로 먹으면 맵고 맛이 좋다. 사람들은 이를 선채(仙菜)라 부른다. 소금을 너무 많이 넣는 것은 적합하지 않다. 많이 넣으면 자완이 썩게 된다"라고 했다.

이시진(李時珍)은 "진자명(陳自明)은 뇌산(지금의 산동 즉 흑현 내)에 생산되는 자완이 가장 좋다. 뿌리는 북세신(北細辛)과 비슷하다. 기연(산동 임기, 연주) 및 동부에는 모두 이것이 있다. 현재 사람들은 홍토를 염색한 차전(車前), 선복(旋覆) 뿌리를 자완으로 대체한다. 자완은 폐병을 치료하는 주요한 약물이다. 만일 폐병이 이미 진액을 상하게 했는데, 또 진액을 상하게 하는 약을 복용한다면 상처가 더욱 심해진다. 따라서 신중하게 사용하도록 한다"라고 했다.

서지재(徐之才)는 "관동화(款冬花)는 이것을 사약(使藥)으로 한다. 천웅(天雄), 구맥(瞿麥), 고본(藁本), 뇌환(雷丸), 원지(遠志)를 싫어하고 인진(茵陳)을 꺼린다"라고 했다.

止咳平喘藥

자소자(紫蘇子)

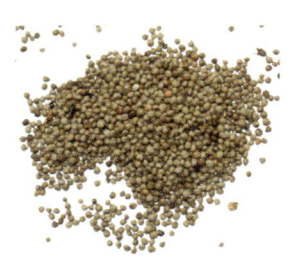

이명(異名)
소자(蘇子) · 철소자(鐵蘇子)
흑소자(黑蘇子) · 향소자(香蘇子)

✦ ≪명의별록(名醫別錄)≫ 중품(中品)

✦ 본경 문헌에 기재된 자소자의 효능

　　　　　기가 위로 치민 것을 가라앉히고 한(寒)을 제거하며 위를 따뜻하게 해준다.
상기(上氣)가 있으면서 기침을 하여 기운이 치밀어 오르는 병증, 냉기(冷氣) 및 허리와 발 습
풍(濕風)으로 기(氣)가 울체(鬱滯)되어 운행하지 못하는 병증을 치료한다. 갈아서 즙으로 달인
죽을 오래 먹으면 신체가 좋아진다. 중초(中焦)를 조화롭게 하고 오장(五臟)에 이롭다. 갑자기
크게 토하고 설사하는 증상, 구토하여 신물이 올라오는 증세를 멈추고 몸의 정기(正氣)와 기
혈(氣血)이 허약해진 것을 보양한다. 인체를 튼튼하게 해주고 대소변을 잘 통하게 하며 징결
(癥結)을 흩어지게 하고 오격(五膈)을 없애며 가래를 제거하고 기침을 멎게 하며 심장과 폐를
윤택하게 한다. 풍(風)을 치료하고 기(氣)를 원활히 소통시키며 흉격을 편하게 하고 장(腸)을
편안하게 하며 물고기와 게의 독을 풀어준다.

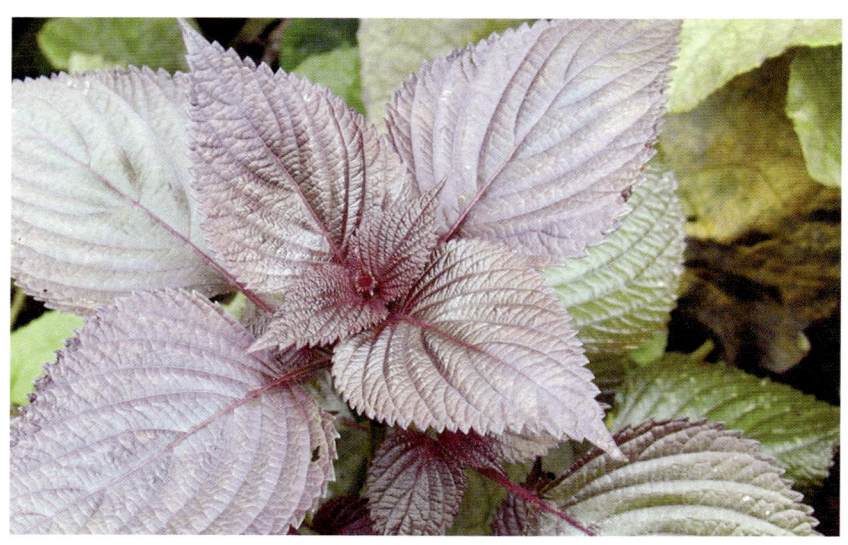

자소(紫蘇)

학명(學名)_ Perilla frutescens (L.) Britt.

과속(科屬)_ 순형과(脣形科) 식물 자소(紫蘇)의 성숙한 과실을 건조하여 약으로 쓴다. 자소(紫蘇)는 전 세계적으로 단 1종이 있으며 아시아 동부, 인도 등지에 분포되어 있다.

지리분포(地理分布)_ 전국 각지에서 광범위하게 재배된다.

채집가공(採集加工)_ 가을철 과실이 성숙할 때 채집하여 불순물을 제거한 후 햇볕에 말린다.

용법용량(用法用量)_ 3~9g을 달여 복용한다.

약리작용(藥理作用)_ 종양을 막아주고 혈액 속의 지방을 낮춘다.

성미귀경(性味歸經)_ 맵고 온(溫)하다. 폐경(肺經)에 작용한다.

효능주치(效能主治)_ 기(氣)를 내려주고 가래를 제거하며 천식을 가라앉히고 장을 윤활하게 한다. 담(痰)이 막혀 기(氣)가 내려가지 못하고 역행하게 되는 증상, 기침할 때 숨은 가쁘나 가래 끓는 소리가 없는 증상, 장이 건조하여 오는 변비 증세에 효험이 있다.

고대명방(古代名方)

기(氣)를 원활히 소통시키며 장에 이로움
자소자, 마자인(麻子仁)을 같은 양으로 으깨어 물에 여과해 즙을 취하여 쌀과 함께 죽으로 끓여 복용한다. ≪제생방(濟生方)≫

모든 냉기(冷氣)
자소자, 귤 껍질, 고량강(高良薑)을 같은 양으로 꿀을 넣고 오자 크기만 한 환을 만들어 매번 10환 공복에 술로 복용한다. ≪약성론(藥性論)≫

게를 먹고 생긴 중독 증상
자소자 달인 즙을 마신다. ≪금궤요략(金匱要略)≫

고대처방(古代處方)

소자강기탕(蘇子降氣湯)
방선원류(方選源流)_ ≪태평혜민화제국방(太平惠民和劑局方)≫ 기침을 멎게 하고 천식을 가라앉히는 처방

약물조성(藥物組成)_ 소자(蘇子), 반하(半夏) 각 65g, 당귀(當歸), 계피가루 각 45g, 자감초(炙甘草) 60g, 후박(厚朴), 전호(前胡) 각 30g

포제방법(炮製方法)_ 상술한 약을 거칠게 갈아 매번 6g을 복용한다. 생강(生薑) 2편, 대

止咳平喘藥

조(大棗) 1개, 소엽(蘇葉) 5편을 더해 물에 달여 복용한다. 또한 탕제(湯劑)로 물에 달여 복용할 수 있다. 각 약의 용량은 원래의 처방의 비례에 따라 짐작하여 덜어낸다.

효능주치(效能主治)_ 기(氣)를 내려주고 천식을 가라앉히며 가래를 없애고 기침을 멎게 한다. 상실하허(上實下虛)로 인해 가래나 침이 가슴에 몰린 것, 기침을 하면서 숨을 헐떡이며 급하게 몰아쉬는 것, 호흡이 얕고 쉬며 숨이 차며 가슴이 답답한 것, 허리와 다리 통증, 사지가 무력한 증세, 팔다리와 몸이 붓는 병증, 설태백활(舌苔白滑), 희고 기름때 같이 혼탁한 점액이 덮여 있는 설태(舌苔)로 담습(淡濕)이 있을 때 주로 나타나는 증상에 효험이 있다.

✚ 의가(醫家)에서 말하는 신농본초 양생법

도홍경(陶弘景)은 "소자는 기가 위로 치민 것을 가라앉힌다. 귤껍질과 함께 사용하는 것이 적합하다"라고 했다.

이시진(李時珍)은 "소엽은 소자(蘇子)와 비슷한 효능이 있고 풍기(風氣)를 발산하는 데는 잎을 사용한다. 상하(上下)를 청리(清利)하려면 반드시 소자(蘇子)를 사용한다"라고 했다.

상백피(桑白皮)

이명(異名)
상근백피(桑根白皮)·상피(桑皮)
상근피(桑根皮)·백상피(白桑皮)

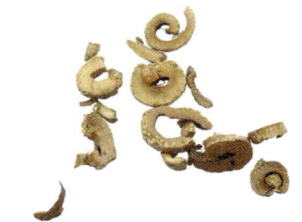

✚ 《신농본초경(神農本草經)》 중품(中品)
✚ 본경 문헌에 기재된 상백피의 효능

　　침을 잘못 찔러서 횡격막(橫隔膜)이 손상된 것, 오로육극(五勞六極), 여위어
수척해진 것, 자궁출혈, 절맥(絶脈)을 치료한다. 허를 보하고 기에 이롭다. 폐 안에 쌓인 열을
청사(淸瀉)하고 대소장에 이로우며 기(氣)를 내려주고 혈을 흩어지게 한다.

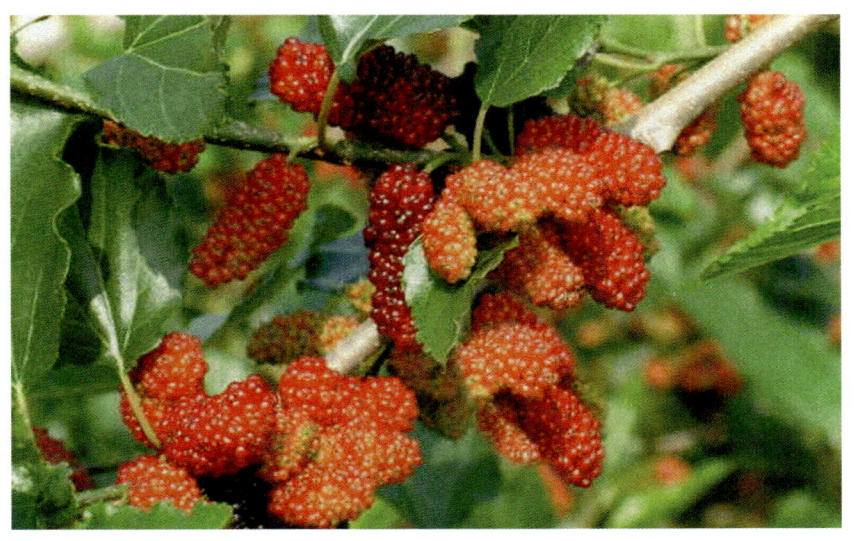

상(桑)

학명(學名)_ Morus alba L.

과속(科屬)_ 상과(桑科) 식물의 근피(根皮)를 건조하여 약으로 쓴다. 상은 전 세계적으로
약 15종이 있으며 북온대에 분포되어 있다. 중국에는 약 10종이 있고 약으로 약 4종이
쓰인다.

지리분포(地理分布)_ 구릉, 촌가, 산비탈, 논밭과 들 등지에서 대부분 자란다. 인공재배

가 비교적 많고 전국 각지에 분포되어 있다.

채집가공(採集加工) _ 가을 말에 잎이 떨어져 이듬해 봄에 싹이 자라기 전 뿌리 부분을 채집하고 황종색의 거친 나무껍질을 제거하여 세로 방향으로 쪼갠 후에 근피를 벗겨 햇볕에 말린다.

용법용량(用法用量) _ 6~12g을 달여 복용한다.

약리작용(藥理作用) _ 혈압을 낮추고 소변을 잘 나오게 하며 진통, 진정, 갑작스럽게 심한 정신적 자극을 받아 놀라서 정신을 잃고 넘어지며 몸이 싸늘해지는 증상을 막아준다.

성미귀경(性味歸經) _ 달고 차다. 폐경(肺經)에 작용한다.

효능주치(效能主治) _ 수(水)를 원활하게 빼주고 부기를 가라앉히다. 폐 안에 쌓인 열을 청사(淸瀉)하고 천식을 가라앉힌다. 인체의 조직 간격이나 몸 내부에 액체 따위가 괴어 있어 몸이 붓고 배가 몹시 불러 오르면서 속이 그득한 감이 있으며 소변이 줄어드는 증상에 효험이 있다. 폐에 생긴 여러 가지 열증(熱證)으로 숨이 가쁘고 기침이 나는 것, 얼굴과 피부의 부종에 효험이 있다.

약선양생(藥膳養生)

상백피(桑白皮)와 토끼고기 끓인 것

상백피(桑白皮) 30g, 토끼고기 250g

토끼고기를 작은 덩어리로 썰어 상백피(桑白皮)를 넣고 적당량의 물을 끓인 후, 소금과 적당량의 조미료를 넣고 많은 양을 단번에 먹는다.

비(脾)를 보호하고 아래로 처진 비기(脾氣)를 일으키고 열을 내보내고 갈증을 멈추며 수기(水氣)를 소통시켜 부스럼이나 종창(腫瘡)을 삭히는 효능이 있다. 비장이 허하고 수종(水腫), 소변이 잘 나오지 않는 등의 증세에 효험이 있다. 현재 영양부족으로 인한 수종(水腫) 및 당뇨병으로 목이 말라 물을 많이 마시는 병증을 치료하는 데 많이 쓴다.

✚ 의가(醫家)에서 말하는 신농본초 양생법

이시진(李時珍)은 "상백피는 소변을 통하게 하는 데 능란하다. 장병사기 옹실(贜病邪氣壅實)이 바로 이것의 자장(子贜)을 사(瀉)한 것이다. 그래서 폐에 수기(水氣) 및 폐화(肺火)가 남은 사람에게 모두 이것이 적합하다. ≪십제(十劑)≫에서 말하기를, 마른 성질의 약은 습을 제거하는데 붉은 팥과 상백피(桑白皮)가 바로 이런 유형의 약물이다"라고 했다.

이고(李杲)는 "상백피(桑白皮)의 단맛은 원기의 부족을 채워줘 허(虛)한 것을 보양한다. 매운맛은 폐 안에 쌓인 열을 청사(淸瀉)하며 기침을 멈추게 한다. 또한 상백피는 폐 안에 쌓인 열을 청사(淸瀉)하지만 약의 성질이 충분히 순량(純良)하지 않기 때문에 많이 사용하는 것은 적합하지 않다"라고 했다.

소송(蘇頌)은 "상백피를 가는 실로 만들어 금속기계에 다쳐 장이 나온 복부를 봉합하는 데 사용한 후에 더운 닭피를 바른다. 당조의 안금장(安金藏)은 배를 가른 후에 이 방법으로 상처를 봉합하였다"라고 했다.

止咳平喘藥

정력자(葶藶子)

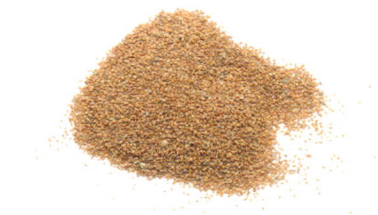

이명(異名)
정력(葶藶)·대실(大室)
대적(大適)·미호자(米蒿子)

✚ ≪신농본초경(神農本草經)≫ 하품(下品)
✚ 본경 문헌에 기재된 정력자의 효능

　　　　　방광의 물을 내리고 잠복되어 있는 열사(熱邪)를 제거하며 피부 사이의 나쁜 물을 나오게 한다. 얼굴과 눈이 붓고 몸이 불끈 일어나, 열(熱)로 인해 땀띠가 생겨 온몸에 누에알 같은 모양의 종기가 무리를 이루어 꽃잎 모양으로 돋으며 얼굴이 선홍색이 되어 가려운 것을 치료하고 아랫배에 이롭다. 오래 복용하면 사람을 허하게 한다. 풍열(風熱) 등이 침입하여 폐부(肺部)에 종기, 상기(上氣)로 인한 기침, 천식으로 인한 호흡 곤란을 멈추고 흉중의 담음(痰飮)을 제거하며 월경을 통하게 한다.

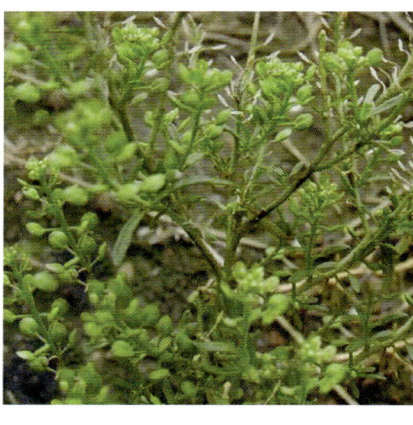
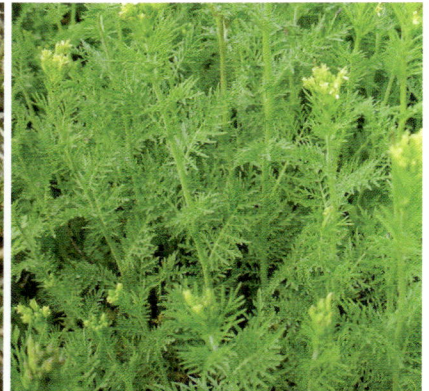

독행채(獨行菜)

학명(學名)_ Lepidium apetalum Willd.

파랑호(播娘蒿)

학명(學名)_ Descurainia sophia (L.) Webb ex Prantl
과속(科屬)_ 십자화과(十字花科) 식물 독행채(獨行菜) 혹은 파랑호(播娘蒿)의 성숙한 종자를 건조하여 약으로 쓴다. 독행채를 북정력자(北葶藶子)라 하고 파랑호를 남정력자(南葶藶子)라고도 한다. 독행채는 식물에 속하고 전 세계적으로 약 148종이 있으며 세계 각지에 분포되어 있다. 중국에는 약 14종이 있고 약으로 약 4종이 쓰인다.

지리분포(地理分布)_ 1. 독행채는 해발 400~2,000m의 산비탈, 강가, 길가 및 촌장 부근에서 대부분 자란다. 동북, 화동, 화북, 서북, 서남 등지에 분포되어 있다.

2. 파랑호는 들, 산비탈, 논밭에 대부분 분포되어 있다. 동북, 화동, 화북, 서남, 서북 각지에 대부분 분포되어 있다.

채집가공(採集加工)_ 여름철 과실이 익으면 나무를 채집하여 햇볕에 말리고 종자를 비벼낸 후 불순물을 제거한다.

용법용량(用法用量)_ 3~9g을 달여 복용한다. 약물을 베로 싸서 달인다.

약리작용(藥理作用)_ 균을 막아주고 심장을 튼튼하게 하며 종양을 막아준다.

성미귀경(性味歸經)_ 쓰고 매우며 크고 한(寒)하다. 폐경(肺經)과 방광경(膀胱經)에 작용한다.

효능주치(效能主治)_ 기(氣)의 운동을 잘 통하게 하고 수도(水道)를 소통하며 붓기를 가라앉히고 폐 안에 쌓인 열을 깨끗이 씻으며 천식을 가라앉힌다. 담연(痰涎)으로 인해 폐(肺)가 막힌 병증, 숨이 차고 기침을 하는데 담이 많은 것, 반듯이 눕지 못하는 증세, 가슴과 옆구리가 불러와 그득해지는 병증, 소변이 잘 나오지 않는 것, 가슴과 배의 수종(水腫), 폐원성심장병(肺源性心臟病)으로 인한 수종 증세에 효험이 있다.

고대명방(古代名方)

온몸이 붓는 증상
고정력(苦葶藶) 4냥을 볶은 후에 가루가 되게 갈아 씨를 뺀 대추 과육과 함께 오동자(梧桐子) 크기만 한 약환을 만들어 매번 15환을 복용하고 상백피(桑白皮)로 달인 탕을 1일 3회 복용한다. 이 처방은 일반 사람들이 믿지 않았다가 시용하면서 자연스럽게 검증되었다.

수종으로 소변이 막힌 증세
첨정력(甜葶藶) 2냥을 볶은 후에 가루가 되게 갈아 대추 20개와 물 1L를 넣고 달인다. 대추를 제거하고 정력(葶藶)가루를 넣고 달여 오동(梧桐) 크기만 한 약환을 매번 50환을 복용하고 점차적으로 늘리면 소변을 잘 통하게 한다. ≪매사방(梅師方)≫

정력(葶藶) 3냥을 취해 면포에 싸서 밥 위에 놓아 쪄서 익힌다. 만저(萬杵)를 으깨어 오동(梧桐) 크기만 한 약환을 만든다. 꿀은 필요하지 않다. 매번 5환에서 점차적으로 7환까지 증가한다. 많이 복용하면 괴로워진다. 만일 기울(氣鬱)이 발작하였을 때 복용하면 소변이 자연히 통하고 수기(水氣)가 아래로 행하면 약 복용을 금한다. 수기를 치료하는데 이 약방만 한 것이 없다. 소부마(蕭駙馬)가 수종통증에 걸려 이 약을 복용한 후, 좋아

졌다. ≪최씨방(崔氏方)≫

배는 부르면서 팔다리는 마르는 수종병(水腫病)

고정력(苦葶藶) 2 L를 볶아서 가루로 갈아 웅한계(雄鷳鷄)의 피와 머리를 제거하고 함께 오동(梧桐) 크기만 한 약환으로 만들어 매번 10환 팥을 달인 탕(湯)으로 1일 3회 복용한다. ≪주후방(肘後方)≫

기침을 하며 기가 역상함

주로 반듯이 눕지 못하거나 전신부종, 혹은 머리와 얼굴이 붓거나 혹은 발이 붓는 증상에 정력자(葶藶子) 3 L를 약한 불로 달인 후에 가루로 만들어 면포에 넣고 이를 청주 5 L에 담가 놓는다. 겨울에는 7일 담그고 여름철에는 3일 담근다. 처음에는 호도 크기만 한 양으로 낮에 2회, 저녁에 1회 복용한다. 겨울에는 낮에 2회, 저녁에 2회 복용한다. 환자의 병세와 체질 등의 상황에 근거하여 소변이 1~2회 통하는 것을 한도로 한다. 만일 급증(急症)이라면 하루가 다 되도록 기다리지 않고 으깨서 즙을 복용한다. ≪최지제방(崔知悌方)≫

약선양생(藥膳養生)

정력주(葶藶酒)

정력(葶藶) 1,000g, 술 5,000㎖

정력을 술에 3일 담가 매일 반 컵씩 2회 복용한다.

소변이 통하는 것을 한도로 한다. 기기(氣機)를 잘 통하게 하고 수도(水道)를 소통하며 붓기를 가라앉힌다. 폐 안에 쌓인 열을 청사(淸瀉)하고 천식을 가라앉힌다. 배에 물이 고여서 배가 커지고 소변이 통하지 않는 데 쓰인다.

정력대조탕(葶藶大棗湯)

정력자 10g, 대추 18개

정력자를 누렇게 볶아 가루로 간다. 대추를 깨끗이 씻어 쪼개어 물 500㎖를 넣고 200㎖되게 달인다. 정력자(葶藶子)가루를 넣어 10분간 달여 탕을 복용하고 대추는 따로 먹는다. 가래를 없애고 천식을 가라앉히며 기기(氣機)를 잘 통하게 하고 수도(水道)를 소통하며 붓기를 가라앉힌다. 습담으로 폐가 막힌 것, 숨이 차 눕지 못하는 것에 효험이 있다.

✦ 의가(醫家)에서 말하는 신농본초 양생법

이고(李杲)는 "정력은 기(氣)를 내려주는 작용이 아주 강하다. 맵고 짠 약물과 함께 사용하면 수종과 막힌 기를 소통시킨다. ≪본초십제(本草十劑)≫에서 말하기를 설약(泄藥)은 막힌 것을 제거한다. 대황(大黃), 정력(葶藶) 유형의 약이 바로 이러하다. 이런 맛은 모두 대한대고(大寒大苦)의 약으로 하나는 막힌 기를 흘러나오게 하고 하나는 막힌 혈을 흘러나오게 한다. 정력(葶藶)의 약성은 쓰고 차다. 기미(氣味)는 후(厚)하고 중(重)하여 대황(大黃) 못지 않다. 게다가 일반 약물의 성능을 초과한다. 때문에 폐경양분(肺經陽分) 속의 막힌 기를 없애고 모두 대변으로 내보낸다. 그것은 이것의 질이 가볍고 음(陰)에 속하는 양약(陽藥)이기 때문이다"라고 했다.

주진형(朱震亨)은 "정력은 화(火)에 속하고 급한 성질에 속한다. 몸속의 수기를 빼주고 허증(虛症)을 겸한 환자는 이런 종류의 약을 사용하지 않는다. 게다가 이것은 사람을 빠르게 상하게 한다. 그렇다면 왜 장기간 복용하여 정기(正氣)가 허약해지도록 하겠는가?"라고 했다.

왕호고(王好古)는 "쓰고 단 2가지 맛의 정력(葶藶)은 치료할 수 있는 병증이 다르다. 장중경(張仲景)은 폐 안에 쌓인 열을 청사(淸瀉)하는 탕(湯)에 고정력(苦葶藶)을 넣었다. 다른 약방에는 첨정력(甜葶藶)을 사용했다. 또한 첨정력(甜葶藶)과 고정력(苦葶藶)을 사용하지 않는 경우도 있다. 기본적으로 쓴맛은 하설(下泄) 작용이 있고 단맛은 늦추는 작용이 있다. 사람의 허실(虛實) 정황에 따라 첨정력(甜葶藶) 혹은 고정력(苦葶藶)을 선택한다. 반드시 허실(虛實) 정황에 대하여 자세히 살펴봐야 한다. ≪신농본초경(神農本草經)≫에서 말하기를, 비록 병증을 치료하는 것이 비슷하다고 하지만 단맛과 쓴맛의 작용이 차이가 있다"라고 했다.

이시진(李時珍)은 "달고 쓴 2종류의 정력(葶藶)은 견우(牽牛)와 비슷하고 흑백 2가지 색깔은 급완(急緩)의 작용이 다르다. 또한 호로(壺盧)와 비슷하다. 달고 쓴 2가지 맛은 좋고 나쁨에 차이가 있다. 대체적으로 첨정력(甜葶藶)의 하설(下泄)의 성질은 평완(平緩)하다. 비록 폐사(肺邪)를 내보내지만 위기(胃氣)를 해치지 않는다. 고정력(苦葶藶)은 하설(下泄)의 성질이 급하다. 폐사(肺邪)를 내보내지만 쉽게 위기(胃氣)를 손상시킨다. 그렇기 때문에 대조(大棗)로 보좌(輔佐)한다. 하지만 폐 속에 수기(水氣)가 쌓여 급한 환자는 고정력(苦葶藶)이 아니면 수사(水邪)를 제거하지 못한다. 다만 물을 제거한 후, 즉시 약을 그만 사용하도록 하고 과량을 복용해서는 안 된다. 장기간 사용하지 못하는데 어떻게 정기를 손상시키겠는가? ≪회남자(淮南子)≫에서 말하기를, 정력(葶藶)은 속이 부르며 그득한 병증을 치료하고 대극(大戟)은 수사(水邪)를 제거한다. 이것들을 사용하며 알맞게 조절하지 못하면 도리어 새로운 병을 초래한다. 약을 사용할 때 알맞게 조절하는 것이 관건이다"라고 했다.

止咳平喘藥

비파엽(枇杷葉)

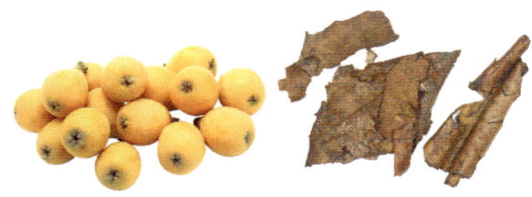

이명(異名)
파엽(杷葉)·파엽(巴葉)·노귤엽(蘆橘葉)

+ ≪명의별록(名醫別錄)≫ 중품(中品)
+ 본경 문헌에 기재된 비파엽의 효능

　　　　욕지기와 딸꾹질이 멈추지 않는 것, 아이를 낳은 후 입이 마른 것을 주로 치료한다. 끓여서 즙을 마시며 주로 갈증을 치료한다. 폐기(肺氣)로 열과 기침이 나고 코끝이 빨갛게 되는 병증, 가슴과 얼굴 위로 부스럼이 생기는 것을 치료한다. 위기(胃氣)를 내려주고 열을 제거하며 더위를 풀어주고 무좀을 치료한다.

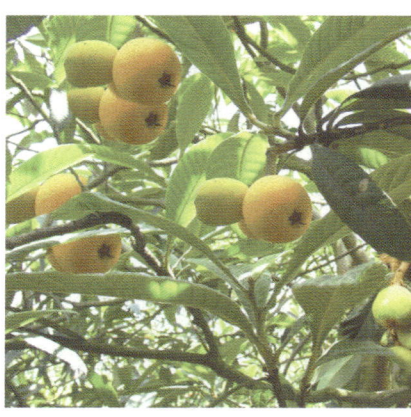

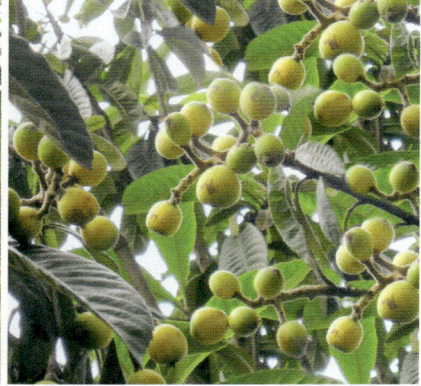

비파(枇杷)

학명(學名)_ Eriobotrya japonica (Thunb.) Lindl.

과속(科屬)_ 장미과(薔薇科) 식물 비파(枇杷) 잎을 건조하여 약으로 쓴다. 비파(枇杷)는 전 세계적으로 약 29종이 있으며 아시아 온대 및 아열대 지역에 분포되어 있다. 중국에는 약 12종이 있고 약으로 1종이 쓰인다.

지리분포(地理分布)_ 평지, 촌가 및 언덕에서 대부분 심는다. 중남, 서남 및 섬서, 강소, 감숙, 절강, 안휘, 복건, 강서, 대만 등지에 분포되어 있다.

채집가공(採集加工)_ 1년 내내 채집할 수 있다. 70~80% 햇볕에 말린 후, 작은 묶음으로 만들어 다시 햇볕에 말린다.

용법용량(用法用量)_ 6~9g을 달여 복용한다.

약리작용(藥理作用)_ 천식을 가라앉히고 기침을 진정하며 혈당을 낮추고 항염작용이 있다.

성미귀경(性味歸經)_ 쓰고 약간 차다. 폐경(肺經)과 위경(胃經)에 작용한다.

효능주치(效能主治)_ 기가 치솟은 것을 내리고 구역(嘔逆)을 멈추게 하며 폐를 깨끗하게 하고 기침을 멎게 한다. 폐열(肺熱)로 인한 기침, 위열(胃熱)로 인한 구역질, 장부의 기(氣)가 위로 거슬러 올라 초래된 천급(喘急), 번열(煩熱)로 인한 갈증에 효험이 있다.

고대명방(古代名方)

폐열로 인한 기침
비파엽, 목통(木通), 관동화(款冬花), 자완(紫菀), 행인(杏仁), 상백피(桑白皮)를 각각 같은 양으로, 대황(大黃)을 절반의 양으로 하여 모두 가루가 되게 갈아 꿀로 앵두 크기만 한 크기의 환(丸)을 만든다. 식후와 취침 전에 1환씩 입에 물고 녹이면 효과를 본다.

신물이 올라오고 욕지기와 딸꾹질이 나는 것
비파엽(털을 제거하고 구운 것), 정향(丁香) 각 1냥씩 인삼 2냥을 가루로 갈아 매번 3전을 물 1사발과 생강 3편을 달여 복용한다. ≪태평성혜방(太平聖惠方)≫

주독이 오른 빨간 코
비파엽, 치자인(梔子仁)을 같은 양의 가루로 만들어 매번 2전 따뜻한 술로 1일 3회 복용한다. ≪본사방(本事方)≫

코피가 멎지 않는 것
비파엽의 잔털을 제거하고 불로 쬐어 말려 부드러운 가루가 되게 간다. 매번 차로 1~2전, 매일 2회 물에 타서 복용한다. ≪태평성혜방(太平聖惠方)≫

군살이 몸 밖으로 비집고 나오는 병으로 붓고 아픈 것
꿀에 볶은 비파엽과 불에 쬐어 말린 오매육(烏梅肉)을 가루로 갈아서 먼저 오매탕(烏梅湯)으로 환부를 씻고 약을 바른다. ≪의림집요(醫林集要)≫

천연두, 피부가 썩어서 문드러진 병증
비파엽을 달인 탕으로 환부를 씻는다. ≪적현방(摘玄方)≫

약선양생(藥膳養生)

비파엽갱미죽(枇杷葉粳米粥)
비파엽 15g, 멥쌀 100g, 얼음사탕 조금

비파엽(枇杷葉)을 면포에 싸서 뚝배기에 넣고 물을 넣어 탕으로 달인다. (혹은 신선한

止咳平喘藥

비파엽 25g을 깨끗이 씻어 잎 뒷면의 잔털을 제거하고 잘게 썰어 탕으로 달인다.) 찌꺼 기를 제거한 다음 멥쌀과 얼음사탕을 넣고 묽은 죽으로 끓인다. 매일 아침저녁으로 따 뜻하게 복용하며 4일을 1회의 치료과정으로 한다.

폐를 깨끗하게 하고 기침을 멎게 한다. 폐열(肺熱)로 인한 기침, 누런색 농성담(膿性痰) 을 뱉는 증세 혹은 가래에 피가 섞여 나오는 병증 등의 증세에 효험이 있다. 한량(寒凉) 으로 인한 기침과 구토하는 환자는 복용하기 적합하지 않다.

고대처방(古代處方)

감로윤폐음(甘露潤肺飲)

방선원류(方選源流)_ 《태평혜민화제국방(太平惠民和劑局方)》 치조방(治燥方)

약물조성(藥物組成)_ 비파엽(枇杷葉), 천문동(天門冬), 초지각(炒枳殼), 숙지황(熟地黃), 석 곡(石斛), 황금(黃芩), 자감초(炙甘草), 생지황(生地黃), 맥문동(麥門冬), 인진호(茵陳蒿)를 각 각 같은 양으로 한다.

포제방법(炮製方法)_ 상술한 약을 거칠게 간 가루로 매번 6g 물에 달여 복용한다. 또 한 탕제로 바꿔 물에 달여 복용한다. 각 약의 용량은 일반적인 조제량에 따라 짐작하여 결정한다.

효능주치(效能主治)_ 열을 제거하고 화를 내려주며 음을 길러주고 마른 것을 윤택하게 하며 기를 소통시키고 이습(利濕) 효능이 있다. 위 속의 몸 밖에서 침입한 열사(熱邪), 잇 몸이 붓고 아픈 병증, 목이 마르고 입에서 냄새가 나는 것, 수시로 나는 피고름, 눈의 흰자위에 핏발이 서고 부으며 아픈 병증, 입안과 혀가 허는 것, 목이 붓고 아픈 병증, 창진(瘡疹), 황달(黃疸), 몸이 약간 붓는 증세, 가슴이 답답하고 숨 쉬는 것이 약하며 힘 이 없고 얕게 쉬며 숨이 찬 병증, 이변비삽(二便秘澀)에 효험이 있다.

✚ 의가(醫家)에서 말하는 신농본초 양생법

맹선(孟詵)은 "비파(枇杷)의 실제 성질은 온(溫)하다. 많이 먹으면 담열(痰 熱)을 유발하고 비장을 상하게 한다. 불고기와 뜨거운 국수와 함께 먹으면 사람 으로 하여금 열독으로 황병(黃病)에 걸리게 한다"라고 했다.

소공(蘇恭)은 "비파엽을 사용할 때 반드시 불로 구운 후에 다시 천으로 잔털을 닦아낸다. 그렇지 않으면 폐장을 자극하여 기침이 멈추지 않게 된다. 혹 은 곡자간(穀子杆)으로 솔을 만들어 털면 깨끗해진다"라고 했다.

뇌효(雷敩)는 "채집한 잎을 저울에 달아보면 젖은 잎의 무게는 1냥이고 마른 잎은 3개가 1냥이 된다. 그래야 성미(性味)를 충분히 얻을 수 있어 약으로 쓸 수 있다. 거친 천으로 잔털을 닦아내고 또 감초(甘草) 물로 1회 씻은 다음 명주로 이것을 닦아낸다. 매 1냥의 잎에 2전 반의 수유(酥油)를 바르고 구운 후에 사용할 수 있다"라고 했다.

이시진(李時珍)은 "위병을 치료할 때 생강즙을 비파엽에 발라 다시 굽는다. 폐병을 치료할 때 꿀물을 비파엽에 바른 다음 다시 굽는다. 이렇게 하면 효과가 더욱 좋다"라고 했다.

도홍경(陶弘景)은 "비파엽을 끓인 즙을 복용하면 성질이 약간 차다"라고 했다.

이시진(李時珍)은 "비파엽의 기는 얇고 미(味)는 후(厚)하며 양(陽) 중의 음(陰)에 속한다. 위병을 치료할 수 있고 폐병에 이것을 사용하는 것은 경기(頃氣)의 효능을 취한 것이다. 폐기(肺氣)는 허화(虛火)를 숙강(肅降)하면 담리(痰利)를 강멸(降滅)할 수 있다. 구토환자는 또한 토하지 않고 기침을 하는 사람은 기침을 하지 않는다. 위기(胃氣)가 거슬러 올라와 위로 치밀어서 일어나는 증세도 치료되고 갈증이 나는 사람도 증세가 사라진다"라고 했다.

구종석(寇宗奭)은 "비파엽은 폐열(肺熱)로 인한 기침을 치료하는 데 아주 효험이 있다. 한 여인이 폐열(肺熱)로 장기간 기침에 걸려 몸이 마르고 여위며 신체는 불에 구운 것처럼 뜨거워짐으로써 날로 몸의 정기(正氣)와 기혈(氣血)이 허약해졌다. 비파엽(枇杷葉), 관동화(款冬花), 목통(木通), 행인(杏仁), 자완(紫苑), 상백피(桑白皮)를 각각 같은 양으로, 대황(大黃)을 절반의 양으로 각각 일반적인 규정에 따라 처리하여 부드러운 가루로 갈아 꿀로 앵두 크기만 한 환을 만들어 매번 식후와 취침 전에 1환씩 복용하였는데 약을 다 먹기도 전에 병이 나았다"라고 했다.

止咳平喘藥

백과(白果)

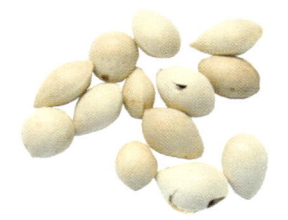

이명(異名)
은행(銀杏)·불지갑(佛指甲)

+ ≪일용본초(日用本草)≫
+ 본경 문헌에 기재된 백과의 효능

　　　　　　익혀 먹으면 폐를 따뜻하게 하고 기에 이로우며 천식과 기침을 가라앉히고 소변을 줄여주며 소변이 혼탁한 것을 제거한다. 생으로 먹으면 가래를 제거하고 소독하며 인체 내의 기생충을 제거한다. 씹어서 코와 얼굴, 손발에 바르면 주름을 제거하고 개선(疥癬), 감질(疳疾), 음슬(陰虱)을 치료한다.

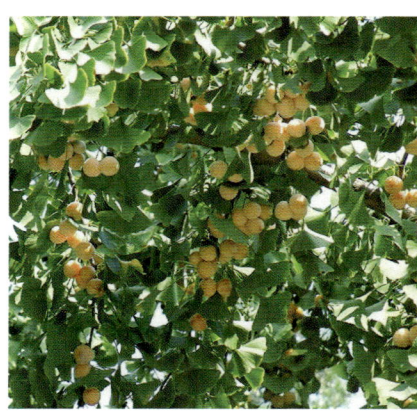 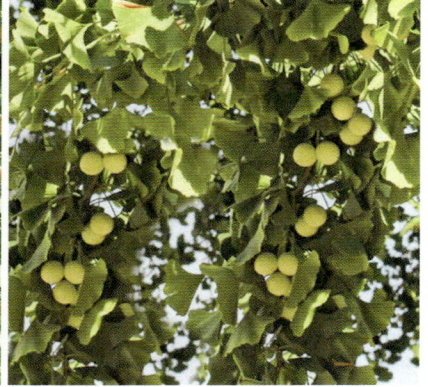

은행(銀杏)

학명(學名)_ Ginkgo biloba L.

과속(科屬)_ 은행과(銀杏科) 식물 은행(銀杏)의 성숙된 종자를 건조하여 약으로 쓴다. 은행은 세계에서 잔존하는 살아 있는 식물화석 중의 하나이다. 중생대(中生代)의 혈유(孑遺) 식물로서 중국, 한국, 일본, 유럽 등지에 주로 분포한다.

지리분포(地理分布)_ 천목산 해발 500~1,000m의 산성 토양에서 자란다. 배수가 좋은 지대의 자연삼림이 주요 야생지이다. 북쪽으로 심양, 남쪽으로 광주, 동쪽으로 화동, 서남, 귀주, 운남에서 모두 재배된다.

채집가공(採集加工)_ 가을철 종자가 성숙될 때 채집하여 육질 외 종피를 제거한 후, 깨끗이 씻어 약간 찌거나 약간 끓여 불에 말린다.

용법용량(用法用量)_ 4.5~9g을 달여 복용한다.

약리작용(藥理作用)_ 과민을 막아주고 가래를 없애며 혈압을 낮추고 기체면역기능을 조절하며 노화를 방지하고 병원미생물을 막아준다.

성미귀경(性味歸經)_ 달고 쓰며 떫고 평(平)하다. 독이 있다. 폐경(肺經)에 작용한다.

효능주치(效能主治)_ 대탁(帶濁)을 멈추고 폐(肺)의 기운을 수렴하며 천식을 멈추게 하고 소변을 줄여준다. 가래가 많고 폐기(肺氣)가 막혀 숨이 차고 기침을 하는 증상, 대하(帶下)로 소변이 혼탁한 것, 소변이 저절로 나오거나 자주 소변을 보는 증세에 효험이 있다.

고대명방(古代名方)

소변이 빈번한 증세
백과(白果) 14개, 7개는 생것, 7개는 구운 것을 동시에 먹는다. 효과를 보면 멈춘다.

소변이 혼탁한 것
백과인(白果仁) 생것 10개를 으깨어 물에 타서 매일 1회 복용한다. 완치될 때까지 복용한다.

손발이 트는 것
백과(白果)를 씹어서 매일 저녁 환부에 바른다.

감기에 걸려 기침하고 심하고 가래가 끓어서 숨이 차는 증세
백과(白果) 7개를 구워 숙애(熟艾)를 7개의 환을 만들어 백과 속에 하나씩 넣고 종이로 싸서 또 한 번 구운 후에 애(艾)를 빼고 식용한다. ≪비온방(秘韞方)≫

담(痰)이 성하여 발생하는 기침
1. 압장산(鴨掌散): 은행(銀杏) 5개, 마황(麻黃) 2전 반, 자감초(炙甘草) 2전, 1그릇 반의 물을 8분 되게 끓여 자기 전에 복용한다.

2. 백과(白果) 21개를 누렇게 닦아 마황(麻黃) 3전, 소자(蘇子) 2전, 관동화(款冬花), 법제반하(法製半夏), 꿀로 구운 상백피(桑白皮) 각 2전씩 행인(杏仁)의 뾰족한 끝을 제거한 것, 황금(黃芩) 약간 구운 것을 각 1전 반씩 감초(甘草) 1전과 3그릇의 물에 2그릇 되게 달여 2회에 나눠 복용한다. 생강(生薑)은 사용하지 않는다. 균견(均見)의 ≪섭생방(攝生方)≫

주조비(酒糟鼻, 주독이 오른 빨간 코)
은행(銀杏)을 주부조(酒浮糟)와 함께 씹어 부숴 저녁에 바르고 아침에 씻어낸다. ≪의림집요(醫林集要)≫

개에 물려서 생긴 창증(瘡證)
백과인(白果仁)을 씹어 부숴 환부에 바른다.

止咳平喘藥

약선양생(藥膳養生)

백과증압(白果蒸鴨, 백과오리찜)

백과(白果) 250g, 파 20g, 강편(薑片) 20g, 물오리 1마리, 소흥황주 50g, 정제소금 10g, 후춧가루 1g, 산초 12알, 숙저유(熟豬油) 500g, 숙계유(熟鷄油) 20g, 젖은 전분 2g, 멀건 국물 280g

백과(白果)의 껍질을 제거하여 끓는 물에 넣고 익힌다. 막을 제거하고 양쪽 끝을 잘라 대나무 꼬챙이로 속을 파내고 끓는 물에 담가 쓴맛을 제거한 후, 기름 가마에 1분간 튀기다가 건진다. 물오리의 머리를 떼어내고 발을 깨끗이 씻어 물기를 말린다. 정제소금 8g, 후춧가루 2g, 소흥황주 50g을 넣고 골고루 저어 오리 몸 안팎에 골고루 발라 김이 오른 사발에 놓고 파, 생강, 산초, 진한 즙, 멀건 국물을 부어 푹 익었을 때에 쟁반에 담는다. 냄비를 중불에 놓고 정제소금, 멀건 국물, 후추, 젖은 전분으로 즙을 만들어 즙이 진하지 않도록 하고 닭기름을 오리고기에 바른다.

폐(肺)의 기운을 수렴하고 기침을 멎게 하며 천식을 가라앉히고 몸을 보양한다. 음(陰)이 허한 것으로 인한 골증(骨蒸), 발열이 조수(潮水)처럼 주기적으로 나타나는 병증, 갈증, 기침에 효험이 있다. 황대(黃帶)를 멈추고 소변이 자주 나오고 소변이 탁하고 요도에서 고름처럼 탁한 것이 나오는 병증을 치료한다.

✚ 의가(醫家)에서 말하는 신농본초 양생법

이시진(李時珍)은 "은행(銀杏)은 강남에서 생산되고 선성(안휘 선성)에서 나는 것이 가장 좋다. 나무 높이는 십여m나 되고 잎은 얇다. 잎의 무늬는 세로로 배열되어 압장형(鴨掌狀)과 비슷하고 치아가 부족하다. 정면은 녹색이고 뒷면은 약간 연하다. 2월에 꽃이 필 무렵 무리를 이루고 꽃은 청백색을 띤다. 매일 오후 9시경부터 11시경 사이에 꽃이 피고 꽃이 핀 후에 수시로 떨어지기 때문에 꽃이 피는 전체 과정을 보기 드물다. 1개 가지에는 110여 개 과실을 맺는다. 과실은 연자(楝子) 형태와 비슷하고 서리가 내린 후에야 익고 과육을 제거하고 다만 과핵(果核)만 과품(果品)으로 남긴다. 과핵(果核)의 두 머리끝은 뾰족하다. 2개의 능이 있는 것은 자성(雌性)이다. 3개의 능이 있는 것은 웅성(雄性)이다. 핵인(核仁)이 여릴 때는 녹색이고 시간이 지나면 노란색으로 변한다. 반드시 자웅을 동시에 심는다. 자웅나무가 서로 마주해야 효험이 있다. 혹은 자수(雌樹)가 물 근처에 있어도 효험이 있다. 혹은 자수(雌樹) 위에 1개의 구멍을 뚫고 구멍 안에 웅수(雄樹) 가지를 넣은 다음에 진흙으로 발라놔도 효험이 있다. 음양(陰陽)이 서로 감응하는 오묘한 도리가 바로 이렇다. 은행(銀杏)나무의 무늬는 희고도 세밀하고 수명이 길다"라고 했다.

오서(吳瑞)는 "자주 백과(白果)를 먹으면 기가 울체되어 풍이 움직인다. 소아가 먹으면 대다수는 혼미상태에 이르고 갑작스럽게 심한 정신적 자극을 받아 놀라서 정신을 잃고 넘어지며 몸이 싸늘해지며 감질(疳疾)을 초래한다. 뱀장어와 함께 먹으면 사람으로 하여금 쉽게 연풍병(軟風病)에 걸리게 한다"라고 했다.

이시진(李時珍)은 "은행은 송조 초년에 이르러서야 이름을 날렸다. ≪본초(本草)≫를 엮은 사람들은 모두 이것을 수록하였다. 최근 약방에서도 자주 이것을 사용한다. 이것의 기는 얇고 맛은 두텁다. 성질은 떫은 것을 거두어들이며 색은 희고 금(金)에 속한다. 때문에 폐경(肺經)으로 들어가 폐기를 이롭게 하고 천식을 가라앉히며 기침을 멎게 하고 소변이 많은 것을 치료한다. 생으로 으깨 먹으면 기름때를 제거하기 때문에 가래와 혼탁한 것을 없애는 효능이 있다. 사람들은 이것의 꽃을 보지 못했다. 이 꽃은 저녁에 피기 때문에 음독물질이다. 그래서 인체 내의 기생충을 제거하고 소독작용이 있다. 만일 많이 먹으면 수삽(收澁)이 과도하여 사람으로 하여금 기체(氣滯), 혼미, 배의 살이나 살갗이 부으면서 당기는 병증을 초래하기 때문에 ≪물류상감지(物類相感志)≫에서 은행(銀杏)을 먹으면 사람을 취하게 한다고 하였다. ≪삼원연수서(三元延壽書)≫에서는 1,000개의 백과(白果)는 사람을 죽인다고 하였다. 또한 말하기를 이전 몇몇 기아에 허덕이는 사람이 1돈의 백과를 먹고 이튿날 모두 죽었다"라고 했다.

止咳平喘藥

왜지다(矮地茶)

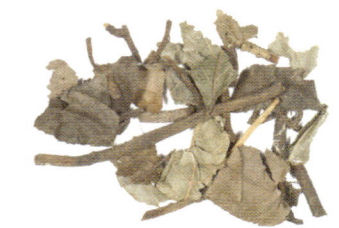

이명(異名)
엽하홍(葉下紅)・엽저홍(葉底紅)
설리주(雪裡珠)・왜각초(矮脚草)
지차(地茶)・왜차(矮茶)

✚ 송(宋)・≪도경본초(圖經本草)≫

✚ 본경 문헌에 지대된 왜지다의 효능

　　　수시로 가슴이 답답한 증세를 치료하고 풍담(風痰)을 제거한다. 독을 풀어주고 뭉친 혈을 풀어준다.

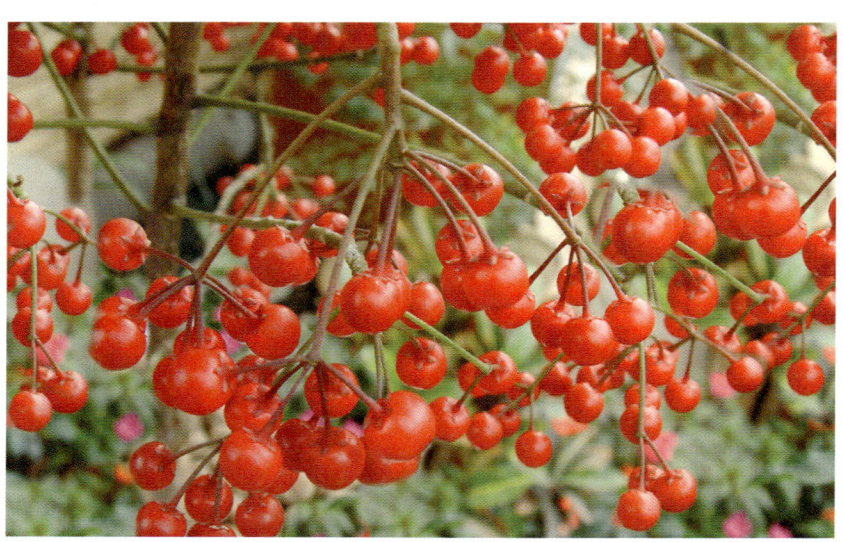

자금우(紫金牛)

학명(學名)_ Ardixia japonica (Thnb.) Bl.

과속(科屬)_ 자금우과(紫金牛科) 식물 자금우의 전주(全株)를 건조하여 약으로 쓴다.

지리분포(地理分布)_해발 1,200m 이하의 낮은 산림지대 및 대나무 숲 아래에서 대부분 자란다. 섬서 및 장강 유역 이남 각지(해남을 제외)에 분포되어 있다.

채집가공(採集加工)_ 1년 내내 채집할 수 있고 가을철에 채집하는 것이 가장 좋으며 뿌리째 식물을 뽑아 깨끗이 씻어 햇볕에 말린 후에 잘라서 생으로 사용한다.

용법용량(用法用量)_ 10~30g을 달여 복용한다.

약리작용(藥理作用)_ 천식을 가라앉히고 기침을 멎게 하며 가래를 없애고 병원미생물을 예방한다.

성미귀경(性味歸經)_ 쓰고 매우며 평(平)하다. 폐경(肺經), 간경(肝經)에 작용한다.

효능주치(效能主治)_ 습열(濕熱)을 청리(淸利)하고 기침을 멎게 하며 천식을 가라앉히고 어혈을 제거하며 혈맥의 소통을 원활하게 한다. 기침가래가 끓어서 숨이 차는 증세, 수종으로 소변이 적고 습열(濕熱)의 사기(邪氣)로 인해 온몸과 눈, 소변(小便)이 누렇게 되는 것, 풍습비통(風濕痹痛), 타박상, 월경이 있어야 할 시기에 월경이 없고 월경통이 있는 증상에 효험이 있다.

약선양생(藥膳養生)

통비탕(通痹湯)

왜지다(矮地茶), 창출(蒼朮), 누로(漏蘆), 계혈등(鷄血藤), 한방기(漢防己), 심골풍(尋骨風) 각 10g
물에 달여 매일 1제씩 복용한다.

풍을 몰아내고 습사(濕邪)를 제거하며 열을 제거하고 독을 풀어주며 기침을 멎게 하고 천식을 가라앉히며 어혈을 제거하고 혈맥의 소통을 원활하게 한다. 풍습지사(風濕之邪)로 초래된 관절통증에 효험이 있다.

열비(熱痹)에는 황백(黃柏), 호장(虎杖), 백석영(白石英)을 넣는다. 전신에 고열이 있고 입이 마르며 갈증이 나고 대변이 굳어지며 소변이 누런 증세에는 금은화(金銀花), 연교(連翹), 석고(石膏)를 사용한다.

풍한(風寒)으로 인한 습비(濕痹)에는 독활(獨活), 방풍(防風), 계지(桂枝), 강황(薑黃)을 넣는다. 하지통증에는 우슬(牛膝)을 넣는다.

왜지다탕(矮地茶湯)

왜지다(矮地茶), 자초(紫草), 사삼(沙蔘), 상피(桑皮) 각 10g, 행인(杏仁) 6g, 패모(貝母), 도인(桃仁), 감초(甘草) 각 5g
물로 달여 매일 1제씩 복용한다. 7일을 1회의 치료과정으로 한다.

가래를 없애고 독을 풀어주며 습열을 청리하고 기침을 멎게 하며 천식을 가라앉히고 어혈을 제거하여 혈맥의 소통을 원활하게 하다. 소아백일해(小兒百日咳)에 효험이 있다. 경련성진해(痙攣性陣咳) 환자는 정력(葶藶) 10g, 지룡(地龍) 5g을 넣는다. 기침과 가래가 많은 환자는 축황(竺黃), 담성(膽星) 3g을 넣는다. 담구(痰嘔)가 많은 환자는 자석(赭石) 10g, 법반하(法半夏) 5g을 넣는다. 얼굴과 눈이 붓는 환자는 폐경초(肺經草), 압척초(鴨蹠草) 10g을 넣는다. 가래에 피가 섞여 나오는 병증(病症)이 심한 환자는 도인(桃仁)을 제거하고 모근(茅根) 30g, 우절(藕節) 10g을 넣는다. 폐기(肺氣)가 허한 환자는 사삼(沙蔘)

30g을 넣는다.
습열을 청리하고 기침을 멎게 하며 천식을 가라앉히고 어혈을 제거하여 혈맥의 소통을
원활하게 한다.

나한과(羅漢果)

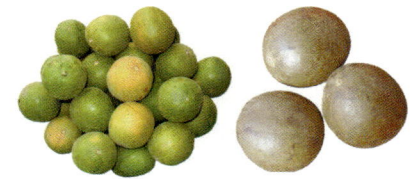

이명(異名)
납한과(拉汗果) · 가고과(假苦瓜) · 광과목별(光果木鱉) · 금불환(金不換)

✚ ≪광서본초선편(廣西本草選編)≫에 기재된 나한과의 효능

      폐를 청결하게 하고 기침을 멎게 하며 장을 윤택하게 하여 변을 통하게 한다. 급만성기관지염, 급만성편도선염, 인후염, 급성위염, 변비를 치료한다.

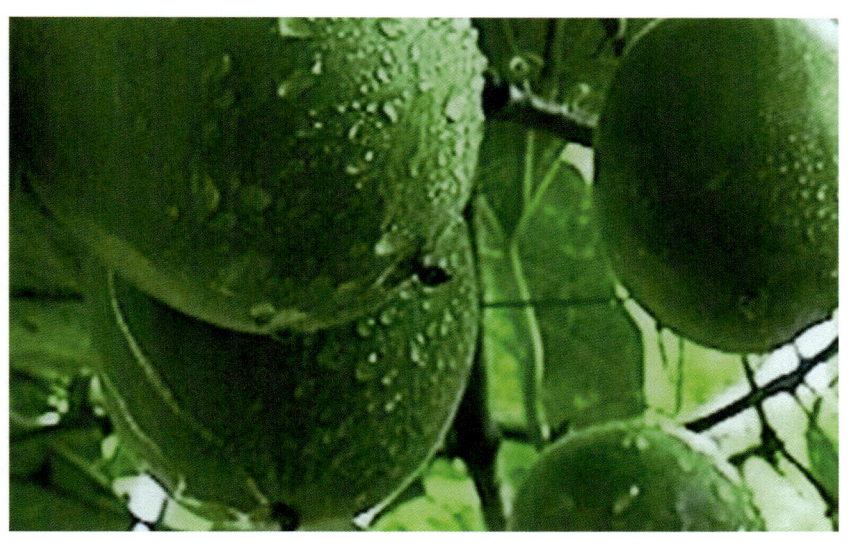

止咳平喘藥

나한과(羅漢果)

학명(學名)_ Momordica grosvenori Swingle

과속(科屬)_ 호로과(葫蘆科) 식물 나한과(羅漢果)의 과실을 건조하여 약으로 쓴다. 나한과(羅漢果)는 전 세계적으로 약 7종이 있으며 인도, 중국 남부, 중남반도에 분포되어 있다. 중국에는 약 4종이 있고 약으로 2종이 쓰인다.

지리분포(地理分布)_ 해발 400~1,400m 이상의 산비탈 숲 아래 및 수풀, 강가 습지에서 대부분 자란다. 호남, 강서, 광서, 광동, 귀주 등지에 대부분 분포되어 있다. 광서의 일부 지역에서 이미 중요한 경제작물로 재배된다.

채집가공(採集加工)_ 가을철 과실이 연녹색으로부터 녹색이 될 때 채집하여 며칠 말려 저온에서 건조시킨다.

용법용량(用法用量)_ 9~15g을 달여 복용한다.

약리작용(藥理作用)_ 면역기능을 올려주고 기침을 진정하며 가래를 없애고 항균작용이 있으며 간 손상을 막아준다.

성미귀경(性味歸經)_ 달고 서늘하다. 폐경(肺經)과 대장경(大腸經)에 작용한다.

효능주치(效能主治)_ 장을 매끄럽게 하고 변을 통하며 열을 제거하고 폐를 윤택하게 한다. 목이 아프며 목이 쉬어서 말을 제대로 하지 못하는 증상, 폐화(肺火)로 인한 마른기침, 장이 건조하여 오는 변비 증세에 효험이 있다.

고대명방(古代名方)

변비
나한과(羅漢果) 1개를 물에 달여 복용한다. ≪청초약(青草藥)≫

설사
나한과(羅漢果) 6~15g을 물에 달여 복용한다. ≪청초약(青草藥)≫

생리통
나한과(羅漢果)를 술에 담가 내복한다. ≪청초약(青草藥)≫

불면증
나한과(羅漢果) 6~15g을 물에 달여 복용한다. ≪청초약(青草藥)≫

백일해
나한과(羅漢果) 1개, 곶감 1개를 물에 달여 복용한다. ≪청초약(青草藥)≫

약선양생(藥膳養生)

나한과차(羅漢果茶)
나한과(羅漢果) 2개
나한과를 으깨어 물에 담가 차 대신 많이 마신다.
장을 매끄럽게 해주고 변을 통하게 하며 열을 제거하고 폐를 윤택하게 한다. 폐열(肺熱)로 인한 목 통증에 쓰이고 발성기관을 보호한다.

나한과육탕(羅漢果肉湯)
나한과(羅漢果) 45g, 돼지고기 살코기 100g
나한과와 돼지고기 살코기를 모두 편으로 썰어 적당량의 물을 넣고 끓여 익힌다. 식염을 조금 넣어 맛을 조절하여 매일 2회 복용한다.

허를 보하고 마른 것을 윤택하게 하며 기침을 멎게 한다. 오랜 기침으로 인한 폐가 허한 것, 폐(肺)가 허손되어 오는 허로(虛勞) 기침에 효험이 있다.

나한과속용음(羅漢果速溶飮, 나한과를 녹여서 마심)

나한과(羅漢果) 250g, 백설탕 500g

나한과(羅漢果)를 깨끗이 씻고 으깨어 약한 불로 농축시켜 물에 15분씩 3회 달인다. 달인 액체를 합하여 압쇄하여 병에 넣는다. 매번 10g씩 끓인 물로 녹여 횟수는 제한하지 않고 마신다.

열을 제거하고 폐를 윤택하며 목에 이롭다. 급만성 인염(咽炎)과 후염(喉炎) 등의 증세에 효험이 있다.

止咳平喘藥

開
竅
藥

開竅藥

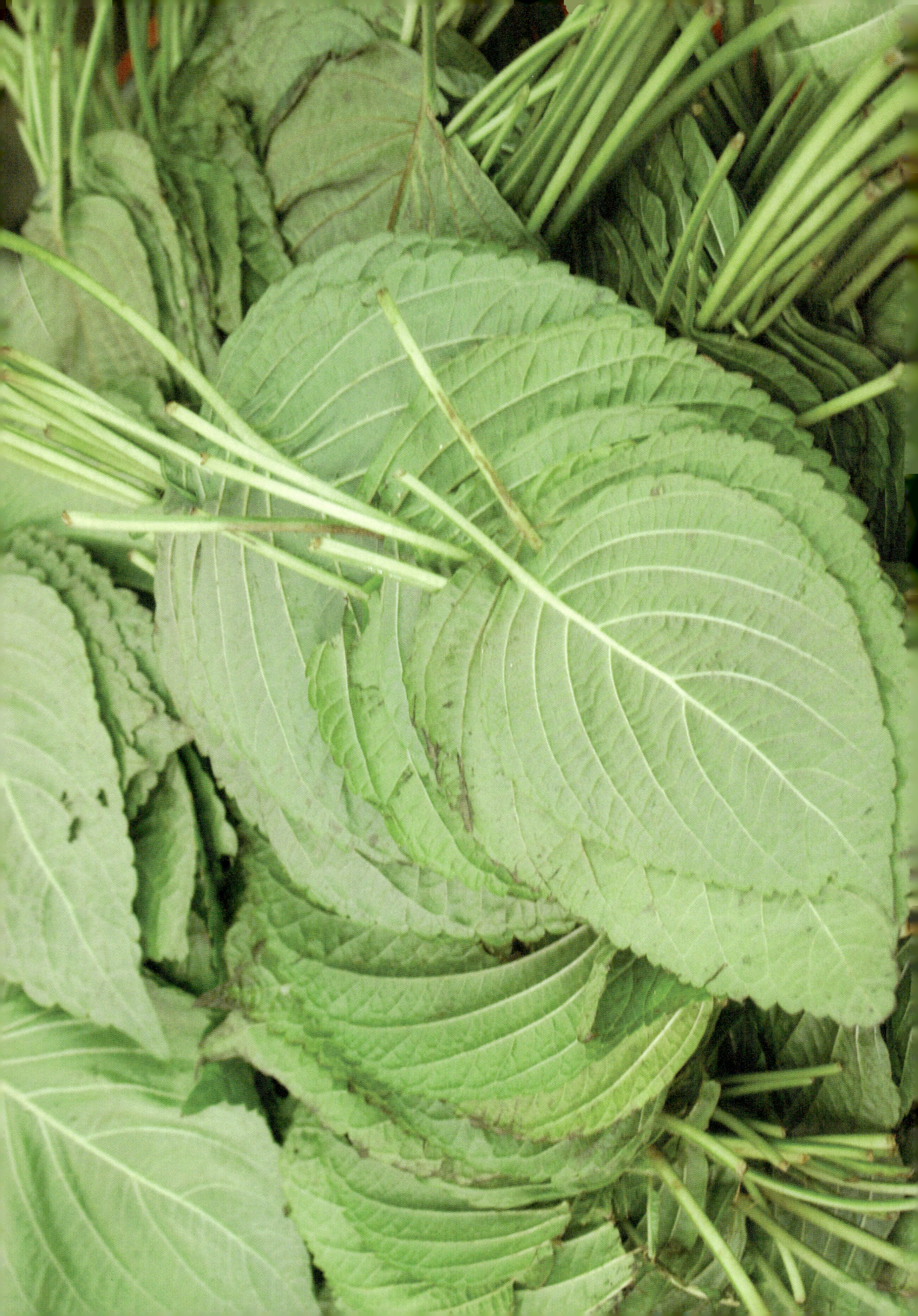

개규약

개념(槪念)

한의학 이론 중 무릇 신향주찬(辛香走竄)의 성질로 구멍을 열어주고 정신이 깨어나게
하는 것이 주요작용이며 폐증(閉證)으로 정신이 혼미해지는 것을 치료하는 약물을 개규
약이라 한다.

효능(效能)

개규약의 맛은 맵고 기는 향기로우며 주찬(走竄)에 능숙하고 심경(心經)에 속한다. 열고
닫히는 것을 회복시키고 기관을 통하게 하고 구멍을 열어주며 뇌를 깨워 정신을 회복
시키는 작용이 있다. 일부 개규약은 신향주찬(辛香走竄)의 특성과 함께 혈을 소통시키며
통증을 멈추고 기를 소통시키며 독을 풀어주고 더러운 것들을 몰아내는 등의 효능이
있다.

약리작용(藥理作用)

한의과학 연구에 의하면 개규약은 주로 중추신경계통을 흥분시키는 작용이 있고 심장
과 호흡을 흥분시키며 진통, 고혈압을 내리는 작용이 있다. 어떤 약물은 항염, 항균작용
도 있다.

적용범위(適用範圍)

개규약은 주로 외감(外感)으로 인한 급성열병, 심포(心包)에 열이 있는 것, 탁한 가래를
삭이고 구멍을 맑게 하며 정신이 어지럽고 헛소리를 하는 증상, 간질에 주로 사용한다.
어린아이의 경련, 중풍 등으로 갑자기 의식을 잃거나 경련을 일으키는 증상에 쓰인다.
또한 탁하고 막혀 가슴이 냉하고 아프며 가득하여 답답한 증세, 월경(月經)이 있어야 할
시기에 월경(月經)이 없는 것, 피가 뭉쳐 기가 막힌 통증에 쓰인다. 적게 먹어도 배가 더
부룩한 것, 눈이 충혈되며 목이 붓는 것, 종기와 부스럼 등의 증세를 치료한다.

안식향(安息香)

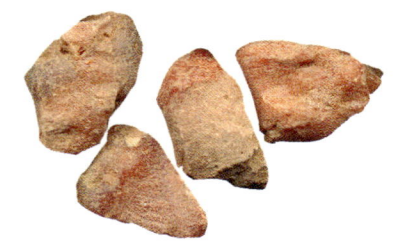

이명(異名)
졸패나향(拙貝羅香)·식향(息香)
백화랑(白花榔)·수안식(水安息)

✚ ≪당본초(唐本草)≫
✚ 본경 문헌에 기재된 안식향의 효능

　　　주로 가슴과 배 부위의 병사(病邪), 귀주(鬼疰)를 치료한다. 사기망량(邪氣魍魎), 귀태혈사(鬼胎血邪), 고(蠱)의 독으로 생기는 위급한 병증을 막아준다. 갑자기 크게 토하고 설사하며 풍(風)으로 인해 통증이 온몸을 돌아다니는 병증, 정액이 저절로 새어나오는 병증을 치료하고 신기(腎氣)를 따뜻하게 하며 부인의 혈금(血噤), 동시에 산후 혈허(血虛)로 인하여 머리가 어지러워 핑 도는 것을 치료한다. 여자가 밤에 귀신과 성교하는 꿈을 꾸는 증세는 취황(臭黃)과 함께 환을 만들어 단혈(丹穴), 영단(永斷)을 태워 연기를 쐰다. 태우면 귀신은 가고 정신이 돌아온다. 중오염매(中惡魘寐), 노채전시(勞瘵傳屍)를 치료한다.

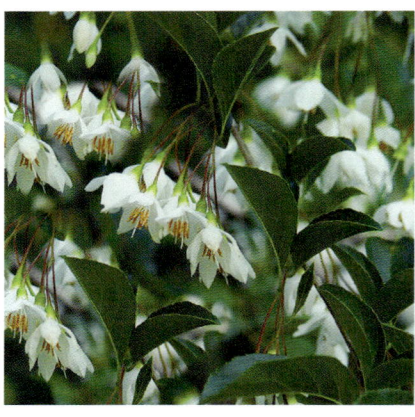 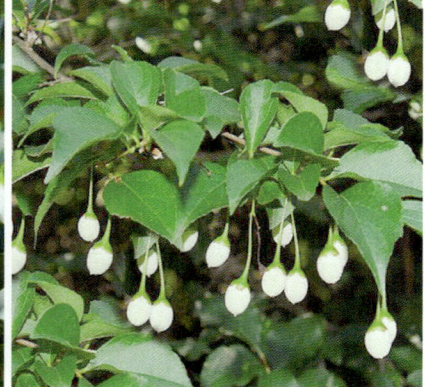

백화수(白花樹)

학명(學名)_ Sryrax tonkinensis (Pierre) Craib ex Hart.
과속(科屬)_ 안식향과(安息香科) 식물 백화수의 수지(樹脂)를 건조하여 약으로 쓴다.
지리분포(地理分布)_ 해발 100~2,000m의 산골짜기, 산비탈, 나무가 듬성듬성한 숲 및 임연(林緣)에서 자란다. 강서, 복건, 광동, 호남, 광서, 해남, 귀주, 운남 등지에 대부분 분포되어 있다.

채집가공(採集加工)_ 나뭇가지가 자연적으로 손상되거나 혹은 여름, 가을에 나뭇가지를 베어 흘러나온 수지(樹脂)를 그늘에 말린다.

용법용량(用法用量)_ 0.6~1.5g을 가루로 만들어 사용한다.

약리작용(藥理作用)_ 가래를 없앤다.

성미귀경(性味歸經)_ 맵고 쓰며 평(平)하다. 심경(心經), 비경(脾經)에 작용한다.

효능주치(效能主治)_ 기를 소통시키고 혈을 소통시키며 구규(九竅)를 열어주고 정신을 깨워주며 통증을 멈춘다. 중풍으로 담(痰)이 성하여 기(氣)가 막힘으로써 팔다리가 차고 심지어 기절하는 병증, 기가 울체되어 갑자기 쓰러지는 증상, 심장과 배가 아프고 중악(中惡)으로 인한 혼미, 산후에 출혈이 심해 정신이 혼미해진 증세, 소아경련 증세에 효험이 있다.

고대명방(古代名方)

갑자기 심장이 아픈 것

안식향(安息香)을 가루로 갈아 끓는 물로 반 전을 복용한다. ≪세의득효방(世醫得效方)≫

소아복통, 다리를 구부리면서 우는 증세

술로 찐 안식향(安息香)을 연고로 만들고 침향(沈香), 목향(木香), 정향(丁香), 곽향(藿香), 팔각회향(八角茴香) 각 3전, 향부자(香附子), 축사인(縮砂仁), 자감초(炙甘草) 각 1전을 모두 가루로 갈아 연고와 졸인 꿀로 조절하여 감자(茨子) 크기만 한 환을 만든다. 매번 1환 자소탕(紫蘇湯)으로 녹여 복용한다. ≪전유심감(全幼心鑑)≫

소아경사(小兒驚邪)

콩알만 한 크기의 안식향(安息香) 1개를 태우면 경기(驚氣)를 일으키는 사기(邪氣)가 자연스럽게 사라진다. ≪기효양방(奇效良方)≫

역절풍사(曆節風邪)로 인하여 아픈 병증

얇게 자른 돼지고기 살코기 4냥, 안식향(安息香) 2냥을 병에 회(灰)를 깔아놓고 센 불에 반편(版片)으로 막아놓고 안식향(安息香)을 동반편(銅版片) 위에 놓고 태워 입구를 아픈 부위에 놓고 공기가 통하지 못하게 한다. ≪태평성혜방(太平聖惠方)≫

약선양생(藥膳養生)

대활락주(大活絡酒)

안식향(安息香), 서각(犀角) 각 5g, 초오(草烏), 마황(麻黃), 오약(烏藥), 인삼(人蔘), 혈갈(血竭), 호골(虎骨), 천남성(天南星), 전갈(全蠍), 구판(龜板) 각 15g, 백화사(白花蛇), 감초(甘

草), 천마(天麻), 복령(茯苓), 백출(白朮), 하수오(何首烏), 골쇄보(骨碎補), 백두구(白豆蔻), 유향(乳香), 적작(赤芍), 몰약(沒藥), 오초사(烏梢蛇) 각 30g, 위령선(威靈仙), 갈근(葛根), 흑부자(黑附子), 당귀(當歸) 각 40g, 양두첨(兩頭尖), 관중(貫衆), 강활(羌活), 황금(黃芩), 송지(松脂), 향부(香附), 현삼(玄蔘), 관계(官桂), 곽향(藿香), 침향(沈香), 강잠(僵蠶), 황련(黃連), 대황(大黃) 각 15g, 숙지(熟地) 50g, 목향(木香), 청피(靑皮), 정향(丁香) 각 24g, 세신(細辛) 9g, 방풍(防風) 35g, 지룡(地龍) 20g, 사향(麝香), 편뇌각 3g, 우황(牛黃) 7g, 65도 고량주 5 L 고량주에 10일 담근 후에 여과하여 찌꺼기를 제거하여 비축한다. 매일 1회, 매번 15㎖, 자기 1시간 전에 마신다.

정기(正氣)를 북돋워주고 풍을 몰아내며 혈을 소통시키고 경락을 통하게 한다. 노인의 기를 소통시키고 풍사(風邪) 침습으로 인한 허리와 대퇴가 시린 통증, 마비 등의 증세에 효험이 있다.

고대처방(古代處方)

십향통규리기환(十香通竅理氣丸)

방선원류(方選源流)_ ≪성제총록(聖濟總錄)≫ 개규방(開竅方)

약물조성(藥物組成)_ 안식향(安息香) 15g, 정향(丁香) 15g, 소합향(蘇合香) 15g, 침향(沈香) 15g, 목향(木香) 15g, 단향(檀香) 15g, 사향(麝香) 15g, 훈륙향(熏陸香) 15g, 향부(香附) 15g, 백출(白朮) 15g, 고량강(高良薑) 15g, 주사(朱砂) 15g, 필발(蓽撥) 30g, 빙편(冰片) 30g, 강후박(薑厚朴) 30g, 서각(犀角)가루 30g, 가자피(訶子皮) 30g

포제방법(炮製方法)_ 상술한 약을 부드럽게 가루로 갈아 꿀로 오동자(梧桐子) 크기만 한 환(丸)을 만들어 매번 5환을 1일 3~4회 따뜻할 때 술로 복용한다.

효능주치(效能主治)_ 구멍을 열어주고 기를 다스리며 통증을 멈춘다. 중악(中惡)의 증상이 나타나 혼미(昏迷)하게 되는 증세, 더위로 갑자기 크게 토하고 설사하는 증상, 심장과 배가 몹시 부르며 속이 그득하고 아픈 것, 식욕이 없는 것, 두 옆구리가 붓고 아픈 것, 더운 기운으로 불편한 것, 가슴통증, 구토, 설사, 위기(胃氣)가 거슬러 올라와 위로 치밀어서 일어나는 증세, 기가 울체되어 갑자기 쓰러지는 증상에 효험이 있다.

✚ 의가(醫家)에서 말하는 신농본초 양생법

　　이시진(李時珍)은 "이런 향은 각종 사(邪)를 안식시키고 각종 악(惡)을 물리기 때문에 안식향(安息香)이라 부른다. 한 사람은 안식은 한나라의 국명(國名)으로 범서(梵書)에서는 이를 졸패나향(拙貝羅香)이라 칭하였다"라고 했다.

소공(蘇恭)은 "안식향(安息香)은 서융에서 생산되고 송지(松脂)와 아주 비슷하다. 황흑색을 띠고 덩어리 형태를 이룬다. 막 채집한 것도 아주 부드럽다"라고 했다.

이순(李珣)은 "안식향(安息香)은 해남의 파사국(波斯國)에서 자라고 나무 속의 지액(脂液)으로 형태는 도수교(桃樹膠)와 비슷하며 가을에 수집한다"라고 했다.

장우석(掌禹錫)은 "단성식(段成式)의 ≪유양잡조(酉陽雜俎)≫에서 말하기를 안식향(安息香)은 나무에서 자란다. 파사국에서는 또한 피사수(避邪樹)라고도 한다. 높이는 약 10여m 자라고 껍질은 황흑색을 이룬다. 잎에는 4개의 각이 있고 한랭한 겨울을 지내도 떨어지지 않으며 매년 2월에 노란색의 꽃이 피고 꽃술에는 점록(點綠)이 있으며 과실을 맺지 않는다. 이것의 나무껍질을 긁어내면 이것의 교(膠)는 사탕처럼 흘러나오며 안식향(安息香)이라 한다. 6~7월에 교가 응고되기를 기다렸다가 다시 이것을 채집한다. 이것을 태우면 신명(神明)을 통하게 하고 중악사(衆惡邪)를 피하게 한다"라고 했다.

이시진(李時珍)은 "현재 월남, 삼불제 각지에는 모두 안식향(安息香)이 있다. ≪일통지(一統志)≫에서 말하기를, 나무는 고주(苦株)와 비슷하고 아주 높고 크며 단정하고 정직하다. 잎은 양도(羊桃)와 비슷하지만 양도보다 길다. 목심(木心)에는 지액(脂液)이 향기를 발산한다. 엽정(葉廷)의 ≪향록(香錄)≫에서 말하기를, 이것의 나무 지액(脂液)은 형태와 색깔이 호도양(胡桃瓤)과 비슷하다. 태우지 못하지만 많은 향기를 발산하기 때문에 사람들은 이것으로 화향(和香)한다. 현재 사람들은 화향의 엿 같은 물건을 취하는데 이것을 안식유(安息油)라 한다. 육기(陸機)는 이렇게 말했다. 이것을 태울 때 쥐를 모이게 하는 것이 진짜 약이다"라고 했다.

開竅藥

사향(麝香)

이명(異名)
제향(臍香)·당문자(當門子)
사제향(麝臍香)·원촌향(元寸香)
취자(臭子)·납자(臟子)·향제자(香臍子)

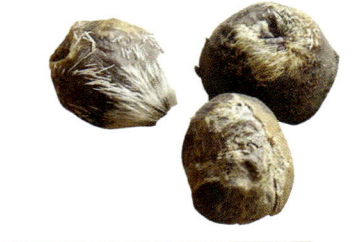

✚ ≪신농본초경(神農本草經)≫ 상품(上品)

✚ 본경 문헌에 기재된 사향의 효능

　　　　　모든 구멍을 열어주고 경락을 열어주며 근골(筋骨)을 통하게 하고 술독을 풀어주며 과일에 체한 것을 풀어준다. 중풍, 중기(中氣), 중악(中惡), 담(痰)이 성하여 기(氣)가 막힘으로써 팔다리가 차고 심지어 기절하는 병증, 발에 난 부스럼과 기생충이 쌓이는 것을 치료한다.

임사(林麝)

학명(學名)_ Moschus berezovskii Flerov

과속(科屬)_ 사슴과 동물 임사(林麝), 마사(馬麝) 혹은 원사(原麝)의 성숙한 웅체향낭(雄體香囊)중의 분비물은 건조하여 약으로 쓴다.

지리분포(地理分布)_ 1. 임사는 섬서, 산서, 감숙, 녕하, 청해, 신강, 서장 및 호북, 사천, 귀주 등지에 대부분 분포되어 있다.

2. 마사는 청장고원 및 감숙, 사천, 운남 등지에 대부분 분포되어 있다.

3. 원사는 길림, 흑룡강, 하북 등지가 주요 분포 지역이다.

채집가공(採集加工)_ 야사(野麝)는 대부분 겨울부터 이듬해 봄에 사냥하여 향낭(香囊)을 베어서 그늘에 말린다. 일반적으로 '모각사향(毛殼麝香)'이라고 칭한다. 향낭을 해부하여 낭각(囊殼)을 제거한 것을 일반적으로 '사향인(麝香仁)'이라고 칭한다. 가사(家麝)는 직접 향낭에서 사향인(麝香仁)을 취해 그늘에 말리거나 건조기로 밀폐해 건조시킨다.

용법용량(用法用量)_ 0.03~0.1g을 대부분 환으로 산용(散用)한다. 외용 시 적당량을 취한다.

약리작용(藥理作用)_ 소제량(小劑量)은 중추신경을 흥분시킨다. 대제량(大劑量)은 중추신경을 억제한다. 항염작용이 있고 심장을 튼튼하게 한다. 종양을 막아주고 자궁을 흥분시키며 세균 억제 작용 등이 있다.

성미귀경(性味歸經)_ 맵고 온(溫)하다. 심경(心經)과 비경(脾經)에 작용한다.

효능주치(效能主治)_ 구규(九竅)를 열어주고 정신을 깨운다. 붓기를 가라앉히고 통증을 멈춘다. 혈을 소통시키고 월경을 소통시킨다. 열병으로 정신이 맑지 못하거나 전혀 의식이 없는 병증, 기가 울체되어 갑자기 쓰러지는 증상, 중풍으로 담(痰)이 성하여 기(氣)가 막힘으로써 팔다리가 차고 심지어 기절하는 병증, 폐경, 중악(中惡)의 증상이 나타나 혼미(昏迷)하게 되는 증세, 징가(癥瘕), 심복(心腹)이 극심하게 아픈 것, 난산과 사태(死胎), 인후가 붓고 아픈 것, 옹종(癰腫), 연주창과 독창, 타박상, 저리고 아픈 마비에 쓰인다.

고대명방(古代名方)

중풍불성(中風不省)
사향 2전을 가루로 갈아 청유(淸油) 2냥을 골고루 섞어 마시게 하면 환자는 깨어난다.
≪제생방(濟生方)≫

중악(中惡)에 갑자기 크게 토하고 설사하는 증상
사향 1전, 식초 반 잔을 조절하여 복용한다. ≪성혜방(聖惠方)≫

5가지 기생충독
사향, 웅황을 같은 양으로 갈아 생양간(生羊肝)을 칼로 손가락 크기만 하게 베어 약을 싸서 삼킨다. ≪위생방(衛生方)≫

소아사학(小兒邪瘧, 학질 같으면서 학질이 아닌 병증)
사향을 먹으로 갈아 '거사피마(祛邪辟魔)'란 4글자를 이마에 써놓는다. ≪경험후방(經驗後方)≫

약선양생(藥膳養生)

사향야우주(麝香夜牛酒)
사향(麝香) 9g, 우황(牛黃) 3g, 야명사(夜明砂) 60g, 술 적당량
위 약들을 술에 담가 적당량을 마신다.
식도암 통증에 효험이 있다.

✚ 의가(醫家)에서 말하는 신농본초 양생법

이시진(李時珍)은 "사향은 주찬(走竄)하고 각 불리한 관규(關竅)를 열어주며 모든 경락의 막힌 것을 열어준다. 각종 기, 혈, 풍, 통, 간증(癎證)으로 소아가 놀라서 나타나게 되는 병증, 징가(癥瘕) 등 질병, 경락이 막히는 것, 공규(孔竅)가 불리한 것에는 사향(麝香)으로 인도하여 개통시킨다. 사향은 이런 병에는 사용할 수 없는 것이 아니라 과량으로 사용해서는 안 된다"라고 했다.

開竅藥

빙편(冰片)

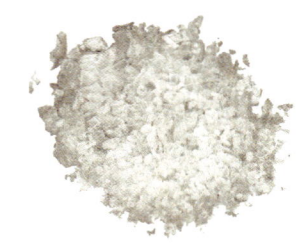

이명(異名)
용뇌(龍腦)·용뇌향(龍腦香)
뇌자(腦子)·매화뇌(梅花腦)
천연빙편(天然冰片)·매편(梅片)

✚ ≪당본초(唐本草)≫

✚ 본경 문헌에 기재된 빙편의 효능

　　　주로 비증(鼻症), 두통, 코 호흡, 치통(齒痛), 장티푸스, 소아천연두 등 대부분 기관지에 통하며 울화를 풀어준다.

용뇌향(龍腦香)

학명(學名)_ Dryobalanops aromatica Gaertn. f.

과속(科屬)_ 용뇌향과(龍腦香科) 식물 용뇌향(龍腦香)의 수지(樹脂)의 가공품 혹은 용뇌향(龍腦香)의 나뭇가지를 잘게 잘라 증기로 뜸을 들인다. 냉각하여 얻은 결정을 '용뇌빙편' 또는 '매편'이라고 한다. 국과(菊科) 식물 애납향(艾納香) 잎의 승화물(昇華物)로 가공하여 깎아서 만든 것을 '애편(艾片)'이라고 한다. 현재 대부분 장뇌(樟腦), 송절유(松節油) 등을 화학방법으로 합성한 것을 '기제빙편(機製冰片)'이라고 한다.

장(樟)은 전 세계적으로 약 240종이 있다. 열대, 아열대, 아시아 동부 지역 및 호주와 태평양 모든 섬에 분포되어 있다. 중국에는 약 45종이 있고 약으로 약 20종이 쓰인다.

지리분포(地理分布)_ 1. 용뇌향은 인도의 수마트라 등지가 주요 생산지이다. 중국에는 대부분 홍콩을 거쳐 수입된다.

2. 애납향은 귀주, 운남, 복건, 광서와 대만, 파키스탄, 인도, 태국, 미얀마, 인도네시아, 말레이시아, 필리핀 등지에도 분포되어 있다.

채집가공(採集加工)_ 용뇌향(龍腦香)은 나뭇가지의 틈새에서 채집하여 수지(樹脂)를 건조하여 가공한다. 혹은 나뭇가지를 베어 잘게 썰어 증기로 찐 후에 승화(昇華)를 거쳐 냉각하여 결정을 얻는다. 1년 내내 채집할 수 있다. 대부분 가을철에 캐서 흰색의 변재(邊材)를 제거하고 10~100cm의 작은 마디로 잘라 굵은 것은 쪼개서 건조시킨다.

용법용량(用法用量)_ 0.15~0.3g을 가루로 만들어 사용한다. 외용 시 가루로 갈아 환부에 바른다.

약리작용(藥理作用)_ 진정작용이 있고 산소부족에 견디며 항염작용, 항균작용, 분만을 촉진하는 작용이 있다.

성미귀경(性味歸經)_ 맵고 쓰며 약간 차다. 심경(心經), 비경(脾經), 폐경(肺經)에 작용한다.

효능주치(效能主治)_ 열을 제거하고 통증을 멈추며 구규(九竅)를 열어주고 정신을 깨운다. 열병으로 정신이 맑지 못하거나 전혀 의식이 없는 병증, 갑작스럽게 심한 정신적 자극을 받아 놀라서 정신을 잃고 넘어지며 몸이 싸늘해지는 것, 중풍으로 담(痰)이 성하여 기(氣)가 막힘으로써 팔다리가 차고 심지어 기절하는 병증, 중악(中惡)의 증상이 나타나 혼미(昏迷)하게 되는 증세, 기가 울체되어 갑자기 쓰러지는 증상, 입안이 허는 병증, 눈이 충혈되고 귀도에서 농이 흐르는 것, 인후가 붓고 아픈 증상에 효험이 있다.

고대명방(古代名方)

눈동자 위에 곤충의 날개처럼 얇은 막이 덮인 증상
용뇌가루 1냥을 갈아 매일 35회 찍는다. ≪성제총록(聖濟總錄)≫

수치질과 암치질
편뇌 12분을 파즙으로 녹여 바른다. ≪간편방(簡便方)≫

고대처방(古代處方)

행군개규산(行軍開竅散)
방선원류(方選源流)_ ≪곽란론(霍亂論)≫ 개규방(開竅方)

약물조성(藥物組成)_ 빙편(冰片) 3g, 붕사(硼砂) 3g, 사향(麝香) 3g, 진주(珍珠) 3g, 서우황(西牛黃) 3g, 초석(硝石) 0.9g, 웅황(雄黃) 24g, 비금(飛金) 20편

포제방법(炮製方法)_ 각각 아주 가늘게 갈아 모두 합해 골고루 저어 도자기병에 밀봉한 다음 밀랍으로 봉한다. 매번 0.3~0.9g씩 매일 2~3회 찬물이나 따뜻한 물로 조절하여 복용한다. 코 경련에도 사용된다.

효능주치(效能主治)_ 구멍을 열어주고 정신이 나게 하며 더러운 것들을 몰아내고 독을 풀어준다. 더운 달에는 사창(痧脹) 증세에 효험이 있다. 토하고 설사하는 복통, 죽을 듯이 갑갑한 증세, 눈이 충혈되고 어지러운 것, 인사불성, 입안이 허는 병증으로 목이 아픈 것을 치료한다. 눈에 떨어뜨리면 풍열(風熱)로 인한 안구의 수정체를 가려 시야를 막는 병증에 효험이 있다. 코에 불어 넣으면 시역지기(時疫之氣)를 피한다.

✦ 의가(醫家)에서 말하는 신농본초 양생법

　　이시진(李時珍)은 "용뇌향은 남번(南番) 각국에서 생산된다. 엽정(葉廷)의 ≪향록(香錄)≫에서 말하기를, 만일 깊은 산과 들에 천 년의 오랜 삼나무가 있고 이것의 가지와 줄기가 손동(損動)한 적이 없다면 이것이 용뇌향(龍腦香)이다. 만일 손동(損動)하였다면 기가 새어 용뇌가 없다. 당시 사람들은 나무판자를 풀고 판자 틈에 용뇌가 있으면 쪼개어 이것을 취했다. 큰 용뇌향(龍腦香)은 꽃잎 크기만 한 조각을 이룬다. 희고 맑고 깨끗한 것은 뇌유(腦油)이다"라고 했다.

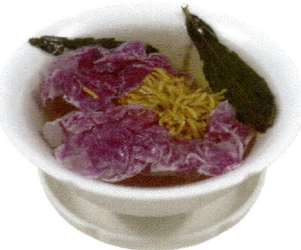

重鎮安神藥—養心安神藥

安神藥

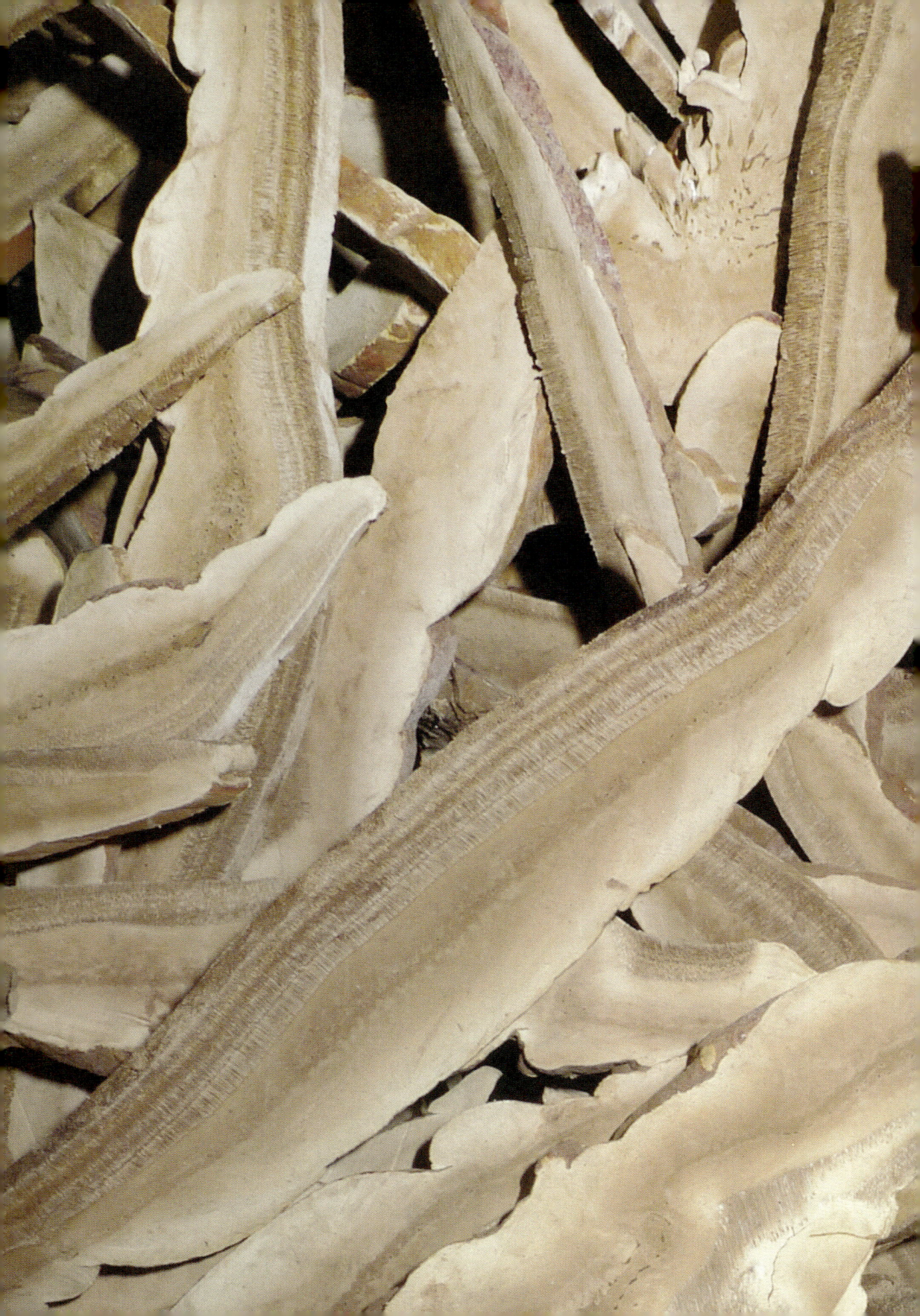

안신약

개념(概念)
한의학 이론에서 무릇 진정하고 마음을 안정시키는 것이 주요작용이고 심신불안, 불면증, 간증(癎證)으로 소아가 놀라서 나타나게 되는 병증, 미쳐서 망령되는 증상을 치료하는 약물을 통칭하여 안신약이라 한다.

효능(效能)
이러한 종류의 약물은 주로 심경(心經)와 간경(肝經)으로 들어간다. ≪내경(內經)≫에서 '심장신(心藏神)', '간장혼(肝藏魂)', 인체의 의식, 정신, 사유활동은 심장과 간 2개의 장기 효능 상태와 밀접한 관계를 가진다. 심신(心神)이 흐려지거나 실양(失養)하면 모두 정신이상을 초래한다. 본장의 약물에는 놀란 것을 진정시키고 마음을 안정시키거나 혹은 마음을 평안하게 하고 안정시키는 효능이 있다. 따라서 정신을 안정시키고 사람의 정신, 의식, 사유활동을 정상으로 회복시킨다.

약리작용(藥理作用)
한의과학 연구에 의하면, 안신약은 주로 진정시키고 잠을 오게 하고 가벼운 경기(驚氣)를 막아주고 중추신경계통을 억제하는 등의 작용이 있다. 일부 약물은 또한 심장을 튼튼하게 하고 가래를 없애며 기침을 멎게 하고 관상동맥경화를 개선하며 항균, 면역력기능을 올려주고 방부 등의 작용이 있다.

적용범위(適用範圍)
안신약은 주로 심화(心火)가 지나치게 왕성한 병증, 놀라서 기(氣)가 어지러워지는 병증, 담열요심(痰熱擾心) 혹은 심장과 비장이 허한 것, 간기(肝氣)가 뭉치고 맺혀서 화(火)가 발생한 상태, 음혈부족(陰血不足), 심신불교(心腎不交) 등의 원인으로 인해 심장이 두근거리고 심신이 불안하며 정신이상이 생긴 병증, 불면증이 있고 꿈이 많은 것, 갑작스럽게 심한 정신적 자극을 받아 놀라서 정신을 잃고 넘어지며 몸이 싸늘해지는 것 등의 병증을 치료하는 데 쓰인다. 일부 안신약은 또한 간을 화평하게 하고 독을 풀어주며 땀을 거두어들이고 가래를 없애며 장을 윤활하게 하는 등의 작용이 있다. 또한 간양(肝陽)으로 인한 현훈(眩暈), 열독창종(熱毒瘡腫), 저절로 땀이 나는 증상, 잠자는 사이에 저절로 나는 식은땀, 가래가 많고 기침과 천식, 장이 건조하여 오는 변비 등의 증세에 쓰인다.

약물분류(藥物分類)

안신약은 성능과 약물작용이 다름에 따라 중진안신약(重鎭安神藥)과 양심안신약(養心安神藥) 2가지 유형으로 나뉜다. 중진안신약은 무거운 질의 광석약(礦石藥) 및 개류약(介類藥)에 속하고 심신이 불안하고 심박동의 불규칙으로 인한 불안정한 자각증상에 쓰인다. 마음을 안정시키고 독을 풀어주며 마음을 깨끗이 하고 진경(鎭驚)시킨다. 심장이 두근거리고 쉽게 놀라며 불면증이 있고 꿈이 많은 것, 소아가 갑작스럽게 심한 정신적 자극을 받아 놀라서 정신을 잃고 넘어지며 몸이 싸늘해지는 것, 전간(癲癇)으로 인해 미쳐 날뛰는 증상 등에 쓰인다. 주로 담화(痰火)로 마음이 울적하고 심화치성(心火熾盛), 간기(肝氣)가 뭉치고 맺혀서 화(火)가 발생한 상태 및 경하(驚嚇) 등으로 인한 심신불안, 심장의 두근거림, 불면증 및 간증(癇證)으로 소아가 놀라서 나타나게 되는 병증, 간양(肝陽)으로 인한 현훈(眩暈), 물체를 보아 흐릿한 증세, 귀울림, 귀가 먹어 들리지 않는 증상, 신장이 허하여 숨이 가빠지는 등의 증세에 쓰인다. 임상에서 자주 사용되는 중진안신약(重鎭安神藥)에는 주사(朱砂), 자석(磁石), 용골(龍骨), 호박(琥珀) 등이다. 이러한 종류의 약물은 마음을 안정시키는 효능이 있어 부양(浮陽)을 진정시키지만 부양을 초래하는 기타 요소를 제거하지는 못한다. 때문에 응용 시에는 반드시 적당한 약물을 배합하여야 한다. 양심안신약(養心安神藥)은 대부분 식물 종자, 종인(種仁)에 속하는데, 감윤자양(甘潤滋養)의 성미가 있기 때문에 심장과 간을 자양하고 심장과 신장을 통하게 하며 마음을 가라앉히고 간을 보하며 진액을 생기게 하고 땀을 거두어들이며 간기(肝氣)가 울결(鬱結)된 것을 풀어주고 정신(精神)을 안정시키며 혈(血)을 자양(滋養)하여 심신(心神)을 안정시키고 풍(風)을 제거하고 통락(通絡)하는 작용을 한다. 주로 음혈부족(陰血不足), 심비양허(心脾兩虛), 심신불교(心腎不交) 등으로 초래된 가슴이 몹시 두근거리는 증상, 허번(虛煩)하여 잠이 오지 않는 증상, 건망다몽(健忘多夢), 정액이 저절로 새어나오고 땀이 나는 병증, 놀라서 가슴이 두근거리고 꿈이 많은 것, 몸이 허하고 땀이 많은 것, 우울하고 잠이 잘 오지 않는 증상 등에 쓰인다. 중의검방(中醫驗方), 기방(奇方), 편방(偏方)에 자주 사용하는 양심안신약(養心安神藥)에는 산조인(酸棗仁), 백자인(柏子仁), 합환피(合歡皮), 수오등(首烏藤), 원지(遠志), 영지(靈芝), 힐초(纈草) 등의 약이 있다.

주사(朱砂)

이명(異名)
단사(丹砂)·적단(赤丹)
광명사(光明砂)·진사(辰砂)

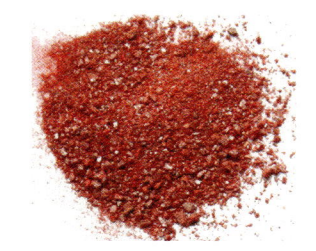

✛ ≪신농본초경(神農本草經)≫ 상품(上品)

✛ 본경 문헌에 기재된 주사의 효능

　　　　　　　신체오장의 모든 병을 치료한다. 정신을 안정시키고 혼백(魂魄)을 안정시키며 기에 이롭고 눈을 밝게 한다. 원인을 알 수 없는 사악한 귀신을 없앤다. 오래 복용하면 신명을 통하게 하고 늙지 않는다. 녹여서 수은으로 만들 수 있다. 혈맥을 통하게 하고 가슴에서 번열(煩熱)이 나 속이 답답하고 그득하며 소갈(消渴)나는 것을 그치게 한다. 정신에 이롭고 얼굴을 윤택하게 하며 중악(中惡)으로 인한 복통을 없애고 독이 있는 옴과 부스럼 모두를 치료한다. 몸을 가볍게 하고 마음을 진정시킨다. 시주(屍疰)로 인해 생긴 추풍(抽風), 간증(癇證)으로 소아가 놀라서 나타나게 되는 병증을 치료하고 태독(胎毒), 두독(痘毒)을 풀어주고 학질 같으면서 학질이 아닌 병증을 몰아내며 땀이 나게 한다.

주사(朱砂)

과속(科屬)_ 유화물류(硫化物類) 광물(礦物) 진사족(辰砂族) 진사(辰砂)를 약으로 쓴다. 주요 화학성분은 유화수은(HgS)이다.

지리분포(地理分布)_ 호남, 호북, 사천, 광서, 귀주, 운남 등이 주요산지이다.

채집가공(採集加工)_ 채집한 후에 깨끗한 것을 골라 자철(磁鐵)로 철에 함유된 불순물을 제거하고 물로 돌과 진흙을 제거해 사용한다.

용법용량(用法用量)_ 0.1~0.5g을 대개 환으로 산복(散服)한다. 전제(煎劑)에 적합하지 않다. 적당량을 외용한다.

약리작용(藥理作用)_ 경궐을 막아주고 진정, 최면 작용이 있으며 생육을 막아주고 부정맥을 막아준다.

성미귀경(性味歸經)_ 달고 약간 차다. 독이 있다. 심경(心經)에 작용한다.

효능주치(效能主治)_ 마음을 안정시키고 독을 풀어주며 마음을 깨끗이 하고 진경(鎭驚)시킨다. 심장이 두근거리고 쉽게 놀라는 것, 불면증으로 꿈이 많은 것, 소아가 갑작스럽게 심한 정신적 자극을 받아 놀라서 정신을 잃고 넘어지며 몸이 싸늘해지는 것, 전간(癲癇)으로 미쳐 날뛰는 것, 입안이 허는 병증, 물체가 뚜렷이 보이지 않는 것, 목 안이 빨갈게 부어오르고 통증이 있으며 막힌 느낌이 있는 인후병, 창양종독(瘡瘍腫毒)에 모두 효험이 있다.

고대명방(古代名方)

소신단방(小神丹方)

진단(眞丹)가루 3근, 백밀 6근을 골고루 저어 햇볕 아래에 환으로 될 때까지 말린다. 또 이것을 마자(麻子) 크기만 한 작은 약환으로 만들어 매일 아침 10환씩 복용한다. 1년 후에 흰머리가 검게 되고 빠진 치아가 다시 새롭게 자란다. 신체가 윤택해지고 노인은 젊어진다. ≪포박자내편(抱朴子內編)≫

명일경신(明日輕身, 눈을 밝게 하고 몸을 가볍게 하는 것), 능거삼시(能祛三屍, 삼시(三屍)를 없애는 것), 제거창라(除祛瘡癩, 부스럼과 문둥병을 제거)

주사 5냥을 5 L의 좋은 술에 담가 5일 밤낮이 지난 후에 꺼내어 햇볕에 말려 부드러운 가루로 갈아 꿀로 팥 크기만 한 약환을 만든다. 매번 20환을 끓는 물로 복용한다. 장기간 복용하면 효과를 볼 수 있다. ≪위생역간방(衛生易簡方)≫

신주단방(神注丹方)

백복령(白茯苓) 4냥을 찹쌀술로 끓여 연죽도(軟竹刀)로 잘게 썰어 그늘에 말린 후에 가루로 만든다. 주사(朱砂)가루 2전(錢)을 넣고 유향(乳香) 물을 넣어 오동자(梧桐子) 크기만 한 약환을 만든다. 다시 주사가루 2전으로 약환의 외막을 만든다. 양일자(陽日子)에 2환을 복용하고 음일자(陰日子)에 1환씩 복용한다. 신선한 물로 복용하면 고비정기(固秘精氣), 더운 술로 복용하면 역기과정(逆氣過精)한다. 2가지 모두 공복에 복용한다. 왕호고(王好古)의 ≪의루원융(醫壘元戎)≫

검은 수염이 하얗게 변한 것

작은 암탉 2마리를 오유마(烏油麻)와 물을 먹여 키운다. 먼저 낳은 계란 하나를 취해 계란 입구에 1개의 작은 구멍을 뚫고 주사가루를 넣은 후, 입구를 봉한다. 이것을 다른 계란과 함께 부화시킨다. 병아리가 부화되어 나올 때, 주사가루를 넣은 계란을 꺼낸다. 이 약은 자연히 결실을 이룬다. 이것을 가루가 되게 갈아 증병(蒸餠)과 혼합하여 녹두 크기만 한 작은 약환을 만들어 매번 술로 5~7환을 복용한다. 흰머리를 치료할 뿐만 아니라 질병을 치료한다. ≪장로방(張潞方)≫

두독(痘毒)을 풀어주는 것

두진(痘疹) 초기 발생 혹은 아직 나오지 않을 때, 반 전의 주사가루에 꿀물로 조절해 복용한다. 두진이 많을 때는 점차적으로 줄어들고 적을 때는 점차적으로 없어진다. 심한 증상을 경감시킨다. ≪단계방(丹溪方)≫

소아경련과 발열

밤에 잠자리에서 울고 보챌 때, 주사 반 냥, 우황(牛黃) 1분을 같이 가루가 되게 간다.

매번 1자를 서각(犀角)으로 갈은 물과 조절하여 복용한다. ≪보제방(普濟方)≫

급경(急驚)으로 팔다리가 펴지고 뒤틀어지는 것이 반복되면서 추동(抽動)이 멈추지 않는 병증

단사(丹砂) 반 냥, 1냥 무게의 천남성(天南星) 1개를 구워 쪼갠 후에 술에 담근다. 대전갈(大全蠍) 3마리를 모두 가루가 되게 갈아 매번 1자 박하탕(薄荷湯)으로 복용한다. ≪성제총록(聖濟總錄)≫

전간(癲癇)으로 미친 듯이 어지럽게 날뛰는 것

귀신단(歸神丹): 이것을 복용하면 모든 놀람과 두려움, 걱정, 지나친 생각과 근심, 건망증 및 모든 심기부족(心氣不足), 전간(癲癇)으로 미친 듯이 어지럽게 날뛰는 병 등을 치료한다. 2개의 돼지 심장을 절개하여 2냥의 주사, 3냥의 등심(燈心)을 넣는다. 다시 마선(麻線)으로 꿰매어 돌그릇에 하루 낮밤을 끓인다. 단사(丹砂)를 가루가 되게 갈아 2냥의 복신(茯神)가루를 넣어 술과 밀가루 풀을 이용해 오동자(梧桐子) 크기만 한 약환을 만들어 매번 9~15환 심지어 25환을 맥문동탕(麥門冬湯)으로 복용한다. 병세가 심할 때 유향(乳香), 인삼탕(人蔘湯)으로 복용한다. ≪백일선방(百一選方)≫

약선양생(藥膳養生)

주사돼지심장

주사(朱砂) 3g, 돼지 심장 1개

돼지 심장을 절개하여 주사(朱砂)를 돼지 심장 안에 넣고 실로 꿰맨다. 익힌 후에 주사와 함께 복용한다. 마음을 안정시키며 마음을 편안하게 하고 놀란 것을 진정시킨다. 불면증, 심장이 두근거리는 등의 증세에 효험이 있다.

주사증계간(朱砂蒸鷄肝, 주사닭간찜)

주사 3g, 닭 간 2개, 조미료, 식염 조금

닭 간을 깨끗이 씻어 길이 2cm, 두께 1cm의 덩어리로 잘게 썬다. 주사를 가루로 갈아 닭 간과 골고루 버무려 사발 안에 담고 큰 불로 익힌다.

간을 보호하고 눈을 밝게 한다. 마음을 편하게 하고 안정시킨다. 시력감퇴, 간이 허하여 눈이 어두운 것, 소아감질(疳疾), 야맹증, 각막연화(角膜軟化), 정신불안 등의 증세에 효험이 있다.

고대처방(古代處方)

주사안신환방(朱砂安神丸方)

방선원류(方選源流)_ ≪의학발명(醫學發明)≫ 안신방(安神方)

약물조성(藥物組成)_ 주사 15g, 자감초(炙甘草) 16g, 황련(黃連) 18g, 생지황(生地黃), 당귀(當歸) 각 8g

포제방법(炮製方法)_ 상술한 약환을 매번 6~9g씩 취침 전에 끓는 물로 복용한다.

효능주치(效能主治)_ 진경(鎭驚)시키고 마음을 안정시킨다. 열을 제거하고 음을 길러준다. 심화편항(心火偏亢), 음혈부족(陰血不足), 가슴이 열(熱)로 인해 답답한 것, 심란한 증세, 심장이 두근거리고 쉽게 놀라는 것, 불면증에 꿈이 많은 증세에 효험이 있다.

✛ 의가(醫家)에서 말하는 신농본초 양생법

한보승(韓保升)은 "주사는 법자화(法子火)의 빨간색을 취해 마음을 다스린다"라고 했다.

이고(李杲)는 "단사(丹砂)는 순음(純陰)의 물질로 부류지화(浮溜之火)를 거두어들여 신명(神明)을 안정시킨다. 무릇 심경화열(心經火熱)이 성하게 일어나는 병증에는 단사를 사용하지 않으면 병을 치료할 수 없다"라고 했다.

왕호고(王好古)는 "단사(丹砂)는 심경기분열증(心經氣分熱證)을 치료하는 주요한 약이다. 모두 명문화왕증(命門火旺證)을 다스린다"라고 했다.

청하자(靑霞子)는 "단사 외부에는 8석(石)으로 둘러싸여 있고 내부는 금정(金精)을 내포하고 있다. 품기(稟氣)는 갑에 속하고 수기(受氣)는 병에 속한다. 출태(出胎)하면 임(壬)이 보이고 덩어리로 뭉쳐지면 경(庚)으로 된다. 증광(增光)은 무(戊)로 돌아가고 음양승강(陰陽升降), 각기 본원(本源)이 있고 서로 생화(生化)하여 자연적으로 존재하고 소실되지 않는다. 만일 기쇠혈패(氣衰血敗), 체갈골고(體竭骨枯)라면 8석의 효능을 이용하면 보충하여 도움이 되게 한다. 만일 불로장생하고 목숨을 보존하고 마음을 안정시키려면 단사를 복용한다. 8석이 불을 만나면 회신(灰燼)으로 된다. 단사가 불을 만나면 황은(黃銀)으로 된다. 이것은 무거울 수도 있고 가벼울 수도 있다. 검을 수도 있고 하얗게 될 수도 있다. 어두울 수도 있고 밝을 수도 있다. 사람이 만일 1곡(斛)의 단사를 들어 올리려면 힘이 부족하다. 만근의 단사가 불을 만나면 가벼워 올라간다. 신귀(神鬼)모두 이것을 찾지만 이것이 어디에 있는지 모른다"라고 했다.

이시진(李時珍)은 "단사는 무더운 곳에서 자란다. 선천적으로 이화지기(離火之氣)로 생성되며 질체(質體)는 양(陽)이고 성질은 음(陰)이다. 때문에 외부는 빨간색이고 내부에는 오히려 수은이 함유되어 있다. 이것의 약성은 덥지 않고 한(寒)에 속한다. 이것은 이화(離火) 중에 음수가 있기 때문이다. 이것의 맛은 쓰지도 않고 단맛이 나는데, 이는 이화 중에 토(土)가 있기 때문이다. 그래서 이것을 당귀(當歸), 단삼(丹蔘)과 함께 배합하면 심혈(心血)을 보호한다. 원지(遠志), 용골(龍骨)과 배합하면 심기(心氣)를 길러준다. 후박(厚朴), 천초(川椒)와 배합하면 비장을 길러준다. 구기(枸杞), 지황(地黃)과 배합하면 신음(腎陰)을 길러준다. 남성(南星), 천오(川烏)와 배합하면 풍사을 몰아낸다. 단사는 태기(胎氣)를 안정시키고 눈을 밝게 하고 독을 풀어주고 땀이 나게 한다. 배합하는 좌사(佐使) 약물이 다름에 따라 발휘하는 작용도 다르다. 여러 가지 질병치료에 쓰인다"라고 했다.

구종석(寇宗奭)은 "주사는 마음을 진정시키고 정신을 길러준다. 다만 생용(生用)에만 적합하다. 만일 연제(煉製) 후, 복용하면 질병을 유발한다. 한 의사가 병에 걸려 불로 달군 단사를 며칠 복용하였다. 어느 날 아침, 갑자기 고열이 나더니 며칠 후에 죽게 되었다. 심존중(沈存中)은 '나의 사촌형 이선승(李善勝)이 주사를 연단(煉丹)하였다. 1년 후 주사를 씻어 솥에 넣으려 준비하다가 한 덩어리를 빠뜨렸다.' 그의 제자가 그것을 약환으로 만들어 복용하였다. 그래서 편발몽모(便發懵冒)하여 하루 만에 죽었다. 화력이 주사의 약 성분을 바꾸기 때문에 열을 가한 후에는 사람을 죽일 수 있다. 따라서 신중을 기하여 사용하도록 한다"라고 했다.

重鎮安神藥

용골(龍骨)

이명(異名)
백용골(白龍骨) · 화용골(花龍骨)
생용골(生龍骨) · 하용골(煆龍骨)

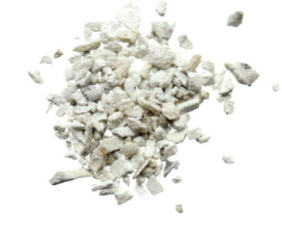

✚ ≪신농본초경(神農本草經)≫ 상품(上品)

✚ 본경 문헌에 기재된 용골의 효능

정신을 안정시키고 혼백(魂魄)을 바로잡고 오장(五臟)을 편안하게 해준다. 잠이 많고 정(精)이 새어나오는 것, 소변으로 정(精)이 새어나오는 것을 치료한다. 사기(邪氣)를 몰아내고 심신(心神)을 안정시킨다. 밤에 귀신과 성교하는 꿈을 꾸거나 허하고 꿈이 많고 어지러운 증상을 멈추게 한다. 냉리(冷痢)와 피고름이 섞인 변(便)이 나는 것, 여인의 붕중대하(崩中帶下)를 그치게 한다. 회잉루태(懷孕漏胎), 장풍하혈(腸風下血), 코피가 멎지 않고 계속 흐르고 피를 토하는 증세, 설사와 갈증이 나는 증세 등을 멈추게 한다. 비장을 튼튼하게 하고 설사를 멈추게 한다. 신장에 이롭고 진경(鎭驚)시킨다. 음학(陰瘧)을 멈추게 하고 습기와 탈항(脫肛)을 거두어들이며 근육이 생기게 하고 부스럼을 없앤다.

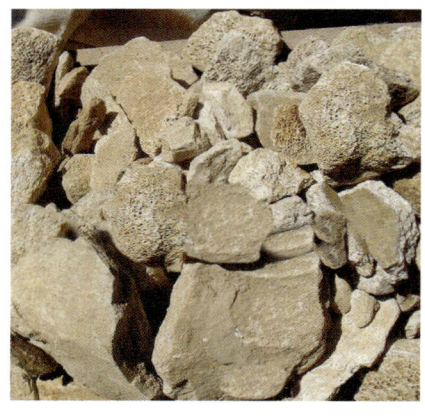

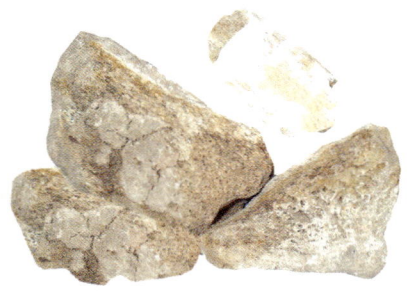

용골(龍骨)

과속(科屬)_ 고대포유동물로 상류(象類) 삼지마류(三趾馬類), 서류(犀類), 우류(牛類), 녹류(鹿類)의 뼈의 화석을 약으로 쓴다. 인회석(磷灰石), 방해석(方解石) 및 소량의 점토광물(粘土礦物)로 구성되어 있다.

지리분포(地理分布)_ 1. 인회석은 내몽고 하남, 하북, 섬서, 산서, 호북, 감숙, 사천 등지에서 대부분 생산된다.

2. 방해석은 광범위하게 분포되어 있다. 침적암(沈積岩)과 변질암(變質岩)에서 나타나고 금속광맥(金屬礦脈)에서도 대부분 존재하며 정체(晶體)도 비교적 좋다. 하북, 강서, 호남, 하남, 안휘, 사천 등지에서 생산된다.

채집가공(採集加工)_ 채집한 후에 진흙과 불순물을 제거한다. 오화용골(五花龍骨)의 질은 연하고 출토한 후, 밖에 놓으면 공기 중에 쉽게 부서지고 일반적으로 모변지(毛邊紙)로 붙인다.

용법용량(用法用量)_ 15~30g을 달여 복용한다. 먼저 달이는 것이 적합하다. 적당량을 외용한다.

약리작용(藥理作用)_ 혈액응고를 촉진하고 경궐(驚厥)을 막아주며 혈관투과성을 감소시킨다.

성미귀경(性味歸經)_ 달고 떫으며 평(平)하다. 심경(心經)과 간경(肝經)에 작용한다.

효능주치(效能主治)_ 진경(鎭驚)시키고 마음을 안정시킨다. 수렴고삽(收斂固澁)의 효능이 있다. 간장(肝臟)의 기운을 조화롭게 유지하여 비정상적으로 부월(浮越)하는 양사(陽邪)를 잠재우는 효능이 있다. 심신이 안정되지 못하고 간증(癎證)으로 소아가 놀라서 나타나게 되는 병증, 정신이상이 생긴 병증, 심장이 두근거리고 불면, 머리가 어지럽고 눈이 침침한 것, 정액이 저절로 새어나오는 병증, 꿈을 꾸지 않으면서 정액(精液)이 배출되는 병증, 자궁 출혈이나 분비물, 소변이 저절로 나오는 병증, 소변을 자주 보는 것, 저절로 땀이 나는 증상, 잠자는 사이에 저절로 나는 식은땀, 외상으로 인한 출혈, 창양(瘡瘍)이 오래 문드러져 낫지 않는 것, 습창(濕瘡), 양진(痒疹) 등에 증세에 효험이 있다.

고대명방(古代名方)

소변이 저절로 나오는 병
백용골(白龍骨)과 상표초(桑螵蛸)를 같은 양으로 부드러운 가루로 갈아 매번 소금을 넣어 끓인 물로 2전을 복용한다. ≪매사방(梅師方)≫

건망증
용골(龍骨)을 오래 복용하면 총명해진다. 백용골, 호골(虎骨), 원지(遠志)를 같은 양으로 가루가 되게 갈아 식후의 술로 1숟가락씩 1일 3회 복용한다. ≪천금방(千金方)≫

노심(勞心)하여 꿈속에서 사정(射精)하는 것
용골(龍骨)과 원지(遠志)를 같은 양으로 부드러운 가루로 갈아 꿀로 오자 크기만 한 약환을 만들어 겉에는 주사(朱砂)로 싼다. 매번 30환 연자탕(蓮子湯)으로 복용한다. ≪활인심통(活人心統)≫

오랜 학질이 낫지 않는 것
1방촌비(方寸匕)의 용골가루를 한동안 골라서 1 L 반의 술로 혼합한 후, 펄펄 끓여 따뜻하

重鎭安神藥

게 복용한다. 그런 다음 이불을 덮고 땀을 내면 효과를 볼 수 있다. ≪주후방(肘後方)≫

설사가 멎지 않는 것

백용골, 백석지(白石脂)를 같은 양으로 함께 가루로 갈아 물로 조절하면서 오자 크기만 한 약환을 만들어 자소(紫蘇), 모과탕으로 복용한다. 약의 양은 어른과 아이의 다른 정 황에 따라 짐작하여 사용한다. ≪식의심감(食醫心鑒)≫

상한(傷寒)으로 인한 독리(毒痢)

상한으로 독리가 10여 일간 지속되었고 답답하여 심하게 갈증이 나고 열이 나며 이질 (痢疾)과 설사 혹은 입을 벌려 혀를 내미는 증세, 눈이 빨개지고 흐려지는 것, 입과 코에 창(瘡)이 생기는 것, 혼미상태로 사람을 알아보지 못하는 증세에는 이 처방으로 열독을 풀어주고 설사를 제지한다. 용골 반 근, 물 1두를 4 L가 되게 달인 후에 이것을 우물 밑에 가라앉히고 5합을 천천히 냉복한다. ≪외대비요(外臺秘要)≫

잘 때 소변으로 정(精)이 새어나오는 것

백용골 4분, 구자(韭子) 5합을 가루로 갈아 공복에 술에 타서 1방촌비(方寸匕)를 복용한 다. ≪매사방(梅師方)≫

약선양생(藥膳養生)

용골멥쌀죽

용골 20g, 멥쌀 100g

먼저 물로 용골을 20분간 달여 용골을 제거하고 멥쌀을 넣어 된죽을 끓여 매일 저녁 1회 복용한다.

불면증, 심장이 두근거리는 증세에 효험이 있다.

고대처방(古代處方)

옥쇄단(玉鎖丹)

방선원류(方選源流)_ ≪양씨가장방(楊氏家藏方)≫ 고삽방(固澀方)

약물조성(藥物組成)_ 용골(龍骨) 30g, 감실(芡實) 30g, 연꽃꽃술가루 30g, 오매육(烏梅肉) 30g

포제방법(炮製方法)_ 각각 부드러운 가루로 갈아 산약호(山藥糊)를 넣어 환을 만들어 매 번 9g, 공복에 따뜻한 술 혹은 소금을 조금 풀어서 데운 물로 복용한다.

효능주치(效能主治)_ 비장을 보하고 신장을 튼튼하게 하며 삽정지유(澀精止遺)의 효능이 있다. 비장과 신장의 기가 허한 것, 몽유증(夢遺症)과 정활증(精滑症), 호흡이 짧고 빠르 며 사지가 무력하고 기운이 없는 것을 치료한다.

✚ 의가(醫家)에서 말하는 신농본초 양생법

≪명의별록(名醫別錄)≫에서 말하기를 용골은 산서 일대의 하천 골짜기 및 태산암석 강가나 토굴 등 용이 죽은 곳에서 모두 이것을 채집할 수 있다. 채집은 시간의 제한을 받지 않는다.

도홍경(陶弘景)은 "현재 익주, 양주, 파중에서 많이 생산된다. 척추와 골수가 함유된 것을 채집하고 골질에 흰색 꽃무늬가 있고 혀로 핥으면 혀끝에 묻는 것이 좋다. 용치(龍齒)는 작고 질은 견고하며 치아의 형태가 있다. 뿔은 견고하고 충실하다. 이것은 모두 용허물의 껍질로 죽은 진짜 용이 아니다"라고 했다.

뇌효(雷斅)는 "섬주, 태원, 창주에서 나온 것은 상품이다. 골두(骨頭)의 질이 가늘고 꽃무늬가 넓은 것은 자용(雌龍)이다. 골두(骨頭)의 질이 거칠고 꽃무늬가 좁은 것은 웅용(雄龍)이다. 5가지 색깔은 상등품을 구비하였다. 노란색, 흰색이 중등품이고 검은색은 하등품이다. 무릇 무늬가 정확하지 않고 깨끗하지 못하며 여자가 수집한 것은 모두 사용하지 못한다"라고 했다.

이시진(李時珍)은 "용골(龍骨)은 ≪신농본초경(神農本草經)≫에서 죽은 용이라고 하였다. 도홍경(陶弘景)은 용골이 용허물의 골두(骨頭)라고 하는 소송(蘇頌), 구종상(寇宗奭)의 각종 설법은 모두 정확하지 못하다고 하였다. 나는 용이 신물(神物)이라고 여긴다. 마치 자연적으로 죽을 수 없는 도리와 같은 것이다. 하지만 소송이 인용한 두살용(鬥殺龍)의 논거를 관찰하고 ≪좌전(左傳)≫에서 환용씨(豢龍氏)는 용을 베서 고기를 먹었다고 하였다. ≪술이지(述異志)≫에서는 한화제(漢和帝) 때 큰 비가 내려 용이 궁 안에 떨어져 황제가 명령하여 국으로 만들어 군신(群臣)에게 상을 내리게 했다고 하였다. ≪박물지(博物志)≫에서는 장화(張華)는 용을 얻은 후 이것을 가공하여 식품으로 만들었으며 삶을 때 식초를 넣으면 5가지의 빛이 나온다고 하였다. 이로 보아 용은 원래 자연히 죽는 것이었다. 마땅히 ≪신농본초경(神農本草經)≫을 기준으로 하여야 한다"라고 했다.

重鎭安神藥

호박(琥珀)

이명(異名)
호박(虎珀)·호백(虎魄)
호괴(琥瑰)·혈박(血珀)·홍호박(紅琥珀)

+ ≪명의별록(名醫別錄)≫ 상품(上品)
+ 본경 문헌에 기재된 호박의 효능

　　　　　오장(五臟)을 편안하게 하고 혼백(魂魄)을 바로잡는다. 정매사귀(精魅邪鬼)를 죽이고 어혈을 없애며 오림(五淋)을 소통시켜 소변이 잘 나가게 한다. 심장을 튼튼하게 하고 눈을 밝게 하며 눈에 생긴 예막(翳膜)을 치료하고 심통전사(心痛癲邪)를 멎게 하며 고(蠱)의 독으로 생기는 위급한 병증, 결하(結瘕)를 흩어지게 하고 산후 혈침통(血枕痛)을 치료한다. 혈을 멈추고 새살이 돋게 한다. 금창(金瘡)을 합(合)하며 폐를 깨끗이 하고 소장에 이롭다.

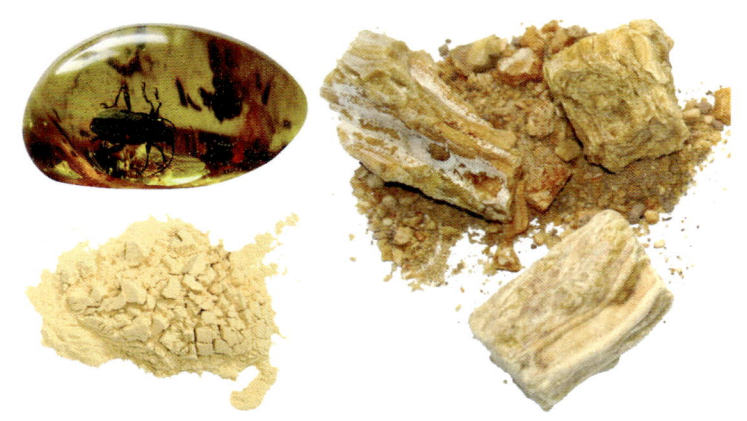

호박(琥珀)

과속(科屬)_ 고대송과(古代松科) 송속(松屬) 식물 수지(樹脂), 지하에 오랫동안 매장되어 전화된 화석형물질(化石型物質)을 약으로 쓴다.

지리분포(地理分布)_ 주로 백악기(白堊紀) 혹은 제3기의 사력암(砂礫岩), 매층(煤層)의 침적물에 분포되어 있다. 하남, 요녕, 운남, 광서, 귀주 등지에서 생산된다.

채집가공(採集加工)_ 지층(地層) 혹은 매층(煤層)에서 캐내어 사석(沙石), 진흙 등 불순물을 제거한다.

용법용량(用法用量)_ 가루로 갈아 물에 타서 마시거나 환으로 만들어 매번 1.5~3g을 복용한다. 외용 시 적당량을 취한다. 물로 달이거나 불로 굽는 것을 금한다.

약리작용(藥理作用)_ 경궐을 막아주고 진정하는 등이다.

성미귀경(性味歸經)_ 달고 평(平)하다. 심경(心經), 간경(肝經), 방광경(膀胱經)에 작용한다.

효능주치(效能主治)_ 혈을 소통시키고 어혈을 풀어주며 진경(鎭驚)시키고 마음을 안정시키며 소변을 잘 나오게 한다. 심신이 불안하거나 소아경련, 가슴이 두근거리며 잠이 오지 않는 것, 간질, 가슴과 배에 바늘로 찌르는 듯한 통증이 있는 증상, 월경 때 아프거나 월경이 없는 증상, 징가(癥瘕), 배 속에 덩어리가 생겨 아픈 병증, 소변 시 통증, 소변이 빈번한 것, 수종, 소변이 아주 적게 나오거나 아예 나오지 않는 병증, 나력(瘰癧), 영류(癭瘤), 창옹(瘡癰)으로 인한 종독(腫毒) 증세에 효험이 있다.

고대명방(古代名方)

호박산(琥珀散)
혈을 멈추고 새살이 돋게 한다. 마음을 진정시키고 눈을 밝게 한다. 반가기괴(癥瘕氣塊)를 없애고 산후출혈이 많아 어지럽고 답답한 증상, 산후복통, 모두 이 처방으로 치료하기 적합하다. 호박(琥珀) 1냥, 별갑(鱉甲) 1냥, 경삼릉(京三棱) 1냥, 연호색(延胡索) 반 냥, 몰약(沒藥) 반 냥, 대황(大黃) 6수(銖)를 볶아서 찧어 가루로 만들어 공복에 술로 매일 2회 3전비(錢匕)로 복용한다. 산후에 쓰려면 대황(大黃)을 덜어낸다. ≪해약본초(海藥本草)≫

소아경풍(小兒驚風)
호박(琥珀), 방풍(防風) 각 1전씩 주사 반 전을 가루가 되게 간다. 돼지 젖으로 1자 조절한 후 입 속에 넣는다. ≪직지방(直指方)≫

소아태간(小兒胎癇)
호박(琥珀), 주사(朱砂) 각 소량, 전갈(全蠍) 1개를 가루가 되게 갈아 맥문동탕(麥門冬湯)으로 1자로 조절하여 복용한다. ≪직지방(直指方)≫

소변전포(小便轉胞, 배꼽 아래가 아프며 소변이 통하지 않는 병증, 여기의 '胞'는 곧 방광을 가리킨다)
진호박(眞琥珀) 1냥을 가루가 되게 간다. 물 4L에 총백(蔥白) 10뿌리를 넣고 달인 즙 3L에 호박(琥珀)가루 2전을 넣어 따뜻하게 복용한다. 사석(沙石) 등으로 초래된 각종 임증(淋證)에는 3회 복용하면 모두 효험이 있다. ≪태평성혜방(太平聖惠方)≫

소변이 물방울 져 나오는 증상
호박(琥珀) 2전을 가루가 되게 갈아 사향(麝香) 소량과 끓는 물에 복용한다. 혹은 훤초(萱草)를 달인 탕(湯)으로 복용한다. 노인과 허증(虛證) 환자는 인삼탕(人蔘湯)으로 복용한다. 모두 꿀로 약환을 만들어 적복령탕(赤茯苓湯)으로 복용하여도 된다. ≪보제방(普濟方)≫

重鎭安神藥

소변에 피가 섞여 나오는 것

호박(琥珀)가루가 되게 갈아 매번 2전, 등심탕(燈心湯)으로 복용한다. ≪직지방(直指方)≫

높은 곳에서 떨어져 어혈이 생긴 것

안으로 호박(琥珀)가루를 긁어내 술로 1숟가락씩 물에 타서 마신다. 혹은 포황(蒲黃) 23비를 넣어 매일 4~5회 복용한다. ≪외대비요(外臺秘要)≫

금창(金瘡)으로 갑갑하여 사람을 알아보지 못하는 증세

호박(琥珀)을 가루로 갈아 동자의 소변으로 1전 조절하여 3회 복용하면 치료된다. ≪유연자귀유방(劉涓子鬼遺方)≫

물고기 뼈가 목에 걸려 6~7일 나오지 않을 때

호박주(琥珀珠) 1천(串)을 막힌 목에 넣고 밖으로 호박을 끌어내면 물고기 뼈는 나오게 된다. ≪외대비요(外臺秘要)≫

약선양생(藥膳養生)

호박산조인충제(琥珀酸棗仁沖劑)

호박(琥珀) 30g, 산조인 볶은 것 500g

위 약들을 가루가 되게 부드럽게 갈아 골고루 저어 12g의 포(包)로 나눈다. 매일 저녁자기 전 끓는 물에 1포 물에 타서 복용한다.

마음속이 초초하여 잠들기 어려울 때 복용하면 효험이 있다.

고대처방(古代處方)

호박인삼환(琥珀人蔘丸)

방선원류(方選源流)_ ≪잡변증치류방(雜病證治類方)≫ 안신방(安神方)

약물조성(藥物組成)_ 호박(琥珀) 15g, 인삼(人蔘) 15g, 복령(茯苓) 15g, 복신(茯神) 15g, 원지(遠志) 15g, 석창포(石菖蒲) 15g, 주사(朱砂) 7g, 산조인(酸棗仁) 8g, 유향(乳香) 8g

포제방법(炮製方法)_ 부드럽게 가루로 갈아 꿀로 환(丸)을 만든다. 매번 6g, 매일 2회 대추탕으로 복용한다.

효능주치(效能主治)_ 마음을 평안하게 하고 마음을 안정시킨다. 진경(鎭驚) 작용이 있다. 심기(心氣)가 부족하고 심신이 안정하지 못하며 심장이 두근거리고 실면, 정신이 안정되지 못하여 갈팡질팡하고 갈피를 잡지 못하는 것, 마음이 번거로워 입이 마르고 쉽게 놀라는 것, 앉지도 눕지도 못하는 증세에 효험이 있다.

✦ 의가(醫家)에서 말하는 신농본초 양생법

진승(陳承)은 "각 집에서 말하는 호박(琥珀), 복령(茯苓)은 비록 약간 다른 점이 있긴 하지만 모두 송지(松脂)가 녹은 것이다. 하지만 복령(茯苓), 복신(茯神)은 대송수(大松樹)가 끊어지거나 베인 후, 근반(根盤)이 부식되지 않고 진액이 흘러나와 맺어진 것이기 때문에 심장과 신장을 치료하고 진액을 통하게 한다. 호박(琥珀)은 송수(松樹) 가지와 마디가 무성할 때 뜨거운 태양에 달궈진 송지(松脂)가 흘러나와 나무에 붙어 날이 갈수록 두터워지면서 땅에 떨어진 것이다. 진액의 활윤(滑潤)본성은 오랜 세월을 거친 후 땅에 스며들어 빛나고 맑은 형태로 홀로 보존되었다. 오늘날 써보니 초개(草芥)를 흡착하고 여전히 점성(粘性)이 있다. 충의류(蟲蟻類)는 바로 송지(松脂)가 토지 속으로 들어가기 전에 붙은 것이다. 호박(琥珀), 복령(茯苓) 2종류의 약물은 모두 송수(松樹)에서 생겼지만 품수(稟受)는 같지 않다. 호박(琥珀)은 양처(陽處)에서 자라 음처(陰處)에서 형성되고 복령(茯苓)은 음처(陰處)에서 자라 양처(陽處)에서 형성되기 때문에 2가지가 모두 영기를 치료하고 마음을 안착시키며 수(水)를 원활하게 빼준다"라고 했다.

뇌효(雷斅)는 사용할 때 반드시 홍송지(紅松脂), 수왕백(水王白), 석왕백(石王白), 화왕백(花王白), 물상박(物象珀), 박(珀), 호박(琥珀)을 분간해서 써야 한다. 홍송지(紅松脂)는 호박(琥珀)과 비슷하고 어떤 것은 혼탁하고 쉽게 부서진다. 무늬는 가로로 향했다. 수백은 빨간색이 적고 얕은 노란색을 띠며 주름무늬가 많다. 석백은 돌처럼 무겁고 노란색을 띠며 약으로 쓸 수 없다. 화백의 무늬는 신마미송(新馬尾松)의 심문(心紋)과 비슷하고 노란 줄과 빨간 줄이 있다. 물상박의 안에는 물명(物命)이 있고 약으로 쓰면 신기한 효험이 있다. 박은 많은 박 중에서 가장 좋다. 호박(琥珀)은 피의 색깔과 비슷하고 천으로 열을 닦아내면 개자(芥子)를 흡수하는 것이 진짜이다"라고 했다.

이시진(李時珍)은 "호박(琥珀)은 개(芥)를 줍고 개는 초개(草芥), 즉 화초(禾草)이다. 뇌씨(雷氏)는 개자(芥子)를 줍는 것은 맞지 않다. ≪당서(唐書)≫의 기록에는, 서역의 강간하(康干河) 소나무가 물에 들어가 1~2년을 거쳐 돌로 되는데, 송(松), 풍(楓) 등 나무가 땅에 들어가는 것을 박(珀)이라 하는 것과 같은 원리이다. 현재 금치, 려강(운남 금사강)에서도 호박(琥珀)이 생산된다. 또한 복령(茯苓)이 천년을 거쳐 호박(琥珀)으로 되었다는 말이 있는데 모두 헛소문이다. 조소(曹昭)의 ≪격고론(格古論)≫에서 말하기를, 호박(琥珀)은 서번, 남번에서 나와 단풍나무의 진액(津液)이 다년간 변한 것이다. 색은 누렇고 환하고 빛나는 것을 납박(蠟珀)이라고 하고 색이 송향(松香)처럼 빨갛고 노란 것을 명박(明珀)이라고 하며 향기가 있고 기미가 있어 향박(香珀)이라고 한다. 조선, 일본의 호박(琥珀) 색깔은 짙은 빨간색이다. 안에는 벌, 개미, 소나무가지가 있는 것이 효과가 더욱 좋다"라고 했다.

重鎭安神藥

주진형(朱震亨)은 "고방에서 사용하는 호박(琥珀)은 소변을 통하게 한다. 그것은 비토(脾土)를 마르게 하는 효능이 있다. 비장을 운화(運化)시킨다. 폐의 기는 내려가기 때문이 소변이 통할 수 있다. 만일 피가 적고 소변이 원활하지 못한 경우 호박(琥珀)은 오히려 조급한 고통을 초래한다"라고 했다.

산조인(酸棗仁)

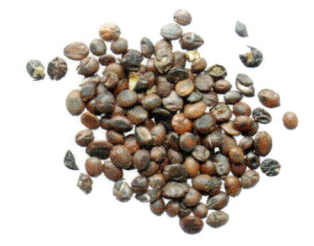

이명(異名)
조인(棗仁) · 산조핵(酸棗核)

+ ≪신농본초경(神農本草經)≫ 상품(上品)
+ 본경 문헌에 기재된 산조인의 효능

　　　　인감(仁甘)으로 윤(潤)한 것을 주로 치료한다. 숙용(熟用)하면, 담이 허하여 잠이 오지 않는 증세, 가슴이 답답하고 목이 마르고 허하여 땀이 나는 증세를 치료한다. 생용(生用)하면 담열로 잠이 잘 오는 증상을 치료하며 족궐음(足厥陰)을 잇는 소양약(少陽藥)이다.

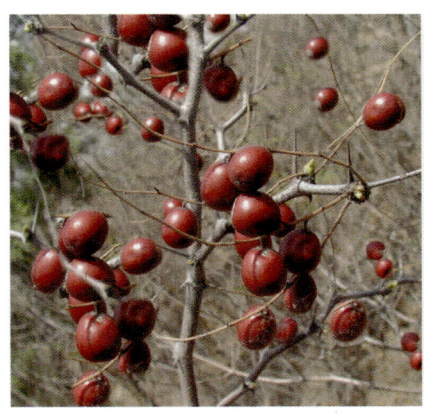

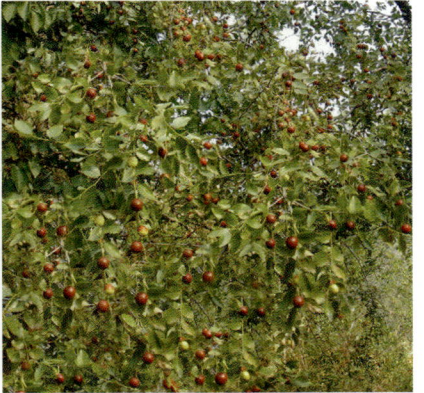

산조(酸棗)

학명(學名)_ Ziziphus jujuba Mill. var. spinosa (Bunge) Hu ex H. F. Chou

과속(科屬)_ 서리과(鼠李科) 식물 산조의 성숙한 종자를 건조하여 약으로 쓴다. 조(棗)는 식물에 속하고 전 세계적으로 약 98종이 있으며 아시아와 아메리카 열대 지역, 아열대 지역에 분포되어 있다. 중국에는 약 12종이 있고 약으로 약 5종이 쓰인다.

지리분포(地理分布)_ 건조한 산비탈과 양지바른 구릉, 산골짜기, 평원, 길가 및 황무지에서 자란다. 흔히 관목림을 이루고 성질은 건조하고 마른 것을 견딘다. 화북, 서북 및 하남, 요녕, 강소, 산동, 호북, 안휘, 사천에 분포되어 있다.

채집가공(採集加工)_ 가을 말~겨울 초에 성숙한 과실을 채집하여 과육 및 핵각(核殼)을 제거하고 종자를 수집하여 햇볕에 말린다.

용법용량(用法用量)_ 9~15g을 달여 복용한다.

약리작용(藥理作用)_ 진정작용이 있고 경궐을 막아주며 최면작용이 있고 부정맥을 막아주며 심근의 혈액부족을 막아주고 혈액 속의 지방을 낮추며 혈압을 낮추고 면역기능을 높여준다.

성미귀경(性味歸經)_ 달고 시며 평(平)하다. 간경(肝經), 담경(膽經), 심경(心經)에 작용한다.

효능주치(效能主治)_ 마음을 가라앉히고 간을 보호하며 진액을 자양하고 땀을 거두어들인다. 놀라서 가슴이 두근거리거나 불안해하는 병증으로 꿈이 많은 것, 몸이 허하고 땀이 많은 것, 몸이 무겁고 심중(心中)이 답답한 것, 불면증, 진상(津傷)으로 인한 갈증에 효험이 있다.

고대명방(古代名方)

몸이 무겁고 심중(心中)이 답답하여 잠이 오지 않는 것
산조인(酸棗仁) 2 L, 지모(知母), 건강(乾薑), 복령(茯苓), 천궁(川芎) 각 2냥, 감초(甘草, 구운 것) 1냥, 먼저 물 1두로 조인을 끓이고 즙 7 L를 얻어 나머지 약과 함께 달여 마지막 3 L의 즙을 얻어 나눠 복용한다. ≪도경본초(圖經本草)≫

골증(骨蒸)으로 인한 불면증
산조인(酸棗仁) 2냥에 물 2사발을 넣고 갈아 즙을 취한다. 멥쌀 2합을 끓여 죽을 익혀 지황즙 1합을 넣고 끓여 골고루 먹는다. ≪태평성혜방(太平聖惠方)≫

담이 허한 것으로 인한 불면증(심장이 많이 놀란 것)
산조인(酸棗仁) 1냥 향기롭게 볶아 으깬 후 가루로 만들어 매번 2전, 죽엽탕으로 조절하여 복용한다. ≪태평성혜방(太平聖惠方)≫

떨고 가슴이 두근거리는 불면증
산조인(酸棗仁) 2 L, 복령(茯苓), 백출(白朮), 인삼(人蔘), 감초(甘草) 각 2냥, 생강(生薑) 6냥에 물 8 L를 넣고 3 L가 되게 달여 여러 번으로 나눠 복용한다. ≪도경본초(圖經本草)≫

잘 때 땀이 나는 것(즉 잠자는 사이에 저절로 나는 식은땀)
산조인(酸棗仁), 인삼(人蔘), 복령(茯苓)을 같은 양으로 가루로 갈아 매번 1전, 미음으로 복용한다. ≪간편방(簡便方)≫

담풍(膽風)으로 잠에 빠진 것(담풍독기, 허와 실의 부조화, 혼미하여 잠이 많은 것)
산조인(酸棗仁) 1냥(생으로 사용), 금정납차(金挺蠟茶) 2냥(생강즙을 발라 약간 타게 구운 것), 갈아 가루로 만들어 매번 2전, 물로 70%를 60%가 되게 달여 따뜻하게 복용한다. ≪간요제중방(簡要濟衆方)≫

가시가 근육으로 들어간 것
산조인을 태워 잿가루로 만들어 물에 타서 먹으면 가시가 즉시 나온다. ≪외대비요(外臺秘要)≫

약선양생(藥膳養生)

산조인주(酸棗仁酒)

산조인(酸棗仁) 120g, 건포도 200g, 황기(黃芪) 120g, 천문동(天門冬) 80g, 적복령(赤茯苓) 120g, 방풍(防風, 줄기를 없앤 것) 80g, 독활(獨活) 80g, 대마인(大麻仁) 300g, 계심(桂心) 80g, 영양각(羚羊角) 120g, 오갈피(五加皮) 120g, 우슬(牛膝, 싹을 제거한 것) 200g

이 약들을 줄칼로 갈아 생것을 베자루에 넣어 술 30 L에 6일 담가 식전에 임의대로 따뜻하게 마신다.

피부를 윤택하게 하고 오장을 윤양(潤養)한다.

산조인멥쌀죽

산조인(酸棗仁, 누렇게 볶아 가루로 간 것) 15g, 멥쌀 100g

멥쌀을 죽으로 달여 약간 익힌다. 산조인(酸棗仁)가루를 넣고 익혀 공복에 식용한다.

마음을 가라앉히고 마음을 안정시킨다. 불면증, 심장이 두근거리고 가슴이 답답한 것, 꿈이 많은 증세에 효험이 있다.

✚ 의가(醫家)에서 말하는 신농본초 양생법

구종석(寇宗奭)은 "도처에 모두 산조가 있다. 하지만 토질이 적합한지를 보아야 한다. 숭양자(嵩陽子)는 산조나무는 높고도 크다. 현재 파는 것은 모두 극자(棘子)이다. 하지만 전부 그렇다는 것은 아니다. 그는 대체로 작은 것은 극(棘)이고 큰 것은 산조(酸棗)라고 하였다. 산조는 평지에서 쉽게 자라고 절벽에서 느리게 자란다. 때문에 대부분 절벽에서 자란 극은 장기간 자르지 않아 나무로 자라기 때문에 산조(酸棗)라고 하고 더는 극이라고 하지 않는다. 그 실본(實本)은 1종으로 가시나무는 3자 높이 자라면 꽃이 피고 씨를 맺는다. 하지만 나무가 작은 것은 약의 효능이 약하고 나무가 큰 것은 약의 효능이 강하다. 지금 섬서 임동 일대의 산과 들에서 자라는 것도 모두 아주 좋다. 그것은 토질이 적합하기 때문이다. 뒤에는 백극조(白棘條)가 있다. 산조가 채 자라지 않았을 때 나뭇가지 위의 가시이다. 산조나무가 자랄 때 과실은 커지고 가시는 작아진다. 때문에 산조인(酸棗仁)은 다 익으면 나무에서 채집한다. 백극자(白棘刺)는 여린 나무에서 채집한다. 이것들을 억지로 구분할 필요는 없다"라고 했다.

養心安神藥

소공(蘇恭)은 "≪신농본초경(神農本草經)≫에서 기록하기를 산조의 과실은 불면증을 치료한다. 사실 인(仁)을 사용한다는 말은 없다. 현재 약방에서 모두 사용하는 것은 산조인(酸棗仁)이다. 산조인(酸棗仁)은 비위(脾胃)를 보호하고 간에 이로우며 음기(陰氣)를 돕고 근골을 튼튼하게 하는 효능이 있다"라고 했다.

구종석(寇宗奭)은 "산조는 ≪신농본초경(神農本草經)≫에서 인을 쓴다고 말하지 않았지만 지금은 모두 인을 사용한다"라고 했다.

마지(馬志)는 "≪오대사(五代史)≫에 따르면, 후당(後唐)에 간행된 ≪석약험(石藥驗)≫책에서 기록하기를 산조인(酸棗仁)은 잠들기 힘들어 하는 사람은 볶아 익혀서 사용하고 졸음이 많은 사람은 생것을 사용한다. 도홍경(陶弘景)은, 이것을 먹으면 잠을 깨고 기운이 나게 한다. ≪신농본초경(神農本草經)≫에서 말하기를 이것으로 불면증을 치료한다. 사실 이것의 과육 맛은 시고 이것을 먹으면 잠들지 못한다. 씨 안의 인을 복용하면 불면증을 치료한다. 마황(麻黃)은 땀이 나게 하고 마황의 뿌리와 마디는 땀을 멈추는 것과 마찬가지이다"라고 했다.

이시진(李時珍)은 "산조실의 맛은 시고 성질은 거두어들이기 때문에 간병, 산비구설(酸痺久泄), 한열(寒熱)로 기(氣)가 울체(鬱滯)되어 운행하지 못하는 병증, 배꼽 아래가 꽉 막혀 답답하고 그득하게 느끼는 통증 등의 증세를 치료한다. 이것의 인은 달고도 윤택하여 볶아서 익힌 것은 담이 허하여 생긴 불면증, 가슴이 답답하고 목이 마르는 것, 몸이 허하여 나는 땀 등을 치료한다. 생것은 담열로 잠이 많은 것을 치료한다. 모두 족궐음(足厥陰), 소양이경(少陽二經)에 들어가는 약물이다. 지금 사람들은 이것을 전문적으로 심장을 치료하는 약이라고 생각하지만 이는 그 이치를 근본적으로 알지 못하는 데 있다"라고 했다.

합환피(合歡皮)

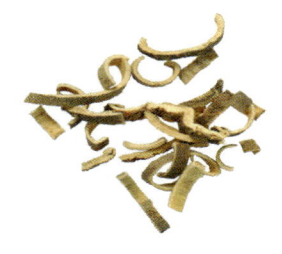

이명(異名)
야합피(夜合皮)·합환목피(合歡木皮)

✚ ≪신농본초경(神農本草經)≫ 중품(中品)
✚ 본경 문헌에 기재된 합환피의 효능

오장(五臟)을 편안하게 하고 심지(心志)를 온화하게 하며 즐거워지고 근심을 없애며 눈을 밝게 한다. 달여서 연고로 하면 옹종(癰腫)을 제거하고 근골을 이어주며 인체 내의 기생충을 제거한다. 가루로 으깨면 화당하묵(和蟯下墨)의 효능이 있다. 생기름으로 조절하면 거미에게 물린 부스럼에 바른다. 잎으로 옷의 때를 제거한다. 골절통증에는 꽃가루로 갈아 술 2전비(錢匕)를 복용한다. 혈(血)의 운행을 조화롭게 하고 붓기를 가라앉히며 통증을 멈춘다.

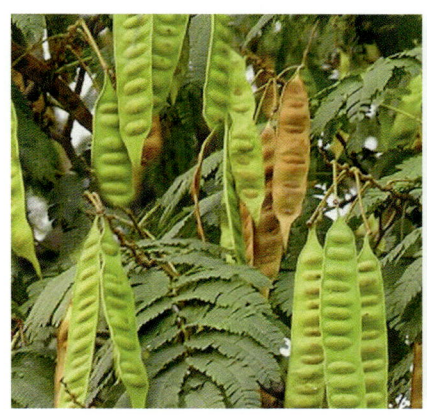
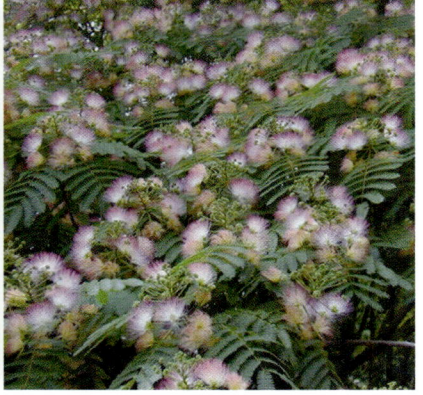

養心安神藥

합환(合歡)

학명(學名)_ Albizia julibrissin Durazz.
과속(科屬)_ 두과(豆科) 식물 합환의 나무껍질을 건조하여 약으로 쓴다. 합환은 전 세계적으로 약 140여 종이 있으며 대양주, 아프리카, 아시아 및 아메리카의 열대, 아열대 지역에 분포되어 있다. 중국에는 약 16종이 있고 약으로 약 8종이 쓰인다.
지리분포(地理分布)_ 산비탈에서 자라거나 정원, 길 양옆에서 재배된다. 화동, 동북, 중남 및 서남 각지에 분포되어 있다.

채집가공(採集加工)_ 여름에 채집하여 햇볕에 말린다.

용법용량(用法用量)_ 6~12g을 달여 복용한다. 외용 시 적당량을 가루로 갈아 조절하여 붙인다.

약리작용(藥理作用)_ 최면작용, 진정작용이 있고 과민을 막아준다. 생육을 막고 종양을 막아준다.

성미귀경(性味歸經)_ 달고 평(平)하다. 심경(心經), 간경(肝經), 폐경(肺經)에 작용한다.

효능주치(效能主治)_ 혈을 소통시키고 붓기를 가라앉힌다. 기(氣)나 음식물 따위가 막혀서 뭉쳐진 것을 풀어주고 마음을 안정시킨다. 심신이 안정되지 못하고 마음이 어둡고 가슴이 답답하여 생긴 불면증, 타박상, 폐부에 생기는 옹양(癰瘍), 창종(瘡腫) 증세에 효험이 있다.

고대명방(古代名方)

타박상

합환피(合歡皮)의 거친 껍질을 벗기고 검게 볶은 후에 4냥을 취해 개채자(芥菜子 볶은 것) 1냥을 모두 가루로 갈아 매번 2전을 취침 전에 따뜻한 술로 복용한다. 또한 약가루를 상처에 붙이면 접골(接骨)을 돕는다. ≪백일선방(百一選方)≫

중풍연축(中風攣縮)

합환지(合歡枝), 백지(柏枝), 괴지(槐枝), 상지(桑枝), 석류지(石榴枝) 생것을 줄칼로 간다. 찹쌀 5L, 검은 팥 5L, 강활(羌活) 2냥, 방풍(防風) 5전, 세곡(細曲) 7L 반을 별도로 취한다. 먼저 물 5두로 5가지의 가지를 약을 달인 2두 5L의 즙에 쌀과 콩을 담가 쪄서 익힌다. 팥이 익은 후에 세곡(細曲)과 방풍(防風), 강활(羌活)을 흔히 사용하는 방법으로 술을 빚는다. 20일 봉한 후 짠 즙을 매번 5합(合) 마신다. 과도하게 취하여 토할 때는 적합하지 않다. ≪기효양방(奇效良方)≫

폐부에 생기는 옹양(癰瘍)으로 인해 침이 혼탁해지는 것, 가슴과 피부가 교착(交錯)한 것

손바닥 크기만 한 합환피를 물 3L에 달여 1반을 2회에 나눠 복용한다. ≪독행방(獨行方)≫

발락불생(發落不生)

합환목회(合歡木灰) 2합, 장의(牆衣) 5합, 철정(鐵精) 1합, 수평말(水萍末) 2합, 골고루 갈아 생기름을 조절하여 밤에 1회 바른다. ≪보제방(普濟方)≫

소아 입술이 오그라드는 증상

야합화지(夜合花枝)를 진한 즙으로 달여 입안을 닦고 씻는다. ≪자모비록(子母秘錄)≫

약선양생(藥膳養生)

합환고량주(合歡高粱酒)

합환피 600g, 미주 혹은 고량주 3,000㎖

약을 으깨어 술과 함께 입구가 큰 병에 넣고 밀봉하여 3개월간 저장한다. 매일 저녁 식전 및 자기 전에 1컵 마신다. 정신을 보양하고 신체를 튼튼하게 하며 오장(五臟)을 편안하게 하고 근골을 튼튼하게 한다. 성욕은 있는데 발기가 되지 않는 음위증(陰痿證), 성기능 감퇴 등의 증세에 효험이 있다.

합환피차(合歡皮茶)

합환피(合歡皮) 15g

합환파를 끓는 물에 타서 차 대신 마신다.

혈을 소통시키고 붓기를 가라앉히며 기(氣)나 음식물 따위가 막혀서 뭉친 것을 풀어주고 마음을 안정시킨다. 목이 붓고 아플 때에 복용하면 효험이 있다.

고대처방(古代處方)

합황안신차(合黃安神茶)

방선원류(方選源流)_ ≪천가묘방(千家妙方)≫ 안신방(安神方)

약물조성(藥物組成)_ 합환화피 16g, 흑설탕 15g, 황실(黃實) 20g, 홍차(紅茶) 3g, 감초(甘草) 10g

포제방법(炮製方法)_ 합환화피, 황실, 감초를 물 1,000㎖에 넣고 30분간 끓여 합환화피 등 찌꺼기를 제거한 후, 흑설탕을 넣어 300㎖가 되게 달인다. 1일 1제, 3회로 나눠 따뜻하게 복용한다.

효능주치(效能主治)_ 마음을 안정시킨다. 기(氣)나 음식물 따위가 막혀서 뭉쳐진 것을 풀어준다. 마음이 어둡고 가슴이 답답한 증세에 효험이 있다.

> **✦ 의가(醫家)에서 말하는 신농본초 양생법**
>
> 도홍경(陶弘景)은 "이 약을 아는 사람들은 아주 드물다. 모두 병을 치료하는 효능이 없다고 여긴다"라고 했다.
>
> 소공(蘇恭)은 "이런 종의 나무는 산골짜기에서 자란다. 지금 동서경의 정원과 화원에도 심어져 있으며 이를 합혼(合昏)이라 부른다. 이런 종의 나뭇잎은 가늘고 작으며 조협(皂莢) 및 괴수(槐樹)의 잎과 아주 비슷하다. 5월에는 꽃이 피고 꽃은 홍백색을 띤다. 꽃에는 실과 같은 가는 잔털이 있고 가을에는 과실을 맺으며 과실은 꼬투리 모양을 하고 있고 씨는 매우 가늘고 얇다"라고 했다.

소송(蘇頌)은 "금판낙(지금의 낙양과 판하) 일대에 모두 합환이 자랐고 사람들은 이를 정원에 심기를 좋아했다. 합환의 나뭇가지는 오동과 비슷하고 가지는 비교적 연약하다. 잎은 조각수(皁角樹)의 잎과 아주 비슷하고 매우 가늘고 작으며 무성하여 서로 엉켜 있다. 바람이 불면 흩어진다. 이것의 껍질과 잎을 채집하는 데에는 시간의 제한을 받지 않는다"라고 했다.

구종석(寇宗奭)은 "합환화, 꽃 색은 지금의 초훈선(醮暈線)과 같다. 윗부분은 흰색이고 아랫부분은 분홍색을 띤다. 흩어서 늘어뜨리면 가는 실과 비슷하고 다른 꽃과 같지 않아 꽃 중의 별종이다. 녹색 잎은 저녁이 되면 합쳐지고 잎은 신선하고 여릴 때, 물로 씻어 튀겨 먹을 수 있다"라고 했다.

주진형(朱震亨)은 "합환은 토성(土性)에 속하고 음(陰)을 보하는 효능이 비교적 신속하여 힘줄을 이어주고 뼈를 붙이며 근육을 생기게 한다. 백랍(白蠟)과 함께 연고로 사용하면 효과가 더욱 좋다. 하지만 외과 의사들은 쓰지 않았는데 왜인지 모르겠다"라고 했다.

수오등(首烏藤)

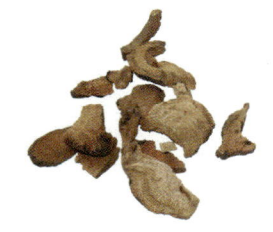

이명(異名)
기등(棋藤)·야교등(夜交藤)

✚ 송(宋)·≪개보본초(開寶本草)≫
✚ ≪본초정의(本草正義)≫에 기록된 수오등(首烏藤)
　　밤에 편안히 잠들지 못하는 증세를 치료한다.

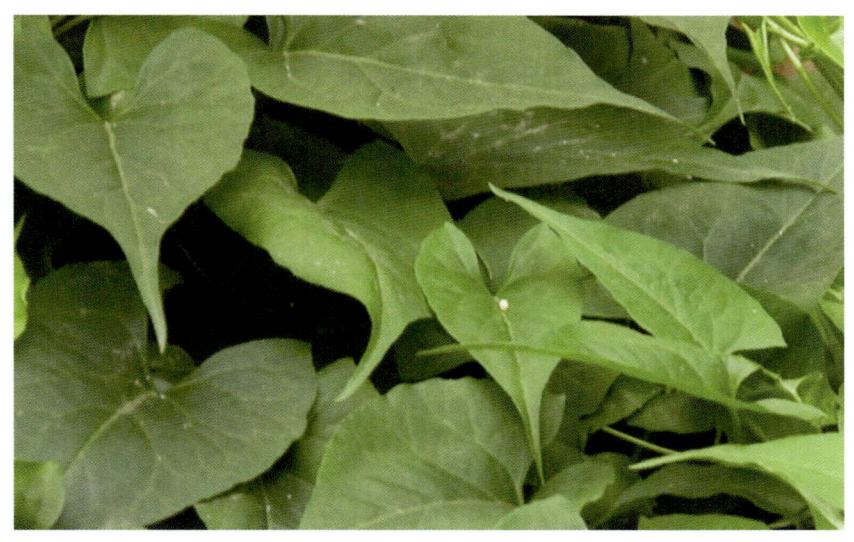

하수오(何首烏)

학명(學名)_ Polygonum multiflorum Thunb.

과속(科屬)_ 요과(蓼科) 식물 하수오의 덩굴과 줄기를 건조하여 약으로 쓴다. 여뀌는 전 세계적으로 약 228종이 있으며 세계 각지에 분포되어 있다. 중국에는 약 119종이 있고 약으로 약 80종이 쓰인다.

지리분포(地理分布)_ 길가, 풀언덕, 돌 사이, 산비탈 및 관목림에서 자란다. 화동, 중남 및 하북, 섬서, 산서, 감숙, 대만, 귀주, 사천, 운남 등지에 분포되어 있다.

채집가공(採集加工)_ 매년 가을~겨울에 채집하여 잎을 제거하고 묶어서 말린 후에 사용한다.

용법용량(用法用量)_ 9~15g을 달여 복용한다. 외용 시 적당량을 물에 달여 환부를 씻는다.

약리작용(藥理作用)_ 최면, 진정작용이 있고 혈액 속 지방을 낮춘다.

성미귀경(性味歸經)_ 달고 평(平)하다. 심경(心經)과 간경(肝經)에 작용한다.

효능주치(效能主治)_ 혈을 보하고 마음을 안정시키며 풍을 몰아내고 경락을 통하게 한다. 혈허(血虛)로 인한 신체통증, 잠이 잘 안 오고 꿈이 많은 것, 풍습비통(風濕痺痛) 치료에 효능이 있다. 밖으로는 피부 가려움증에 효험이 있다.

약선양생(藥膳養生)

수오계탕(首烏鷄湯)

수오 30g, 암탉 1마리, 조미료 적당량

닭을 깨끗이 씻는다. 수오는 가루로 갈아 면포자루에 넣어 닭의 배 속에 넣은 다음 용기 안에 넣어 적당량의 맑은 물을 넣는다. 센 불로 확 끓인 후, 약한 불로 문드러질 때까지 끓여 소금, 생강, 황주를 넣어 맛을 조절한 후, 약간 익혀 2회로 나눠 복용한다. 혈을 보하고 마음을 안정시킨다. 정기를 보하고 골수를 더해준다. 풍을 몰아내 경락을 통하게 한다. 기혈(氣血)이 부족한 것, 몸의 정기(正氣)와 기혈(氣血)이 허약해져 여위고 수척해진 것, 자궁이 처진 것, 탈항(脫肛), 치창(痔瘡), 빈혈 및 출혈 등의 증세에 효험이 있다.

수오자계단(首烏煮鷄蛋, 수오계란찜)

수오 100g, 계란 2개

수오와 계란을 물을 넣고 동시에 끓여 익힌 후에 껍질을 제거하고 다시 잠깐 끓인다. 탕과 계란을 매일 1회 먹는다.

정기(精氣)를 보양하고 간과 신을 보호하며 풍을 몰아내고 경락을 통하게 한다. 간장과 신장의 기운부족, 귀울림, 소리를 듣지 못하는 증세, 머리가 어지럽고 눈이 침침한 것, 허리와 무릎이 시큰거리는 것 등의 증세에 효험이 있다.

고대처방(古代處方)

거풍통락탕(祛風通絡湯)

방선원류(方選源流)_ 《기방본초(奇方本草)》 안신방(安神方)

약물조성(藥物組成)_ 야교등(夜交藤) 24g, 단삼(丹蔘) 30g, 구등(鉤藤) 20g, 복령(茯苓), 백작(白芍) 각 15g, 천마(天麻), 반하(半夏), 전갈(全蠍), 강잠(僵蠶) 각 10g

포제방법(炮製方法)_ 물을 넣고 15분간 끓여 약즙을 여과한 후, 다시 물을 넣어 20분간 달이고 찌꺼기를 제거한다. 2회 달인 약을 함께 골고루 저어 매일 1제씩 복용한다.

효능주치(效能主治)_ 풍을 몰아내고 경락을 통하게 한다. 경추(頸椎)의 골질(骨質)을 늘려준다. 눈앞이 아찔하고 머리가 핑 도는 어지러운 증상, 사지가 경직되는 증세에 효험이 있다.

養心安神藥

백자인(柏子仁)

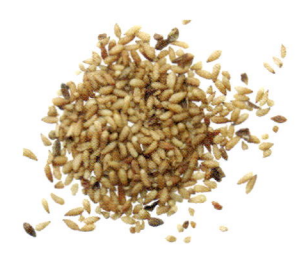

安神藥

350

이명(異名)
백실(柏實)·백자(柏子)
백인(柏仁)·측백자(側柏子)
측백인(側柏仁)·측백(側柏)

✚ ≪신농본초경(神農本草經)≫ 상품(上品)

✚ 본경 문헌에 기재된 백자인의 효능

　　　　심기(心氣)를 길러주고 신장이 마른 것을 습윤하게 하며 혼백(魂魄)을 안정시
키고 지혜를 더하고 정신을 안정시킨다. 불로 태운 찌꺼기는 머리카락을 윤택하게 하고 개선
(疥癬)을 치료한다.

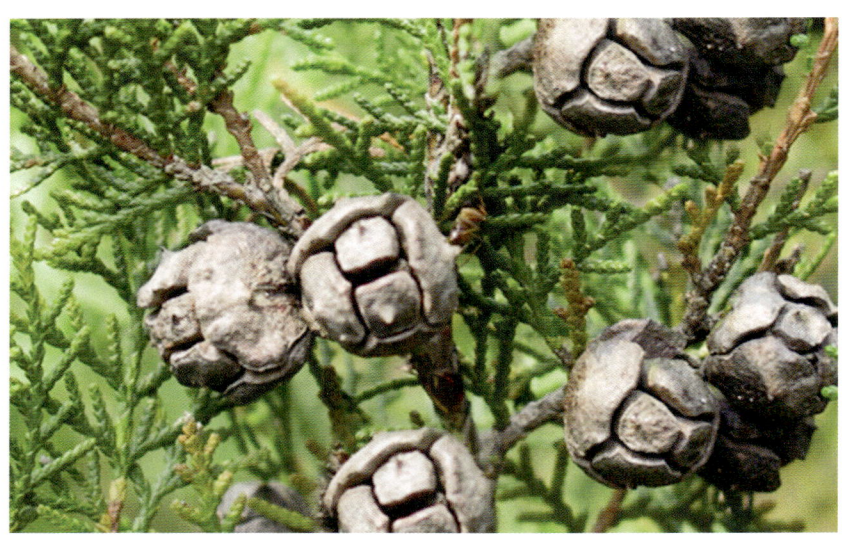

측백(側柏)

학명(學名)_ Platycladus orientalis (L.) Franco

과속(科屬)_ 백과(柏科) 식물 측백의 성숙한 씨를 건조하여 약으로 쓴다. 측백은 전 세계
에 겨우 1종만 있으며 약으로 쓸 수 있다. 중국과 한반도에 분포되어 있다.

지리분포(地理分布)_ 습윤하고도 비옥한 토지에서 자란다. 석회암 산지에서도 자란다.
동북남부, 내몽고 남부, 화북을 거쳐 남쪽으로 광동, 광서 북부, 서쪽으로 섬서, 감숙,

귀주, 사천, 운남에 대부분 분포되어 있다.

채집가공(採集加工)_ 가을~겨울, 두 계절에 성숙한 종자를 채집하여 햇볕에 말려 씨 껍질을 제거하고 씨를 수집한다.

용법용량(用法用量)_ 3~9g을 달여 복용한다.

약리작용(藥理作用)_ 최면작용이 있다.

성미귀경(性味歸經)_ 달고 평(平)하다. 심경(心經), 신경(腎經), 대장경(大腸經)에 작용한다.

효능주치(效能主治)_ 마음을 평안하게 하고 마음을 안정시킨다. 장을 윤활하게 하고 땀을 멎게 한다. 몸이 무겁고 심중(心中)이 답답한 것, 불면증, 심장이 세게 뛰고 가슴이 몹시 두근거리는 병증, 장이 건조하여 오는 변비, 음(陰)이 허해서 잠자는 사이에 저절로 나는 식은땀 증세에 효험이 있다.

약선양생(藥膳養生)

백자인감실나미죽(柏子仁芡實糯米粥)

백자인(柏子仁) 10g, 감실(芡實) 20g, 찹쌀 28g, 백설탕 1순가락

백자인과 감실을 신속히 깨끗이 씻어 여과하여 말린 후 비축한다. 찹쌀을 깨끗이 씻어 가마 안에 넣고 백자인, 감실을 함께 넣는다. 차가운 물 3사발을 붓고 중불로 죽을 끓여 먹을 때에 백설탕을 넣는다. 아침, 점심으로 먹거나 간식으로 먹는다.

비장을 보하고 신장에 이롭다. 정기가 굳어 소변이 막히는 것을 치료하고 편안히 잠을 자게 하며 마음을 편안하게 한다. 밤에 누우면 편하지 못한 것, 밤에 소변횟수가 너무 많은 것, 수면의 질이 떨어지는 병증 등의 증세에 효험이 있다.

고대처방(古代處方)

백자양심환(柏子養心丸)

방선원류(方選源流)_ 《체인휘편(體仁彙編)》 안신방(安神方)

약물조성(藥物組成)_ 백자인 120g, 구기자(枸杞子) 90g, 당귀(當歸), 석창포(石菖蒲), 맥동(麥冬), 복신(茯神), 숙지황(熟地黃) 각 30g, 현삼(玄蔘) 60g, 감초(甘草) 15g

포제방법(炮製方法)_ 모두 가루로 갈아 꿀로 오동자(梧桐子) 크기만 한 환을 만들어 매번 9g을 복용한다. 또한 탕제(湯劑)를 만들어 물에 달여 복용한다. 용량은 원래의 처방에 따라 짐작하여 덜어낸다.

효능주치(效能主治)_ 마음을 평안하게 하고 안정시킨다. 신장을 보하고 음(陰)을 기른다. 영혈(營血)이 부족한 것, 심장과 신장 기능의 실조(失調), 정신이 안정되지 못하여 갈팡질팡하고 갈피를 잡지 못하는 것, 건망증, 가슴이 몹시 두근거리는 병증에 효험이 있다.

養心安神藥

✚ 의가(醫家)에서 말하는 신농본초 양생법

왕호고(王好古)는 "백자인은 간경을 치료하는 약이다. 또한 콩팥을 습하게 해주며 고방십정환 중 이것을 이용하였다"라고 했다.

이시진(李時珍)은 "백자인의 성질은 평이하며 차갑지도 건조하지도 않다. 맛은 달지만 이롭고 매운 것을 윤조하게 해주며 그 냄새는 맑아 심장과 콩팥에 스며들 수 있고 비위에 유익하여 신선의 약품이라고 할 수 있다. 자양방중에 사용하기 적합하다. ≪열선전(列仙傳)≫에서는 백자인과 적송자를 먹으면 이가 빠져도 다시 나고 달릴 때에도 달리는 말을 추월할 수 있다고 하였다. 생각해보니 이 말은 결코 거짓은 아닌 듯하다"라고 했다.

원지(遠志)

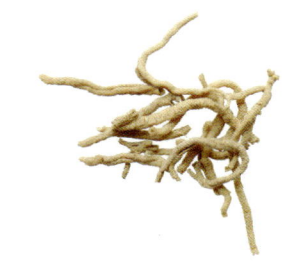

이명(異名)
극완(棘菀) · 세초(細草)
고원지(苦遠志) · 소초(小草)

✛ ≪신농본초경(神農本草經)≫ 상품(上品)

✛ 본경 문헌에 기재된 원지의 효능

　　　　　　기침하면서 기운이 치밀어 올라 횡격막(橫隔膜)이 손상된 것을 주로 치료한다. 부족한 것을 보하고 사기(邪氣)를 몰아낸다. 구규(九竅)가 막힌 것을 뚫어주고 지혜를 더한다. 귀와 눈을 밝게 하고 기억력을 배로 증가시킨다. 오래 복용하면 몸을 가볍게 하며 늙지 않는다. 남자에게 이로우며 심기를 안정시키고 놀라서 가슴이 두근거리거나 불안해하는 병증을 멈추고 정기(精氣)를 보익(補益)하며 심하격기(心下膈氣)를 없앤다. 피부 중열(中熱)과 얼굴과 눈의 색이 누런 것을 치료한다. 천웅(天雄), 부자(附子), 오두독(烏頭毒)에는 즙을 달여 마신다. 건망증을 치료하고 혼백(魂魄)을 안정시킨다. 사람으로 하여금 미혹되지 않고 양도(陽道)를 견고하게 한다. 근육을 자라게 하고 근골을 돕는다. 부인의 혈금(血噤)으로 목이 쉰 증상, 소아가 갑자기 놀라서 생긴 병증, 신장에 쌓인 기가 소복부로부터 치솟아 흉완부와 인후를 치받으면서 극렬한 통증이 발생하는 병증, 모든 종기를 치료한다.

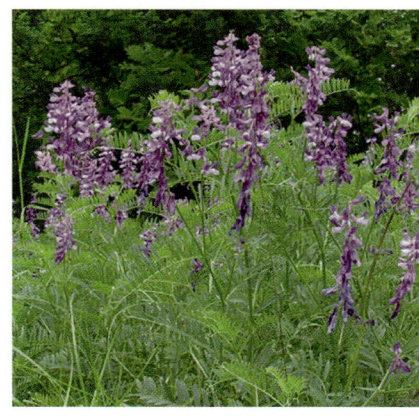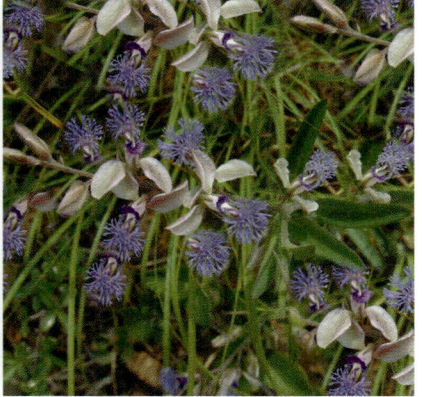

원지(遠志)

학명(學名)_ Polygala tenuifolia Willd.

과속(科屬)_ 원지과(遠志科) 식물 원지 난엽원지(卵葉遠志)의 뿌리를 건조하여 약으로 쓴다. 원지는 전 세계에 약 498종이 있다. 세계 각지에 분포되어 있다. 중국에는 약 41종이 있고 약으로 약 19종이 쓰인다.

지리분포(地理分布)_ 1. 원지는 길가나 양지바른 산비탈에서 자란다. 동북, 화북, 서북 및 강소, 산동, 안휘와 강서 등지에 분포되어 있다.

2. 난엽원지는 해발 1,100~2,800m의 산비탈 초목지에서 자란다. 중국 대부분 지역에 분포되어 있다.

채집가공(採集加工)_ 매년 봄가을에 채집하여 수염뿌리와 진흙을 제거하고 햇볕에 말린 후 사용한다.

용법용량(用法用量)_ 3~9g을 달여 복용한다.

약리작용(藥理作用)_ 경궐을 막아주고 진정작용이 있으며 가래를 없애고 용혈(溶血)하며 혈압을 낮추며 항균작용이 있고 자궁을 수축하는 작용 등이 있다.

성미귀경(性味歸經)_ 쓰고 매우며 온(溫)하다. 심경(心經), 신경(腎經), 폐경(肺經)에 작용한다.

효능주치(效能主治)_ 가래를 없애고 마음을 안정시키며 지혜를 더하고 붓기를 가라앉힌다. 심신(心腎)이 안정되지 못하여 생기는 불면증에 꿈이 많은 증상, 놀라서 가슴이 두근거리거나 불안해하는 병증, 건망증, 정신이 흐리고 사리 판단이 잘 안 되는 상태, 해담(咳痰), 유방이 붓고 아픈 것, 창양(瘡瘍)으로 인한 종독(腫毒) 증세에 효험이 있다.

고대명방(古代名方)

흉비심통(胸痺心痛, 기가 치밀어 오르는 것), 격중음불하(膈中飮不下)

소초환(小草丸): 소초(小草), 계심(桂心), 건강(乾薑), 세신(細辛), 촉초(蜀椒) 각 3분, 포부자(炮附子) 2분, 상술한 약물을 가루로 으깨서 체에 친 후에 꿀로 골고루 조절하여 오동자(梧桐子) 크기만 한 약환을 매일 미음으로 3환을 3회 복용한다. 아무런 느낌이 없으면 효과를 볼 때까지 약물을 증가한다. 돼지고기, 차가운 물, 생파, 생채를 금한다. 범왕(范汪)의 ≪동양방(東陽方)≫

목 안이 빨갛게 부어오르고 통증이 있으며 막힌 느낌이 있는 인후병

원지육(遠志肉)을 가루가 되게 갈아 목에 침이 흘러나올 때까지 불어 넣는다. ≪직지방(直指方)≫

각종 종기

원지주(遠志酒): 모든 종기에 쓰인다. 등에 생긴 발저(發疽), 절독(癤毒), 악후(惡候)가 부단히 확장되는 것, 만일 사혈(死血)음독이 중간에 있어 통증이 없는 증세에 붙이면 즉시 아프다. 근심스럽고 화가 나며 기가 쌓여 노하여 통증을 참기 어려울 때 붙이면 아프지 않다. 열이 과도한 경우에 붙이면 서늘해진다. 혹은 기가 허하고 혈이 냉한 것, 불궤불렴(不潰不斂)에 붙이면 즉시 효과를 본다. 만일 칠정(七情)에 울(鬱)이 생겨 허실한열(虛

實寒熱)을 관여치 않는 것에는 모두 이것으로 치료한다. 원지 적당량을 쌀뜨물에 넣고 씻은 후 속을 파내고 가루가 되게 갈아 매번 3전, 따뜻한 술 1컵으로 골고루 조절하여 윗부분의 맑은 부분을 마시고 또 찌꺼기를 환부에 바른다. ≪삼인방(三因方)≫

소변이 혼탁하면서 적색을 띠는 것

원지와 감초(甘草)를 물 반 근에 달인다. 복신(茯神), 익지인(益智仁) 각 2냥, 모두 가루가 되게 갈아 술로 오동자(梧桐子) 크기만 한 약환을 만들어 매번 50환 공복에 복용한다. 때론 대추탕으로 복용한다. ≪보제방(普濟方)≫

급성 유선염으로 붓고 아픈 것

원지(遠志)를 불로 쬔 후, 가루로 갈아 술로 2전을 복용한다. 외용약은 찌꺼기를 환부에 붙인다. ≪수진방(袖珍方)≫

극심한 뇌풍두통(腦風頭痛)

원지가루를 콧구멍에 불어넣는다. ≪선명방(宣明方)≫

심공(心孔)이 막힌 것, 건망증이 심하고 착오를 자주 범하는 정유일(丁酉日)

살그머니 시중에서 원지(遠志)를 사와 머릿수건에 넣고 집으로 돌아와 부드러운 가루로 만들어 복용하고 이를 다른 사람이 알지 못하게 한다. ≪주후방(肘後方)≫

약선양생(藥膳養生)

원지장원홍주(遠志狀元紅酒)

1. 원지, 장원홍주(狀元紅酒)

원지(쌀뜨물로 씻은 후 흙을 제거하고 속을 파낸 것) 적당량을 가루가 되게 부드럽게 갈아 장원홍주(狀元紅酒) 1컵에 약가루로 조절하여 9g을 마신다. 찌꺼기는 환부에 붙인다.

종기, 등에 생긴 발저(發疽), 절독악증(癤毒惡症), 크게 붓고 사혈(死血)이 있는 환자에게 효험이 있다.

2. 원지, 전당귀(全當歸) 각 150g, 장원홍주 1,500㎖

당귀(當歸)를 으깬 후 원지와 함께 베자루에 넣어 술에 담가 깨끗한 용기에 7일 밀봉한다. 그 다음 찌꺼기를 제거하고 비축하여 매일 저녁 따뜻하게 적당량을 계속 복용한다. 다 먹으면 상술한 방법에 따라 다시 제조한다.

기(氣)를 보하고 혈(血)을 더하는 효능이 있다. 여인의 기혈(氣血) 부족 증세에 효험이 있다.

✦ 의가(醫家)에서 말하는 신농본초 양생법

　　도홍경(陶弘景)은 "원구(宛句)의 원산지는 연주제음군이다. 지금 이 약은 팽성북난릉에서 들어온 것이다. 이것을 사용할 때 속을 제거하고 껍질을 취한다.

1근에 다만 3냥만 얻을 수 있다. 모두 선방(仙方)에 쓰인다. 애기풀의 싹은 마황(麻黃)과 비슷하지만 약간 파랗다"라고 했다.

마지(馬志)는 "줄기와 잎은 대청(大青)과 비슷하지만 마황과 비하면 비교적 작다. 도홍경(陶弘景)은 이것을 명확히 알지 못했다"라고 했다.

이시진(李時珍)은 "원지는 커다란 잎과 작은 잎 2종류가 있다. 도홍경(陶弘景)은 잎이 작은 것이 원지라고 했고 마지(馬志)는 잎이 큰 것이 원지라고 했다. 잎이 큰 원지(遠志)는 빨간색 꽃이 핀다"라고 했다.

서지재(徐之才)는 "원지(遠志)는 소초(小草)와 복령(茯苓), 동규자(冬葵子), 용골(龍骨)과 배합하여 사용하면 효과가 좋다. 진주(珍珠), 여로(藜蘆), 비렴(蜚蠊), 제합(齊蛤)을 꺼린다"라고 했다.

왕호고(王好古)는 "원지(遠志)는 신경기분(腎經氣分)의 약이다"라고 했다.

이시진(李時珍)은 "원지(遠志)는 족소음신경(足少陰腎經)으로 들어가고 심경(心經)의 약이 아니다. 이것의 주요효능은 마음을 강하게 하고 정기(精氣)를 보익(補益)하며 건망증을 치료한다. 왜냐하면 정(精)과 지(志)는 모두 신장(腎臟)이 주관하기 때문이다. 신정(腎精)이 부족하면 지기(志氣)가 쇠약해져 심장을 통하지 못하기 때문에 미혹되어 점차적으로 잊게 된다. ≪영추(靈樞)≫에서 말하기를 신(腎)은 정(精)을 저장하고 정은 지(志)를 합(合)한다. 만일 신장이 계속 성노(盛怒)하면 지를 상하게 하고 지가 상하면 점차적으로 전에 했던 말들을 잊게 되고 요척(腰脊) 통증으로 굽혔다 폈다 하기가 어렵고 얼굴색이 나쁘게 되며 피부가 초췌해진다. 또한 말하기를 건망증이 있는 사람은 토기(土氣)가 부족하기 때문에 기운이 아래로 처지고 가라앉아 위로의 상승(上昇) 작용을 하지 못하며 장과 위는 실하고 심장과 폐는 허해진다. 허해진다는 것은 영위(營衛)가 아래로 남겨진다는 것이며 장기간 제 때에 위로 올라갈 수 없어 건망을 생기게 한다. 진언(陳言)의 ≪삼인방(三因方)≫에서 기록하기를 원지주(遠志酒)는 종기를 치료하는 데 아주 좋다고 한다. 이것은 신장을 보하는 효능이 있기 때문이다. 갈홍(葛洪)이 ≪포박자(抱朴子)≫에서 말하기를 능양의 자중(子仲)은 20년 원지를 복용하여 모두 37명의 아이를 낳았는데 모두 총명했고 기억력 또한 비상했다"라고 했다.

영지(靈芝)

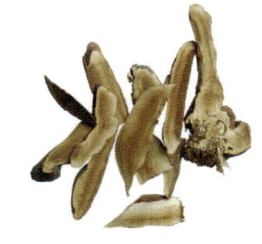

이명(異名)
목영지(木靈芝) · 균영지(菌靈芝) · 영지초(靈芝草)

✦ ≪신농본초경(神農本草經)≫ 상품(上品)

✦ 본경 문헌에 기재된 영지의 효능

　　　　적지(赤芝)는 가슴이 맺힌 것을 치료하고 심기(心氣)에 이로우며 비위(脾胃)를 보(補)하고 지혜를 더해준다. 오래 먹으면 몸을 가볍게 하고 수명을 연장한다. 자지(紫芝)는 주로 이롱(耳聾)을 치료하고 관절에 이로우며 신경을 보하고 정기(精氣)를 보익(補益)하며 근골을 견고하게 하고 피부색을 좋게 한다. 오래 복용하면 몸을 가볍게 하고 늙지 않으며 수명을 연장시킨다. 몸의 정기(正氣)와 기혈(氣血)이 허약해지는 것, 치질을 치료한다. 청지(靑芝)는 눈을 밝게 하고 간기를 보하며 정혼(精魂)을 안정시키고 너그러워진다. 오래 복용하면 몸을 가볍게 하고 늙지 않으며 수명을 연장시킨다. 기억력이 좋아지며 마음을 강하게 한다. 황지(黃芝)는 심복오사(心腹五邪)를 치료하고 비장의 기에 이로우며 마음을 안정시킨다. 오래 복용하면 몸을 가볍게 하고 늙지 않으며 수명을 연장한다. 백지(白芝)는 기침과 천식이 같이 나타나는 증상을 치료한다. 폐기에 이롭고 입과 코를 통하게 하며 마음을 강하게 하고 용감해지며 정신을 편안하게 한다. 오래 복용하면 몸을 가볍게 하고 늙지 않으며 수명을 연장한다. 흑지(黑芝)는 소변이 잘 나오지 않는 병증을 치료하고 수도(水道)를 원활하게 빼준다. 신기에 이롭고 구규(九竅)를 소통시키며 슬기롭고 영리해진다. 오래 복용하면 몸을 가볍게 하고 늙지 않으며 수명을 연장한다.

養心安神藥

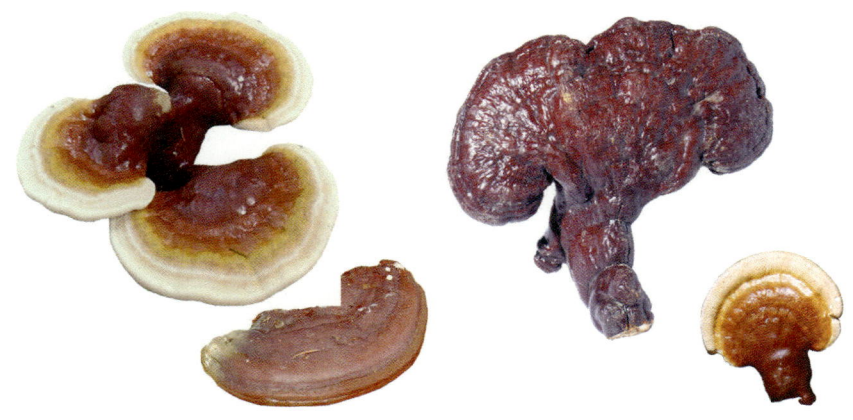

적지(赤芝)

학명(學名)_ Ganodermalucidum (Leyss. ex Fr.) Karst.

과속(科屬)_ 다공균과(多孔菌科, 구멍장이버섯) 진균적지(眞菌赤芝) 혹은 자지(紫芝)의 자실체(子實體)를 건조하여 약으로 쓴다. 영지(靈芝)는 전 세계적으로 약 200여 종이 있다. 유럽, 아메리카, 아프리카와 동남아 일대에 분포되어 있다. 중국에는 약 75종이 있고 약으로 약 6종이 쓰인다.

지리분포(地理分布)_ 1. 적지는 송과송속(松科松屬) 식물이나 양지바른 곳의 각두과(殼鬥科) 식물의 뿌리 사이 혹은 마른 나무 밑동에서 자란다. 중국에 보편적으로 분포되어 있지만 장강 이남에 가장 많다.

2. 자지는 중국에만 있다. 장강 이남의 고온다우 지역에 분포되어 있다. 활엽식물 혹은 송과송속 식물의 나무 밑동에서 자란다.

채집가공(採集加工)_ 1년 내내 채집할 수 있고 불순물을 제거하고 붙어 있는 썩은 나무, 진흙 혹은 배양기질 아랫부분의 팡이자루를 잘라버린 후 그늘에 말리거나 혹은 40℃~50℃의 온도의 불에 말려 사용한다.

용법용량(用法用量)_ 6~12g을 달여 복용한다.

약리작용(藥理作用)_ 최면, 진정작용이 있고 경궐을 막아주며 기침을 진정시키고 진통작용이 있다. 심근수축력을 높이고 혈당을 낮추며 산소부족에 견디고 면역력을 증강하며 간 손상을 막아주고 항과민(抗過敏), 종양을 예방하는 등의 작용이 있다.

성미귀경(性味歸經)_ 달고 평(平)하다. 심경(心經), 폐경(肺經), 간경(肝經), 신경(腎經)에 작용한다.

효능주치(效能主治)_ 기침을 멎게 하고 천식을 가라앉히며 기를 보하고 마음을 안정시킨다. 심장이 두근거리고 숨 쉬는 것이 약하며 힘이 없으며 얕게 쉬며 숨이 찬 병증, 어지러워 잠이 잘 오지 않는 증상, 몸의 정기(正氣)와 기혈(氣血)이 허약해진 기침과 천식 증세에 효험이 있다.

고대명방(古代名方)

자지환(紫芝丸)

몸의 정기(正氣)와 기혈(氣血)이 허약해져 숨 쉬는 것이 약하고 힘이 없으며 얕게 쉬며 숨이 찬 병증, 가슴과 옆구리 통증과 손상, 손발이 끝에서부터 차가워지는 병증, 자주 가슴 속이 달아오르면서 답답하고 편치 않아 손발을 버둥거리면서 입이 마르는 것, 시력이 흐릿한 증세, 복부에 자주 통증이 있는 것, 식욕부진을 치료한다. 마음을 안정시키고 정자를 보호한다.

자지(紫芝) 1냥 반, 산우(山芋, 불로 쬔 것), 천웅(天雄, 통째로 구운 후 껍질을 벗긴 것),

백자인(柏子仁, 볶은 것), 파극천(巴戟天, 속을 파낸 것), 백복령(白茯苓, 껍질을 벗긴 것), 지실(枳實, 박 속을 제거하고 맥피로 볶은 것) 각 3전 5분씩 생지황(生地黃, 불로 쬔 것), 맥문동(麥門冬, 속을 파내고 불로 쬔 것), 오미자(五味子, 볶은 것), 반하(半夏, 볶은 것), 부자(附子, 볶은 후 껍질을 제거한 것), 모단피(牡丹皮), 인삼(人蔘) 각 7전 5분씩 원지(遠志, 속을 파낸 것), 요실(蓼實) 각 2전 5분씩 과자인(瓜子仁, 닦은 것), 택사(澤瀉) 각 5전씩 모두 가루가 되게 갈아 오자 크기만 한 약환을 만들어 매번 15환에서 30환으로 증가하여 매일 3회, 따뜻한 술로 복용한다. ≪성제총록(聖濟總錄)≫

코피, 토혈(吐血)
석이(石耳), 영지(靈芝) 각 3전, 오리알 1개를 동시에 끓여 탕을 마시고 알을 먹는다.

독사에 물렸을 때
석이(石耳) 2~3전, 백주에 적당량을 달여 복용한다.

치장풍치루(治腸風痔瘻), 행수해독(行水解毒)
매번 석이(石耳)를 6~10전, 돼지살코기 3냥, 약간의 소금을 넣고 물로 찐다. 오전에 1회 찌고 탕(湯)을 마신다. 오후에 다시 1회 쪄서 전부 먹는다.

장염(腸炎), 설사
석이(石耳)를 불로 쬔 후 가루로 갈아 매번 반 전, 쌀죽으로 조절하여 복용한다.

약선양생(藥膳養生)

영지육계노압(靈芝肉桂鹵鴨)
육계(肉桂), 초과(草果) 각 10g, 오리 1마리, 조미료 적당량

오리를 죽인 후 털과 내장을 제거하고 깨끗이 씻는다. 생강(生薑), 파를 깨끗이 씻어 잘게 썬다. 영지(靈芝), 육계(肉桂), 초과(草果)를 물에 20분간 달여 즙을 취하여 다시 2회 더 달인 후 약즙 3,000㎖를 취한다. 약즙을 가마 안에 넣고 생강, 파, 오리를 넣는다. 가장 좋기는 약즙이 오리 안에 스며들지 않게 한다. 약한 불로 오리를 익힌 후 꺼내 약간 식힌다. 다시 가마 안에 넣고 노즙(鹵汁)을 넣어 익으면 꺼낸 후 거품을 제거한다. 적당량의 노즙(鹵汁)을 가마 안에 넣고 식염, 얼음사탕가루, 조미료를 넣어 골고루 저어 색깔과 맛을 조절한 후 오리를 넣고 약한 불에 놓고 뒤집으면서 오리에 즙이 다 발라져 색깔이 빨갛게 빛날 때 꺼내 쟁반에 담는다.

신장에 이롭고 기침을 멎게 하며 음(陰)을 기르고 폐를 보한다. 기관지염, 폐가 허한 것으로 인한 기침, 천식 등의 병증에 효험이 있다.

✚ 의가(醫家)에서 말하는 신농본초 양생법

이시진(李時珍)은 "지(芝)의 종류가 아주 많다. 그중에는 꽃이 피고 결실을 맺는 것도 있다. ≪신농본초경(神農本草經)≫에서 말하기를, 산천운우(山川雲雨), 사시오행(四時五行), 음양주야(陰陽晝夜)의 정기(精氣)는 5색의 신지(神芝)를 자라게 한다. 군왕의 경사스러운 상서로운 징조로 간주하였다. ≪서응도(瑞應圖)≫에서 말하기를 지초(芝草)는 보통 6월에 자라나 봄에 푸르고 여름에 자색을 띤다. 가을에 희고 겨울에 검은색을 띤다. 갈홍(葛洪)의 ≪포박자(抱朴子)≫에서 말하기를 지(芝)는 육지(肉芝), 석지(石芝), 목지(木芝), 초지(草芝), 균지(菌芝) 등 모두 수백 종에 달한다. 육지(肉芝)의 형태는 고기와 같고 큰 돌에 부착하고 머리와 꼬리가 있는 일종의 동물이다. 빨간 것은 산호(珊瑚)와 비슷하고 흰 것은 잘라놓은 지방과 비슷하며 검은 것은 택칠(澤漆)과 비슷하고 청색인 것은 취우(翠羽)와 비슷하고 노란 것은 자금(紫金)과 비슷하며 모두 빛이 나고 맑다. 마치 견고한 얼음 같고 큰 것은 10여 근이 되고 작은 것도 3~4근이 된다. 천세연(千歲燕), 천세편복(千歲蝙蝠), 천세귀(千歲龜), 만세섬여(萬歲蟾蜍), 산속에서 보이는 작은 사람 모두 육지류에 속하고 모두 120종이 있다. 석지(石芝)는 돌과 비슷하고 바다와 섬 사이에서 자란다. 목지(木芝)에는 목위희지(木威喜芝), 황벽지(黃蘗芝), 건목지(建木芝), 삼성지(蔘成芝), 변도지(樊桃芝), 비절지(飛節芝), 목거지(木渠芝) 등이 있다. 그중 목거지(木渠芝)는 큰 나무에서 기생하고 연꽃 같으며 9개 뿌리가 하나로 모여 맛은 달고도 쓰다. 초지(草芝)에는 독요지(獨搖芝), 우각지(牛角芝), 용선지(龍仙芝), 자주지(紫珠芝), 백부지(白符芝), 주초지(朱草芝), 오덕지(五德芝) 등 모두 120종이 있다. 그중 백부지는 매화 같고 큰 눈이 내릴 때 꽃이 핀다. 가을, 겨울에 결실을 맺는다, 오덕지의 형태는 누각전당(樓閣殿堂) 같고 오색영롱하다. 줄기는 정방형이고 자기(紫氣)가 있다. 균지(菌芝)는 샘물 옆, 나무 아래에서 자란다. 그 형태는 궁실(宮室) 같다. 어떤 것은 차마(車馬) 같고 어떤 것은 용호(龍虎) 같다. 어떤 것은 비조(飛鳥)와 같고 색깔은 다르며 모두 120종이 있다. 각자 모두 다른 형태를 이룬다. 나(이시진)는 일찍이 지본(芝本)은 부식한 여기(余氣)로 생성된 것이라고 의심했다. 마치 몸에서 자라는 혹처럼 말이다. 그러나 예부터 지금까지 이것을 상서로운 풀로 보아왔다. 또한 말하기를 복용 후 신선으로 된다고 하는데 허황되다"라고 했다.

서지재(徐之才)는 "적, 황, 청, 백, 흑, 자 6가지 색깔의 지(芝)는 모두 서여(薯蕷)를 사약(使藥)으로 하여야 더욱 좋은 효능을 발휘할 수 있다. 백과자(白瓜子), 마자인(麻子仁), 목계(牡桂) 등과 함께 식용하면 몸에 유익하다. 상산(常山)은 이것의 성능을 감소시키고 편청(扁靑), 균진(菌陳)은 이것의 작용을 억제한다"라고 했다.

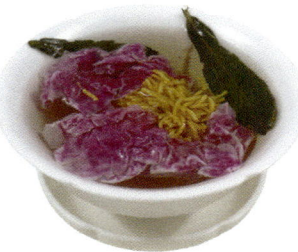

平抑肝陽藥＋息風止痙藥

平肝息風藥

평간식풍약

개념(槪念)

한의학 이론에서 평간식풍약은 간을 편안하게 해주고 잠양(潛陽)하며 풍을 몰아내고 경련을 멈추는 효능이 있다. 주로 간양상항(肝陽上亢) 혹은 간풍내동(肝風內動) 병증을 치료하는 약물이다.

효능(效能)

평간식풍약은 모두 간경(肝經)에 속하고 곤충, 개류(介類) 등 동물약 및 광석류약물(礦石類藥物)이다. 식풍지경(息風止痙), 평간잠양(平肝潛陽)의 효능이 있다. 일부 약물은 질이 무겁고 성질이 차며 가라앉는 특성이 있고 마음을 안정시키고 독을 풀어주며 새살이 돋게 하고 간을 맑게 하고 눈을 밝게 하며 기가 치솟은 것을 내리고 피를 식혀주는 작용이 있다.

약리작용(藥理作用)

한의과학 연구에 의하면 평간식풍약(平肝息風藥)은 경궐을 막아주고 진정, 진통 작용이 있으며 혈압을 낮추고 해열작용이 있다.

적용범위(適用範圍)

평간식풍약(平肝息風藥)은 주로 간풍내동(肝風內動)과 간양(肝陽)이 성하여 위쪽으로 올라가는 병증에 쓰인다. 또한 일부 약물은 구토, 심신이 안정되지 못하고 위기(胃氣)가 거슬러 올라와 위로 치밀어 일어나는 것, 천식, 혈열출혈(血熱出血), 눈이 충혈되고 붓고 아픈 증세 등을 치료한다. 일부 식풍지경(息風止痙)약물은 동시에 풍을 몰아내고 경락을 통하게 하는 효능이 있고 중풍으로 입과 눈이 삐뚤어지는 것, 마비통증, 경련, 마비 등을 치료한다.

平肝息風藥

약물분류(藥物分類)

평간식풍약(平肝息風藥)에는 평간잠양약(平肝潛陽藥)·평억간양약(平抑肝陽藥)과 식풍지경약(息風止痙藥) 2가지가 있다. 평간잠양약(平肝潛陽藥)은 대부분 질이 무거운 개류(介類) 혹은 광석류약물(礦石類藥物)이다. 간양(肝陽)을 평억(平抑)한다. 주로 간양상항(肝陽上亢)으로 인한 머리와 눈이 어지러운 것, 두통, 귀울림과 간화(肝火)가 상부를 공격하여 입이 쓴 것, 얼굴이 붉어지고 가슴속이 달아오르면서 답답하고 편치 않아 손발을 버둥거리면서 쉽게 노하는 것, 눈이 충혈되고 붓고 아픈 것, 두통, 물체가 뚜렷이 보이지 않는 것, 시력을 잃거나 야맹증 등에 쓰인다. 한방처방에서 험방, 기방, 편방에서 흔히 사용되는 평간잠양약에는 석결명(石決明), 진주모(珍珠母), 자패치(紫貝齒), 모려(牡蠣), 자석(赭石), 나포마(羅布麻), 여두의(穭豆衣), 나부목(蘿芙木), 질려(蒺藜) 등이 있다. 식풍지경약은 주로 온열병(溫熱病), 열극생풍(熱極生風), 혈(血)이 부족해서 생긴 풍증(風證), 간양(肝陽)이 몹시 성하여 생긴 풍증(風證) 등으로 초래된 현훈욕복(眩暈欲伏), 경련으로 팔다리의 근육이 줄어들기도 하고 늘어나기도 하며 계속 움직이는 병증, 항강지전(項強肢顫), 풍양협담(風陽夾痰), 담열상요(痰熱上擾)의 전간(癲癇), 놀라서 가슴이 두근거리거나 불안해하는 병증으로 잠을 못 이루는 병증, 눈에 마치 구름이 낀 것 같은 뿌연 예막(翳膜)이 생긴 것, 창양불렴(瘡瘍不斂), 갑작스럽게 심한 정신적 자극을 받아 놀라서 정신을 잃고 넘어지며 몸이 싸늘해지는 것, 팔다리의 근육이 줄어들기도 하고 늘어나기도 하며 계속 움직이는 병증, 사지마비, 반신불수, 임신자간(妊娠子癇), 고혈압, 목이 붓고 아픈 것, 고열, 입안과 혀가 허는 것, 풍독침습풍(風毒侵襲風), 풍습비통(風濕痺痛), 연주창과 독창, 인동내풍(引動內風)의 파상풍(破傷風) 등을 치료한다. 우황(牛黃), 영양각(羚羊角), 대모(玳瑁), 진주(珍珠), 구등(鉤藤), 전갈(全蠍), 천마(天麻), 강잠(僵蠶), 지룡(地龍), 오공(蜈蚣) 등은 임상에서 자주 사용하는 식풍지경약이다.

모려(牡蠣)

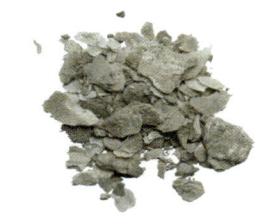

이명(異名)
여합(蠣蛤)·모합(牡蛤)
여방(蠣房)·해여자각(海蠣子殼)
해여자피海蠣子皮)·호피(蠔皮)·호각(蠔殼)

✚ ≪신농본초경(神農本草經)≫ 상품(上品)

✚ 본경 문헌에 기재된 모려의 효능

　　　　외사(外邪)의 침입으로 인한 한열(寒熱), 온학쇄쇄(溫瘧灑灑), 경계노기(驚悸怒氣)를 치료하고 구완서루(拘緩鼠瘻)를 치료한다. 여인의 대하적백(帶下赤白)을 치료한다. 오래 복용하면 근골을 튼튼하게 하고 사귀(邪鬼)를 죽이며 수명을 연장한다. 관절영위(關節營衛)에 남겨진 열을 제거하고 허열(虛熱)이 마구 움직이는 것, 가슴에서 번열(煩熱)이 나 속이 답답하고 그득한 병증, 흉완부(胸脘部)가 아픈 것, 기(氣)가 몰린 것을 치료한다. 땀을 멎게 하고 갈증을 멈춘다. 노혈(老血)을 제거하고 소변으로 정(精)이 새어나오는 것을 치료한다. 목 안이 빨갛게 부어오르고 통증이 있으며 막힌 느낌이 있으며 기침하는 것, 심장과 겨드랑이에 식적(食積)이 정체되고 뭉쳐서 열이 생기는 병증, 남자 몸의 정기(正氣)와 기혈(氣血)이 허약해진 것을 치료한다. 신장과 마음을 안정시킨다. 열이 나서 가슴이 답답하고 괴로운 증, 소아간증(小兒癎證)으로 소아가 놀라서 나타나게 되는 병증을 치료한다. 겨드랑이 아래가 굳고 가득한 것, 연주창과 독창, 모든 창종을 치료한다. 가래를 삭이고 딱딱하게 굳은 것을 무르게 해준다. 열을 제거하고 습을 제거한다. 심비기통(心脾氣痛)을 멈추고 이하(痢下), 소변이 혼탁한 것을 치료한다. 습열(濕熱)로 인해 아랫배에 열이 차는 듯하면서 통증이 있고 흰 점액이 요도로 흘러나오는 증상, 배 속에 덩어리가 지는 것, 영질, 결핵을 치료하며 뇨사를 꺼린다.

平抑肝陽藥

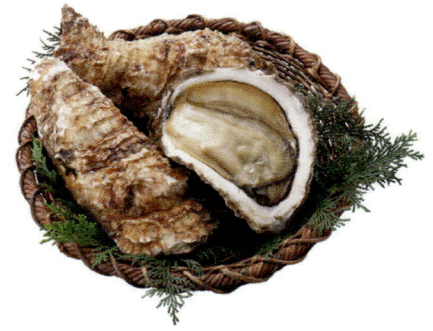

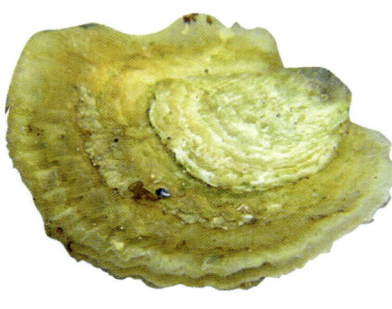

장모려(長牡蠣)

학명(學名)_ Ostreagigas Thunberg

과속(科屬)_ 모려과(牡蠣科) 동물 장모려, 대련만모려(大連灣牡蠣), 절강모려(浙江牡蠣)의 패각(貝殼)을 약으로 쓴다.

지리분포(地理分布)_ 1. 모려는 조간대로부터 저조선 이하 10m 정도의 깊이의 진흙 및 진흙모래 해저에서 서식한다. 보통 먼 바다에서 생활하는 개체는 작다. 염도가 비교적 낮은 바다에서 생활하는 개체는 크다. 중국과 한국 연해에 모두 분포되어 있다. 하구 및 내만에서 양식하는 것이 우량품종이다.

2. 대련만모려는 중국북방 연해에 분포되어 있다. 조간대의 물을 모아놓는 곳 및 저조선 이하 20m 정도의 암초에서 서식한다. 염도가 높은 게 적합하다.

3. 강 근처의 모려는 저조선 부근 깊이가 7m 정도의 강이 바다로 흘러드는 곳에서 서식한다. 염도가 10‰~25‰이다. 중국과 한국 연해에 모두 분포되어 있다. 산동, 복건, 광동 연해에서 인공 양식된다.

채집가공(採集加工)_ 1년 내내 채집할 수 있다. 고기를 제거하고 깨끗이 씻어 햇볕에 말린 후 사용한다.

용법용량(用法用量)_ 9~30g을 달여 복용한다. 다른 약재보다 먼저 달인다.

약리작용(藥理作用)_ 궤양을 막아주고 진정작용이 있으며 면역력을 증강한다.

성미귀경(性味歸經)_ 짜고 약간 차다. 간경(肝經), 담경(膽經), 신경(腎經)에 작용한다.

효능주치(效能主治)_ 양을 가라앉히고 음을 보하며 마음을 안정시키고 뭉친 것을 흩어지게 하며 딱딱한 것을 연하게 한다. 놀라서 가슴이 두근거리거나 불안하여 잠을 못 이루는 병증, 연주창과 독창, 담핵(痰核), 현훈(眩暈)과 귀울림, 징가(癥瘕), 비괴(痞塊) 등에 등의 증세에 효험이 있다. 하모려(煆牡蠣)는 수렴고삽(收斂固澁)의 효능이 있다. 정액이 저절로 새어나오는 병증, 붕루(崩漏)와 대하(帶下), 저절로 땀이 나는 증상, 위통탄산(胃痛吞酸) 증세에 효험이 있다.

고대명방(古代名方)

기가 허하여 잠자는 사이에 저절로 나는 식은땀이 남
모려(牡蠣)가루, 두중(杜仲)을 같은 양으로 가루로 갈아 매번 1숟가락씩 술로 복용한다.
≪천금요방(千金要方)≫

꿈속에서 사정(射精)하는 것, 변이 묽은 것
모려(牡蠣)가루에 식초를 넣어 오자 크기만 한 환을 만들어 매번 30환 미음으로 복용한다. 1일 2회 복용한다. ≪단계방(丹溪方)≫

연주창과 독창

1. 모려를 불에 구운 후 가루로 갈아 4냥을 취하고 현삼(玄蔘)가루 3냥을 더해 밀가루로 오자 크기만 한 환을 만들어 매번 30환 1일 3회 술로 복용한다. 전부 복용하면 완치할 수 있다. ≪경험방(經驗方)≫

2. 나두력(瘰頭癧)이 파괴되었든 파괴되지 않았든 모려(牡蠣) 4냥, 감초(甘草) 1냥을 가루로 만들어 매번 1전, 식후 찻물로 조절하여 마시면 효과가 영험하다. ≪초우세(初虞世)≫

학질(瘧疾)에 걸려 오한(惡寒)과 발열(發熱)이 왕래하는 것

모려가루, 두중(杜仲)을 같은 양으로 가루로 갈아 꿀로 오자 크기만 한 환을 만들어 매번 50환씩 따뜻한 물로 복용한다. ≪보제방(普濟方)≫

산후 잠자는 사이에 저절로 나는 식은땀

모려가루, 맥부(麥麩, 누렇게 볶은 것)를 같은 양으로 매번 1전, 돼지고기즙으로 조절하여 복용한다. ≪경험방(經驗方)≫

심장과 비장 기통(氣痛)(기실(氣實)에 가래가 있는 것을 치료함)

모려를 구운 후, 가루로 갈아 술로 2전을 복용한다. ≪단계심법(丹溪心法)≫

몸의 정기(正氣)와 기혈(氣血)이 허약해져 잠자는 사이에 저절로 나는 식은땀

모려가루, 마황(麻黃) 뿌리, 황기(黃芪)를 같은 양의 가루로 갈아 매번 2전을 복용, 물 1잔을 70%가 되게 달여 1일 1회 따뜻하게 복용한다. ≪본사방(本事方)≫

병후 자주 피를 흘리는 것, 약간 움직여도 발작하는 것

모려 10분, 석고(石膏) 5분을 가루가 되게 갈아 술 1방촌비(方寸匕)에 타서 1일 3회 복용한다.(꿀로 환을 만들어 복용하여도 된다) ≪주후방(肘後方)≫

약선양생(藥膳養生)

모려백출고삼자저두(牡蠣白朮苦蔘煮豬肚)

하모려(煆牡蠣), 백출(白朮) 각 28g, 고삼(苦蔘) 15g, 돼지위 1개

3개의 약을 베자루에 넣고 입구를 맨다. 돼지위를 깨끗이 씻어 약과 함께 물에 달여 익힌 후 약을 제거한다. 식염을 넣어 맛을 조절하고 탕을 마시고 고기를 먹는다.

비장을 튼튼하게 하고 허한 것을 보하며 삽정(澀精)의 효능이 있다. 몸에 극도로 힘이 없는 증상, 비장이 허하여 음식 섭취량이 적어지는 것, 혹은 꿈속에서 사정(射精)하는 것, 성생활 시 정액(精液)이 지나치게 빨리 나오는 증상, 소변이 빈번한 등의 증세에 효험이 있다.

平抑肝陽藥

✤ 의가(醫家)에서 말하는 신농본초 양생법

소송(蘇頌)은 "지금 바닷가에 모두 이것이 있다. 통(지금의 강소 남통), 태 (지금의 강소 태현) 및 남해, 복건 중부에 특히 많다. 이것들은 모두 돌에 부착하 여 생존한다. 석귀(石鬼)가 이어져 모양이 집과 비슷하여 여방(蠣房)이라 한다. 진 안사람들은 이를 충호보(蟲豪蔀)라 부른다. 처음 태어날 때 주먹 크기만 하고 점 차 자라, 어떤 것은 12장만큼 자라고 산 모양과 비슷하여 충호산(蟲豪山)이라 부 른다. 방 하나에 살 한 점씩 있다. 큰 방에는 말발굽만큼 크고 작은 것은 사람 손 가락만큼 작으며 매번 밀물이 오면 각각 모두 방을 열고 일단 벌레가 들어가면 입을 열고 배를 불린다. 바닷가 사람들은 이를 포획한 후 이것의 방을 뚫고 불로 구운 후 이것의 살을 꺼내 먹는다. 맛은 아주 신선하고 인체에 유익하며 해산물 중에서 가장 귀하다"라고 했다.

서지재(徐之才)는 "패모(貝母)를 이것의 사약(使藥)으로 하고 감초(甘草), 우슬(牛膝), 원지(遠志), 사상자(蛇床子)와 배합하여 사용하면 가장 좋다. 마황(麻黃), 신이(辛夷), 오수유(吳茱萸), 뇨사(硇砂)를 싫어한다"라고 했다.

견권(甄權)은 "병이 허하고 열이 많은 증세에는 소초(小草), 지황(地黃)과 함께 사용하는 것이 적합하다"라고 했다.

왕호고(王好古)는 "모려는 족소음(足少陰)으로 들어가고 견고한 종괴(腫塊) 를 연하게 만드는 약이다. 차(茶)로 인자(引子)하면 경부의 결핵을 제거한다. 시호 (柴胡)로 인자하면 옆구리 아래 견고한 덩어리를 제거한다. 대황(大黃)으로 인자 (引子)하면 다리 사이의 종괴(腫塊)를 제거한다. 지황(地黃)을 사약으로 하면 정기 (精氣)를 보익(補益)하고 수삽(收澀)하며 소변을 멈추는 효능이 있다. 이것은 신경 기분(腎經氣分)의 약물이다"라고 했다.

성무기(成無己)는 "모려(牡蠣)의 짠맛은 가슴과 배 사이의 답답한 증세를 제거한다. 수기를 배출하고 각종 비(痞)를 제거하고 견고한 것을 부드럽게 한다" 라고 했다.

장원소(張元素)는 "물 기운을 보충하는 치료법을 주로 하며 양기를 억누르 게 하여 갈증을 잊게 한다. 하여 합려(蛤蠣) 유형은 갈증을 멎게 한다"라고 했다.

석결명(石決明)

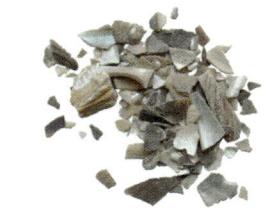

이명(異名)
포어갑(鮑魚甲) · 천리광(千裏光)
해결명(海決明) · 포어각(鮑魚殼)
구공석(九孔石) · 결명(決明) · 포어피(鮑魚皮)

+ ≪명의별록(名醫別錄)≫ 상품(上品)
+ ≪산동중초약수책(山東中草藥手冊)≫에 기재된 석결명의 효능
  간을 진정시키고 눈을 밝게 한다. 현훈(眩暈)을 치료한다.

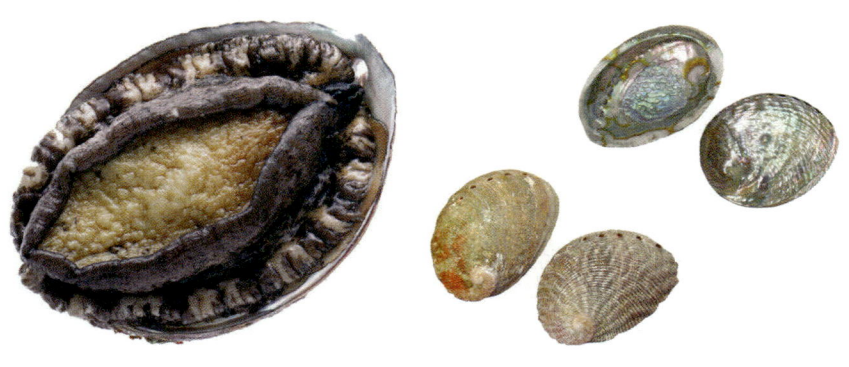

잡색포(雜色鮑)

학명(學名)_ Haliotis diversicolor Reeve

과속(科屬)_ 포과(鮑科) 동물 잡색포, 추문반포(皺紋盤鮑), 양포(羊鮑)와 이포(耳鮑)의 패각(貝殼)을 약으로 쓴다.

지리분포(地理分布)_ 1. 잡색포는 따뜻한 바다 조간선 부근에서부터 10m 정도의 깊은 암초와 산호초의 바다 밑에서 생활한다. 염도가 비교적 높고 물이 맑으며 해조류가 무성한 환경에서 비교적 많이 서식한다. 절강 남부, 대만, 복건, 광서, 광동, 해남 등지에 분포되어 있다. 중국 남방은 우량양식 종류 중의 하나이다.

2. 추문반포는 투명도가 높고 조류가 통하는 갈조가 무성한 수역에서 생활하기를 즐긴다. 물의 깊이가 3~15m 되는 곳에 서식한다. 산동, 요녕 및 강소, 연운항 등지에 분포되어 있다. 중국의 포류 중 개체가 가장 크고 생산량이 가장 많은 우량품종이다. 현재 중국 북방 연해에서 양식하기 적합할 뿐더러 남쪽으로 이동하여 복건 연해에서 인공양식

하고 있다.

3. 양포는 조하대 암석, 조류가 비교적 많은 바다 밑 및 산호초에서 자란다. 분포는 이포와 비슷하다. 하지만 생산량이 많지 않다.

4. 이포는 따뜻한 바다 저조선 아래의 암석, 산호초 및 조류가 무성한 바다 밑에서 생활한다. 서사, 해남도, 동사군도 및 대만해협에 분포되어 있다.

채집가공(採集加工)_ 여름, 가을 두 계절에 포획하여 살을 제거하고 깨끗이 씻어 건조시킨 후 사용한다.

용법용량(用法用量)_ 3~15g을 달여 복용한다. 다른 약재보다 먼저 달인다.

약리작용(藥理作用)_ 산소부족에 견디고 간 손상을 막아주며 기관지를 확장하고 기관지의 평활근을 지탱하며 항균, 면역기능을 조절하는 등이다.

성미귀경(性味歸經)_ 짜고 차다. 간경(肝經)에 작용한다.

효능주치(效能主治)_ 간을 맑게 하고 눈을 밝게 하며 간을 다스리고 양을 잠재워준다. 두통, 현훈(眩暈), 눈이 충혈되고 눈의 겉 부분에 예막(翳膜)이 없고 눈동자가 속으로 가려진 것, 물체를 보면 흐릿해지고 시력을 떨어지거나 야맹증 증세에 효험이 있다.

고대명방(古代名方)

시력을 잃거나 야맹증에 걸린 것
석결명 1냥(불에 볶은 것), 창출(蒼朮) 3냥(껍질을 벗긴 것), 모두 가루로 갈아 매번 3전 취하여 절개한 돼지간에 넣고 입구를 맨다. 물을 넣고 달여 익힌 후 뜨거울 때 눈에 쬐고 따뜻해지면 간을 먹고 즙을 마신다. ≪용목론(龍木論)≫

간이 허하여 눈에 예막(翳膜)이 생긴 것
석결명(재로 태운 것), 목적(木賊, 불로 쬔 것)을 같은 양으로 가루로 갈아 매번 3전, 생강, 대추와 함께 물에 달여 찌꺼기와 함께 1일 2회 복용한다. ≪경험방(經驗方)≫

빛을 두려워하는 것
석결명, 황국화, 감초(甘草) 각 1전을 물에 달여 냉각시킨 후 마신다. ≪명목집험방(明目集驗方)≫

소변오림(小便五淋)
석결명의 거친 껍질을 제거하고 가루로 갈아 수비(水飛)한다. 익힌 물로 2전 매일 2회 복용한다. 만일 임(淋) 중에 연하고 굳은 물체가 있다면 부목(朽木)가루 5분을 넣는다. ≪승금방(勝金方)≫

두(痘) 후에 눈에 예막(翳膜)이 생긴 것
석결명(불에 구운 후 가루로 간 것), 곡정초(穀精草)를 각각 같은 양으로 부드럽게 가루로 갈아 돼지간에 담가 먹는다. ≪홍비집(鴻飛集)≫

백주(白酒)의 산(酸)을 풀어주는 것

석결명 몇 개를 불에 달군 후, 부드러운 가루가 되게 간다. 술을 익혀 결명가루를 넣어 흔들고 마개를 막는다. 1시간이 지난 후 술을 마시면 맛은 그리 시지 않다.

약선양생(藥膳養生)

석결명죽(石決明粥)

석결명 30g, 멥쌀 200g

물로 석결명을 30분간 달이고 즙을 제거한 후, 멥쌀을 넣어 죽을 만들어 수시로 임의의 양을 복용한다.

고혈압을 억제에 효험이 있다.

석결명고저간(石決明烤猪肝)

석결명, 곡정초(穀精草), 돼지간

석결명에 구운 것을 가루로 갈아 곡정초(穀精草)를 같은 양으로 모두 부드럽게 갈아 구운 돼지간에 담가 먹는다.

두후예막(痘后翳膜)이 생긴 증세에 효험이 있다.

고대처방(古代處方)

편좌두통방(偏左頭痛方)

방선원류(方選源流)_ 《고환실의학편(古歡室醫學篇)》 치풍방(治風方)

약물조성(藥物組成)_ 석결명 15g, 천마(天麻) 9g, 상엽(桑葉) 6g, 백질려(白蒺藜) 9g, 하고초(夏枯草) 12g, 석곡(石斛) 9g, 옥죽(玉竹) 12g, 산유육(山萸肉) 6g, 구기자(枸杞子) 20g, 초백작(炒白芍) 9g, 당귀(當歸) 15g, 천궁(川芎) 3g, 만형자(蔓荊子) 9g

포제방법(炮製方法)_ 물에 달여 복용한다.

효능주치(效能主治)_ 간을 다스리고 양을 잠재우며 풍을 몰아내고 열을 제거하며 음을 길러주고 눈을 밝게 하며 통증을 멈춘다. 두통과 현훈(眩暈), 잠자리가 편안하지 아니하고 마음이 번거롭고 쉽게 화를 내며 얼굴이 빨갛고 입이 마르며 눈이 충혈되고 눈의 겉 부분에 예막(翳膜)이 없고 눈동자가 속으로 가려진 것, 태가 얇고 누런 것 혹은 혀가 빨갛고 태가 적은 것, 맥현(脈弦) 혹은 세삭(細數)에 효험이 있다.

平抑肝陽藥

✦ 의가(醫家)에서 말하는 신농본초 양생법

소송(蘇頌)은 "현재 영남주군 및 내주의 바닷가에 모두 이것이 있고 수시로 채집할 수 있다. 구주(舊注)에서 어떤 때는 이것을 복어갑(鰒魚甲)이라 하고 어떤 때는 자패(紫貝)라고 한다. 자패가 바로 지금의 아라(砑螺)이고 이 부류가 아니다. 복어는 왕망(王莽)이 좋아하는 것이다. 한편으로 돌에 부착되어 매끄럽고도 사랑스럽다. 또한 다른 종으로 석결명과 가까운 결명각(決明殼)은 손바닥만 한 크기로, 작은 것은 손가락만 하고 물에 담가 눈을 씻는다. 7개, 9개 구멍이 있는 것이 가장 좋다. 10개 구멍은 좋지 않다. 바닷가 사람들도 자주 이것의 살을 먹는다"라고 했다.

이시진(李時珍)은 "석결명의 모양은 길고도 납작하다. 소방 같고 껍질은 두껍고 작은 구멍이 많고 안에는 발광하고 등에는 1개의 구멍이 있다. 돌바위 벼랑 위에서 생활하기 좋아하고 바닷가 사람들은 헤엄치다가 이것이 경계를 늦출 때 잡는다. 그렇지 않으면 이것은 긴밀히 돌에 부착하여 떨어지지 않는다"라고 했다.

뇌효(雷斅)는 "매번 5냥을 소금 반분과 동류수(東流水)를 도자기 그릇 안에 넣어 하루 밤낮을 끓여 가루로 간다. 또 지유(地楡), 오화피(五花皮), 아교(阿膠)를 10냥씩 동류수(東流水)에 3회 씻은 후 햇볕에 말린다. 그 다음 다시 가루로 갈아 약으로 10냥 복용할 때까지 산도(山桃)는 먹지 않는다. 먹게 되면 두 눈을 실명할 수 있다"라고 했다.

이시진(李時珍)은 "현재 의사들은 소금과 동해물로 하루 밤낮을 끓인 다음 가루로 갈아 수비(水飛)하고 쓴다"라고 했다.

진주모(珍珠母)

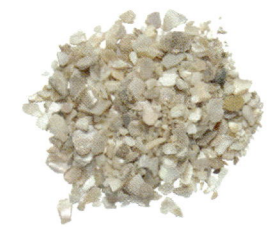

이명(異名)
주모(珠牡)·주모(珠母)
진주모(眞珠母)·명주모(明珠母)

✦ ≪개보본초(開寶本草)≫
✦ 본경 문헌에 기재된 진주모의 효능

　　　　간을 평(平)하게 하고 양(陽)을 잠재우며 마음과 정신을 안정시킨다. 간증(癎證)으로 소아가 놀라서 나타나게 되는 병증을 치료한다. 열비(熱痹), 안예(眼翳)를 제거한다.

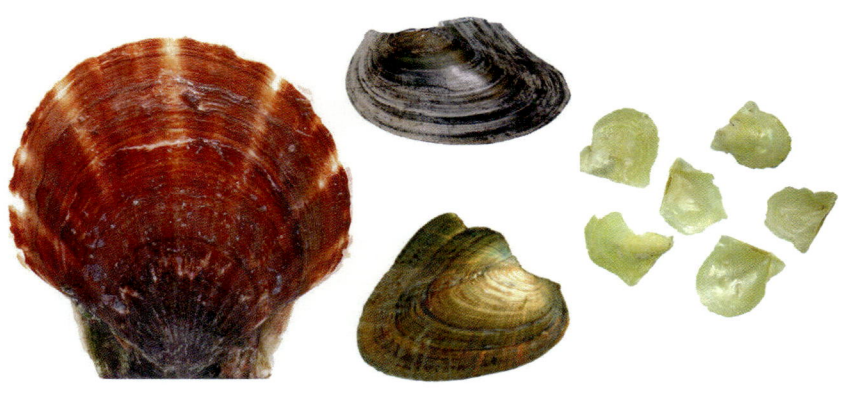

삼각범방(三角帆蚌)

학명(學名)_ Hyriopsis cumingii (Lea)

과속(科屬)_ 방과(蚌科) 동물 삼각범방(三角帆蚌), 접문관방(褶紋冠蚌) 및 진주패과(珍珠貝科) 동물인 마씨진주패(馬氏珍珠貝)의 패각(貝殼)을 약으로 쓴다.

지리분포(地理分布)_ 1. 삼각범방은 담수 진흙 밑의 약간 모래질의 호수에서 생활한다. 강소, 하북, 절강, 안휘 등지에 분포되어 있다.

2. 접문관방은 전국 각지에 분포되어 있다. 호수, 강의 진흙 밑에서 생활한다.

3. 마씨진주패는 비교적 조용한 해만에서 서식한다. 암초, 진흙 및 자갈이 비교적 많은 바다 밑에 족사(足絲)로 암초 및 돌덩어리에 고착하여 생활한다. 수질이 비교적 비옥하고 조류가 통하는 바다 지역에서 자란다. 저조선 부근으로부터 물 깊이가 10m 정도 되

는 곳에서 자란다. 보통 5m의 깊은 곳에 비교적 많다. 광서 연해, 광동에 분포되어 있다. 특히 북부 만에 비교적 흔히 보인다. 광서합포의 생산량이 가장 많다.

채집가공(採集加工)_ 패각의 살을 제거한 후 깨끗이 씻어 건조시켜 사용한다.

용법용량(用法用量)_ 10~25g을 달여 복용한다. 다른 약재보다 먼저 달인다.

약리작용(藥理作用)_ 경궐을 막아주고 진정작용이 있으며 간 손상을 막아주고 눈을 밝게 하며 궤양을 막아주고 과민을 막아주며 노화를 방지하고 면역력을 증강한다.

성미귀경(性味歸經)_ 짜고 차다. 간경(肝經)과 심경(心經)에 작용한다.

효능주치(效能主治)_ 놀란 것을 안정시키고 눈을 밝게 하며 간을 다스리고 양을 잠재운다. 두통과 현훈(眩暈), 가슴 속이 달아오르면서 답답하고 편치 않아 손발을 버둥거리면서 잠이 오지 않는 것, 간이 허하여 눈이 어두워 잘 보이지 않는 증세, 간열로 눈이 충혈되는 증세에 효험이 있다.

고대명방(古代名方)

마음을 안정시킴
콩 크기만 한 진주가루를 꿀로 조절하여 1일 3회 복용한다. ≪주후방(肘後方)≫

소아중풍, 손발경련
진주가루(수비(水飛)한 것) 1냥, 석고(石膏)가루 1전을 골고루 섞는다. 매번 1전, 물 7분을 넣어 4분 되게 달인다. 점차적으로 1일 3회 복용한다. ≪태평성혜방(太平聖惠方)≫

간이 허하여 눈이 어두운 증세
진주가루 1냥, 백밀 2합, 잉어담 2개를 넣어 골고루 섞는다. 달인 것을 여과하여 즙을 취해 자주 눈에 떨어트린다. ≪태평성혜방(太平聖惠方)≫

여인난산
진말(眞末)가루 1냥을 술로 복용하면 즉시 출산한다. ≪천금요방(千金要方)≫

눈에 완예(頑翳)가 생긴 것
진주 1냥, 지유(地榆) 2냥을 물 2사발에 끓인 후 건조하여 진주를 취해 식초에 5일 담근다. 뜨거운 물로 식초 냄새를 제거하고 가루로 부드럽게 갈아 병이 완치될 때가지 매번 약간씩 떨어뜨린다.

반두불발(瘢痘不發)
진주 7개를 가루로 갈아 새로 길은 우물물에 조절하여 복용한다. ≪유문사친(儒門事親)≫

갑자기 정신을 잃고 넘어지는 것
진주가루를 계관혈(鷄冠血)로 조절하여 팥 크기만 한 환을 만들어 34알을 입에 넣는다. ≪주후방(肘後方)≫

배 속에서 태아가 죽은 것

진주가루 2냥을 술로 복용하면 즉시 나온다. ≪외대비요(外臺秘要)≫

태아가 다 나왔는데 태반이 나오지 않는 증상

진주 1냥을 가루로 갈아 쓴 술로 복용한다. ≪천금요방(千金要方)≫

약선양생(藥膳養生)

진주모갱미죽(珍珠母粳米粥)

진주모 100g, 멥쌀 50g

진주모에 물 적당량을 넣어 약 30분간 끓여 찌꺼기를 제거하고 즙을 남긴다. 또 즙을 멥쌀과 함께 죽으로 끓여 매일 1회 식용한다.

놀란 것을 안정시키고 눈을 밝게 하며 간을 다스리고 양을 잠재우며 열을 제거하고 독을 풀어주며 갈증을 멎게 하고 열이 나서 가슴이 답답하고 괴로운 증을 없앤다. 외감(外感)으로 인한 급성열병, 열이 나며 갈증, 혀가 빨갛고 태가 누런 것, 얼굴이 빨개지고 눈이 충혈되는 등의 증세에 효험이 있다.

✚ 의가(醫家)에서 말하는 신농본초 양생법

소송(蘇頌)은 "진주는 염주(廉州)에서 생산되며 북해도에도 있다. 이것은 주모(珠牡, 珠母라고 칭하기도 함)에서 나온 것으로 모두 방합류에 속한다. ≪영표록이(嶺表錄異)≫에서 기록하기를 염주의 바다에 하나의 주도(州島)가 있었는데 섬에는 큰 못이 하나 있었고 주지(珠池)라고 했다. 매년 자사(刺史)는 친히 주호(珠戶)를 감독하였고 주지(珠池) 속으로 들어가 노방(老蚌)을 채집하여 진주를 채집하여 공품으로 사용했다. 주지(珠池)는 비록 육지에 있지만 사람들은 이것의 밑부분이 바다와 통한다고 의심했다. 하여 못 속의 물이 담수라는 것은 예측할 수 없다. 당시 사람들은 작은 방합의 살을 말려서 먹었다. 가끔 쌀알 크기만 한 진주를 얻을 수 있었는데 그제야 못 속의 방(蚌)이라는 것을 알 수 있었다. 크고 작은 것에 모두 진주가 있고 현재 포획한 것은 주모(珠牡)이고 꼭 못 속의 것이라고는 할 수 없다. 바닷가에서 잡은 것은 북해의 주방(珠蚌)의 종류와 약간 차이점이 있다고 한다. 어떤 사람은 이것의 고기를 얻고 또한 어떤 사람은 진주를 얻었다. 하지만 진주의 광택과 맑은 정도는 좋지 않았고 흔하지 않았으며 거의 약으로 쓰지 않았다. 또한 어떤 방(蚌)은 강요(江珧)와 비슷하고 배 속에도 진주가 있었다. 하지만 그래도 남해 속의 것만큼 기이하지 않다"라고 했다.

구종석(寇宗奭)은 "하북 강요에 둘레의 길이가 1촌인 진주가 있다. 색깔은 대부분 약간 빨갛고 진모는 염주의 진모와 흡사하지 않다. 하지만 맑은 물이 빨리 흐르는 곳의 색깔은 빛나고 맑다. 탁한 물 및 물이 흐르지 않는 곳의 색깔은 비교적 어둡다"라고 했다.

이시진(李時珍)은 "현재 영남 지방의 진주 색깔은 빨간색이다. 서양주(西洋珠)는 흰색을 띤다. 북해 주(珠)는 약간의 청색을 띤다. 각자가 모두 자신의 색깔이 있다. 나는 당시 사람들이 바다 속으로 들어가 주자수(珠子樹) 몇 개를 메고 오는 것을 보았다. 나무의 형태는 버들가지와 같다. 방은 나무에서 생활하고 아래위로 움직이지 못한다. 주자수는 돌에서 자란다. 사람들은 돌을 쪼개서 주자수를 얻어 방(蚌)을 취하는데 아주 기이하다"라고 했다.

이시진(李時珍)은 "진주는 궐음간경(厥陰肝經)으로 들어가기 때문에 혼백(魂魄)을 안정시키고 눈을 밝게 하며 귀머거리를 치료한다"라고 했다.

나포마(羅布麻)

이명(異名)
길길마(吉吉麻)·홍화초(紅花草)
야차(野茶)·차엽화(茶葉花)
홍마(紅麻)·야차엽(野茶葉)·홍류자(紅柳子)

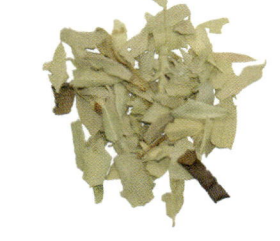

✚ ≪섬서중초약(陝西中草藥)≫에 기재된 나포마의 효능

화를 내려주고 심장을 튼튼하게 하며 소변을 원활하게 하고 혈압을 낮춘다.
심장병, 고혈압, 신경쇠약, 신염부종(腎炎浮腫)을 치료한다.

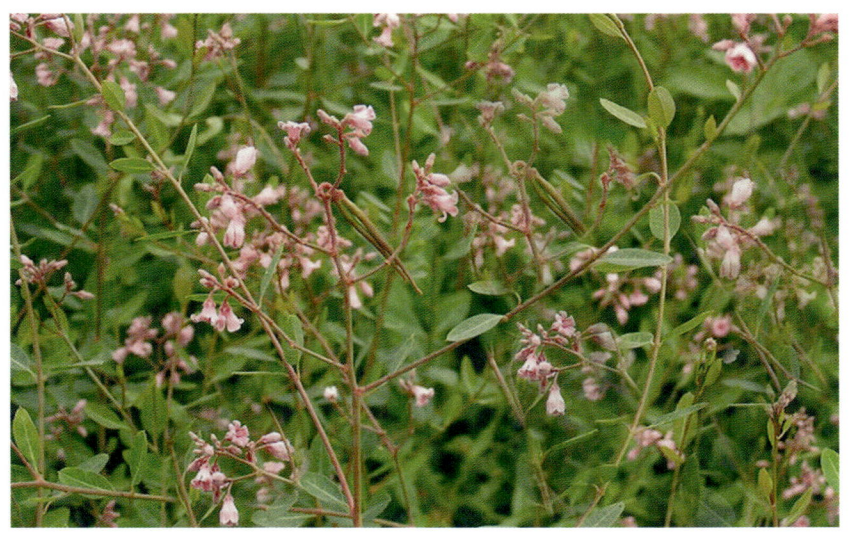

나포마(羅布麻)

학명(學名)_ Apocynum venetum L.

과속(科屬)_ 협죽도(夾竹桃科) 식물 나포마(羅布麻)의 잎을 건조하여 약으로 쓴다.

지리분포(地理分布)_ 사막 끝, 소금기 황무지, 충적평원, 하류 양안, 고비황탄(戈壁荒灘),
호수 주위에서 자란다. 서북, 화북 및 요령, 길림, 강소, 산동, 하남, 안휘 등지에 분포되
어 있다.

채집가공(採集加工)_ 매년 여름, 가을철에 채집하여 햇볕에 말린다.

용법용량(用法用量)_ 6~12g을 달여 복용한다.

平抑肝陽藥

약리작용(藥理作用)_ 진정하고 혈압을 낮추며 심장을 튼튼하게 하고 소변을 원활하게 하고 혈소판이 뭉치는 것을 억제하며 혈액 속의 지방을 낮추고 기체면역력을 증강하며 방사선을 막아주고 노화를 방지하며 바이러스를 막아준다.

성미귀경(性味歸經)_ 달고 쓰며 서늘하다. 간경(肝經)에 작용한다.

효능주치(效能主治)_ 열을 내리고 수(水)를 원활하게 빼준다. 간을 다스리고 마음을 안정시킨다. 심장이 두근거리는 불면, 정지(情志)가 펴지지 못하고 신경을 많이 써서 간음(肝陰)이 소모되어 간양(肝陽)이 위로 올라서 발생하는 어지럼증, 부종으로 소변이 적은 것, 신경쇠약, 고혈압, 신염부종에 증세에 효험이 있다.

약선양생(藥膳養生)

나포마차음(羅布麻茶飮)
나포마잎 35g, 백설탕 적당량
나포마잎을 도자기 컵에 넣고 끓인 물 300㎖을 넣어 마개를 닫고 30분간 담가 백설탕 8g을 넣고 따뜻하게 차 대신 마신다.
수(水)를 원활하게 빼주고 심장을 튼튼하게 하며 열을 제거하고 혈압을 낮춘다. 심장병, 고혈압, 신염수종, 신경관능증 등의 증세에 효험이 있다.

나포마포차(羅布麻泡茶)
나포마(羅布麻) 10g
나포마를 끓는 물에 타서 차 대신 마신다.
열을 제거하고 수(水)를 원활하게 빼준다. 간을 평(平)하고 마음을 안정시킨다. 고혈압, 신경쇠약, 뇌진탕후유증, 현훈(眩暈), 불면증, 심장의 두근거림, 수종에 효험이 있다.

고대처방(古代處方)

평간통락방(平肝通絡方)
방선원류(方選源流)_ ≪기방본초(奇方本草)≫ 평간방(平肝方)
약물조성(藥物組成)_ 나포마 잎 6g, 아가위 15g, 오미자 5g, 얼음사탕 적당량(비만인 환자는 사탕을 넣지 않는다)
포제방법(炮製方法)_ 이상의 4가지 약을 끓는 물에 담가 차 대신 자주 마신다.
효능주치(效能主治)_ 열을 제거하고 간을 다스리며 마음을 안정시키고 혈을 소통시킨다. 고혈압, 고혈지 등에 효험이 있다.

나부목(蘿芙木)

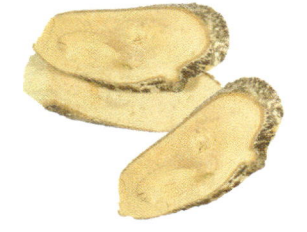

이명(異名)
사근초(蛇根草)·양시과(羊屎果)
산랄초(山辣椒)·산마제(山馬蹄)
나부등(蘿芙藤)·어담목(魚膽木)·산호초(山胡椒)

✚ 《광서중약지(廣西中藥志)》에 기재된 나부목의 효능

간화(肝火)를 청설하고 화(火)를 내린다. 고혈압, 두통, 풍열사기(風熱邪氣)를 치료한다.

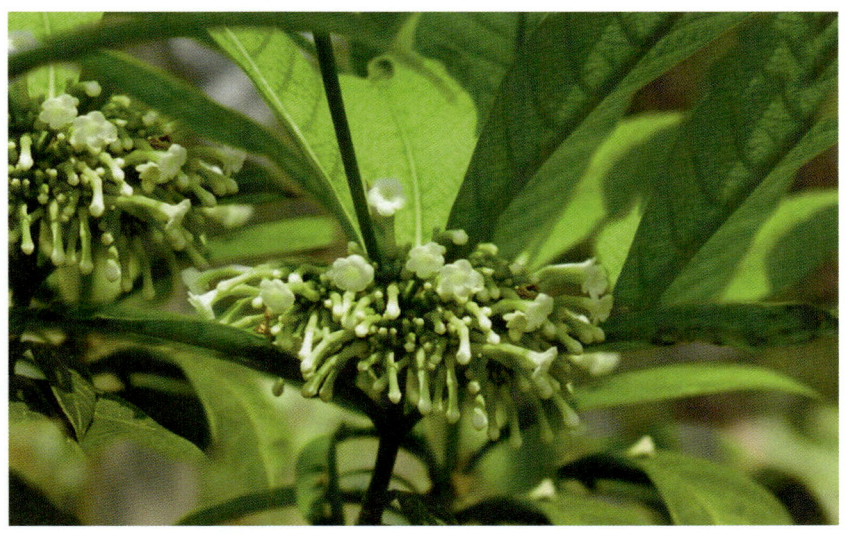

나부목(蘿芙木)

학명(學名)_ Rauvolfia verticillata (Lour.) Baill.

과속(科屬)_ 협죽도과(夾竹桃科) 식물 나부목(蘿芙木)과 운남나부목(雲南蘿芙木)의 뿌리를 건조하여 약으로 쓴다.

지리분포(地理分布)_ 1. 나부목은 낮은 산 구릉지 및 시냇가의 관목림 및 작은 수림에서 자란다. 광동, 대만, 광서, 해남, 귀주, 운남 등지에 분포되어 있다.

2. 운남나부목은 중국 화남, 서남 등의 성에 분포되어 있다. 해발 900~1,000m 산지 관목림 및 산지 밀림의 음습한 곳 및 시냇가, 습윤하고도 비옥한 지방에서 자란다.

채집가공(採集加工)_ 수시로 채집하며 10월에 채집한 생물은 소금 함량이 비교적 높다. 뿌리를 캐내어 햇볕에 말린 후 사용한다.

용법용량(用法用量)_ 10~30g을 달여 복용한다.

약리작용(藥理作用)_ 진정하고 혈압을 낮춘다.

성미귀경(性味歸經)_ 쓰고 약간 매우며 서늘하다. 간경(肝經)과 심경(心經)에 작용한다.

효능주치(效能主治)_ 혈압을 낮추고 열을 제거하며 정신을 안정시킨다. 감기로 열이 나며 두통과 신체 통증, 고혈압, 목이 붓고 아픈 것, 불면, 현훈(眩暈) 증세에 효험이 있다.

약선양생(藥膳養生)

나부목근차(蘿芙木根茶)
나부목근 45g, 백설탕 적당량

나부목근을 먼저 깨끗이 씻어 잘게 썬 후 햇볕에 말린다. 물로 달여 즙을 취하고 설탕을 넣어 용해시킨다. 차 마시듯이 여러 번 마신다.

혈압을 낮추고 열을 제거하며 정신을 안정시킨다. 조기 고혈압 병에 효험이 있다. 가슴의 두근거림, 두통, 불면 등의 증세에 효험이 있다.

고대처방(古代處方)

나부목지혈방(蘿芙木止血方)
방선원류(方選源流)_ ≪기방본초(奇方本草)≫ 지혈방(止血方)

약물조성(藥物組成)_ 나부목(蘿芙木)의 여린 잎 적당량

포제방법(炮製方法)_ 찧어서 환부에 바른다.

효능주치(效能主治)_ 어혈을 풀어주고 지혈한다. 칼에 베여 생긴 출혈에 효험이 있다.

청열평간방(淸熱平肝方)
방선원류(方選源流)_ ≪기방본초(奇方本草)≫ 평간방(平肝方)

약물조성(藥物組成)_ 나부목근 9g, 하고초(夏枯草) 10g

포제방법(炮製方法)_ 물로 달여 매일 1제 3회로 나눠 복용한다.

효능주치(效能主治)_ 간을 평(平)하게 하고 혈압을 낮추며 열을 제거하고 정신을 안정시킨다. 간열이 상부를 공격하여 머리가 어지럽고 시력이 흐릿한 증세에 효험이 있다.

질려(蒺藜)

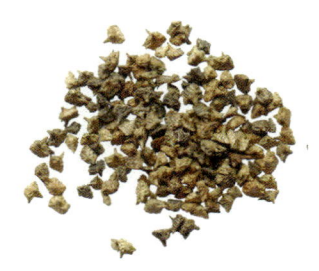

이명(異名)

자질려(刺蒺藜)·두질려(杜蒺藜)
팔각자(八角刺)·타나자(陀羅刺)
질려구자(蒺藜狗子)·길려(吉藜)

✦ ≪신농본초경(神農本草經)≫ 상품(上品)

✦ 본경 문헌에 기재된 질려의 효능

오래 복용하면 근육을 생기게 하고 눈을 밝게 하며 몸을 가볍게 한다. 신체 풍양(身體風痒), 두통, 기침하면서 기운이 치밀어 오르는 병증, 폐가 상하고 위축되는 것, 가슴 속이 달아오르면서 답답하고 편치 않아 손발을 버둥거리는 증세를 치료한다. 기가 위로 치민 것을 가라앉힌다. 모든 풍으로 인한 독창과 부스럼, 고름을 토하는 병증, 조기(燥氣)로 인하여 진액(津液)이 모상(耗傷)되어 열이 나는 병증을 치료한다. 분돈신기(奔豚腎氣)로 폐기가 가슴에 꽉 차 답답한 것을 치료한다. 낙태를 촉진하고 정기(精氣)를 보충하여 이롭게 한다. 소변이 많은 것, 소변으로 정(精)이 새어나오는 것, 소변에 피가 나오면서 붓고 아픈 것, 풍사(風邪)에 의한 변비 및 회충으로 인한 심장복통을 치료한다.

平抑肝陽藥

질려(蒺藜)

학명(學名)_ Tribulus terrestris L.

과속(科屬)_ 질려과(蒺藜科) 식물 질려(蒺藜)의 성숙한 과실을 건조하여 약으로 쓴다. 질려(蒺藜)는 전 세계적으로 약 19종이 있으며 온대, 아열대와 열대 지역에 분포되어 있다. 중국에는 약 2종이 있고 모두 약으로 쓸 수 있다.

지리분포(地理分布)_ 밭 옆, 황폐한 언덕 및 밭 사이에서 자란다. 전국 각지에 분포되어 있다.

채집가공(採集加工)_ 8~9월 과실이 녹색으로부터 황백색으로 변해 대부분 익었을 때 전주(全株)를 베어버린 후 햇볕에 말려 알을 벗기고 다시 햇볕에 말린다.

용법용량(用法用量)_ 6~9g을 달여 복용한다.

약리작용(藥理作用)_ 동맥경화를 막아주고 소변을 잘 나오게 하며 혈압을 낮추고 심장을 튼튼하게 하며 혈소판 뭉침을 억제하고 혈액 속 지방을 낮추며 과민을 막아주고 노화를 방지하고 면역력을 높여주고 생식선자극호르몬을 촉진한다.

성미귀경(性味歸經)_ 맵고 쓰며 약간 온(溫)하고 독이 조금 있다. 간경(肝經)에 작용한다.

효능주치(效能主治)_ 혈을 소통시키고 풍을 몰아내며 간을 다스린다. 기(氣)나 음식물 따위가 막혀서 뭉쳐진 것을 풀어주고 눈을 밝게 한다. 가슴과 옆구리가 붓고 아픈 것, 두통과 현훈(眩暈), 눈이 가려운 것, 눈이 충혈되고 눈의 겉 부분에 예막(翳膜)이 없고 눈동자가 속으로 가려진 것, 젖이 막히고 유방에 옹(癰)이 생긴 것, 풍진, 가려움증 증세에 효험이 있다.

약선양생(藥膳養生)

각막염충제(角膜炎沖劑)

자질려(刺蒺藜) 50g, 목적(木賊) 40g, 선태(蟬蛻) 26g

위 약재를 함께 가루로 갈아 식후에 타서 매일 2회 2g씩 복용한다.

진액을 자양하며 혈을 보한다. 간을 편안하게 하고 눈을 밝게 한다. 각막염, 눈에 마치 구름이 낀 것 같은 뿌연 예막(翳膜)이 생긴 증세에 효험이 있다.

질려염수(蒺藜鹽水)

질려(蒺藜), 생연(生研) 20g, 담장수(淡漿水) 반 사발, 소금 약간

각(角)을 제거한 질려와 생연에 담장수 반 사발과 소금을 약간 넣고 따뜻할 때 입을 헹군다.

치아가 흔들리는 증세에 효험이 있다.

고대명방(古代名方)

요추인통(腰脊引痛)

질려(蒺藜)의 씨를 가루로 으깨서 꿀과 함께 누에콩 크기만 한 환을 술로 매번 2환, 1일 3회 복용한다. ≪외대비요(外臺秘要)≫

신체를 소통시키고 부종을 없애는 것

두질려(杜蒺藜)를 매일 탕으로 달여 환부를 씻는다. ≪성혜방(聖惠方)≫

분만을 촉진하고 태아를 싸고 있는 막과 태반을 나오게 함(난산, 태아를 싸고 있는 막과 태반이 나오지 않는 것과 태내에서 죽은 것)

질려자(蒺藜子), 패모(貝母) 각 4냥을 가루가 되게 갈아 미음으로 3전을 복용한다. 태아를 싸고 있는 막과 태반, 태아가 나오지 않으면 또 복용한다. ≪매사방(梅師方)≫

✚ 의가(醫家)에서 말하는 신농본초 양생법

이시진(李時珍)은 "질려(蒺藜)의 잎은 조협엽(皂莢葉)과 비슷하고 가지런하고도 귀엽다. 자질려(刺蒺藜)의 형태는 홍근채자(紅根菜子) 및 세능(細菱)과 비슷하다. 3각이고 4개의 가시가 있다. 과실에는 인(仁)이 있다. 그중 백질려는 꼬투리가 형성된 길이가 약 1촌, 안에 들어 있는 씨의 크기는 지마(芝麻)만 하다. 형태는 양신(羊腎)과 비슷하고 녹색을 띤다. 현재 사람들은 이것을 사원질려(沙苑蒺藜)라 한다. 이것에 근거하여 그것들을 구분한다"라고 했다.

마지(馬志)는 "이것의 약성은 발산시키고 통하게 한다. 장기간 복용하면 춥지 않고 막혀서 통하지 않는 것을 없애주고 열이 속에 쌓인 것을 없앤다. 반드시 성질이 온(溫)한 것이 좋다"라고 했다.

서지재(徐之才)는 "오두(烏頭)는 이것을 사약(使藥)으로 한다"라고 했다.

소송(蘇頌)은 "고방(古方)에서 모두 가시가 있는 질려(蒺藜)를 사용하는데 이것은 풍을 몰아내고 눈을 밝게 하기로는 가장 좋다. ≪신선방(神仙方)≫에서도 단지 질려(蒺藜)만 복용하는 방법이 있는데 흑백을 구분하지 않고 다만 견실한 과실을 취하여 절구로 가시를 제거하여 사용한다"라고 했다.

이시진(李時珍)은 "고방에서는 신장을 보하고 풍을 치료하는 데는 모두 자질려(刺蒺藜)를 사용하였다. 후세에 신장을 보하는데 흔히 사원질려(沙苑蒺藜)를 사용하였고 혹은 이것으로 연고를 만들어 약을 배합하였다. 아마 이것들의 효능은 비슷하다. 자질려(刺蒺藜)를 누렇게 볶아 가시를 제거한 후 가루로 만들어 떡을 쪄 먹으면 흉년으로 먹을 양식이 모자라 굶주리는 것을 구할 수 있다"라고 했다.

平抑肝陽藥

여두의(稃豆衣)

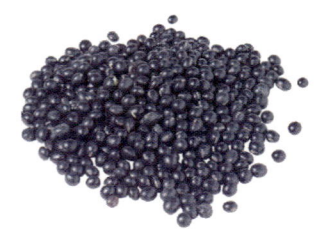

이명(異名)
흑대두피(黑大豆皮) · 흑두피(黑豆皮)
흑두의(黑豆衣) · 대두(大豆)

+ ≪신농본초경(神農本草經)≫ 중품(中品)
+ 본경 문헌에 기재된 여두의의 효능

　　　　날것으로 쓰면 두독(痘毒)이 눈에 들어가 눈에 막이 생기는 증상을 치료한다.
잘게 씹어 소아의 요회창(尿灰瘡)에 붙인다.

대두(大豆)

학명(學名)_ Glycine max (L.) Merr.
과속(科屬)_ 두과(豆科) 식물 대두의 검은색 종자껍질을 약으로 쓴다.
지리분포(地理分布)_ 전국 각지에서 모두 재배된다.
채집가공(採集加工)_ 흑대두를 맑은 물에 담가 싹이 나면 종자껍질을 벗겨 햇볕에 말린다.
용법용량(用法用量)_ 6~10g을 달여 복용한다.
약리작용(藥理作用)_ 해열작용이 있고 간 손상을 막으며 혈관투과성을 낮춘다.
성미귀경(性味歸經)_ 달고 평(平)하다. 간경(肝經)과 신경(腎經)에 작용한다.
효능주치(效能主治)_ 음을 자양하며 땀을 멎게 하며 피를 맑게 하고 간을 안정시키며 풍습을 없애고 독을 제거한다. 어지럼증, 두통, 잠잘 때 나는 땀, 가슴이 답답하며 열이 나는 증상, 살갗에 생기는 외옹(外癰)이 곪아 터진 뒤 오래도록 낫지 않아 부스럼이 되는 병증, 풍비(風痺) 증세에 효험이 있다.

약선양생(藥膳養生)

여두주(稃豆酒)
여두(稃豆) 30g, 백설탕 1숟가락, 빨간 대추 10개
대추를 따뜻한 물에 잠깐 담근 후 깨끗이 씻어 비축한다. 여두(흑소두)의 불순물을 제거하고 깨끗이 씻는다. 이 2가지를 같이 작은 알루미늄 그릇에 넣은 후 차가운 물을 1사발

반을 넣는다. 약한 불로 반시간 달인 후 즙이 1사발이 되었을 때 즙을 여과하고 찌꺼기는 버린다. 즙과 흑두를 작은 냄비에 넣은 후 작은 불로 흑두가 문드러질 질 때까지 천천히 1시간 익히고 백설탕을 넣어 다시 약간 익혀 불을 끈다. 매일 2회씩 간식처럼 복용한다.

음을 길러주고 신장을 보하며 간에 이롭고 어혈을 제거하여 혈맥의 소통을 원활하게 하며 음을 자양하며 땀을 멈추고 혈을 보하며 간을 안정시켜준다. 밤에 누워 잘 때 편하지 않는 것, 잠자는 사이에 저절로 나는 식은땀 등의 증세에 효험이 있다.

고대명방(古代名方)

치아통증
흑두를 술로 끓인다. 이 술로 자주 양치질한다. 《호연재시청초(浩然齋視聽抄)》

간(肝)이 허(虛)하여 눈이 잘 보이지 않는 병증, 바람을 맞으면 눈물을 흘리는 병
음력 섣달의 황소담으로 흑두를 담아 바람이 있는 곳에 매달아 놓는다. 매일 밤 21알을 복용한다. 오랫동안 하면 저절로 낫는다. 《용목론(龍木論)》

平抑肝陽藥

✚ 의가(醫家)에서 말하는 신농본초 양생법

진장기(陳藏器)는 "대두의 생것은 성질이 평(平)하고 볶아 먹으면 성질이 극히 덥고 끓여 먹으면 성질이 매우 차며 장으로 담가 생황과 말면 성질이 평(平)하다. 소가 이것을 먹으면 성질이 따뜻해지고 말이 먹으면 성질이 차가워진다. 동일한 물체의 용법을 달리하면 성질도 다양하게 변한다"라고 했다.

이시진(李時珍)은 "피마자(蓖麻子)를 복용할 때 볶은 콩을 피하는데, 이를 어기면 배가 잔뜩 부어 사망에 이를 수 있다. 후박(厚朴)을 복용할 때도 이것을 금한다. 먹으면 기가 움직인다"라고 했다.

왕영(汪穎)은 "도화(陶華)에 흑두를 넣어 소금으로 끓여 장기간 복용하면 신장을 보한다. 모든 콩은 신장에 유익한 곡식이다. 이것의 형태는 신장과 흡사하고 흑색이 신장에 통하므로 소금을 인자(引子)로 쓰면 효과가 좋다"라고 했다.

이시진(李時珍)은 "《봉친양노서(奉親養老書)》에서 이수우(李守愚)는 매일 아침 흑두 14알을 물과 함께 복용했고 또한 오장을 보충하는 곡식이라 칭했으며 늙어서도 정력이 쇠퇴하지 않았다고 한다. 콩은 5가지 색깔이 있는데 각 색깔의 콩으로 오장을 치료한다. 흑두는 신장을 보하는 곡식으로서 수(水)에 속하고 성질은 차다. 신장에 작용하여 소변을 잘 나오게 하여 나쁜 기를 내린다. 풍열(風熱)

을 치료하는 동시에 혈기를 돋우며 해독한다. 이것이 이른바 동기상구(同氣相求)의 이치이다"라고 했다.

또한 고방에서 말하기를 대두는 100가지 약의 독을 제거한다고 하는데 내가 자주 실험을 해보았지만 그렇지 않다는 것을 발견했다. 또한 감초(甘草)를 넣은 후엔 그 효과야말로 신기하다고 할 수 있다"라고 했다.

자석(赭石)

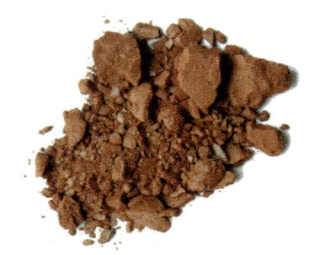

이명(異名)
대자석(代赭石)·수환(須丸)
적토(赤土)·정두대자(丁頭代赭)
자주(紫朱)·자석(赭石)·토주(土朱)·철주(鐵朱)

+ ≪신농본초경(神農本草經)≫ 하품(下品)
+ 본경 문헌에 기재된 자석의 효능

　　　　　귀주적풍(鬼疰賊風), 고(蠱)의 독을 주로 치료한다. 정물악귀(精物惡鬼)를 죽이고 배 속의 독과 사기(邪氣)를 제거하며 여인의 적옥루하(赤沃漏下)를 제거한다. 대하백병(帶下百病), 낙태를 치료한다. 혈을 길러주고 오장혈맥속의 열을 제거하며 혈비(血痹)와 어혈을 없앤다. 어른과 아이의 경풍(驚風)을 일으키는 경기(驚氣)가 배로 들어간 병증, 음위(陰痿)로 인하여 음경(陰莖)이 발기되지 않는 것을 치료한다. 음식을 먹은 후 일정시간이 지난 후에 토해내는 증상. 피를 토하는 병증, 코피를 치료하고 월경이 멎지 않는 것, 장풍치루(腸風痔瘻), 설사, 정(精)이 빠져 나오는 증상, 밤에 자다가 소변을 자주 지리는 것, 소아 간질과 감질(疳疾), 금창(金瘡)으로 새살이 자라는 것에 치료된다. 귀신이나 여우에 홀려 헛소리를 하는 증세를 없애준다.

자석(赭石)

과속(科屬)_ 산화물류 광물 강옥족(剛玉族) 적철광(赤鐵礦)의 주요 화학성분은 산화철(Fe_2O_3)이다.

지리분포(地理分布)_ 주요산지는 산서, 하북, 산동, 하남이다. 광동, 호남, 사천에서도 생산된다.

채집가공(採集加工)_ 1년 내내 채집할 수 있다. 채집한 후 표면의 정두(釘頭) 부분을 취하여 진흙과 잡석(雜石)을 제거한다.

용법용량(用法用量)_ 9~30g을 달여 복용한다. 다른 약재보다 먼저 달인다.

약리작용(藥理作用)_ 장의 연동을 촉진하고 진정작용을 한다.

성미귀경(性味歸經)_ 쓰고 차다. 간경(肝經)과 심경(心經)에 작용한다.

효능주치(效能主治)_ 간을 평하게 하고 양(陽)을 잠재우며 기가 치솟은 것을 내리고 지혈하며 구토, 눈앞이 아찔하고 머리가 핑 도는 어지러운 증상, 어지럽고 귀울림 증상, 위기(胃氣)가 거슬러 올라와 위로 치밀어서 일어나는 증세, 트림, 천식(喘息), 코피, 피를 토하는 병증, 자궁출혈 증세에 효험이 있다.

고대명방(古代名方)

상한병(傷寒病) 때 몸에 땀이 나지 않는 증상

대자석(代赭石), 건강(乾薑)을 같은 양으로 가루로 만들어 뜨거운 초로 양손에 바르고 합장하여 허벅지 안쪽에 끼고 따뜻하게 덮어주면 땀이 나면서 즉시 치유된다. ≪상한온요(傷寒蘊要)≫

급경풍(急驚風)과 만경풍(慢驚風)

대자석을 불에 굽고 식초에 10회 담가 잘게 썰어 수비(水飛) 후 햇볕에 말린다. 매일 1전이거나 반 전을 복용하고 진금탕(眞金湯)으로 끓여 연속 3회 복용한다. 아각경(兒脚脛)에 있는 적반(赤斑), 즉 경기(驚氣)가 나오면 병은 치유된다. 반점이 없는 자는 치료할 수 없다. ≪직지방(直指方)≫

월경 주기가 아닌데도 출혈이 있는 병증

자석을 불에 구운 후 식초에 7회 담가 가루로 만든다. 백탕(白湯)으로 2전을 복용한다. ≪보제방(普濟方)≫

소장산기(小腸疝氣)

대자석을 불에 데우고 식초에 담근 후 가루로 만든다. 매일 2전을 복용한다. ≪수역방(壽域方)≫

약선양생(藥膳養生)

자석마고탕(赭石蘑菇湯)

자석 30g, 버섯 200g, 어린 닭 100g, 수발흑목이(水發黑木耳) 25g, 가는 소금 5g, 숙저유(熟豬油) 15g, 참기름 6g, 조미료 약간, 후춧가루 2g, 황주(黃酒) 20g, 간장 10g

자석을 으깨 물 150㎖에 넣어 1,000㎖가 되게 달이고 찌꺼기를 제거한 즙을 마신다. 숙저유를 간장에 볶은 후에 자석수 1,000㎖를 붓는다. 익은 후 닭고기 덩어리를 넣고 약한 불로 물렁물렁하게 푹 삶는다. 버섯덩어리, 목이버섯을 냄비에 넣어 5분간 끓이고 가는 소금, 후춧가루, 황주, 참기름을 넣으면 된다. 고기는 먹고 국은 마신다.

기(氣)를 내려주고 정기(正氣)를 북돋는다. 식도암, 가슴이 답답하고 그득하며 번민한 증상, 대변보기가 아주 힘들거나 사나흘이 넘도록 대변을 보지 못하는 병증, 간위기역(肝胃氣逆)으로 인한 위기(胃氣)가 거슬러 올라와 위로 치밀어서 일어나는 증세, 구토, 숨이 차고 가래 끓는 소리는 없으며 심하면 코를 벌름거리면서 숨을 쉬고 때로는 가슴이 두근거리고 답답한 증상에 효험이 있다.

✚ 의가(醫家)에서 말하는 신농본초 양생법

　　이시진(李時珍)은 "대자석은 간과 포락(包絡) 이경혈분(二經血分)의 약이다. 주로 치료하는 것도 모두 이 이경혈분의 병이다. 예전에 어떤 아이가 설사하고 나서 눈이 뒤집어졌는데 3일간 젖을 먹지 않고 눈동자는 누런색으로 되었으며 숨이 약하여 숨이 끊어질 거 같았다. 한 명의는 이는 만경풍(慢驚風)으로 반드시 간부터 치료를 시작하여야 한다. 대자석가루를 수비(水飛)하여 매번 반 전을 취하여 동과인(冬瓜仁)으로 달인 탕으로 복용하였더니 아이의 병은 과연 좋아졌다"라고 했다.

平抑肝陽藥

자패치(紫貝齒)

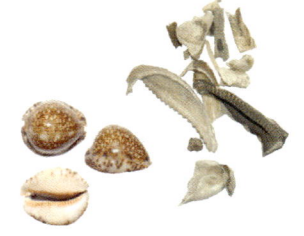

이명(異名)
문패(文貝)·자패자(紫貝子)
자패(紫貝)·패치(貝齒)

✚ ≪당본초(唐本草)≫
✚ 본경 문헌에 기재된 자패치의 효능

눈을 밝게 하고 열독을 제거하며 소아반진(小兒斑疹)과 눈에 예막(翳膜)이 생긴 것을 치료한다.

아랍백수패(阿拉伯綬貝)

학명(學名)_ Mauritia arabica (L.)

과속(科屬)_ 보패과(寶貝科) 동물 아랍수패의 패각(貝殼)을 약으로 사용한다.

지리분포(地理分布)_ 대만, 복건, 해남, 광동, 광서 및 남사군도에 분포되어 있다. 낮은 조수의 암석 아래나 산호초의 동굴에 서식한다.

채집가공(採集加工)_ 해마다 5~7월 사이 포획하여 조갯살을 제거하고 깨끗이 씻어 햇볕에 말린다.

용법용량(用法用量)_ 10~15g을 달여 복용한다. 다른 약재보다 먼저 달인다. 혹은 가루로 갈아 환산제(丸散劑)로 한다.

약리작용(藥理作用)_ 혈관투과성을 낮추고 해열하며 간 손상을 막는다.

성미귀경(性味歸經)_ 짜고 평(平)하다. 간경(肝經)에 작용한다.

효능주치(效能主治)_ 진경안신(鎭驚安神), 간을 평(平)하고 양을 잠재우며 간을 깨끗하게 하고 눈을 밝게 한다. 머리가 어지럽고 눈앞이 캄캄해지며 눈이 충혈되면서 예장(翳障)이 생긴 것, 놀람으로 인해 가슴이 두근거리는 것으로 잠을 이루지 못하는 병증, 눈이 어둡고 침침한 증세에 효험이 있다.

약선양생(藥膳養生)

통장강압분(通腸降壓粉)
자패치(紫貝齒), 구공석결명(九孔石決明, 먼저 달인다) 30g, 외갈근(煨葛根) 3g, 강죽여(薑竹茹), 건사편(建瀉片), 사과락(絲瓜絡), 백질려(白蒺藜) 각 9g, 연피령(連皮苓) 12g, 선패란(鮮佩蘭, 후에 넣는 것), 선곽향(鮮藿香, 후에 넣는 것), 천군회(川軍炭, 후에 넣는 것), 고자금(枯子芩) 각 4.5g, 용담초(龍膽草) 2g, 향두시(香豆豉) 12g, 영양각첨(羚羊角尖) 0.3g
위 약들을 가루로 갈아 2회에 타서 복용한다.
고혈압 환자가 6~7일간 대변을 못 보고 열상(熱象)이 있는 자에게도 효험이 있다.

고대처방(古代處方)

영심안신방(甯心安神方)
방선원류(方選源流)_ ≪기방본초(奇方本草)≫ 안신방(安神方)
약물조성(藥物組成)_ 자패치(紫貝齒, 먼저 달인다), 자석영(紫石英, 먼저 달인다), 차전자(車前子, 싼 것), 구등(鉤藤, 후에 넣는 것), 단피(丹皮) 각 15g, 황백(黃柏), 치자(梔子), 지모(知母), 이지(二地), 택사(澤瀉), 이작(二芍) 각 12g, 울금(鬱金) 10g, 초조인(炒棗仁), 수오등(首烏藤) 각 30g
포제방법(炮製方法)_ 매일 1제를 물로 달여 복용한다. 매부 약에 물을 넣어 끓인 후 약한 불로 다시 반시간 정도 끓여 약탕을 꺼낸 후 다시 물을 붓고 약한 불로 반시간 정도 끓인다. 약물을 꺼내 처음에 달였던 약물과 골고루 혼합하여 2등분으로 나눠 아침저녁으로 따뜻하게 복용한다.
효능주치(效能主治)_ 정신을 수양하고 마음을 안정시킨다. 반독(斑禿)과 불면증 증세에 효험이 있다.

✚ 의가(醫家)에서 말하는 신농본초 양생법

　　이시진(李時珍)은 "≪남주이물지(南州異物志)≫에서 기록한데 의하면 문패(文貝)는 아주 크고 껍질은 하얀색이며 꽃무늬는 보라색이다. 자태는 자연스럽고 다른 장식이 없어도 광채가 눈부시다. 때문에 이것을 자패라고도 한다"라고 했다.
　　소공(蘇恭)은 "자패는 동해, 남해에서 생산한다. 남방 사람들은 채집하여 화폐로 사용했다. 이것의 형태는 패자(貝子)와 같아 약 3촌 크기만 하다. 등 부분에는 자색의 얼룩덜룩한 무늬가 있으며 골(骨)은 희다"라고 했다.

영양각(羚羊角)

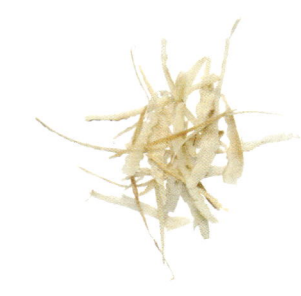

이명(異名)
고비영양각(高鼻羚羊角)·영양(羚羊)·영각(羚角)

+ ≪신농본초경(神農本草經)≫ 중품(中品)
+ 본경 문헌에 기재된 영양각의 효능
　　　　간을 평하고 근육을 편안하게 하며 풍을 가라앉히고 정신을 안정시키며 혈
을 분산시키고 기를 하강하며 악기를 몰아내고 해독하며 간경질(癎痙疾)을 치료한다.

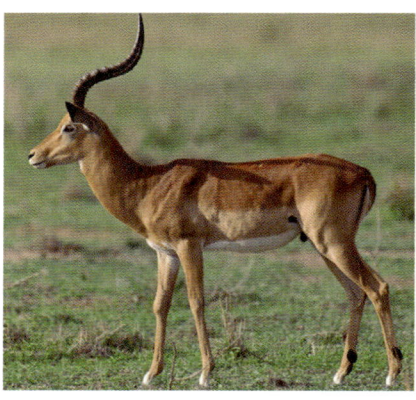
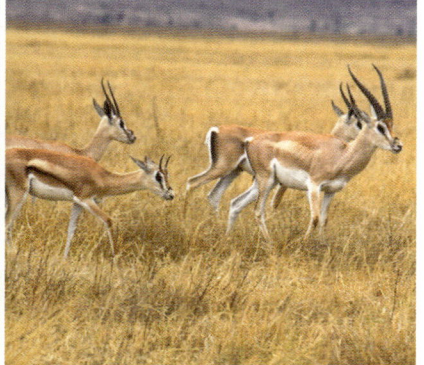

새가영양(賽加羚羊)

학명(學名)_ Saiga tatarica Linnaeus

과속(科屬)_ 우과(牛科) 동물 새가영양의 두각(頭角)을 약으로 사용한다.

지리분포(地理分布)_ 습성은 건조하고 마른 것을 좋아하고 황량한 사막이거나 덜 황량
한 광활한 지역에 서식한다.

채집가공(採集加工)_ 인공번식으로 사육하고 자란 후에 영양각을 베어 말려 사용한다.

용법용량(用法用量)_ 1~3g을 달여 복용한다. 2시간 이상 달이면 좋다. 갈아서 즙을 만들
거나 가루로 갈아 매번 0.3~0.6g을 복용한다.

약리작용(藥理作用)_ 갑작스럽게 심한 정신적 자극을 받아 놀라서 정신을 잃고 넘어지
며 몸이 싸늘해지는 것을 방지하고 진정, 진통, 해열 작용이 있으며 심근수축력을 강화

하고 혈압을 낮추며 산소부족에 견디게 한다.

성미귀경(性味歸經)_ 짜고 차다. 간경(肝經)과 심경(心經)에 작용한다.

효능주치(效能主治)_ 간을 깨끗하게 하고 눈을 맑게 하며 간장(肝臟)의 기운을 조화롭게 유지하여 몸속에서 만들어지는 비정상적인 풍(風)을 그치게 하고 혈(血)을 흩어지게 하며 해독한다. 고열로 인한 간증(癎證)으로 소아가 놀라서 나타나게 되는 병증, 자간(子癎)으로 추축(抽搐)이 일어나는 것, 정신이 혼미하며 경련을 일으키는 병증, 머리가 아프고 어지러운 것, 전간발광(癲癎發狂), 온독발반(瘟毒發斑), 눈이 충혈(充血)되면서 예장(醫障)이 생긴 것, 살갗에 생기는 외옹(外癰)이 곪아 터진 뒤에 오래도록 낫지 않아 부스럼이 되는 병증에 효험이 있다.

고대명방(古代名方)

목이 막혀 통하지 않음
영양각을 가루로 갈아서 물에 타서 1숟가락을 복용한다. 동시에 각으로 막힌 부위를 마찰한다. ≪외대비요(外臺秘要)≫

흥협통만(胸脅痛滿, 앞가슴과 양옆구리에 통증이 심한 것)
영양각을 익혀 잘게 갈아서 물에 타서 1숟가락을 복용한다. ≪자모비록(子母秘錄)≫

배가 아프고 열이 가득함
영양뿌리를 익혀 물에 타서 1숟가락을 복용한다.

낙태로 인한 복통과 출혈이 멈추지 않음
영양각을 태워 만든 재를 3전을 취해 두림주(豆淋酒)에 타서 복용한다. ≪보제방(普濟方)≫

낙태로 인한 복통과 악혈(惡血)이 멈추지 않음
영양각을 재로 태운 후 3전을 두림주에 타서 복용한다. ≪보제방(普濟方)≫

소아가 설사나 이질을 하는 증상
영양각 속뼈를 가루로 태워 1숟가락 마신다. ≪자모비록(子母秘錄)≫

더운 지방의 산과 숲, 안개가 짙은 곳에서 습열(濕熱)이 위로 올라갈 때에 생기는 나쁜 기운
영양각 가루 1전을 물로 복용한다. ≪집간방(集簡方)≫

온몸이 빨간 빛깔을 띠면서 껄끄러워 마치 깨알이나 콩알이 깔려 있는 듯함
영양각을 태워 만든 재와 계란 흰자위를 넣어 섞어 균일하게 환부에 바른다. ≪외대비요(外臺秘要)≫

출산에 임박해 분만을 촉진함
영양각 한쪽 끝부분을 가루로 긁어 술에 타서 1숟가락을 복용한다. ≪산보(産寶)≫

약선양생(藥膳養生)

영양국화차(羚羊菊花茶)

영양각(羚羊角) 3g, 초결명(草決明) 25g, 국화(菊花) 20g, 오미자(五味子) 15g

위 약들을 함께 굵은 가루로 만들어 물에 달이고 즙을 취한다. 차 대용으로 여러 번 마신다.

간을 깨끗이 하고 눈을 밝게 하며 풍을 가라앉히며 혈을 분산시키고 해독한다. 간담풍화(肝膽風火)로 인한 단순한 녹내장과 머리와 눈 통증 등의 증세에 효험이 있다.

영양육(羚羊肉, 영양고기)

고비영양(세가영양)은 원래 신강 등지에서 생활했고 약에 쓰였다. ≪본초습유(本草拾遺)≫에 의하면 맛은 짜고 성질은 차며 간과 심장에 귀경된다. 보통 식용하지 않는다. 오미자와 함께 볶아 술에 담가 마신다.

간장(肝臟)의 기운을 조화롭게 유지하여 몸속에서 만들어지는 비정상적인 풍(風)을 그치게 하며 청열진경(淸熱鎭驚), 해독 기능이 있다. 열병(熱病), 정신이 혼미하며 경련을 일으키는 병증, 헛소리를 하면서 미친 듯이 날뛰는 증상, 머리가 아프고 어지러운 것, 간증(癎證)으로 소아가 놀라서 나타나게 되는 병증, 눈이 붉고 예막(翳膜)이 있는 것, 근골강급(筋骨强急), 중풍 등의 증세에 효험이 있다.

고대처방(古代處方)

영각구등식풍탕(羚角鉤藤息風湯)

방선원류(方選源流)_ ≪통속상한론(通俗傷寒論)≫ 치풍방(治風方)

약물조성(藥物組成)_ 영양각편(羚羊角片, 먼저 달인다) 4.5g, 상상엽(霜桑葉) 6g, 구등(鉤藤, 후에 넣는 것) 9g, 국화(菊花) 9g, 천패(川貝) 12g, 선생지(鮮生地) 15g, 복신목(茯神木) 9g, 생백작(生白芍) 9g, 생감초(生甘草) 2.4g, 담죽여(淡竹茹, 영양각과 먼저 달여 물을 대신한다) 15g

포제방법(炮製方法)_ 물로 끓여 복용한다.

효능주치(效能主治)_ 간을 차갑게 하고 풍을 몰아내며 진액을 증가시키고 근육을 편하게 한다. 간경열성(肝經熱盛), 열극생풍(熱極生風), 고열이 내리지 않고 답답하며 초조하고 우울하며 경궐(痙厥)과 경련, 눈앞이 아찔하고 머리가 핑 도는 어지러운 증상, 혀가 붉어지고 건조한 것, 혀가 마르고 가시가 돋아나는 것, 맥박이 빠르게 뛰는 데 쓰인다. 신수(腎水)가 부족하여 간목(肝木)을 자양하지 못하거나 또는 간음(肝陰)이 부족하여 발생되는 병증, 머리가 아프고 몸과 팔다리를 요동하며 떠는 증상에 효험이 있다.

✚ 의가(醫家)에서 말하는 신농본초 양생법

뇌효(雷斅)는 "어떤 신양각(神羊角)은 아주 길어 24마디가 있고 안에는 타고난 목태(木胎)가 있다. 이런 각에는 신력이 있어 1,000마리의 소를 감당한다. 무릇 이것을 사용하려면 단독으로 사용해서는 안 되며 부수면 안 된다. 줄로 묶은 후 쇠가마에 넣고 두껍게 포장한 다음 바람을 피한다. 회전칼로 회전하면서 취한다. 가루로 으깨 다시 만잡(萬匝)으로 갈아서 약으로 쓴다. 사람의 장을 긁어서 상처가 나지 않게 하기 위해서이다"라고 했다.

진권(甄權)은 "맛은 달고 따뜻하다. 은자(銀子)를 팽팽하게 줄인다"라고 했다.

이시진(李時珍)은 "양은 화축(火畜)이고 영양은 목(木)에 속한다. 때문에 이것의 뿌리는 궐음간경(厥陰肝經)으로 속히 도달된다. 이것은 동기상구(同氣相求)의 이치이다. 간은 목에 속하고 구멍을 열어주고 눈에 작용한다. 발병하면 눈이 침침하고 안구의 수정체를 가려 시야를 막는데 영양각으로 치료할 수 있다. 여인 자간(婦女子癎), 소아경간(小兒驚癎), 성인이 중풍으로 경련을 일으키며 힘줄이 땅기면서 뻣뻣해지고 관절로 인한 통증이 있는 경우, 영양각은 힘줄을 편안하게 하고 통증을 이완한다. 혼(魂)은 간의 주사(主司)이다. 경해불녕(驚駭不寧), 언행괴이(言行怪異), 발광등고(發狂蹬高), 염매졸사(魘寐猝死) 등의 증상에 영양각을 사용하여 정신을 안정시킨다. 어혈이 아래로 내려오고 창종누력(瘡腫瘰癧), 산통독리(疝痛毒痢), 산후혈기(産後血氣)가 발작하는데, 영양각은 이것을 사라지게 한다. 상화(相火)가 간담에 이르면 정지주노(情志主怒)하여 번만기역(煩懣氣逆), 목이 메여 통지 않고 상한(傷寒), 복열(伏熱), 한열(寒熱)을 초래하는데 영양각으로 역기(逆氣)할 수 있다. 영양은 영성(靈性) 동물로서 이것의 근골의 정화는 각에 집중되었다. 때문에 사악을 피할 수 있을 뿐더러 각종 독을 풀어준다. 불아(佛牙)를 부숴 재로 태우면 사훼(蛇虺)를 몰아낸다. ≪명의별록(名醫別錄)≫과 ≪신농본초경(神農本草經)≫에서 이것의 기능에 대해 아주 많이 기록하였지만 현대인들은 오히려 이것을 아주 적게 사용하기에 너무 아쉽다"라고 했다.

息風止痙藥

우황(牛黃)

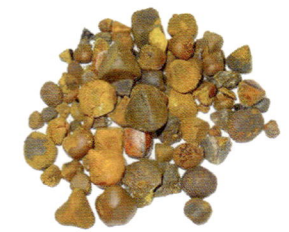

이명(異名)
서황(犀黃)・추보(醜寶)
담황(膽黃)・서황(西黃)・천연우황(天然牛黃)

✚ ≪신농본초경(神農本草經)≫ 상품(上品)

✚ 본경 문헌에 기재된 우황의 효능

　　　　놀라서 생기는 간증과 한열(寒熱), 열이 왕성한 것을 치료하고 사(邪)를 제거하며 귀신을 몰아낸다. 소아백병, 모든 간열(痫熱), 입을 열지 못하고 어른이 미쳐 날뛰면서 두통과 현기증이 있는 증상, 낙태를 치료한다. 오래 복용하면 몸이 가벼워지고 장수하며 기억력이 좋아진다. 주로 중풍, 목이 쉬거나 입을 꼭 다물고 벌리지 못하는 중풍 증상, 여인 혈금(血噤)으로 놀라서 가슴이 두근거리는 것, 유행성 질병, 건망증이 있고 허하고 피로한 것을 치료한다. 혼을 안정시키고 넋을 바로잡으며 사매(邪魅)를 피하고 갑자기 나쁜 기운을 쐰 것, 소아가 밤에 우는 것을 치료한다. 간담에 이롭고 정신을 안정시키며 열을 제거하고 경리(驚痢)를 멈추며 악기(惡氣)를 피하고 백병을 제거한다. 마음을 맑게 하고 열을 해소하며 이담양경(利痰凉驚)의 효능이 있다. 두창(痘瘡)이 자색(紫色)으로 나타나는 것, 발광하여 터무니없는 이야기를 심하게 하는 환자에게 쓰인다.

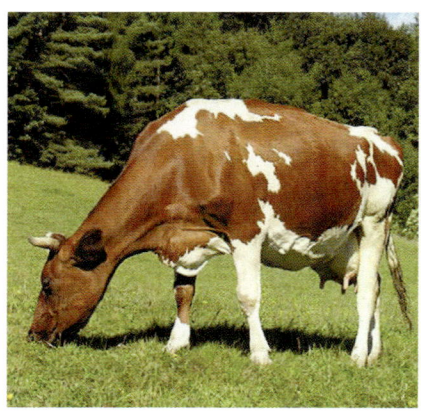

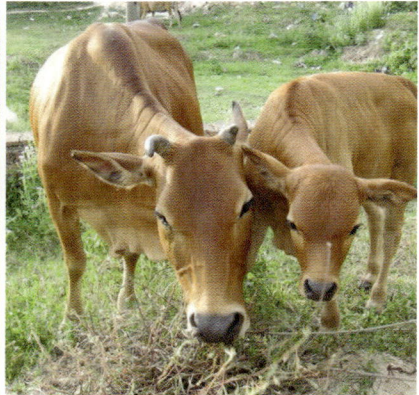

우(牛)

학명(學名)_ Bos taurus domesticus Gmelin

과속(科屬)_ 우과(牛科) 동물 소의 건조한 담결석을 약으로 쓴다.

지리분포(地理分布)_ 전국 각지에서 사육된다.

채집가공(採集加工)_ 소를 잡을 때 만일 담결석을 발견하면 담즙을 여과하여 우황을 꺼내어 외부의 얇은 막을 제거한 후 그늘진 곳에 말려 사용한다.

용법용량(用法用量)_ 0.15~0.35g을 대부분 환으로 사용한다. 외용 시 적당량을 취해 가늘게 갈아 환부에 바른다.

약리작용(藥理作用)_ 갑작스럽게 심한 정신적 자극을 받아 놀라서 정신을 잃고 넘어지며 몸이 싸늘해지는 것을 막아주고 진정, 진통, 해열 작용이 있으며 혈압을 낮추고 심근수축력을 강화하며 염증을 제거하고 담즙분비를 촉진하며 감염을 제거하고 호흡을 흥분시키며 내분비를 조절하고 기체면역력을 높여주며 지혈, 혈액 속의 지방, 혈당을 낮춘다.

성미귀경(性味歸經)_ 달고 차다. 심경(心經)과 간경(肝經)에 작용한다.

효능주치(效能主治)_ 구멍을 열어주고 간을 서늘하게 하며 마음을 맑게 하고 가래를 삭이고 풍을 멎게 하고 해독한다. 열병으로 인한 혼미, 경간추축(驚癎抽搐), 중풍으로 담(痰)이 심규(心竅)를 막아 정신이 혼미해지는 병증, 입안과 혀가 허는 것, 전간발광(癲癎發狂), 목 안이 붓고 아픈 증상, 옹종(癰腫)으로 생긴 창양(瘡瘍)에 효험이 있다.

息風止痙藥

고대명방(古代名方)

갓 태어나 태열이 있는 것(혹은 신체에 황달이 나타난 것)
콩 크기만 한 우황을 취해 꿀을 넣어 연고상태로 조절하고 유즙으로 녹여 자주 환자의 입안에 떨어뜨린다. 형색이 부합되지 않으면 많이 복용하지 않는다. ≪전씨소아방(錢氏小兒方)≫

소아열경(小兒熱驚)
살구씨 크기만 한 우황을 취해 죽력(竹瀝), 강즙(薑汁)을 각 1합씩 균일하게 저어 복용한다. ≪총미론(總微論)≫

경간작설(驚癎嚼舌)
콩만 한 우황 1알을 꺼내 곱게 갈아 꿀과 함께 조절하여 나눠 먹는다. ≪광리방(廣利方)≫

7일 동안 교근(咬筋)에 강직성 경련이 일어나, 입을 벌리지 못하고 말도 못하여 먹지도 못하는 증상
우황을 잘게 갈아 담죽력(淡竹瀝)으로 1자(字)를 타서 어린아이에게 먹인다. 다시 돼지 젖을 아이의 입안에 떨군다. ≪태평성혜방(太平聖惠方)≫

소아경후(小兒驚候)

어린아이에게 열이 쌓여 머리카락이 건조해지고 잠잘 때 불안해하며 경풍(驚風)이 발작할 징후가 보이면 우황 6분, 주사 5전을 같이 가루로 갈아 서각(犀角)을 갈아 만든 즙을 1전 마신다. ≪총미론(總微論)≫

몸속에 있는 장기들이 허한(虛寒)해서 복통이 있어 밤에 울고 보챔

팥 크기만 한 우황을 젖으로 녹여 복용한다. 여전히 전(田) 자를 배꼽 아래에 쓴다. ≪태평성혜방(太平聖惠方)≫

두창(痘瘡)의 후기에 딱지가 생겼던 게 떨어져 나가는데 피부의 형세가 평평하면서 윤기가 있지 못하고 피부가 움푹 파이면서 검은 것

우황 2알, 주사 1분을 함께 가루로 갈아 연지(胭脂)를 꿀에 담근 즙액을 1일 1회씩 바른다. ≪왕씨두진방(王氏痘疹方)≫

약선양생(藥膳養生)

우황주(牛黃酒)

우황(牛黃), 종유(鐘乳, 간 것) 각 3g, 진교(秦艽), 마황(麻黃, 마디를 제거한 것), 인삼(人蔘) 각 3g, 계심(桂心) 3g, 백출(白朮), 용각(龍角), 당귀(當歸), 감초(甘草), 세신(細辛) 각 2g, 행인(杏仁) 1g, 촉초(蜀椒), 강낭(蜣螂, 구운 것) 각 9개

상술한 약을 가루로 갈아 자루에 넣어 술 5,000㎖에 한 달 남짓 담근다. 매번 25㎖, 매일 3회 복용한다.

구멍을 열어주고 간을 맑게 하며 마음을 편안하게 하고 가래를 뚫게 하며 풍을 몰아내고 해독한다. 소아경간(小兒驚癇), 경년소로첩발(經年小勞輒發)에 효험이 있다.

고대처방(古代處方)

청열개규청간방(淸熱開竅淸肝方)

방선원류(方選源流)_ ≪온병조변(溫病條辨)≫ 개규방(開竅方)

약물조성(藥物組成)_ 우황(牛黃) 30g, 울금(鬱金) 30g, 황련(黃連) 30g, 황금(黃芩) 30g, 서각(犀角) 30g, 산치(山梔) 30g, 주사(朱砂) 30g, 웅황(雄黃) 30g, 진주(珍珠) 15g, 사향(麝香) 7.5g, 매편(梅片) 7.5g

포제방법(炮製方法)_ 아주 부드러운 가루로 썰어 노밀(老蜜)로 생환 3g을 만들어 금박(金箔)으로 겉면에 씌우고 납(蠟)으로 보호한다. 병세가 심한 체질환자는 1일 2~3회 복용한다. 어린아이는 반 환을 복용한다.

효능주치(效能主治)_ 열을 제거하고 구멍을 열어주며 가래를 뚫어주고 독을 풀어주며

간을 식히고 마음을 맑게 한다. 온열병(溫熱病), 담열(痰熱)이 심규(心竅)를 막은 것, 청심 포화(淸心包火) 등에 적용된다. 고열번조(高熱煩躁), 정신이 어지럽고 헛소리를 하는 증상, 경간추축(驚癎抽搐), 중풍으로 정신을 잃어 사람을 알아보지 못하거나 의식이 흐려지는 병증, 소아가 갑작스럽게 심한 정신적 자극을 받아 놀라서 정신을 잃고 넘어지며 몸이 싸늘해지는 것, 사열내폐(邪熱內閉) 증세에 효험이 있다.

✚ 의가(醫家)에서 말하는 신농본초 양생법

구종석(寇宗奭)은 "우황의 질은 가볍고 성글며 자연스런 향기가 있다. 서융(西戎)에는 우황이 있고 단단하며 향기롭지 못하다. 또한 낙타황(駱駝黃)이 있는데 아주 쉽게 얻을 수 있다. 2가지는 쉽게 혼돈할 수 있기에 조심하여 감별하여야 한다"라고 했다.

소송(蘇頌)은 "현재 생산되고 있는 등주와 내주의 우황의 품질이 우수하다. 기타 지방에도 있지만 그리 좋지 않다. 일반적으로 황이 있는 소는 밤에 보면 몸뚱이에서 빛이 난다. 눈은 혈색을 띠며 가끔 반복적으로 울부짖어 무섭다. 또한 물에 비치기 좋아한다. 한 사람이 대야에 물을 담고 소를 비춰주었다. 이는 소가 황을 토하게 하기 위한 것이다. 소를 큰 소리로 다그치면 우황이 물속으로 떨어진다. 이것을 백 일 동안 그늘에 말리면 1개의 계란노른자만 한 알이 되고 겹쳐도 벗겨 떨어진다. 경허(輕虛)하고 냄새가 향기로운 것이 좋다. 하지만 사람들은 수많은 가짜 우황을 만들었다. 진짜 황을 감별하는 방법으로는 황을 손톱 위에 놓아 마찰하여 손톱 자국이 나는 것이 진짜 우황이다"라고 했다.

서지재(徐之才)는 "인삼을 이것의 사약(使藥)으로 한다. 모단(牡丹), 창포(菖蒲)와 함께 사용하면 귀와 눈을 이롭게 한다. 용골(龍骨), 용담(龍膽), 지황(地黃), 상산(常山), 비렴(蜚蠊)을 싫어한다. 우슬(牛膝), 건칠(乾漆)을 두려워한다"라고 했다.

이시진(李時珍)은 "≪명의별록(名醫別錄)≫에 의하면 우황은 용담(龍膽)을 싫어한다. 하지만 전을(錢乙)은 소아의 급경(急驚), 감병(疳病)을 치료하는 양경환(涼驚丸), 사향환(麝香丸)에도 2가지 약을 모두 사용하였다. 이는 왜인가? 용담은 간증(癎證)으로 소아가 놀라서 나타나게 되는 병증을 치료하고 해열, 살충작용이 있으며 우황의 치료효능과 비슷하여 역시 간병을 치료하는 좋은 약이므로 서로 꺼릴 필요가 없다"라고 했다.

이고(李杲)는 "우황이 간에 들어가면 근육병을 치료할 수 있다. 보통 중풍에 걸리면 반드시 우(牛), 웅(雄), 사(麝), 뇌(腦) 등의 약을 먼저 골수에 넣고 피부에 통하게 하여 다시 풍을 끌어낸다. 만일 풍이 내장 혈맥으로 들어갔는데 이 약을 쓰면 풍사가 골수 안으로 기름이 흐르듯 들어가 풍을 끌어내지 못한다"라고 했다.

息風止痙藥

이시진(李時珍)은 "소의 황은 소의 병이기 때문에 황이 있는 소는 흔히 병이 많고 쉽게 죽는다. 각종 짐승은 모두 황이 있고 사람의 병황증(病黃症)도 마찬가지이다. 때문에 병이 심장과 간담 사이에 있어 황으로 응결되어 심장과 간담 등의 질병을 치료할 수 있다. 정상인의 임석(淋石) 또는 임질을 치료할 수 있다" 라고 했다.

대모(玳瑁)

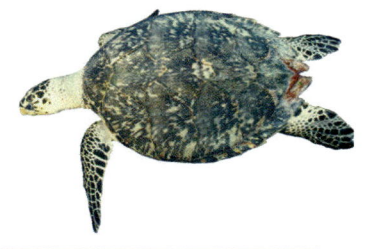

이명(異名)
명대모(明玳瑁) · 문갑(文甲)

✚ ≪개보본초(開寶本草)≫
✚ 본경 문헌에 기재된 대모의 효능

영남의 백약(百藥) 독을 치료하고 정체되어 쌓인 것을 깨뜨려 흩어주며 옹독(癰毒)을 제거하고 경간(驚癇)을 멈춘다. 심풍(心風), 가슴이 답답하면서 열이 나는 증상, 기혈을 운행시키고 대장과 소장에 이로우며 효능은 고기와 비슷하다. 갈아서 즙으로 복용하면 고(蠱)의 독으로 생기는 위급한 병증을 제거한다. 생것을 지니고 다니면 고독을 막아준다. 두독(痘毒)을 풀어주고 심신(心神)을 진정시키며 급경객오(急驚客忤), 상한열결(傷寒熱結), 광언(狂言)을 치료한다.

대모(玳瑁)

학명(學名)_ Eretmochelys imbricata (L.)

과속(科屬)_ 해귀과(海龜科) 동물 대모의 등갑을 약으로 쓴다.

지리분포(地理分布)_ 아열대와 열대 해양 속에 서식한다. 산동, 절강, 강소, 대만, 복건, 광서, 광동 및 해남도, 서사군도 등지에 분포되어 있다.

채집가공(採集加工)_ 잡아온 활대모(活玳瑁)를 거꾸로 높이 걸어놓는다. 끓는 식초를 뿌려 등의 비늘조각을 벗기고 남은 고기를 제거하고 깨끗이 씻는다.

용법용량(用法用量)_ 매번 3~6g의 환으로 만든다. 또한 즙으로 갈아 마신다.

약리작용(藥理作用)_ 혈압을 낮추고 진정작용을 하며 해열작용이 있다.

성미귀경(性味歸經)_ 달고 짜며 차다. 심경(心經)과 간경(肝經)에 작용한다.

효능주치(效能主治)_ 풍을 멈추고 놀란 것을 안정시키며 심장을 가라앉히고 간을 편안하게 하며 열을 제거하고 해독한다. 정신이 혼미하며 경련을 일으키는 병증, 눈앞이 아찔하고 머리가 핑 도는 어지러운 증상, 중풍경간(中風驚癇), 독기를 감수하여 생긴 정창(疔瘡)이 진행되면서 붓고 아픈 것, 두독(痘毒), 온독발반(瘟毒發斑) 증세에 효험이 있다.

고대명방(古代名方)

고(蠱)의 독으로 생기는 위급한 병증

생대모를 진한 즙으로 갈아 물에 타서 1잔을 마시면 즉시 제거된다. ≪양씨산유(楊氏産乳)≫

예해두독(預解痘毒)

생대모와 생서각(生犀角)을 즙으로 1합씩 갈아 골고루 젓는다. 매일 3회 따뜻하게 반합을 복용하면 가장 좋다. ≪영원방(靈苑方)≫

두창(痘瘡)의 후기에 딱지가 생겼던 게 떨어져 나가는데 피부의 형세가 평평하면서 윤기가 있지 못하고 피부가 움푹 파이면서 검은 것, 심열혈응(心熱血凝)

생대모와 생서각을 1합이 되게 갈아 돼지심장의 피를 약간 넣어 자초탕(紫草湯) 5숟가락과 함께 따뜻하게 복용한다. ≪두진론(痘疹論)≫

바람을 맞아 눈물을 흘리는 것, 심신허열(心腎虛熱)

생대모, 영양각을 각 1냥, 석연자(石燕子) 1쌍을 가루로 갈아 박하탕(薄荷湯)으로 매번 1전씩 매일 1회 복용한다. ≪홍비집(鴻飛集)≫

고대처방(古代處方)

대모영양지모탕(玳瑁羚羊知母湯)

방선원류(方選源流)_ ≪기방본초(奇方本草)≫ 평간식풍방(平肝息風方)

약물조성(藥物組成)_ 대모(玳瑁) 10g, 생석고(生石膏) 120g, 생지황(生地黃) 30g, 현삼(玄蔘) 20g, 지모(知母), 치자(梔子), 황금(黃芩), 연교(連翹), 죽엽(竹葉), 황련(黃連), 모단피(牡丹皮), 적작약(赤芍藥) 각 15g, 영양각(羚羊角) 5g

포제방법(炮製方法)_ 물을 넣고 15분간 달여 약즙을 여과한다. 다시 물을 넣고 20분간 달여 찌꺼기를 없애고 2회 달인 약즙과 함께 골고루 섞어 1일 1제씩 복용한다. 동시에 안궁우황환(安宮牛黃丸) 1알을 매일 2회 복용한다.

효능주치(效能主治)_ 풍을 몰아내고 놀란 것을 진정시키며 마음을 가라앉히고 간을 안정시키며 열을 제거하고 해독한다. 뎅기열, 고열이 내리지 않고 정신이 맑지 못하거나 전혀 의식이 없는 병증, 반진(斑疹)이 생기는 것, 코피에 효험이 있다.

✚ 의가(醫家)에서 말하는 신농본초 양생법

　　소송(蘇頌)은 "현재 광동 남부에는 대모가 있는데 이것은 귀류(龜類)에 속한다. 크기는 쟁반만 하고 복부와 등갑에는 빨간색 반점 무늬가 있다. 약으로 쓸 때 반드시 산 것을 써야 효험이 있다. 음식에 독이 있으면 이것은 스스로 몸을 요동친다. 죽은 것은 그렇지 못하기에 과연 신기하다. 현대인들은 흔히 잡귀통(雜龜筒)을 그릇으로 하여 독모(毒瑁)를 죽이고 다시 삶아 두드린다. 하여 산 것은 쉽게 얻지 못한다"라고 했다.

　　구종석(寇宗奭)은 "약으로 쓸 때에는 산 것을 사용하고 성미가 온전해야 한다. 익히거나 구우면 쓰지 못한다. 이것은 생서(生犀), 숙서(熟犀)와 같은 이치이다"라고 했다.

　　이시진(李時珍)은 "대모는 독을 풀어주고 열을 없애는 효능이 있어 서각(犀角)과 비슷하다. 고방에서는 사용하지 않고 송조 때에 비로소 이것을 사용하기 시작했다"라고 했다.

息風止痙藥

지룡(地龍)

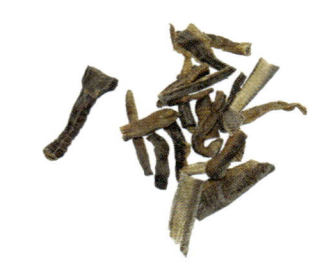

이명(異名)
구인(蚯蚓) · 토룡(土龍)
지룡자(地龍子) · 충선(蟲蟮) · 곡선(曲蟮)

✦ ≪신농본초경(神農本草經)≫ 하품(下品)
✦ 본경 문헌에 기재된 지룡의 효능

　　　　　차가운 기운에 상한 것, 학질(瘧疾), 대열광번(大熱狂煩)을 치료한다. 어른과 아이의 소변이 통하지 않고 급만경풍(急慢驚風), 역절풍통(曆節風痛), 신장풍주(腎臟風注), 두풍(頭風), 치통(齒痛), 풍열(風熱)로 인해 눈이 붉어진 것, 혀가 부어 나무처럼 굳어지는 병증, 목 안이 빨갛게 부어오르고 통증이 있으며 막힌 느낌이 있는 인후병, 머리가 헐면서 머리털이 끊어지거나 빠져 없어지는 병증, 연주창과 독창, 난종(卵腫), 탈항(脫肛)을 치료한다. 거미 독을 풀어주고 유연(蚰蜒)이 귀로 들어간 것을 치료한다.

삼환모인(蔘環毛蚓)

학명(學名)_ Phereima aspergillum (E. Perrier)

과속(科屬)_ 거인과(巨蚓科) 동물 삼환모인 통속환모인(通俗環毛蚓), 위렴환모인(威廉環毛蚓), 즐맹환모인(櫛盲環毛蚓)의 몸을 건조하여 약으로 쓴다. 그중 첫 번째 종을 '광지룡(廣地龍)', 뒤의 3종을 '호지룡(滬地龍)'이라 한다.

지리분포(地理分布)_ 1. 삼환모인은 성글고 습한 흙속에서 생활한다. 광동, 광서, 복건 등지에 분포되어 있다.

2. 통속환모인은 습하고 기물처(機物處)가 많은 곳에서 생활한다. 절강, 강소, 상해, 호북, 천진 등지에 분포되어 있다.

3. 위렴환모인은 습하고 기물처가 많은 곳에서 생활한다. 절강, 강소, 상해, 호북, 천진 등지에 분포되어 있다.

4. 즐맹환모인은 습하고 기물처가 많은 곳에 생활한다. 강소 남부 및 절강, 강서, 상해 등지에 분포되어 있다.

채집가공(採集加工)_ 광지룡(廣地龍)은 봄부터 가을까지 가장 잡기 좋은 계절이다. 호지룡(滬地龍)은 여름철에 비교적 잡기 좋다. 잡은 후 제때에 배를 갈라 내장과 진흙과 모래를 제거하고 깨끗이 씻은 후 햇볕에 말리거나 저온으로 말려 처리한다.

용법용량(用法用量)_ 4.5~9g을 달여서 복용한다.

약리작용(藥理作用) 진정작용, 해열작용, 숨을 고르게 하고 갑작스럽게 심한 정신적 자극을 받아 놀라서 정신을 잃고 넘어지며 몸이 싸늘해지는 것을 막아주며 부정맥을 치료하고 혈압을 떨어뜨리며 혈액이 응고되는 것을 막아주고 혈전형성을 예방하며 종류(腫瘤)를 막아준다.

성미귀경(性味歸經) 짜고 차다. 비경(脾經)과 방광경(膀胱經)에 작용한다.

효능주치(效能主治) 경락을 통하게 하고 청열정경(清熱定驚)의 효능이 있으며 소변에 이롭고 숨을 고르게 한다. 고열로 인해 정신이 혼미하거나 정신을 잃은 것, 관절비통(關節痹痛), 경간추축(驚癎抽搐), 폐에 생긴 여러 가지 열증(熱證)으로 숨이 가쁘고 기침이 나는 것, 팔다리와 몸의 살갗의 감각 기능이 제대로 발휘되지 못하는 병증, 반신불수(半身不遂), 뇨소수종(尿少水腫), 고혈압 증세에 효험이 있다.

고대처방(古代處方)

지룡식풍탕(地龍息風湯)
방선원류(方選源流) ≪산동중의(山東中醫)≫ 치풍방(治風方)

약물조성(藥物組成) 지룡(地龍) 500g, 마전자(馬錢子, 모래로 노랗게 될 때까지 볶으면 부풀어 오른다), 홍화(紅花) 각 350g, 방기(防己), 유향(乳香), 몰약(沒藥), 골쇄보(骨碎補), 오가피(五加皮) 각 150g

포제방법(炮製方法) 함께 갈아서 가루로 만들어 매번 1g씩 매일 3회 복용한다.

효능주치(效能主治) 간을 진정시키고 풍을 몰아내며 혈을 활발하게 하고 경락을 통하게 한다. 풍습성관절염, 류머티즘성관절염, 관절비통(關節痹痛)에 효험이 있다.

✚ 의가(醫家)에서 말하는 신농본초 양생법

고종석(寇宗奭)은 "구인(蚯蚓)은 신장의 풍을 다스린다. 하주병(下注病)에 없어서는 안 되는 약물이다"라고 했다.

도홍경은 "건조한 구인을 끓여 가루로 만든다. 이는 회충을 물리치는 데 아주 효과가 있다"라고 했다.

소송(蘇頌)은 "각풍(脚風)을 치료하는 약에는 반드시 구인을 약으로 하여야 한다. 하지만 독의 부작용이 있다. 어떤 사람은 발병에 걸렸다가 방중에서 이런 약을 썼는데 과연 신기한 효과를 보았다. 병이 치료되어도 계속 약을 복용하면, 20여 일이 지나 갑자기 초조하고 흐리멍덩해지며 물을 끊임없이 마시고 싶어 하고 정신을 차리지 못한다. 병을 치료할 때 독약으로 사용된 것이다. 병이 나으면 반드시 이 약을 정지하여야 한다"라고 했다.

息風止痙藥

주진형(朱震亨)은 "구인은 토(土)에 속하고 수와 목(木)의 성질이 있으며 성질은 차고 열독을 풀어주고 습병(濕病)을 치료한다"라고 했다.

이시진(李時珍)은 "구인은 물리적으로 토덕(土德)에 상응하기에 성금(星禽)으로는 진수(軫水)에 속한다. 위로는 고양(槁壤)을 먹고 아래로는 황천(黃泉)을 마신다. 때문에 이것의 성질은 차고 하행(下行)한다. 성질이 찬 것은 각종 열병을 제거하고 하행은 소변을 원활하게 통하게 해주며 발병을 치료하고 경락을 통하게 한다"라고 했다.

천마(天麻)

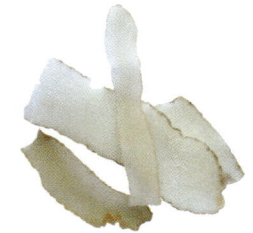

+ ≪신농본초경(神農本草經)≫ 상품(上品)
+ 본경 문헌에 기재된 천마의 효능

　　　　　모든 풍습비(風濕痺), 팔다리의 근육이 오그라드는 병증, 소아풍간경기(小兒
風癎驚氣)를 치료한다. 허리와 무릎에 이롭고 근력을 강하게 한다. 오랫동안 복용하면 기에
이롭고 몸을 가볍게 하며 장수한다. 냉기로 인해 마비되고 탄완불수(攤緩不隨), 어다황홀(語
多恍惚), 쉽게 놀라거나 이유 없이 놀라서 발생한 정신이상을 치료한다. 양기를 돕고 오로칠
상(五勞七傷)을 보충해주며 귀주(鬼疰)를 치료하고 혈맥을 통하게 하며 구멍을 열어준다. 풍
이 허한 것으로 인한 어지럼증과 두통을 치료한다.

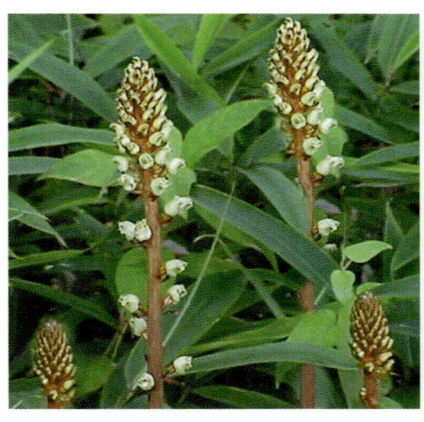
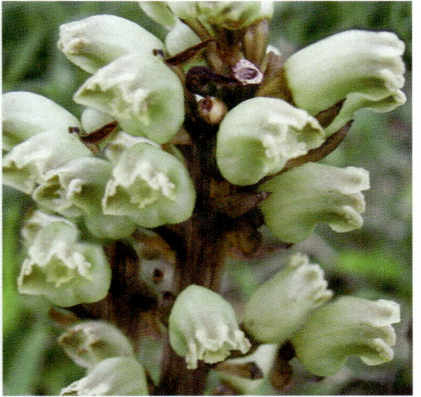

천마(天麻)

학명(學名)_ Gastrodia elata Bl.

과속(科屬)_ 난과(蘭科) 다년 기생 초본식물 천마의 덩이줄기를 건조하여 약으로 쓴다.
천마는 전 세계적으로 약 20종이 있으며 대양주, 동아시아, 동남아시아에 분포되어 있
다. 중국에는 약 12종이 있고 약에 쓰이는 것은 단지 1종이다.

지리분포(地理分布)_ 요녕, 길림, 하남, 하북, 감숙, 산서, 호북, 안휘, 귀주, 사천, 서장,

운남 등지에 분포되어 있다. 인공재배가 비교적 많다. 해발 1,200~18,00m의 수풀 아래의 음습하고도 부식질이 비교적 두터운 곳에서 자란다.

채집가공(採集加工)_ 입동 후 다음 해 청명에 캐서 즉시 씻고 푹 찌고 펼쳐서 저온에서 말린다.

용법용량(用法用量)_ 3~9g을 달여 복용한다.

약리작용(藥理作用)_ 신경을 안정시키고 진통작용이 있으며 갑작스럽게 심한 정신적 자극을 받아 놀라서 정신을 잃고 넘어지며 몸이 싸늘해지는 것을 막아주고 혈전형성을 막아주며 혈압을 낮추고 염증을 제거하며 산소부족에 견디게 하고 기체면역력을 강화하며 노화를 방지한다.

성미귀경(性味歸經)_ 달고 평하다. 간경(肝經)에 작용한다.

효능주치(效能主治)_ 간을 맑게 하고 풍을 가라앉히며 경련을 멈춘다. 머리가 아프고 어지러운 것, 팔다리와 몸의 살갗의 감각기능이 제대로 발휘되지 못하는 병증, 전간추축(癲癇抽搐), 소아경풍(小兒驚風), 파상풍(破傷風) 증세에 효험이 있다.

고대명방(古代名方)

허리와 발 통증

천마(天麻), 반하(半夏), 세신(細辛) 각 2냥을 골고루 섞어 각기 2개의 포대에 나눠 넣는다. 쪄서 뜨겁게 한 후 교대로 아픈 곳을 찜질하여 땀이 나면 완전히 치유된 것이다. 며칠이 지난 후 다시 찜질한다. ≪위생역간방(衛生易簡方)≫

천마환(天麻丸)

풍을 사라지게 하고 가래를 제거하며 머리와 눈을 맑게 하고 가슴을 트이게 하고 횡격막에 이로운 효능이 있다. 가슴이 더부룩하고 답답한 것, 풍습으로 인한 마비, 사지가 오그라드는 것, 탄탄불수(癱瘓不遂), 어지럽고 머리가 아픈 것, 피부 가려움증, 편정두통(偏正頭痛), 얼굴과 눈 두덩이가 허증(虛證)으로 붓는 등의 증세를 치료한다. 천마 반 냥, 천궁(川芎) 2냥을 모두 갈아서 가루로 만들어 꿀로 연자(蓮子) 크기만 한 환을 만들어 매번 식후에 1알을 씹어 복용한다. 차나 술에 타 복용하여도 된다. ≪보제방(普濟方)≫

약선양생(藥膳養生)

천마닭찜

천마 15g, 닭 1마리

닭을 잡아 털과 내장을 제거한 후 깨끗이 씻는다. 천마를 깨끗이 씻어 잘게 썰어 닭의 배 속에 넣는다. 닭을 가마 안에 넣고 물을 넣어 흐물흐물해질 때까지 푹 고아 조미료를 넣은 후에 식용한다.

행기(行氣), 식풍(息風), 활혈(活血)의 효능이 있다. 산후허혈하여 머리가 어지러우며 신체가 허약한 증세에 효험이 있다.

천마육편탕(天麻肉片湯)

천마 15g, 돼지고기 1,000g

천마를 물에 담가 부드러워지면 조각으로 얇게 썬다. 돼지고기를 썰어 탕을 끓인다. 약과 탕은 모두 정기를 보익하는 데 좋다. 간을 안정시켜주고 풍을 몰아내며 음을 자양하고 양을 잠재워준다. 신수(腎水)가 부족하여 간목(肝木)을 자양하지 못하거나 또는 간음(肝陰)이 부족하여 발생되는 병증, 풍담상요(風痰上擾)로 인한 어지럼증, 두통 등의 증세에 효험이 있다. 현재는 이원성현훈(耳源性眩暈), 고혈압 등에 많이 쓰인다.

천마계란찜

천마가루 2g, 계란 1개

계란껍질을 벗기고 천마가루를 넣어 골고루 저어 익힌 후에 매일 2회 식용한다.

간을 편안하게 해주고 풍을 몰아내며 마음을 키워주고 신경을 안정시킨다. 간풍(肝風)으로 눈이 아찔하게 어지러운 것 혹은 실면건망(失眠健忘), 심신실양(心神失養), 신경쇠약 등의 증세에 효험이 있다.

고대처방(古代處方)

천마활락거풍습환(天麻活絡祛風濕丸)

방선원류(方選源流)_ 《인제직지방론(仁齋直指方論)》 제습방(祛濕方)

약물조성(藥物組成)_ 천마(天麻) 180g, 두중(杜仲) 210g, 우슬(牛膝) 180g, 비해(萆薢) 180g, 현삼(玄蔘) 180g, 강활(羌活) 420g, 당귀(當歸) 300g, 포부자(炮附子) 30g, 생지황(生地黃) 500g, 독활(獨活) 150g

포제방법(炮製方法)_ 가루로 갈아서 꿀로 오동(梧桐) 크기만 한 환으로 만들어 매일 9g씩 2회 복용한다.

효능주치(效能主治)_ 풍을 제거하고 습을 몰아내며 혈(血)의 운행을 활발히 하여 낙맥(絡脈)이 잘 소통되게 하고 간을 편안하게 하고 풍을 몰아내며 경(痙)을 멈추게 하고 근골을 강화하고 간과 신장을 보양한다. 풍습비통(風濕痹痛), 경락불리(經絡不利), 팔다리와 몸의 살갗의 감각기능이 제대로 발휘되지 못하는 병증, 걷기 어려워하고 근육과 골격에 힘이 없는 증세에 효험이 있다.

息風止痙藥

✚ 의가(醫家)에서 말하는 신농본초 양생법

　　뇌효(雷斅)는 "천마(天麻) 10냥을 취하여 가늘게 잘라 병에 넣는다. 1일 12 냥의 질려자(蒺藜子)를 취해 약한 불에 누렇게 볶아 천마 위에 덮어놓고 3장의 종이로 봉해 놓는다. 사시(巳時)부터 미시(未時)에(9시부터 15시까지) 다시 이것들을 꺼낸다. 질려(蒺藜)를 볶은 후 덮는 방법은 위와 같다. 모두 7회 마른 천으로 윗부분의 수증기를 닦고 칼로 잘라 불에 말린 후 단독으로 으깨서 사용한다. 만일 어풍초(禦風草)를 사용한다면 그 제조방법은 이와 같다"라고 했다.

　　이시진(李時珍)은 "이렇게 천마를 가공하면 주로 풍비(風痹)를 치료한다. 만일 간경풍습(肝經風濕)을 치료하는 데 쓰려면, 먼저 깨끗이 씻어 젖은 종이로 싼 후 약한 불로 익힌 다음 잘게 썰어 술에 하룻밤 담갔다가 약한 불로 말려 사용한다"라고 했다.

　　이고(李杲)는 "간이 허하고 부족한 환자에게는 천마(天麻), 천궁(川芎)으로 보익하는 것이 합당하다. 이것에는 4가지 효능이 있다. 첫째는 어른의 풍열두통(風熱頭痛)을 치료하고, 둘째는 소아가 놀람으로 인해 가슴이 두근거리는 것을 치료하며, 셋째는 각종 풍으로 인한 마비 증세를 치료하고 넷째는 풍열로 인한 언어장애를 치료한다"라고 했다.

　　이시진(李時珍)은 "천마는 간경기분(肝經氣分)의 약이다. ≪소문(素問)≫에서 말하기를 '모든 풍증과 현기증은 간에 속한다.' 따라서 천마는 궐음경(厥陰經)에 들어가 궐음경(厥陰經)의 각종 질병을 치료할 수 있다. 나천익(羅天益)은 눈이 검고 머리가 어지러운 풍허내작(風虛內作)의 병증에는 반드시 천마로 치료한다고 했다. 천마는 바로 정풍초(定風草)이다. 따라서 이것은 풍을 치료하는 신약(神藥)이다. 요즘 일부 사람들은 장기간 천마약을 복용하여 온몸에 홍반(紅斑)이 생기는데 이것은 천마가 풍을 몰아낸다는 증거이다"라고 했다.

　　구종석(寇宗奭)은 "천마는 반드시 다른 약과 배합하여 함께 사용해야 한다. 이렇게 하면 약 효과를 충분히 발휘할 수 있다. 동시에 2배로 사용한다. 어떤 사람은 끓인 후 식용하거나 꿀에 담가 말린 과실로 만드는데 마땅히 이것의 용도를 깊이 이해해야 한다"라고 했다.

구등(鉤藤)

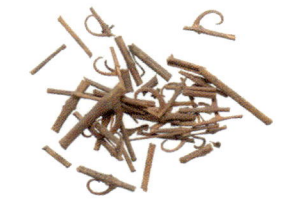

이명(異名)

조등(釣藤)·구등구자(鉤藤鉤子)
눈구구(嫩鉤鉤)·금구등(金鉤藤)
괘구등(掛鉤藤)·도괘금구(倒掛金鉤)·쌍구등(雙鉤藤)

✚ ≪명의별록(名醫別錄)≫ 하품(下品)

✚ 본경 문헌에 기재된 구등의 효능

　　　　소아한열(小兒寒熱), 십이경간(十二驚癎)을 치료한다. 어른이 머리가 어지럽고 눈이 침침한 것을 치료하며 간풍(肝風)을 몰아내고 심열(心熱)을 제거하며 소아내조복통(小兒內釣腹痛), 반진(斑疹)을 치료한다.

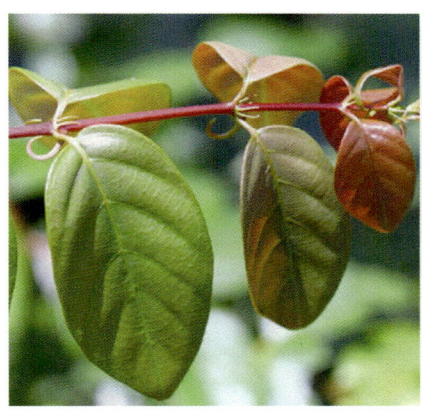
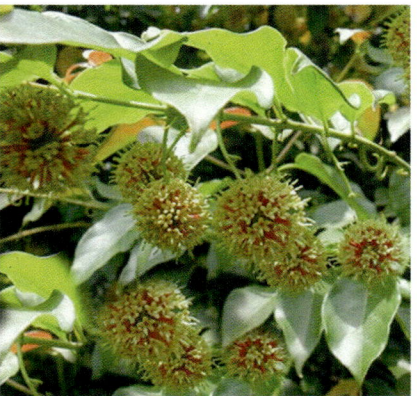

구등(鉤藤)

학명(學名)_ Uncaria rhynchophylla (Miq.) Jacks.

과속(科屬)_ 천초과(茜草科) 목질의 덩굴성 식물 구등(鉤藤), 대엽구등(大葉鉤藤), 화구등(華鉤藤), 모구등(毛鉤藤) 및 무병과구등(無柄果鉤藤)의 갈고리 덩굴의 줄기를 건조하여 약으로 쓴다. 구등은 전 세계에 약 33종이 있다. 호주, 아시아 열대 지역 및 아메리카와 아프리카에 분포되어 있다. 중국에는 약 10종이 있고 약으로 약 5종이 쓰인다.

지리분포(地理分布)_ 1. 구등은 섬서, 강서, 복건, 안휘, 절강, 호북, 호남, 광동, 사천, 광서, 운남, 귀주 등지에 분포되어 있다. 산골짜기 시냇가의 나무가 듬성듬성한 숲에서 자란다.
2. 대엽구등은 광서, 광동, 운남 등지에 분포되어 있다. 자연림에서 자라난다.

3. 화구등은 호북, 호남, 사천, 광서, 운남, 귀주 등지에 분포되어 있다.

4. 모구등은 복건, 광동, 광서, 대만 등의 성에서 생산된다.

5. 무병과구등은 주로 광서, 광동, 운남 등의 성에서 생산한다.

채집가공(採集加工)_ 가을과 겨울, 두 계절에 채집하고 가지와 잎을 제거하여 적당한 크기로 잘라 햇볕에 말린 다음 사용한다.

용법용량(用法用量)_ 3~12g을 달여서 복용한다.

약리작용(藥理作用)_ 진정작용이 있고 혈압을 낮추며 혈소판응집을 억제하고 경궐을 막아주며 혈전형성을 막아주고 숨을 고르게 하며 간 손상을 막아준다.

성미귀경(性味歸經)_ 달고 차다. 간경(肝經)과 심경(心經)에 작용한다.

효능주치(效能主治)_ 풍을 몰아내고 놀란 것을 가라앉혀주며 열을 제거하고 간을 편안하게 해준다. 감기에 경련 증상이 겹쳐서 나타나는 병증, 머리가 아프고 어지러운 것, 임신자간(妊娠子癇), 경간추축(驚癇抽搐), 고혈압 증세에 효험이 있다.

고대명방(古代名方)

어린아이가 경기를 일으키면서 열이 많이 나는 것
구등 1냥, 망초(芒硝) 반 냥, 감초(甘草, 구운 것) 1분을 함께 가루로 갈아 매번 반 전씩 따뜻한 물로 1일 3회 복용한다. ≪성제총록(聖濟總錄)≫

반진(斑疹)
구등구자, 자초용(紫草茸)을 같은 양의 가루로 간다. 매번 3분 혹은 반 전을 따뜻한 술에 타서 마신다. ≪전씨방(錢氏方)≫

갑자기 생긴 간질
구등, 자감초(炙甘草) 각 2전을 물 5합에 넣어 2합이 되게 달여 매번 대추 1알 크기만큼 취해 낮에는 5회 먹고 밤에는 3회 복용한다. ≪성혜방(聖惠方)≫

약선양생(藥膳養生)

구등차(鉤藤茶)
구등(鉤藤) 50g
매일 2회 끓인 물에 타서 마신다. 차 대용으로 천천히 마신다.
풍을 몰아내고 놀란 것을 안정시킨다. 조기고혈압 질병에 효험이 있다.

구등유(鉤藤乳)
구등(鉤藤) 8g, 유즙(乳汁) 95㎖
구등을 물에 15분 끓이고 유즙 30㎖를 취해 펄펄 끓는 유즙에 섞는다. 매번 20㎖ 복용한다.

놀란 것을 안정시켜주고 정신을 진정시킨다. 어린아이가 밤에 놀라서 울고 잠결에 수시로 보채고 불안해하는 것, 발작성으로 통곡에 효험이 있다.

천마구등우분탕(天麻鉤藤藕粉湯)

구등 12g, 천마(天麻) 8g, 석결명(石決明) 15g, 연뿌리가루[藕粉] 20g, 설탕 적당량

구등(鉤藤), 천마(天麻), 석결명(石決明)을 천으로 싸서 달인 후 찌꺼기를 제거하고 뜨거울 때 연뿌리가루[藕粉]를 익혀 백설탕 10g을 넣어 끼니마다 복용하고 1일 1제, 연속 6제를 복용한다.

신장을 자양하고 간을 기르며 간을 편안하게 하고 양을 잠재운다. 메니에르증후군, 간풍(肝風), 어지러운 증상에 효험이 있다.

고대처방(古代處方)

구등천마평간식풍탕(鉤藤天麻平肝息風湯)

방선원류(方選源流)_ 《잡병증치신의(雜病證治新義)》 치풍방(治風方)

약물조성(藥物組成)_ 구등(나중에 넣는다) 12g, 천마(天麻) 9g, 석결명(石決明, 먼저 달인다) 18g, 천우슬(川牛膝) 12g, 두중(杜仲) 9g, 산치(山梔) 9g, 황금(黃芩) 9g, 익모초(益母草) 9g, 상기생(桑寄生) 9g, 야교등(夜交藤) 9g, 주복신(朱茯神) 9g

포제방법(炮製方法)_ 물로 달여 복용한다.

효능주치(效能主治)_ 풍을 몰아내고 놀란 것을 안정시켜주며 열을 제거하고 간을 편안하게 하며 혈(血)의 운행을 활발히 하고 소변을 잘 보게 하며 간과 신장을 보충하여 이롭게 한다. 신수(腎水)가 부족하여 간목(肝木)을 자양하지 못하거나 또는 간음(肝陰)이 부족하여 발생되는 병증, 간풍내동(肝風內動)으로 생긴 불면증, 온몸이 요동하며 떠는 병증, 머리가 아프고 어지러운 것, 귀울림, 눈이 침침하고 반신불수, 설질홍(舌質紅), 맥현삭(脈弦數)에 효험이 있다.

✛ 의가(醫家)에서 말하는 신농본초 양생법

도홍경(陶弘景)은 "구등은 건평(지금의 복건 건양)에서 생산되는데 조등(吊藤)이라고도 한다. 소아 질병을 치료하는 데 쓰이며 다른 약방으로 쓰지 않는다"라고 했다.

이시진(李時珍)은 "이런 풀의 가지와 덩굴에는 가시가 자라 있는데 굽은 모양이 물고기를 낚는 갈고리 같다고 구등이라는 이름을 얻게 되었다. 일부는 '조등(吊藤)'으로 쓰이는데 구등이 간화(簡化)되어 나온 것이다"라고 했다.

소공(蘇恭)은 "구등은 양주(지금의 하남 개봉 서북)에서 생산되고 잎은 약하고 길다. 줄기에는 가시가 있어 물고기를 낚는 갈고리 같다"라고 했다.

소송(蘇頌)은 "현재 진중흥원부(지금의 산서 남정 일대)에 이런 약이 있다. 3월이면 채집한다"라고 했다.

구종석(寇宗奭)은 "호남, 호북, 강서, 강남의 산중에는 모두 이런 약이 있는데 덩굴이 8~9척까지 자라고 심지어 더 긴 것도 있다. 덩굴의 가지는 엄지손가락만큼 실하고 속은 비어 있다. 소인은 이런 줄기를 다른 집의 술독에 꽂아 술을 훔쳐 먹으려 힘껏 빨았더니 술이 줄줄 입안으로 흘러들어갔다"라고 했다.

이시진(李時珍)은 "구등의 형태는 포도덩굴과 같다. 하지만 갈고리 모양의 가시가 있고 등은 자색을 띤다. 고대약방에서는 이것의 잎을 취했고 후대약방에서는 흔히 구자(鉤刺)를 사용해 이것의 약효를 취하면 신속했다"라고 했다.

이시진(李時珍)은 "구등은 수족궐음경(手足厥陰經)에 쓰이는 약물이다. 족궐음경(足厥陰經)은 풍을 다스리고 수궐음경(手厥陰經)은 화를 다스린다. 경간(驚癎)으로 눈앞이 아찔하고 머리가 핑 도는 어지러운 증상은 모두 간풍상화(肝風相火)로 인한 질병이고 구등은 심포(心包)를 통해 간목(肝木)에 작용하여 간풍을 가라앉히며 심장의 화를 제거하고 각종 질병을 자연적으로 없애준다. 어떤 사람은 구등의 1촌 길이의 지간(枝杆)을 소맥(小麥)에 꽂아 쪄서 말에게 먹이면 쉽게 몸집이 커지고 힘이 세진다"라고 했다.

전갈(全蠍)

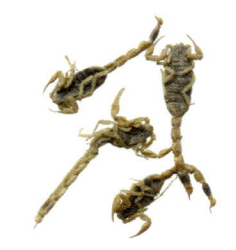

이명(異名)
전충(全蟲)·복배충(茯背蟲)·갈자(蠍子)

+ ≪개보본초(開寶本草)≫
+ 본경 문헌에 기재된 전갈의 효능

　　　모든 두드러기, 중풍, 반신불수, 입과 눈이 삐뚤어진 것, 말을 더듬는 것, 소아의 수족이 늘어지고 당기는 증상, 소아경간풍축(小兒驚癎風搐), 어른 학질, 이롱(耳聾), 산기(疝氣), 모든 풍창(風瘡), 여인대하(女人帶下), 음탈(陰脫)을 치료한다.

동아겸갈(東亞鉗蠍)

학명(學名)_ Buthus martensi Karsch

과속(科屬)_ 겸갈과(鉗蠍科) 동물 동아겸갈의 몸뚱이를 건조하여 약으로 쓴다.

지리분포(地理分布)_ 돌 밑이나 돌 사이의 습하고 어두운 곳에서 서식한다. 주로 하북, 요녕, 산동, 하남, 호북, 안휘 등지에 분포되어 있다.

채집가공(採集加工)_ 늦봄부터 초가을에 잡아 모래를 제거하고 끓는 물이나 끓는 소금물에 넣어 온몸이 굳어질 때까지 끓인 후 꺼내 바람이 잘 통하는 그늘에서 말린다.

용법용량(用法用量)_ 3~6g을 달여 복용한다.

약리작용(藥理作用)_ 경궐을 막아주고 아픈 것을 가라앉히고 혈전이 형성되고 응고되는 것을 억제하고 균을 억제하고 종양을 막아주며 저낭미유(豬囊尾蚴)의 활성을 억제한다.

성미귀경(性味歸經)_ 맵고 평(平)하며 독이 있다. 간경(肝經)에 작용한다.

효능주치(效能主治)_ 독을 몰아내고 맺힌 것을 풀어주며 풍을 몰아내고 진정작용이 있으며 경락을 통하게 하고 진통작용을 한다. 소아경풍(小兒驚風), 중풍반신불수(中風半身不遂), 추축경련(抽搐痙攣), 구안와사(口眼喎斜), 편정두통(偏正頭痛), 풍습비통(風濕痺痛), 연주창과 독창, 창양(瘡瘍) 증세에 효험이 있다.

약선양생(藥膳養生)

전갈주(全蠍酒)

전갈, 백부자(白附子), 강잠(僵蠶) 각 30g, 65도 고량주 250㎖

상술한 약을 가루로 갈아 술에 담가 병에 넣고 4일 밤이 지난 후, 매번 10㎖를 마신다. 독을 물리치고 맺힌 것을 풀어주며 풍을 몰아내고 진정작용을 한다. 구안와사(口眼喎斜), 중풍, 구목동(口目動) 등의 증세에 효험이 있다.

고대명방(古代名方)

소아경풍(小兒驚風)

전갈 하나(머리꼬리 전부 있는 것)를 박하잎 4장으로 잘 싸서 불에 구운 후 곱게 갈아 4회에 나눠 복용한다. 맹탕으로 끓인 물에 타서 마신다. ≪경험방(經驗方)≫

편정두풍(偏正頭風)

전갈 21개, 지룡(地龍) 5개, 토구(土狗) 3개, 오배자(五倍子) 5전을 가루로 갈아 술로 조절하여 태양혈에 붙인다. ≪덕생당경험방(德生堂經驗方)≫

제치발양(諸痔發痒)

전갈의 양을 제한하지 않고 태워서 연기를 환부를 쐬면 즉시 효과를 본다. ≪수진방(袖珍方)≫

신생아 파상풍

처음 태어나 배꼽을 뗀 후 풍습(風濕)이 침습해 입술이 파래지고 입이 오므려져 벌릴 수 없고 하얀 거품이 나오며 젖을 먹지 않는다. 전갈 21개를 무회주(無灰酒)를 발라 구운 후, 가루로 갈아 곽향(藿香)을 약간 넣는다. 매일 금, 은으로 달인 탕을 반 자 조절하여 복용한다. ≪전유심감(全幼心鑑)≫

✚ 의가(醫家)에서 말하는 신농본초 양생법

소송(蘇頌)은 "예나 지금이나 중풍추체(中風抽掣) 및 소아경풍추축(小兒驚風抽搐)을 치료하는 처방에서는 흔히 갈자(蠍子)를 쓴다. ≪협중방(篋中方)≫의 소아풍간방에서 전갈을 쓴다'라고 했다.

이시진(李時珍)은 "갈(蠍)은 동방에서 자라나고 목(木)에 속하며 검푸른 색을 띠고 족궐음경(足厥陰經)을 치료하는 약물이다. 때문에 궐음(厥陰)의 각종 병증을 치료한다. 풍으로 근육이 실룩거리고 손발이 늘어지고 당기는 증상, 학질로 인해 오한과 발열이 왕래하는 증상, 귀가 먹어 들을 수 없는 것, 이런 것은 모두 궐음풍목(厥陰風木)의 장병증(臟病證)에 속한다. 때문에 동담(지금의 하북 정정현)의 이고(李杲)는 '산기(疝氣), 대하병(帶下病)은 모두 풍에 속한다. 갈은 마침 풍을 치료하는 중요한 약물이다. 때문에 이런 질병을 치료할 때 모두 갈을 넣어야 한다'라고 했다"라고 했다.

息風止痙藥

오공(蜈蚣)

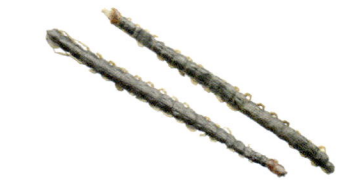

이명(異名)
오공(吳公) · 천룡(天龍)
백각(百脚) · 백족충(百足蟲) · 천족충(千足蟲)

+ ≪신농본초경(神農本草經)≫ 하품(下品)
+ 본경 문헌에 기재된 오공의 효능

    소아경간풍축(小兒驚癎風搐), 제풍구금(臍風口噤), 단독(丹毒), 머리가 헐면서
머리털이 끊어지거나 빠져 없어지는 병증, 연주창과 독창, 변독(便毒), 항문과 직장 주위에
누공(瘻孔)이 생긴 병증, 사가(蛇瘕), 사장(蛇瘴), 사상(蛇傷)을 치료한다.

소극거오공(少棘巨蜈蚣)

학명(學名)_ Scolopendra subspinipes mutilans L. Koch
과속(科屬)_ 오공과 동물 소극거오공의 몸뚱이를 건조하여 약으로 쓴다.
지리분포(地理分布)_ 전국 대부분 지역에 모두 분포되어 있다. 따뜻한 곳을 좋아하고 모래
와 흙이 많은 저산지대 있으며 흔히 구릉지대에 서식하고 소형곤충과 그 알을 먹는다.
채집가공(採集加工)_ 봄과 여름철은 잡기 가장 좋은 계절이다. 잡은 후 대나무 조각을
오공의 머리와 꼬리 부위에 꽂아 곧게 묶은 후에 그늘에 말린다.
용법용량(用法用量)_ 3~5g을 달여 복용한다.
약리작용(藥理作用)_ 갑작스럽게 심한 정신적 자극을 받아 놀라서 정신을 잃고 넘어지
며 몸이 싸늘해지는 것을 막아주고 진통작용이 있으며 중추신경을 억제하고 심근수축
력을 강화하며 혈관을 확장하고 혈압을 낮추며 기체면역기능을 강화하고 염증을 제거
하며 균을 억제하고 암을 막아준다.
성미귀경(性味歸經)_ 맵고 따뜻하며 독이 있다. 간경(肝經)에 작용한다.
효능주치(效能主治)_ 풍을 몰아내고 경련을 진정시키며 독을 치고 맺힌 것을 풀어준다.
소아경풍(小兒驚風), 중풍반신불수(中風半身不遂), 추축경련(抽搐痙攣), 구안와사(口眼喎斜),
편정두통(偏正頭痛), 풍습비통(風濕痺痛), 연주창과 독창, 창양(瘡瘍) 증세에 효험이 있다.

고대명방(古代名方)

사공독창(射工毒瘡)
하나의 큰 오공을 구워 가루로 만들어 식초에 넣어 바른다. ≪천금방(千金方)≫

구안와사(口眼喎斜, 입안이 마비된 사람)
오공 1마리는 꿀을 바르고, 1마리는 술에 담그며, 1마리는 종이에 싸서 머리와 발을 없앤다. 천남성(天南星) 1개를 4조각으로 썰어 1조각은 꿀을 바르고, 1조각은 술에 담그며, 1조각은 종이로 싸고, 1조각은 생것으로 사용한다. 반하(半夏), 백지(白芷) 각 5전을 가루로 만들어 사향을 조금 넣는다. 매번 1전을 따뜻하게 조절하여 1일 1회 복용한다. ≪통변요법(通變要法)≫

다리와 배에 쥐가 나서 근육이 뒤틀리고 오그라짐
오공을 구운 후 가루로 만들어 돼지기름과 함께 균일하게 저어 환부에 바른다. ≪주후방(肘後方)≫

息風止痙藥

✚ 의가(醫家)에서 말하는 신농본초 양생법

이시진(李時珍)은 "다닐 수 있는 것 중 가장 빠른 것이라면 바람과 뱀이다. 오공은 뱀을 제압하기 때문에, 절풍(截風)할 수 있는 궐음경(厥陰經) 치료약이다. 이것은 각종 병을 치료하고 궐음경에 속한 많은 질병을 치료한다. 양사영(楊士瀛)의 ≪직지방(直指方)≫에 의하면 오공에는 독이 있다. 풍기폭렬(風氣暴烈)의 증상에는 이것을 써서 치료할 수 있다. 즉, 풍기폭렬은 반드시 오공을 써야 차단하고 제압할 수 있다. 다른 약물은 제압하지 못한다. 하지만 이때 사용하는 약물의 양은 치료하는 병에 합당해야 한다. 만일 복용 시 양을 초과하였다면 상피(桑皮), 구인(蚯蚓)으로 해소한다. ≪직지방(直指方)≫에서는 또한 나창(瘰瘡)을 사장(蛇瘴)이라고도 하는데 남방은 연무가 자욱하고 습하고 기온이 높으며 비가 많이 내리는 지방이므로 독사기(毒蛇氣)가 많다. 어떤 사람들은 그 일대의 기후와 풍토가 맞지 않아 접촉하는 것으로 감염된다. 몇 달 후 집으로 돌아가 사장(蛇瘴)이 생겼다. 빨간 다리의 오공만이 뱀을 가장 잘 제압하는 상등급 약물이다. 백지(白芷)는 이것의 다음이다. ≪성제총록(聖濟總錄)≫에서 또한 말하기를, 오령 이남에는 박사장(朴蛇瘴)이라는 병이 있는데 쇄후장(鎖喉瘴)이라고도 부른다. 증세는 목이 붓고 목까지 아프다. 빨간 다리 오공 1~2마리를 가루로 갈아 물에 타서 복용하면 좋아진다. 그렇다면 오공으로 사독(蛇毒), 사충(蛇蟲), 사상(蛇傷), 사가(蛇瘕) 등의 질병을 치료하는 것은 모두 이런 이치일 것이다"라고 했다.

소송(蘇頌)은 "≪신농본초경(神農本草經)≫에서 말하는 '요귀증(療鬼症)', ≪호흡방(胡洽方)≫에서는 시체가 썩어 생기게 된 질병, 귀신들림, 담(痰)이 성하여 발생하는 기침 등 각종 약방에 모두 이것을 사용한다. 오늘날 의사가 어린아이가 입을 꼭 다물고 벌리지 못해 우유를 먹지 못하면, 빨간 오공의 다리를 없애고 구운 후 가루로 갈아 돼지젖 2합에 반 전을 조절하여 3~4회에 나눠 따뜻하게 복용하면 효과를 본다"라고 했다.

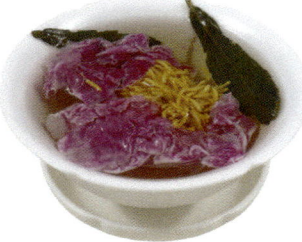

補氣藥 ― 補陽藥 ― 補血藥 ― 補陰藥

補虛藥

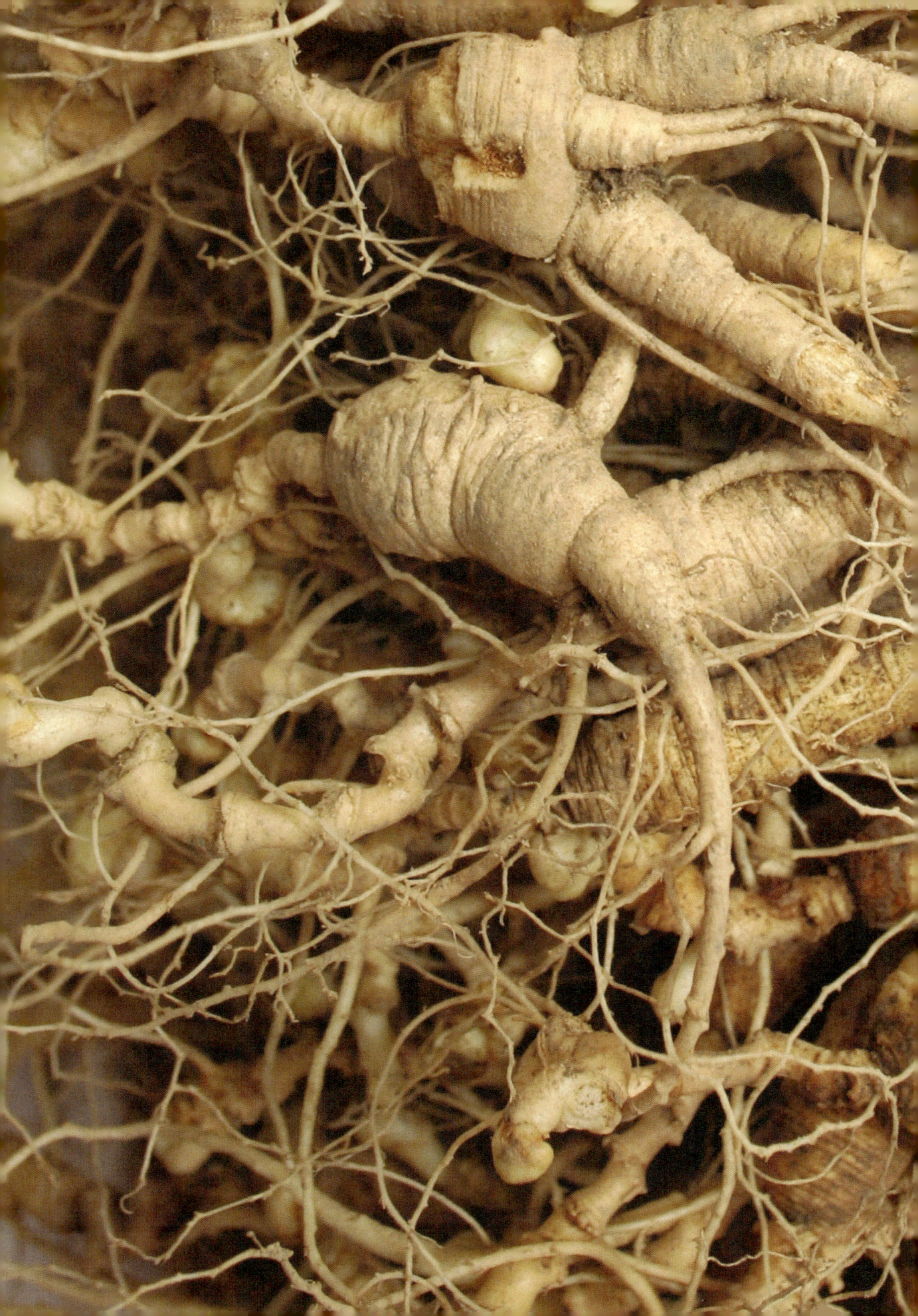

補虛藥

보허약

개념(槪念)

한의학 이론에서 무릇 인체 기혈음양허쇠(氣血陰陽虛衰)를 바로잡고 허한 것을 보하며 약한 것을 돕고 허증(虛證)을 치료하는 것을 주요작용으로 하는 약물을 보허약이라 칭한다.

효능(效能)

보허약은 대부분 맛이 달고 보익정미(補益精微)의 효능이 있으며 정기를 돕고 허를 보충하는 작용이 있다. 허를 보충하는 작용에는 또 양을 보하는 것과 기를 보하는 것이 있다. 음을 보하는 것과 혈을 보하는 것은 다르다. 이외에도 어떤 약은 윤조(潤燥), 거한(祛寒), 청열(淸熱), 생진(生津) 및 수삽(收澀)을 겸하는 효능이 있다.

약리작용(藥理作用)

한의과학 연구에 의하면 보허약은 주로 단백질 합성을 촉진하고 기체면역력을 강화하며 피를 만들어주는 기능을 촉진하고 혈액 속의 지방을 낮추며 내분비를 조절하고 학습기억력을 향상시키며 산화를 막아주고 노화를 방지하고 심근혈액부족을 예방하고 소화기능을 개선하며 부정맥을 예방하고 응격(應激)을 막아주고 종양을 예방하는 등의 작용이 있다.

적용범위(適用範圍)

보허약은 주로 오랜 병이거나 심한 병에 걸린 후, 정기가 부족하거나 선천적으로 부족한 것, 체질이 허약하거나, 연로하여 체질이 허약한 것으로 나타나는 각종 허증(虛證) 혹은 질병과정에서 정기가 이미 쇠퇴하였는데, 사기(邪氣)가 다 배출되지 않아 저항력이 떨어진 정허사실(正虛邪實)의 병증에 거사약(祛邪藥)을 함께 사용하면 면역력을 증진시킬 수 있다. 한방임상에서 칭하는 만성위장염, 면역기능 저하, 만성위궤양 및 십이지장궤양, 자궁탈수, 위하수, 만성기관지염, 탈항, 폐기종, 폐결핵, 재생장애성 빈혈, 영양부족, 신경쇠약, 발육부진, 성기능저하 등의 증세는 모두 상응하는 보허약으로 치료하여야 한다.

약물분류(藥物分類)

각종 약물의 효능 및 증후의 치료법이 다름에 따라 보허약을 보기약(補氣藥), 보양약(補陽藥), 보혈약(補血藥), 보음약(補陰藥)으로 나눈다.

보기약은 성질이 달고 따뜻하거나 달고 평(平)하다. 폐기(肺氣), 비기(脾氣), 원기(元氣), 심기(心氣)를 보충하는 작용이 있다.

비기허증(脾氣虛證)은 식욕부진, 대변이 묽은 것, 얼굴이 누런색을 띠면서 윤기가 없는 것, 완허창(脘虛脹), 심신이 피로하고 심지어 장기가 아래로 처지며 몸이 점점 여위는 증상, 혈실통섭(血失統攝) 등의 증상이 나타난다. 폐기허증(肺氣虛證)은 기가 적고 숨이 차며 움직이면 더욱 심해지고 목소리가 약하고 말을 많이 하지 못하며 힘없는 기침을 하고 심신이 피곤하고 쉽게 허한(虛汗)이 난다.

심기허증(心氣虛證)은 가슴이 답답하고 호흡이 짧고 가슴이 뛰고 두근거리고 활동 후 더욱 심해지는 증상이 나타난다. 이외에도 어떤 약물은 생진(生津), 양음(養陰), 양혈(養血) 등 각각 다른 효능이 있다. 또한 음허진휴증(陰虛津虧證)이거나 혈허증(血虛證), 특히 기음양상(氣陰兩傷) 혹은 기혈구허(氣血俱虛)의 병증을 치료한다.

임상에서 흔히 사용하는 보기약(補氣藥)에는 인삼(人蔘), 당삼(黨蔘), 태자삼(太子蔘), 서양삼(西洋蔘), 백출(白朮), 황기(黃芪), 백편두(白扁豆), 산약(山藥), 자오가(刺五加), 감초(甘草), 홍경천(紅景天), 교고람(絞股藍), 사극(沙棘), 엿, 대조(大棗), 꿀 등이 있다.

보양약은 맛이 다양하다. 달고 맵고 짜다. 성질은 대부분 온열(溫熱)이고 신장에 들어간다. 짠 것은 신장을 보하고 매운 것은 화양(化陽)하며 온몸의 원양(元陽)을 보하고 신양(腎陽)의 허를 보하며 다른 장기를 따뜻하게 덥혀줌으로써 온몸의 양허제증(陽虛諸證)을 없애거나 개선한다. 주로 신양부족으로 찬 것을 싫어하며 손발이 싸늘한 것, 허리와 무릎의 시큰거림, 음경이 발기되지 않거나 일찍 사정하는 것, 성욕저하, 정자가 차가워 생기는 불임, 소변을 자주보거나 저절로 나오는 병증, 자궁이 냉해 임신하지 못하는 증상에 효험이 있다. 비신양허(脾腎陽虛)로 인해 배가 차고 아픈 것, 양허수범(陽虛水泛)으로 인한 수종(水腫), 간신부족(肝腎不足)과 정혈휴허(精血虧虛)로 인한 어지럼증과 귀울림, 근골이 마르면서 힘이 빠지는 병증, 나이는 많지 않으나 머리카락과 수염이 회백색으로 변하는 증상, 소아발육불량, 신문불합(囟門不合), 어린아이가 치아가 늦게 나거나 늦게 걷는 것, 신불납기(腎不納氣)로 인해 허약해서 생기는 천식, 폐신양허(肺腎兩虛) 및 신양휴허(腎陽虧虛), 하원허냉(下元虛冷), 붕루대하(崩漏帶下) 등의 질병에 쓰인다.

한의약험방, 기방(奇方), 편방(偏方)에서 흔히 쓰는 보양약에는 녹용(鹿茸), 해구신(海狗腎), 해마(海馬), 음양곽(淫羊藿), 선모(仙茅), 도핵인(桃核仁), 파극천(巴戟天), 보골지(補骨脂), 동충하초(冬蟲夏草), 토사자(菟絲子), 익지인(益智仁), 호로파(胡蘆巴), 사원자(沙苑子), 자하거(紫河車), 하마유(蛤蟆油), 육종용(肉蓯蓉), 쇄양(鎖陽), 두충(杜仲), 속단(續斷), 양홍전(羊紅膻), 합개(蛤蚧), 구채자(韭菜子), 자석영(紫石英) 등이 있다.

보혈약의 약성은 달고 따뜻하며 질윤(質潤)하다. 주로 심장, 간, 혈로 들어가고 각종 혈허증에 광범위하게 쓰인다. 혈허증에는 안색이 창백하거나 누렇고 입술과 손톱이 창백한 것,

가슴이 뛰고 두근거림, 어지러우면서 귀울림 혹은 월경이 늦어지고 양이 적고 색이 맑은 것, 건망증과 불면증, 심지어 폐경, 혀의 색이 연하거나 맥이 가는 등의 증상이 보인다. 보혈약에는 숙지황(熟地黃), 하수오(何首烏), 당귀(當歸), 백작(白芍), 아교(阿膠), 용안육(龍眼肉), 저실자(楮實子)가 임상에서 흔히 쓰는 약이다.

보음약의 약성은 달고 차며 오장의 음허를 치료한다. 폐음허증(肺陰虛證)에는 건조한 기침에 가래가 없거나 약간의 가래가 있거나 목이 쉬는 증세가 나타난다. 위음허증(胃陰虛證)에는 입과 목이 건조하고 위완은통(胃脘隱痛)에는 식욕부진, 혹은 완비(脘痞)에 불편감이 있거나 목이 마르고 애역(呃逆)하는 등의 증세가 나타난다. 비음허증(脾陰虛證)에는 식후에 배가 더부룩하고 식사량이 줄어들며 입술이 건조하고 체액이 줄어들며 변비, 건구(幹嘔), 애역(呃逆), 혀가 건조하고 태가 적은 등의 증세가 나타난다. 간음허증(肝陰虛證)에는 머리가 어지럽고 이명(耳鳴)이 들리는 증상, 눈이 건조하고 아프거나 손톱에 빛이 없으며 사지가 마비되고 경련을 일으키는 등의 증세가 나타난다. 신음허증(腎陰虛證)은 머리가 어지럽고 눈앞이 아찔한 것, 귀울림, 귀머거리, 허리와 무릎이 시리고 아프고 정액이 저절로 나오는 병증, 치아가 움직이는 등의 증세가 보인다. 심음허증(心陰虛證)은 잠을 잘 못 자고 꿈을 많이 꾸며 가슴이 뛰고 두근대는 증상이 나타난다. 북사삼(北沙蔘), 명당삼(明黨蔘), 옥죽(玉竹), 맥동(麥冬), 남사삼(南沙蔘), 별갑(鱉甲), 천동(天冬), 백합(百合), 황정(黃精), 석곡(石斛), 흑지마(黑芝麻), 묵한련(墨旱蓮), 여정자(女貞子), 구기자(枸杞子), 상심(桑葚), 구판(龜板)이 임상에서 흔히 쓰는 보음약이다.

황기(黃芪)

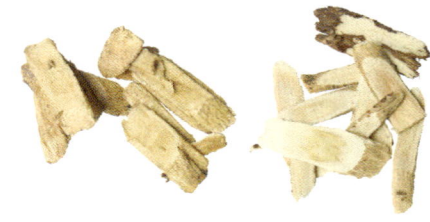

이명(異名)
황기(黃耆) · 면황기(綿黃耆)
면기(綿耆) · 면황기(綿黃芪)
면기(綿芪) · 전기(箭芪)
독근(獨根) · 이인태(二人抬)

✛ ≪신농본초경(神農本草經)≫ 상품(上品)

✛ 본경 문헌에 기재된 황기의 효능

옹저(癰疽), 구패창(久敗瘡)을 치료한다. 농을 배출하고 통증을 멈춘다. 대풍나질(大風癩疾), 오치서루(五痔鼠瘻)를 치료한다. 허를 보하고 소아백병(小兒百病)을 다스린다. 부인 자궁의 풍사기(風邪氣)를 치료하고 오장(五臟)의 악혈(惡血)을 제거하며 남자의 허손(虛損)과 오로이수(五勞羸瘦)를 보양한다. 갈증, 복통, 설사를 멎게 하고 원기를 북돋으며 음기(陰氣)에 이롭다. 정기(精氣)가 허약하여 천식이 생기는 증상, 신기가 허해 생긴 난청(難聽)을 치료하고 한열(寒熱), 등에 생긴 발저(發疽)를 치료한다. 허로자한(虛勞自汗)을 치료하고 폐기를 보하며 폐화심화(肺火心火)를 내보내고 실피모(實皮毛), 위기(胃氣)에 이롭고 피부열과 모든 월경통을 제거한다.

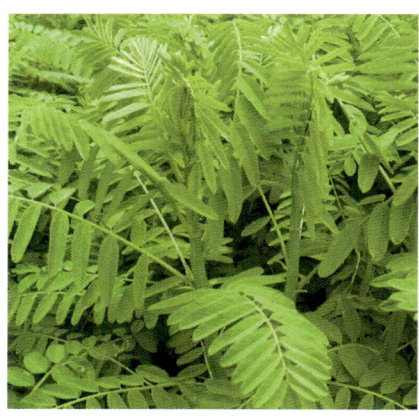

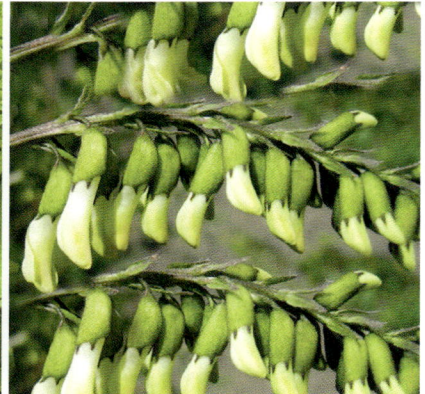

몽고황기(蒙古黃芪)

학명(學名)_ Astragalus membranaceus (Fisch.) Bge. var. mongholicus (Bge.) Hsiao

과속(科屬)_ 두과(豆科) 식물 몽고황기, 막협황기(膜莢黃芪)의 뿌리를 건조하여 약으로 쓴다.

지리분포(地理分布)_ 1. 몽고황기는 도랑 옆이나 산비탈 및 나무가 듬성듬성한 숲에서 자란다. 길림, 흑룡강, 내몽고 요녕, 산서, 하북, 신강과 서장 등지에 분포되어 있다. 동북 및 하북, 내몽고 산서 등지에서도 재배된다.

2. 막협황기는 양지바른 산비탈 및 관목림 옆에서 자라거나 혹은 강가 모래에서 볼 수 있다. 길림, 흑룡강, 내몽고 요녕, 천진, 북경, 산동, 하북, 섬서, 산서, 감숙, 녕하, 청해, 사천, 서장 등지에 분포되어 있다. 동북 및 내몽고 하북, 산서 등지에서 재배된다.

채집가공(採集加工)_ 봄가을에 채집하여 수근(鬚根)과 근두(根頭)를 제거하고 햇볕에 말린다.

용법용량(用法用量)_ 9~30g을 달여서 복용한다.

약리작용(藥理作用)_ 기체면역 기능을 강화하고 노화를 방지하며 산화를 막아주고 종양을 억제하며 산소부족에 견디고 피로를 해소하며 항균, 항바이러스, 항방사능 등의 작용이 있다.

성미귀경(性味歸經)_ 달고 따뜻하다. 폐경(肺經)과 비경(脾經)에 작용한다.

효능주치(效能主治)_ 이뇨(利尿) 작용이 있고 부종을 가라앉히며 보기약(補氣藥)을 사용하여 위기(衛氣)가 조밀하지 못한 것과 기표(肌表)가 허하여 생긴 병증을 치료하고 독과 농을 제거하며 창(瘡)을 수렴해 아물게 하며 새로운 살이 돋게 한다. 식사량이 줄고 묽은 변을 보는 증상, 기가 허하고 힘이 부족하며 비기(脾氣)가 허해서 발생하는 병증, 설사, 탈항(脫肛), 표허자한(表虛自汗), 변혈붕루(便血崩漏), 기가 허하고 수종이 있으며 옹저난궤(癰疽難潰), 구궤불렴(久潰不斂), 내열에 의한 소갈증(消渴證), 혈허하여 몸이 누렇게 뜬 병증, 만성신염, 당뇨병에 효험이 있다.

補氣藥

고대명방(古代名方)

태동불안, 겸하여 복통으로 황색 즙을 쏟음
황기, 천궁(川芎) 각 1냥, 찹쌀 1합, 물 1L를 반L가 될 때까지 달이고 나눠 복용한다. ≪부인양방(婦人良方)≫

소변에 피가 섞여 나오고 모래알 같은 것이 나오는 병
황기, 인삼을 같은 양으로 갈아 가루로 만든다. 또한 나복(蘿蔔) 4~5편에 꿀 2냥을 추가하여 약간 구운 후, 약으로 담가 먹고 소금물에 타서 복용한다. ≪영류방(永類方)≫

기가 허한 것
백탁염(白濁鹽)으로 황기 2냥을 볶는다. 복령(茯苓) 1냥을 가루로 간다. 매번 1전을 끓인 물에 타서 마신다. ≪경험양방(經驗良方)≫

노인비색(老人秘塞)
면황기(綿黃耆), 백질을 제거한 진피 각 반 냥을 가루로 갈아서 매번 3전을 복용한다. 1합 대마자(大麻子)를 가루로 갈아 물로 즙을 여과한 후 유기(乳起)할 때까지 달인다. 꿀 1숟가락을 넣어 다시 달여 약을 조절해 공복에 복용한다. 병이 심해도 2회를 초과하지 않는다. 이 약은 차지도 따뜻하지도 않아 자주 복용해도 변비가 생기지 않는다. ≪화제국방(和劑局方)≫

토혈(吐血)이 그치지 않는 병증

황기 2전 반, 자배부평(紫背浮萍) 5전을 가루로 간다. 매번 1전을 강밀수(薑蜜水)에 타서 복용한다. ≪성제총록(聖濟總錄)≫

옹저내고(癰疽內固)

황기, 인삼(人蔘) 각 1냥을 가루로 갈아 진용뇌(眞龍腦) 1전을 추가하고 생연뿌리즙과 함께 섞어 녹두 크기만 한 약환을 만든다. 매번 20환을 온수에 타서 1일 3회 복용한다. ≪본사방(本事方)≫

폐부(肺部)에 생기는 옹양(癰瘍)

황기 2냥을 가루로 갈아 매번 2전 반 컵의 물을 60% 되게 달여 1일 3~4회 따뜻하게 복용한다. ≪성혜방(聖惠方)≫

소변이 통하지 않는 것

면황기(綿黃耆) 2전에 물 2사발을 넣고 1사발이 될 때까지 달여 따뜻하게 복용한다. 어린아이는 양을 반으로 줄인다. ≪총미론(總微論)≫

약선양생(藥膳養生)

황기돈오골계(黃芪燉烏骨鷄, 황기오골계찜)

오골계(烏骨鷄) 1마리, 황기 50g, 식염 20g

오골계의 털과 내장을 제거하고 간과 신장을 남겨 깨끗이 씻는다. 황기를 닭의 배 안에 넣어 물렁물렁하게 물에 찐다. 정제소금, 술로 맛을 조절한다. 고기를 먹고 탕을 마신다. 기를 돋우고 혈을 자양하며 간신(肝腎)을 기르고 보익(補益)한다. 오래 병을 앓아 몸의 정기(正氣)나 기혈(氣血)이 텅 비고 상한 병증, 산후 대량 출혈, 간장과 신장의 기운부족, 기혈휴허(氣血虧虛), 혈이 부족해서 머리가 어지러운 증상, 숨이 차고 무기력한 증상, 생리통 등의 질병에 효험이 있다.

✚ 의가(醫家)에서 말하는 신농본초 양생법

도홍경(陶弘景)은 "농서에서 생산되는 황기는 온보(溫補) 작용이 있다. 백수(白水)에서 생산되는 황기는 냉보(冷補) 작용이 있다. 또한 빨간색 황기는 고약으로 만들어 옹종(癰腫)을 제거한다"라고 했다.

왕호고(王好古)는 "황기는 기가 허하여 잠자는 사이에 저절로 식은땀이 나는 병증, 정신이 멀쩡하고 움직이지도 않았는데 저절로 땀이 나는 병증 및 피부통증을 치료하고 피부 표면을 치료하는 약이다. 피를 뱉어내는 병증을 치료하고 비장과 위를 부드럽게 하는 비위약(脾胃藥)이다. 상한(傷寒)에 척맥(尺脈)이 잡히지 않는 것, 신장의 원기를 보충하며 이증(裏證)을 치료하는 약이다. 결론적으로 이것은 상중하내외삼초(上中下內外三焦)의 약물이다"라고 했다.

이고(李杲)는 "방풍은 황기를 제압하고 황기(黃耆)로 얻은 방풍의 효능은 더욱 크다. 이것이 바로 약효가 상외(相畏)에서 상사(相使)로 전환된 예이다"라고 했다.

주진형(朱震亨)은 "사람의 입은 땅과 통하고 코는 하늘과 통하며 입으로 음을 길러주고 코로 양을 길러준다. 하늘은 맑은 것을 주관하기 때문에, 코가 받아들이는 것은 모두 무형의 기이고 유형의 기가 아니다. 땅은 혼탁한 것을 주관하기 때문에 입은 유형의 물체와 무형의 기를 모두 받아들일 수 있다. 유태후(柳太后)가 병에 걸린 후 말을 하지 못했다. 만일 그녀에게 유형의 탕약을 마시게 하면 약효는 느리고 효력이 없다. 방풍탕, 황기탕으로 끓이면 약탕의 기미(氣味)가 온 집안에 차서 입, 코가 모두 받아들일 수 있다. 만일 훌륭한 의사가 아니라면 기사회생하기 어렵다"라고 했다.

진가모(陳嘉謨)는 "황기는 실표(實表)하고 인삼은 보중(補中)한다. 내상으로 인하여 비위(脾胃)의 기능을 상한 것, 상토하설(上吐下泄), 열이 나고 몸이 으슬으슬 추운 것, 창만비색(脹滿痞塞), 체태기와(體怠嗜臥), 신단맥미약(神短脈微弱) 등의 증세에는 모두 인삼을 군약(君藥)으로 하고 황기(黃耆)를 신약(臣藥)으로 치료한다. 만일 표허자한망양(表虛自汗亡陽), 두창(痘瘡), 궤양(潰瘍), 음창(陰瘡) 등의 증상에는 마땅히 황기를 군약(君藥)으로 인삼을 신약(臣藥)으로 쓴다. 때문에 융통성 있게 사용해야 한다"라고 했다.

433

補氣藥

인삼(人蔘)

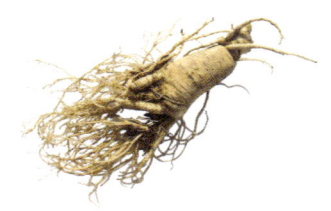

이명(異名)
인함(人銜)・귀개(鬼蓋)
황삼(黃蔘)・혈삼(血蔘)
신초(神草)・지정(地精)・봉추(棒棰)

✦ ≪신농본초경(神農本草經)≫ 상품(上品)

✦ 본경 문헌에 기재된 인삼의 효능

　　　　　　오장(五臟)을 보하고 신경을 안정시키며 혼백을 안정시키고 놀람으로 인해 가슴이 두근거리는 것을 멈추게 하고 사기(邪氣)를 제거하며 마음이 열려 지혜롭게 된다. 오래 복용하면 몸이 가벼워지고 수명을 연장한다. 오로칠상(五勞七傷), 허손담약(虛損痰弱), 욕지기와 딸꾹질이 나는 것을 치료한다. 오장육부(五臟六腑)를 보하고 보중수신(保中守神)의 효능이 있다. 가슴 속 가래를 제거하고 폐위(肺痿) 및 간질(癎疾)을 치료하고 냉기역상(冷氣逆上), 상한(傷寒)으로 음식을 소화하지 못하고 무릇 허해서 꿈이 많고 어지러운 환자에게 효험이 있다. 가슴에서 열이 나 답답하며 안절부절못하는 병증을 제거하고 산수(酸水)를 변화시킨다. 음식을 소화시키고 위(胃)의 소화기능을 도우면서 식욕을 증진시키며 조중치기(調中治氣)의 효능이 있고 금석약독(金石藥毒)을 죽인다. 폐위로 인한 양기(陽氣) 부족, 폐기허촉(肺氣虛促), 단기소기(短氣少氣)를 치료한다. 보중완중(補中緩中)의 효능이 있고 심폐비위중화사(心肺脾胃中火邪)를 내보내며 갈생진액(渴生津液)을 멈춘다. 남녀의 모든 허증, 발열자한(發熱自汗), 어지러운 증상과 두통, 반위(反胃)에 걸려 먹은 음식을 토해내는 증상, 학질(瘧疾), 활사구리(滑瀉久痢), 소변을 자주 보지만 그 양이 적고 방울방울 떨어지면서 통증이 있는 병증, 노권내상(勞倦內傷), 중풍중서(中風中暑), 위비(痿痹), 피를 토하는 병증, 기침을 할 때 피가 나오거나 가래에 피가 섞여 나오는 증상, 하혈(下血), 소변에 피가 섞여 나오는 증상, 월경 주기가 아닌데도 갑자기 외음부에서 출혈이 있는 병증, 태전산후(胎前産後)의 모든 질병을 치료한다.

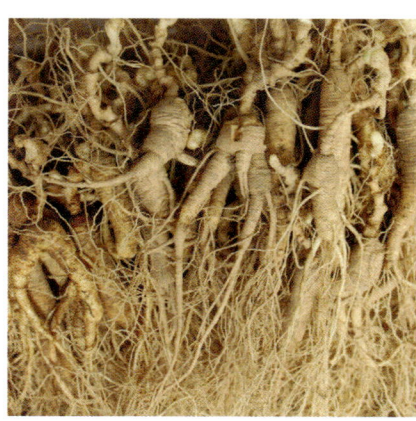

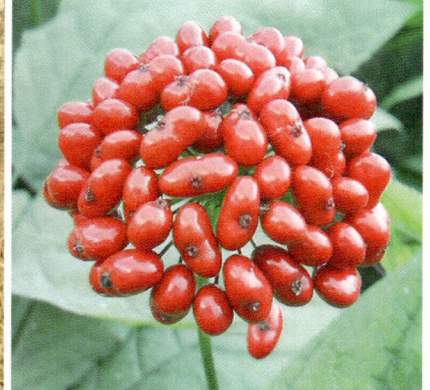

補虛藥

434

인삼(人蔘)

학명(學名)_ Panax ginseng C. A. Mey.

과속(科屬)_ 오가과(五加科) 식물 인삼의 뿌리를 건조하여 약으로 쓴다. 재배한 것을 '원삼(園蔘)'이라 하고 야생하는 것을 '산삼(山蔘)'이라 한다. 인삼은 전 세계에 약 10종이 있다. 북아메리카와 아시아 동부에 분포되어 있다. 중국에는 약 8종이 있고 모두 약으로 쓰인다.

지리분포(地理分布)_ 해발 수백m의 낙엽활엽림 및 침엽활엽이 섞여 있는 숲 아래에서 자란다. 길림, 흑룡강, 요녕 및 하북 북부에서 야생하고 지금의 길림, 요녕에서 많이 재배되며 하북, 북경, 산서에서도 인공재배하고 있다.

채집가공(採集加工)_ 대부분 가을철에 채집하여 깨끗이 씻어 작은 뿌리는 잘라버린다. 유황(硫黃)에 태운 후 햇볕에 말리는데 이것을 생쇄삼(生曬蔘)이라 부른다. 2~2.5시간 찐 후 꺼내서 화톳불로 말리거나 햇볕에 말리는데 이것을 홍삼(紅蔘)이라 한다.

용법용량(用法用量)_ 3~9g을 달여서 탕제(湯劑)로 복용한다. 야산삼(野山蔘)을 가루로 갈아 1회에 2g, 1일 2회 복용한다.

약리작용(藥理作用)_ 쇼크를 막아주고 기체면역력을 증강하며 적은 양은 심근수축력을 강화하고 노화를 방지하며 종양을 예방하고 산소부족에 견디는 등의 작용이 있다.

성미귀경(性味歸經)_ 달고 약간 쓰다. 비경(脾經), 폐경(肺經), 심경(心經)에 작용한다.

효능주치(效能主治)_ 비장을 보하고 폐에 이로우며 진액을 생성하고 원기를 강하게 보충한다. 생맥고탈(生脈固脫), 안신(安神)의 효능이 있다. 사지가 냉하고 맥이 미약한 증상, 몸이 허해서 탈증(脫證)이 생기려고 하는 것, 폐(肺)가 허(虛)해서 숨이 차며 기침을 하는 증상, 비(脾)의 음양(陰陽)이 부족한 증상, 기혈(氣血)이 부족하여 음식을 적게 먹는 것, 몸속의 열기로 소갈(消渴)하는 증상, 진액(津液)이 상해서 갈증이 나는 것, 경계(驚悸)로 잠을 이루지 못하는 병증, 오래된 병증으로 몸이 허하고 마르는 병증, 심(心)의 기운이 다한 것, 양위와 자궁이 찬 것, 심원성쇼크에 효험이 있다.

고대명방(古代名方)

사군자탕(四君子湯)

비위기허(脾胃氣虛), 식욕부진, 각종 병의 기운으로 허한 환자는 이 처방으로 치료한다. 인삼(人蔘) 1전, 백출(白朮) 2전, 백복령(白茯苓) 1전, 자감초(炙甘草) 5분, 생강 3편, 대추 1개를 2종의 물을 1종이 될 때까지 달인 후 식전에 따뜻하게 복용하고 병세에 따라 양을 늘리거나 줄인다. ≪화제국방(和劑局方)≫

임신으로 인해 복통과 신물이 올라옴, 음식을 먹지 못함

인삼을 통째로 구워 말리고 생강을 가루로 갈아 생지황즙에 넣어 오자 크기만한 환으로 만들어 매번 50환씩 미음으로 복용한다. ≪화제국방(和劑局方)≫

산후의 모든 허증(발열, 가만히 있어도 저절로 땀이 나는 병증)

인삼, 당귀(當歸)를 같은 양으로 가루로 간다. 물 3 L에 돼지콩팥 하나(막을 제거하고 잘게 썬다), 찹쌀 반합, 총백(蔥白) 2경을 끓여 익힌다. 즙 1사발을 취해 인삼과 당귀가루를 넣어 달인 후 식전에 따뜻하게 복용한다. ≪영류방(永類方)≫

위기가 허약해 메스꺼움 혹은 구토에 가래가 섞인 것

인삼 1냥을 물 2컵을 넣어 1컵이 될 때까지 달이고 죽력(竹瀝) 1컵, 생강즙 3순가락을 넣어 병세가 호전될 때까지 공복에 따뜻하게 복용한다. 노인에게 적합하다. ≪간편방(簡便方)≫

천식으로 혼절할 것 같은 것

인삼가루를 달여서 매일 1순가락, 1일 5~6회 복용한다. ≪주후방(肘後方)≫

약선양생(藥膳養生)

인삼돈오골계(人蔘燉烏骨鷄, 인삼오골계찜)

인삼(人蔘) 150g, 오골계(烏骨鷄) 2마리, 돼지고기 사태 1근, 암탉 1마리, 조리용 술, 정제소금, 파, 생강 및 후춧가루 적당량

암탉과 오골계(烏骨鷄)를 잡은 후 끓는 물에 데쳐 껍질을 벗기고 머리를 제거하며 발을 자르며 내장을 없앤 후 깨끗이 씻는다. 인삼을 따뜻한 물로 깨끗이 씻고 돼지고기 사태를 칼로 깨끗이 잘라 씻는다. 파를 잘라놓고 생강조각을 준비한다. 뚝배기를 가장 센 불에 놓고 물을 넣은 후, 돼지고기 사태, 암탉, 파, 생강을 넣고 끓인 다음 거품을 제거하고 약한 불로 끓여 암탉과 돼지고기 사태가 흐물흐물해질 때 오골계와 인삼을 넣어 같이 끓인다. 정제소금, 조리용 술, 후춧가루를 넣어 맛을 조절하고 닭이 푹 익으면 먹으면 된다.

원기를 강하게 보충하고 경혈에 이로우며 익비녕지(益脾寧志)의 효능이 있다. 노년성 신경쇠약, 체질허약, 월경이 고르지 못하고 기능성 자궁출혈, 소아의 몸이 허하고 발육부진인 것, 병을 앓은 후 체질이 허약해진 증세에 효험이 있다.

✛ 의가(醫家)에서 말하는 신농본초 양생법

도홍경(陶弘景)은 "인삼은 아주 중요한 약물로서 감초의 기능과 비슷하다"라고 했다.

이고(李杲)는 "인삼은 성미가 달고 따뜻하여 폐 속 원기를 보충한다. 폐기가 왕성하면 심간비신(心肝脾腎)의 기도 따라서 왕성해지며 정기는 스스로 형성되고 체질도 왕성해진다. 이것은 폐가 기를 다스리기 때문이다"라고 했다.

장중경(張仲景)은 "환자가 땀이 난 후 몸에 열이 나고 혈맥이 느리며 설사 후 몸이 차고 맥이 약하며 혈이 허한 것, 모두 인삼으로 자보하였다. 옛사람들은 혈탈증(血脫證)을 치료할 때 원기를 보익해야 한다고 했다. 왜냐하면 음혈(陰血)은 스스로 생성하지 못하기에, 반드시 생발양기(生髮陽氣)의 약물을 얻어야 생성될 수 있다. 양기가 생기면 음혈이 자라, 혈이 비로소 왕성해진다. 만일 단순히 혈을 보하는 약이라면 음혈이 생기는 것과는 상관이 없다. ≪본초십제(本草十劑)≫에서 보익은 신체의 피로함을 제거하고 인삼, 양고기는 모두 보익하는 약에 속한다. 인삼은 원기를 보충하고 양고기는 형체(形體)를 보하며 형상과 기운은 유형(有形)과 무형(無形)의 상징이다. ≪소문(素問)≫에서 말하기를, 양이 없으면 음이 자라지 못하고 음이 없으면 양을 만들지 못한다. 때문에 보양은 반드시 인삼으로 하고 혈허한 사람도 반드시 인삼을 쓴다"라고 했다.

이언문(李言聞)은 "인삼은 날것으로 사용하고 성질이 차다. 익으면 성질이 따뜻하고 맛은 달며 양을 보하며 약간 쓴 것은 음을 보한다. 기는 생물을 주관하고 근본은 하늘에 있으며 미(味)는 성물(成物)을 주관하고 근본은 땅에 있다. 기미의 생성은 음양의 조화이다. 양(凉)은 바로 늦가을 맑은 기이다. 하늘은 음에 속하고 그 성질은 하강한다. 온(溫)은 음력 정월 3월은 소생의 기이다. 하늘은 양에 속하고 그 성질은 상승한다. 단맛은 습토생화(濕土生化)의 맛으로, 땅은 양에 속하고 성질은 상부(上浮)한다. 약간 쓴맛은 화토상생(火土相生)의 맛으로, 땅은 음에 속하고 그 성질은 하침(下沈)한다. 인삼의 기와 미는 모두 담백하다. 기박(氣薄)의 물건은 생강숙강(生降熟降)한다. 미박(味薄)의 물건은 생승숙강(生升熟降)한다. 예로, 비토허약(脾土虛弱), 심화과승(心火過勝)의 병증에는 생인삼이 적합하다. 생인삼의 차가운 기는 심화를 제거하여 비토(脾土)를 보한다. 단순히 그 기로 병을 치료한다. 비허폐약(脾虛肺弱)의 병증에는 익힌 인삼이 적합하다. 익힌 인삼의 달고 따뜻한 맛은 비토(脾土)를 자보함으로써 폐금(肺金)을 키워준다. 이것은 완전히 인삼의 미를 취한 것이다"라고 했다.

왕호고(王好古)는 "결고노인(潔古老人)은 사삼(沙蔘)이 인삼을 대체할 수 있다고 여겼다. 사삼의 단맛을 취한 것이다. 인삼은 오장의 양기를 보하고 사삼은 오장의 음기를 보한다. 때문에 사삼과 인삼은 구별된다. 비록 오장을 보하지만 반드시 본장(本臟)의 약물과 배합하여야 좋다"라고 했다.

補氣藥

서양삼(西洋蔘)

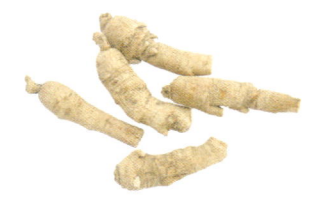

이명(異名)
서양인삼(西洋人蔘)·양삼(洋蔘)
서삼(西蔘)·화기삼(花旗蔘)·광동인삼(廣東人蔘)

✦ ≪본초종신(本草從新)≫에 기재된 서양삼의 효능

폐를 보하고 열을 내리며 진액을 생성하며 피로를 제거한다. 허하고열이 있는 사람에게 효험이 있다.

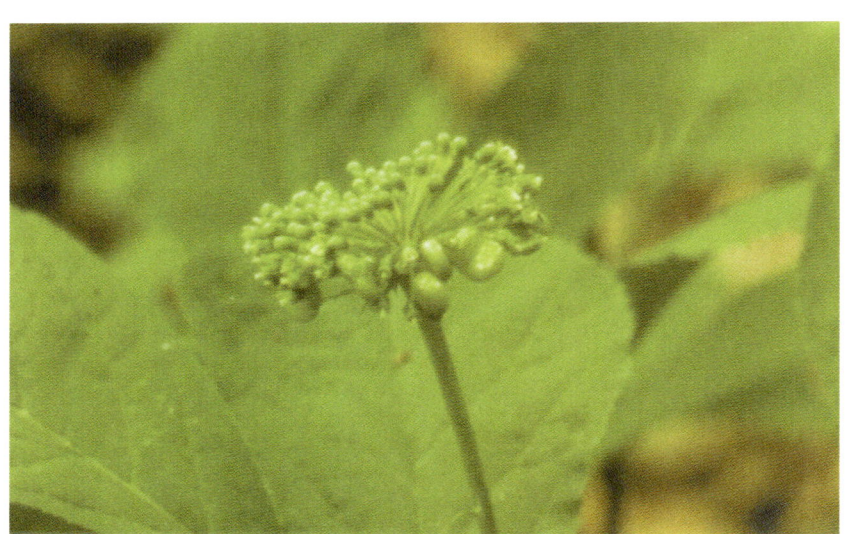

서양삼(西洋蔘)

학명(學名)_ Panax quinquefolium L.

과속(科屬)_ 오가과(五加科) 식물 서양삼의 뿌리를 건조하여 약으로 쓴다. 인삼은 세계적으로 약 10종이 있으며 북아메리카와 아시아 동부에 분포되어 있다. 중국에는 약 8종이 있고 모두 약으로 쓴다.

지리분포(地理分布)_ 원산지는 북아메리카이고 현재 중국 동북과 서안, 북경, 강서 등지에서 재배된다.

채집가공(採集加工)_ 가을철에 채집하여 햇볕에 말린 후 깨끗이 씻거나 저온에 건조한다.

용법용량(用法用量)_ 3~6g을 달여 복용한다.

약리작용(藥理作用)_ 산소부족에 견디는 능력을 강화하고 종양을 막아주며 피로를 제거하고 중추신경을 억제하며 부정맥을 예방하고 신상피질과 호르몬 분비를 촉진한다.

성미귀경(性味歸經)_ 달고 약간 쓰며 차다. 심경(心經), 폐경(肺經), 신경(腎經)에 작용한다.

효능주치(效能主治)_ 청열생진(淸熱生津), 보기양음(補氣養陰)의 효능이 있다. 모든 장부의 정기(正氣)가 허약하여 음정(陰精)이 손상된 병증, 내열(內熱), 허열번권(虛熱煩倦), 기침과 천식, 가래나 침에 피가 섞여 있는 것, 입이 마르고 목이 건조한 것, 갈증이 없어지지 않는 증상에 효험이 있다.

약선양생(藥膳養生)

서양삼죽(西洋蔘粥)
서양삼 8g, 담죽엽(淡竹葉) 5g, 맥동(麥冬) 10g, 멥쌀 30g

맥동, 담죽잎을 끓인 후 찌꺼기를 제거하고 즙을 취한다. 동시에 멥쌀로 죽을 끓인다. 죽이 익으려 할 때 서양삼 조각을 넣어 익힌다.

기에 이롭고 양을 길러주며 열을 제거한다. 기음부족(氣陰不足), 허열번갈(虛熱煩渴), 핍력기단(乏力氣短) 등의 증세에 효험이 있다.

서양삼주(西洋蔘酒)
서양삼 650g, 미주(米酒) 500g

서양삼을 병에 넣은 후 술을 부어 6일 동안 담근다. 매번 공복에 1컵 매일 2회 마신다. 양(陽)을 길러주고 열을 제거한다. 천해담혈(喘咳痰血), 음정(陰精)이 휴손(虧損)되어 허열(虛熱)이 매우 심한 병증에 효험이 있다. 기음양상(氣陰兩傷), 번권구갈(煩倦口渴), 진액부족(津液不足)에 효험이 있다.

고대처방(古代處方)

청열익기탕(淸熱益氣湯)
방선원류(方選源流)_ ≪온열경위(溫熱經緯)≫ 청열방(淸熱方)

약물조성(藥物組成)_ 서양삼 5g, 맥동(麥冬) 9g, 죽엽(竹葉) 6g, 석곡(石斛) 15g, 황련(黃連) 3g, 서과취의(西瓜翠衣) 30g, 감초(甘草) 3g, 지모(知母) 6g, 하경(荷梗) 15g, 멥쌀 15g

포제방법(炮製方法)_ 물로 달여 복용한다.

효능주치(效能主治)_ 열을 제거하고 진액을 생성하며 기를 보하고 음을 길러준다. 더위로 인해 기가 소모되고 진액이 상한 것, 모든 장부의 정기(正氣)가 허약하여 음정(陰精)이 손상된 병증, 신체가 뜨겁고 땀이 많은 것, 가슴이 답답하고 입이 마르고 목이 마른 증상, 소변이 시원하게 나오지 않고 찔끔거리며 양이 적고 붉은 것, 신체가 피로하고 기가 부족한 것, 정신부진(精神不振), 맥허삭(脈虛數) 환자에게 효험이 있다.

補虛藥

태자삼(太子蔘)

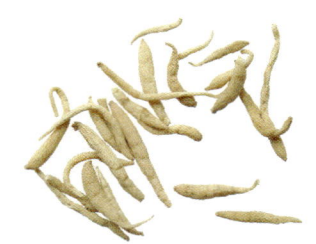

이명(異名)
해아삼(孩兒蔘)·동삼(童蔘)
사엽삼(四葉蔘)·미삼(米蔘)

✚ ≪음편신참(飮片新蔘)≫에 기재된 태자삼의 효능

　　　　비폐(脾肺)의 원기를 보하고 땀을 멈추고 진액을 생성하며 허해서 두근거리는 것을 안정시킨다.

해아삼(孩兒蔘)

학명(學名)_ Pseudostellaria heterophylla (Miq.) Pax ex Pax et Hoffm.

과속(科屬)_ 석죽과(石竹科) 식물 해아삼의 괴근(塊根)을 건조하여 약으로 쓴다. 해아삼은 전 세계적으로 10여 종이 있으며 유럽 동부, 아시아 북부에 분포되어 있다. 중국에는 약 8종이 있고 약으로 약 3종이 쓰인다.

지리분포(地理分布)_ 암석 사이와 산비탈 숲 아래에서 자란다. 동북, 화북, 화동, 서북 및 호북, 하남, 호남 등지에 분포되어 있다.

채집가공(採集加工)_ 여름철 줄기와 잎은 대부분 시들 때 채집해 깨끗이 씻어 수근(鬚根)을 제거한 후 끓는 물에 약간 데친 다음 말리거나 직접 햇볕에 말린다.

용법용량(用法用量)_ 9~30g을 달여 복용한다.

약리작용(藥理作用)_ 노화를 방지하고 기체면역기능을 강화하며 피로를 없애고 스트레스를 막아주며 종양을 예방하고 바이러스를 제거하며 기침을 가라앉히고 진정 등의 작용이 있다.

성미귀경(性味歸經)_ 달거나 약간 쓰며 평(平)하다. 비경(脾經)과 폐경(肺經)에 작용한다.

효능주치(效能主治)_ 진액을 생성하고 폐를 윤택하며 기에 이롭고 폐를 튼튼하게 한다. 폐가 허하여 신체가 피로한 것, 식욕부진, 기음부족, 병후허약, 폐경(肺經)의 진액(津液)이 말라서 일어나는 기침, 자한구갈(自汗口渴) 증세에 효험이 있다.

약선양생(藥膳養生)

태자오매차(太子烏梅茶)

태자삼, 오매(烏梅) 각 18g, 감초(甘草) 8g, 얼음사탕 적당량

3가지 약물을 물에 달인 후 설탕을 넣어 차 대용으로 마신다.

기에 이롭고 진액을 생성한다. 모기상진(耗氣傷津), 여름철 상서(傷暑), 땀이 많고 입이 마르며 무기력증 등의 증세에 효험이 있다.

태자삼소양육(太子蔘燒羊肉, 태자삼과 양고기 볶음)

태자삼 150g, 익힌 양고기 갈빗살 400g, 물에 불린 표고버섯, 흰색의 말린 죽순 각 25g, 계란 1개, 전분, 조미료 적당량

태자삼을 달여 농축한 즙 5㎖를 준비해 둔다. 전분과 계란을 풀고 얇게 썬 양고기를 안에 넣어 골고루 젓는다. 표고버섯, 죽순을 조각으로 썰고 파와 생강을 함께 넣는다. 가마에 기름을 붓고 50% 데워졌을 때 넣어 적황색이 될 때 가마에서 꺼낸다. 가마 밑에 기름 50g을 붓고 화초(花椒) 10여 개를 노랗게 기름에 튀겨낸다. 파와 생강, 표고버섯, 죽순을 가마 안에 넣고 볶은 후 청탕(淸湯) 400㎖와 간장, 정제소금, 조리용 술 적당량을 넣는다. 다시 양고기와 태자삼농축즙을 넣어 즙이 진해지고 고기가 흐물흐물해질 때까지 볶은 후 접시에 담는다.

중초(中焦)를 따뜻하게 하여 허(虛)한 것을 보(補)하고 기에 이로우며 진액을 생성한다. 비(脾)의 음양(陰陽), 기혈(氣血)이 부족하여 음식을 적게 먹는 것, 폐(肺)가 허(虛)하여 발생하는 기침, 허로수약(虛勞瘦弱), 심장이 두근거리고 땀이 나는 것, 기력이 지친 것 등의 증세에 효험이 있다.

고대처방(古代處方)

강역지애윤폐탕(降逆止呃潤肺湯)

방선원류(方選源流)_ ≪중의치법여방제(中醫治法與方劑)≫ 이기방(理氣方)

약물조성(藥物組成)_ 태자삼 12g, 선복화(旋覆花) 12g, 대자석(代赭石) 12g, 죽여(竹茹) 12g, 귤피(橘皮) 15g, 비파엽(枇杷葉) 9g, 천동(天冬) 9g, 맥동(麥冬) 9g, 정향(丁香) 9g, 시체(柿蒂, 감꼭지) 9g, 감초(甘草) 9g

포제방법(炮製方法)_ 물로 달여 복용한다.

효능주치(效能主治)_ 기에 이롭고 음을 길러주며 폐를 윤택하고 비장을 튼튼하게 하며 강역지애(降逆止呃)의 효능이 있다. 한증(寒症)과 열증(熱症)이 뒤섞여서 나타나는 것, 위(胃)의 통강기능(通降機能)에 장애가 발생하여 위기(胃氣)가 하강하지 못하고 치밀어 오르는 것, 애역성저(呃逆聲低), 하지흠온(下肢欠溫), 입이 마르고 혀가 빨개진 것, 태박맥세(苔薄脈細)에 효험이 있다.

당삼(黨蔘)

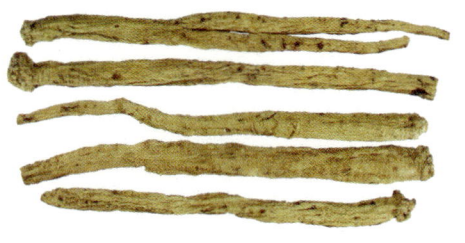

이명(異名)
상당인삼(上黨人蔘)·방풍당삼(防風黨蔘)
황삼(黃蔘)·방당삼(防黨蔘)
상당삼(上黨蔘)·사두삼(獅頭蔘)
태당삼(台黨蔘)·오태삼(五台蔘)·중령초(中靈草)

✚ 본경 문헌에 기재된 당삼의 효능

비장과 폐를 보하고 기에 이로우며 진액을 생성한다.

당삼(黨蔘)

학명(學名)_ Codonopsis pilosula (Franch.) Nannf.

과속(科屬)_ 길경과(桔梗科) 식물 소화당삼(素花黨蔘) 및 천당삼(川黨蔘)의 뿌리를 건조하여 약으로 쓴다. 당삼은 전 세계적으로 30여 종 있으며 아시아 동부, 몽고와 러시아에 분포되어 있다. 중국에는 약 38종이 있고 대다수가 모두 약으로 쓴다.

지리분포(地理分布)_ 1. 당삼은 산지관목림 및 임연(林緣)에서 자란다. 동북, 화북, 영하, 청해, 감숙, 사천, 운남, 서장 등지에 분포되어 있다.

2. 소화당삼은 해발 1,500~3,200m의 산지림 아래나 숲가나 관목에서 자란다. 섬서, 산서 중부, 청해, 감숙 및 사천 서북부에 분포되어 있다.

3. 천당삼은 해발 900~2,300m의 산지림 옆 관목림에서 자란다. 호북, 산서, 사천, 호남, 귀주 등지에서 현재 대량으로 재배된다.

채집가공(採集加工)_ 가을철 캐서 깨끗이 씻은 후 햇볕에 말린다.

용법용량(用法用量)_ 9~30g을 달여 마신다.

약리작용(藥理作用)_ 기체(机体) 스트레스 저항력을 높여주고 기체 면역기능을 강화하며 노화를 방지하고 종양과 궤양을 막아주는 등의 효능이 있다.

성미귀경(性味歸經)_ 맛은 달고 평하다. 비경(脾經)과 폐경(肺經)에 작용한다.

효능주치(效能主治)_ 비장을 튼튼하게 하고 폐에 이로우며 중을 보하고 기에 이롭다. 비폐허약(脾肺虛弱), 기단심계(氣短心悸), 정기(精氣)가 허약해서 생긴 천식, 식사량이 적고 묽은 변을 보는 증상, 내열에 의한 소갈증(消渴證) 증세에 효험이 있다.

補氣藥

약선양생(藥膳養生)

당삼소미죽(黨蔘小米粥)

당삼 30g, 승마(升麻) 10g, 좁쌀 50g

먼저 당삼과 승마를 달인 후 찌꺼기를 제거하고 가마 안에 죽이 되게 끓인다. 공복에 복용하면 가장 좋다.

비장을 튼튼하게 하고 폐에 이로우며 중을 보하고 기에 이롭다. 호흡이 얕고 무기력한 증상, 자궁이 아래로 처지는 증상에 효험이 있다.

당삼주(黨蔘酒)

노조당삼(老條黨蔘) 1개, 술 5,000㎖

당승(党升)은 실한 것을 택하고 이것을 찢어 금이 가도록 두드린 후, 병에 넣고 술을 부어 마개로 막는다. 7일 후 적당량을 마시고 좌선(佐膳)하면 더욱 좋다. 다 마시면 술을 더 추가하고 맛이 약해진 후에는 당삼을 취해 복용한다. 표증미해(表症未解), 중만사실(中滿邪實)인 사람은 마시지 않는다.

비(脾)가 허하여 설사를 하는 증상, 팔다리가 찬 병증, 팔다리에 힘이 없어 움직이기 힘든 증상, 식욕부진, 폐허기천식단(肺虛氣喘息短), 성음저미(聲音低微), 나언단기(懶言短氣), 혈허위황(血虛痿黃), 두혼심황(頭暈心慌), 열성병진액모상(熱性病津液耗傷), 갈증, 입안과 목이 마르면서 물을 많이 먹는 증상에 효험이 있다.

고대처방(古代處方)

가감보중익기탕(加減補中益氣湯)

방선원류(方選源流)_ ≪비위론(脾胃論)≫ 보익방(補益方)

약물조성(藥物組成)_ 당삼 15g, 황기(黃芪) 10g, 백출(白朮) 6g, 진피(陳皮) 6g, 승마(升麻) 3g, 시호(柴胡) 3g, 감초(甘草) 3g, 아교(阿膠) 6g, 초애엽(焦艾葉) 6g

포제방법(炮製方法)_ 물에 달여 복용한다.

효능주치(效能主治)_ 기를 보하고 태기(胎氣)를 안정시키며 양을 높여주고 중을 보한다. 체질소허(體質素虛), 임신 4~5개월에 식사량이 감소하고 정신이 피로하며 태동이 불안한 것, 요산복창(腰酸腹脹) 혹은 태아가 떨어질 거 같은 느낌, 음도에서 약간의 출혈, 맥활무력(脈滑無力)에 효험이 있다.

자오가(刺五加)

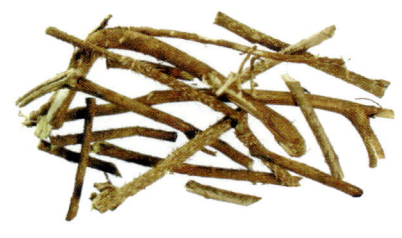

이명(異名)
자괴봉(刺拐棒) · 자목봉(刺木棒) · 감괴봉자(坎拐棒子)

✚ ≪장백산식물약지(長白山植物藥志)≫에 기재된 자오가의 효능

　주로 기를 보하고 정기에 이롭게 하며 풍습을 제거하고 근골을 튼튼하게 한다. 신경쇠약, 기가 허하고 무기력한 것, 고혈압, 저혈압, 관상동맥경화, 협심증, 고지혈증, 당뇨병, 풍습증, 만성기관지염, 만성중독, 종양제거 후 보조치료에 쓰인다.

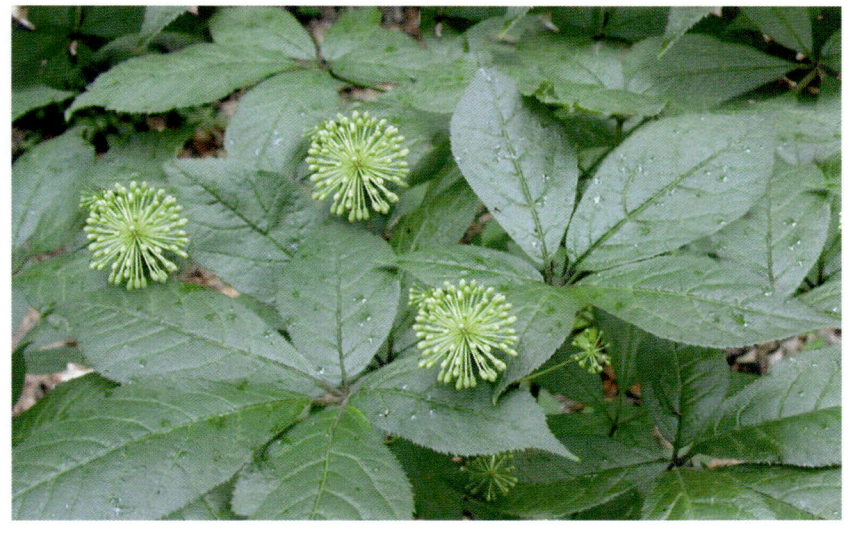

자오가(刺五加)

학명(學名)_ Acanthopanax senticosus (Rupr. et Maxim.) Harms

과속(科屬)_ 오가과(五加科) 식물 자오가의 뿌리와 뿌리줄기 혹은 줄기를 건조하여 약으로 쓴다. 오가는 전 세계적으로 약 34종이 있으며 아시아에 분포되어 있다. 중국에는 약 25종이 있고 약으로는 약 21종이 쓰인다.

지리분포(地理分布)_ 해발 500~2,000m의 낙엽활엽수림, 침활혼합림 및 임연(林緣)에서 자란다. 하북, 산서, 동북 등지에 분포되어 있다.

채집가공(採集加工)_ 매년 봄가을 두 계절에 채집하고 깨끗이 씻어 건조하여 사용한다.

용법용량(用法用量)_ 6~15g을 달여 마신다. 환제, 산제 혹은 술에 담가 복용한다.

약리작용(藥理作用)_ 진정작용을 하고 산소부족에 견디는 능력과 기체면역기능을 강화하고 피로와 스트레스를 막아주고 해독작용이 있으며 방사선에 대한 저항성을 높여주고 항균, 항바이러스의 작용이 있으며 염증을 예방하고 종양을 막아주며 노화를 방지하는 등의 작용이 있다.

성미귀경(性味歸經)_ 맵고 약간 쓰며 따뜻하다. 비경(脾經)과 신경(腎經), 심경(心經)에 작용한다.

효능주치(效能主治)_ 신장을 보하고 정신을 안정시키며 기에 이롭고 비장을 튼튼하게 한다. 비(脾)와 신(腎)의 양기가 허한 것, 신체가 허하고 무기력한 것, 식욕부진, 잠을 잘 못 자며 꿈을 많이 꾸는 것, 요슬산통(腰膝酸痛) 증세에 효험이 있다.

약선양생(藥膳養生)

자오가말리화차(刺五加茉莉花茶)

자오가 9g, 말리화(茉莉花) 9g, 녹차(綠茶) 9g

위 약들을 끓인 물에 타서 여러 번 나눠 마신다.

신장을 보하고 정신을 안정시키며 기에 이롭고 비장을 튼튼하게 한다. 신경쇠약, 불면, 꿈이 많은 것, 건망, 체질허약, 신기능감퇴, 호흡이 얕고 무기력한 증상, 신피태권(神疲怠倦)에 효험이 있다.

자오가명모차(刺五加明眸茶)

자오가, 홍조(紅棗) 각 9g, 맥동(麥冬) 30g, 백지(白芷), 단삼(丹蔘) 각 3g, 카모마일 3큰술, 마편초(馬鞭草) 2큰술, 적당량의 과당

카모마일 및 마편초를 제외한 나머지 중약에 물 2,500㎖를 넣고 반시간 담근다. 센 불로 끓인 후 약한 불로 약 1시간 끓인다. 그 다음 카모마일과 마편초를 넣은 후 약 3분간 뜸을 들인다. 여과 후 식으면 과당을 넣어 복용한다. 음료로 마실 수 있으며 3일 안에 다 마신다.

기에 이롭고 혈을 보하며 신장을 보하고 정신을 안정시키며 기에 이롭고 비장을 튼튼히 하며 진액을 생성하고 갈증을 없앤다.

말리용가차(茉莉龍加茶)

자오가, 말리, 우롱차 각 5g

말리꽃, 자오가를 여과컵 안에 넣고 800㎖의 뜨거운 물에 15분간 담그고 여과 컵을 빼고 우롱차를 약 10분간 담근다. 차의 색이 갈색으로 변하면 차포(茶包)를 제거하고 마시면 된다.

기에 이롭고 혈을 보하며 다이어트차로도 복용한다.

백출(白朮)

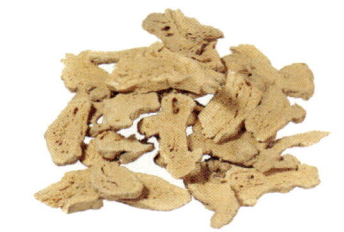

이명(異名)
산계(山薊)・산개(山芥)
천계(天薊)・산강(山薑)
산련(山連)・동백출(冬白朮)

✚ ≪신농본초경(神農本草經)≫ 상품(上品)

✚ 본경에 기재된 백출의 효능

제습익조(除濕益燥), 화중익기(和中益氣)의 효능이 있다.

1. 중초(中焦)를 따뜻하게 하고 비위중의 습기를 제거한다.
2. 위의 열을 제거한다.
3. 비위(脾胃)를 강하게 하고 음식을 복용한다.
4. 위를 조리하고 진액을 생성한다.
5. 피부열을 치료한다.
6. 사지 피로를 치료하고 눈을 뜨지 못하며 태타기와(怠惰嗜臥), 불사음식(不思飮食)을 치료한다.
7. 갈증을 멈춘다.
8. 태를 안착시킨다.

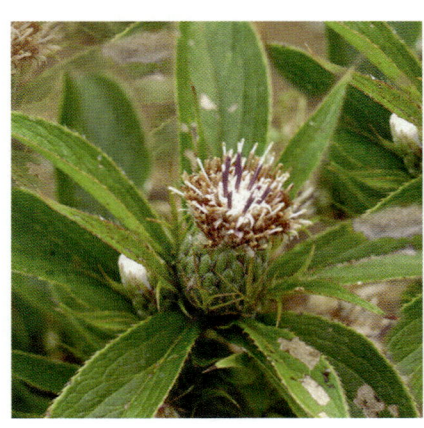
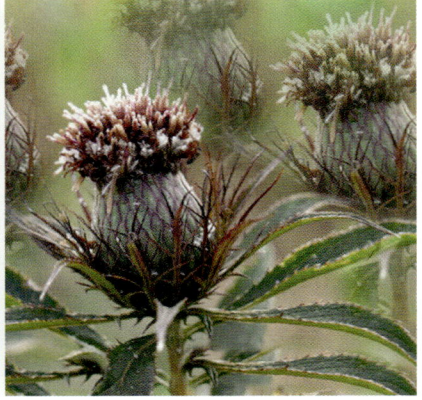

백출(白朮)

학명(學名)_ Atractylodes macrocephala Koidz.

과속(科屬)_ 국과(菊科) 식물 백출의 뿌리줄기를 건조하여 약으로 쓴다. 백출(白朮)은 전 세계적으로 약 7종이 있으며 동아시아 동부에 분포되어 있다. 중국에는 약 5종이 있고 약으로 5종이 쓰인다.

지리분포(地理分布)_ 원래는 구릉지, 산에서 야생했지만, 야생종의 원산지는 행적이 끊어졌다. 현재 대부분 인공재배되고 절강의 생산량이 가장 많으며 품질도 가장 좋다.

채집가공(採集加工)_ 매년 겨울철 아랫부분 잎이 누렇게 마르고 윗부분 잎이 바삭바삭 해질 때 채집하여 모래를 제거하고 구워 말리거나 햇볕에 말려 다시 수염뿌리를 제거 한다.

용법용량(用法用量)_ 6~12g을 달여 복용한다.

약리작용(藥理作用)_ 간 손상을 막아주고 기체면역기능을 강화하며 담즙분비를 촉진하 고 종양을 예방하며 산화를 방지하고 항균, 항응혈 등의 작용이 있다.

성미귀경(性味歸經)_ 쓰고 달며 따뜻하다. 비경(脾經)과 위경(胃經)에 작용한다.

효능주치(效能主治)_ 비장을 튼튼하게 하고 기에 이로우며 조습이수(燥濕利水)의 효능이 있고 땀을 제거하며 태를 안착시킨다. 비(脾)의 음양(陰陽)을 조화롭게 하며 기혈(氣血) 이 부족하여 음식을 적게 먹는 것, 담음현계(痰飲眩悸), 배가 붓고 설사하는 것, 가만히 있어도 땀이 나는 병증, 수종(水腫), 태동불안(胎動不安) 증세에 효험이 있다.

고대명방(古代名方)

지출환(枳朮丸)
소비강위(消痞強胃)하는 작용이 있다. 장기간 복용하면 위를 더욱 좋게 한다. 백출 1냥 을 황장토(黃牆土)에 볶은 후 흙을 제거한다. 맥부(麥麩)로 지실(枳實) 1냥을 볶은 후 맥부 를 제거하고 가루로 간다. 박하잎으로 밥을 싼 후 굽고 고르게 찧어 오동자 크기만 한 환을 만든다. 매번 50환씩 먹고 끓인 물에 타서 복용한다. 기체(氣滯) 환자는 귤피 1냥을 넣는다. 화(火)가 있는 환자는 황련(黃連) 1냥을 넣는다. 가래가 있을 때 반하(半夏) 1냥 을 넣는다. 한(寒)이 있을 때 건강(乾薑) 5전, 목향(木香) 3전을 넣는다. 음식이 잘 소화되 지 않을 때 신곡(神曲), 맥아(麥芽) 각 5전을 넣는다. ≪결고가진(潔古家珍)≫

삼출고(蔘朮膏, 모든 비위허손, 보익원기)
백출 1근, 인삼 4냥을 잘게 썬다. 흐르는 물을 떠서 15사발에 하룻밤 담근다. 상시(桑柴) 의 문무화(文武火)로 달여서 농즙을 취해 고약으로 만들어 꿀을 넣어 잘 저장한다. 매번 끓인 물에 타서 복용한다. ≪집간방(集簡方)≫

중풍으로 아귀가 꽉 물려 입을 제대로 벌리지 못하는 병증, 인사불성
백출 4냥, 술 3근을 달여서 1 L를 취해 1회 복용한다. ≪천금방(千金方)≫

중습골통(中濕骨痛)
출(朮) 1냥에 술 3컵을 넣어 1컵이 되게 달여 1회 복용한다. 술을 마시지 않는 환자는 물에 타서 복용한다. ≪삼인양방(三因良方)≫

사혈위황(瀉血萎黃)(장풍치루(腸風痔漏), 탈항되어서 피가 배출되는 것, 장기간 치료되지 않음)

백출 1근을 황토(黃土)에 볶은 후 가루로 간다. 다시 건조한 황토(黃土) 반 근을 밥 위에 놓고 익을 때까지 찐다. 상술한 약을 고르게 찧는다. 만일 너무 건조하면 술을 조금 넣고 오자 크기만 한 약환을 만들어 매번 15환 미음으로 매일 3회 마신다. ≪보제방(普濟方)≫

산후구토(産後嘔吐)

백출 1냥 2전, 생강 1냥 5전, 술과 물 각 2L를 넣어 1L가 될 때까지 달인 후 3회에 나눠 복용한다. ≪부인양방(婦人良方)≫

사지가 붓는 증

백출 3냥을 으깨어 매번 반 냥을 물 1컵 반에 큰 대추 3개를 넣고 90% 달여 따뜻하게 1일, 3~4회 복용한다. ≪본사방(本事方)≫

약선양생(藥膳養生)

백출양두탕(白朮羊肚湯)

백출 30g, 양위(羊胃) 1개

2가지에 물을 넣어 익힌 후 고기는 먹고 탕을 매일 3회 마신다.

비장을 튼튼하게 하고 중초를 조화롭게 한다. 기(氣)를 보익(補益)하고 허(虛)한 것을 보(補)하는 효능이 있다. 오랜 병으로 몸이 허약하여 야위는 증상, 사지가 답답하면서 열이 나는 증상, 식사량 감소 등의 증세에 효험이 있다.

백출엽차(白朮葉茶)

백출엽(白朮葉) 5g

잎을 으깨어 가루로 갈아 끓인 물에 타서 차 대용으로 마신다.

비(脾)를 튼튼하게 하고 기(氣)를 더해주며 습(濕)을 말려주고 소변이 잘 통하게 한다. 기가 허하고 땀이 나는 증세에 효험이 있다.

補氣藥

✚ 의가(醫家)에서 말하는 신농본초 양생법

이시진(李時珍)은 "창출(蒼朮)은 산계(山薊)이다. 모든 곳의 산속에 모두 이것이 있다. 백출은 부계(桴薊)이다. 오월(절강 및 강소 일부분) 일대에서 자란다. 진자량(陳自良)은, 색은 하얗고 비대한 것은 절출(浙朮)이고 약하고도 누런 것은 막부산(호남, 호북, 강서 변경)에서 자란 것으로 그 품질이 떨어진다. 과거의 사람들은 출(朮)을 사용할 때 적과 백을 구분하지 않았다. 송조 때부터 창출을 말하기 시작했다. 맛은 쓰고 매우며 기는 강하다. 백출의 맛은 쓰고 달며 기는 평하고 각각 갈라서 사용하는 것도 괜찮다. 가을철 채집한 것이 품질이 좋고 봄철 채집한 것이 허하고 연하고 쉽게 변해 버린다"라고 했다.

서지재(徐之才)는 "방풍(防風), 지유(地楡)는 백출과 함께 사용한다"라고 했다.

진권(甄權)은 "복숭아, 오얏, 배추, 참새고기, 청어(靑魚)를 금한다"라고 했다.

왕호고(王好古)는 "≪신농본초경(神農本草經)≫에는 백출, 창출의 명칭이 없다. 최근에야 자주 백출을 사용한다. 피간풍(皮間風)을 치료하고 위를 보하며 중초를 조화롭게 한다. 땀을 멎게 하고 비만을 치료한다. 요제(腰臍) 사이의 혈(血)을 이롭게 하고 수도(水道)를 통하게 한다. 위로는 피모(皮毛), 중간으로는 심위(心胃), 아래로는 요제(腰臍)에 도달한다. 기에서는 기를 치료하고 혈에서는 혈을 치료하며 땀이 없으면 땀이 나게 하고 땀이 있으면 땀을 멈추어 황기의 효능과 비슷하다"라고 했다.

장원소(張元素)는 "백출은 제습익조(除濕益燥), 화중보기(和中補氣)의 효능이 있다. 이것의 9가지 효능 중 첫 번째는 중초(中焦)를 따뜻하게 하고 두 번째는 비위 중의 습탁(濕濁)을 제거하며 세 번째는 위중열(胃中熱)을 제거하고 네 번째는 비위기능을 강화하여 음식을 많이 복용하게 한다. 다섯 번째는 위에 진액을 생성하게 한다. 여섯 번째는 피부열을 제거한다. 일곱 번째는 사지가 고달프고 나른한 것, 나른하여 자려고만 하고 문득문득 잠에 빠지는 병증, 눈을 뜨지 못하는 증세, 불사음식(不思飮食)을 치료한다. 여덟 번째는 갈증을 해소한다. 아홉 번째는 태를 안착시킨다. 중조에 습을 받아들이지 못하고 하리(下利)가 멈추지 않는 환자에 대해서는 반드시 백출로 수분을 몰아내고 비장을 이롭게 하여야 한다. 백출만이 습탁을 제거할 수 있고 지실(枳實)만이 비만(痞滿)을 치료한다. 때문에 지출환(枳朮丸)에서 백출을 군약(君藥)으로 쓴다"라고 했다.

왕기(汪機)는 "비는 습탁(濕濁)을 싫어한다. 습승(濕勝)하여 비기(脾氣)가 운화(運化)될 수 없다면 진액은 어디로부터 생성되는가. 방광은 진액(津液)을 저장하는 곳이므로 기화(氣化)를 통해야만 배출될 수 있다. 때문에 백출로 비습(脾濕)을 제거하면 기는 회류하여 진액을 생성한다"라고 했다

진가모(陳嘉謨)는 "잘게 썬 후 사람의 젖으로 담그면 이것의 조성(燥性)을 제압한다. 비장병을 치료할 때 진장토(陳牆土)로 백출(白朮)을 볶으면 토기(土氣)를 빌어 비장을 돕는다"라고 했다.

산약(山藥)

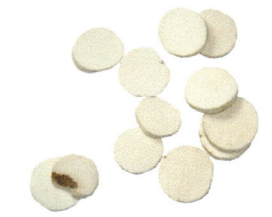

이명(異名)
서여(署蕷) · 서여(薯蕷)
산우(山芋) · 저서(諸署)
서예(署豫) · 회산약(懷山藥)
구황강(九黃薑) · 야백서(野白薯)

✚ 《신농본초경(神農本草經)》 상품(上品)
✚ 본경에 기재된 산약의 효능

　　　　침을 잘못 찔러서 횡격막(橫隔膜)이 손상된 것을 치료하고 몸이 허(虛)하여 몸이 마르고 여위는 병증을 보하며 한열사기(寒熱邪氣)를 제거하고 비위(脾胃)를 보하며 기력(氣力)을 보충하고 근육을 자라게 하며 음을 강하게 한다. 오래 복용하면 귀와 눈이 총명해지고 몸이 가벼워지며 배가 고프지 않게 하며 수명을 연장한다. 두면유풍(頭面遊風), 두풍안현(頭風眼眩), 기가 위로 치민 것을 가라앉히고 요통을 제거한다. 허로로 인하여 몸이 수척해지는 증상을 치료하고 오장(五臟)을 충실하게 하며 가슴이 답답하면서 열이 나는 증상을 제거한다. 오로칠상(五勞七傷)을 보하고 냉풍(冷風)을 없애며 심신을 안정시키고 혼백(魂魄)을 안정시키며 심기부족(心氣不足)을 보해주고 심공(心孔)을 열어주는 효능이 있다. 근육과 골격을 강하게 하고 소변으로 정(精)이 새어나오는 병증, 건망증을 치료한다. 신기(腎氣)에 이롭고 비위(脾胃)를 건강하게 하며 설사를 멈추고 가래, 침을 제거하고 피모(皮毛)를 윤활하게 한다.

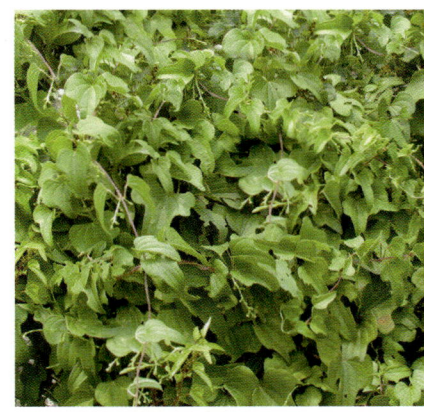
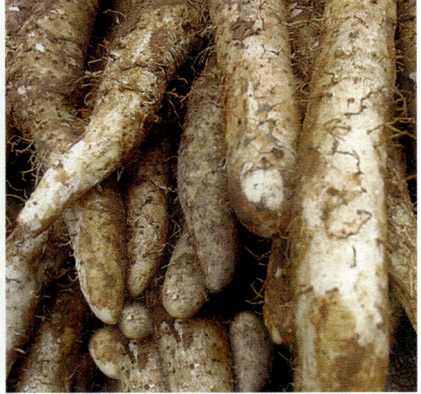

서여(薯蕷)

학명(學名)_ Dioscorea opposita Thunb.
과속(科屬)_ 서여과(薯蕷科) 식물 서여의 뿌리줄기를 건조하여 약으로 쓴다. 서여는 전

補氣藥

세계적으로 약 600여 종이 있으며 온대와 열대 지역에 분포되어 있다. 중국에는 약 50여 종이 있고 약 25종이 약으로 쓰인다.

지리분포(地理分布)_ 산골짜기 수풀 아래, 산비탈, 길 옆의 관목림 및 잡초, 개울가 옆에 자란다. 인공재배할 수 있다. 화북, 서북, 화동과 화중 지역에 분포되어 있다.

채집가공(採集加工)_ 해마다 겨울철에 줄기와 잎이 마른 후 채집하여 근두(根頭)를 잘라 없애고 깨끗이 씻은 후, 외피와 수근(鬚根)을 제거하고 유황(硫黃) 연기를 쐰 다음 건조시킨다. 이것을 모산약(毛山藥)이라 칭한다. 비대하고 곧은 모산약(毛山藥)을 골라 맑은 물에 넣어 속까지 젖도록 완전히 담근 후 유황연기를 쐰 후 나무판으로 원주형이 되게 비빈 다음 두 토막으로 자른 후, 햇볕에 말려 빛이 나면, 즉 광산약(光山藥)인 것이다.

용법용량(用法用量)_ 15~30g을 달여 복용한다.

약리작용(藥理作用)_ 혈당을 낮추고 기체면역기능을 강화하며 산소부족에 견디게 한다.

성미귀경(性味歸經)_ 맛은 달고 평하다. 폐경(肺經)과 신경(腎經)에 작용한다.

효능주치(效能主治)_ 비(脾)를 보하여 위(胃)를 자양하고 신(腎)의 음기(陰氣)와 양기(陽氣)를 보(補)하고 삽정(澁精)하며 진액을 생기게 하고 폐기(肺氣)를 더한다. 비(脾)의 음양(陰陽), 기혈(氣血)이 부족하여 음식을 적게 먹는 것, 폐(肺)가 허(虛)해서 숨이 차고 기침을 하는 증상, 설사가 오랫동안 멎지 않는 것, 여성의 성기에서 흘러나오는 분비물, 소변이 빈번한 것, 신허(腎虛)로 인해 정액이 저절로 나오는 병증, 허열(虛熱)로 인해 소갈(消渴)을 앓는 증상에 효험이 있다.

고대명방(古代名方)

배가 몹시 불러오면서 속이 그득한 병증, 손발 끝에서부터 팔꿈치, 무릎까지 차가운 증상, 불사음식(不思飮食)

서여를 반은 생으로, 반은 볶아서 함께 가루로 간다. 매번 2전을 복용하고 미음으로 1일 2회 마신다. 철기(鐵器)를 금하고 날것과 냉한 것을 금한다. ≪보제방(普濟方)≫

보익허손(補益虛損), 피부색을 더해주며 하초허냉(下焦虛冷)을 보하며, 소변을 자주 보는 것, 수손무력(瘦損無力)할 때

서여를 사분에 가루로 갈아 냄비에 넣고 소(酥) 1큰술을 넣어 끓인 후 향기가 날 때 즉시 1잔의 술을 넣어 달인다. 달인 후 골고루 저어 아침 공복에 1회 복용한다. ≪태평성혜방(太平聖惠方)≫

소변이 빈번할 때

서여반수(薯蕷礬水)를 끓인 후, 백복령(白茯苓)을 같은 양으로 하여 가루로 갈아 매일 2전 물에 타서 복용한다. ≪유문사친(儒門事親)≫

가래가 많은 천식

생산약(生山藥) 반 사발을 으깨어 사탕수수즙 반 사발과 섞어 덥혀서 1회 복용한다.

補虛藥

≪간편단방(簡便單方)≫

비위허약(脾胃虛弱), 불사음식(不思飮食)
서여, 백출 각 1냥, 인삼(人蔘) 7전 반을 함께 가루로 갈아 물을 넣어 팥 크기만 한 환을 만들어 매번 40~50환을 미음으로 복용한다. ≪보제방(普濟方)≫

수각동창(手脚凍瘡)
산약 1절(截)을 진흙 상태로 갈아 창(瘡)에 붙인다. ≪유문사친(儒門事親)≫

하리금구(下痢噤口)
생산약과 볶은 산약을 같은 비율로 섞어 갈아 매번 미음으로 2전씩 마신다. ≪위생역간방(衛生易簡方)≫

약선양생(藥膳養生)

산약돈양두(山藥燉羊肚, 산약양두찜)
산약 300g, 양두(羊肚) 300g, 조미료 적당량

양두를 깨끗이 씻은 후 3cm 길이와 2cm 너비만큼 썰고 산약을 깨끗이 씻어, 1cm 두께만큼 벤다. 함께 가마 안에 넣어 소금, 물, 파, 생강, 황주(黃酒)를 넣어 끓인 후 약한 불로 익힌다. 아침저녁 공복에 따뜻하게 복용한다.

폐와 신장을 습윤하게 하고 비장과 위를 보한다. 소갈다뇨증(消渴多尿症)에 효험이 있다.

고대처방(古代處方)

서여보익환(薯蕷補益丸)
방선원류(方選源流)_ ≪금궤요략(金匱要略)≫ 보익방(補益方)

약물조성(藥物組成)_ 서여 300g, 당귀(當歸), 계지(桂枝), 신곡(神曲), 건지황(幹地黃), 콩 각 100g, 감초(甘草) 280g, 아교(阿膠), 인삼(人蔘) 각 70g, 백출(白朮), 천궁(川芎), 백작약(白芍藥), 맥문동(麥門冬), 행인(杏仁), 방풍(防風) 각 60g, 복령(茯苓), 시호(柴胡), 길경(桔梗) 각 50g, 건강(乾薑) 30g, 백렴(白蘞) 20g, 대조(大棗) 100개

포제방법(炮製方法)_ 상술한 약을 함께 가루로 갈아 꿀로 환을 만들어 매번 6~9g, 매일 1~2회 복용한다. 술이나 따뜻한 물에 타서 마신다.

효능주치(效能主治)_ 비위를 보익하고 혈을 보하며 기를 잘 통하게 하고 풍을 제거하고 사기를 제거한다. 체허부족(體虛不足), 현훈심계(眩暈心悸), 신중체핍(身重體乏), 소기무력(少氣無力), 이수납감(羸瘦納減), 뼈마디가 아픈 병증, 풍기백질(風氣百疾), 맥침세무력(脈沈細無力)에 효험이 있다.

✦ 의가(醫家)에서 말하는 신농본초 양생법

이시진(李時珍)은 "야생 서여를 약으로 쓰면 비교적 좋다. 만일 밥과 함께 먹으려면 집에서 심은 것이 좋다. 4월에 싹이 나고 덩굴줄기가 자라나며 줄기는 자색을 띠고 잎은 녹색을 띤다. 잎에는 3개 첨(尖)이 나 있어 백견우엽(白牽牛葉)과 비슷하다. 다만 더욱 광택이 있고 매끈하다. 5~6월에 꽃은 이삭 형태로 피고 담홍색을 띠며 꼬투리를 맺고 무리를 이룬다. 꼬투리에는 3릉(三棱)이 맺히고 건실하지만 내인(內仁)이 없다. 이것의 씨는 이외에도 편방(偏旁)에서 맺어 형태는 뇌환(雷丸)과 비슷하고 크고 작은 것이 있다. 껍질색은 황토색을 띠고 속은 흰색을 띤다. 삶아 먹으면 매끈하고도 단것이 이것의 뿌리와 같다. 왕만(王旻)의 《산거록(山居錄)》에서 말하기를 형극자(荊棘子)와 비슷한 산우자(山芋子)를 찾았는데 먹어보니 뿌리보다 더 맛있었다. 이것이 종자였다. 서리가 내린 후, 이것의 자실(子實)을 채집하여 종자로 하거나 봄철 근절(根截)을 채집하여 종자로 하여도 모두 자랄 수 있다"라고 했다.

서지재(徐之才)는 "자지(紫芝)를 이것의 사약(使藥)으로 한다. 감수(甘遂)의 약성과 상오(相惡)된다"라고 했다.

견권(甄權)은 "무릇 몸이 허해 여윈 것이라면 양을 추가하여야 한다"라고 했다.

맹선(孟詵)은 "남자에게 이롭고 음력(陰力)을 돕는다. 삶아 익힌 후 꿀을 넣어 조절하거나 가루로 만들거나 탕으로 끓여 먹어도 좋다. 건조한 것을 약으로 쓰면 더욱 좋다. 다만 밀가루와 함께 익히면 쉽게 동기(動氣)한다. 그것은 서여가 면독(面毒)을 제압하지 못하기 때문이다"라고 했다.

이고(李杲)는 "산약은 수태음경(手太陰經)으로 들어간다. 장중경(張仲景)의 8미환 중에 건산약(乾山藥)을 사용한 것은 그 성질이 차갑고 보할 수 있기 때문이다. 피부가 건조한 것을 치료하고 피부를 윤택하게 한다"라고 했다.

백편두(白扁豆)

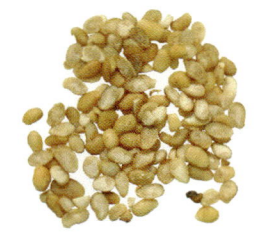

이명(異名)
남편두(南扁豆)·아미두(峨眉豆)
양안두(羊眼豆)·팽피두(膨皮豆)
소도두(小刀豆)·수두(樹豆)
등두(藤豆)·미두(眉豆)

✚ ≪명의별록(名醫別錄)≫ 중품(中品)

✚ 본경 문헌에 기재된 백편두의 효능

　　　　　중초(中焦)를 조화롭게 하여 기능을 정상으로 만들어주고 기가 위로 치민 것을 가라앉힌다. 오장(五臟)을 보하고 속이 메스꺼워 토(吐)하려는 병증을 치료한다. 오랫동안 복용하면 머리가 하얗게 새지 않는다. 날것이나 변질된 음식물을 잘못 먹어서 갑자기 토하고 설사하는 병증에는 가루로 갈아 식초와 함께 복용한다. 풍기(風氣)를 운행하고 여자대하(女子帶下)를 치료하며 술독을 제거하고 복어를 잘못 먹어 중독된 병증을 없애며 모든 풀과 나무의 독을 제거한다. 날것으로 씹거나 즙으로 마시면 효험이 있다. 설사와 이질을 멈추게 하고 더위를 가셔주며 비장과 위를 따뜻하게 하고 습열(濕熱)을 제거하며 갈증을 해소한다.

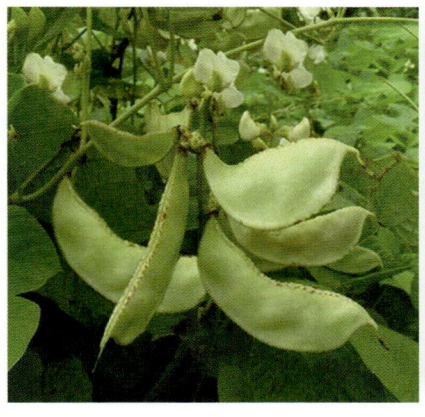
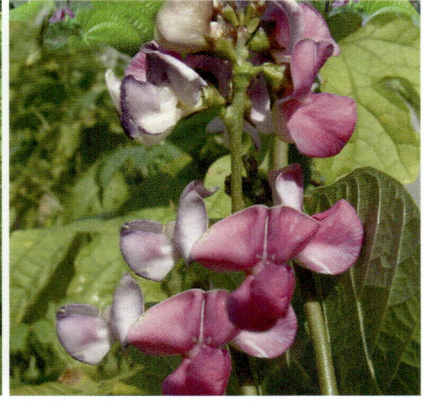

편두(扁豆)

학명(學名)_ Dolichos lablab L.

과속(科屬)_ 두과(豆科) 식물 편두의 성숙된 종자를 건조하여 약으로 쓴다. 편두는 식물에 속하고 전 세계적으로 약 2종이 있으며 아시아 동부와 인도에 분포되어 있다. 약으로 1종만 쓰인다.

지리분포(地理分布) _ 중남, 화동, 서남, 요녕, 산서, 하북, 섬서 등지에 분포되어 있다. 전국 각지에서 모두 재배된다.

채집가공(採集加工) _ 매년 가을철, 겨울철에 수집하여 성숙한 열매를 햇볕에 말리고 종자를 꺼내 다시 햇볕에 말린다.

용법용량(用法用量) _ 9~15g을 달여 복용한다.

약리작용(藥理作用) _ 항균, 항바이러스 작용이 있고 기체면역기능을 강화한다.

성미귀경(性味歸經) _ 맛은 달고 약간 따뜻하다. 비경(脾經)과 위경(胃經)에 작용한다.

효능주치(效能主治) _ 더위를 중화하고 비장을 튼튼하게 하며 습을 제거한다. 비위허약(脾胃虛弱), 식욕부진, 백대하(白帶下)가 심하게 나오는 증상, 대변당설(大便溏泄), 가슴이 답답하고 배가 창만한 증상, 서열(暑熱)과 습(濕)이 함께 침입해 토하고 설사하는 병증에 효험이 있다.

고대명방(古代名方)

음도(陰道)에서 붉은색과 흰색이 섞인 점액이 계속 흘러나오는 것
백편두를 볶아 가루를 만든 후 매번 미음으로 2전씩 복용한다. ≪영류검방(永類鈐方)≫

설사와 이질
갓 피어난 백편두 꽃을 불에 말려 건조한 것을 택해 깨끗하게 한다. 물로 씻지 않으며 끓는 물에 1회 튀긴 다음 돼지등심 1줄, 파 1뿌리, 후추 7알에 간장을 붓고 골고루 저어 탕에 쓸 물과 밀가루로 혼돈(餛飩)을 만들어 익혀 복용한다. ≪필용식치방(必用食治方)≫

곽란(霍亂)에 나타나는 구토(嘔吐)와 설사(泄瀉)
백편두, 향유(香薷) 각 1L, 물 6L를 넣어 2L를 취하여 여러 번 나누어 복용한다. ≪천금방(千金方)≫

구토와 설사로 기와 음이 허해져서 다리의 근육, 주로 비장근(腓腸筋)에 경련이 이는 병증
백편두를 가루로 썰어 식초와 함께 복용한다. ≪보제방(普濟方)≫

소갈음수(消渴飮水)
금두환(金豆丸): 백편두의 껍질을 없앤 후 가루로 썰어 천화분즙(天花粉汁)과 꿀로 오자 크기만 한 약환으로 만들어 금박을 씌운다. 매번 20~30환 천화분(天花粉)의 즙으로 타서 매번 2회 복용한다. 이외에도 또 자신약(滋腎藥)을 복용한다. ≪인존당방(仁存堂方)≫

독약으로 인해 임신 3개월 이전, 태아가 형상을 갖추기 전에 유산되는 것 (여인이 초약을 먹어 낙태하여 복통)
생백편두의 껍질을 벗기고 가루로 갈아 미음으로 1방촌비(方寸匕)를 타서 마신다. 진한 즙을 달여서 마시고 환으로 만들어 복용하여도 된다. 만일 태기가 상했는데 낙태가 되지 않았거나 구금수강(口噤手僵), 자한두저(自汗頭低), 중풍 같고 구사일생한 경우, 의사가

이를 만일 풍(風)으로 치료한다면 죽게 된다. 이중남(李仲南)의 ≪영류검방(永類鈐方)≫

중비상독(中砒霜毒, 비상에 중독된 것)

백편두 날것을 가루로 갈아 물을 넣어 간 후 즙을 마신다. ≪영류검방(永類鈐方)≫

육축육독(六畜肉毒)

백편두를 성질이 남을 정도로 태워 가루로 갈아 냉수와 함께 복용하면 효과가 좋다. ≪사림광기(事林廣記)≫

악창가양작통(惡瘡痂痒作痛)

편두를 으깨어 환부에 바른다. 딱지가 떨어지면 즉시 완치된다. ≪주후백일방(肘後百一方)≫

모든 새 고기 독

생편두가루를 차가운 물에 타서 복용한다. ≪주후백일방(肘後百一方)≫

약선양생(藥膳養生)

백편두불수갱미죽(白扁豆佛手粳米粥)

백편두, 멥쌀 각 60g, 불수(佛手) 20g

먼저 불수를 물에 달인 후 찌꺼기를 제거한 다음 편두와 멥쌀로 죽을 쓴다. 하루 1제씩 연속해 12제를 복용한다.

비허습열(脾虛濕熱)로 인한 궤양통(潰瘍痛)에 효험이 있다.

補氣藥

고대처방(古代處方)

육신익기건비산(六神益氣健脾散)

방선원류(方選源流)_ ≪삼인극일병증방론(三因極一病證方論)≫ 보익방(補益方)

약물조성(藥物組成)_ 인삼(人蔘), 초편두(炒扁豆), 초산약(炒山藥), 복령(茯苓), 백출(白朮), 감초(甘草)

포제방법(炮製方法)_ 상술한 약을 같은 양으로 거친 가루로 간다. 어린아이는 매일 3g을 복용하고, 성인은 9g을 복용하며 생강(生薑) 2개, 대조(大棗) 7개를 넣어 물에 달여 매일 2회 복용한다. 또는 한약처럼 달여 복용한다.

효능주치(效能主治)_ 기에 이롭고 비장을 튼튼하게 하며 기를 소통하고 비위를 보한다. 비위기허(脾胃氣虛), 신권핍력(身倦乏力), 식사량이 적고 묽은 변을 보는 것, 소아의 표열(表熱)을 제거한 후 겉과 안이 모두 허하거나 혹은 발열이 있는 것, 소아가 복통과 팔다리가 찬 병증, 대변이 푸르고 묽은 것, 젖을 먹지 않고 식욕이 없는 것에 효험이 있다.

✦ 의가(醫家)에서 말하는 신농본초 양생법

이시진(李時珍)은 "편두는 2월에 뿌리를 내리고 덩굴이 자란다. 잎은 컵 크기만 하고 둥글며 가늘다. 꽃의 형태는 나방 같고 날개꼬리 형태와 비슷하다. 이것의 꼬투리는 모두 10여 개의 모양이 있다. 어떤 것은 길고 어떤 것은 둥글다. 어떤 것은 용의 발, 호랑이 발 같고 어떤 것은 돼지 귀, 낫 같아 모두 다르다. 하지만 결실은 주렁주렁 가지에 달린다. 백로(白露)가 지나 과실이 더욱 많아지고 꼬투리가 연할 때는 채소나 차 재료로 쓰이며 늙으면 채집하여 이것의 씨를 익혀 복용한다. 씨는 검거나 하얗거나 빨갛거나 얼룩덜룩한 4가지 색깔을 띤다. 꼬투리가 단단한 것은 먹지 못한다. 콩만큼 실하고도 하얀 것을 약으로 쓴다"라고 했다.

이시진(李時珍)은 "껍질이 단단한 편두자를 취해 껍질째 볶은 후 약으로 쓴다. 또한 물에 담가 껍질을 제거하거나 생것으로 모두 사용한다"라고 했다.

맹선(孟詵)은 "기미(氣味)가 약간 차기 때문에, 냉병에 걸린 사람은 먹지 말아야 한다"라고 했다.

도홍경(陶弘景)은 "한열병(寒熱病)에 걸린 사람은 이것을 먹어서는 안 된다"라고 했다.

이시진(李時珍)은 "딱딱한 껍질의 백편두는 기미(氣味)는 비린내가 나며 성질은 따뜻하고 평하며 중화(中和)의 기를 얻고 비장의 곡식이다. 이것의 씨는 충실하고 희고도 약간 누렇다. 태음기분(太陰氣分)에 들어가고 삼초의 기운과 수액의 소통을 원활히 하며 화청강탁(化淸降濁)할 수 있기에 전문적으로 중궁(中宮)의 질병을 치료하고 더위를 해소하며 습기를 제거하며 해독하는 데 쓰인다. 연각(軟殼)에 흑색인 것은 성질이 약간 차고 식용할 수 있으며 비위(脾胃)를 조절할 수 있다"라고 했다.

감초(甘草)

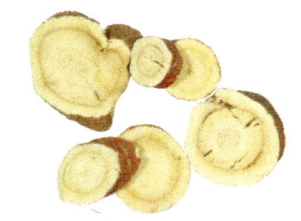

+ ≪신농본초경(神農本草經)≫ 상품(上品)

+ 본경 문헌에 기재된 감초의 효능

　　　　　중초(中焦)를 따뜻하게 하고 기가 위로 치민 것을 가라앉히며 번만단기(煩滿短氣), 상장해수(傷髒咳嗽)를 치료한다. 갈증을 멈추고 경맥(經脈)을 통하게 하며 기혈(血氣)에 이롭고 많은 약의 독을 해독한다. 온 나라의 정화이기에, 72종의 돌과 1천 2백 종의 풀을 안화(安和)시킨다. 소아태독경간(小兒胎毒驚癎)을 풀어주고 화(火)를 내리며 통증을 멈춘다.

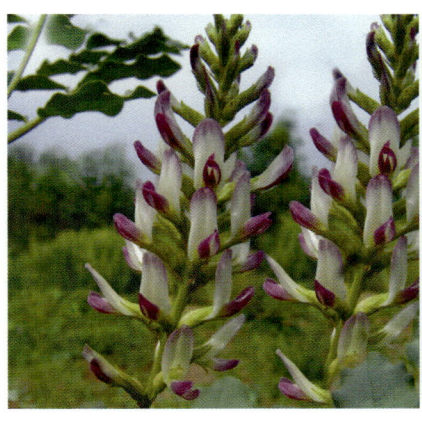
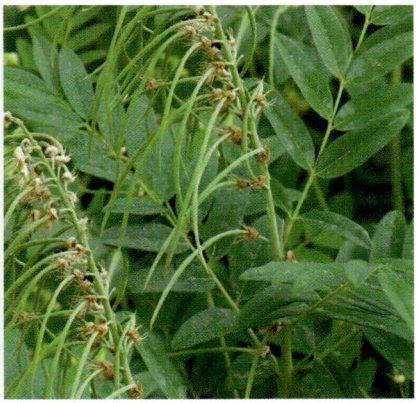

감초(甘草)

학명(學名)_ Glycyrrhiza uralensis Fisch.

과속(科屬)_ 두과(豆科) 식물 장과감초(脹果甘草), 광과감초(光果甘草)의 뿌리와 근경(根莖)을 건조하여 약으로 쓴다. 감초(甘草)는 전 세계적으로 약 19종이 있으며 세계 각지에 분포되어 있다. 중국에는 약 8종이 있고 약으로 약 6종이 쓰인다.

지리분포(地理分布)_ 1. 감초는 양지바르고 건조한 칼슘질의 초원, 강가 모래사장에서 자란다. 화북, 동북, 서북 등지에 분포되어 있다.

2. 장과감초는 흔히 소금 침수화 토양에서 자란다. 내몽고 감숙과 신강에서 모두 자란다.

3. 광과감초의 원산지는 유럽 지중해 지역이다. 아프리카 북부, 중아시아와 시베리아에도 자란다. 중국에는 주로 신강에 분포하고 하문 염분이 많은 황무지에서 자란다.

채집가공(採集加工)_ 봄가을 두 계절에 채집하여 수근(鬚根)을 제거하고 햇볕에 말려 사용한다.

용법용량(用法用量)_ 1.5~9g을 달여 복용한다.

약리작용(藥理作用)_ 항염, 항균, 항바이러스 작용이 있고 기체면역력을 강화하며 기침을 멈추고 가래를 없애며 사지가 뻣뻣해지는 증상을 풀어주고 궤양을 막아주며 췌장액분비와 담즙 분비를 촉진하고 해독, 항종양 등의 작용이 있다.

성미귀경(性味歸經)_ 달고 평하다. 심경(心經), 폐경(肺經), 위경(胃經)에 작용한다.

효능주치(效能主治)_ 담(痰)을 없애고 기침을 멎게 하며 급(急)한 기운을 완화시키고 통증을 그치게 하며 비장을 보하고 기에 이로우며 열을 제거하고 독을 풀어주며 각종 약을 조화롭게 해준다. 몸이 피곤하여 움직이기 싫고 힘이 없는 것, 비위허약(脾胃虛弱), 가슴이 두근거리고 숨이 차는 것, 가래가 많은 기침, 사지(四肢)의 힘줄이 오그라들고 땅기면서 뻣뻣해지고 아픈 병증, 완복허창(脘腹虛脹), 살갗에 생기는 외옹(外癰)이 곪아 터진 뒤 오래도록 낫지 않아 부스럼이 되는 병증, 약물독성, 열성(熱性) 증세에 효험이 있다.

고대명방(古代名方)

상한으로 목이 아픈 병증
감초(甘草) 2냥을 꿀물에 구운 후, 물 2 L를 넣고 1.5 L가 될 때까지 끓인다. 매번 5합씩 하루 2회 복용한다. ≪상한론(傷寒論)≫

유방에 옹(癰)이 생긴 병증
초기에는 자감초(炙甘草) 2전을 새로 떠온 물에 달여 복용한다. ≪직지방(直指方)≫

음부습양(陰部濕痒)
감초를 달여 매일 3~5회 씻는다. ≪고금록험(古今錄驗)≫

폐열해통(肺熱咳痛), 담열(痰熱)이 있는 환자
볶은 감초 2냥, 도라지 1냥을 쌀뜨물에 하룻밤 담그고 매번 5전 1컵 반의 물에 아교(阿膠) 반 개를 달인 탕으로 타서 복용한다. ≪전을직결(錢乙直訣)≫

폐가 위축되고 침이 많은 것
폐가 위축되어 침을 흘림, 어지럼증, 소변이 빈번한 것, 기침이 없는 것은 폐 속이 냉한 것으로 감초건강탕(甘草乾薑湯)으로 폐를 따뜻하게 하고 기를 회복시킨다. 자감초 4냥, 포건강(炮乾薑) 2냥에 물 3 L를 넣고 1 L 5합이 되게 달여 여러 번으로 나눠 복용한다. ≪금궤요략(金匱要略)≫

입안이 허는 병증

감초(甘草) 2촌, 명반(明礬) 1덩어리(좁쌀 크기만 하게)를 씹어 즙을 내어 마신다. ≪보명집(保命集)≫

어린아이가 때에 상관없이 소변을 지리는 병증

대감초(大甘草) 머리를 탕으로 달여 매일 밤 복용한다. ≪위씨득효방(危氏得效方)≫

옹저비색(癰疽秘塞)

2전 반의 생감초를 우물물로 달여 복용하면 악물(惡物)을 내보낸다. ≪직지방(直指方)≫

어른의 몸이 마르고 체중이 감소되는 증상

3냥의 자감초(炙甘草)를 매일 아침 소변으로 3~4회 끓여 1회 복용하면 효과가 좋다. ≪외대비요(外臺秘要)≫

약선양생(藥膳養生)

감초건강탕(甘草乾薑湯)

자감초 12g, 건강(乾薑) 6g

위 2가지 약을 물에 타 복용한다.

중초(中焦)를 따뜻하게 하고 한기를 몰아내며 폐를 보하고 기에 이롭다. 담(痰)을 없애고 기침을 멎게 한다. 상한오한(傷寒誤汗) 후 팔다리가 차가워지는 증상, 목이 건조하고 목이 마르지 않는 것, 가슴이 답답하고 팔다리를 요동하면서 편하게 있지 못하며 토하는 병증, 폐가 위축되어 침을 흘리는 것, 가슴이 두근거리고 숨이 차는 것, 가래가 많은 기침, 소변이 저절로 나오는 병증, 소변이 빈번한 것, 머리가 어지러운 증세에 효험이 있다.

✚ 의가(醫家)에서 말하는 신농본초 양생법

　　주진형(朱震亨)은 "감초의 맛은 달고 각종 화독(火毒)을 완화시키며 마치 성품이 고상하고 사리가 밝으며 민중에게 은혜를 베푸는 군자와 같다. 약효가 하초(下焦)에 도달하려면 반드시 감초 끝을 사용하여야 한다"라고 했다.

　　이고(李杲)는 "감초(甘草)의 기는 단백하고 맛은 농후하여 음중에 양이 있는 약이다. 양기가 부족한 사람은 단맛으로 보익하여야 한다. 달고도 따뜻한 약물은 대열을 제거한다. 때문에 성질이 평(平)한 것을 사용하여 비위(脾胃)의 부족함을 자보하고 심화(心火)를 제거한다. 구운 후 감초의 성질은 온화하여 삼초(三焦)의 원기를 보양할 수 있고 표한(表寒)을 발산하며 사열(邪熱)을 제거하고 인후 통증을 이완하며 음혈(陰血)을 자양하고 정기를 완화한다. 무릇 심화승비(心火乘脾), 복부피부긴축(腹部皮膚緊縮), 복중구급동통(腹中拘急疼痛)의 환자는 반드시 2배

로 약을 쓰는 것이 적합하다. 이것의 성능은 급(急)한 기운을 완화시키고 통증을
그치게 하며 각종 약물을 조화롭게 하여 그것들의 효능이 충돌하지 않게 한다.
때문에 한약(寒藥)은 감초를 얻어 찬 성질을 완화하고 열약(熱藥)은 감초를 얻어
따뜻한 성질을 완화하여 한열은 서로 혼합하여 평화를 이룬다"라고 했다.

　　이시진(李時珍)은 "감초 외 홍중황(紅中黃)은 색깔은 곤(坤), 이(離) 2개가
있고 맛은 진하고 기(氣)는 옅다. 비토(脾土)를 자보하는 효능이 있다. 각종 약을
조화롭게 하는 것은 원로(元老)의 공덕이다. 왕도(王道)의 교화(敎化)를 받아 각종
병사(病邪)를 치료한다. 마치 황제를 돕고도 사람들 앞에서 뽐내지 않으며 공을
세우고도 이익을 탐하지 않는 군자처럼 확실히 약 중의 좋은 약이라 할 수 있다.
배가 더부룩하거나 구토를 하거나, 술을 좋아하는 사람은 이것의 단맛을 싫어한
다. 대극(大戟), 감수(甘遂), 원화(芫花), 해조(海藻) 모두 감초와 상반된다. 힘을 완
화시키는 약물이 혼매대병(昏昧大病)을 치료할 수 없는 것과 같다. 군자가 흔히
소인의 질투를 받는 것처럼 말이다"라고 했다.

　　소송(蘇頌)은 "손사막(孫思邈)의 ≪천금방(千金方)≫에서 감초(甘草)는 끓
인 물이 눈을 녹이듯이 신속히 각종 약독을 제거한다. 오두(烏頭), 파두독(巴豆毒)
에 걸린 사람은 감초를 복용하여 독성을 풀었다. 여러 차례 실험한 결과 효과는
사실이었다. 방서에서 콩즙은 모든 독을 풀어준다고 하지만 나는 매번 실험하여
도 효과를 보지 못했다. 만일 감초를 넣어 감두탕(甘豆湯)을 만들면 효과가 아주
신기할 정도이다"라고 했다.

교고람(絞股藍)

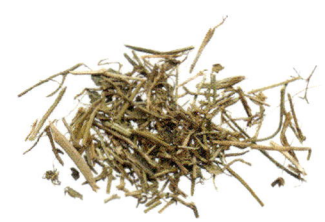

이명(異名)
칠엽담(七葉膽) · 감차만(甘茶蔓)
소고약(小苦藥) · 낙지생(落地生) · 편지생근(遍地生根)

✚ ≪전국중초약휘편(全國中草藥彙編)≫에 기재된 교고람의 효능
　　만성기관지염, 전염성간염, 신우염, 위장염을 치료한다.

補氣藥

교고람(絞股藍)

학명(學名)_ Gynostemma pentaphyllum (Thunb.) Makino

과속(科屬)_ 호로과(葫蘆科) 식물 교고람의 전체 풀을 건조하여 약으로 쓴다. 교고람은 전 세계적으로 12종이 있으며 뉴기니아, 말레이 제도, 일본 및 아시아 열대 지역에 분포되어 있다. 중국에는 약 10종이 있고 단 1종만 약으로 쓰인다.

지리분포(地理分布)_ 해발 100~3,200m의 산골짜기 밀림 속, 산비탈 나무가 듬성듬성한 숲이거나 관목림에 자란다. 감숙, 섬서와 장강 이남의 각지에 분포되어 있다.

채집가공(採集加工)_ 8~9월 열매를 맺기 전 선초(鮮草)를 취해 불순물을 제거하고 깨끗이 씻어 작은 묶음으로 묶거나 15cm 정도의 토막으로 자른 후 그늘에 말리거나 50~60℃의 온수에 말린다.

용법용량(用法用量)_ 15~30g을 달여 복용한다. 3~6g을 가루로 갈아 차에 담가 마신다. 외용 시 적당량을 취한다.

약리작용(藥理作用)_ 노화를 방지하고 진정, 진통작용이 있으며 기체면역기능을 강화하고 간 손상을 막으며 혈소판응집을 억제하고 염증과 종양을 없애며 혈액 속의 지방을 낮추는 등의 작용이 있다.

성미귀경(性味歸經)_ 달고 약간 쓰며 차다. 폐경(肺經), 비경(脾經), 심경(心經), 신경(腎經)에 작용한다.

효능주치(效能主治)_ 폐를 맑게 하고 가래를 제거하며 기를 보하고 음을 길러주며 양심안신(養心安神)의 효능이 있다. 몸이 허해져서 기운이 없고 힘이 없는 증상, 해천담조(咳喘痰稠), 음상구갈(陰傷口渴), 허로실정(虛勞失精), 가슴이 두근거리면서 불안하며 잠이 오지 않는 증상에 효험이 있다.

약선양생(藥膳養生)

교고람산사차(絞股藍山楂茶)

교고람(絞股藍) 15g, 생산사자 30g

교고람을 햇볕에 말려 으깬 후 산사자 조각을 교고람과 함께 가마 안에 넣는다. 적당한 물을 넣고 30분간 끓이며 찌꺼기를 제거하고 즙을 취한다. 차 대용으로 자주 마시고 하루에 전부 마신다.

폐를 맑게 하고 가래를 제거하며 기를 보하고 음을 길러주며 양심안신(養心安神)의 기능이 있다. 노년의 지방간에 효험이 있다.

반모교고람소계단(斑蝥絞股藍燒鷄蛋)

교고람 80g, 반모(斑蝥) 1마리, 계란 1개

반모의 머리와 날개, 발을 제거하고 계란 안에 넣는다. 먼저 교고람을 삶고 다시 물에 반모와 계란을 약한 불로 익힌 후 반모를 제거하고 계란을 매일 1개씩 연속 3일 먹은 후 3일 쉬고 또 복용한다.

폐를 맑게 하고 가래를 제거하며 기를 보하고 음을 길러주며 양심안신(養心安神)의 효능이 있다. 간암통증, 간에 물이 차는 등의 증세에 효험이 있다.

고대처방(古代處方)

안심보심탕(安神補心湯)

방선원류(方選源流)_ ≪기방본초(奇方本草)≫ 보허방(補虛方)

약물조성(藥物組成)_ 교고람 50g

포제방법(炮製方法)_ 깨끗이 씻어 그늘에 말린 교고람을 찻잔에 넣은 후 끓는 물을 넣고 10분간 담근 후 마시면 된다.

효능주치(效能主治)_ 양심안신(養心安神), 진정의 효능이 있다. 가슴이 두근거리면서 불안해하며 잠이 오지 않는 증상, 유정(遺精)의 일종으로 신기(腎氣)가 허손되어 정(精)이 새어나오는 병증, 과도한 긴장에 효험이 있다.

이당(飴糖)

이명(異名)

교이(膠飴)·당희(糖稀)·연당(軟糖)

✚ ≪명의별록(名醫別錄)≫ 상품(上品)

✚ 본경 문헌에 기재된 이당의 효능

허하여 피로한 것을 보양하고 갈증을 멈추며 어혈을 제거한다. 양기가 부족해 몸이 찬 증상을 보양하며 기력에 이로우며 장명인통(腸鳴咽痛)을 멈추고 침에 피가 섞여 나오는 증상을 치료하며 가래를 제거하고 폐를 윤활하게 하며 기침을 멎게 한다. 비위(脾胃)를 건강하게 하고 비위(脾胃)를 보양하며 피를 토하는 병증을 치료한다. 타박상으로 인한 어혈은 술에 담가 먹으면 효험이 있고 악혈(惡血)을 풀어준다. 또한 상한대독수(傷寒大毒嗽)에는 우만청(于蔓菁), 염교[薤]즙에 끓여 끼니 때마다 복용하면 좋다. 비장이 약하고 식욕이 없는 사람은 적게 쓰고 위기를 조화롭게 한다. 약과 함께 사용할 수 있다. 또한 부자(附子)와 초오두(草烏頭)의 독을 풀어준다.

이당(飴糖)

과속(科屬)_ 보리, 쌀, 좁쌀 혹은 촉서(蜀黍) 등의 양식을 발효시켜 만든 것이다.

지리분포(地理分布)_ 전국 각지에서 모두 생산된다.

채집가공(採集加工)_ 쌀, 고량, 좁쌀, 대맥, 옥수수 등 전분질의 양식을 원료로 발효당화(發酵糖化)를 거쳐 만들어진 식품이다.

용법용량(用法用量)_ 탕으로 쓸 때 반드시 양화(烊化)하여 매번 15~20g을 복용한다. 연고나 환제로 만들 수 있다.

성미귀경(性味歸經)_ 달고 따뜻하다. 비경(脾經)과 위경(胃經), 폐경(肺經)에 작용한다.

효능주치(效能主治)_ 진액(津液)을 생기게 하고 건조한 증상을 윤택하게 하며 보중완급(補中緩急)의 효능이 있다. 노권상비(勞倦傷脾), 이급복통(裏急腹痛), 피를 토하는 병증, 폐가 허하여 마른기침을 하는 것, 목이 붓고 아픈 병증, 입과 목이 마르면서 물을 많이 먹는 증상, 변비 증세에 효험이 있다.

고대명방(古代名方)

초오두독(草烏頭毒)과 천웅(天雄), 부자독(附子毒)
엿을 먹으면 즉시 풀린다. ≪성제총록(聖濟總錄)≫

과량의 약 복용으로 답답한 환자
이당을 먹으면 즉시 효과를 본다. ≪천금방(千金方)≫

생선뼈가 목이나 식도에 걸리는 것
엿을 노른자만큼의 환으로 삼키고 안 되면 다시 삼킨다. ≪주후백일방(肘後百一方)≫

표저독창(瘭疽毒瘡)
음력 섣달의 엿을 밤낮으로 환부에 바르면 며칠이 지나 치료된다. ≪천금방(千金方)≫

전채(錢釵)와 죽목(竹木)을 잘못 삼켰을 때
엿을 먹으면 전채나 죽목이 변으로 나오게 된다. ≪외대비요(外臺秘要)≫

약선양생(藥膳養生)

이당돈계(飴糖燉鷄, 이당닭찜)
이당 100g, 암탉 1마리, 생지(生地) 30g

닭의 털과 내장을 제거하고 깨끗이 씻는다. 생지 및 파, 생강, 소금, 이당을 닭의 배 속에 넣고 봉합한다. 닭 가슴이 위로 향하게 가마 안에 넣고 적당량의 물을 넣는다. 센 불로 끓인 후 약한 불로 바꿔 닭을 익힌다.

음을 길러주고 허를 보한다. 진액(津液)을 생기게 하고 건조한 증상을 윤택(潤澤)하게 하며 보중완급(補中緩急)의 효능이 있다. 오랜 병으로 몸이 허하고 저열로 잠잘 때 나는 땀 등의 증세에 효험이 있다.

✚ 의가(醫家)에서 말하는 신농본초 양생법

이시진(李時珍)은 "이(飴), 당(餳)은 곡아(谷芽)나 맥얼(麥蘖)을 각종 쌀로 달여 만든 것이다. 옛날 사람들은 한식절(寒食節)에 자주 엿을 먹었기 때문에 의방에서도 이것을 받아들였다"라고 했다.

도홍경(陶弘景)은 "고방건중탕(古方建中湯)에도 이것을 사용한다. 술과 사탕은 모두 쌀로 빚은 것이다. 술은 중품에 속하고 당(糖)은 상품에 속한다. 술은 취해 어지럽기에 나쁜 것이며 이당은 윤활하기에 좋은 것이다"라고 했다.

성무기(成無己)는 "비장은 느슨하려고 하니 급할 때에는 단맛으로 이완한다. 교이(膠飴)는 맛이 다니 이것으로 이완한다"라고 했다.

왕호고(王好古)는 "이(飴)는 비경기분(脾經氣分)의 약이다. 단것은 비장의 부족함을 보충해준다"라고 했다.

홍경천(紅景天)

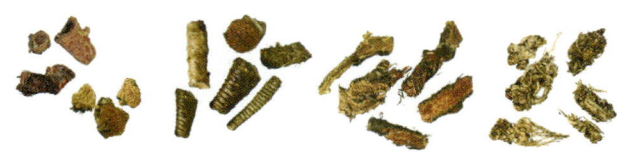

✚ ≪서장상용중초약(西藏常用中草藥)≫에 기재된 홍경천의 효능

    혈(血)의 운행을 활발히 하고 출혈을 그치게 하며 폐를 맑게 하고 기침을 멈추게 하며 해열한다. 기침을 할 때 피가 나오거나 가래에 피가 섞여 나오는 증상, 피를 뱉어내는 병증, 폐염으로 인한 기침, 여자의 음도(陰道)에서 항상 흰색의 끈끈한 액이 끈처럼 끊임없이 흘러나오는 것 등의 증세를 치료한다. 외용으로는 타박상, 화상을 치료한다.

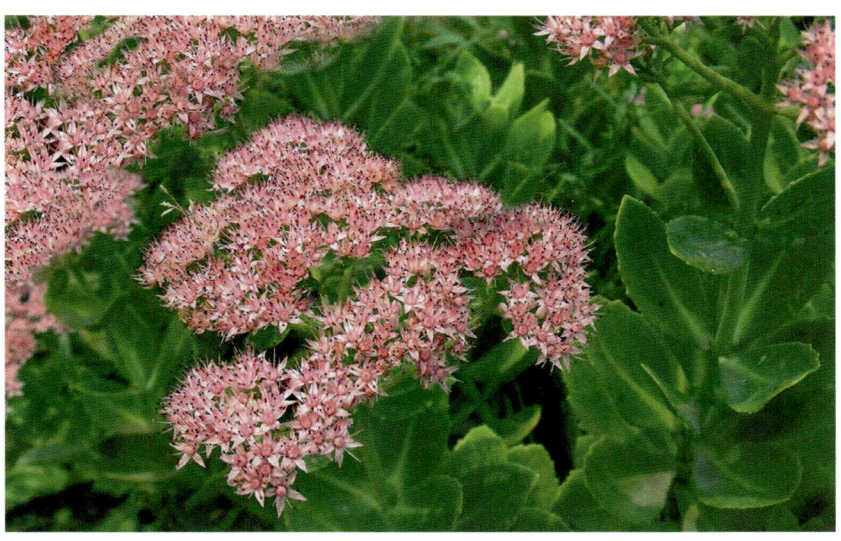

대화홍경천(大花紅景天)

학명(學名)_ Rhodiola crenulata (Hook. f. et Thoms.) H. Ohba.

과속(科屬)_ 경천과(景天科) 식물 대화홍경천의 뿌리와 근경을 건조하여 약으로 쓴다. 홍경천은 전 세계적으로 80여 종이 있으며 북반구 한대지역에 분포되어 있다. 중국에는 약 70여 종이 있고 약으로 약 9종이 쓰인다.

지리분포(地理分布)_ 해발 2,800~5,600m의 산비탈 초지, 관목림, 돌 틈에서 자란다. 사천, 운남, 서장 등지에 모두 분포되어 있다.

채집가공(採集加工)_ 가을철 화경(花莖)이 시들어 마르면 흙을 제거한 다음 햇볕에 말리거나 70℃ 이하의 불에 말린다.

용법용량(用法用量)_ 3~9g을 달여 복용한다. 외용 시 적당량을 가루로 갈아 조절한 후 붙인다.

약리작용(藥理作用)_ 피로와 흥분중추신경을 풀어주고 복사를 막아주며 산소부족에 견디고 종양을 제거한다.

성미귀경(性味歸經)_ 달고 차다. 비경(脾經)과 폐경(肺經)에 작용한다.

효능주치(效能主治)_ 폐를 맑게 하고 기침을 멈추게 하며 비(脾)를 튼튼하게 하고 기(氣)를 더하며 어혈을 제거하여 혈맥의 소통을 원활하게 하는 효능이 있다. 기(氣)가 허(虛)하여 몸이 약해지는 것, 기단핍력(氣短乏力), 병을 앓은 후에 추위를 두려워하는 증상, 폐에 생긴 여러 가지 열증(熱證)으로 기침이 나는 것, 피를 뱉어내는 병증, 타박상에 효험이 있다.

약선양생(藥膳養生)

홍경천돈저폐(紅景天燉猪肺, 홍경천돼지폐찜)

홍경천 15g, 돼지폐 500g, 조미료 적당량

홍경천을 잘게 썬다. 돼지폐를 깨끗이 씻어 작게 썰어 물에 끓여 거품을 없앤 후에 꺼낸다. 홍경천, 돼지폐, 조미료 등을 가마에 넣어 끓인 후, 약한 불로 돼지폐가 흐물흐물해질 때까지 끓인다. 폐는 먹고 탕은 마신다.

폐를 맑게 하고 기침을 멎게 하며 비(脾)를 튼튼하게 하고 기(氣)를 더해주며 어혈을 제거하여 혈맥의 소통을 원활하게 하는 효능이 있다. 노년성 폐기종, 가슴이 두근거리고 답답한 증세에 효험이 있다.

사극(沙棘)

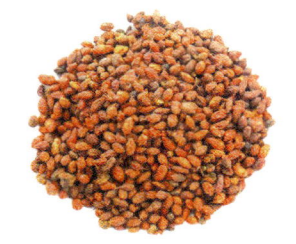

이명(異名)
사조(沙棗)·초류과(醋柳果)
초류(醋柳)·산극(酸棘)·흑극(黑棘)

✛ ≪서장상용중초약(西藏常用中草藥)≫에 기재된 사극의 효능

혈(血)의 운행을 활발히 하고 어혈을 풀어주며 가래를 삭이고 가슴을 편안하게 해주며 비장을 보하고 위를 튼튼하게 한다. 타박상, 어종, 가래가 많은 기침, 호흡곤란, 소화불량을 치료한다.

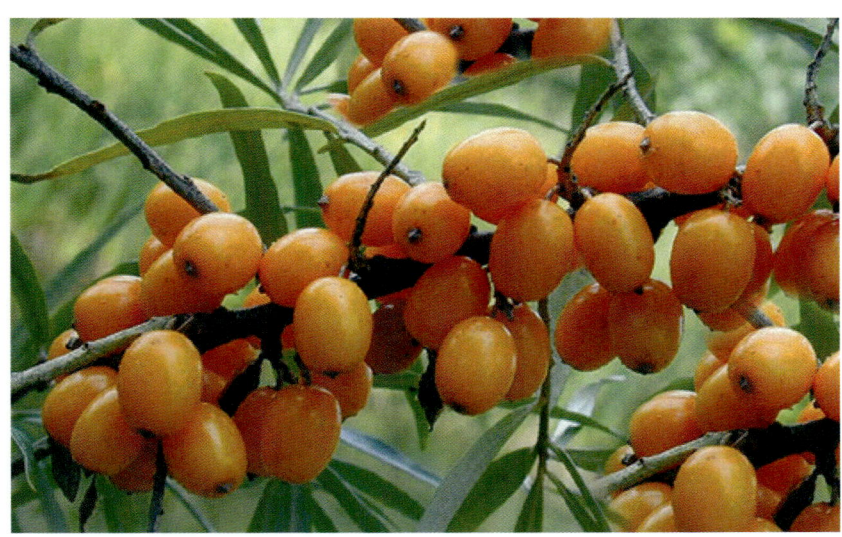

사극(沙棘)

학명(學名)_ Hippophae rhamnoides L.

과속(科屬)_ 호퇴자과(胡頹子科) 식물 사극의 성숙한 과실을 건조하여 약으로 쓴다. 사극은 전 세계적으로 약 4종이 있으며 유라시아 대륙에 분포되어 있다.

지리분포(地理分布)_ 해발 800~3,600m의 양지바른 비탈, 사막 지역, 강 골짜기, 산비탈과 평탄한 모래 지역에서 자란다. 중국의 화북, 서북, 사천 등지에 모두 분포되어 있다.

채집가공(採集加工)_ 가을철 과실이 성숙될 때 혹은 겨울철 과실이 얼었을 때 채집하는 것이 좋다. 불순물을 제거한 후 건조시키거나 찐 다음에 건조시킨다.

용법용량(用法用量)_ 3~9g을 달여서 복용한다.

약리작용(藥理作用)_ 종양을 제거하고 기체면역기능을 강화하며 혈전형성을 억제하고 간 손상을 막아주며 심근혈액부족과 산소부족을 예방하고 위궤양을 제거하며 염증을 막아주는 등의 작용이 있다.

성미귀경(性味歸經)_ 시고 떫으며 따뜻하다. 간경(肝經), 비경(脾經), 위경(胃經)에 작용한다.

효능주치(效能主治)_ 식체(食滯)를 치료하고 비위(脾胃)의 운화(運化) 기능을 회복시키며 기침을 그치게 하고 담(痰)을 제거하며 혈의 운행을 활발히 하고 어혈을 풀어준다. 가래가 많은 기침, 소화불량, 어혈경폐(瘀血經閉), 무절제하게 먹고 마셔 소화되지 않고 쌓임으로써 배가 아픈 병증, 질박어종(跌撲瘀腫) 증세에 효험이 있다.

약선양생(藥膳養生)

사극음(沙棘飮)

순사극(純沙棘) 과실즙에 2배의 물을 넣어 과일즙 음료로 만든다. 매일 200㎖, 여러 번 나눠 복용하거나 매끼 식사 후 100㎖를 마신다.

식체(食滯)를 치료하고 비위(脾胃)의 운화(運化)기능을 회복시키며 기침을 그치게 하고 담(痰)을 제거하며 혈의 운행을 활발히 하고 어혈을 풀어주며 혈액 속의 지방을 낮춘다.

사극과돈배골(沙棘果燉排骨, 사극과실과 갈비찜)

사극과(沙棘果) 35g, 갈비 1,200g, 약간의 조미료

갈비를 깨끗이 씻은 후 사극과 조미료를 함께 가마 안에 넣고 찬물을 넣어 천천히 끓여 익힌다.

식체(食滯)를 치료하고 비위(脾胃)의 운화(運化) 기능을 회복시키며 기침을 멎게 하고 가래를 제거하며 혈을 원활하게 하고 어혈을 풀어준다. 밥맛이 없고 질박어종(跌撲瘀腫)에 효험이 있다.

고대처방(古代處方)

사극활혈방(沙棘活血方)

방선원류(方選源流)_ 《기방본초(奇方本草)》 활혈방(活血方)

약물조성(藥物組成)_ 사극의 과실, 당삼(黨蔘) 각 25g, 당귀(當歸), 황금(黃芩), 진피(陳皮), 형개(荊芥) 각 20g, 황금(黃芩) 30g, 애엽(艾葉), 마황(麻黃) 각 10g, 대조(大棗) 10개, 향부(香附) 15g, 세신(細辛) 5g

포제방법(炮製方法)_ 이상은 성인의 양이고 어린아이는 절반으로 한다. 물로 달이고 매

일 3회, 매번 200㎖ 정도 복용한다.

효능주치(效能主治) _ 혈을 기르고 풍을 제거하며 혈의 운행을 활발히 하고 어혈을 풀어
준다. 두드러기, 구진성(丘疹性) 두드러기, 피부소양증 증세에 효험이 있다.

471

補氣藥

대조(大棗)

補虛藥

472

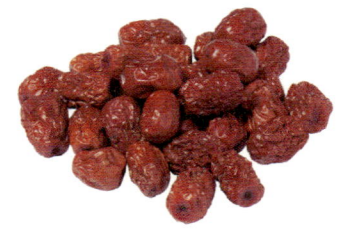

이명(異名)
건조(乾棗)·미조(美棗)
양조(良棗)·홍조(紅棗)
건적조(乾赤棗)·교조(膠棗)
남조(南棗)·백포조(白蒲棗)
반관조(半官棗)·자조(刺棗)

+ ≪신농본초경(神農本草經)≫ 상품(上品)
+ 본경 문헌에 기재된 대조의 효능

　　　　가슴과 배 부위의 사기(邪氣)를 치료한다. 중초(中焦)를 안정시키고 비기(脾氣)를 길러주며 위기(胃氣)를 다스리고 구규(九竅)를 통하게 한다. 십이경(十二經)을 돕고 소기(少氣)를 보한다. 진액이 적은 것, 신중부족(身中不足), 크게 놀라 팔다리가 무겁게 느껴지는 증상을 치료하고 각종 약을 조화롭게 한다. 오래 복용하면 몸이 가벼워지고 수명을 연장한다. 비(脾)를 보양하고 아래로 처진 비기(脾氣)를 일으키며 견지강력(堅志強力)의 효능이 있고 번민(煩悶)을 제거하고 심하현(心下懸)을 치료한다. 오장을 보하고 허손을 치료하며 음양을 화합한다.

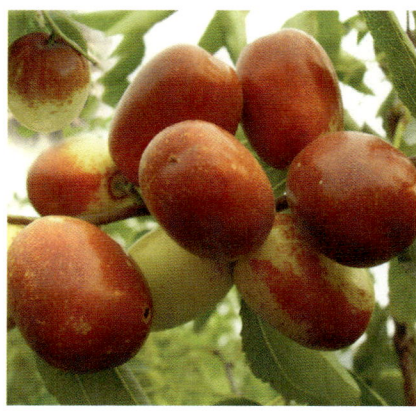
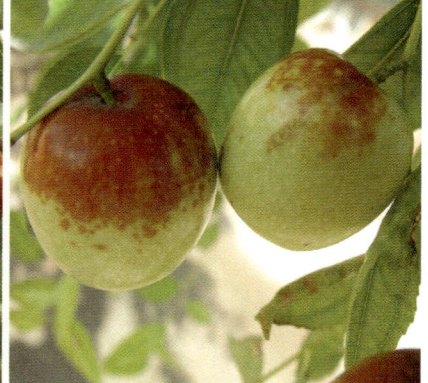

조(棗)

학명(學名)_ *Ziziphus jujuba* Mill.

과속(科屬)_ 서리과(鼠李科) 식물 대추의 성숙한 과실을 건조하여 약으로 쓴다. 대추는 전 세계적으로 98종이 있으며 아시아와 아메리카의 열대, 아열대 지역에 분포되어 있다. 중국에는 약 12종이 있고 약으로 약 5종이 쓰인다.

지리분포(地理分布)_ 해발 1,700m 이하의 산지대, 구릉과 평원에 자란다. 전국 각지에서 널리 재배된다. 재배품종은 아주 많다. 원산지는 중국이다. 현재의 아시아, 유럽, 아메리카 각지에서 모두 재배된다.

채집가공(採集加工)_ 가을철 과실이 성숙될 때 채집하고 햇볕에 말린다.

용법용량(用法用量)_ 6~15g을 달여 복용한다.

약리작용(藥理作用)_ 근력을 강화하고 잠이 오게 하며 알레르기를 생기지 않게 하며 간 손상을 막아주고 종양을 제거하는 등의 작용이 있다.

성미귀경(性味歸經)_ 달고 따뜻하다. 비경(脾經)과 위경(胃經)에 작용한다.

효능주치(效能主治)_ 정신을 안정시키고 혈을 자양하며 기(氣)를 더하고 중초(中焦)를 보양한다. 기혈(氣血)이 부족하여 음식을 적게 먹는 것, 기허(氣虛) 또는 양허(陽虛)로 인해 힘이 부족하거나 쉽게 지치는 증상으로 변이 묽은 증상, 여자의 히스테리 증상에 효험이 있다.

고대명방(古代名方)

위기(胃氣)를 조화롭게 하는 것
건조한 대추의 씨를 제거하고 약한 불에 구워 말린 후 가루로 갈아 적당량의 생강가루를 넣고 끓인 물에 타서 복용한다. ≪본초연의(本草衍義)≫

대변이 건조하고 막히는 것
대추 1알을 씨를 제거한 후 경분(輕粉) 반 전을 대추에 넣고 익힌 후 복용하고 대추탕을 마신다. ≪직지방(直指方)≫

마음이 매우 답답하여 괴로워 잠을 자지 못하는 것
대추 14개, 파의 하얀 부분 7뿌리, 물 3L를 넣고 1L가 될 때까지 끓여 1회 복용한다. ≪천금방(千金方)≫

폐기(肺氣)가 거슬러 올라와 호흡이 촉박하고 기침이 나는 것
침을 잘못 찔러서 횡격막(橫隔膜)이 손상된 것으로 인한 근맥급수(筋脈急數), 기역해수(氣逆咳嗽)
20개의 대추를 취해 씨를 제거하고 4냥의 식초를 약한 불에 구운 후, 대추 안에 넣고 보관한 다음 자주 하나씩 입에 물고 천천히 진액을 삼키면 완치된다. ≪태평성혜방(太平聖惠方)≫

배꼽 아래 양쪽이 뒤트는 듯이 아픈 산기(疝氣)
대추 하나를 취해 씨를 제거하고 머리, 발과 날개를 제거한 반모(斑蝥)를 대추 안에 넣고 종이로 싼 다음 데운 후 반모를 제거하고 대추만 취한다. 계심(桂心), 필징가(畢澄茄)를 달인 탕으로 복용한다. ≪직지방(直指方)≫

상한열병(傷寒熱病)

열병 후기에 입안이 마르고 목이 아프며 졸리는 증세에는 대추 20개, 오매(烏梅) 10개를 넣고 으깬 후 꿀을 넣어 행인 크기만 한 환을 만들고 입안에 넣어 진액을 삼키면 효과가 좋다. ≪천금방(千金方)≫

창구괴(瘡久壞)

3L의 대추엿을 물에 달여서 자주 환부를 씻는다. ≪천금방(千金方)≫

반위(反胃)에 걸려 먹은 음식을 토해내는 증상

대추 1개를 취해 씨를 제거하고 반모 하나(머리와 날개를 제거)를 함께 익힌 후 반모를 제거하고 공복에 끓인 물로 마신다.

약선양생(藥膳養生)

대조탕(大棗湯)

대추 20개

대추를 깨끗이 씻은 후 1시간 물에 담그고 약한 불에 문드러질 때까지 익힌다. 매번 1개씩 매일 3회 복용한다. 6일이 1회의 치료과정이다.

비(脾)를 튼튼하게 하고 기(氣)를 더해주며 비위를 보하고 지혈한다. 식욕부진, 비가 허하고 기가 약해지는 것, 기허로 인한 기능쇠퇴와 혈허로 인한 조직기관의 실양(失養)이 동시에 존재하는 병리상태, 비허발반(脾虛發斑)에 쓰인다. 현재 흔히 알레르기 자반에 쓰인다.

대조인삼탕(大棗人蔘湯)

대추 8개, 고려삼(高麗蔘) 10g

인삼을 찜통 안에 넣어 1시간 찐다. 2회 나눠 따뜻할 때 복용한다. 매일 2회, 6일을 1회의 치료과정으로 한다.

원기를 크게 보하고 탈진된 상태를 회복시켜서 진액을 생기게 하고 혈(血)을 자양(滋養)하여 심신(心神)을 안정시킨다. 허약, 가슴이 두근거리면서 불안해하며 잠이 오지 않는 증상, 기단핍력(氣短乏力), 큰 출혈로 인해 허탈(虛脫)해진 증상에 효험이 있다.

✦ 의가(醫家)에서 말하는 신농본초 양생법

≪대명본초(大明本草)≫에서 말하기를 "치통, 감병(疳病), 충익충충(蟲匿蟲蟲)한 사람은 대추가 적합하지 않다. 어린아이는 특히 적합하지 않다. 또한 파와 함께 먹지 않는다. 그렇지 않으면 오장이 조화롭지 못하고 물고기와 함께 먹으면 허리통과 복통이 초래된다"라고 했다.

이시진(李時珍)은 "오늘날 사람들은 사탕, 꿀로 대추를 섞어 쪄서 복용한다. 장기간 복용하면 극히 쉽게 비장과 위를 상하게 하고 습열을 돕는다. 과도하게 많이 먹으면 치아가 누렇게 되고 충치가 생긴다. 때문에 혜강(嵇康)은 ≪양생론(養生論)≫에서 '사람은 진지(晉地)에서 살면 치아가 누렇게 될 수밖에 없고 이가 머리카락에서 살면 색깔이 검게 된다'고 하였다"라고 했다.

도홍경(陶弘景)은 "도가의 약방에는 대추를 음식 중의 상품으로 간주하였다. 대추껍질은 대소변을 통하게 하는 작용이 있고 과육은 허한 것을 보하는 기능이 있기 때문에 달일 때 이것을 나눠서 사용해야 한다"라고 했다.

이고(李杲)는 "대추의 성질은 아주 후중(厚重)하고 양성에 속한다. 이것의 따뜻한 성질은 부족한 것을 보충하고 이것의 단맛은 음혈을 이완시킨다"라고 했다.

성무기(成無己)는 "사기(邪氣)가 영위(營衛)에 있을 때 맵고 단 2가지 맛의 약물은 이것을 완해한다. 따라서 생강과 대추로 풍사를 몰아내고 영위를 조화시킨다. 생발비위(生髮脾胃)의 올라가는 기운이다. 장중경(張仲景)이 기가 하복(下腹)의 중부(中部)부로부터 치솟아 흉완부와 인후를 치받으면서 극렬한 통증이 발생하는 병증을 치료하는 방제(方劑)에 대추를 넣어 비토(脾土)를 자보하여 신기(腎氣)를 다스렸다. 수음협통(水飮脅痛)을 치료할 때 십조탕(十棗湯)이 있는데 비토(脾土)를 보익(補益)함으로써 신수(腎水)를 억제하였다"라고 했다.

주진형(朱震亨)은 "대추의 맛은 달고 성질은 느리며 토에 속하고 화(火)를 이끈다. 단맛은 먼저 비장에 들어가기에 비장을 보하려는 사람이 단맛을 쓰면 안 된다. 따라서 현대 사람들이 단 음식을 많이 먹어 비장이 손상되어 질병이 된다"라고 했다.

이시진(李時珍)은 "≪소문(素問)≫에서 대추는 비장의 과일이고 비장질병에 걸린 사람은 이것이 적합하다. 말하기를 질병을 치료할 때 대추가 비경혈분(脾經血分)으로 들어가는 약물이다. 만일 병이 없는데 과도하게 복용한다면 치아에 충치가 생겨 손상되고 무궁(無窮)을 해친다. 왕호고(王好古)에 의하면 중초옹만(中焦壅滿)인 사람은 단 음식을 먹지 못하고 단 음식은 속을 더부룩하게 한다. 때문에 장중경은 심하비(心下痞)를 치료할 때 사용하는 건중탕(建中湯)에 엿과 대추를 없애는데 이것은 감초와 같기 때문이다. 이것이야말로 대추를 사용하는 방법을 제대로 파악한 것이다"라고 했다.

補氣藥

봉밀(蜂蜜)

이명(異名)
석밀(石蜜) · 석이(石飴)
식밀(食蜜) · 밀(蜜)
백밀(白蜜) · 백사밀(白沙蜜)
밀당(蜜糖) · 사밀(沙蜜) · 봉당(蜂糖)

✚ ≪신농본초경(神農本草經)≫ 상품(上品)
✚ 본경 문헌에 기재된 봉밀의 효능
　　　　　가슴과 배 부위의 사기(邪氣)를 치료하고 오장육부의 부족함을 안정시켜주며
기(氣)를 더해주고 중초(中焦)를 보(補)하며 통증을 멈추게 하고 해독시키며 중병(衆病)을 제
거하고 각종 약을 조화롭게 한다. 장기간 복용하면 의지를 강하게 하고 몸을 가볍게 한다.
기아에 시달리지 않고 늙지 않으며 수명을 연장하고 장수한다. 비장의 기를 길러주며 마음속
번뇌를 제거하며 음식이 내려가지 않는 것을 치료한다. 근육통증, 입안이 허는 병증을 치료
하고 귀와 눈을 맑게 한다. 영위(營衛)와 함께 장부(臟腑)를 윤활하게 하고 삼초(三焦)를 통하
게 하며 비장과 위를 조절한다.

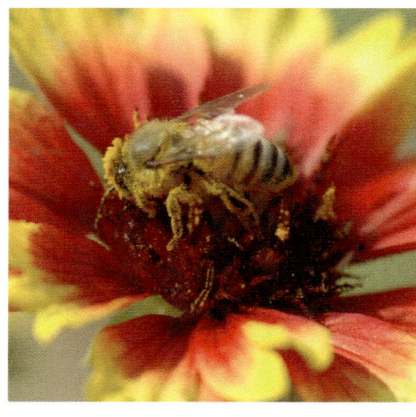 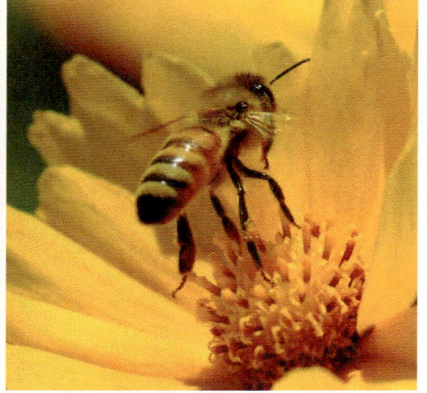

중화봉밀(中華蜂蜜)

학명(學名)_ Apis cerana Fabricius.
과속(科屬)_ 밀봉과(蜜蜂科) 곤충 이탈리아 밀봉이거나 중화밀봉으로 빚은 것은 장을 윤
택하게 한다. 반신불수에 대변이 굳은 환자에게 쓰인다.
지리분포(地理分布)_ 호북, 광동, 하남, 운남, 강소 등지에서 생산되고 전국 대부분 지역

에 모두 생산된다.

채집가공(採集加工)_ 봄, 여름, 가을에 채집한다.

용법용량(用法用量)_ 15~30g을 달여서 복용하거나 물에 타서 복용하거나 환제, 고제(膏劑), 전제(煎劑)로 만들어 처방에 따라 양을 조절한다.

약리작용(藥理作用)_ 장의 움직임을 촉진하고 배변을 촉진하며 기체면역력을 강화하고 종양과 균을 없애며 해독하고 생장발육을 촉진하는 등의 작용이 있다.

성미귀경(性味歸經)_ 달고 평하다. 폐경(肺經), 비경(脾經), 대장경(大腸經)에 작용한다.

효능주치(效能主治)_ 주로 윤조(潤燥) 작용이 있고 비위(脾胃)를 보(補)하며 진통, 해독 작용이 있다. 허증(虛證)일 때 완복(脘腹)에 나타나는 통증, 폐경(肺經)의 진액(津液)이 말라서 일어나는 해수(咳嗽), 대장(大腸)의 진액이 줄어들어 대변이 굳어진 것에 쓰인다. 외상치료로는 화상 입은 것, 창양불렴(瘡瘍不斂) 증세에 효험이 있다.

고대명방(古代名方)

음진작양(隱疹作痒)
꿀의 양을 제한하지 않고 좋은 술로 조절하여 복용한다. ≪태평성혜방(太平聖惠方)≫

뜨거운 기름에 데인 화상
꿀을 환부에 바른다. ≪매사방(梅師方)≫

얼굴반점
백밀(白蜜)을 복령(茯苓)가루로 조절하여 바르면 7일 후에 치유된다. 손진인(孫眞人)의 ≪식기(食忌)≫

대변이 통하지 않을 때
밀 2합을 동기(銅器)에 약간 달여 엿 형태가 될 때 비틀어서 길이가 1촌 반 되는 정자(挺子) 형태로 한쪽 끝을 뾰족하게 한다. 냉각하여 단단해진 후 항문에 넣으면 얼마 지나지 않아 변이 통한다. ≪상한잡병론(傷寒雜病論)≫

항문에 창(瘡)이 생기는 병증
항문은 폐가 주관하는 부위이다. 폐열은 항문을 축소하여 창을 형성하게 한다. 백밀 1L, 돼지담즙 1개를 혼합하여 약간 끈적거릴 때까지 달여 3촌 길이의 약정(藥挺)을 만들어 기름을 바른 후 항문에 넣는다. 반듯이 누워 항문 부위를 아래로 향하게 하면 잠시 뒤 변이 통하게 된다. ≪매사방(梅師方)≫

정종악독(疔腫惡毒)
생밀(生蜜)과 한 해를 거른 총연고(蔥研膏)를 취해 먼저 창정(瘡疔)을 구멍 내고 밀고(蜜膏)를 바른다. 몇 시간 후 창독(疔毒)은 저절로 배출되며 마지막에는 뜨거운 식초로 씻는다. ≪구급선방(救急仙方)≫

補氣藥

발백생흑(拔白生黑), 소년백발발거백발(少年白髮拔袪白髮)

백밀을 모발 구멍에 바르면 검은 머리카락이 자라날 수 있다. 만일 여전히 검은 머리카락이 자라나지 않으면 다시 오동자(梧桐子)를 즙을 내어 모공에 바르면 된다. ≪매사방(梅師方)≫

귀두생창(龜頭生瘡)

꿀과 감초(甘草)를 달여 환부에 바른다. ≪외대전유(外臺佺癒)≫

산후 목마름

제련한 꿀을 물에 타서 마시면 즉시 갈증을 해소한다. ≪산서(産書)≫

난산횡생(難産橫生)

꿀, 진마유(眞麻油) 각 반 사발을 절반이 될 때까지 달여 복용하면 즉시 낳는다. ≪해상방(海上方)≫

각종 물고기 뼈가 목에 걸렸을 때

좋은 꿀을 천천히 복용하면 뼈가 내려가게 된다. ≪갈씨방(葛氏方)≫

약선양생(藥膳養生)

봉밀지마고(蜂蜜芝麻膏)

꿀 200g, 검은깨 30g

검은깨를 가루로 갈아 만들어 꿀을 넣고 찐다. 매일 2회 간식처럼 먹는다.

윤조보중(潤燥補中)의 효능이 있고 통증을 멈추게 하며 해독시키고 허를 보하며 장을 윤활하게 한다. 반신불수에 변비가 동반되는 환자에게 효험이 있다.

고대처방(古代處方)

윤폐익비고(潤肺益脾膏)

방선원류(方選源流)_ ≪홍씨집험방(洪氏集驗方)≫ 치조방(治燥方)

약물조성(藥物組成)_ 백밀 5,000g, 생지황(生地黃) 8,000g, 백복령(白茯苓) 1,500g, 인삼 800g

포제방법(炮製方法)_ 상술한 약을 연고를 만든다. 매번 6~9g 아침저녁으로 1회 미주(米酒)나 끓인 물에 따뜻하게 타서 마신다.

효능주치(效能主治)_ 음을 자양하고 폐를 윤택하게 하며 기에 이롭고 비장을 보한다. 폐음휴손(肺陰虧損), 허로건해(虛勞乾咳), 목이 마르고 피를 뱉어내는 병증, 근육이 점점 여위는 병증, 기단핍력(氣短乏力)에 효험이 있다.

✚ 의가(醫家)에서 말하는 신농본초 양생법

왕영(汪穎)은 "모든 꿀의 맛은 꿀을 만드는 꽃의 냄새에 따라 결정된다. 겨울, 여름에 제조하는 꿀이 가장 좋고 가을철 꿀은 못하며 봄철에는 쉽게 변질되어 시큼해진다. 민(복건), 꽝(광동)에서 생산되는 꿀의 성질은 아주 덥다. 남방에는 눈이 내리지 않기에 각종 꽃과 풀이 대부분 열성(熱性)이기 때문이다"라고 했다.

이시진(李時珍)은 "생꿀은 성질이 차고 더우면 성질이 따뜻해지며 차지도 마르지도 않아 이것의 중화(中和)의 기를 표현한다. 때문에 십이장부(十二臟腑)의 질병에 다 적합하다. 하지만 과도하게 먹으면 생발(生髮), 습열충(濕熱蟲), 익충(䘌蟲)을 초래하기 때문에 어린아이는 반드시 특별히 조심하여야 한다. 왕충(王充)이 ≪논형(論衡)≫에서 말하기를, 봉채(蜂蠆)는 태양의 화기(火氣)를 이어받아 성장하기에 이것의 독은 꼬리에 있다. 꿀은 벌의 체액(體液)이므로 과도하게 식용하면 중독될 수 있다고 하는데 이것은 잘 이해하지 못한 것이다. 제련을 거친 봉밀은 독이 없다"라고 했다.

주진형(朱震亨)은 "꿀의 성질은 비장(脾臟)으로 들어가기 좋아한다. 서북지방의 지세는 높고 기후가 건조하기에 사람들은 꿀을 식용하면 이롭다. 동남 지역은 낮고 조습하기에 꿀을 많이 먹으면 비장을 손상한다"라고 했다.

손사막(孫思邈)은 "7월에는 생꿀을 먹어서는 안 된다. 먹으면 갑자기 크게 토하고 설사를 하게 된다(급할 때에는 위로는 토하고 아래로는 설사한다). 청적미산(青赤味酸)의 꿀을 먹으면 가슴이 답답해진다. 꿀은 상추, 생파[生蔥]와 함께 먹어서는 안 된다. 먹게 되면 설사를 초래한다. 꿀을 배불리 먹은 후 소금에 절인 생선을 먹어서는 안 된다. 그렇지 않으면 돌연 사망할 수 있다"라고 했다.

이시진(李時珍)은 "벌은 독이 없는 꽃분을 채집하고 소변으로 빚어 꿀을 만든다. 이른바 썩은 물건으로 신기한 효능이 생긴 것이다. 약으로 쓰는 꿀의 5가지 효능은 다음과 같다. 1. 열을 제거하고 해독하며 비위(脾胃)를 보(補)하고 윤조(潤燥)하며 진통작용을 한다. 2. 생꿀은 성질이 차다. 그것은 열을 제거하고 숙밀(熟蜜)은 따뜻하여 비기를 보한다. 3. 달고도 평온하다. 때문에 독을 풀어준다. 4. 부드럽고 윤택하다. 때문에 윤조(潤燥)할 수 있다. 5. 늦추기에 급한 것을 없앤다. 때문에 심복(心腹), 근육, 창양(瘡瘍)의 통증을 멈추고 중평(中平)을 얻게 된다. 때문에 갖가지 약을 조화롭게 하여 감초와 기능이 같다. 장중경(張仲景)이 양명결조(陽明結燥) 병증을 치료할 때 꿀을 달이는 방법으로 대변을 통하게 하였다. 이 방법은 확실히 천고(千古)의 신방이다"라고 했다.

맹선(孟詵)은 "무릇 신체에 열이 나고 사지가 불편하면 즉시 꿀물 1사발을 먹으면 효과가 좋다. 또한 눈에 떨어뜨리는 방법으로 눈에 열이 나며 잘 보이지 않는 것을 치료할 수 있다. 집에서 키우는 꿀에는 백밀이 가장 좋고 목밀(木蜜)은 그 다음이고 애밀(崖蜜)이 가장 못하다. 생강즙과 같이 달이면 기온이 차지도 않은데 손가락 끝이 냉(冷)한 병증을 치료하는 데 매우 효과적이다"라고 했다.

補氣藥

음양곽(淫羊藿)

이명(異名)
선령비(仙靈脾)·강전(剛前)
양곽(羊藿)·양곽엽(羊藿葉)
황련조(黃連祖)·우각화(牛角花)
삼차골(三叉骨)·삼각봉(三角蓬)
궁한퇴(窮漢腿)·핍력초(乏力草)

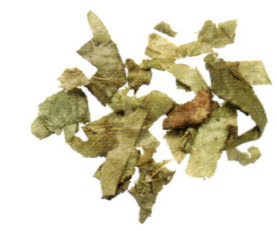

✚ ≪신농본초경(神農本草經)≫ 중품(中品)

✚ 본경 문헌에 기재된 음양곽의 효능

　　　　맛은 달고 기는 향기로우며 성질은 따뜻하고 차지 않다. 정기(精氣)를 이롭게 하고 수족양명(手足陽明), 삼초(三焦), 명문(命門)의 약이며 진양(眞陽)이 부족한 사람에게 효험이 있다. 양위절상(陽痿絶傷), 음경(陰莖) 통증을 치료한다. 소변을 통하게 하고 기력(氣力)에 이로우며 의지를 강하게 한다. 근골(筋骨)을 견고하게 하고 연주창과 독창, 붉은색의 옹(癰)을 제거하며 하부에 창(瘡)이 있을 때 씻으면 벌레가 나온다. 남자가 오래 복용하면 자식이 없게 된다.

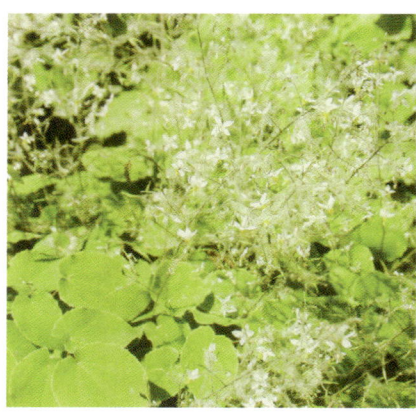 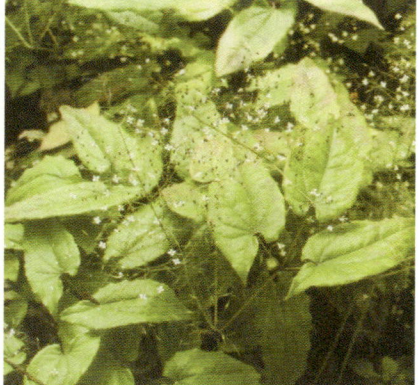

음양곽(淫羊藿)

학명(學名)_ Epimedium brevicornum Maxim.

과속(科屬)_ 소벽과(小檗科) 식물 음양곽, 전엽음양곽(箭葉淫羊藿), 무산음양곽(巫山淫羊藿), 조선음양곽(朝鮮淫羊藿), 유모음양곽(柔毛淫羊藿)의 지상 부분을 건조하여 약으로 쓴다. 음양곽은 전 세계적으로 약 40여 종이 있으며 아시아 동부와 이탈리아, 알제리에 분포되어 있다. 중국에는 약 30여 종이 있고 약으로 약 20종이 쓰인다.

지리분포(地理分布)_ 1. 음양곽은 산비탈 음습한 곳이거나 산골짜기에서 자란다. 북경, 내몽고, 하남, 하북, 섬서, 산서, 녕파, 청해, 감숙, 안휘, 신강, 호남, 호북, 광서, 사천 등지에 분포되어 있다.

2. 전엽음양곽은 산지, 밀림, 암석 틈새, 시냇물가의 그늘진 조습지에서 자란다. 섬서, 감숙, 안휘, 절강, 사천, 강서, 대만, 호북, 복건, 호남, 광동, 광서, 귀주 등지에 분포되어 있다.

3. 무산음양곽은 시냇가, 골짜기에서 자란다. 섬서, 사천, 광서, 귀주 등지에 분포되어 있다.

4. 조선음양곽은 그늘진 수풀 아래나 관목림 사이에 자라고 부식질의 습윤한 토양을 좋아한다. 요녕, 길림, 흑룡강성에 분포되어 있다.

5. 유모음양곽은 산비탈, 숲 아래 풀숲에 자라며 음습한 지역을 즐긴다. 내몽고 하남, 섬서, 하북, 감숙, 안휘, 절강, 호북, 강서, 사천, 귀주 등지에 분포되어 있다.

채집가공(採集加工)_ 여름철, 가을철 잎과 줄기가 무성할 때 따서 거친 줄기와 불순물을 제거하고 햇볕에 말리거나 그늘에 말린다.

용법용량(用法用量)_ 3~9g을 달여 복용한다.

약리작용(藥理作用)_ 시상하부-뇌하수체-성선축(性腺軸)의 기능을 촉진하며 뼈의 형성을 촉진하고 노쇠를 막으며 기체면역기능을 강화하고 항바이러스 등의 작용을 한다.

성미귀경(性味歸經)_ 맵고 달며 따뜻하다. 간경(肝經)과 신경(腎經)에 작용한다.

효능주치(效能主治)_ 근골을 강하게 하고 신장의 양기를 보하며 풍습을 제거한다. 양위(陽痿) 증상과 정액이 성행위 이외에 흐르는 증상, 풍습비통(風濕痺痛), 근골이 마르면서 힘이 빠지는 병증, 살갗에 감각이 없으면서 팔다리에 경련이 생겨 오그라드는 병증, 갱년기 고혈압 증세에 효험이 있다.

補陽藥

고대명방(古代名方)

편풍불수(偏風不遂), 피부 감각이 없는 환자
선령비주(仙靈脾酒): 선령비 1근을 잘게 썰어 면포에 넣고 항아리에 넣는다. 이것을 무회주(無灰酒)에 담그고 여러 층으로 밀봉한다. 봄이 지나 여름철에는 3일, 가을, 겨울철에는 5일 후 매일 따뜻하게 복용한다. 취한 듯하나 취하지 않는 정도로 마신다. 하지만 너무 취해서는 안 된다. 술을 마신 후 다시 위의 방법으로 만들면 효과를 볼 수 있다. 약술을 만들 때 닭과 개가 보게 해서는 안 된다. ≪성혜방(聖惠方)≫

선령비주경방(仙靈脾酒經方)
남자의 기운을 돕고 허리와 무릎의 냉증을 제거한다. 음양곽 1근, 술 1두에 3일간 담그고 제때에 마신다. ≪식의심경(食醫心鏡)≫

어린아이가 어두운 곳에서 앞을 잘 보지 못하는 병증

음양곽 뿌리, 만잠아(晩蠶蛾) 각 반 냥, 자감초(炙甘草), 사간(射干) 각 2전 반을 가루로 간다. 새끼양의 간 1개를 썰어 넣고 약 2전을 넣고 입구를 꼭 묶는다. 검은콩 1합, 미감(米泔) 1컵을 끓여 2회에 나눠 마신다. ≪보제방(普濟方)≫

삼초해수(三焦咳嗽, 배가 더부룩하여 식욕이 없고 기가 불순함)

선령비(仙靈脾), 복분자(覆盆子), 볶은 오미자 1냥을 함께 가루로 갈아 꿀로 조절하여 오동자(梧桐子) 크기만 한 약환을 만든다. 매번 생강차로 20환씩 복용한다. ≪성제총록(聖濟總錄)≫

치아통증

음양곽가루를 달여서 반복적으로 양치질하면 아주 효과가 있다. ≪기효방(奇效方)≫

목혼생예(目昏生翳)

음양곽과 생왕과(生王瓜)를 같은 양으로 가루로 만들어 매번 1전씩 복용하고 차물에 타서 2회 마신다. ≪성제총록(聖濟總錄)≫

두진입목(痘疹入目)

음양곽(淫羊藿), 위령선(威靈仙)을 같은 양으로 가루로 간다. 매번 5분미음으로 복용한다. ≪두진편람(痘疹便覽)≫

약선양생(藥膳養生)

음양곽종용주(淫羊藿蓯蓉酒)

음양곽 100g, 육종용(肉蓯蓉) 50g, 65도 고량백주 1,000g

약을 술에 담근 후 7일간 막아둔다. 매번 작은 잔으로 1일 3회 마신다.

근골을 강하게 하고 신장의 양기를 보하며 습열을 제거한다. 신양(腎陽)이 허하거나 부족한 것, 양사불거(陽事不擧)와 같은 의미로 성욕은 있는데 발기가 되지 않는 음위증(陰痿證), 허리와 무릎이 시리고 아픈 증상, 자궁이 냉하여 임신이 되지 않는 것 등의 증세에 효험이 있다.

음양곽주(淫羊藿酒)

음양곽 500g, 백주 1,500g

음양곽을 술에 담근 후 7일 낮밤(처음 4일 낮밤은 온도가 50℃ 이상 그 후 3일 낮밤은 온도는 7℃ 이내)을 여과하고 매일 20㎖씩 하루 3회 마신다.

근골을 강하게 하고 신장의 양기를 보하며 풍습을 보한다. 양사불거(陽事不擧)와 같은 의미로 성욕은 있는데 발기가 되지 않는 음위증(陰痿證), 조설(早洩), 사지마비, 요슬냉증(腰膝冷症)에 효험이 있다.

✚ 의가(醫家)에서 말하는 신농본초 양생법

소공(蘇恭)은 "각지에 모두 음양곽이 있다. 이것의 잎은 팥잎과 흡사하다. 하지만 동그랗고 얇으며 뿌리는 가늘고 견고하여 선령비라 부른다"라고 했다.

소송(蘇頌)은 "섬서, 강동, 난중, 태산, 호상 일대에 모두 이것이 있다. 잎은 푸르러 살구 같고 잎에는 가시가 나 있다. 줄기는 조간(粟稈, 조 볏짚) 같고 뿌리는 자색이며 수근이 있다. 4월에 흰 꽃이 피고 자색 꽃이 피기도 한다. 자잘하고도 머리가 하나인 씨앗을 맺는다. 5월경에 채집한 잎을 햇볕에 말린다. 호상(湖湘) 일대에서 자라는 것은 잎은 팥잎 만하고 줄기는 아주 가늘며 겨울이 지나도 마르지 않고 뿌리 형태는 황련(黃連)과 비슷하다. 관중에는 이를 삼지구엽초(三枝九葉草)라 했고 모종의 높이는 2척 정도이며 뿌리와 잎 모두 약으로 쓴다. ≪촉본초(蜀本草)≫에서 말하기를 물소리가 들리지 않는 곳의 음양곽의 품질이 가장 좋다"라고 했다.

이시진(李時珍)은 "산속에서 자라고 1개의 뿌리에는 몇 개의 줄기가 있으며 줄기의 굵기가 실과 같고 높이는 약 2척 정도이다. 1개의 줄기는 또한 3개의 가장귀로 나뉘며 1개의 가장귀에는 3편의 잎이 자리고 잎의 길이는 약 3촌 정도이며 살구 잎, 두곽(豆藿)과 비슷하다. 잎의 표면은 빛이 나고 뒷면의 색깔은 연하며 잎은 얇고도 잘며 톱니에는 잔가시가 있다"라고 했다.

서지재(徐之才)는 "서여(薯蕷), 자지(紫芝)를 이것의 사약(使藥)으로 하고 술과 배합하면 약효가 더욱 좋다"라고 했다.

이시진(李時珍)은 "음약곽의 기는 향기롭고 맛은 달며 성질은 온하고 차지 않다. 정기를 보익하고 수족양명경(手足陽明經), 삼초(三焦), 명문(命門)의 약물이다. 진양(眞陽)이 부족한 환자에게 적합하다"라고 했다.

補陽藥

녹용(鹿茸)

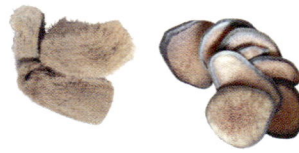

이명(異名)
반용주(斑龍珠)

✚ ≪신농본초경(神農本草經)≫ 중품(中品)

✚ 본경 문헌에 기재된 녹용의 효능

　　　　누하악혈(漏下惡血), 한열경간(寒熱驚癇)을 치료한다. 기에 이롭고 의지를 강하게 하며 치아가 생기고 늙지 않는다. 몸의 정기(正氣)와 기혈(氣血)이 허약해진 병증, 쇄쇄여학(灑灑如瘧), 몸이 마르고 체중이 감소되는 증상, 사지가 시큰거리고 아픈 것, 허리의 척추뼈 부위가 아픈 것, 소변삭리(小便數利), 소변으로 정(精)이 새어나오거나 소변에 피가 섞여 나오는 증상을 치료한다. 복부에 있는 어혈을 제거하고 석림옹종(石淋癰腫)을 흩어지게 하며 골중열저(骨中熱疽)를 치료한다. 뼈를 길러주고 태를 안착시키며 기가 위로 치민 것을 가라앉힌다. 귀정물(鬼精物)을 죽이며 오래 복용하면 노화를 방지한다.

　　　　남자의 허리와 신장이 허하고 냉하며 발과 무릎이 무기력하며 밤에 귀신과 성교하는 꿈을 꾸는 것, 정자가 스스로 흘러나오고 여성의 붕루로 나오는 혈액, 음도(陰道)에서 붉은색과 흰색이 섞인 점액이 계속 흘러나오는 것에는 자말(炙末)에 공심주(空心酒)로 방촌비(方寸匕)씩 복용한다. 근골을 튼튼하게 한다. 정자를 생성하고 골수를 보하며 혈을 길러주고 장에 이로우며 근골을 튼튼하게 한다. 허손으로 인한 귀머거리, 눈이 어두워 주위를 잘 분간하지 못하는 것, 어지럼증, 허에 속한 이질을 치료한다.

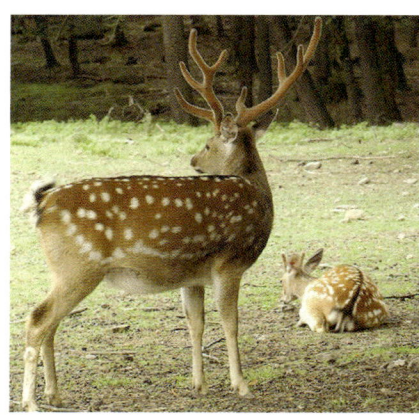

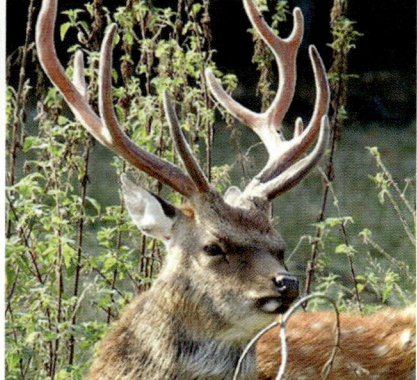

매화록(梅花鹿)

학명(學名)_ Cervus nippon Temminck

과속(科屬)_ 녹과(鹿科) 동물 매화록과 마록(馬鹿)의 수사슴의 뼈가 골화되지 않아 굳어지지 않고 용모(茸毛)가 빽빽이 자란 유각(幼角)을 약으로 쓴다.

지리분포(地理分布)_ 1. 매화록은 혼합림, 산지초원 및 삼림 부근에 서식한다. 화북, 동북, 화동, 화남에 분포되어 있다.

2. 마록은 혼합림, 고산의 삼림초원에 서식한다. 서북, 동북 및 내몽고 등지에 분포되어 있다.

채집가공(採集加工)_ 해마다 양치(兩茬)를 수집하고 여름과 가을, 두 계절에는 녹용을 톱으로 자른다. 두치용(頭茬茸)에는 '이강거용(二杠鋸茸)'과 '삼차거용(三岔鋸茸)'이 있다. 전통가공법을 '수자법(水煮法)'이라고 하는데 최근에는 또한 '극초단파와 원적외선법'을 연구해냈다. 가공품은 '대혈용(帶血茸)'과 '배혈용(排血茸)'으로 나눈다.

용법용량(用法用量)_ 가루로 갈아서 1~2g을 복용한다.

약리작용(藥理作用)_ 생장발육을 촉진하고 기체면역기능을 강화하며 성호르몬의 작용을 촉진하며 관맥류량을 증가하고 노화를 방지하며 궤양을 제거하고 타박상을 아물도록 촉진하는 등이다.

성미귀경(性味歸經)_ 달고 짜며 따뜻하다. 신경(腎經)과 간경(肝經)에 작용한다.

효능주치(效能主治)_ 정혈에 이롭고 신장의 양기를 튼튼하게 하며 충임(沖任)을 조절해주고 근골을 튼튼하게 하며 탁창독(托瘡毒)의 효능이 있다. 음경(陰莖)이 완전히 발기되기 전에 정액이 배출되는 것, 몸이 마르고 체중이 감소되는 증상, 정신(精神)을 과도하게 사용하여 피로(疲勞)한 병증, 자궁이 냉하여 임신이 되지 않는 것, 추위를 싫어하는 것, 어지럼증, 귀울림, 귀머거리, 근골이 마르면서 힘이 빠지는 병증, 요척냉통(腰脊冷痛), 붕루대하(崩漏帶下), 음저불렴(陰疽不斂) 증세에 효험이 있다.

補陽藥

고대명방(古代名方)

허리와 무릎이 아프고 외상으로 초래한 것
녹용을 잘게 썰어 구운 후, 가루로 갈아 매번 1전씩 따뜻한 술로 복용한다. ≪속십전방(續十全方)≫

녹용술(양위와 소변이 번번한 증세를 치료함)
어린 녹용 1냥(털을 제거하고 잘게 썬다), 산약(山藥)가루 1냥을 동시에 면포 안에 넣어 술 단지에 7일 동안 담근 후 매일 3회씩 마신다. 술 안의 녹용을 불에 말려 함께 환으로 복용한다. ≪보제방(普濟方)≫

신허(腎虛)로 인해 허리가 시큰거리고 은근히 아프며 각슬(脚膝)에 힘이 없고 과로하면 더욱 심해지는 병증

녹용(구운 것), 토사자(菟絲子) 각 1냥, 회향(茴香) 반 냥을 함께 가루로 갈아 양의 신장 2개를 술에 담근 후 문드러질 때까지 삶고 으깨서 오자 크기만 한 환을 만든다. 매번 35환을 따뜻한 술에 타서 1일 3회 복용한다. ≪본사방(本事方)≫

정혈고학(精血枯涸), 얼굴색이 검어지는 병증, 귀가 들리지 않고 눈이 침침함, 입이 마르고 허리가 아픈 것, 발이 나른해나고 무기력한 것, 상조하한(上燥下寒), 불수준보(不受峻補)의 환자

녹용(술로 찐 것), 당귀(술에 담근 것)를 각 1냥 불에 쬐어 가루로 간다. 오매육(烏梅肉)을 삶아 으깨 오자 크기만 한 환을 만든다. 매번 미음으로 50알을 복용한다. ≪제생방(濟生方)≫

약선양생(藥膳養生)

녹용저포탕(鹿茸豬胞湯)

녹용(鹿茸) 8g, 백과인(白果仁) 25g, 산약(山藥) 30g, 돼지방광 1개

돼지방광을 깨끗이 씻고 약을 으깨서 방광 안에 넣고 입구를 맨 다음 가마 안에 넣어 문드러질 때까지 삶고 소금을 넣어 맛을 조절하여 탕약을 모두 복용한다.

신장을 따뜻하게 하고 비장을 튼튼하게 하며 대하를 멎게 하고 정혈에 이로우며 충임(衝任)을 조절하고 근골을 튼튼하게 한다. 신허대하청랭(腎虛帶下清冷), 소변청장(小便清長), 면색회암(面色晦暗), 요부산통(腰部酸痛), 하복(下腹)의 중부(中部) 냉감(冷感), 설질담(舌質淡), 맥침지(脈沈遲) 등의 증세에 효험이 있다.

고대처방(古代處方)

십보장신환(十補壯腎丸)

방선원류(方選源流)_ ≪제생방(濟生方)≫ 보익방(補益方)

약물조성(藥物組成)_ 녹용(鹿茸), 숙지황(熟地黃), 산약(山藥), 산수유(山茱萸), 모단피(牡丹皮), 택사(澤瀉), 복령(茯苓), 육계(肉桂) 각 30g, 오미자(五味子), 부자(附子) 각 60g

포제방법(炮製方法)_ 상술한 약을 모두 가루로 갈아 꿀로 오자 크기만 한 환으로 만들어 매번 3~6g, 매일 2~3회 복용한다. 공복에 소금물이나 소금술에 타서 마신다. 또는 탕제(湯劑)로 만들어 물에 달여 복용하고 양은 원래 처방의 비례에 따라 감안하여 적당히 줄인다.

효능주치(效能主治)_ 맑은 피를 보익하며 신장의 양기를 건강하게 하며 충임(衝任)을 조

절하고 근골을 튼튼하게 한다. 신기부족(腎氣不足), 얼굴색이 검어지는 병증, 팔다리와 몸이 점점 수척해지는 병증, 정신이 피로하여 어지러운 증상, 발과 무릎에 힘이 없는 것, 발이 냉하고 붓는 것, 귀머거리, 귀울림, 소변불리(小便不利), 요척냉통(腰脊冷痛)에 효험이 있다.

✚ 의가(醫家)에서 말하는 신농본초 양생법

≪포박자(抱朴子)≫에서 말하기를 남산에는 사슴이 많고 1쌍의 수컷사슴이 뛰어다니면 100여 쌍의 암컷사슴이 그 뒤를 따른다. 사슴은 봄이 되면 허약해지고 여름이 되면 창포(菖蒲)를 먹고 비대해진다. 사슴이 뿌리를 바꿀 때면 용(茸)은 아프다. 사냥꾼이 사슴을 잡은 후 끈으로 사슴을 묶고 녹용을 베고 다시 사슴을 죽이면 피는 흩어지지 않는다.

구종석(寇宗奭)은 "뿌리는 손상되지도 베이지도 않았지만 어떤 혈은 얻기가 어렵다. 왜냐하면 효력은 모두 혈에 있는데 사냥꾼에게 잡힐 때 대부분 손상되기 때문이다. 때문에 녹용은 자가자용(紫茄子茸)이 가장 좋은 상품이다. 즉 색이 가지색처럼 자색을 띠었지만 구하기 아주 어렵다. 하지만 이런 녹용은 아주 여리고 혈기가 충분하지 않으며 실제 약효도 아주 미약하다. 건실한 것은 또한 너무 늙었고 길이는 다만 4~5촌밖에 안 되며 말안장 앞뒤의 분기(分岐)와 같고 용단(茸端)은 마노홍옥(瑪瑙紅玉)과 흡사하며 깨뜨리면 썩은 나무와 같은 것이 가장 좋다. 또한 사람들은 염용(廉茸)을 녹용이라 사칭하기에 반드시 이것들을 자세히 분별하여야 한다. 일부 사람은 미(麋), 녹(鹿)의 혈로 녹용을 대체하고 녹용이 혈이라고 하는데 이는 잘못된 것이다. 녹용은 음기를 보하는데 이롭고 양기를 보하며 반드시 다른 약물과 동시에 사용하여야 작용을 일으킬 수 있다. 무릇 혈이 있는 동물은 살이 가장 쉽게 생기고 근육은 살보다 못하며 뼈는 가장 느리게 생긴다. 사슴, 미각(麋角)은 스스로 자라서 견실해지는데 2개월의 시간이 필요하다. 큰 것은 20여 근이나 자라날 수 있다. 계산해 보면 하룻밤에 2근이 자라는데 다른 동물에 비해 상대적으로 뼈의 성장이 사슴(鹿), 고라니(麋)보다 더 빠른 것이 없다. 이것은 뼈의 생장력이 가장 왕성한 동물이며 이것으로 뼈의 혈을 보하고 성욕이 왕성해지며 익정전수(益精塡髓)의 효능을 가진다"라고 했다.

이시진(李時珍)은 "웅씨(熊氏)의 ≪예기소(禮記疏)≫에서 말하기를 사슴은 산짐승이고 양에 속하며 성질이 음탕하고 산으로 돌아다닌다. 여름철이면 음기를 얻어 뿌리를 바꾸는데 자연계의 중양필음(重陽必陰)의 규칙과 일치하다"라고 했다.

補陽藥

해마(海馬)

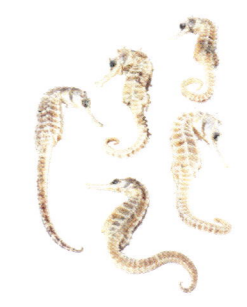

補虛藥

488

이명(異名)
수마(水馬)·마두어(馬頭魚)·용낙자어(龍落子魚)

✚ ≪본초습유(本草拾遺)≫

✚ 본경 문헌에 기재된 해마의 효능

　　　　　여인의 난산을 치료한다. 몸에 지나고 다니면 더욱 영험하다. 임시로 가루로 태워 복용하고 손에 쥐면 쉽게 해산할 수 있다. 난산 및 기혈(氣血)이 허하여 아픈 증상에 효험이 있다. 수장(水髒)을 따뜻하게 하고 양도(陽道)를 튼튼하게 하며 기생충병으로 인해서 발생한 덩어리를 제거하고 헌데가 생겨 부은 곳 또는 헌데의 독을 치료한다.

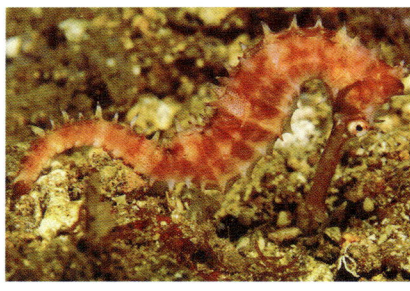 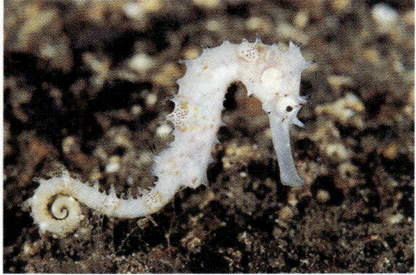

선문해마(線紋海馬)

학명(學名)_ Hippocampus kelloggi Jordan et Snyder

과속(科屬)_ 해마과 동물 선문해마, 삼반해마(三斑海馬), 자해마(刺海馬), 대해마(大海馬), 소해마(小海馬)의 몸뚱이를 건조하여 약으로 쓴다.

지리분포(地理分布)_ 1. 선문해마는 해조류가 무성한 곳에서 서식하고 중국 동해와 남해에 분포되어 있다.

2. 삼문해마는 바닷가 근처 해안가의 수질이 깨끗하고 해조가 무성한 조수가 낮은 곳에서 서식하고 중국 동해와 남해에 분포되어 있다. 절강, 복건, 광동연해에서 인공 양식된다.

3. 자해마는 분포는 선문해마와 비슷하다.

4. 대해마는 중국 광동 연해 및 해남도에 분포되어 있다.

5. 소해마는 중국 연해에 모두 분포되어 있다.

채집가공(採集加工)_ 여름과 가을에 포획하여 깨끗이 씻고 햇볕에 말리거나 껍질과 내장을 제거하여 햇볕에 말린다.

용법용량(用法用量)_ 3~9g을 가루로 갈아서 복용한다. 외용 시 적당량을 가루로 갈아서 환부에 붙인다.

약리작용(藥理作用)_ 성호르몬 작용이 있고 노화를 방지하며 혈전형성을 막는다.

성미귀경(性味歸經)_ 달고 따뜻하다. 간경(肝經)과 신경(腎經)에 작용한다.

효능주치(效能主治)_ 신장(腎臟)을 따뜻하게 하고 양기(陽氣)를 보충해주며 산결소종(散結消腫)의 효능이 있다. 양사불거(陽事不擧)와 같은 의미로 성욕은 있는데 발기가 되지 않는 음위증(陰痿證), 소변이 저절로 나오는 병증, 신(腎)이 허하여 숨이 차는 병증, 징가적취(癥瘕積聚), 타박상에 쓰인다. 외치로는 옹종(癰腫)으로 생긴 창양(瘡瘍) 증세에 효험이 있다.

고대명방(古代名方)

다년미괴(多年癥塊)
해마 암수 1쌍, 목향(木香) 1냥, 대황(大黃, 구운 것), 백견우(白牽牛, 구운 것) 각 2냥, 파두(巴豆) 40알, 청피(靑皮) 2냥을 아기 소변에 담근 후 파두에 싼 다음 다시 아기 소변에 7일 담그고 꺼내 밀기울로 누렇게 볶는다. 콩은 제거하고 푸른 껍질을 위의 약과 함께 보드랍게 간다. 매번 2전을 복용하여 취침 전에 몇 번 달인 약을 따뜻한 물로 복용한다. ≪성제총록(聖濟總錄)≫

해마발독산(海馬拔毒散)(창발배악창(瘡發背惡瘡)에 아주 효과가 있다)
해마(海馬 누렇게 구운 것) 1쌍, 천갑산(穿山甲, 황토에 볶은 것), 주사(朱砂), 수은(水銀) 각 1전, 웅황(雄黃) 3전, 용뇌(龍腦), 사향(麝香) 각 소량을 함께 가루로 간다. 매번 조금 취해 창에 1일 1회 바르면 독이 스스로 빠진다. ≪비전외과(秘傳外科)≫

약선양생(藥膳養生)

해마주(海馬酒)
해마 1쌍, 백주 500g

해마를 술에 담가 밀봉하고 2주일 후에 복용한다. 매일 취침 전에 작은 술잔으로 1컵씩 마신다.

신장(腎臟)을 따뜻하게 하고 양기(陽氣)를 보충해 주며 산결소종(散結消腫)의 효능이 있다. 신양허손(腎陽虛損), 명문화쇠(命門火衰), 양위요슬산랭(陽痿腰膝酸冷)에 쓰인다. 임신부와 음정(陰精)이 휴손되어 허열(虛熱)이 매우 심한 환자는 금한다.

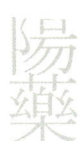
土
陽藥

해마동자계(海馬童子鷄)

해마 10개, 깨끗한 자공계(仔公鷄) 1개, 물에 불린 표고버섯 30g, 햄 40g, 정제소금 6g, 조리용 술 25g, 다진 파, 얇게 자른 생강 각 15g, 멀건 국물 500g

해마를 따뜻한 물에 깨끗이 씻는다. 닭은 끓는 물에 5분 끓인 후 꺼내 뼈만 제거하고 고기를 껍질째 장방형 길이로 자른다. 햄, 표고버섯은 깍둑썰기로 자른다. 닭고기를 가지런하게 사발 안에 넣고 해마, 화선문해마퇴(火線紋海馬腿), 표고버섯과 조미료를 넣고 1시간 찐 다음 파, 생강, 조미료를 넣은 후 식용한다.

신양부족(腎陽不足)으로 성욕은 있는데 발기가 되지 않는 음위증(陰痿證), 정액이 저절로 나오는 병증, 조설(早洩), 소변을 자주 보는 것, 여자의 음도(陰道)에서 항상 흰색의 끈끈한 액이 끈처럼 끊임없이 흘러나오는 것, 하복(下腹)의 중부(中部)에 차가운 감이 있는 것, 연로하여 신체가 쇠퇴해진 것, 정신이 피곤하고 사지가 냉한 것 등의 증세에 효험이 있다.

고대처방(古代處方)

해마보허방(海馬補虛方)

방선원류(方選源流)_ 《기방본초(奇方本草)》 보허방(補虛方)

약물조성(藥物組成)_ 해마, 합개(蛤蚧), 녹편(鹿鞭), 녹신(鹿腎), 산약(山藥), 산수유(山茱萸), 녹용(鹿茸), 당삼(黨蔘) 각 20g, 숙지황(熟地黃) 30g, 복령(茯苓), 모단피(牡丹皮), 백작(白芍), 구기자(枸杞子), 택사(澤瀉), 오미자(五味子), 음양곽(淫羊藿), 국화(菊花), 우슬(牛膝), 계혈등(鷄血藤), 사인(砂仁) 각 10g

포제방법(炮製方法)_ 물에 달여 매일 1제씩 복용한다. 또한 환약으로 만들 수 있다. 용량은 상황에 따라 결정한다.

효능주치(效能主治)_ 신장(腎臟)을 따뜻하게 하고 양기(陽氣)를 보충해 주며 수렴고삽(收斂固澀), 익기보혈(益氣補血)의 효능이 있다. 신(腎)이 허하여 호흡이 가쁜 병증, 요슬산연(腰膝酸軟), 양위(陽痿) 증상과 정액이 성행위 이외에 흐르는 증상, 호흡이 짧고 말수가 적은 것, 정신(精神)이 쇠하여 피로해지는 것, 얼굴색이 창백한 것, 팔다리가 얼음같이 찬 것, 정신이 멀쩡하고 움직이지도 않았는데 저절로 땀이 나는 병증, 묽은 변을 보는 증상, 혀가 살찌고 치아 흔적이 있는 증상에 효험이 있다.

✦ **의가(醫家)에서 말하는 신농본초 양생법**

　　진장기(陳藏器)는 "해마는 해남에서 자라고 길이는 약 5~6촌 되며 형태는 말과 같고 양서류에 속한다. 《남주이물지(南州異物志)》의 기록에 의하면 해마의 신체는 황갈색이고 크기는 수궁(守宮) 같다. 여인난산으로 수술이 필요할 때 손에

해마를 쥐면 양처럼 쉽게 출산한다"라고 했다.

　　구종석(寇宗奭)은 "해마의 머리는 말의 머리와 같고 신체는 두꺼비처럼 등이 구부러졌으며 위에는 죽절문(竹節紋)이 있는데 길이는 2촌이다"라고 했다.

　　소송(蘇頌)은 "≪이어도(異魚圖)≫의 기록에 의하면, 어부가 그물을 던진 후 해마는 그물에 걸리는데 거둬서 햇볕에 말리고 암수 1쌍을 맺어놓는다"라고 했다.

　　이시진(李時珍)은 "≪성제총록(聖濟總錄)≫에서 해마는 암컷은 노란색이고 수컷은 푸른색이다. 서표(徐表)의 ≪남방이물지(南方異物志)≫의 기록에 의하면, 바다에 어떤 물고기가 있는데 형태가 말의 머리와 같고 입은 아래로 처졌으며 검은색인 것도 있고 노란색인 것도 있다. 어부는 잡은 후 먹지 않고 햇볕에 말린 후 다시 불에 구워 여인의 난산을 대비하여 비축해 둔다. 이것이 바로 해마를 말하는 것이다"라고 했다.

　　이시진(李時珍)은 "해마는 자웅 1쌍이고 성질은 따뜻하며 교감의 의미를 갖고 있어 난산, 양허(陽虛), 방중방술(房中方術) 등의 방면에서 이것을 흔히 사용한다. 낭군자(郎君子), 합개(蛤蚧)와 비슷한 효능이 있다. 두꺼비도 양을 튼튼하게 하고 약의 성질은 해마와 비슷하다"라고 했다.

491

補
陽
藥

자하거(紫河車)

이명(異名)
포의(胞衣)·인포(人胞)
혼원단(混元丹)·태의(胎衣)

✚ ≪본초습유(本草拾遺)≫에 기재된 자하거의 효능

혈기이수(血氣羸瘦), 부인이 과로로 손상된 것을 치료한다. 얼굴 피부가 검고 배 안의 병으로 수척해지는 환자에게 주로 쓰인다.

자하거(紫河車)

과속(科屬)_ 건강한 임산부의 건조한 태반이다.

채집가공(採集加工)_ 신선한 태반의 양막과 제대를 제거하고 여러 번 씻어 혈액을 빼낸 다음 찌거나 끓는 물에 약간 삶은 후에 건조시킨다.

용법용량(用法用量)_ 5~15g을 달여서 복용한다. 또한 가루로 갈아서 2~3g을 삼킨다.

약리작용(藥理作用)_ 진통, 호르몬 작용, 기체 면역기능을 강화하며 항균, 항바이러스 작용을 한다.

성미귀경(性味歸經)_ 달고 짜며 따뜻하다. 심경(心經)과 폐경(肺經), 신경(腎經)에 작용한다.

효능주치(效能主治)_ 기에 이롭고 혈을 길러주며 신장을 따뜻하게 하고 정자를 보한다. 열이 골수(骨髓)로부터 증발되어 잠잘 때 나는 땀, 몸이 허약해져 점점 수척해지는 것, 식사를 지나치게 적게 하여 호흡이 짧은 증상, 기침을 하며 천증이 나타나는 것, 양위(陽痿) 증상과 정액이 성행위 이외에 흐르는 증상, 불임이나 산후 젖이 적게 나오는 증상에 효험이 있다.

고대명방(古代名方)

하거환(河車丸)(여인의 채질노수(瘵疾勞嗽), 허손골증(虛損骨蒸) 등의 증세)
자하거(갓 태어난 남자아이의 것) 1개(흐르는 물로 깨끗이 씻은 후 끓여서 익혀 손가락 크기로 가늘게 썰어 불에 말려 가루로 간다), 산약(山藥) 2냥, 인삼(人蔘) 1냥, 백복령(白茯苓) 반 냥을 보드랍게 갈아서 술풀로 오자 크기의 환을 만들고 사향을 7일 숙성시킨

다. 매번 30~50환을 따뜻하게 소금국에 타서 복용한다. ≪영류검방(永類鈐方)≫

오로칠상(五勞七傷), 토혈허수(吐血虛瘦)

초생포의(初生胞衣)를 흐르는 물에 맑은 즙이 나올 때까지 씻어 술로 흐물흐물해질 때
까지 삶고 으깨어 백복신(白茯神)가루를 넣어 오자 크기만 한 환을 만들어 매번 미음으
로 100환을 복용한다. 철기(鐵器)는 금한다. ≪주씨집험방(朱氏集驗方)≫

각종 고(蠱)의 독으로 생기는 위급한 병증을 치료함

무릇 초고(草蠱), 사고(蛇蠱), 강랑고(蜣螂蠱)의 증세는 벌레가 입으로 들어가 통증을 유
발하여 사망을 초래하는 것이다. 이때 포의 하나를 깨끗이 씻어 베어낸 후에 햇볕에 말
려 가루로 갈아 끓인 물로 1숟가락씩 복용한다. ≪매사집험방(梅師集驗方)≫

대소간질(大小癎疾)

초생태의(初生胎衣) 하나를 흐르는 물로 깨끗이 씻고 그 물에 담가 놓는다. 봄철 3일, 여
름철 1일, 가을철 5일, 겨울철 7일 동안 불에 말려 가루로 간다. 강활(羌活), 천마(天麻),
방풍(防風) 각 반 냥, 백강잠(白僵蠶), 백부자(白附子) 각 반 냥, 남성(南星) 2냥, 천오(川烏)
1개, 전갈(全蠍) 21개를 으깨어 오자 크기만 한 환을 만들고 외피에 주사(朱砂)가루를 씌
운다. 매번 10환씩 좋은 술에 타서 마신다. ≪건곤비온(乾坤秘韞)≫

고대처방(古代處方)

補陽藥

종용하거환(蓯蓉河車丸)

방선원류(方選源流)_ ≪기방본초(奇方本草)≫ 보익방(補益方)

약물조성(藥物組成)_ 자하거(紫河車) 1개, 육총용(肉蓯蓉), 복신(茯神), 당삼(黨參), 음양곽
(淫羊藿), 속단(續斷), 상기생(桑寄生) 각 30g, 토사자(菟絲子) 36g, 녹용(鹿茸), 구교(龜膠)
각 10g, 숙지(熟地) 18g

포제방법(炮製方法)_ 먼저 자하거를 불에 말려 가루로 만든 후 구교를 구워 나머지 약과
함께 가루로 갈아 꿀로 오동자 크기만 한 환으로 만들어 아침저녁으로 1회씩 매번 6g을
공복에 복용한다. 또한 탕제(湯劑)로 만들어 물에 달여 복용한다. 용량은 원래의 처방에
따라 짐작하여 줄인다.

효능주치(效能主治)_ 익기양혈(益氣養血), 온신보정(溫腎補精), 고본배원(固本培元)의 효능
이 있다. 허로로 인하여 몸이 수척해지는 증상, 식사를 지나치게 적게 하여 호흡이 짧은
증상, 기침을 하며 천증이 나타나는 것, 양위(陽痿) 증상과 정액이 성행위 이외에 흐르
는 증상, 불임이나 산후 젖이 적게 나오는 증상, 월경량 양이 적고 식욕이 감퇴되며 허
리와 무릎이 시큰해지고 혀의 색이 담홍색이고 맥침삽(脈沈澀)한 증세에 효험이 있다.

✦ 의가(醫家)에서 말하는 신농본초 양생법

　　주진형(朱震亨)은 "자하거는 허로(虛勞)를 치료하고 골증약(骨蒸藥)에 보좌 (輔佐)로 쓰인다. 기허(氣虛)에 보기약(補氣藥)으로, 혈허(血虛)에 보혈약(補血藥)으로 쓴다. 오약엽(烏藥葉), 측백엽(側柏葉)에 술을 뿌린 후 9번 찌고 9번 말려 자하거와 함께 환으로 만든다. 크게 보익하기에 보신환(補腎丸)이라 부른다"라고 했다.

補虛藥

보골지(補骨脂)

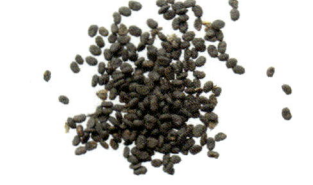

이명(異名)
파고지(婆固脂) · 파고지(破故紙)
파고지(破故芷) · 호구자(胡韭子)

✚ 송(宋) · ≪개보본초(開寶本草)≫

✚ 본경 문헌에 기재된 보골지의 효능

　　　　오로칠상(五勞七傷), 풍허냉(風虛冷), 골수가 손상을 받은 것, 신냉정류(腎冷精流), 여인혈기낙태(婦人血氣落胎)를 치료한다. 남자의 허리통, 슬냉낭습(膝冷囊濕)을 치료한다. 모든 냉비완(冷痹頑)을 몰아내고 소변을 멎게 하며 복중냉(腹中冷)에 이롭다. 양사(陽事)와 함께 귀와 눈을 맑게 한다. 신(腎)이 허하여 저장하지 못함으로써 발생하는 설사를 치료하고 명문(命門)을 통하게 하며 단전(丹田)을 따뜻하게 하고 정신을 추스르게 한다.

보골지(補骨脂)

495

補陽藥

학명(學名)_ Psoralea corylifolia L.

과속(科屬)_ 두과(豆科) 식물 보골지의 성숙된 과실을 건조하여 약으로 쓴다. 보골지는 세계적으로 약 100여 종이 있으며 유럽, 아시아의 온대 지역 및 아프리카 남부, 오스트레일리아와 북아메리카에 있다. 중국에는 단 1종만 있고 약으로 쓴다.

지리분포(地理分布)_ 재배하거나 야생한다. 산서, 하남, 안휘, 섬서, 강서, 절강, 광동, 호북, 사천, 귀주, 운남 등지에 분포되어 있다.

채집가공(採集加工)_ 가을철 과실이 성숙할 때 과서(果序)를 채집하여 햇볕에 말려 과실을 벗겨내고 불순물을 제거한다.

용법용량(用法用量)_ 6~9g을 달여 복용한다. 외용으로는 20~30% 정제(酊劑)를 환부에 바른다.

약리작용(藥理作用)_ 관맥(冠脈)을 확장하고 관맥혈류량을 증가하며 에스트로겐 작용이 있고 조기임신을 막아주며 종양을 제거하고 병원체를 없앤다.

성미귀경(性味歸經)_ 맵고 쓰며 따뜻하다. 신경(腎經)과 비경(脾經)에 작용한다.

효능주치(效能主治)_ 신(腎)에서 폐(肺)에서 흡수한 기운을 받아들이고 온신조양(溫腎助陽)의 효능이 있으며 설사를 멈춘다. 양위(陽痿) 증상과 정액이 성행위 이외에 흐르는 증상, 소변이 저절로 나와 자주 소변을 보는 증상, 신(腎)이 허하여 호흡이 가쁜 병증, 허리와 무릎이 차고 아픈 증상, 오경설사(五更泄瀉)에 쓰인다. 외용으로는 백전풍(白癜風), 반독(斑禿)에 증세에 효험이 있다.

약선양생(藥膳養生)

보골지어표탕(補骨脂魚鰾湯)

보골지 15g, 어표(魚鰾) 20개

가마 안에 함께 넣고 50분 동안 끓인 후, 조미료를 넣어 어표를 복용한다.

신(腎)을 보하고 인체의 양기(陽氣)를 강건하게 하며 납기지사(納氣止瀉)의 효능이 있다. 요부산통(腰部酸痛), 하원허냉(下元虛冷), 밤에 소변이 많고 잦으며 소변이 저절로 나오는 병증, 정액이 저절로 나오는 병증 등의 증세에 효험이 있다.

음양허로환(陰陽虛勞丸)

보골지 500g, 술 적당량, 검은깨 350g

보골지를 술에 하룻밤 담근 후에 햇볕에 말리고 검은깨를 볶아 참깨가 튀기는 소리가 나며 깨가 다 터진 후, 보골지만 취해 가루로 갈아 식초에 끓인다. 오자 크기만 한 환을 만들어 매일 20~30환 식전에 따뜻한 술, 소금을 넣어 끓인 물로 마신다.

남녀의 오로칠상(五勞七傷), 모든 풍병(風病), 손발이 묵직하게 아픈 것 등의 증세에 효험이 있다.

✦ 의가(醫家)에서 말하는 신농본초 양생법

이시진(李時珍)은 "백비하(白飛霞)의 ≪방외기방(方外奇方)≫에서 말하기를, 파고지는 불에 속하므로 신명(神明)을 수렴하고 심포화(心包火)와 명문화(命門火)가 서로 통하게 한다. 원양(元陽)을 견고하게 하고 골수(骨髓)를 충실하게 한다. 수삽작용(收澀作用)으로 탈증(脫證)을 치료한다. 호도(胡桃)는 목(木)에 속하고 윤조양혈(潤燥養血)의 효능이 있다. 혈은 음에 속하고 건조한 것을 싫어하기 때문에 유지(油脂)로 이것을 윤활하게 한다. 파고지를 배합하면 목화상생(木火相生)의 묘한 점이 있다. 때문에 파고지에 호도가 없으면 마치 해파리에 긴 입자루가 없는 것과 같다. 또한 파고지는 감초를 싫어한다는 말이 있지만 ≪서죽당방(瑞竹堂方)≫에서의 청아환(青娥丸)에는 이것을 사용했다. 이는 감초가 갖가지 약을 조화롭게 하기 때문이란 말인가? 또한 허숙미(許叔微) 학사의 ≪본사방(本事方)≫의 기록에 의하면 손진인(孫眞人)은 신장을 보양하기보다 비장을 보양한다. 나는 말한다, 비장을 보양하기보다 신장을 보양한다. 만일 신기(腎氣)가 허약하면 양기가 쇠퇴해져 위로 비위를 훈증(薰蒸)하지 못한다. 하여 비위기한(脾胃氣寒)으로 인체의 운화(運化)가 늦어지고 흉격이 걸리며 가득차고 음식을 섭취하지 못한다. 어떤 경우는 복근이 허하고 붓고 어떤 경우는 배 속에서 꾸르륵하는 소리가 나면서 설사하는 증상이 나타나고 어떤 경우는 구토담연(嘔吐痰涎)한다. 마치 가마 안에 물체를 넣었으나 화력이 없어 온종일 안에 있어도 익지 못하니 어찌 소화할 수 있겠는가?"라고 했다.

선모(仙茅)

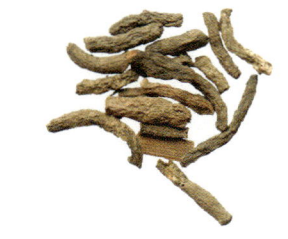

이명(異名)
독모근(獨茅根)·파라문삼(婆羅門蔘)
독발선모(獨脚仙茅)·풍태초(風苔草)
황모삼(黃茅蔘)·산난화(山蘭花)·선모삼(仙茅蔘)

✚ 송(宋)·≪개보본초(開寶本草)≫

✚ 본경 문헌에 기재된 선모의 효능

　　　　　심복냉기(心腹冷氣)로 인해 식사를 못하고 허리와 무릎이 풍냉연비(風冷攣痺)로 인해 걷지 못하며 남성의 정기(正氣)와 기혈(氣血)이 허약해진 병증, 노인실닉(老人失溺), 무자(無子)를 치료하고 양도(陽道)를 돕는다. 오래 복용하면 통신강기(通神强記)의 효능이 있고 근골을 튼튼하게 하며 피부에 이롭고 정신을 고양하며 눈을 맑게 한다.

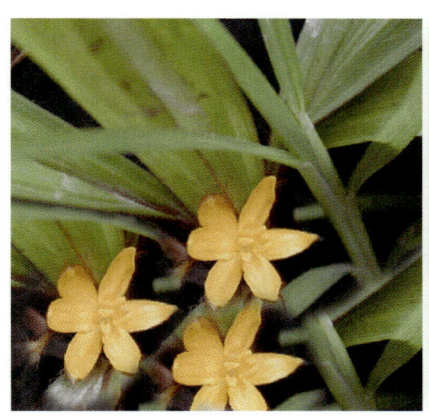
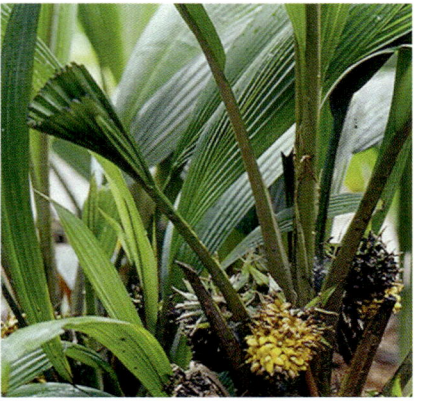

선모(仙茅)

학명(學名)_ Curculigo orchioides Gaertn.

과속(科屬)_ 석산과(石蒜科) 식물 선모의 뿌리를 건조하여 약으로 쓴다. 선모는 전 세계적으로 약 19종이 있으며 아프리카와 대양주의 아열대 지역과 아시아에 분포되어 있다. 중국에는 약 7종이 있고 약으로 쓰이는 것은 약 3종이다.

지리분포(地理分布)_ 해발 1,600m 이하의 숲 아래 초지와 잡초가 우거진 산비탈에서 자란다. 절강, 강소, 복건, 강서, 호남, 대만, 사천, 귀주, 광동, 광서, 운남 등지에 분포되어 있다.

채집가공(採集加工)_ 10월 모종이 뒤집어진 후 봄철 말기 싹이 나기 전에 채집한다. 근경을 모두 뽑아 흙을 털어 잔잎과 수근을 제거하여 햇볕에 말린다.

용법용량(用法用量)_ 3~9g을 달여서 복용한다.

약리작용(藥理作用)_ 하구뇌(下丘腦)－수체(垂體)－성선축(性腺軸)기능을 강화하고 성호르몬 작용이 있으며 산소부족과 고온에 견디고 기체면역기능을 강화하고 진정, 항경궐, 항염, 항균작용을 한다.

성미귀경(性味歸經)_ 맵고 더우며 독이 있다. 신경(腎經)과 간경(肝經), 비경(脾經)에 작용한다.

효능주치(效能主治)_ 근골을 강하게 하고 신양(腎陽)을 보하며 한습(寒濕)을 제거한다. 양위정냉(陽痿精冷), 요슬냉비(腰膝冷痹), 근골이 마르면서 힘이 빠지는 병증, 양허냉사(陽虛冷瀉)에 증세에 효험이 있다.

고대명방(古代名方)

양위정한(陽痿精寒), 요슬풍냉(腰膝風冷), 근골위비(筋骨痿痹) 등의 증상

선모 2근을 취해 찹쌀을 씻은 물에 넣는다. 겨울에는 5일, 여름에는 3일간 담가 빨간 즙을 제거하고 동도(銅刀)로 잘라 그늘에 말려 1근을 취한다. 다시 창출(蒼朮) 2근을 찹쌀을 씻은 물에 5일 담근 후에 껍질을 제거하고 불에 구워 말려 1근을 취한다. 위 방법으로 만든 선모, 창출 각 1근을 구기자(枸杞子) 1근, 차전자(車前子) 20냥, 백복령(白茯苓, 껍질을 벗긴 것), 회향(茴香, 볶은 것), 백자인(柏子仁, 껍질을 벗긴 것) 각 8냥, 생지황(生地黃, 불에 쬔 것), 숙지황(熟地黃, 불에 쬔 것) 각 4냥과 함께 가루로 간다. 술을 넣어 오자 크기만 한 약환으로 만들어 매번 50환을 식전에 따뜻한 술로 1일 2회 복용한다.

정천하기(定喘下氣), 자보심신(滋補心腎)

신비산(神秘散): 백선모(白仙茅) 반 냥을 미감수(米泔水)에 3일간 햇볕에 말려 볶는다. 다시 단삼(丹參) 2전 반, 아교(阿膠) 1냥 반을 볶는다. 계비치(鷄肶胵) 1냥을 볶은 후에 함께 가루로 갈아 매번 2전을 찹쌀 씻은 물에 타서 공복에 매일 2회 마신다. ≪삼인방(三因方)≫

약선양생(藥膳養生)

선모주(仙茅酒)

선모(미감수에 담근다), 음양곽(淫羊藿), 오가피(五加皮) 각 150g, 용안육(龍眼肉) 100개, 백주 9,000㎖

상술한 약을 가루로 갈아 면포에 넣고 술에 15일 동안 담근 후에 매일 10㎖씩 아침저녁으로 1회 복용한다. 신장의 양기를 보하고 근골을 강하게 하며 한습(寒濕)을 제거한다. 성욕은 있는데 발기가 되지 않는 음위증(陰痿證)으로 인해 허리와 무릎이 아프고 정액청냉(精液淸冷), 소변청장(小便淸長), 수족불온(手足不溫) 혹은 비위(脾胃)가 허(虛)하여 음식을 조금밖에 먹지 못하는 병증, 수면부족 등의 증세에 효험이 있다. 설태가 많고 희고 번지르르한 증세, 맥박이 더딘 증세에 효험이 있다.

고대처방(古代處方)

이선보양탕(二仙補陽湯)
방선원류(方選源流)_ 《중의방제임상수책(中醫方劑臨床手冊)》 보익방(補益方)
약물조성(藥物組成)_ 선모 15g, 선령비(仙靈脾) 15g, 당귀(當歸) 9g, 파극천(巴戟天) 9g, 황백(黃柏) 9g, 지모(知母) 9g
포제방법(炮製方法)_ 물로 달여 복용한다.
효능주치(效能主治)_ 신장의 양기를 보하고 습열을 제거하며 양허(陽虛)를 조리한다. 여자의 폐경 전후 증세, 요슬냉비(腰膝冷痺), 근골이 마르면서 힘이 빠지는 병증, 가슴이 답답하고 마음이 번거로운 것, 머리와 눈이 어지럽고 아찔한 것, 잠을 깊이 못자고 꿈을 많이 꾸는 병증, 덥고 땀이 나는 것, 초조하고 우울한 증상에 효험이 있다.

補陽藥

✚ 의가(醫家)에서 말하는 신농본초 양생법

소송(蘇頌)은 "오대위당균주(五代爲唐筠州)의 자사(刺史)인 왕안(王顏)이 쓴 《속전신방(續傳信方)》에 의하면 《국서(國書)》에서 기록한 서역의 파라문승(婆羅門僧)이 선모의 약방을 복용하였다고 기록되었기에 당시에 아주 성행하였다. 이것으로 오로칠상(五勞七傷)을 치료하고 근력을 강화하고 눈을 맑게 하며 자보(滋補)와 선통(宣通)의 기능이 있다. 유석(乳石) 10근도 선모 1근에 비교할 수 없다고 하는데 이는 선모의 효능이 아주 강하다는 것을 설명한다. 이것은 원래 서역의 도인이 전수하는 것이다. 개원원년 파라문승(婆羅門僧)은 이 약을 황제에게 바쳤다. 당명황(唐明皇)이 복용한 후 아주 효과를 보았고 외부에 전해지지 못하도록 당시 이 약방을 봉쇄하였다. 안록산의 난 중에 잃어버렸다가 경도(京都) 승인인 불공삼장(不空三藏)이 가장 일찍 이 약방을 얻어 제자 이강(李勉), 상서(尙書), 노사공(路嗣恭), 급사(給事), 유항(劉杭), 복사(僕射), 장건봉(張健封) 등의 사람들에게 복용시켰더니 아주 효과를 보았다. 노공은 장기간 금석단약(金石丹藥)을 먹었지만 효과를 보지 못했다가 이 약을 먹은 후로 많은 도움을 받았다. 제급사(齊給事)가 진운을 지킬 때 매일 피로하고 풍진(風疹)이 연속 발작하여 이 약을 복용하고 치료되었다. 8~9월에 채집하여 죽도(竹刀)로 검은 껍질을 제거하고 콩 크기만큼 자른다. 쌀뜨물에 2일 밤 담근 후 그늘에 말려 으깬 후, 숙밀(熟蜜)로 오자 크기만 한 약환을 만들어 매일 아침 공복에 술에 타서 20환을 복용한다. 철기(鐵器)를 금하고 우유와 흑우육(黑牛肉) 섭취를 금한다. 그렇지 않으면 약효가 크게 감소된다"라고 했다.

왕기(汪機)는 "오대산(산서성 동북부)에 선모가 있는데 대풍(大風)에 걸린 사람들이 이것을 복용하여 대부분 완치되었다"라고 했다.

이시진(李時珍)은 "허진군(許眞君)이 기록한 책에 의하면 선모를 장기간 복용하면 불로장생한다고 했다. 이것의 맛에서 단것은 살을 길러주고 매운 것은 관절을 길러주며 쓴 것은 기를 길러주고 매끄러운 것은 피부를 길러주며 신 것은 근육을 길러준다. 쓴 술과 함께 복용하면 반드시 효과를 본다. 또한 범성대(范成大)의 ≪우형지(虞衡志)≫의 기록에 의하면 광동영덕(廣東英德)에서 자란 선모는 그곳의 양이 먹은 후 온몸이 근육으로 되고 혈과 살이 생기지 않는데 사람이 이런 양의 근육을 먹으면 신체에 자보(滋補) 작용을 한다. 때문에 이런 양을 유양(乳羊)이라 한다. 심괄(沈括)의 ≪몽계필담(夢溪筆談)≫의 기록에 의하면 하문장공(夏文莊公)의 품부(稟賦)는 다른 사람과 달랐다. 잠이 들면 하체가 죽은 사람처럼 차서 잠에서 깨면 반드시 따뜻하게 해주어야만 움직일 수 있었다. 후에 선모(仙茅), 유황(硫黃), 종유(鐘乳)를 복용하였는데 금기(禁忌)와 한도(限度)를 몰랐다. 이것으로 보면 선모는 대체로 성질이 덥고 온보삼초명문(溫補三焦命門)의 약으로 다만 양약정한(陽弱精寒), 품부일상(稟賦一向), 겁이 많은 사람에게만 적용된다. 만일 상화치성(相火熾盛), 신체가 건장한 사람이 복용하면 오히려 화를 돕게 된다. 장과(張果)의 ≪의설(醫說)≫의 기록에 의하면 어떤 사람이 선모독에 중독되어 혀끝이 부어 입 밖으로 나와 점점 커져 어깨에 이르렀다. 그래서 작은 칼로 베었더니 즉시 완치되었다. 100여 차례 베고 나서야 약간의 피가 나왔다. 대황(大黃), 박소(朴消)를 달여 환자에게 복용시켰고 약가루를 혀에 발랐더니 붓기는 점차 가라앉았다. 이것은 모두 상화왕성(相火旺盛)의 사람이 이것을 과도하게 복용하여 위험을 초래한 것이다"라고 했다.

파극천(巴戟天)

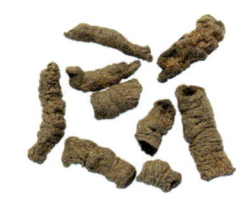

이명(異名)
파극(巴戟)・파길천(巴吉天)
극천(戟天)・파극육(巴戟肉)
계장풍(鷄腸風)・묘장근(貓腸筋)

+ ≪신농본초경(神農本草經)≫ 상품(上品)
+ 본경 문헌에 기재된 파극천의 효능

　　　　　대풍사기(大風邪氣), 음위(陰痿)로 인하여 음경(陰莖)이 발기되지 않은 것을 주로 치료한다. 근골(筋骨)을 강하게 하고 오장(五臟)을 안착시키며 보중증지익기(補中增志益氣)의 효능이 있다. 두면(頭面)에 가는 물고기 비늘 모양과 같은 백설(白屑)이 일어나며 붓고 가렵고 때때로 아픈 병증, 하복(下腹)의 중부(中部)및 음중(陰中)이 서로 끌어당기는 듯한 통증을 치료한다. 오로(五勞)를 보하고 정자에 이로우며 남자에게 유익하다. 남자의 꿈에 귀신과 성교하여 사정하는 증세, 음이 강하여 기가 아래로 가라앉는 것, 팔꿈치와 무릎에 혹이 생기는 문둥병 등을 치료한다. 모든 풍과 수장(水脹)을 치료한다. 각기(脚氣)를 치료하고 풍질(風疾)을 몰아내고 혈해(血海)를 보한다.

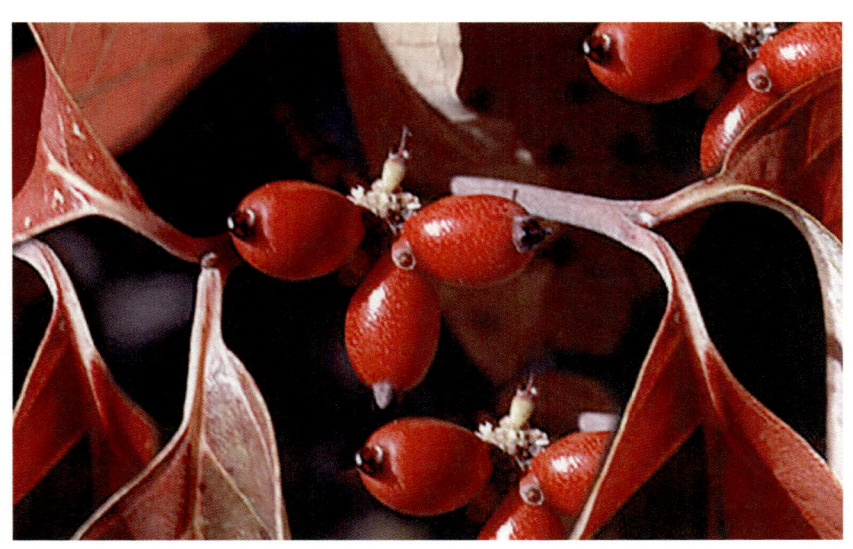

파극천(巴戟天)

학명(學名)_ Morinda officinalis How.

과속(科屬)_ 천초과(茜草科) 식물 파극천의 뿌리를 건조하여 약으로 쓴다. 파극천은 전 세계적으로 약 100여 종이 있으며 온대, 아열대와 열대 지역에 분포되어 있다. 중국에는 약 25종이 있고 약으로 약 5종이 쓰인다.

지리분포(地理分布)_ 강서, 광동, 복건, 해남, 광서 등지에 분포되어 있다. 시냇가, 산곡, 산지의 나무가 듬성듬성 난 곳에서 자라거나 재배된다.

채집가공(採集加工)_ 가을, 겨울철에 채집하여 꺼낸 후 육질 뿌리를 제거하고 흙을 씻어낸 후 50~60% 정도 햇볕에 말리고 나무방망이로 가볍게 두드려 납작하게 한 후 다시 전부 말린다.

용법용량(用法用量)_ 3~9g을 달여서 복용한다.

약리작용(藥理作用)_ 부신피질자극 호르몬을 촉진하고 피로를 막아준다.

성미귀경(性味歸經)_ 쓰고 달며 약간 따뜻하다. 신경(腎經)과 간경(肝經)에 작용한다.

효능주치(效能主治)_ 근골을 강하게 하고 신양(腎陽)을 보하며 습열(風濕)을 제거한다. 양위(陽痿) 증상과 정액이 성행위 이외에 흐르는 증상, 자궁이 냉하여 임신이 되지 않는 것, 하복(下腹)의 중부(中部) 냉통, 월경이 고르지 않는 것, 풍습비통(風濕痺痛), 근골이 마르면서 힘이 빠지는 병증에 효험이 있다.

補虛藥

502

약선양생(藥膳養生)

파극호도돈저포(巴戟胡桃燉豬脬)

파극천 30g, 돼지방광 1개, 호도씨 20g

파극천과 호도씨를 깨끗이 씻어 돼지방광 안에 넣고 물로 쪄서 익힌 후 조미료를 넣어 복용한다.

하초(下焦)가 너무 허냉(虛冷)하여 소변이 잦을 때 이를 아래쪽의 기운을 공고히 하고 유정(遺精)을 치료한다. 신(腎)을 보하고 양기(陽氣)를 보한다. 신기부족(腎氣不足), 소변이 빈번한 것, 야반(夜半)에는 인체(人體)의 양기(陽氣)가 장(藏)에 들어가고 사기(邪氣)만 몸에 머물러 있어 병세가 더 심해지는 것, 얼굴색이 하얀 것, 신기겁약(神氣怯弱) 등의 증세에 효험이 있다.

✚ 의가(醫家)에서 말하는 신농본초 양생법

구종석(寇宗奭)은 "파극천은 원래 심(心)이 있고 마르고 축소될 때 우연히 떨어지거나 빠지게 된다. 때문에 어떤 파극의 중심은 비어 있고 자연적으로 긴 작은 구멍이 생긴 것이 아니다. 오늘날 중간에 자색을 띤 파극천은 어떤 사람들이 대두즙으로 염색하여 이를 모방하기에 잘 관찰하여야 한다"라고 했다.

이시진(李時珍)은 "오늘날 제조법에는 술에 하룻밤 담근 후 가루로 갈아 불에 구워 말린 후 약으로 쓴다. 만일 쓰려면 따뜻한 물에 담가 심(心)을 제거하면 된다"라고 했다.

구종석(寇宗奭)은 "어떤 사람은 술을 좋아하는데 매일 반드시 몇 잔의 술을 먹어야 했다. 나중에 심한 각기병(脚氣病)에 걸렸다. 한 의사가 그에게 이런 처방을 내주었다. 파극천 반 냥을 찹쌀과 함께 볶아 찹쌀이 약간 색이 변하면 찹쌀을 제거하고 1냥의 대황(大黃)을 취해 으깬 후 볶아 파극천과 함께 가루로 갈아 숙밀(熟蜜)로 환제를 만들어 50~70환 따뜻한 물로 복용하는 동시에 술을 금하게 했다. 하여 나중에 치료되었다"라고 했다.

補陽藥

동충하초(冬蟲夏草)

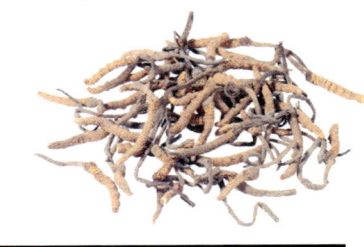

이명(異名)
하초동충(夏草冬蟲) · 충초(蟲草) · 동충초(冬蟲草)

✦ ≪본초종신(本草從新)≫에 기재된 동충하초의 효능

폐를 보호하고 신장에 이롭다. 혈을 멈추고 가래를 없앤다. 폐를 보하고 신
장에 이롭다. 피를 멈추고 가래를 제거한다. 해수(咳嗽)가 오래되어 병이 됐거나 병이 극도로
악화되어 폐(肺)를 손상시킴으로써 해수(咳嗽)가 발생한 것을 치료한다.

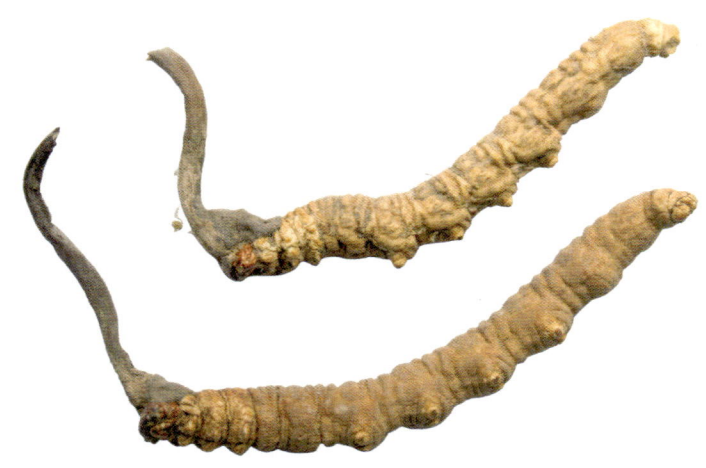

동충하초균(冬蟲夏草菌)

학명(學名)_ Cordyceps sinensis (BerK.) Sacc.
과속(科屬)_ 맥각균과(麥角菌科) 진균 동충하초는 편복아과(蝙蝠蛾科) 곤충에 기생하며
유충의 자좌(子座) 및 유충 시체의 복합체는 약으로 쓴다. 충초(蟲草)는 전 세계적으로
약 290여 종이 있으며 유럽대륙에 분포되어 있다. 중국에는 약 59종이 있고 약으로 약
5종이 쓰인다.
지리분포(地理分布)_ 박각시나방 등의 유충 몸에서 자라고 흔히 해발 4,000m 이상의 높

은 산, 특히 배수가 좋고 높은 추운 풀숲에서 흔히 볼 수 있다. 청해, 감숙, 사천, 호북, 운남, 녕하, 서장에 분포되어 있다.

채집가공(採集加工)_ 초여름 자좌(子座)가 땅에서 나오고 포자(孢子)가 아직 발산되지 않을 때 캐서 60~70% 정도 말리고 섬유모양의 부착물과 불순물을 제거한 후, 햇볕에 말리거나 저온에 말린다.

용법용량(用法用量)_ 3~9g을 달여 복용한다.

약리작용(藥理作用)_ 종양을 제거하고 기체면역기능(機體免疫機能)을 증가하며 기관지를 확장하고 기침을 멎게 하며 가래를 제거하고 염증을 없애며 항균, 진통, 항경궐 등의 작용을 한다.

성미귀경(性味歸經)_ 달고 평하다. 폐경(肺經)과 신경(腎經)에 작용한다.

효능주치(效能主治)_ 피를 멈추고 가래를 제거하며 폐(肺)를 보하고 신(腎)의 기능을 더해준다. 정기(精氣)가 허약하여 천식이 생기는 증상, 해수(咳嗽)가 오래되어 병을 형성하거나 병이 극도로 악화되어 폐(肺)를 손상시킴으로써 해수(咳嗽)가 발생한 것, 피를 뱉어내는 병증, 허리와 무릎이 시리고 아픈 증상, 양위(陽痿) 증상과 정액이 성행위 이외에 흐르는 증상에 효험이 있다.

약선양생(藥膳養生)

동충초수육죽(冬蟲草瘦肉粥)
동충하초 15g, 좁쌀 150g, 돼지살코기 50g
동충하초와 좁쌀, 돼지고기를 썰어 함께 죽으로 끓인다. 죽은 마시고 돼지고기는 복용한다.
정기(精氣)에 이롭고 허가 부족한 것을 보하며 폐를 윤택하고 신장을 보한다. 정기(精氣)가 허약하여 천식이 생기는 증상, 폐(肺)와 신(腎), 두 장(臟)이 모두 음허(陰虛)한 병증, 피를 뱉어내는 병증, 노수(癆嗽), 잠잘 때 나는 땀, 허리와 무릎이 시리고 아픈 증상, 양위(陽痿) 증상과 정액이 성행위 이외에 흐르는 증상, 병을 앓은 후 오랫동안 허하여 회복되지 않는 등의 증상에 효험이 있다.

충초자하돈우수(蟲草紫河燉牛髓)
동충하초 25g, 자하거(紫河車) 30g, 우골수(牛骨髓) 300g, 생산약(生山藥) 260g, 꿀 200g
상술한 5가지를 질그릇에 넣어 모두 반시간 동안 으깬 후 물을 넣고 25~35분 끓여 매번 2숟가락 매일 2회 연속 6일 복용한다.
간장과 신장을 보하고 정수(精髓)에 이로우며 혈액을 생성한다. 오로칠상(五勞七傷), 음양실조(陰陽失調), 재생불량성빈혈(再生不良性貧血)에 증세에 효험이 있다.

補陽藥

고대처방(古代處方)

충초노압보허탕(蟲草老鴨補虛湯)

방선원류(方選源流)_ ≪본초강목습유(本草綱目拾遺)≫ 보허방(補虛方)

약물조성(藥物組成)_ 동충하초 6개, 늙은 수컷오리 1마리, 연우(蓮藕) 60편

포제방법(炮製方法)_ 충초를 깨끗하게 처리한 오리 배 속에 넣고 연우를 넣어 물에 끓인 후 약간의 조미료로 조절하여 복용한다.

효능주치(效能主治)_ 허손(虛損)을 보하고 폐신(肺腎)에 이로우며 천해(喘咳)를 멎게 한 다. 정기(精氣)가 허약하여 천식이 생기는 증상, 해수(咳嗽)가 오래되어 병을 형성하거나 병이 극도로 악화되어 폐(肺)를 손상시킴으로써 해수(咳嗽)가 발생한 것, 가래나 침에 피가 섞여 있는 것, 성욕은 있는데 발기가 되지 않는 음위증(陰痿證), 정액이 저절로 나 오는 병증, 허리와 무릎이 시리고 아픈 증상, 병을 앓은 후 체력이 약해진 증상에 효험 이 있다.

핵도인(核桃仁)

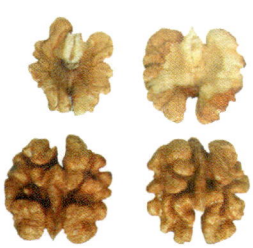

이명(異名)
호도육(胡桃肉)·호도인(胡桃仁)·강도(羌桃)

✦ 송(宋)·≪개보본초(開寶本草)≫
✦ 본경 문헌에 기재된 핵도인의 효능

　　　　사람은 먹으면 기름지고 피부가 윤택해지며 검은 머리카락이 자란다. 많이 먹으면 소변에 이롭고 오치(五痔)를 제거한다. 으깨서 호도가루를 흰머리카락 모공 안에 뿌리면 검은 머리카락이 생긴다. 성질이 남을 정도로 태워서 송지(松脂)와 함께 가루로 갈아 나리창, 연주창, 독창에 붙인다. 이를 복용하면 혈맥을 통하게 하고 뼈와 살을 부드럽게 한다.

　　　　손상, 석림(石淋)을 치료한다. 파고지밀환(破故紙蜜丸)과 함께 복용하면 하초(下焦)를 보한다. 기(氣)와 혈(血)을 보한다. 윤조(潤燥)시켜서 담(痰)을 없앤다. 명문(命門)과 삼초(三焦)에 이롭고 폐를 따뜻하게 하고 장을 윤활하게 한다. 허한천수(虛寒喘嗽), 요각중통(腰脚重痛), 가슴과 배 부위의 산기(疝氣)로 인한 통증, 혈리장풍(血痢腸風)을 치료하고 종독(腫毒)을 제거하며 급성 발진성 전염병을 제거하고 동독(銅毒)을 제압한다.

補
陽
藥

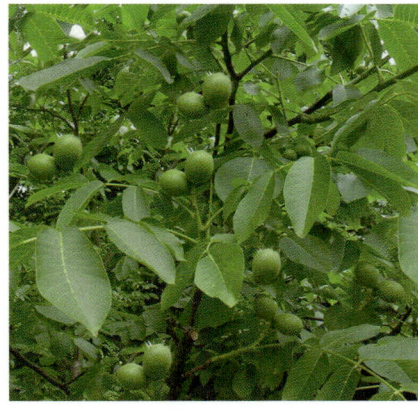
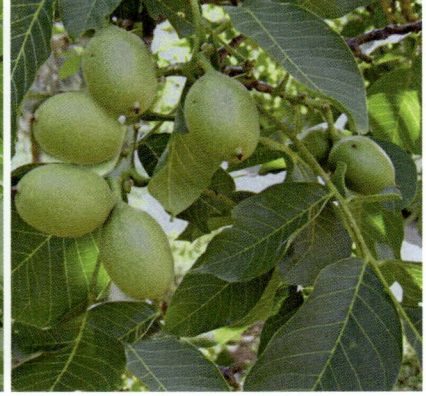

호도(胡桃)

학명(學名)_ Juglans regia L.
과속(科屬)_ 호도과(胡桃科) 식물 호도의 성숙한 종자를 건조하여 약으로 쓴다.
지리분포(地理分布)_ 주로 산서, 하북, 산동에 자란다. 전국 각지에 모두 광범히 재배된다.

채집가공(採集加工)_ 가을철 과실이 성숙될 때 채집하고 육질과 껍질을 제거하고 햇볕에 말린 후 다시 호도 껍질과 목질의 격막(隔膜)을 제거한다.

용법용량(用法用量)_ 6~9g을 달여 복용한다.

약리작용(藥理作用)_ 노화를 막아주고 산화를 막아주며 종양을 제거하고 기침을 제압한다.

성미귀경(性味歸經)_ 달고 온(溫)하다. 신경(腎經), 폐경(肺經), 대장경(大腸經)에 작용한다.

효능주치(效能主治)_ 폐를 따뜻하게 하고 신장을 보하며 장을 윤활하게 한다. 양위(陽痿) 증상과 정액이 성행위 이외에 흐르는 증상, 허리와 무릎이 시리고 연약한 증상, 대변보기가 아주 힘들거나 사나흘이 넘도록 대변을 보지 못하는 병증, 허한천수(虛寒喘嗽) 증세에 효험이 있다.

고대명방(古代名方)

신 음식을 과도하게 복용하여 치아에 힘이 없음
호도를 잘게 씹으면 즉시 해결된다. ≪일화본초(日華本草)≫

소변이 빈번한 것
호도를 불에 태워 익힌 후, 취침 전에 뜨거운 술로 씹어서 복용한다.

노인천수(老人喘嗽), 성와부득(醒臥不得)
호도(껍질을 벗긴 것), 행인(杏仁, 껍질을 벗긴 것), 생강 각 1냥을 가루로 갈아 꿀을 약간 넣어 탄자(彈子) 크기만 한 환을 만들어 취침 전에 1환을 씹어 생강탕으로 복용한다. ≪보제방(普濟方)≫

소신익정(消腎益精)
호도환은 신장병을 치료한다. 방사가 과도하면 단석(丹石)을 복용한다. 혹은 실의하여 신장을 상하여 신수가 허약해지고 심화(心火)가 지나치게 왕성한 병증, 입안이 마르고 혀가 심하게 마르는 병증, 정액이 저절로 나오는 병증, 혹은 소변색이 정상보다 누렇고 붉은색을 띠는 것, 대변이 건조한 것을 치료한다. 호도망(胡桃網), 백복령(白茯苓) 각 4냥, 부자(附子) 1개를 껍질을 벗긴 후 잘게 썰어 강즙(薑汁), 합분(蛤粉)과 함께 불에 말려 가루로 갈아 꿀로 오자 크기만 한 환을 만들어 매번 30환 미음으로 복용한다.

결치오수(潔齒烏須)
호도인(태운 것), 패모(貝母) 각각 같은 양으로 산제(散劑)로 만들어 매일 복용한다. ≪태평성혜방(太平聖惠方)≫

오랫동안 기침이 멎지 않는 것
50개의 호도를 익힌 후 껍질을 제거하고 5냥의 인삼, 350개의 행인을 부피(麩皮)로 볶은 후 뜨거운 물에 담가 껍질을 벗기고 골고루 갈아 꿀을 넣어 오자 크기만 한 환을 만들어 공복에 매번 1환을 잘게 씹어 인삼탕으로 복용한다. 취침 전에 다시 1회 복용한다. ≪소대윤방(蕭大尹方)≫

급심기통(急心氣痛)

호도 1개, 대추의 핵을 제거하여 호도에 넣어 종이에 싸고 불에 익힌 후 씹은 다음 생강탕으로 복용하면 다시는 발작하지 않는다. 약명은 잔락탕(盞落湯)이다. ≪조씨경험방(趙氏經驗方)≫

일체옹종(一切癰腫, 농이 생기지 않은 것)

호도 10개를 불에 익힌 후에 껍질을 제거하고 괴화(槐花) 1냥을 가루로 갈아 골고루 저어 뜨거운 술에 복용한다. ≪고금록험(古今錄驗)≫

적리불지(赤痢不止)

호도인, 지각(枳殼) 각 7개, 벌레가 먹지 않는 조각(皂角) 1개를 새로운 기와 위에 놓고 불로 태운 후 약의 성질은 남기고 가루로 갈아 8회에 나누어 복용한다. 매번 취침 전에 1제를 복용하고 2경에 1제, 5경에 1제를 형개차(荊芥茶)로 복용한다. ≪성제총록(聖濟總錄)≫

약선양생(藥膳養生)

핵도인주(核桃仁酒)

청핵도(靑核桃) 3,000g, 백주 5,000㎖

청핵도를 으깨어 술에 타서 30일간 12㎖씩 매일 3회 복용한다.

폐를 따뜻하게 하고 신장을 보하며 장을 윤활하게 한다. 각종 위통에 효험이 있다.

고대처방(古代處方)

청아보양환(靑娥補陽丸)

방선원류(方選源流)_ ≪태평혜민화제국방(太平惠民和劑局方)≫ 보익방(補益方)

약물조성(藥物組成)_ 호도인(胡桃仁) 20개, 두중(杜仲) 500g, 보골지(補骨脂) 250g, 마늘 120g(연고로 달인다)

포제방법(炮製方法)_ 상술한 약을 부드럽게 갈아 물을 넣어 환을 만든다. 매번 3~6g, 매일 2~3회 끓인 물로 복용한다. 또한 탕제(湯劑)로 만들어 물에 달여 복용한다. 일반적으로 마늘을 제거하고 약의 양을 원래의 처방비례에 따라 감소한다.

효능주치(效能主治)_ 신장을 보하고 허리를 튼튼하게 한다. 근골을 튼튼하게 한다. 신허(腎虛)로 인해 허리가 시큰거리고 은근히 아프며 다리와 무릎에 힘이 없고 과로하면 더욱 심해지는 병증, 근골에 힘이 없는 것, 혀가 실하고 여린 태가 있으며 얇고 흰 것, 맥침세(脈沈細)에 효험이 있다.

補陽藥

✤ 의가(醫家)에서 말하는 신농본초 양생법

소송(蘇頌)은 "호도는 북방에서 자라고 지금의 섬(하남 섬현), 낙(하남 낙양) 일대에도 아주 많다. 나무는 높고 잎은 무성하며 서로 덮어 그늘을 이룬다. 나무의 과실에도 방격(房格)이 있고 가을과 겨울이 교차되면서 성숙될 때 채집한다. 진창(섬서 실계)에서 자라는 호도는 껍질이 얇고 육질이 많다. 음평(감숙 문현)에서 자라는 호도는 크고 껍질이 물러서 힘껏 주무르면 부서진다. 변주(하남 개봉)에도 있긴 하지만 과실은 좋지 않다. 강남 일부 지방에서도 자라는데 더 남방으로 가면 없다"라고 했다.

소송(蘇頌)은 "호도핵인(胡桃核仁)은 성질이 뜨거워 많이 먹으면 안 된다"라고 했다.

손사막(孫思邈)은 "호도핵인은 맛이 달고 성질이 냉하며 매끄럽다. 자주 먹으면 가래가 생겨 오심(惡心)을 초래하고 물과 음식을 토한다"라고 했다.

마지(馬志)는 "동풍(動風)을 자주 먹으면 눈썹이 떨어지고 술과 함께 먹으면 대개 피를 토해낸다"라고 했다.

왕영(汪穎)은 "자주 생담(生痰)을 먹으면 신화(腎火)가 움직인다"라고 했다.

주진형(朱震亨)은 "호도는 토(土)에 속하고 화(火)가 있으며 성질은 덥다. ≪본초(本草)≫에서 말하기를 이것의 맛은 달고 성질은 평하다. 이렇게 말하면 열(熱)이 없다는 말이다. 또한 동풍(動風)이 눈썹을 떨어지게 한다고 말한다. 열(熱)이 없다면 어떻게 폐기(肺氣)를 손상시키겠는가?"라고 했다.

이시진(李時珍)은 "호도인의 맛은 달고 성질은 더우며 껍질은 떫고 고기는 윤택하다. 손사막(孫思邈)은 이것이 차고 부드럽다고 하는데 이것은 정확하지 않다. 명대 초기의 의사는 이것으로 효천(哮喘), 담기(痰氣), 해수위산(咳嗽胃酸)과 여풍(癘風) 등 각종 병증을 치료하는데 술을 마시는 사람은 취한 후에 이것을 복용하기를 즐겼다. 이로부터 증명되길, 흔히 물과 음식을 토하고 눈썹이 떨어지고 술과 함께 먹으면 피를 뱉어내는 병증을 초래한다는 말이 완전히 정확하다고 할 수 없다. 다만 호도는 성질이 더워 신폐(腎肺)로 들어가면, 허한(虛寒)한 사람에겐 적합하고 담수적열(痰水積熱)한 사람은 이것을 많이 먹으면 적합하지 않다"라고 했다.

익지인(益智仁)

이명(異名)
익지자(益智子) · 익지(益智)

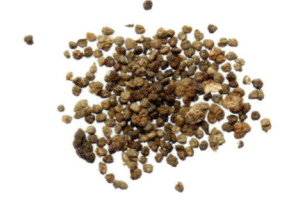

✦ 송(宋) · ≪개보본초(開寶本草)≫

✦ 본경 문헌에 기재된 익지인의 효능

유정허루(遺精虛漏), 신(腎)이 허하여 방광이 차가워져 소변을 보고 난 뒤에도 방울방울 떨어지는 병증을 주로 치료한다. 기(氣)를 보익(補益)하고 정신을 편안하게 한다. 부족한 것을 보하고 삼초(三焦)를 안착시키며 모든 기를 조절한다. 밤에 소변을 자주 보면 24개를 으깨서 소금을 넣고 함께 달여 복용하면 기이한 효험을 볼 수 있다. 한사(寒邪)가 위(胃)에 침범한 것, 화중익기(和中益氣)하고 침이 많은 것을 치료한다. 비위(脾胃)에 이롭고 원기(元氣)를 다스리며 신허활력(腎虛滑瀝)을 보한다. 배에 냉기가 느껴지면서 아픈 것, 심기부족(心氣不足), 꿈속에서 사정(射精)하는 것, 소변이 혼탁하면서 적색을 띠는 증상, 열상심계(熱傷心系), 피를 토하는 병증, 월경 주기가 아닌데도 갑자기 출혈이 있는 병증에 효험이 있다.

익지(益智)

학명(學名)_ Alpinia axyphylla Miq.

과속(科屬)_ 강과(薑科) 식물 익지의 성숙한 과실을 건조하여 약으로 쓴다. 익지(益智)는 전 세계적으로 약 249종이 있으며 아시아 열대 지역에 분포되어 있다. 중국에는 약 45종이 있고 약으로 약 11종이 쓰인다.

지리분포(地理分布)_ 광동과 해남, 복건, 운남에 분포되어 있다. 수풀 아래 음습한 곳에서 자란다.

채집가공(採集加工)_ 여름과 가을철 사이 과실이 녹색에서 빨간색이 될 때 채집하여 햇볕에 말리거나 저온에서 건조시킨다.

용법용량(用法用量)_ 3~9g을 달여서 복용한다.

약리작용(藥理作用)_ 심장을 강하게 하고 위 손상을 막아준다.

성미귀경(性味歸經)_ 맵고 온하다. 비경(脾經)과 신경(腎經)에 작용한다.

효능주치(效能主治)_ 침을 다스리고 비(脾)를 따뜻하게 하여 설사를 멎게 한다. 정(精)을 밖으로 새지 않도록 하고 소변을 다스린다. 신장을 따뜻하게 한다. 비(脾)가 차서 생기는 설사, 입에 침이 많은 것, 배 속에 찬 기운이 느껴지면서 아픈 것, 신(腎)이 허하여 소변이 저절로 나오는 병증, 소변이 빈번한 것, 성교(性交) 없이 희고 탁한 정액(精液)이 흘러나오는 병증에 효험이 있다.

약선양생(藥膳養生)

익지인죽(益智仁粥)

익지인 8g, 식염 6g, 찹쌀 60g

익지인을 가루로 갈아 찹쌀에 물을 넣어 죽을 끓이고 익지인가루를 넣는다. 식염을 넣고 약간 끓여 죽이 걸쭉해지면 불을 끈다. 아침저녁으로 따뜻하게 복용한다.

침을 다스리고 비장과 신장을 따뜻하게 하며 정(精)을 밖으로 새지 않도록 한다. 복통 때 아픈 곳에 찬 기운이 있는 것, 비(脾)가 차서 생기는 설사(泄瀉), 유정양위(遺精陽痿), 소변을 자주 보는 것을 말하는 것, 밤에 자주 소변을 보는 것과 침이 많아 흐르는 증세에 효험이 있다. 음허혈열자(陰虛血熱者)는 복용을 금한다.

고대명방(古代名方)

백탁복만(白濁腹滿)

익지인을 소금물에 담가 볶은 후 생강즙, 볶은 후박(厚朴)을 같은 양으로 생강 3편과 대추 1개를 넣어 물에 달인 후 복용한다. ≪영류검방(永類鈐方)≫

입안에서 냄새가 나는 증

익지인 1냥, 감초(甘草) 2전을 함께 갈아 가루로 만들어 자주 입에 문다. ≪경험양방(經驗良方)≫

임신 중 자궁에서 피가 나는 병

익지인 반 냥, 축사인(縮砂仁) 1냥을 모두 가루로 갈아 매번 3전씩 공복에 끓인 물로 1일 2회 복용한다. ≪호씨제음방(胡氏濟陰方)≫

심허뇨활(心虛尿滑), 적백이탁(赤白二濁)

익지인, 백출(白朮), 백부령(白茯苓)을 같은 양의 가루로 갈아 매번 3전씩 끓인 물에 타서 복용한다.

복창홀사(腹脹忽瀉)가 밤낮으로 멎지 않는 것

익지자인 2냥을 진하게 달여 마신다. ≪위씨득효방(危氏得效方)≫

✚ 의가(醫家)에서 말하는 신농본초 양생법

유완소(劉完素)는 "익지는 맵고 뜨거우며 기혈(氣血)이 한곳에 몰려서 풀리지 못하는 것을 개선하며 기를 원활하게 해준다"라고 했다.

왕호고(王好古)는 "익지는 원래 비약(脾藥)으로 군화(君火)와 상화(相火)를 주로 다스린다. 사군자탕(四君子湯)을 쓰면 비장으로 들어가고 집향환(集香丸)을 쓰면 폐로 들어간다. 대봉수단(大鳳髓丹)을 쓰면 신장으로 들어간다. 이 삼장(三臟) 사이에 서로 자모상관련(子母相關聯)의 함의가 있다. 반드시 보약(補藥)과 동시에 사용하고 과량으로 복용하지 않는다"라고 했다.

補陽藥

합개(蛤蚧)

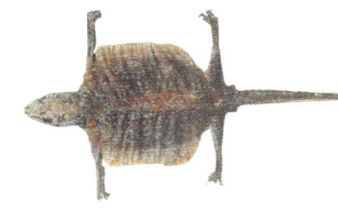

이명(異名)

합해(蛤解) · 합해(蛤蟹)

선섬(仙蟾) · 개사(蚧蛇) · 대벽호(大壁虎)

✚ 송(宋) · 《개보본초(開寶本草)》

✚ 본경 문헌에 기재된 합개의 효능

오랜 해수(咳嗽), 폐로전시(肺勞傳屍)를 치료한다. 귀물사기(鬼物邪氣)를 없앤
다. 소변을 자주 보지만 그 양은 적고 방울방울 떨어지면서 통증이 있는 병증을 치료하고 수
도(水道)를 통하게 한다. 소변을 볼 때 모래나 돌 같은 것이 섞여 나오면서 음경 속이 아픈
병증을 제거하고 월경을 통하게 하며 폐기를 치료하고 기침을 할 때 피가 나오거나 가래에
피가 섞여 나오는 증상을 없앤다. 폐가 위축되어 피를 뱉어내는 병증, 기침을 하며 기(氣)가
역상하는 것, 뼈가 부러진 것을 치료한다. 폐기(肺氣)를 보하고 정혈(精血)에 이로우며 호흡을
안정시키고 기침을 멎게 하는 효능이 있다. 폐부(肺部)에 생기는 옹양(癰瘍), 갈증이 나서 물
을 많이 마시지만 갈증이 없어지지 않는 증상을 치료한다. 양도(陽道)를 돕는다.

합개(蛤蚧)

학명(學名)_ Gekko gecko Linnaeus

과속(科屬)_ 벽호과(壁虎科) 동물 합개(蛤蚧)의 내장을 제거한 몸뚱이를 건조하여 약으로
쓴다.

지리분포(地理分布)_ 대부분 산 바위틈과 나무 구멍 안에서 서식하고 사람의 집에서도
볼 수 있다. 곤충, 작은 도마뱀을 잡아먹는다. 복건, 대만, 광서, 운남 등지에 분포되어
있다.

채집가공(採集加工)_ 1년 내내 모두 잡을 수 있다. 내장을 제거하고 깨끗이 씻은 후 죽
편으로 벌려 전체가 평평하게 곧게 펴서 저온에서 건조한다.

용법용량(用法用量)_ 3~6g을 대부분 환(丸)이나 주제(酒劑)로 쓴다.

약리작용(藥理作用)_ 천식을 안정시키고 노화를 방지하며 기체면역기능을 강화하고 호
르몬 작용이 있으며 염증을 제거하고 응격(應激)을 제거한다.

성미귀경(性味歸經)_ 짜고 평(平)하다. 폐경(肺經)과 신경(腎經)에 작용한다.

효능주치(效能主治)_ 신(腎)이 허한 것을 보하여 납기(納氣) 기능이 장애된 것을 치료하
여 숨을 고르게 한다. 폐(肺)를 보하고 신(腎)의 기능을 더해준다. 양기(陽氣)를 도우며

정(精)을 더해준다. 해수(咳嗽)가 오래되어 병을 형성하거나 병이 극도로 악화되어 폐
(肺)를 손상시킴으로써 해수(咳嗽)가 발생한 것, 해혈(咳血), 신장이 허하여 호흡이 급박
하고 빠른 것, 양위(陽痿) 증상과 정액이 성행위 이외에 흐르는 증상에 효험이 있다.

고대명방(古代名方)

오랜 기침으로 폐부(肺部)에 생기는 옹양(癰瘍)
합개(蛤蚧), 아교(阿膠), 녹각교(鹿角膠), 영양각(羚羊角), 생서각(生犀角) 각 2전 반, 강물 3L,
은석기 안에 약한 불로 0.5L가 될 때까지 달이고 즙을 여과한다. 수시로 반듯이 누워
조금씩 삼킨다. 1일 1회 마신다.

기침으로 얼굴이 붓고 사지가 붓는 것
머리와 꼬리를 제거한 합개 암컷과 수컷 1쌍을 술과 꿀을 발라 익힌다. 자단인삼(紫團
人蔘)은 사람의 체형과 비슷하다. 반 냥을 취해 가루로 간다. 화랍(化蠟) 4냥과 함께 6개
의 떡으로 만든다. 매번 찹쌀미음 1전을 끓여 떡 1개를 넣고 반죽하여 뜨겁게 마신다.
≪보제방(普濟方)≫

약선양생(藥膳養生)

합개나미단(蛤蚧糯米團)
합개분(蛤蚧粉) 25g, 찹쌀 250g
찹쌀을 깨끗이 씻어 불에 말린 후 가루를 내어 합개분과 섞어 물과 백설탕 20g을 넣어
골고루 젓는다. 면단(麵團)을 만들어 바구니에 넣고 쪄서 익힌 다음 1일 1제씩 복용한다.
신(腎)이 허한 것을 보하여 납기(納氣) 기능이 장애된 것을 치료하여 숨을 고르게 한다.
폐(肺)를 보하고 신(腎)의 기능을 더해준다. 기관지천식에 효험이 있다.

고대처방(古代處方)

합개인삼산(蛤蚧人蔘散)
방선원류(方選源流)_ ≪기방본초(奇方本草)≫ 지해평천방(止咳平喘方)
약물조성(藥物組成)_ 합개(蛤蚧) 1쌍, 인삼(人蔘) 60g, 행인(杏仁) 150g, 지모(知母) 60g, 복
령(茯苓) 60g, 패모(貝母) 60g, 상백피(桑白皮) 60g, 자감초(炙甘草) 100g
포제방법(炮製方法)_ 상술한 약을 가루로 갈아 매번 3~6g, 1일 2회 복용한다. 또한 탕제

補
陽
藥

(湯劑)로 만들어 합개(蛤蚧)를 가루로 갈아 복용한다. 각 약의 용량은 일반적인 제량(劑量)에 따라 취한다.

효능주치(效能主治)_ 신(腎)이 허한 것을 보하여 납기(納氣) 기능이 장애된 것을 치료하여 숨을 고르게 한다. 폐(肺)를 보하고 신(腎) 기능을 더해준다. 양기(陽氣)를 도우며 정(精)을 더해준다. 열을 제거하고 가래를 삭인다. 구해기천(久咳氣喘), 담조색황(痰稠色黃), 기침하면서 고름이 섞인 피를 뱉는 것, 가슴이 답답하며 열이 나는 증상, 신체가 약하고 마른 것, 얼굴과 눈두덩이가 붓는 것, 맥부허(脈浮虛)에 효험이 있다.

✦ **의가(醫家)에서 말하는 신농본초 양생법**

이시진(李時珍)은 "고대 사람들은 보(補)는 허약을 제거하는데 인삼, 양고기가 바로 이 유형에 속한다. 합개는 폐기를 보하여 천식을 안정시키고 갈증을 멈추며 효능은 인삼과 비슷하다. 음혈(陰血)을 보익(補益)하여 정(精)을 돕고 허약하고 수척한 것을 돕는다. 효능은 양고기와 비슷하다. 요즘 노손위약(勞損痿弱)을 치료할 때 사용한다. 허숙미(許叔微)는 갈증을 치료할 때 이것을 사용한다. 이것의 자보(滋補)효능을 취한 것이다. 유순(劉純)은 기액(氣液)은 쇠약해지고 음혈(陰血)이 갈진(竭盡)된 경우에 이것이 적합하다. 하대영(何大英)은 해수(咳嗽)를 멈추고 천식을 안정시키려면 이것보다 더 좋은 것이 없다"라고 했다.

토사자(菟絲子)

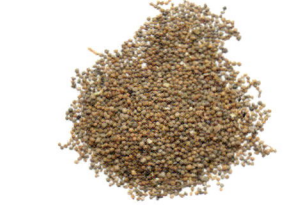

이명(異名)
토사실(菟絲實)·토사자(吐絲子)
황등자(黃藤子)·용발자(龍鬚子)
두발자(豆鬚子)·전용자(纏龍子)·황사자(黃絲子)

✚ ≪신농본초경(神農本草經)≫ 상품(上品)

✚ 본경 문헌에 기재된 토사자의 효능

속절상(續絶傷)을 치료하고 부족한 것을 보하며 기력을 돕고 살찌고 건강하게
한다. 피부를 길러주고 음을 강화한다. 근골을 튼튼하게 해준다. 중초가 허한(虛寒)한 것, 정자
가 스스로 나오는 것, 소변을 봐도 남아 있는 느낌이 드는 것, 입이 쓰고 마르며 갈증이 나는
것, 한혈이 쌓인 것을 치료한다. 오래 복용하면 눈을 밝게 하고 몸이 가벼워지며 수명을 연장
한다. 남녀허냉(男女虛冷)을 치료하고 정자를 더해주고 척추에 이롭다. 허리가 아프고 무릎이
냉한 것, 소갈열중(消渴熱中) 등을 치료한다. 오래 복용하면 얼굴의 기미를 제거하고 안색을 좋
게 한다. 오로칠상(五勞七傷)을 보하고 귀신과 성교하여 정(精)이 새어나오는 증세, 소변에 피가
섞여 나오는 것을 치료한다. 심장과 폐를 윤활하게 하고 간과 장의 풍허(風虛)를 보한다.

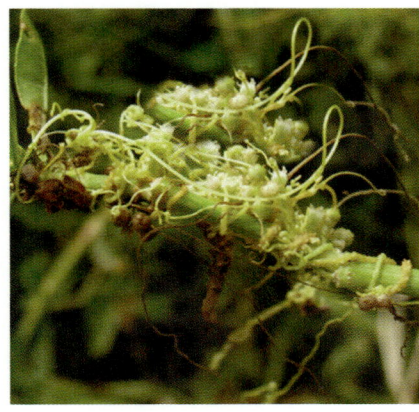 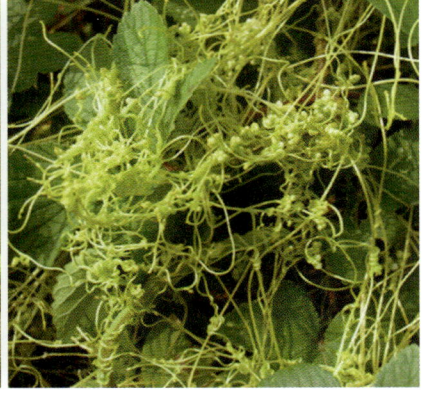

토사자(菟絲子)

학명(學名)_ Cuscuta chinensis Lam.

과속(科屬)_ 선화과(旋花科) 식물 토사자의 성숙한 종자를 건조하여 약으로 쓴다. 토사
자는 전 세계적으로 약 160여 종이 있으며 온대 지역에 분포되어 있다. 중국에는 약 9종
이 있고 약으로 약 4종이 쓰인다.

지리분포(地理分布)_ 길가, 논가, 황지, 관목림, 산비탈의 양지바른 곳에서 자란다. 국과 (菊科), 두과(豆科), 여과(藜科) 등 초본식물에서 많이 기생한다. 전국 대부분 지역, 북방 지역에 주로 분포되어 있다.

채집가공(採集加工)_ 가을철 과실이 성숙될 때 채집하고 식수한다. 먼저 햇볕에 말린 후 종자를 심고 불순물을 제거한다.

용법용량(用法用量)_ 6~12g을 달여 복용한다. 외용 시 적당량을 쓴다.

약리작용(藥理作用)_ 기체면역기능을 강화하고 성선(性腺) 기능을 강화한다. 혈소판이 응집되는 것을 억제한다. 간 손상을 막아준다. 종양을 막아준다.

성미귀경(性味歸經)_ 달고 온하다. 간경(肝經), 신경(腎經), 폐경(肺經)에 작용한다.

효능주치(效能主治)_ 정(精)을 밖으로 새지 않도록 하고 소변을 다스린다. 간(肝)과 신 (腎)을 보익(補益)한다. 눈을 밝게 하고 태를 안착시키며 설사를 멈춘다. 양위(陽痿) 증상 과 정액이 성행위 이외에 흐르는 증상, 허리와 무릎이 시리고 연약한 증상, 소변이 저절 로 나와 자주 소변을 보는 증, 소변을 다 봐도 여분의 소변이 방울방울 떨어지면서 잔 뇨감(殘尿感)을 갖는 증상, 눈이 어지럽고 귀울림, 태동불안(胎動不安), 신(腎)이 허하여 태(胎)를 기르지 못해 하혈(下血)하는 것, 비(脾)와 신(腎)이 허해서 생기는 설사에 효험 이 있다. 외치로는 백전풍(白癜風) 증세에 효험이 있다.

고대명방(古代名方)

간상목암(肝傷目暗)
토사자 3냥을 술에 3일 담가 꺼내 햇볕에 말린 후, 가루로 갈아 계란흰자로 오자 크기만 한 약환을 제련하여 매번 20환씩 공복에 따뜻한 술에 타서 복용한다. ≪성혜방(聖惠方)≫

양기허손(陽氣虛損)
1. 토사자, 숙지황(熟地黃)을 각각 같은 양으로 가루로 갈아 술로 오자 크기만 한 약환을 만들어 매번 50환씩 복용한다. 기가 허하면 인삼탕을 복용한다. 기가 역(逆)하면 침향 (沈香)을 달여 복용한다. ≪간편방(簡便方)≫

2. 토사자 2냥을 술에 10일간 담근 후에 물로 씻어낸다. 두중(杜仲)을 불로 구운 후, 가 루로 갈고 밀자(蜜炙) 1냥을 서여(薯蕷)가루 술로 끓여 오자 크기만 한 약환을 만들어 매 번 공복에 술에 타서 50환씩 복용한다. ≪경험후방(經驗後方)≫

허리와 무릎에 통증이 있거나 피부에 감각이 없고 힘이 없음
토사자 1냥, 우슬(牛膝) 1냥을 함께 은기(銀器)에 넣은 후, 술에 1촌을 5일간 담가 햇볕에 말려 가루로 갈아 다시 원래의 술로 오자 크기만 한 환을 만들어 매번 공복에 20~30환 을 복용한다. ≪경험후방(經驗後方)≫

백탁유정(白濁遺精)
복토환(茯菟丸): 근심걱정이 지나치게 많아 심(心)과 신(腎)의 기운이 부족한 것, 진양불고(眞陽不固), 점점 정액이 저절로 나오는 병증, 소변이 혼탁하여 뿌옇게 된 증상, 꿈을 꾸는 듯 정신이 혼미해지는 것이 빈번하여 정액이 저절로 나오는 병증을 치료한다. 토사자 5냥, 백복령(白茯苓) 3냥, 석연육(石蓮肉) 2냥을 가루로 갈아 술로 오자 크기만 한 약환을 만들어 매번 30~50환을 공복에 소금을 넣고 끓인 물로 복용한다. ≪화제국방(和劑局方)≫

소갈불지(消渴不止)

토사자를 즙으로 달여 멈출 때까지 수시로 복용한다. ≪사림광기(事林廣記)≫

소변이 붉은색을 띠고 뿌연 증상(심신(心腎)이 부족한 것, 정자가 적고 피가 마른 것, 입이 마르고 가슴이 답답하며 열이 나는 증상, 머리가 어지럽고 가슴이 두근거리는 것)

토사자, 맥문동(麥門冬)을 같은 양으로 가루로 갈아 꿀을 넣어 오자 크기만 한 환을 만들어 매번 70환씩 소금을 넣어 끓인 물로 복용한다.

약선양생(藥膳養生)

토사구기마작(菟絲枸杞麻雀)

토사자, 구기자(枸杞子) 각 15g, 참새 3마리

참새의 털과 발 및 내장을 제거한다. 토사자와 구기자를 골고루 혼합하여 참새 배 안에 넣고 실로 봉한 후 사기냄비에 넣고 1시간 끓인다. 탕은 마시고 참새는 먹는다.

간을 길러주고 눈을 밝게 한다. 정(精)을 밖으로 새지 않도록 하고 소변을 다스린다. 간(肝)과 신(腎)을 보익(補益)한다. 태를 안착시키고 설사를 멈춘다. 신허로 음경(陰莖)이 발기되지 않거나 발기는 되지만 단단하지 않은 것, 정액이 저절로 나오는 병증, 조설(早洩), 소변을 자주 보는 것을 말하는 것, 밤에 소변이 잦은 것, 머리가 어지럽고 눈알을 움직일 때 날파리가 나는 것같이 어른거리는 증상에 효험이 있다.

고대처방(古代處方)

수태보신환(壽胎補腎丸)

방선원류(方選源流)_ ≪의학충중참서록(醫學衷中蔘西錄)≫ 보익방(補益方)

약물조성(藥物組成)_ 토사자 120g, 천단(川斷) 60g, 상기생(桑寄生) 60g, 아교(阿膠) 60g

포제방법(炮製方法)_ 위의 3가지 약을 가루로 갈아 끓인 물로 익혀 아교를 넣고 가루로 갈아서 환으로 만든다. 환의 무게는 0.3g으로 매일 2회 20환씩 끓인 물에 타서 복용한다. 또한 탕제(湯劑)로 물에 달여 복용한다. 양은 원방비례에 따라 감소한다.

효능주치(效能主治)_ 신장을 보하고 태를 공고히 한다. 임부태원불고(妊婦胎元不固), 태동불안(胎動不安), 요산복추(腰酸腹墜), 하혈견홍(下血見紅), 빈번한 활태(滑胎), 태음미약(胎音微弱) 증세에 효험이 있다.

✚ 의가(醫家)에서 말하는 신농본초 양생법

대명(大明)은 "묘경(苗莖)은 황사(黃絲)처럼 근주(根株)가 없고 대부분 논밭과 들에서 붙어 사는데 풀은 이것에 감겨 죽게 된다. 어떤 것은 덤불로 자란다. 꽃이 피고 열매를 맺는 시간은 정확하지 않다. 자(子)는 쇄서미립(碎黍米粒)과 같아 8~9월 전에 채집한다"라고 했다.

이시진(李時珍)은 "약으로 사용하려면 먼저 따뜻한 물로 흙을 씻어내고 술로 하룻밤 담가 햇볕에 말려 으깬다. 으깨지 못한 것을 다시 햇볕에 말려 으깨면 얼마 지나지 않으면 모두 가루로 된다. 또 다른 방법은 술에 4~5일간 담갔다가 쪄서 햇볕에 4~5회 말려 불에 구운 후 가루로 간다. 어떤 사람은 햇볕에 말릴 때 몇 장의 종이와 함께 으깨면 힘을 절약할 수 있다고 한다"라고 했다.

서지재(徐之才)는 "술과 함께 사용하면 효과가 좋다. 서여(薯蕷), 송지(松脂)를 이것의 사약(使藥)으로 한다. 균을 싫어한다"라고 했다.

뇌효(雷斅)는 "토사자는 중초에 뭉친 양기를 바로 잡아준다. 줄기는 나무의 간지(杆枝)를 따라 자란다. 중춘상양(仲春上陽)부터 과실을 맺는다. 따라서 사람의 위기(衛氣)를 편보(偏補)하고 근맥(筋脈)을 돕는다"라고 했다.

소송(蘇頌)은 "≪포박자(抱朴子)≫에서 선방단복법(仙方單服法)은 토사자 과실 1두를 술 1두에 담갔다가 햇볕에 말린 후, 다시 담그고 말려 술이 스며들면 멈추고 으깨어 간다. 매일 술에 타서 2전씩 1일 2회 복용한다. 이런 약으로 허리와 무릎을 치료하면 풍사(風邪)를 제거하고 눈을 밝게 한다. 오랫동안 복용하면 피부가 윤택해지고 젊어진다. 며칠이 지나면 식욕이 왕성해진다"라고 했다.

사원자(沙苑子)

이명(異名)
사원백질려(沙苑白蒺藜) · 사원질려(沙苑蒺藜)
사원질려자 (沙苑蒺藜子) · 동질려(潼蒺藜) · 사질려(沙蒺藜)

✚ ≪본초강목(本草綱目)≫에 기재된 사원자의 효능
　　　　　　　신장을 보하고 허리통증으로 소변에서 정(精)이 새어나오는 증세, 허손노핍
(虛損勞乏)을 치료한다.

편경황기(扁莖黃芪)

학명(學名)_ Astragalus complanatus R. Br.
과속(科屬)_ 두과(豆科) 식물 편경황기의 성숙한 종자를 건조하여 약으로 쓴다.
지리분포(地理分布)_ 산과 들판, 도랑가 및 황무지에서 자란다. 화북, 동북 및 감숙, 섬서
등지에 분포되어 있다.
채집가공(採集加工)_ 가을 말, 겨울 초 과실이 성숙되어 갈라질 때 식주(植株)를 채집하
여 햇볕에 말린 후 씨를 털어 불순물을 제거하고 다시 말린다.
용법용량(用法用量)_ 9~15g을 달여 복용한다.
약리작용(藥理作用)_ 유기체면역기능을 강화하고 피로를 제거하며 간 손상을 막아주고
혈압을 낮추며 해열작용이 있고 혈소판응집을 억제하며 뇌혈류량을 증가하고 진통작
용이 있으며 혈액 속의 지방을 낮춰준다.
성미귀경(性味歸經)_ 달고 온(溫)하다. 간경(肝經)과 신경(腎經)에 작용한다.
효능주치(效能主治)_ 축뇨(縮尿) 효능이 있고 간(肝)과 신(腎)을 온보(溫補)하며 정(精)을 밖
으로 새지 않도록 하고 눈을 밝게 한다. 신허(腎虛)로 인해 허리가 시큰거리고 은근히 아
프며 각슬(脚膝)에 힘이 없고 과로하면 더욱 심해지는 병증, 백탁이 있으면서 대하가 있는
것, 유정조설(遺精早洩), 눈앞이 아찔하고 머리가 핑 도는 어지러운 증상, 신(腎)이 허하여
방광이 차가워져 소변을 보고 난 뒤에도 방울방울 떨어지는 병증에 효험이 있다.

약선양생(藥膳養生)

사원자차(沙苑子茶)

사원자 15g

사원자를 깨끗이 씻어 으깨어 끓는 물에 불린다. 차 대용으로 마신다.

신장을 보하고 정(精)을 밖으로 새지 않도록 하며 간(肝)과 신(腎)을 온보(溫補)한다. 오래 복용하면 수명을 연장하고 신장을 보하며 허리를 튼튼하게 한다. 허로(虛勞)로 인해 소변으로 정(精)이 새어나오는 증세, 요통(腰痛) 등의 증세에 효험이 있다.

사원자돈저요(沙苑子燉豬腰)

사원자 30g, 돼지허리 1개

돼지허리 부위를 마주보게 놓고 갈라서 조선(臊腺)과 지막(脂膜)을 제거하여 깨끗이 씻는다. 사원자(沙苑子)에 물을 넣고 함께 삶는다. 탕은 마시고 고기는 복용한다.

신장을 보하고 정(精)이 밖으로 새지 않도록 한다. 간(肝)과 신(腎)을 온보(溫補)한다. 신허(腎虛)로 인해 허리가 시큰거리고 은근히 아프며 각슬(脚膝)에 힘이 없고 과로하면 더욱 심해지는 병증, 유정조설(遺精早洩), 귀울림과 눈이 어지러운 증세에 효험이 있다.

사원갱미죽(沙苑粳米粥)

사원자 20g, 얼음설탕 30g, 갱미 100g

먼저 사원을 깨끗이 씻어 천으로 잘 싼다. 쌀도 깨끗이 씻는다. 이것을 뚝배기에 넣어 불 위에 놓는다. 물 1,000㎖에 멥쌀을 면포에 넣어 함께 죽을 끓인다. 걸쭉해지면 얼음설탕을 넣어 다시 5분간 달인다.

신장과 간을 보하고 비장과 위에 이롭다. 신장이 허하여 초래된 유정조설(遺精早洩), 허리와 무릎이 시리고 연약한 증상, 밤에 소변이 빈번한 증세, 비(脾)의 음양(陰陽), 기혈(氣血)이 부족하여 음식을 적게 먹는 것, 음식이 소화되지 않은 것, 배가 더부룩한 증세에 효험이 있다.

고대처방(古代處方)

금쇄고정환(金鎖固精丸)

방선원류(方選源流)_ ≪의방집해(醫方集解)≫ 고삽방(固澀方)

약물조성(藥物組成)_ 사원질려(沙苑蒺藜) 60g, 연육(蓮肉) 60g, 연수(蓮鬚) 60g, 용골(龍骨) 30g, 감실(芡實) 60g, 모려(牡蠣) 30g

포제방법(炮製方法)_ 가루로 갈아 연육을 끓여 환으로 만들어 매번 9g씩 공복에 소금을 넣어 끓인 물로 복용한다.

효능주치(效能主治)_ 간(肝)과 신(腎)을 온보(溫補)하고 고신삽정(固腎澀精)의 효능이 있다. 정실불고(精室不固), 유정활설(遺精滑泄), 신피핍력(神疲乏力), 허리가 시큰거리고 귀울림, 눈앞이 아찔하고 머리가 핑 도는 어지러운 증상, 혈담태백(舌淡苔白), 맥이 가늘고 약한 증세에 효험이 있다.

쇄양(鎖陽)

이명(異名)
쇄양(瑣陽)・불로약(不老藥)
수철봉(鏽鐵棒)・지모구(地毛球)・황골랑(黃骨狼)

+ 《본초습유(本草拾遺)》
+ 본경 문헌에 기재된 쇄양의 효능
　　　　　　음기를 크게 보하고 정혈(精血)에 이로우며 대변에 이롭다. 허인대변조결자 (虛人大便燥結者)가 가래를 겸한 경우에는 종용(蓯蓉)을 대체하여 죽을 써서 먹으면 좋다. 조결(燥結)하지 않는 환자는 금한다. 윤조양근(潤燥養筋)의 효능이 있고 위약(痿弱)을 치료한다.

쇄양(鎖陽)

학명(學名)_ Cynomorium songaricum Rupr.

과속(科屬)_ 쇄양과(鎖陽科) 식물 쇄양의 육질경(肉質莖)을 건조하여 약으로 쓴다. 쇄양은 2종이 있으며 지중해 연안 및 아프리카 북부, 중앙아시아와 중국 서북부에 분포되어 있다. 중국에는 1종만이 있고 약으로 쓴다.

지리분포(地理分布)_ 질려과(蒺藜科) 식물의 백자(白刺)의 뿌리에 기생한다. 대부분 건조하고 모래가 많은 지역에서 자란다. 서북 및 내몽고 등 건조한 지대에도 분포되어 있다.

채집가공(採集加工)_ 봄철 채집하여 화서(花序)를 제거하고 잘라서 햇볕에 말린 후에 사용한다.

용법용량(用法用量)_ 5~9g을 달여 복용한다.

약리작용(藥理作用)_ 장 운동을 촉진하고 기체면역력을 강화하며 유해산소를 제거하고 혈소판응집을 억제하며 산소부족에 견디는 작용 등을 한다.

성미귀경(性味歸經)_ 달고 온하다. 비경(脾經), 신경(腎經), 대장경(大腸經)에 작용한다.

효능주치(效能主治)_ 정혈(精血)을 보익(補益)하고 신(腎)의 양기(陽氣)를 보한다. 장을 윤활하게 하고 변을 통하게 한다. 음경(陰莖)이 완전히 발기되기 전에 정액이 배출되는 것, 허리와 무릎을 쓰지 못하고 심하면 기육(肌肉)이 위축되는 병증, 대장(大腸)의 진액이 줄어들어 대변이 굳어지는 증세에 효험이 있다.

補陽藥

약선양생(藥膳養生)

쇄양주(鎖陽酒)

쇄양(鎖陽) 40g, 고량백주(高梁白酒) 800g

쇄양을 잘게 썰어 술에 6일간 담근다. 매번 작은 1컵으로 매일 2회 복용한다.
신(腎)을 보하고 인체의 양기(陽氣)를 강건하게 한다. 성기능 감퇴, 신허로 음경(陰莖)이
발기되지 않거나 발기는 되지만 단단하지 않은 증세에 효험이 있다.

고대처방(古代處方)

귀령집단환(龜齡集丹丸)

방선원류(方選源流)_ ≪집험양방(集驗良方)≫ 보익방(補益方)

약물조성(藥物組成)_ 녹용(鹿茸), 인삼(人蔘), 천산갑(穿山甲) 각 30g, 쇄양 27g, 우슬(牛膝),
대청엽(大靑葉), 사인(砂仁), 지골피(地骨皮), 천문동(天門冬), 자초화(紫梢花), 보골지(補骨
脂) 각 12g, 생지황(生地黃), 당귀(當歸), 숙지황(熟地黃) 각 15g, 구기자(枸杞子), 마작뇌(麻
雀腦), 부자(附子) 각 9g, 석연(石燕) 1쌍, 해마(海馬) 1쌍, 두충(杜仲), 급성자(急性子), 정향
(丁香), 주사(朱砂) 각 7.5g, 음양곽(淫羊藿), 세신(細辛) 각 3g, 잠아(蠶蛾) 2.7g, 육종용(肉蓯
蓉) 27g, 감국화(甘菊花) 4.5g, 홍청정(紅蜻蜓) 10쌍, 감초(甘草) 1.8g

포제방법(炮製方法)_ 상술한 약을 모두 가루로 갈아 매일 1~2회 1g씩 끓인 물에 타서 복
용한다.

효능주치(效能主治)_ 정혈(精血)을 보익(補益)하고 신(腎)의 양기(陽氣)를 보한다. 양위(陽
痿) 증상과 정액이 성행위 이외에 흐르는 증상, 음한(陰寒)으로 인해 배가 아픈 병증, 허
리와 무릎이 시리고 연약한 증상, 기억력 감퇴, 머리가 어지러운 것, 귀울림, 팔다리에
힘이 없어 움직이기 힘든 증상에 효험이 있다.

✚ 의가(醫家)에서 말하는 신농본초 양생법

이시진(李時珍)은 "쇄양은 숙주(감숙 주천 일대)에서 생산된다. 도구성(陶九
成)의 ≪철경록(綴耕錄)≫에 의하면 쇄양은 달단인(韃靼人)이 거주한 밭에서 자라고
야생말이나 문용(蚊龍)이 땅에 떨어져 시간이 오래되면 땅에서 자라고 외형은 죽순
(竹筍) 같아 위가 실하고 아래가 약하다. 인갑즐비(鱗甲櫛比), 근맥연락(筋脈連絡)은
육종용의 유형에 속한다. 사람들이 캐서 깨끗이 씻은 후에 껍질을 벗겨 얇게 썰어
햇볕에 말린다. 약물로 매매하고 공력(功力)은 육종용의 백 배이다. 나는 쇄양도 종
속이 있다고 본다. 모두가 유정(遺精)되어 생성된 것이 아니다"라고 했다.

호로파(胡蘆巴)

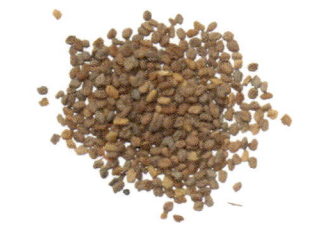

✚ 송(宋)·《가우본초(嘉祐本草)》

✚ 본경 문헌에 기재된 호로파의 효능

　　　　　　원장(元髒)이 허하여 생긴 냉기(冷氣)를 치료한다. 부자(附子), 유황(硫黃)을 사용하면 신장이 허하여 냉한 것, 복협창만(腹脅脹滿), 면색청흑(面色靑黑)을 치료한다. 냉기산가(冷氣疝瘕), 한습각기(寒濕脚氣)를 치료한다. 신장에 이롭고 단전(丹田)을 따뜻하게 한다.

호로파(胡蘆巴)

학명(學名)_ Trigonella foenum-graecum L.

과속(科屬)_ 두과(豆科) 식물 호로파(胡蘆巴)의 건조하고도 성숙한 종자를 약으로 쓴다. 호로파는 전 세계적으로 약 68종이 있으며 대양주, 아시아 중부와 남부, 아프리카 남부와 북부 및 중유럽 지중해 연안에 분포되어 있다. 중국에는 약 9종이 있고 약으로 약 5종이 쓰인다.

지리분포(地理分布)_ 동북, 서남 및 하북, 섬서, 하남, 신강, 감숙, 강소, 산동, 절강, 안휘, 호북, 광서 등지에 분포되어 있다.

채집가공(採集加工)_ 여름철 과실이 성숙할 때 식주(植株)를 채집하여 햇볕에 말린 후, 씨를 털고 다시 불순물을 제거한다.

용법용량(用法用量)_ 4.5~9g을 달여 복용한다.

약리작용(藥理作用)_ 피임, 혈압을 낮추고 종양을 제거하며 장관(腸管)과 기관평활근(氣管平滑筋)을 억제한다.

성미귀경(性味歸經)_ 쓰고 온하다. 신경(腎經)에 작용한다.

효능주치(效能主治)_ 한(寒)을 제거하고 신장을 따뜻하게 하며 통증을 멈춘다. 하복(下腹)의 중부(中部)가 냉하고 아픈 것, 신장이 허하고 냉한 것, 한습으로 인한 각기(脚氣), 소장산기(小腸疝氣) 증세에 효험이 있다.

약선양생(藥膳養生)

작식향(雀食香)

호로파, 소회향(小茴香) 각 15g, 마른 생강 6g, 육두구(肉豆蔻) 20g, 참새 몇 마리

위의 4가지 약을 깨끗이 씻은 후에 천으로 싸고 참새와 함께 끓여 익혀 따뜻할 때 식용한다.

신장을 따뜻하게 하고 강역기(降逆氣)의 효능이 있다. 노인의 비장이 양허(陽虛)로 인한 애역(呃逆)에 효험이 있다.

호로파주(胡盧巴酒)

호로파 600g, 미주 혹은 고량주 3,000㎖

상술한 약을 입구가 큰 병에 넣어 2개월간 밀봉한다. 매일 4컵씩 마신다.

풍(風)을 제거하고 통증을 멈추는 효능이 있다. 신(腎)을 보하고 인체의 양기(陽氣)를 건강하게 하며 한을 제거하고 신장을 따뜻하게 한다.

✚ 의가(醫家)에서 말하는 신농본초 양생법

구종석(寇宗奭)은 "방광의 기(氣)는 호로파에 부(麩)를 넣어 볶은 후 도인(桃仁)을 같은 양의 가루로 간다. 절반은 산제(散劑)로 하고 절반은 술을 넣어 오자 크기의 약환을 만들어 매번 50~70환을 복용하고 공복에는 염주(鹽酒)로 복용한다. 산제(散劑)는 뜨거운 미음으로 복용하고 환약을 복용하는 시간과 간격을 두어 공복에 매일 1~2회 복용한다"라고 했다.

이시진(李時珍)은 "호로파는 우신명문(右腎命門)의 약이다. 원양(元陽)이 부족하고 냉기(冷氣)가 잠복하여 귀원(歸元)될 수 없는 병증에는 이것이 적합하다. 송(宋)의 《혜민화제국방(惠民和劑局方)》에는 호로파환이 있는데 성인, 아이의 소장분돈편추(小腸奔豚偏墜) 및 하복(下腹)의 중부(中部)에 계란만 한 덩어리가 아래위로 이동할 때 통증이 동반되는 병증을 치료한다. 호로파 8전, 회향(茴香) 6전, 파극(巴戟)의 심(心), 포제(炮製)한 후에 껍질을 벗긴 천오두(川烏頭) 각 2전, 핵(核)을 제거한 연실(蓮實) 4전, 오수유(吳茱萸) 5전을 함께 볶은 후에 술을 넣어 오자 크기만 한 약환을 만들어 매번 15환, 아이에게는 5환을 염주(鹽酒)로 마시게 한다"라고 했다.

육종용(肉蓯蓉)

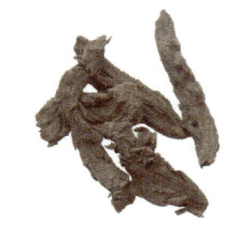

이명(異名)
종용(蓯蓉)·대운(大芸)
육발용(肉鬆蓉)·종용(縱蓉)
지정(地精)·금순(金筍)·촌운(寸芸)

+ ≪신농본초경(神農本草經)≫ 상품(上品)
+ 본경 문헌에 기재된 육종용의 효능

　　　허리와 무릎을 따뜻하게 하고 골육(骨肉)을 튼튼하게 하며 신간정혈(腎肝精血)을 자(滋)하고 장을 윤활하게 하고 위(胃)가 마르고 굳어진 것을 치료한다.

육종용(肉蓯蓉)

학명(學名)_ Cistanche deserticola Y. C. Ma

과속(科屬)_ 열당과(列當科) 식물 육종용의 대린엽(帶鱗葉)의 육질경(肉質莖)을 건조하여 약으로 쓴다. 육종용은 전 세계적으로 약 19종이 있으며 아시아, 유럽 서부 및 아프리카에 분포되어 있다. 중국에는 약 5종이 있고 약으로 약 4종이 쓰인다.

지리분포(地理分布)_ 해발 225~1,150m의 황량한 사막에서 자라고 여과(藜科) 식물 사사(梭梭)나 백사사(白梭梭) 등의 뿌리에서 기생한다. 내몽고 감숙, 청해, 섬서, 녕하, 신강에 분포되어 있다.

채집가공(採集加工)_ 대다수 봄철 싹이 채 나지 않을 때 혹은 갓 싹이 나왔을 때 캐서 화서(花序)를 제거하고 자른 후에 햇볕에 말려 사용한다.

용법용량(用法用量)_ 6~9g을 달여 복용한다.

약리작용(藥理作用)_ 하구뇌(下丘腦)-수체(垂體)-난소의 황체(黃體) 촉진기능을 강화하고 설사를 이완하며 노화를 방지하고 기체면역기능을 강화하는 등이다.

성미귀경(性味歸經)_ 달고 짜며 온하다. 신경(腎經)과 대장경(大腸經)에 작용한다.

효능주치(效能主治)_ 장을 윤활하게 하고 변을 통하게 하며 신(腎)의 양기(陽氣)를 보하고 정혈(精血)을 보익(補益)한다. 불임증, 성욕은 있는데 발기가 되지 않는 음위증(陰痿證), 근골에 힘이 없는 것, 허리와 무릎이 시리고 연약한 증상, 장이 건조해서 생긴 변비 증세에 효험이 있다.

補陽藥

고대처방(古代處方)

종용토사자환(蓰蓉菟絲子丸)
방산원류(方選源流)_ ≪의종금감(醫宗金鑑)≫ 보익방(補益方)

약물조성(藥物組成)_ 육종용(肉蓰蓉), 복분자(覆盆子), 사상자(蛇床子), 당귀(當歸), 백작(白芍) 각 9g, 모려(牡蠣), 오적골(烏賊骨), 토사자(菟絲子) 각 12g, 천궁(川芎), 오미자(五味子), 방풍(防風), 황금(黃芩) 각 6g, 애엽(艾葉) 3g

포제방법(炮製方法)_ 상술한 약을 가루로 갈아 꿀을 넣어 환을 제련한다. 매번 6g씩 아침저녁으로 각 1회 소금을 넣어 끓인 물로 복용한다. 또한 탕제(湯劑)를 만들어 물에 달여 복용한다.

효능주치(效能主治)_ 신(腎)의 양기(陽氣)를 보한다. 정혈(精血)을 보익(補益)한다. 신정부족(腎精不足), 충임허손(衝任虛損), 근골에 힘이 없는 것, 결혼한 지 오래되어도 임신이 되지 않는 것, 월경이 고르지 않는 것, 월경희발(月經稀發), 폐경, 음도(陰道)에서 붉은색과 흰색이 섞인 점액이 계속 흘러나오는 증상 등에 효험이 있다.

약선양생(藥膳養生)

육종용양육죽(肉蓰蓉羊肉粥)
육종용 30g, 양고기 200g, 쌀 40g, 식염 10g

양고기를 씻어 종용을 넣고 끓여 죽으로 만든 후 식염, 조미료로 맛을 조절하여 복용한다.

신(腎)을 보하고 정(精)을 더해준다. 온리장양(溫裏壯陽)의 효능이 있다. 허리와 무릎이 차고 아픈 증상, 양위(陽痿) 증상과 정액이 성행위 이외에 흐르는 증상, 신장이 허하여 얼굴색이 어두운 증세에 효험이 있다.

> **✛ 의가(醫家)에서 말하는 신농본초 양생법**
>
> 왕호고(王好古)는 "명문상화부족(命門相火不足)인 사람은 이것으로 자보하고 신경혈분(腎經血分)의 약으로 쓴다. 만일 육종용으로 신장질병을 치료하면 반드시 심장에 영향을 준다"라고 했다.
>
> 주진형(朱震亨)은 "육종용은 준보정혈(峻補精血)의 효능이 있다. 만일 갑자기 과도하게 복용하면 대변당사(大便溏瀉)의 병증을 초래한다"라고 했다.
>
> 진장기(陳藏器)는 "≪건녕기(乾寧記)≫의 기록에 의하면 힘줄을 강하게 하고 골수를 튼튼하게 하려면 육종용, 선어(鱔魚)를 가루로 갈아 황정즙(黃精汁)으로 환제를 만들어 복용하면 힘은 배로 증가된다"라고 했다.

소송(蘇頌)은 "서부 사람은 이것을 음식으로 본다. 비늘과 껍데기만 제거하고 술에 넣어 담가 흑즙을 씻어낸다. 얇게 썰어 산우(山芋), 양고기를 넣어 갱탕(羹湯)을 만들면 맛이 아주 좋으며 인체에 이로워 보약을 먹는 것보다 낫다"라고 했다.

구종석(寇宗奭)은 "흑즙을 씻어내면 이것의 기미(氣味)는 모두 사라진다. 다만 여린 것으로 갱탕을 만들고 오래된 것은 맛이 쓰다. 약으로 쓸 때 양이 적으면 효과가 없다"라고 했다.

구채자(韭菜子)

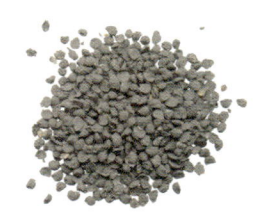

이명(異名)
구자(韭子)·구채인(韭菜仁)

✚ ≪명의별록(名醫別錄)≫ 중품(中品)

✚ 본경 문헌에 기재된 구채자의 효능

　　　　　꿈속에서 사정(射精)하는 것, 익백(溺白)을 치료한다. 허리와 무릎을 따뜻하게 하고 귀신에 홀린 것을 치료한다. 간과 명문(命門)을 보하고 소변이 빈번하며 소변이 저절로 나오는 병증, 여인백음(女人白淫), 음도(陰道)에서 항상 흰색의 끈끈한 액이 끈처럼 끊임없이 흘러나오는 것을 치료한다.

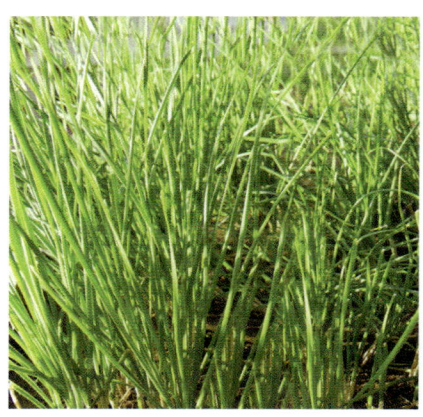 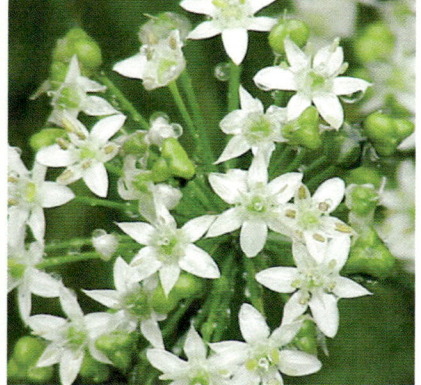

구채(韭菜)

학명(學名)_ Allium tuberosum Rottl.

과속(科屬)_ 백합과 식물 구채의 성숙한 종자를 건조하여 약으로 쓴다. 구채는 전 세계적으로 약 490여 종 있으며 북반구에 분포되어 있다. 중국에는 약 109종이 있고 약으로 약 12종이 쓰인다.

지리분포(地理分布)_ 전국 각지에서 모두 생산된다.

채집가공(採集加工)_ 가을철 과실이 성숙할 때 과서(果序)를 채집하고 햇볕에 말려 종자를 벗겨내고 불순물을 제거한다.

용법용량(用法用量)_ 3~9g을 달여 복용한다.

약리작용(藥理作用)_ 항균작용이 있고 가래를 제거하는 등의 작용이 있다.

성미귀경(性味歸經)_ 맵고 달며 따뜻하다. 간경(肝經)과 신경(腎經)에 작용한다.

효능주치(效能主治)_ 양기(陽氣)와 정기(精氣)를 튼튼히 한다. 간(肝)과 신(腎)을 온보(溫補)한다. 허리와 무릎이 시리고 아픈 증상, 양위(陽痿) 증상과 정액이 성행위 이외에 흐르는 증상, 소변이 저절로 나오는 병증, 소변을 자주 보는 것, 백탁이 있으면서 대하 증세에 효험이 있다.

고대명방(古代名方)

자면서 저절로 정액이 나오고 소변이 탁한 것
매일 공복에 구채자 10~20알을 삼키거나 소금을 넣어서 끓인 물에 타서 복용한다. ≪진장기(陳藏器)≫

허로상신(虛勞傷腎), 자다가 꿈꿀 때 정액이 저절로 나오는 증상
구채자 2냥을 볶아 가루로 간다. ≪태평경혜방(太平經惠方)≫

여인대하(女人帶下) 및 남자의 신기허냉(腎氣虛冷), 자다가 꿈꿀 때 정액이 저절로 나오는 증상
구채자를 7L의 식초에 끓인 후 불에 말려 가루로 간다. 꿀로 제련하여 오자 크기만 한 환을 매번 30환을 공복에 따뜻한 술로 복용한다. ≪천금방(千金方)≫

허리와 발에 힘이 없는 것
구채자 1L를 밥 두 끼 만드는 시간 동안 햇볕에 말린 후 검은 껍질을 벗기고 노랗게 볶은 다음 으깨어 가루로 만든다. 다시 안식향(安息香) 2냥을 물에 끓여 다시 약한 불로 빨갛게 될 때까지 볶고 함께 으깨어 오자 크기만 한 약환을 만든다. 너무 건조하면 소량의 꿀을 넣고 공복에 매일 따뜻한 술로 30환을 복용한다. 다시 3~5숟가락의 밥을 먹으면 아주 효과가 좋다. 최원량(崔元亮)의 ≪해상방(海上方)≫

꿈을 꾸면서 정액이 배설되는 병증, 소변이 저절로 나오는 병증
구채자 2L, 쌀 3L, 1두 7L의 물로 죽을 써서 6L의 죽으로 만들어 3회에 나눠 복용한다. ≪천금방(千金方)≫

연훈충아(煙熏蟲牙)
기와조각을 빨갛게 데운 후 위에 몇 개의 구채자를 놓고 청유(淸油) 몇 방울을 넣는다. 연기가 날 때 통(筒)으로 연기를 치아가 아픈 곳에 쐬고 잠시 뒤 따뜻한 물로 헹궈 벌레를 토해내면 효과를 본다. 만일 벌레가 없다면 다시 1회 그을리면 된다. ≪급구역방(救急易方)≫

補陽藥

약선양생(藥膳養生)

구채자면병(韭菜子面餠)

구채자 9g, 밀가루 적당량

구채자를 가루로 갈아 밀가루로 골고루 버무려 떡을 만든 후에 쪄서 익힌다. 매일 2회에 나눠 연속 4일 복용한다.

폐를 보하고 비장을 튼튼히 한다. 간(肝)과 신(腎)을 온보(溫補)한다. 축천지유(縮泉止遺)의 효능이 있다. 소아비폐기허(小兒脾肺氣虛), 소변이 저절로 나오는 병증, 식욕부진, 저절로 땀이 나고 얼굴이 하얀 것, 기부부풍(肌膚不豐) 증세에 효험이 있다.

고대처방(古代處方)

구자고신환(韭子固腎丸)

방선원류(方選源流)_ 《천금요방(千金要方)》 고슬방(固澀方)

약물조성(藥物組成)_ 구자(韭子) 500g, 감초(甘草), 계심(桂心), 자석영(紫石英), 우여량(禹餘糧), 원지(遠志), 산수유(山茱萸), 당귀(當歸), 천웅(天雄), 강잠(僵蠶), 부자(附子), 석곡(石斛), 자완(紫菀), 서여(薯蕷), 천문동(天門冬), 세신(細辛), 복령(茯苓), 창포(菖蒲), 인삼(人蔘), 두충(杜仲), 백출(白朮), 건강(乾薑), 천궁(川芎) 각 45g, 사상자(蛇床子), 종용(蓯蓉), 황기(黃芪), 토사자(菟絲子), 건지황(乾地黃) 각 60g, 건칠(乾漆), 우수(牛髓) 각 120g, 대조(大棗) 50개

포제방법(炮製方法)_ 가루로 갈아 우수(牛髓)와 백밀조고(白蜜棗膏)를 으깨어 3천저(三千杵)로 만들어 오자 크기만 한 환을 공복에 9g씩 1일 2회 복용한다.

효능주치(效能主治)_ 신장을 따뜻하게 하고 양기(陽氣)를 보충해준다. 기(氣)를 보하고 혈(血)을 보한다. 고신삽정(固腎澀精)의 효능이 있다. 방사과도(房事過度), 정활불금(精滑不禁), 기혈휴허(氣血虧虛), 허리와 무릎에 힘이 없는 증상, 먹어도 살이 안 찌는 증상, 두 다리에 힘이 없고 약한 것에 효험이 있다.

✚ 의가(醫家)에서 말하는 신농본초 양생법

주진형(朱震亨)은 "마음이 아픈 것은 열성음식(熱性食物) 및 뇌노억울(惱怒抑鬱)로 인한 사혈(死血)이 위구(胃口)에 남겨져 통증이 생기는 질병이다. 부추즙, 길경(桔梗)을 약에 넣어 사용하면 혈기를 통하게 하고 이끌어준다. 만약 신기상공(腎氣上攻)으로 인한 심통(心痛)이라면 부추즙을 오령산(五苓散)에 넣어 약환을 만들어 공복에 회향탕(茴香湯)으로 복용하는 것이 적합하다. 부추는 성질이 급하여 위(胃)의 막힌 혈을 풀어줄 수 있다. 만일 음식이 내려가고 한참 만에 거꾸로 넘

어오거나 속에서 한동안 묵었다가 도로 나오는 병증이라면 부추즙 2컵에 생강즙과 우유를 각각 1컵씩 따뜻할 때 천천히 복용한다. 부추즙은 어혈을 풀어주고 생강즙은 어혈을 제거하고 우유는 해열윤조보허(解熱潤燥補虛)의 효능이 있기 때문이다"라고 했다.

이시진(李時珍)은 "구자(韭子)는 성질이 양에 속하고 종유석과 유향을 싫어한다"라고 했다.

소송(蘇頌)은 "구자와 용골(龍骨), 상표초(桑螵蛸)를 배합하여 사용하면 누정(漏精)을 치료하고 중기(中氣)를 보익(補益)한다. 갈홍(葛洪), 손사막(孫思邈)의 많은 약방에서 모두 이것을 사용하였다"라고 했다.

도홍경(陶弘景)은 "구자를 극자환(棘刺丸) 등 각종 약에 넣으면 누정(漏精)을 치료한다"라고 했다.

이시진(李時珍)은 "≪외대비요(外臺秘要)≫에서 보는 극자환방자(棘刺丸方子)는 각종 노설(勞泄), 소변이 빈번한 증세를 치료하지만 약서에는 아주 적게 사용한다. ≪천금방(千金方)≫에서 잠자면서 꿈꿀 때 정액이 저절로 나오는 병증, 소변이 빈번한 증세를 치료하는 데 구자 2냥, 상표초(桑螵蛸) 1냥을 약간 볶은 후 가루로 갈아 매일아침 술에 타서 2전씩 복용한다. ≪매사방(梅師方)≫의 고증에 의하면 정액이 저절로 나오는 병증을 치료할 때 구자 5합, 백룡골(白龍骨) 1냥을 가루로 갈아 공복에 술로 1숟가락을 복용한다. ≪삼인방(三因方)≫에서 하원허냉(下元虛冷), 정신이 멀쩡할 때도 소변이 저절로 나와 이를 깨닫지 못하거나 자주 마려워 스스로 조절하지 못하는 병증 혹은 소변이 백탁상(白濁狀)인 증세를 치료한다. 부추는 자양간기(滋養肝氣)의 채소로 족궐음경(足厥陰經)으로 들어간다. 신장은 폐장(閉藏)을 주관하고 간은 배설을 주관한다. ≪소문(素問)≫에서 말하기를, 족궐음경(足厥陰經)에 병사가 있으면 소변이 저절로 나오게 된다. 사려(思慮)가 너무 심하고 방사가 과도하면 힘줄이 위축되고 백음(白淫)을 유발한다. 남자는 소변에 의해 설하(泄下)하고 여자는 연속적으로 계속 유하(遺下)한다. 부추는 유정루설(遺精漏泄), 소변이 빈번한 증세, 여자의 음도에서 끈끈한 액체가 끊임없이 계속 흘러나오는 것을 치료한다. 왜냐면 부추는 궐음경(厥陰經)에 들어가 하초(下焦), 간과 명문(命門)의 부족을 자보(滋補)하기 때문이다. 명문은 정액을 저장하는 창고이기에 함께 치료하여야 한다"라고 했다.

補陽藥

두중(杜仲)

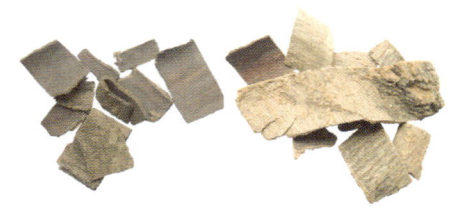

이명(異名)

사선(思仙)·사중(思仲)
목면(木綿)·석사선(石思仙)
차사피(扯絲皮)·사련피(絲連皮)
면피(棉皮)·옥사피(玉絲皮)·사면피(絲棉皮)

➕ ≪신농본초경(神農本草經)≫ 상품(上品)

➕ 본경 문헌에 기재된 두중의 효능

　　　　간과 신장에 이롭고 근골(筋骨)을 길러준다. 관절의 습음(濕淫)을 제거한다. 허리와 무릎이 시리고 아픈 증상, 대퇴(大腿)와 발이 붓고 아프며 구련(拘攣)하는 병증을 치료한다.

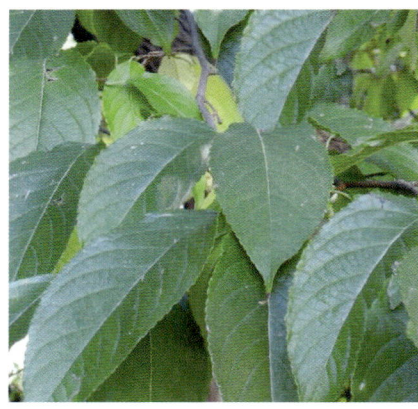
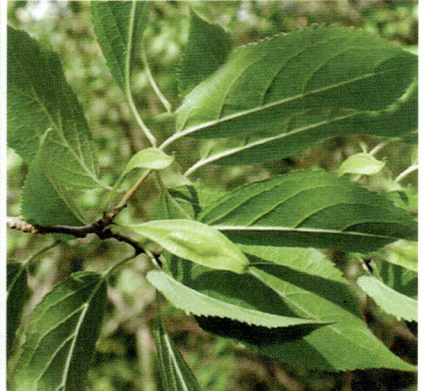

두중(杜仲)

학명(學名)_ Eucommia ulmoides Oliv.

과속(科屬)_ 두중과(杜仲科) 식물 두중의 나무껍질을 건조하여 약으로 쓴다. 두중은 전 세계적으로 1종만 있으며, 약용으로 사용한다.

지리분포(地理分布)_ 해발 300~500m의 골짜기, 낮은 산 및 나무가 듬성듬성한 숲에서 자란다. 섬서, 하남, 절강, 감숙, 호북, 귀주, 사천, 운남 등지에 분포되어 있다. 현재는 각 지역에서 광범위하게 재배된다.

채집가공(採集加工)_ 4~6월에 벗겨 굵은 껍질을 제거하고 내피가 자갈색으로 될 때까지 쌓아 두었다가 햇볕에 말린 후에 사용한다.

용법용량(用法用量)_ 6~9g을 달여서 복용한다.

약리작용(藥理作用)_ 세포면역기능을 조절하고 혈압을 낮추며 자궁수축을 억제하고 이뇨작용이 있으며 수체(垂體)-신상선피질(腎上腺皮質) 계통을 자극시키는 등의 작용이 있다.

성미귀경(性味歸經)_ 달고 따뜻하다. 간경(肝經)과 신경(腎經)에 작용한다.

효능주치(效能主治)_ 근골(筋骨)을 강하게 하고 간과 신장을 보하며 태를 안착시킨다. 신허(腎虛)로 인해 허리가 시큰거리고 은근히 아프며 다리와 무릎에 힘이 없고 과로하면 더욱 심해지는 병증, 근골에 힘이 없는 것, 임신 중에 자주 태(胎)가 움직여 아래로 떨어지는 듯하고 허리가 쑤시고 배가 아프며 음도(陰道)에서 적은 양의 하혈(下血)을 하는 것, 임신누혈(妊娠漏血), 고혈압 증세에 효험이 있다.

고대명방(古代名方)

신장이 허하고 허리가 아픈 것

두중(杜仲), 자황(炙黃)을 1근 취해(약 지금의 600g), 10제로 나눈다. 매일밤 1제 취하여 물 1L에 5일 밤을 담그고 달인다. 3분의 2를 취해 찌꺼기를 제거하고 즙을 남겨 양신(羊腎) 3~4편을 넣어 여러 차례 끓인 후 초염(椒鹽)을 넣고 국을 끓여 공복에 1회 복용한다. ≪해상집험방(海上集驗方)≫에서는 해백(薤白) 7근을 넣는다. ≪태평성혜방(太平聖惠方)≫에서는 오미자(五味子) 반 근을 넣는다. ≪협중방(篋中方)≫

풍랭(風冷)에 의해 신(腎)이 상한 것, 요배허통(腰背虛痛)

1. 두중 1근을 잘게 썬 후 볶고 술 2근에 10일간 담근다. 매일 이 술을 3합 복용한다. 도은거(陶隱居)의 ≪득효방(得效方)≫

2. 두중 껍질을 가루로 갈아 매일 따뜻한 술로 2전씩 복용한다. ≪삼인방(三因方)≫

습관성유산

임신 후 2달 전에 두중 8냥(참쌀을 달인 물에 담갔다가 볶아서 사(絲)를 제거함), 속단(續斷) 2냥(술에 담근 후 불에 말린 것)을 가루로 갈고 산약(山藥) 5~6냥을 으깨어 오자 크기만 한 환을 만들어 매일 50환씩 공복에 미음으로 복용한다. ≪간편방(簡便方)≫

두중을 불에 말려 가루로 갈고 대추로 조절하여 약환을 만들어 참쌀탕에 타서 복용한다. ≪주후방(肘後方)≫

병을 앓은 후 허하여 땀이 나는 것 및 눈물 흘림

두중, 모려(牡蠣)를 같은 양으로 가루로 갈아 취침 전, 5숟가락을 물로 복용하고 몸이 허해서 나는 땀이 멈추지 않으면 다시 복용한다. ≪주후방(肘後方)≫

산후질병 및 태아불안

두중의 껍질을 벗기고 기와에 놓고 불에 말린 후 으깨어 가루로 갈아 대추에 끓여 탄자(彈子)만 한 환을 만들어 매일 1알 2회씩 참쌀탕에 복용한다. ≪승금방(勝金方)≫

補陽藥

약선양생(藥膳養生)

두중기순탕(杜仲杞鶉湯)

메추라기 2마리, 구기자(枸杞子) 35g, 두중 20g

3가지 약을 물에 달여 즙을 취한다. 탕은 마시고 메추라기는 먹는다. 간신(肝腎)을 보하고 근골(筋骨)을 강하게 하며 허리와 무릎을 강하게 한다. 간과 신장이 허약하고 허리와 무릎이 아프거나 시큰한 데 효험이 있다.

고대처방(古代處方)

자음보양단(滋陰補陽丹)

방선원류(方選源流)_ ≪경악전서(景岳全書)≫ 보익방(補益方)

약물조성(藥物組成)_ 혈여(血餘), 숙지(熟地) 각 240g, 구기(枸杞), 당귀(當歸), 두중(杜仲), 파극(巴戟), 소회향(小茴香), 녹각교(鹿角膠), 토사자(菟絲子), 백복령(白茯苓), 육종용(肉蓯蓉), 호도육(胡桃肉), 하수오(何首烏) 각 120g, 인삼(人蔘) 60g

포제방법(炮製方法)_ 상술한 약을 가루로 갈아 밀로 제련하여 환을 만든다. 식전에 뜨거운 물에 타서 6~10g을 복용하거나 물에 달여 복용하고 용량은 원방(原方)의 비례에 따라 감소한다.

효능주치(效能主治)_ 자음보양(滋陰補陽), 양발오발(養髮烏髮)의 효능이 있다. 신음신양구허(腎陰腎陽俱虛), 신체가 빈약해지는 것, 허리와 넓적다리에 통증이 있는 증상, 다리에 힘이 없는 것, 머리카락이 빠지고 일찍 희게 되는 것, 소변청장(小便清長), 남성성욕감퇴, 여자가 허한(虛寒)해서 자식을 못 나는 증상 등에 효험이 있다.

✚ **의가(醫家)에서 말하는 신농본초 양생법**

도홍경(陶弘景)은 "상우(上虞)는 예주(지금의 강서 남창)에 있다. 우, 범의 우는 회계(절강 소흥)의 상우현이 아니다. 오늘날 사용하는 두중(杜仲)은 건평, 의도에서 생산된다. 이것의 형태는 후박(厚朴)과 비슷하며 절단했을 때 백사(白絲)가 많은 것이 좋다"라고 했다.

한보승(韓保升)은 "두중(杜仲)은 깊은 산 계곡에 있다. 나무의 높이는 수장(數丈)이고 잎은 신이(辛夷)와 흡사하다"라고 했다.

소송(蘇頌)은 "현재 상주, 성주, 협주(지금의 호북 강릉) 부근의 큰 산에서 자라고 있다. 잎은 자수엽(柘樹葉)과 같고 이것의 껍질을 절단하면 백사(白絲)가 서로 연결되어 있다. 강남 사람들은 이를 목면이라고 부른다. 갓 나온 여린 잎은 먹을 수 있고 목금아(木綿芽)라고 한다. 꽃과 과실은 아주 쓰고 떫으며 약으로 쓸 수 있다. 목두(木頭)는 나막신으로 만들면 발에 유익하다"라고 했다.

서지재(徐之才)는 "현삼(玄蔘), 사태피(蛇蛻皮)와 배합해서는 안 된다"라고 했다.

이시진(李時珍)은 "옛날부터 내려오는 처방에서는 두중(杜仲)이 신장을 자양한다는 것만 알고 있다. 다만 왕호고(王好古)는 이것이 간경기분(肝經氣分)의 약이라고 하였다. 간이 허한 것을 보하고 간이 마른 것을 윤활하게 한다. 그는 이전 사람들이 몰랐던 효능을 발견한 것이다. 이는 간은 힘줄을 다스리고 신장은 골격을 다스리기 때문이다. 신장이 뼈를 충실하게 하면 건강해진다. 간이 충실하면 근육을 강하게 한다. 두중은 자색을 띠고 윤택하며 맛은 달고 약간 맵다. 기는 따뜻하고 맵다. 단것은 보하고 약간 매운 것은 윤택하게 한다. 때문에 간에 들어가면 신장을 보한다. 이것이 바로 자장(子臟)이 모장(母臟)을 충실하게 한다는 의미이다. 방원영(龐元英)의 ≪담수(談藪)≫에 의하면 한 청년이 갓 결혼하여 각연병(脚軟病)에 걸려 극심한 통증에 시달렸다. 의사는 각기병(脚氣病, 서의에서 이른바 즉 비타민 B_1 결핍증)으로 치료했지만 효과를 보지 못했다. 노령손림(路鈴孫琳)이 진찰 후, 두중을 1촌 길이의 약으로 썰어 매일 1냥을 술 반, 물 반에 달여 큰 잔에 복용하게 하였다. 환자는 3일이 지나 걸을 수 있었고 또 3일이 지나 모두 완치되었다. 손림은 이는 신장이 허한 것이지 각기병이 아니다. 두중은 허리와 무릎통증을 치료하고 술로 약효를 이끌어내면 아주 쉽게 효과를 볼 수 있다"라고 했다.

537

補
陽
藥

속단(續斷)

이명(異名)
용두(龍豆)·접골(接骨)
접골초(接骨草)·고추초(鼓槌草)
천단(川斷)·마계(馬薊)·소속단(小續斷)

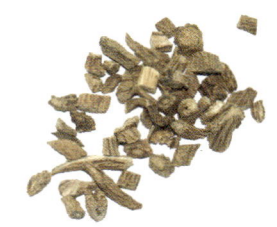

+ ≪신농본초경(神農本草經)≫ 상품(上品)
+ 본경 문헌에 기재된 속단의 효능

　　　　　상한(傷寒)을 치료하고 부족한 것을 보한다. 칼이나 도끼 등의 금속 물질에 의해 상처가 난 것이나 그 상처가 낫지 않고 짓물러서 터진 것, 종기, 다리가 부러지거나 접질린 것을 치료한다. 뼈나 근육이 끊어진 것을 이어준다. 여인이 분만이 잘 되지 않는 것을 치료한다. 오랫동안 복용하면 기력(氣力)에 이롭다. 여인의 붕중루혈(崩中漏血), 칼이나 도끼 등의 금속 물질에 의해 상처가 난 것이나 그 상처가 낫지 않고 짓물러 터진 것을 치료한다. 통증을 멈추고 살이 생기게 한다. 온독(溫毒)을 제거하고 혈맥(血脈)을 통하게 한다. 여인의 산전 후 모든 질병, 하복통이 없이 임신기에 조금씩 자궁출혈이 있는 증상 즉 임신 중절되려는 초기 증상, 포궁(胞宮)이 한사(寒邪)의 침입을 받았거나 혹은 양허(陽虛)로 온후(溫煦)가 무력해진 병증, 면황허중(面黃虛腫), 축소변(縮小便), 소변으로 정(精)이 새어나오는 것, 소변에 피가 섞여서 나오는 병증을 멈춘다.

천속단(川續斷)

학명(學名)_ Dipsacus asperoides C. Y. Cheng et T. M. Ai

과속(科屬)_ 천속단과(川續斷科) 식물 천속단의 뿌리를 건조하여 약으로 쓴다. 화상두(和尚頭)라고도 한다. 천속단은 전 세계적으로 약 19종이 있으며 아시아, 유럽 및 북아프리카 북부에 분포되어 있다. 중국에는 약 8종이 있다.

지리분포(地理分布)_ 사천, 강서, 광서, 귀주, 호북, 호남, 운남, 서장 등지에 분포되어 있다. 토양이 비옥하거나 조습한 산비탈, 초지에 자란다.

채집가공(採集加工)_ 가을철 채집하여 근두(根頭)와 수근(鬚根)을 제거하고 약한 불에 구워 절반 말린다. 내부가 녹색이 될 때까지 '발한(發汗)'시킨 후 다시 불에 말린다.

용법용량(用法用量)_ 9~15g을 달여 복용한다.

약리작용(藥理作用)_ 정성기력(正性肌力)의 효능이 있고 항염, 항균 작용이 있으며 혈압을 낮춘다.

성미귀경(性味歸經)_ 쓰고 매우며 약간 따뜻하다. 간경(肝經)과 신경(腎經)에 작용한다.

효능주치(效能主治)_ 근골(筋骨)을 강하게 하고 간신(肝腎)을 보하며 월경주기와 무관하게 불규칙적인 질 출혈이 일어나는 병증을 치료하고 뼈가 부러진 것을 이어준다. 허리와 무릎이 시리고 연약한 증상, 풍습비통(風濕痺痛), 월경주기와 무관하게 불규칙적인 질 출혈이 일어나는 병증, 하복통이 없이 임신기에 조금씩 자궁출혈이 있는 증상 즉 임신중절 초기 증상, 임신 중에 자주 태(胎)가 움직여 아래로 떨어지는 듯하고 허리가 쑤시고 배가 아프며 음도(陰道)에서 적은 양의 하혈(下血)을 하는 것, 타박상, 근육이 손상되고 뼈가 부러진 증상에 효험이 있다.

고대처방(古代處方)

천금보잉환(千金保孕丸)
방선원류(方選源流)_ ≪천금방(千金方)≫ 보익방(補益方)
약물조성(藥物組成)_ 속단(續斷), 두충(杜仲), 산약(山藥) 각 12g
포제방법(炮製方法)_ 2가지를 가루로 갈아 산약을 끓여 환으로 만들어 매번 6g씩 매일 2회 복용한다. 또한 탕제로 마시거나 물에 달여 복용한다.
효능주치(效能主治)_ 비장을 보하고 신장에 이롭다. 고섭태원(固攝胎元)의 효능이 있다. 여인의 임신기 요배산초(腰背酸楚), 음도출혈, 복추복통(腹墜腹痛), 습관성 낙태 및 통증, 설담태백(舌淡苔白), 맥침활(脈沈滑)에 효험이 있다.

고대명방(古代名方)

임신태동(妊娠胎動)
천속단(川續斷)을 술에 담근 것, 두충을 생강즙에 볶은 후 사(絲)를 제거한 것을 각 2냥씩 가루로 갈아 대추를 끓여 오자 크기로 환을 만들어 매일 30환을 미음으로 복용한다.

산후 모든 병(음혈모손(陰血耗損)으로 생긴 어지럼증, 가슴이 답답하고 열이 나는 것, 염염기욕절(厭厭氣欲絶), 심두경(心頭硬), 추웠다 더웠다 함)
속단피(續斷皮) 1묶음, 물 3 L를 2 L가 될 때까지 달여 3회에 나눠 복용한다. 이 약은 산후 죽음에 이르는 것을 구한다. ≪자모비록(子母秘錄)≫

타박상
접골초엽(接骨草葉)을 으깨서 붙이면 된다. ≪위생역간방(衛生易簡方)≫

補陽藥

약선양생(藥膳養生)

속단우근탕(續斷牛筋湯)

천속단, 두중 각 8g, 우근(牛筋) 50g, 계혈등(鷄血藤) 30g

3가지 약을 면포에 싸서 우근과 물을 넣어 익을 때까지 찐다. 고기는 먹고 탕은 복용한다. 근골(筋骨)을 강하게 하고 간신(肝腎)을 보한다. 근골위연핍력(筋骨痿軟乏力) 증세에 효험이 있다.

✚ 의가(醫家)에서 말하는 신농본초 양생법

이시진(李時珍)은 "송조의 장숙잠(張叔潛)이 비서령으로써 검주(사천 성도 지역)를 주관할 때, 부하 한 사람이 혈리병(血痢病)에 걸렸다. 의사가 1냥의 평위산(平胃散)에 2전두의 천속단 가루를 넣어 매일 2전을 물에 달여 복용하였더니 완치되었다. 소흥 임자년(서기 1132년), 회계(절강 소흥)에서 당시 이질(痢疾)이 유행하여 장숙잠(張叔潛)의 아들은 이 약방을 다른 사람에 주었는데 영험하여 소아 이질에 아주 효과를 보았다"라고 했다.

백작(白芍)

이명(異名)
백작약(白芍藥)·금작약(金芍藥)

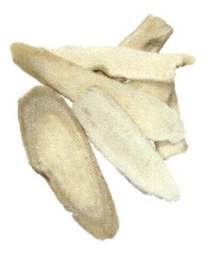

✚ ≪신농본초경(神農本草經)≫ 중품(中品)
✚ 본경 문헌에 기재된 백작의 효능

　　　사기복통(邪氣腹痛)을 치료하고 혈비(血痹)를 제거하며 견적(堅積)을 파(破)하고 한열(寒熱)로 아랫배가 화끈 달아오르면서 아프고 요도구로 흰 점액이 나오는 증상을 치료한다. 통증을 멈추고 소변에 이로우며 기를 돕는다. 혈맥을 통순(通順)하고 완중(緩中)의 효능이 있다. 악혈(惡血)을 흩어지게 하고 방광, 소장에 이로우며 옹종(癰腫)을 제거한다. 시행한열(時行寒熱), 중악복통요통(中惡腹痛腰痛)을 치료한다. 간화(肝火)를 청설하고 비장과 폐를 편안하게 하며 위의 기를 수렴하고 설사를 멈추며 혈맥을 조화롭게 하고 역기(逆氣)를 거두어들인다. 이질, 배가 아프면서 대변을 시원하게 보지 못하고 뒤가 묵직한 증상을 그치게 한다.

작약(芍藥)

학명(學名)_ Paeonia lactiflora Pall.

과속(科屬)_ 모간과(毛莨科) 식물 작약의 뿌리를 건조하여 약으로 쓴다. 작약은 전 세계적으로 약 34종이 있으며 유라시아 대륙의 온대 지역에 분포되어 있다. 중국에는 약 10종이 있고 모두 약으로 쓴다.

지리분포(地理分布)_ 화북, 동북 및 섬서, 감숙 등지에 분포되어 있다. 각 도시와 농촌에도 재배된다.

채집가공(採集加工)_ 여름, 가을철에 채집하여 깨끗이 씻은 후 머리와 꼬리, 세근(細根)을 제거한 다음 껍질을 제거하고 다시 끓여 햇볕에 말린다.

용법용량(用法用量)_ 6~15g을 달여 복용한다.

약리작용(藥理作用)_ 위, 장, 자궁, 기관의 평활근 경련을 제거하고 진통작용, 혈소판응집 억제, 간 손상을 막아주며 혈관을 확장하고 항유변(抗誘變), 해독, 항균, 항종양의 작용이 있다.

성미귀경(性味歸經)_ 쓰고 시며 약간 차다. 간경(肝經)과 비경(脾經)에 작용한다.

효능주치(效能主治)_ 혈을 길러주고 12경맥(經脈)을 도와준다. 간기(肝氣)를 화평하게 하고 통증을 멈춘다. 염음지한(斂陰止汗)의 효능이 있다. 머리가 아프고 어지러운 것, 사지(四肢)의 힘줄이 오그라들고 땅기면서 아픈 병증, 협통(脅痛), 복통, 월경불순, 혈허(血虛)

하여 몸이 누렇게 뜬 병증, 정신이 멀쩡하고 움직이지도 않았는데 저절로 땀이 나는 병증, 잠잘 때에는 땀이 나다가 잠에서 깨면 곧 땀이 멎는 병증 등에 효험이 있다.

고대명방(古代名方)

복중허통(腹中虛痛)
백작약(白芍藥) 3전, 자감초(炙甘草) 1전, 물 2사발을 붓고 1사발을 취하여 따뜻하게 복용한다. 여름철 다시 황금(黃芩) 5분을 넣고 차가운 것을 싫어하는 사람은 육계(肉桂) 1전을 넣고 겨울철 대한에 다시 육계(肉桂) 1전을 넣는다. ≪용약법상(用藥法象)≫

월경이 멈추지 않음
백작약, 향부자(香附子), 숙애엽(熟艾葉) 각 1전 반을 물에 달여서 복용한다. ≪웅씨보유(熊氏補遺)≫

성숙한 여자의 생식기로부터 병적으로 빛이 벌건 피 같은 분비물이 흐르는데 거기에 백대하가 섞여 나오는 증상이 장기간 낫지 않는 것
백작약(白芍藥) 3냥, 건강(乾薑) 반 냥, 좌오령황(銼熬令黃)을 으깨어 가루로 만들어 매일 2숟가락씩 공복에 물에 타서 매일 2회 복용한다. ≪광제방(廣濟方)≫

생선 가시가 목에 걸렸을 때
백작약을 씹어 즙을 삼킨다. ≪사림광기(事林廣記)≫

각기(脚氣)로 붓고 아픔
백작약 6냥, 감초(甘草) 1냥을 가루로 갈아 끓인 물에 타서 복용한다. ≪사림광기(事林廣記)≫

약선양생(藥膳養生)

백작영지음(白芍靈芝飮)
백작, 영지(靈芝) 각 15g, 적당량의 설탕
백작, 영지를 달여 즙을 취한 후에 설탕으로 조절하여 복용한다.
억양렴음(抑陽斂陰), 평간지통(平肝止痛), 건위안신(健胃安神)의 효능이 있다. 불면증, 건망증, 신경쇠약, 식욕부진 증세 등에 효험이 있다.

✚ 의가(醫家)에서 말하는 신농본초 양생법

　　성무기(成無己)는 "백작약은 보하고 적작약(赤芍藥)은 내보내며 백작약은 수렴하고 적작약은 발산한다. 산(酸)은 수렴하고 감(甘)은 완화한다. 때문에 신맛과 단맛은 서로 결합하면 자보음혈(滋補陰血)의 효능이 있다. 동시에 역기(逆氣)를 수렴하고 폐조(肺燥)를 치료한다. 또한 작약의 신맛은 진액을 수렴하고 영혈(營血)을 보익(補益)하며 음기를 수렴하고 청설사열(淸泄邪熱)의 효능이 있다"라고 했다.

補
血
藥

숙지황(熟地黃)

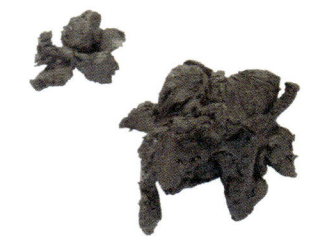

이명(異名)
대숙지(大熟地) · 숙지(熟地)

✚ ≪신농본초경(神農本草經)≫ 상품(上品)
✚ 본경 문헌에 기재된 숙지황의 효능
　　　　　골수(骨髓)를 보태고 근육을 자라게 하며 정혈을 키운다. 오장내상부족(五臟內傷不足)을 보하고 혈맥을 통하게 하며 귀와 눈에 이롭고 검은 머리카락이 자라게 한다. 남자의 오로칠상(五勞七傷), 여자의 상중포루(傷中胞漏), 경후부조(經候不調), 태산백병(胎産百病)에 효험이 있다.

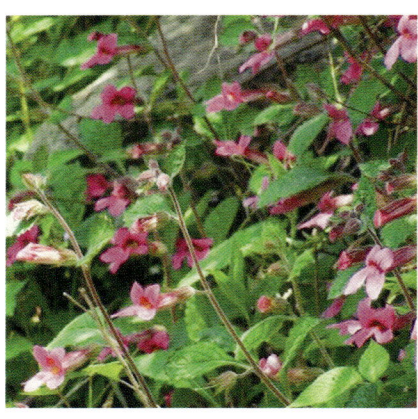 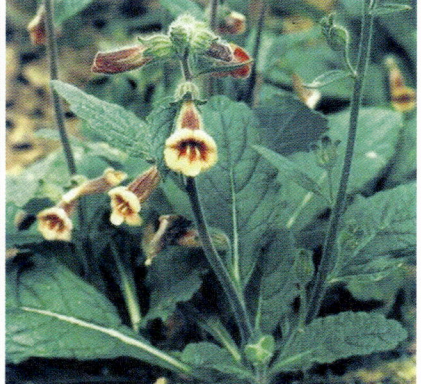

지황(地黃)

학명(學名)_ Rehmannia glutinosa Libosch.
현삼과(玄蔘科) 식물 지황은 전 세계적으로 약 6종이 있으며 주로 중국의 대부분 성시에 있고 약으로 1종이 쓰인다.
지리분포(地理分布)_ 주로 재배한다. 해발 50~1,100m의 산비탈 및 길 옆 황무지 등지에서 야생한다. 요녕, 하북, 내몽고 하남, 산동, 산서, 섬서, 안휘, 강소, 호북, 절강, 호남, 사천 등지에 대부분 분포되어 있다.
채집가공(採集加工)_ 말린 지황에 황주를 넣어 섞은 후 찜기에 넣어 안팎이 검게 될 때까지 찌고 꺼낸 후에 햇볕에 말린다. 혹은 지황을 찜기에 8시간 쪄서 하룻밤 묵혀두고 이튿날 건져서 다시 4~8시간 찐 후, 다시 하룻밤 두었다가 꺼내 햇볕에 80% 말린 다음 잘게 썰어 다시 햇볕에 말린다.

용법용량(用法用量)_ 9~15g을 달여 복용한다.

약리작용(藥理作用)_ 골수조혈계통의 기능을 강화하고 기체면역력을 조절하며 혈전형성을 억제하고 산화를 막아주며 혈압을 낮추고 갑상선기능의 이상을 조절한다.

성미귀경(性味歸經)_ 달고 약간 따뜻하다. 간경(肝經)과 신경(腎經)에 작용한다.

효능주치(效能主治)_ 익정전수(益精塡髓), 자음보혈(滋陰補血)의 효능이 있다. 간음(肝陰)과 신음(腎陰)이 모두 허한 병변(病變), 허리와 무릎이 시리고 연약한 증상, 잠자는 사이에 땀이 나고 정액이 저절로 새어나오는 것, 골증(骨蒸)에 조열(潮熱)이 나타나는 것, 몸속의 열기로 소갈(消渴)하는 증상, 혈허하여 몸이 누렇게 뜬 병증, 월경불순, 심계정충(心悸怔忡), 정신이 아찔아찔하여 어지러운 증상, 귀울림, 붕루(崩漏)로 인해 피가 자주 새어나오는 증상, 나이는 많지 않으나 머리카락과 수염이 회백색으로 변하는 증상에 효험이 있다.

고대명방(古代名方)

월경이 고르지 않고 불임

숙지황 반 근, 당귀(當歸) 2냥, 황련(黃連) 1냥을 술에 하룻밤 담근 후 불에 말려 가루로 갈아 꿀로 오자 크기만 한 약환을 제련하여 매번 7~10환을 미음이나 따뜻한 술에 타서 복용한다. ≪우구사방(禹講師方)≫

태한복통(胎寒腹痛)(임신한 여자의 충임맥허(衝任脈虛))

내보환(內補丸): 숙지황 2냥, 당귀(當歸) 1냥을 약간 볶은 후 가루로 갈아 오자 크기만 한 밀환을 만들어 매일 따뜻한 물에 30환을 타서 복용한다. 허학사(許學士)의 ≪본사방(本事方)≫

산후백병(産後百病)

지황주(地黃酒): 침곡(浸曲)한 지황즙 2L에 말린 출미(秫米) 2두를 발효하여 술을 빚고 익으면 맑은 것을 취해 상시 복용하며 중간에 복용을 끊지 않는다. 생것과 찬 것, 작활(酢滑), 마늘, 닭, 돼지, 생선을 금하고 출산하기 한 달 전에 빚는다. 여름에는 이런 술을 빚기 적합하지 않다. ≪천금방(千金方)≫

부녀노열(婦女勞熱), 심중계동불안(心中悸動不安)

지황전(地黃煎): 생건지황과 익은 건지황을 각각 같은 양으로 가루로 갈아 생강즙, 물과 혼합한 후 오자 크기만 한 약환을 만들어 매일 30환을 지황탕에 타서 마시거나 술, 식초, 차에 타서 매일 2회 복용한다. 장부허한병증(臟腑虛寒病證)에는 아침에 8미환(≪금궤(金匱)≫의 신기환(腎氣丸))을 복용한다. 그것은 지황은 성질이 차서 비장과 위를 손상하

고 음허열(陰虛熱)이 생긴다. 그것은 지황이 혈을 보음하는 효능이 있기 때문이다. ≪부인양방(婦人良方)≫

장풍하혈(腸風下血)

생지황, 숙지황을 함께 술에 담근 후에 같은 양의 오지마를 넣어 가루로 갈아 꿀로 오자 크기만 한 환을 제련하여 매일 술에 타서 복용한다. ≪백일선방(百一選方)≫

기침을 하면서 피를 토함

숙지황가루를 술에 타서 1전을 1일 3회 복용한다. ≪성혜방(聖惠方)≫

약선양생(藥膳養生)

숙지황죽(熟地黃粥)

숙지황편(熟地黃片) 30g, 남갱미(南粳米) 60g, 진피가루 20g

숙지황을 면포에 넣어 물에 15분간 담근 후 작은 불에 끓여 약즙이 종황색을 띠고 약향이 코를 찌르면 점차 약한 불로 바꾼다. 멥쌀과 진피가루를 끓여 미인(米仁)이 터져 약즙이 안에 스며들게 죽을 만든다. 공복에 더울 때 매일 1회 복용한다. 12일을 1회 치료 과정으로 한다.

익정전수(益精塡髓)의 효능이 있다. 음기(陰氣)를 기르고 혈(血)을 보익(補益)한다. 얼굴이 누렇게 뜨고 윤기가 없는 것, 골증(骨蒸)에 조열(潮熱)이 나타나는 것, 어지러우며 심장이 심하게 뛰는 것, 유정도한(遺精盜汗, 정액이 저절로 나오는 병증), 허리와 무릎이 시큰거리고 아픈 것, 월경이 고르지 못한 것 및 소갈증(消渴症)에 효험이 있다. 비위소허(脾胃素虛) 및 담습소성(痰濕素盛)인 환자는 금한다.

✚ 의가(醫家)에서 말하는 신농본초 양생법

장원소(張元素)는 "맛은 달고 약간 쓰며 성질은 차다. 술로 깨끗이 씻으면 약성은 약간 따뜻하고 보익(補益)한다. 맛은 두텁고 기는 엷으며 음약 중의 양약에 속한다. 침약(沈藥)으로 수족소음궐음경(手足少陰厥陰經)에 속한다. 외병(外病)과 상병(上病)을 치료하고 반드시 술로 조제한다. 나복(蘿蔔), 파, 마늘 및 각종 동물의 피와 함께 사용해서는 안 된다. 모단피(牡丹皮), 당귀(當歸)와 함께 사용하면 혈(血)의 운행을 조화롭게 하고 혈이 생기게 하며 혈을 식히고 자음보수(滋陰補髓)하는 효능이 있다"라고 했다.

장원소(張元素)는 "지황의 생것은 성질이 차고 냉혈작용이 있으며 혈이 뜨거운 사람은 반드시 생지황을 사용한다. 숙지황은 성질이 약간 뜨겁고 신장을 보하는 작용을 한다. 혈허병증(血虛病證)에 걸린 사람은 반드시 숙지황을 사용한다. 이외에도 배꼽 아래 통증은 신경병증(腎經病證)이므로 숙지황(熟地黃)으로 치료하여야 한다. 다른 약물은 이런 병을 치료할 수 없다. 그것은 숙지황이 신경약물(腎經藥物)이기 때문이다"라고 했다.

왕호고(王好古)는 "생지황으로 심열병(心熱證)을 치료한다. 수족심열(手足心熱)에는 수족소음궐음경(手足少陰厥陰經)에 들어가기에 신수(腎水)를 보충하고 심혈(心血)을 식힌다. 상술한 병증에서 맥이 홍실(洪實)과 비슷하다면 반드시 생지황을 선택하여야 한다. 만일 맥(脈)이 허맥(虛脈)인 거 같다면, 숙지황(熟地黃)을 불에 9회 쪄서 사용하면, 신중원기(腎中元氣)를 보할 수 있다. 장중경(張仲景)의 8가지 환 속에 이것을 중약(衆藥)의 첫 번째 위치에 놓았다. 그것은 이 약이 천일소생(天一所生)의 근원이기 때문이다. 탕액에서 사물탕(四物湯)은 혈(血)을 저장하는 간장(肝髒)을 치료한다. 이 약으로 군약을 삼은 것은 간(肝)과 신(腎)이 귀착되는 곳이 같아 한 가지로 치료하기 때문이다"라고 했다.

이시진(李時珍)은 "왕석(王碩)의 ≪역간방(易簡方)≫에서 말하기를 남자가 음허병증(陰虛病證)에 걸리면 숙지황을 선택하고 여자가 혈열병증(血熱病證)에 걸리면 생지황을 선택하도록 한다. 또한 숙지황은 정혈(精血)을 보하고 맥문동(麥門冬)으로 보할 부위를 끌어들이고 생지황은 정혈(精血)을 생성하여 천문동(天門冬)으로 생(生)할 부위를 끌어들인다. 우박(虞搏)의 ≪의학정전(醫學正傳)≫에서 말하기를 숙지황은 혈을 보한다. 만일 담음(痰飮)이 많은 사람은 이것을 복용하면 가슴이 막힌다. 생지황은 혈을 생성한다. 만일 위의 기가 허약한 사람이 이를 복용하면 비위의 운화(運化)를 방해한다. 어떤 사람은 숙지황에 생강즙을 넣어 볶으면 횡경막을 막지 않고 생지황을 술로 볶으면 위기의 운행을 방애하지 않는다고 한다. 이것은 모두 지황의 세세한 약성까지 파악하여 얻은 결론이다"라고 했다.

하수오(何首烏)

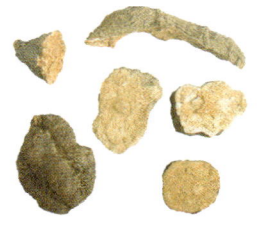

이명(異名)
수오(首烏)·지정(地精)
적렴(赤斂)·산옹(山翁)
산정(山精)·야교등근(夜交藤根)·적수오(赤首烏)

✚ 송(宋)·≪개보본초(開寶本草)≫
✚ 본경 문헌에 기재된 하수오의 효능

　　　　　연주창과 독창을 치료하고 옹종(癰腫)을 제거한다. 머리와 얼굴에 풍사(風邪)가 침입하여 생기는 창양(瘡瘍), 오치(五痔)를 치료한다. 심장통증을 제거하고 혈기(血氣)를 도우며 검은 머리카락을 생기게 하고 얼굴색을 좋게 한다. 오래 복용하면 근골이 자라고 정수(精髓)에 이로우며 노화를 방지한다. 여인난산 및 대하의 모든 질병을 치료한다. 오래 복용하면 아이를 생기게 하고 복장(腹臟)의 모든 숙질(宿疾), 냉기장풍(冷氣腸風)을 치료한다. 간풍(肝風)을 제거하고 혈을 길러주며 간에 이롭다. 정(精)을 밖으로 새지 않도록 하고 신장에 이롭다. 근골(筋骨)을 건강하게 하고 검은 머리가 생기게 하여 자보(滋補)의 좋은 약이다. 차지도 건조하지도 않고 그 효과는 지황(地黃), 천문동(天門冬) 이상이다.

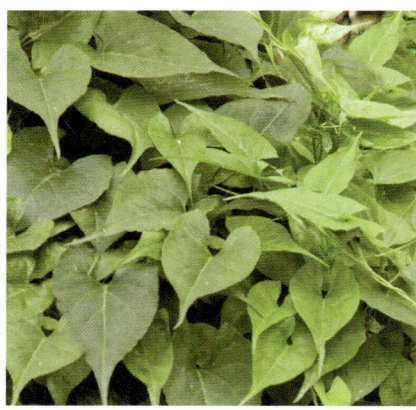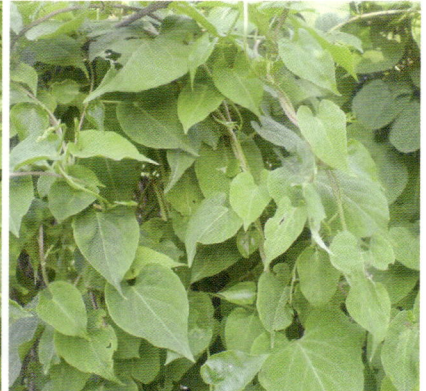

하수오(何首烏)

학명(學名)_ Polygonum multiflorum Thunb.

과속(科屬)_ 요과(蓼科) 식물 하수오의 괴근(塊根)을 건조하여 약으로 쓴다. 요(蓼)는 전 세계적으로 약 228종이 있으며 세계 각지에 분포되어 있다. 중국에는 약 119종이 있고 약으로 약 80종이 쓰인다.

지리분포(地理分布)_ 길 옆, 풀언덕, 산비탈의 돌 틈새 및 관목림에 자란다. 중남 및 하남, 화동, 섬서, 산서, 감숙, 대만, 귀주, 사천, 운남 등지에 분포되어 있다.

채집가공(採集加工)_ 가을, 겨울철 두 계절에 잎이 마를 때 캐서 두 끝을 벤 후 깨끗이 씻어 덩어리를 잘라 말린다.

용법용량(用法用量)_ 6~12g을 달여서 복용한다.

약리작용(藥理作用)_ 노화를 방지하고 간 손상을 막아주며 동맥죽상경화(動脈粥狀硬化)를 막아주고 기체면역 기능을 강화하며 혈액 속의 지방을 낮추고 항균작용 등을 한다.

성미귀경(性味歸經)_ 쓰고 달며 떫고 따뜻하다. 간경(肝經)과 심경(心經), 신경(腎經)에 작용한다.

효능주치(效能主治)_ 해독하고 정혈(精血)을 보충하여 유익하게 한다. 학질을 치료하고 악창을 제거하며 장을 윤활하게 한다. 인체 생명 활동을 유지시키기 위하여 영양하는 정(精)과 혈(血)이 부족한 것, 머리가 일찍 하얗게 되고 머리가 어지럽고 눈앞이 캄캄하며 허리와 무릎이 시큰하고 나력창옹(瘰癧瘡癰), 풍진소양(風疹瘙痒), 대장(大腸)의 진액이 줄어들어 대변이 굳어진 것, 고혈지 증세에 효험이 있다.

고대명방(古代名方)

대풍여질(大風癘疾)
크고 꽃이 있는 하수오 1근을 쌀뜨물에 17일간 담그고 9일간 찌고 9일간 말린다. 호마(胡麻) 4냥을 9일간 찌고 9일간 말려 가루를 낸다. 술을 2전씩 매일 2회 복용한다. ≪성혜방(聖惠方)≫

고상출혈(故傷出血)
하수오가루를 바르면 즉시 효과를 본다. ≪필봉잡흥방(筆峰雜興方)≫

골연풍질(骨軟風疾), 무릎과 허리가 아픈 것, 걸을 수 없고 전신이 가려운 것
크고 꽃무늬가 있는 하수오, 우슬(牛膝) 각 1근을 좋은 술 1L에 7일 동안 담가 햇볕에 말려 절구로 으깬다. 조육(棗肉)과 함께 오자 크기만 한 환을 만들어 매일 30~50환을 공복에 술에 타서 복용한다. ≪경험방(經驗方)≫

개선(疥癬, 옴)이 온몸으로 퍼진 것
하수오, 쑥을 같은 양으로 물에 달여 진한 탕으로 씻는다. 통증을 제거하고 근육이 생긴다. 왕연(王兗)의 ≪박제방(博濟方)≫

피부통증
모든 부위에 하수오를 으깨어 가루로 만들어 생강즙으로 연고 상태를 만들어 아픈 곳에 바르고 비단 천으로 잘 싸매고 불로 구운 신바닥으로 아픈 곳을 찐다. ≪경험방(經驗方)≫

補血藥

약선양생(藥膳養生)

하수오소계(何首烏燒鷄)

구운 하수오(何首烏) 20g, 뼈째 있는 닭고기 1,000g, 당귀신(當歸身) 10g, 구기(枸杞), 생강, 파 각 9g, 정제소금 6g, 간장 10㎖, 후춧가루 4g, 소흥황주(紹興黃酒) 30㎖, 닭육수 2,500㎖, 돼지기름 50g

닭고기를 깨끗이 씻은 후 끓는 물에 넣어 피를 없애고 5cm의 길이, 3cm 너비의 덩어리로 썬다. 생강, 파를 깨끗이 씻어 길게 자른다. 하수오, 당귀를 깨끗이 씻는다. 구기를 따뜻한 물에 씻는다. 가마를 불 위에 놓고 돼지기름을 넣은 후 60% 익었을 때 파, 생강을 볶아 향을 내고 닭고기, 후춧가루, 정제소금, 간장, 조리용 술, 하수오, 닭 육수, 당귀를 넣어 센 불에 볶는다. 거품을 제거하고 약한 불로 닭고기를 익힌 후, 생강과 파를 제거하고 구기즙을 넣는다.

정혈(精血)을 돕고 간신(肝腎)을 보한다. 간신혈부족(肝腎血不足), 머리가 어지럽고 눈이 침침한 것, 백발 등의 증세에 효험이 있다.

고대처방(古代處方)

칠보미염단(七寶美髥丹)

방선원류(方選源流)_ ≪의방집해(醫方集解)≫ 보익방(補益方)

약물조성(藥物組成)_ 하수오 300g, 구기(枸杞) 150g, 토사자(菟絲子) 150g, 백복령(白茯苓) 150g, 회우슬(懷牛膝) 150g, 당귀(當歸) 150g, 파고지(破故紙) 120g(검은깨로 볶은 것)

포제방법(炮製方法)_ 맷돌로 갈아 밀환(蜜丸) 10g을 제련하여 매일 아침저녁 1알을 담염(淡鹽)에 끓여서 복용한다. 또한 탕제(湯劑)로 만들어 물에 달여 복용한다. 용량은 원래 약방의 비례에 따라 감소한다.

효능주치(效能主治)_ 자신양간(滋腎養肝), 양발오발(養發烏髮)의 효능이 있다. 간신부족(肝腎不足), 치아가 흔들리는 것, 잠자는 동안에 정액이 새어나오는 것, 허리가 시큰거리고 힘이 없는 것, 나이는 많지 않으나 머리카락과 수염이 회백색으로 변하는 증상 등에 효험이 있다.

✤ 의가(醫家)에서 말하는 신농본초 양생법

　　　　이시진(李時珍)은 "복령(茯苓)을 이것의 사약(使藥)으로 하고 각종 혈, 비늘이 없는 물고기, 나복(蘿蔔), 마늘, 파, 철기(鐵器)를 금한다. 이것들은 지황(地黃)과 성질이 비슷하고 주사(朱砂)의 기능을 떨어뜨린다"라고 했다.

　　　　이시진(李時珍)은 "하수오는 궐음경(厥陰經), 소음경(少陰經)의 약물이다. 흰색은 기분(氣分)으로 들어가고 적색은 혈분(血分)으로 들어간다. 신장은 주로 폐장(閉藏)하고 간은 주로 소설(疏泄)한다. 하수오의 기는 따뜻한 성질에 속하고 맛은 쓰고 떫다. 쓴맛은 신장을 보하고 따뜻한 성질은 간을 보하며 떫은맛은 정기(精氣)를 수렴한다. 때문에 혈을 길러주고 간에 이롭다. 모발을 검게 하고 근골을 강하게 하며 고정익장(固精益臟)의 효능이 있고 자보(滋補)에 좋은 약이다. 이것의 약의 성질은 차지도 건조하지도 않기에, 효능은 맥문동과 지황 등 각종 약물의 이상이다. 기혈(氣血)을 화평하게 하므로 풍허(風虛), 옹종(癰腫), 나력(瘰癧) 등의 여러 질환을 치료할 수 있음을 알 수 있다. 이 약은 비록 전해진 지 오래되었지만 복용하는 사람은 아주 드물다. 명가정초(明嘉靖初)에 소응절진인(邵應節眞人)은 칠보미염단(七寶美髥丹)의 약방을 황제에게 진헌했다. 세종황제와 숙종황제가 복용한 후 모두 효과를 보았고 연속해서 몇 명의 태자를 보았다. 하여 하수오의 약방을 복용하고서야 민간에서도 두루 쓰일 수 있었다. 송회주지부인 이치(李治)는 한 무신(武臣)과 함께 관료였는데 이 무신은 70여 세에도 신체가 건강하고 가벼웠으며 얼굴이 불그레하고 부드러웠으며 식욕이 왕성했다. 이 노인에게 건강관리법을 물었더니 하수오환을 복용했기 때문이었다. 하여 이 약방은 그에게서 전해졌다. 후에 이치가 병에 걸려 무더운 여름날에도 땀이 나지 않아 2년 동안 근심에 잠겼다가 이 약방, 하수오약환을 1년간 복용하였더니 땀은 온몸에서 나왔다. 하수오의 활혈치풍(活血治風)의 효능은 신체에 커다란 보익(補益) 작용을 했다. 이런 약방은 다음과 같다. 적백하수오(赤白何首烏) 반 근을 쌀뜨물에 3일 동안 담근 후에 죽도(竹刀)로 껍질을 벗긴 다음 잘게 썰어 불에 말려 절구에 넣어 가루로 간다. 꿀로 오자 크기만 한 약환을 만들어 매번 공복에 따뜻한 술에 타서 50환을 복용한다. 또한 으깨어 직접 복용할 수 있다"라고 했다.

補血藥

당귀(當歸)

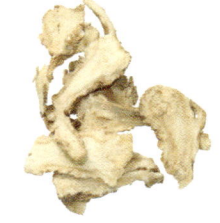

이명(異名)
간귀(幹歸)·마미당귀(馬尾當歸)
진귀(秦歸)·마미귀(馬尾歸)·운귀(雲歸)·서당귀(西當歸)

補
虛
藥

552

✚ ≪신농본초경(神農本草經)≫
✚ 본경 문헌에 기재된 당귀의 효능

　　　　기침과 천식이 같이 나타나는 증상, 온학한열(溫瘧寒熱)이 피부에 있는 것, 부인의 붕루로 자식이 없음을 치료한다. 칼이나 도끼 등의 금속 물질에 의해 상처가 난 것이나 그 상처가 낫지 않고 짓물러 터진 것이라면 즙을 복용한다. 속을 따뜻하게 하고 통증을 그치게 한다. 객혈내색(客血內寒), 중풍으로 땀이 나지 않는 것, 습비중악(濕痺中惡), 객기허냉(客氣虛冷)을 제거하고 오장(五臟)을 보하며 근육을 자라게 한다. 모든 풍, 혈, 피로를 보하고 나쁜 혈을 흩뜨리며 새로운 혈을 길러주고 장위(腸胃)에 한랭(寒冷)이 몰린 것을 제거한다. 두통을 치료하고 심장과 복부의 통증을 제거하며 장과 위를 윤활하게 하고 근골과 피부를 윤택하게 한다. 옹저(癰疽)를 치료하고 고름을 없애며 통증을 멈춘다. 혈(血)의 운행을 조화롭게 하고 혈을 보한다.

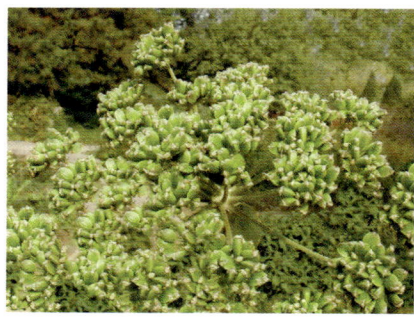

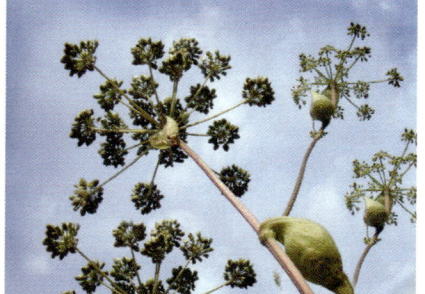

당귀(當歸)

학명(學名)_ Angelica sinensis (Oliv.) Diels

과속(科屬)_ 산형과(傘形科) 식물 당귀의 뿌리를 건조하여 약으로 쓴다. 당귀는 전 세계적으로 약 79종이 있다. 중국에는 약 25종이 있고 약으로 약 16종이 쓰인다.

지리분포(地理分布)_ 감숙, 섬서, 사천, 호북, 운남, 귀주 등지에 재배된다.

채집가공(採集加工)_ 가을 말에 채집하여 수근(鬚根)과 흙을 제거하고 수분이 증발하면 묶음으로 묶어 연기로 천천히 말린다.

용법용량(用法用量)_ 6~12g을 달여 복용한다.

약리작용(藥理作用)_ 혈색소, 적혈구의 생성을 촉진하고 혈소판이 응집되는 것을 막아주며 자궁수축 및 이완조절작용을 해주고 혈전형성을 억제하며 부정맥을 제거하고 심근의 산소 소모량을 낮추며 관맥류량(冠脈流量)을 증가시키고 혈압을 낮추며 혈관을 확장하고 동맥죽상경화(動脈粥狀硬化)를 예방하며 위장연동을 촉진하고 간 손상을 막아주며 항알레르기 반응, 항산화 등의 작용이 있다.

성미귀경(性味歸經)_ 달고 매우며 따뜻하다. 간경(肝經)과 심경(心經), 비경(脾經)에 작용한다.

효능주치(效能主治)_ 진통작용을 하고 혈을 보하고 혈의 운행을 활발히 한다. 장을 윤활하게 하고 변을 통하게 한다. 혈허하여 몸이 누렇게 뜬 병증, 어지러우며 심장이 심하게 뛰는 것, 월경 출혈이 없으면서 나타나는 월경통(月經痛), 타박상, 월경이 고르지 못한 것, 어린아이가 본래 양허(陽虛)하거나 병을 앓은 후에 비위(脾胃)가 허한(虛寒)해져 복통이 생기는 병증, 풍습비통(風濕痹痛), 대장(大腸)의 진액이 줄어들어 대변이 굳어진 것, 옹저(癰疽)로 인한 창양(瘡瘍) 증세에 효험이 있다.

고대명방(古代名方)

출혈 등으로 인해서 발생한 어지럼증
(무릇 상태실혈(傷胎失血), 산후실혈(産後失血), 붕중실혈(崩中失血), 칼이나 도끼 등의 금속 물질에 의해 상처가 난 것이나 그 상처가 낫지 않고 짓물러 터져 피가 나는 것, 발아실혈(撥牙失血), 모든 출혈(出血)이 심한 증상, 가슴이 답답하여 어지러운 것, 기민절(氣悶絶), 인사불성)
당귀 2냥, 천궁(川芎) 1냥, 매일 5전 취하여 물 7분, 술 3분을 넣고 70% 달인 후 1일 2회 복용한다. ≪부인양방(婦人良方)≫

두통욕열(頭痛欲裂)
당귀 2냥에 술 1L를 끓여 6합을 1일 2회 복용한다. ≪외대비요(外臺秘要)≫

부녀백병(婦女百病) 모든 허부족증(虛不足症)
당귀 4냥, 지황(地黃) 2냥을 가루로 갈아 꿀로 오자 크기만 한 환을 만들어 매일 15환씩 식전에 미음으로 복용한다. ≪태의지법존방(太醫支法存方)≫

소녀폐경(少女閉經)
당귀 끝 부분 1전, 몰약(沒藥) 1전을 함께 갈아 가루로 만든다. 홍화(紅花)를 술에 담가 1일 1회 복용한다. ≪보제방(普濟方)≫

補血藥

온학불지(溫瘧不止)

당귀 1냥을 달여 1일 1제씩 복용한다. ≪성제총록(聖濟總錄)≫

산후중풍(인사불성, 입에서 거품을 토함, 팔다리의 경련)

당귀, 형개수(荊芥穗)를 같은 양의 가루로 갈아 매일 2전을 물 1잔과 술 약간과 동뇨(童尿)에 70% 달여 복용한다. 만일 삼키면 생환(生還)의 희망이 있어 효과가 신기하다. ≪성혜방(聖惠方)≫

코피가 멈추지 않는 것

당귀를 불에 말려 가루로 갈아 매일 1전씩 미음으로 복용한다. ≪성제총록(聖濟總錄)≫

약선양생(藥膳養生)

당귀생지보양육(當歸生地煲羊肉)

당귀 30g, 생지(生地) 30g, 양고기 300g

약재와 함께 고기를 푹 끓여 소금을 넣고 조절한다.

기를 돋우고 혈을 자양한다. 혈의 운행을 활발히 하고 혈을 멈춘다. 경혈과다(經血過多), 월경주기와 무관하게 불규칙적인 질 출혈이 일어나는 병증 등의 증세에 효험이 있다.

고대처방(古代處方)

당귀안태산(當歸安胎散)

방선원류(方選源流)_ ≪금궤요략(金匱要略)≫ 보익방(補益方)

약물조성(藥物組成)_ 당귀 500g, 작약(芍藥) 500g, 천궁(川芎) 500g, 백출(白朮) 250g, 황금(黃芩) 500g

포제방법(炮製方法)_ 상술한 가루를 곱게 갈아 매일 1.5g, 1일 2회 술이나 따뜻한 물에 복용한다. 탕제로 만들어 달여 복용하고 용량은 원래의 약방에 따라 감소한다.

효능주치(效能主治)_ 혈을 길러주고 태를 안착시킨다. 월경(月經)을 조화롭게 하며 통증을 그치게 한다. 임신기 혈허혈열(血虛血熱), 임신 중에 자주 태(胎)가 움직여 아래로 떨어지는 듯하고 허리가 쑤시고 배가 아프며 음도(陰道)에서 적은 양의 하혈(下血)을 하는 것, 난산 및 월경 전 복통, 산후허약(産後虛弱), 분만 후에 포궁(胞宮) 안에 남아 있는 혈액과 탁액(濁液)이 계속 머물러 있는 것에 효험이 있다.

　　장원소(張元素)는 "당귀는 3가지 방면의 효능이 있다. 첫 번째는 심경(心經)의 본약(本藥)이다. 두 번째는 화혈(和血)에 쓰인다. 세 번째는 밤에 발작하는 각종 심한 병을 치료한다. 무릇 혈분병(血分病)에 걸렸다면 반드시 당귀로 치료하여야 한다. 혈옹(血癕)이 이동하지 않으면 아프다. 당귀의 감온(甘溫)은 혈의 운행을 조화롭게 한다. 고온(苦溫)은 심장을 돕고 한(寒)을 흩어지게 한다. 신온(辛溫)은 내한(內寒)을 발산(發散)하고 기혈(氣血)을 제대로 들어가게 한다'라고 했다.

　　왕호고(王好古)는 "당귀가 수소음심경(手少陰心經)으로 들어가는 것은 심장은 피를 만들기 때문이다. 당귀가 족태음비경(足太陰脾經)에 들어가는 것은 비장이 혈을 다스리기 때문이다. 이것이 족궐음간경(足厥陰肝經)에 들어가는 것은 간이 혈을 저장하기 때문이다. 당귀머리 부분은 어혈을 풀어주고 몸뚱이 부분은 음혈을 키워주며 꼬리 부분은 혈이 막힌 것을 통하게 한다. 인삼, 황기와 배합하면 기를 보하고 혈을 생성한다. 대황(大黃), 견우(牽牛)와 배합하면 기를 잘 돌게 하고 혈을 흩어지게 한다. 부자(附子), 계지(桂枝), 오수유(吳茱萸)와 함께 사용하면 성질은 따뜻해진다. 망초(芒硝), 대황과 함께 쓰면 성질이 차가워진다. 작용하는 약의 성질은 군(君), 신(臣), 좌사(佐使)의 배합에 따라 결정되고 의사는 사용할 때 이것을 충분히 이해하여야 한다. 당귀는 술로 찌면 두통을 치료하는 데 쓰인다. 각종 통증은 오행 중 목(木)에 속하므로 혈분약으로 치료한다'라고 했다.

　　한음(韓忞)은 "당귀는 혈분의 병을 치료한다. 사천 일대에서 생산되는 것이 약효가 가장 좋고 공사파혈(攻邪破血)하는 데 적합하다. 진지에서 생산되는 것의 약효는 온화하여 자보음혈(滋補陰血)에 적합하다. 보통 사용하는 당귀가 만일 혈분병이라면 술로 만들어야 한다. 만일 가래가 있다면 생강으로 만든다. 이것은 도혈귀원(導血歸源)의 이치이다. 혈이 허하면 인삼(人蔘), 석지(石脂)를 좌약(佐藥)으로 한다. 혈열(血熱)에는 생지황(生地黃), 조금(條芩)을 좌약(佐藥)으로 하면 기혈생화(氣血生化)의 근원을 차단하지 않는다. 어혈이 쌓이면 대황(大黃)으로 치료한다. 결론적으로 당귀는 아주 중요하다. 이혈약(理血藥)에 이것이 없어서는 안 된다. 고방사물탕(古方四物湯)에서 당귀를 군약(君藥)으로, 작약(芍藥)을 신약(臣藥)으로, 지황(地黃)을 좌약(佐藥)으로, 천궁(川芎)을 사약(使藥)으로 한다'라고 했다.

補血藥

아교(阿膠)

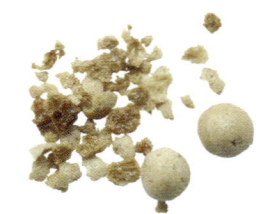

✦ ≪신농본초경(神農本草經)≫ 상품(上品)

✦ 본경 문헌에 기재된 아교의 효능

위(胃)에서 혈액을 토하는 것, 외상당한 일이 없이 피가 나오는 것, 소변에 피가 섞여 나오는 증상, 소변에 피가 섞여서 나오는 병증, 장풍(腸風)과 하리(下痢) 등의 증세를 치료한다. 여인혈통(女人血痛), 혈고(血枯), 경수부조(經水不調), 무자(無子), 붕중대하(崩中帶下), 태전산후(胎前産後)의 모든 질병, 남성의 모든 풍병(風病), 골절통증, 수기부종(水氣浮腫), 허로해수천급(虛勞咳嗽喘急), 폐가 줄어들고 피고름을 뱉는 병증, 옹저종독(癰疽腫毒) 등을 치료한다. 혈의 운행을 활발히 하고 음을 자양한다. 풍을 몰아내고 마른 것을 습윤하게 한다. 가래를 삭이고 폐를 맑게 한다. 소변을 돕고 대장을 조절한다.

여(驢)

학명(學名)_ Equus asinus L.

과속(科屬)_ 마과(馬科) 동물 당나귀의 가죽을 건조시키거나 생가죽을 끓인 후 농축하여 고체교(固體膠)를 만든다. 여피교(驢皮膠)라고도 칭한다.

지리분포(地理分布)_ 중국 북부지방에는 모두 사양한다.

채집가공(採集加工)_ 10월부터 이듬해 5월이 생산 계절이다. 먼저 당나귀 가죽을 용기 안에 넣고 물에 담근 후 당나귀 털을 제거하고 덩어리로 자른 다음 다시 하얗게 될 때까지 물에 담근다. 다시 끓인 물에 넣어 껍질이 구부러질 때 꺼내 다시 교(膠)를 끓는 가마 안에 넣고 제련하여 교가 다 나오면 당나귀 가죽을 빼낸다. 농축시켜 용기 안에 넣고 응고되면 덩어리로 잘라 그늘에 말린다.

용법용량(用法用量)_ 3~9g을 구운 후 복용한다.

약리작용(藥理作用)_ 지혈작용이 있고 산소부족에 견디며 혈을 만드는 기능을 촉진하고 한랭을 제거하며 피로를 없애고 쇼크를 막아준다. 이뇨작용이 있고 기체면역기능을 증가하며 방사선에 대한 저항력을 높여주는 등의 작용이 있다.

성미귀경(性味歸經)_ 달고 평하다. 폐경(肺經)과 간경(肝經), 신경(腎經)에 작용한다.

효능주치(效能主治)_ 윤조(潤燥)의 효능이 있고 보혈(補血)하며 음기(陰氣)를 보태고 출혈을 멈춘다. 혈허하여 몸이 누렇게 뜬 병증, 어지러우며 심장이 심하게 뛰는 것, 음혈(陰血)이 부족하여 발생하는 풍증(風證), 가슴이 답답하고 불안하며 잠이 잘 오지 않는 증상, 폐의 진액부족(津液不足)으로 생긴 기침, 노수객혈(勞嗽咯血), 변에 피가 섞여 나오는 증상, 월경주기와 무관하게 불규칙적인 질 출혈이 일어나는 병증, 위(胃)에서 혈액을 토하는 것, 소변에 피가 섞여서 나오는 병증, 임신 중에 누태(漏胎)가 되어 하혈(下血)하는 증상에 효험이 있다.

고대명방(古代名方)

노인이 정혈(精血)과 진액(津液)이 휴손되어 발생한 변비
아교(阿膠, 볶은 것) 2전, 총백(蔥白) 3근, 물에 달여 꿀 2숟가락을 넣고 따뜻할 때 복용한다.

폐가 손상되어 피를 토하는 것
아교(阿膠, 볶은 것) 3전, 목향(木香) 1전, 찹쌀 1합 반을 가루로 갈아 매일 1전을 끓는 물에 타서 1일 1회 복용한다. ≪보제방(普濟方)≫

입과 귀에서 피가 나오는 것이 그치지 않음
아교(구운 것) 반 냥, 포황(蒲黃) 1냥을 매일 2전을 복용하고 물 1잔, 생지황즙(生地黃汁) 1합을 넣어 60% 끓인 후 따뜻하게 복용한다. 급할 때에는 비단으로 양유(兩乳)를 묶는다. ≪태평성혜방(太平聖惠方)≫

월경이 그치지 않음
아교를 태운 후 가루 상태로 만들어 술 2전에 타서 복용한다. ≪건곤비온(乾坤秘韞)≫

약선양생(藥膳養生)

아교갱(阿膠羹)
아교, 얼음사탕 각 250g, 홍조(紅棗) 500g, 황주 150g, 계원육(桂圓肉), 검은깨, 핵도육(核桃肉) 각 150g

홍조(紅棗)의 핵을 제거하고 계원, 깨, 호도육과 함께 가루로 갈아 가루로 만든다. 아교를 황주에 10일 담근 후, 법랑용기에 쪄서 아교가 융화될 때 홍조 등 약가루와 얼음사탕을 넣고 골고루 저어 얼음사탕이 용화될 때까지 끓이고 냉각한다. 매일 아침 2숟가락씩 끓는 물에 타서 복용한다.

윤조(潤燥)의 효능이 있고 보혈(補血)시키고 음기(陰氣)를 보탠다. 신체를 건강하게 하고 피부를 윤택하며 중노년의 여자는 적당량의 인삼을 넣어 동지 전후에 복용한다.

✚ 의가(醫家)에서 말하는 신농본초 양생법

　　　양사양(楊士瀛)은 "아교의 약의 성질은 화평하고 폐경(肺經)의 요약(要藥)이다. 무릇 기천해수(氣喘咳嗽), 폐허폐실(肺虛肺實), 가하가온(可下可溫)의 경우 반드시 아교로 폐를 편안하게 하고 윤택하게 한다. 소아경풍(小兒驚風) 후에 동공이 비뚤어졌을 때, 아교를 사용할 때 인삼(人蔘)으로 보좌(輔佐)하여 달여 먹으면 가장 좋다. 아교는 정신을 편하게 하고 인삼은 기에 이롭다. 이질(痢疾) 대다수는 상서복열(傷暑伏熱)로 인한 것이고 아교는 대장의 요약(要藥)이다. 열독류체(熱毒留滯)는 소통시키고 무열독류체(無熱毒留滯)의 경우에는 평안하게 한다"라고 했다.

補虛藥

558

용안육(龍眼肉)

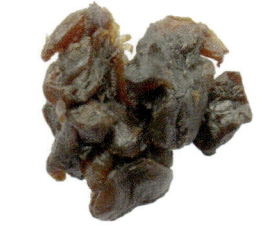

이명(異名)
용안(龍眼) · 익지(益智) · 계원(桂圓)
여지노(荔枝奴) · 아려지(亞荔枝) · 원안(圓眼)
원안육(元眼肉) · 용안건(龍眼乾)

✚ ≪신농본초경(神農本草經)≫ 중품(中品)

✚ 본경 문헌에 기재된 용안육

　　　　　　오장(五臟)의 사기(邪氣)를 치료하고 마음을 편안하게 하고 음식을 멀리 하게 한다. 고(蠱)의 독과 삼충(三蟲)을 제거한다. 오래 복용하면 강혼총명(強魂聰明)의 효능이 있고 몸을 가볍게 하며 늙지 않고 정신을 맑게 한다. 위를 열어주고 비장에 이로우며 허를 보하고 지혜를 길러준다.

용안(龍眼)

학명(學名)_ Dimocarpus longan Lour.

과속(科屬)_ 무환자과(無患子科) 식물 용안의 가종피(假種皮)를 약으로 쓴다. 용안은 전 세계적으로 약 19종이 있으며 아시아 지역에 분포되어 있다. 중국에는 약 4종이 있다. 다만 본종(本種)을 약으로 쓴다.

지리분포(地理分布)_ 중국 서남부로부터 동남부 복건, 대만에서 가장 광범위하게 재배되고 광동에서도 재배된다. 제방과 채소나 과일을 심는 밭에 많이 심어져 있다. 광동, 광서 남부 및 운남에도 야생이 보이며 나무가 듬성듬성 있는 숲에서 반야생된다.

채집가공(採集加工)_ 여름과 가을에 채집하여 성숙한 과실을 말려 껍질과 핵을 제거하며 햇볕에 말려 붙지 않을 정도로 건조하면 된다.

용법용량(用法用量)_ 9~15g을 달여 복용한다.

약리작용(藥理作用)_ 종양을 제거하고 노화를 방지하며 지적 발육을 촉진하고 기체면역력을 강화하는 등의 작용이 있다.

성미귀경(性味歸經)_ 달고 따뜻하다. 심경(心經)과 비경(脾經)에 작용한다.

효능주치(效能主治)_ 혈(血)을 자양(滋養)하여 심신(心神)을 안정시킨다. 심(心)과 비(脾)를 보익(補益)한다. 심계정충(心悸怔忡), 기혈부족(氣血不足), 혈허하여 몸이 누렇게 뜬 병증, 건망증, 불면증 증세에 효험이 있다.

고대명방(古代名方)

귀비탕(歸脾湯)(생각과 근심이 과도한 것, 무리하여 심비(心脾)가 상한 병증, 건망증이나 가슴이 두근거리는 증세, 허번(虛煩)하여 잠이 오지 않는 증상, 저절로 땀이 나고 놀라서 가슴이 두근거리거나 불안해하는 증세)
용안육(龍眼肉), 산조인(酸棗仁, 볶은 것), 황기(黃芪, 구운 것), 백출(白朮, 불에 쬔 것), 복신(茯神) 각 1냥, 목향(木香), 인삼(人蔘) 각 반 냥, 자감초(炙甘草) 2전 반을 가루로 간다. 매번 5전씩 생강 3편, 대추 1개, 물 2종을 1종이 되게 달여 따뜻하게 복용한다. ≪제생방(濟生方)≫

약선양생(藥膳養生)

용안단삼원지탕(龍眼丹蔘遠志湯)
계원육(桂圓肉) 30g, 원지(遠志), 단삼(丹蔘) 각 15g, 홍당(紅糖) 적당량
위의 3가지의 약을 달여서 홍당을 넣고 매일 2회 복용한다.
혈의 운행을 활발히 하고 어혈을 풀어준다. 심(心)과 비(脾)를 보익(補益)한다. 심(心)과 비(脾)의 기혈이 모두 허약하여 생기는 병증, 심계기단(心悸氣短), 기체혈어(氣滯血瘀), 식소변당(食少便溏), 가슴이 아프고 머리가 어지러운 것, 얼굴과 입술이 청자색인 증세 등에 효험이 있다. 만성관상동맥경화증, 만성심기능부전(慢性心機能不全)에도 효험이 있다.

고대처방(古代處方)

조기양신탕(調氣養神湯)
방선원류(方選源流)_ ≪의학충중참서록(醫學衷中蔘西錄)≫ 안신방(安神方)
약물조성(藥物組成)_ 용안육 24g, 백자인(柏子仁) 15g, 감초(甘草) 5g, 생모려(生牡蠣) 15g, 생지황(生地黃) 18g, 천문동(天門冬) 12g, 생용골(生龍骨) 15g, 생맥아(生麥芽) 9g, 주사(朱砂) 0.9g, 창포(菖蒲) 4.5g, 원지(遠志) 6g, 감송(甘松) 6g
포제방법(炮製方法)_ 쇠에 생기는 철수(鐵銹, 녹)의 진한 물에 달여 복용한다.
효능주치(效能主治)_ 혈(血)을 자양(滋養)하여 심신(心神)을 안정시킨다. 심(心)과 비(脾)를 보익(補益)한다. 이기양간(理氣養肝)의 효능이 있다. 생각과 근심이 과도한 것, 암생내열(暗生內熱), 심간지혈(心肝之血), 소모일구(消耗日久)로 인한 간화상승(肝火上昇), 신경문란, 마음이 번거롭고 의지가 흔들리는 것, 심장이 뛰고 두근거림, 건망증, 불면증에 효험이 있다.

✚ 의가(醫家)에서 말하는 신농본초 양생법

　　이시진(李時珍)은 "식품에서 여지(荔枝)에 속하는 것이 가장 진귀하다. 자보작용이 제일 좋은 것은 용안이다. 그것은 여지는 성질이 약간 뜨겁고 용안의 성질은 평하기 때문이다. 엄용(嚴用)의 ≪제생방(濟生方)≫에서는 귀비탕(歸脾湯)으로 생각과 근심으로 심비(心脾)가 상한 병증을 치료한다고 하였다. 바로 이것의 단맛이 비토(脾土)에 들어가 심지(心智)의 기능을 강화하기 때문이다"라고 했다.

補
血
藥

저실자(楮實子)

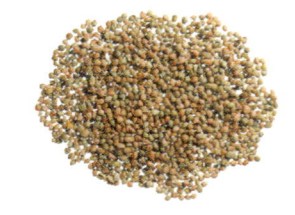

이명(異名)
저실미(楮實米) · 저실(楮實)
구수자(構樹子) · 각수자(角樹子) · 야양매자(野楊梅子)

✚ ≪명의별록(名醫別錄)≫ 상품(上品)
✚ 본경 문헌에 기재된 저실자

    비(脾)를 튼튼하게 하고 신(腎)을 유익하게 한다. 허로(虛勞)를 보하고 눈을 밝게 한다. 양항음위(陽亢陰痿), 수호목몽(水涸目蒙), 비열수종(脾熱水腫), 허리와 무릎이 저리고 약한 증상, 근골(筋骨)이 힘이 없는 모든 병증을 치료한다.

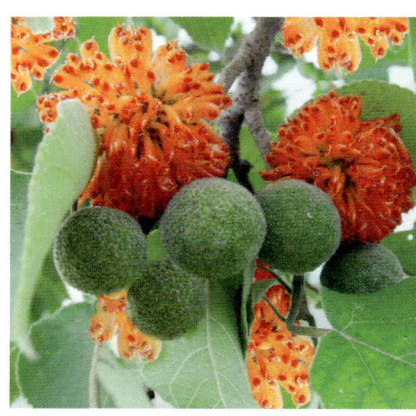
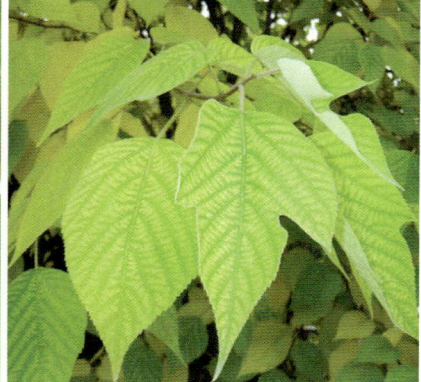

구수(構樹)

학명(學名)_ Broussonetia papyrifera (L.) L ert. ex Vent.

과속(科屬)_ 상과(桑科) 식물 구수의 성숙한 과실을 건조하여 약으로 쓴다. 구수는 전 세계적으로 약 4종이 있으며 아시아 동부, 태평양군도에 분포되어 있다. 중국에는 약 3종이 있고 약으로 다만 1종이 쓰인다.

지리분포(地理分布)_ 산비탈 수풀 및 촌락 길가에서 자란다. 화남, 화동, 서남 및 하북, 산서, 감숙, 섬서, 호북, 호남 등지에 분포되어 있다.

채집가공(採集加工)_ 가을철 과실이 성숙된 후 채집하여 깨끗이 씻은 햇볕에 말리고 마지막에 회백색 막상(膜狀), 숙악(宿萼) 및 불순물을 제거한다.

용법용량(用法用量)_ 6~12g을 복용한다.

약리작용(藥理作用)_ 항균작용이 있고 학습기억력을 증진한다.

성미귀경(性味歸經)_ 달고 차다. 간경(肝經)과 신경(新京)에 작용한다.

효능주치(效能主治)_ 눈을 밝게 하고 신장을 보하며 간을 맑게 하고 소변이 잘 나오게 한다. 허리와 무릎이 시리고 연약한 증상, 허로로 인한 골증, 눈에 예막(翳膜)이 생기는 병증, 머리와 눈이 어질어질하고 혼란스러운 것, 몸이 붓고 배가 몹시 불러오면서 속이 그득한 증상에 효험이 있다.

고대명방(古代名方)

간열생예(肝熱生翳)
저실자를 가루로 갈아 식후에 꿀물에 타서 1전씩 매일 2회 복용한다. ≪직지방(直指方)≫

눈이 어두워져 잘 보이지 않음
저실(楮實), 형개수(荊芥穗) 각 500개를 함께 가루로 갈아 꿀로 탄자(彈子) 크기만 한 환을 제련하여 식후에 1환을 씹어 박하탕에 1일 3회 복용한다. ≪위생역간방(衛生易簡方)≫

후비후풍(喉痺喉風)
5월 5일에 저서를 채집하여 그늘에 말려 준비해둔다. 매번 1개를 가루로 갈아 정화수로 복용한다. 중환자는 2개를 사용한다. ≪집간방(集簡方)≫

칼이나 도끼 등의 금속물질에 의해 상처가 난 것이나 그 상처가 낫지 않고 짓물러 터져 피가 나는 것
저실자를 으깨어 상처에 바른다. ≪외대비요(外臺秘要)≫

수기충창(水氣蠱脹)
저실(楮實) 1문, 물 2문을 끓여서 연고를 만들어 복령(茯苓) 3냥, 백정향(白丁香) 1냥 반을 모두 가루로 갈아 함께 오자 크기만 한 환을 제련한다. 적은 양에서부터 많은 양으로 증가한다. 소변을 잘 통하게 하고 복창(腹脹)이 감소될 때까지 복용한다. 후에 '치중탕(治中湯)'을 복용하여 계속 치료한다. 감고준보약물(甘苦峻補藥物)과 발물(發物)을 금한다. 장결고(張潔古)의 ≪활법기요(活法機要)≫

몸과 얼굴에 생긴 딱딱한 종기(형태가 부스럼과 흡사하고 껍질이 두껍다)
저실자를 으깬 후 바른다. ≪외대비요(外臺秘要)≫

약선양생(藥膳養生)

저실조양주(楮實助陽酒)
저실자(약간 볶은 것) 90g, 녹용(鹿茸, 연유를 발라 구워 털을 제거한 것) 10g, 파극천(巴

戟天), 제부자(製附子), 천우슬(川牛膝), 석곡(石斛) 각 60g, 포강(炮薑), 육계(肉桂, 껍질을 벗긴 것) 각 30g, 대조(大棗) 60g, 65도 고량주 2,500㎖

상술한 약을 으깨어 면포로 담아 술에 넣고 밀봉한다. 8일 후에 찌꺼기를 제거하고 저장해 둔다. 매번 공복에 따뜻하게 10㎖, 매일 아침저녁에 각각 1회 복용한다.

눈을 밝게 하고 신장을 보하고 간을 맑게 한다. 신양허손(腎陽虛損), 비양허(脾陽虛), 비위허한(脾胃虛寒), 양위활설(陽痿滑泄)에 효험이 있다.

저실서과즙(楮實西瓜汁)

신선한 저실자 25개, 수박 속 500g

모두 함께 갈아 즙을 만들어 소량으로 자주 복용한다.

신장을 보하고 간을 맑게 한다. 명목청구수서(明目淸構樹暑), 성신익지(醒神益智)의 효능이 있다. 서열노권(暑熱勞倦), 두뇌불청(頭腦不淸)에 효험이 있다.

고대처방(古代處方)

저실자보익환(楮實子補益丸)

방선원류(方選源流)_ 《보제방(普濟方)》 고삽방(固澁方)

약물조성(藥物組成)_ 저실자 90g, 천우슬(川牛膝) 60g, 천비(川萆) 30g, 백강(白薑) 30g, 산약(山藥) 30g, 천궁(川芎) 30g

포제방법(炮製方法)_ 모두 가루로 갈아 오자 크기만 한 환을 만들어 매번 9g 매일 3회 복용한다.

효능주치(效能主治)_ 신장을 보하고 비장을 튼튼하게 한다. 습(濕)을 제거하고 대하(帶下)를 그치게 한다. 여인의 생각과 근심이 과도하여 비기(脾氣)가 상한 것, 수습불화(水濕不化), 잠잘 때에는 땀이 나다가 잠에서 깨어나면 곧 땀이 멎는 것, 성숙한 여자의 생식기로부터 병적으로 빛이 벌건 피 같은 분비물이 흐르는데 거기에 음도에서 항상 흰색의 끈끈한 액이 끈처럼 끊임없이 흘러나오는 것, 허리와 무릎이 시리고 연약한 증상, 식욕이 없는 것, 심신번란(心神煩亂), 혈담태백니(舌淡苔白膩), 맥침세(脈沈細)에 효험이 있다.

✦ 의가(醫家)에서 말하는 신농본초 양생법

　　이시진(李時珍)은 "허신(許愼)의 《설문해자(說文解字)》에서 말하기를 저(楮), 구(構)는 일종의 식물인데 분별할 필요가 없고 다만 자웅을 구분하면 된다. 웅(雄)의 껍질에는 얼룩무늬가 나 있고 잎은 갈라지지 않았으며 3월 꽃이 피면 수상(穗狀)으로 자라고 형태는 유수화(柳樹花)와 흡사하며 과실이 맺히지 않고 흉년이 들면 사람들은 이것의 꽃을 식용한다. 자(雌)의 껍질은 하얗고 잎은 갈라졌으며 자잘하면서 오밀조밀한 꽃이 핀 것도 있고 과실은 양매(楊梅)와 흡사하며 절반 익었을 때 물에 핵자(核子)를 제거하고 꿀로 달여 과자(果子)로 먹는다. 2종류의 나무는 모두 쉽게 자라고 잎에 삽모(澁毛)가 많다. 남방 사람들은 나무껍질을 벗겨 으깬 후, 삶아 종이를 만들고 천을 짜기도 하지만 질은 견고하지 못하고 쉽게 썩는다"라고 했다.

도홍경(陶弘景)은 "선방(仙方)에서 이것을 채집하여 으깨어 즙액을 취해 단약(丹藥)과 함께 복용하면 통신견귀(通神見鬼)의 효능이 있다고 한다"라고 했다.

소송(蘇頌)은 "산방중 이 약을 단독으로 복용한다. 방법은 이것의 과실이 빨갛게 될 때 채집하여 그늘에 말린 후, 으깨어 2숟가락을 물에 타서 먹는다. 장기간 복용하여야 효험이 있다. ≪포박자(抱朴子)≫에서 저수(楮樹)의 빨간색 과실은 노인이 복용하면 젊어지고 눈이 밝아지며 귀신을 볼 수 있다고 한다. 도사(道士) 양수(梁須)는 70세가 된 후에 연소기장(年少氣壯)하여 140세까지 살았고 달리면 말도 따라잡았다"라고 했다.

이시진(李時珍)은 "≪명의별록(名醫別錄)≫의 기록에 의하면 저실은 대보익(大補益)의 효능이 있고 ≪수진비지서(修眞秘旨書)≫의 기록에 의하면 오랫동안 저실을 복용하면 골연지위(骨軟之痿)를 초래하며 ≪제생비람(濟生秘覽)≫에서는 골경(骨哽)을 치료할 때 저실로 달인 탕약을 복용하였다. 이것은 저실이 골두(骨頭)를 연화(軟化)할 수 있다는 것을 증명하지 않는가. ≪남당서(南唐書)≫에서 말하기를, 열조(烈祖)는 엿을 먹다가 목에 걸렸는데 조정의 의사들이 모두 치료하지 못했으나, 오직 오연소(吳廷紹)가 저실탕을 복용하게 하였더니 1회에 치료되었다. 하지만 많은 의사들이 후에 다시 이 방법을 사용했으나 모두 효과를 보지 못하여 연소에게 가르침을 받았다. 그는 목이 멘 것은 감(甘)으로 발작한 것이기에 이것으로 치료하였다. 내가 보건데 이것은 골경연견(骨鯁軟堅)를 치료할 수 있지만 대다수 의사들은 이 방법으로 다른 막힌 증세를 치료하려고 하였기에 효과를 보지 못했을 것이다"라고 했다.

565

補血藥

석곡(石斛)

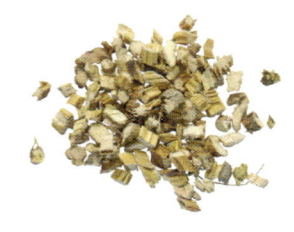

이명(異名)
임란(林蘭)
두란(杜蘭)·현죽(懸竹)
조란화(吊蘭花)·천년죽(千年竹)

補
虛
藥

566

✚ ≪신농본초경(神農本草經)≫ 상품(上品)

✚ 본경 문헌에 기재된 석곡의 효능

　　　상중(傷中)을 치료하고 비하기(痺下氣)를 제거하고 오장이 허약해져 점점 수척해지는 것을 보하며 강음익정(強陰益精)의 효능이 있다. 오래 복용하면 장과 위가 두터워진다. 내장부족(內臟不足)을 보하고 위기(胃氣)를 평하게 하며 근육을 자라게 하고 피부의 사열비기(邪熱痱氣)를 제거하며 발과 무릎이 아프고 냉하여 마비된 것을 치료하고 마음을 안정시키고 놀란 것을 가라앉힌다. 몸이 가벼워지고 수명을 연장하며 기에 이롭고 열을 제거한다. 남자의 허리와 발에 힘이 없는 것을 치료하고 양을 건강하게 한다. 피부의 풍비(風痺)를 제거하고 골중구냉(骨中久冷)을 치료하며 신장을 보하고 힘을 좋게 한다. 근골을 튼튼하게 하고 수장(水髒)을 따뜻하게 하며 지혜를 더하고 기를 맑게 한다. 발열자한(發熱自汗), 옹저(癰疽)의 속에 있는 고름을 빼내는 작용을 한다.

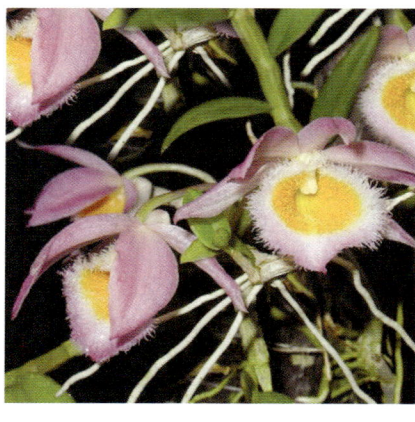 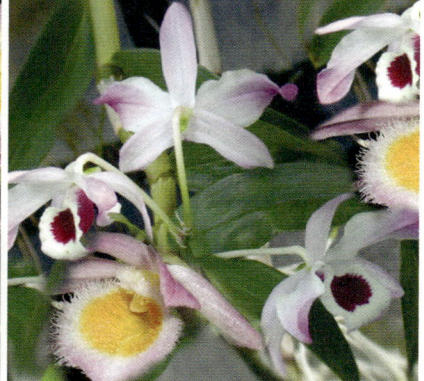

환초석곡(環草石斛)

학명(學名)_ Dendrobium loddigesii Rolfe.

과속(科屬)_ 난과(蘭科) 식물 환초석곡, 마편석곡(馬鞭石斛), 황초석곡(黃草石斛), 철피석곡(鐵皮石斛), 금채석곡(金釵石斛)의 신선한, 혹은 건조한 뿌리를 약으로 쓴다. 석곡은 전 세계적으로 약 900여 종이 있다. 아시아 남부와 대양주에 분포되어 있다. 중국에는 약 73종이 있고 약으로 약 7종이 쓰인다.

지리분포(地理分布)_ 1. 환초석곡은 나무와 수풀 암석에 기생한다. 광서, 광동, 귀주, 운남 등지에 분포되어 있다.

2. 마변석곡은 나무와 산골짜기 암석에서 기생한다. 운남, 광서 등지에 분포되어 있다.

3. 황초석곡은 나무와 암석에서 기생한다. 광서, 귀주, 운남, 서장 등지에 분포되어 있다.

4. 철피석곡은 나무에서 기생한다. 귀주, 광서, 운남 등지에 분포되어 있다.

5. 금채석곡은 고산암석과 숲 속 나뭇가지에서 기생한다. 대만, 호북, 광서, 광동, 귀주, 사천, 운남 등지에 분포되어 있다.

채집가공(採集加工)_ 1년 내내 모두 채집할 수 있다. 신선품을 사용할 경우 뿌리와 흙을 제거한다. 건조품을 사용할 경우 채집해 불순물을 제거하고 불에 말리거나 끓인 물에 데우고 다시 비비면서 잎이 떨어지고 건조해질 때까지 불에 말린다. 철피석곡은 부분적인 수근을 제거하고 볶으면서 나선형 혹은 용수철처럼 비틀어 불에 말린다. 속칭 '이환석곡(耳環石斛)'이라고 한다.

용법용량(用法用量)_ 6~12g을 달여 복용한다. 선품(鮮品)은 15~30g을 달인다. 다른 약과 배합할 때에는 먼저 끓이는 것이 적합하고 하나만 쓸 때에는 오래 달인다.

약리작용(藥理作用)_ 심근수축력을 감소하고 기체면역기능을 강화하며 노화를 방지하고 장 평활근을 양방향으로 조절하는 등의 작용이 있다.

성미귀경(性味歸經)_ 달고 약간 차다. 위경(胃經)과 신경(腎經)에 작용한다.

효능주치(效能主治)_ 음을 자양하고 열을 제거한다. 위(胃)를 보익(補益)하고 진액(津液)을 생성한다. 가슴에 열감(熱感)이 있으면서 입안이 마르고 갈증이 나는 병증, 음(陰)을 상하여 진액(津液)이 줄어드는 병증, 병을 앓고 난 후에 허열이 나는 것, 식사를 지나치게 적게 하여 생긴 헛구역질, 눈이 어둡고 잘 보이지 않는 증상 등에 효험이 있다.

補陰藥

고대명방(古代名方)

눈썹이 눈동자를 찌름
천석곡(川石斛), 천궁(川芎)을 각각 같은 양으로 가루로 간다. 입으로 물을 머금고 코의 왼쪽, 오른쪽으로 매일 2회 움직인다. ≪수진방(袖珍方)≫

날벌레가 귀로 들어감
석곡 여러 개의 뿌리를 제거하면 죽통(竹筒)과 흡사한데 한쪽을 귓속에 넣고 주위를 밀랍으로 밀봉하여 불로 석곡의 다른 한쪽을 태워 다 태울 때 멈춘다. 이렇게 석곡을 오른쪽 귀를 그을리면 귓속 벌레는 왼쪽으로 나온다. 만일 나오지 않으면 다시 1회 그을린다. ≪성제총록(聖濟總錄)≫

약선양생(藥膳養生)

석곡차(石斛茶)

석곡 5g

물로 달여 찌꺼기를 제거하고 즙을 취한다. 차 대용으로 천천히 복용한다.

음을 자양하고 열을 제거한다. 위(胃)를 보익(補益)하고 진액(津液)을 생성한다. 폐위허약(肺胃虛弱), 설홍구건(舌紅口乾) 혹은 마른기침을 하면서 가래가 없는 증상, 호흡이 짧고 급박한 증세에 효험이 있다.

석곡죽(石斛粥)

신선한 석곡 30g, 북갱미(北粳米) 50g, 얼음사탕 적당량

신선한 석곡을 물에 달인 후 즙(석곡은 오래 끓여야만 효과가 있다)을 취해 갱미(粳米), 얼음사탕과 함께 가마 안에 넣어 죽을 끓여 1일 2회 약간 데워서 한꺼번에 복용한다. 음을 자양하고 열을 제거한다.

위(胃)를 보익(補益)하고 진액(津液)을 생성한다. 열병진상(熱病津傷), 가슴이 답답하고 입이 마르고 목이 마른 증상, 허열(虛熱)이 내리지 않는 것, 병후진휴(病後津虧), 위허은통(胃虛隱痛)에 소리만 나고 토해 내는 것이 없는 구토, 혀는 진홍색으로 빛나고 태(苔)는 적은 증세에 효험이 있다.

고대처방(古代處方)

석곡보익환(石斛補益丸)

방선원류(方選源流)_ ≪원기계미(原機啟微)≫ 보익방(補益方)

약물조성(藥物組成)_ 석곡15g, 천문동(天門冬) 60g, 맥문동(麥門冬) 30g, 숙지황(熟地黃) 30g, 생지황(生地黃) 30g, 오미자(五味子) 23g, 토사자(菟絲子) 23g, 구기자(枸杞子) 23g, 우슬(牛膝) 23g, 산약(山藥) 23g, 육종용(肉蓯蓉) 15g, 인삼(人蔘) 60g, 복령(茯苓) 60g, 자감초(炙甘草) 15g, 지각(枳殼) 15g, 천궁(川芎) 15g, 감국화(甘菊花) 23g, 초결명(草決明) 23g, 행인(杏仁) 23g, 방풍(防風) 15g, 천황련(川黃連) 15g, 서각(犀角) 15g, 영양각(羚羊角) 15g, 질려(蒺藜) 15g, 청상자(青葙子) 15g

포제방법(炮製方法)_ 상술한 약을 으깨어 환으로 제련하여 매일 10g을 아침저녁으로 1환을 담염탕(淡鹽湯)에 타서 복용한다.

효능주치(效能主治)_ 간장(肝臟)의 기운을 조화롭게 유지하여 몸속에서 만들어지는 비정상적인 풍(風)을 그치게 한다. 음기(陰氣)를 기르고 눈을 밝게 한다. 간신부족(肝腎不足), 음정(陰精)이 부족해져서 허화(虛火)가 왕성해진 병리상태, 동공이 크게 열리는 병증, 물체가 뚜렷이 보이지 않는 것, 빛을 꺼리고 빛을 보면 눈을 똑바로 뜨지 못하고 눈물이 흐르는 병증, 머리가 어지럽고 눈앞이 아찔한 것, 눈동자나 눈 속의 각 조직에 생기는 질환에 효험이 있다.

✚ 의가(醫家)에서 말하는 신농본초 양생법

도홍경(陶弘景)은 "현재 사용하는 석곡은 시흥(지금의 광동 시흥현)에서 자란다. 석두(石頭)에서 자라고 과실은 아주 작으며 뽕나무 회탕(灰湯)을 이것에 붓는다. 결실(結實)이 노란색을 띤 것이 금자(金子) 같으며 형태는 메뚜기 다리와 비슷한 것이 가장 좋다. 근도(도는 고대 행정구역명)에도 있으며 그 효능은 선성(宣城)에서 생산하는 것에 못지 않다. 역목(櫟木)의 위에서 자라기에 목곡(木斛)이라고 한다. 이것의 줄기는 매우 가볍고 체형은 길며 색깔은 연하고 환제나 산제로 만들지 못하며 다만 약술에 담그거나 끓여 탕으로 복용한다. 보통 약방은 이것으로 허약한 것을 자보(滋補)하고 발과 무릎 질병을 치료한다"라고 했다.

이시진(李時珍)은 "석곡(石斛)은 무더기로 석두(石頭)에서 자란다. 이것의 뿌리는 서로 엉켜 매우 무성하고 햇볕에 말리면 흰색을 띠고 질은 연하다. 이것의 줄기와 잎은 모두 청색을 띠고 햇볕에 말리면 노란색을 띠고 빨간색의 꽃이 피며 마디마다 자연적으로 뿌리가 자라난다. 사람들은 이것을 취해 사석(砂石)에 재배하거나 사석이 있는 다른 용기에 재배한다. 방 안에 걸어 자주 물을 주면 오랫동안 죽지 않기에 속칭 천년윤(千年潤)이라 한다. 석곡은 짧고 중간질은 낮으며 견실하다. 목곡(木斛)은 길고 중간질이 낮으며 연허(軟虛)하여 쉽게 분별할 수 있다. 각지에서 자라기에 흔히 볼 수 있다. 촉지(지금의 사천)에서 자란 것이 가장 좋다"라고 했다.

뇌효(雷斅)는 "석곡은 진연(鎭延)하고 남자의 원기를 거두어들인다. 술에 담가 찐 것을 24냥을 복용하면 뼈가 쑤시는 병에 영원히 걸리지 않는다"라고 했다.

구종석(寇宗奭)은 "석곡은 위중허열을 치료하는 데 아주 효과가 좋다"라고 했다.

이시진(李時珍)은 "석곡은 기가 평하고 맛은 달고 맑으며 약간 짜다. 음약 중의 양약, 강약(降藥)이다. 족태음비경(足太陰脾經)에 들어가고 족소음경우신(足少陰經右腎)의 약물이다. 심사(深師)는 남자 음낭이 습하고 정자가 적거나 소변을 보고 난 뒤에도 방울방울 떨어지는 병증에는 반드시 분량을 증가하여 복용하여야 한다. 또 하나의 방법은 매번 2전의 석곡에 하나의 생강을 넣어 물로 달여 차로 마시면 폐를 깨끗하게 하고 비장을 보하는 효능이 있다"라고 했다.

補陰藥

북사삼(北沙蔘)

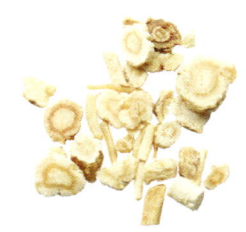

이명(異名)
사삼(沙蔘)・해사삼(海沙蔘)
은조삼(銀條蔘)・내양삼(萊陽蔘)
요사삼(遼沙蔘)・산호채(珊瑚菜)

✚ ≪음편신삼(飮片新蔘)≫에 기재된 북사삼의 효능
　　양폐위음(養肺胃陰), 노해담혈(勞咳痰血)을 치료한다.

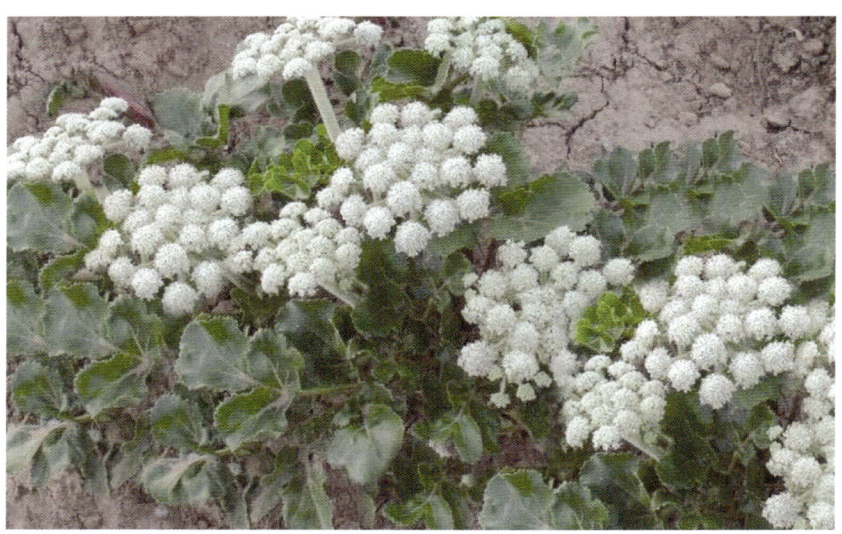

산호채(珊瑚菜)

학명(學名)_ Glehnia littoralis Fr. Schmidt ex Miq.

과속(科屬)_ 산형과(傘形科) 식물 산호채의 뿌리를 건조하여 약으로 쓴다. 산호채는 전 세계적으로 2종이 있으며 북아메리카와 아시아 동부에 분포되어 있다. 중국에 1종만 있고 약으로 쓰인다.

지리분포(地理分布)_ 하북, 요녕, 강소, 산동, 복건, 절강, 대만, 광동 등지에 분포되어 있다. 모래톱, 바다 암석 모래 토양에서 자라거나 비옥하고 푸석푸석한 모래 토양에서 재배한다.

채집가공(採集加工)_ 여름, 가을철에 캐서 수근을 제거하고 깨끗이 씻어 약간 말려 끓는 물에 데친 다음 껍질을 벗겨버리고 그늘에 말린다. 혹은 깨끗이 씻어 직접 말린다.

용법용량(用法用量)_ 4.5~9g을 달여 복용한다.

약리작용(藥理作用)_ 해열작용이 있고 기체면역기능을 조절하며 진통작용을 한다.

성미귀경(性味歸經)_ 달고 약간 쓰며 약간 쓰다. 폐경(肺經)과 위경(胃經)에 작용한다.

효능주치(效能主治)_ 위(胃)를 보익(補益)하고 진액(津液)을 생성한다. 음을 길러주고 폐를 맑게 한다. 폐에 생긴 여러 가지 열증(熱證)으로 마른기침이 나는 것, 열병(熱病)으로 진액(津液)이 손상되어 입이 마르는 병증, 노수담혈(勞嗽痰血) 증세에 효험이 있다.

약선양생(藥膳養生)

석곡감자차(石斛甘蔗茶, 석곡사탕수수차)

선석곡, 북사삼(北沙蔘) 각 15g, 옥죽(玉竹), 맥동(麥冬) 각 15g, 산약(山藥) 10g, 감자즙(甘蔗汁) 250g

위의 5가지 약을 달여 즙을 취해 사탕수수즙과 함께 골고루 저어 차 대용으로 복용한다. 위(胃)를 보익(補益)하고 진액(津液)을 생성한다. 음을 길러주고 폐를 맑게 한다. 입이 마르고 열병(熱病)으로 인해 진액(津液)이 손상된 것, 여러 가지 원인으로 음식 섭취량이 적어지는 것, 가슴 속이 불쾌하고 울렁거리며 구역질이 나면서도 토하지 못하고 신물이 올라오는 증상, 설강소진(舌絳少津) 등의 증세에 효험이 있다.

옥죽오매음(玉竹烏梅飮)

북사삼(北沙蔘), 옥죽(玉竹), 석곡(石斛), 맥동(麥冬) 각 8g, 오매(烏梅) 4개, 얼음사탕 적당량을 달여 복용한다.

열을 제거하고 음을 길러준다. 진액(津液)을 생성하고 갈증을 없앤다. 열병후기(熱病後期), 음액상손(陰液傷損), 구갈번열(口渴煩熱) 혹은 여름철 더위로 땀이 많이 나고 입이 마른 것 등의 증세에 효험이 있다.

고대처방(古代處方)

익위양음전(益胃養陰煎)

방선원류(方選源流)_ ≪유주의화(柳州醫話)≫ 보익방(補益方)

약물조성(藥物組成)_ 북사삼(北沙蔘) 10g, 맥동(麥冬) 10g, 당귀신(當歸身) 10g, 감기자(甘杞子) 12g, 천련자(川楝子) 5g, 생지황(生地黃) 30g

포제방법(炮製方法)_ 물로 달여 복용한다.

효능주치(效能主治)_ 자음소간(滋陰疏肝)의 효능이 있다. 간음(肝陰)과 신음(腎陰)이 모두 허한 병변(病變), 기울혈열(氣鬱血熱), 흉완협통(胸脘脅痛), 탄산토고(呑酸吐苦), 인건설조(咽乾舌燥), 진액(津液)이 손상되어 입이 마르는 병증, 산기가취(疝氣瘕聚)에 효험이 있다.

명당삼(明黨蔘)

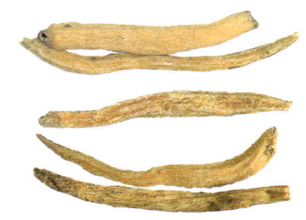

이명(異名)
토인삼(土人蔘) · 백장광(百丈光)
분사삼(粉沙蔘) · 홍당삼(紅党蔘)
금계조(金鷄爪) · 명사삼(明沙蔘) · 명삼(明蔘)

✚ ≪안휘중초약(安徽中草藥)≫에 기재된 명당삼의 효능

주로 보양치료에 쓰이고 폐를 윤기 나게 하고 가래를 삭인다. 위의 구토를
멈추고 해독해고 부기를 가라앉힌다.

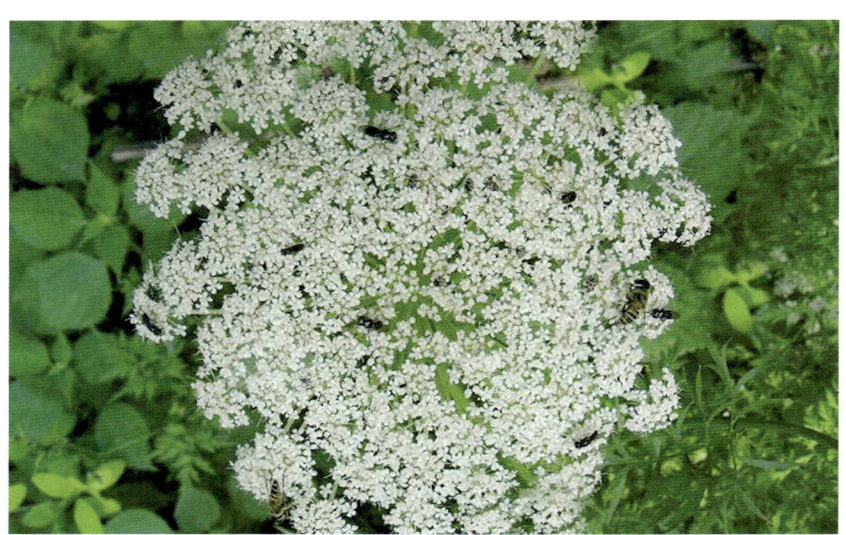

명당삼(明黨蔘)

학명(學名)_ Changium smyrnioides Wolff

과속(科屬)_ 산형과(傘形科) 식물 명당삼의 뿌리를 건조하여 약으로 쓴다.

지리분포(地理分布)_ 산지의 나무가 듬성듬성한 관목림의 토양이 비옥한 곳이나 산비탈
암석 사이에서 대부분 생장한다. 안휘, 강소, 강서, 절강 및 호북 등지에 분포되어 있다.

채집가공(採集加工)_ 매년 4~5월에 채집하고 수근을 제거하고 깨끗이 씻어 끓는 물에
넣었다가 꺼낸다. 껍질을 벗겨내고 씻은 후 건조하여 사용한다.

용법용량(用法用量)_ 6~12g을 달여 복용한다.

약리작용(藥理作用)_ 스트레스 조절능력을 제고하고 기체 면역기능을 조절하며 장의 평활근 연동을 촉진한다.

성미귀경(性味歸經)_ 달고 약간 쓰며 약간 차다. 폐경(肺經)과 비경(脾經), 간경(肝經)에 작용한다.

효능주치(效能主治)_ 음을 길러주고 위기(胃氣)를 조화시킨다. 폐를 윤택하게 하고 가래를 삭인다. 간장(肝臟)의 기운을 조화롭게 유지하여 체내의 독을 풀어준다. 폐에 생긴 여러 가지 열증(熱證)으로 기침이 나는 것, 식소구건(食少口乾), 구토(嘔吐)하고 반위(反胃)하는 증상, 눈이 충혈되고 어지러운 것, 정독창양(疔毒瘡瘍) 증세에 효험이 있다.

약선양생(藥膳養生)

명당삼합단(明黨蔘鴿蛋)

명당삼(明黨蔘) 30g, 건은이(乾銀耳) 60g, 비둘기 알 24개, 얼음사탕 300g

명당삼의 부유물을 제거하고 면포에 넣어 입구를 맨 후에 사기그릇 안에 물을 붓고 달여 24개의 작은 잔을 취한다. 잔 안에 돼지기름을 넣고 비둘기 알을 모든 잔에 넣고 상롱(上籠)하여 약한 불로 약 3분간 끓인다. 은이(銀耳)를 사기사발에 넣고 약 40분간 찌다가 흐물흐물해지면 꺼낸다. 얼음사탕을 넣어 녹인 후 거품을 제거한다. 약즙, 비둘기 알, 은이를 넣어 끓여서 사발에 담는다. 매일 비둘기 알을 1개씩 2회 먹는다.

양음윤조(養陰潤燥), 폐를 보하고 기에 이롭다. 병을 앓은 후 신체가 허약한 것, 폐허(肺虛)해서 오래된 기침, 가래에 피가 섞여 있는 것, 대변 보기가 아주 힘들거나 사나흘이 넘도록 대변을 보지 못하는 병증, 고혈압 등의 증세에 효험이 있다.

고대처방(古代處方)

명당삼보허방(明黨蔘補虛方)

방선원류(方選源流)_ ≪기방본초(奇方本草)≫ 보허방(補虛方)

약물조성(藥物組成)_ 명당삼, 시호(柴胡), 산약(山藥), 당귀(當歸), 울금(鬱金), 오약(烏藥), 오매(烏梅), 적작(赤芍) 각 10g, 백합(百合) 15g, 감송(甘松) 5g, 감초(甘草) 6g

포제방법(炮製方法)_ 물로 달여 매일 1제씩 복용한다.

효능주치(效能主治)_ 음을 길러주고 기를 조화시킨다. 폐를 윤활하게 하고 진액을 생성한다. 혈(血)의 운행을 활발히 하여 낙맥(絡脈)이 잘 소통되게 한다. 중·말기자궁경부암에 쓰인다. 음식을 먹기 싫어하는 것, 식후에 몹시 더부룩함, 썩은 냄새가 나는 트림 증상에는 초맥아(炒麥芽), 초곡아(炒穀芽)를 각 10g씩 추가한다. 대변 보기가 아주 힘들거나 사나흘이 넘도록 대변을 보지 못하는 병증에는 화마인(火麻仁) 30g을 넣는다. 위완열통(胃脘熱痛)에 찬 음료를 즐기면 포공영(蒲公英) 20g을 넣는다. 위완냉통(胃脘冷痛), 따뜻한 음료를 즐기면 계지(桂枝) 10g을 넣는다. 위(胃)의 신물이 목까지 치고 올라왔다가 내려가는 병증, 명치 아래가 쌀쌀하면서 아픈 병증에는 오매(烏梅)를 제거하고 북사삼(北沙蔘)과 석곡(石斛)을 각 20g을 넣는다.

남사삼(南沙蔘)

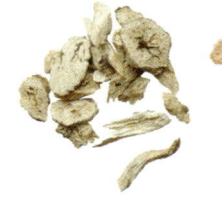
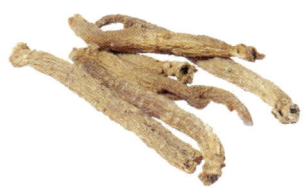

이명(異名)
백사삼(白沙蔘)·고심(苦心)
포삼(泡蔘)·길삼(桔蔘)
포사삼(泡沙蔘)·산사삼(山沙蔘)

✚ ≪신농본초경(神農本草經)≫ 상품(上品)

✚ 본경 문헌에 기재된 남사삼의 효능

혈적경기(血積驚氣)을 치료한다. 한열(寒熱)을 제거하고 비위(脾胃)를 보(補)하며 폐기(肺氣)에 이롭다. 위비심복통(胃痺心腹痛), 결열사기두통(結熱邪氣頭痛), 피간사열(皮間邪熱)을 치료하고 오장을 편안하게 한다. 오래 복용하면 인체에 이롭다. 피부의 부풍(浮風)을 제거하고 산(疝)으로 고환의 한쪽이 늘어진 것, 자꾸 자고 싶은 증세를 치료한다. 간기(肝氣)를 길러준다. 허를 보하고 놀라서 괴롭고 답답한 것을 멈추며 심폐(心肺)에 이롭고 모든 경번(驚煩), 개선(疥癬) 및 신체가 가려운 증세를 치료한다. 고름을 내보내고 종독(腫毒)을 제거한다. 폐화(肺火)를 없애고 구해폐위(久咳肺痿)를 치료한다.

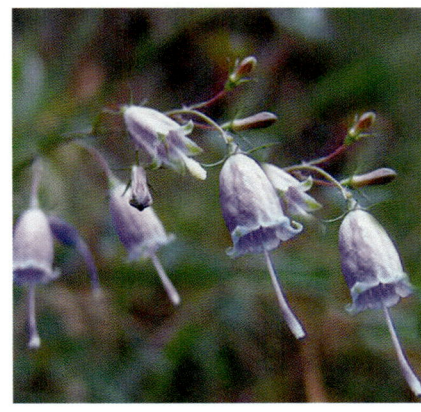
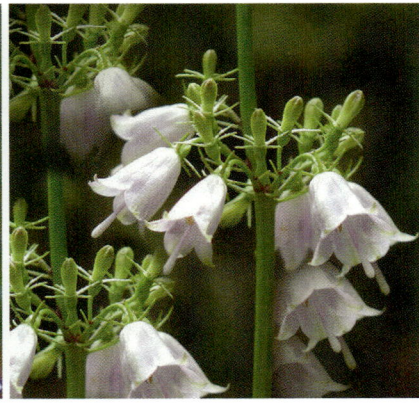

윤엽사삼(輪葉沙蔘)

학명(學名)_ Adenophora tetraphylla (Thunb.) Fisch.

과속(科屬)_ 길경과(桔梗科) 식물 사삼의 뿌리를 건조하여 약으로 쓴다. 사삼은 전 세계적으로 약 48종이 있으며 아시아 동부 및 러시아 극동 지역에 분포되어 있다. 중국에는 약 39종이 있고 약으로 약 29종이 쓰인다.

補陰藥

지리분포(地理分布)_ 1. 윤엽사삼은 관목림과 초지에서 자란다. 화동, 동북, 화북, 서남 및 화남에 분포되어 있다.

2. 사삼은 낮은 산 풀숲과 암석 사이에서 자라고 또한 해발 600~700m의 초지 혹은 1,000~3,200m의 트인 산언덕과 숲속에서 자란다. 강소, 안휘, 절강, 강서, 호남 등지에 대부분 분포되어 있다.

채집가공(採集加工)_ 봄가을에 채집하여 수근(鬚根)을 제거하고 씻은 후, 신선할 때 껍질을 벗긴 다음 다시 씻어 건조시킨다.

용법용량(用法用量)_ 9~15g을 달여 먹는다.

약리작용(藥理作用)_ 가래를 제거하고 심장을 튼튼히 하며 면역기능을 조절하고 살균제 작용을 한다.

성미귀경(性味歸經)_ 달고 약간 차다. 폐경(肺經)과 위경(胃經)에 작용한다.

효능주치(效能主治)_ 폐에 생긴 여러 가지 열증(熱證)으로 마른기침이 나는 것, 음허하여 생긴 기침, 기음부족(氣陰不足), 건해담점(乾咳痰粘), 번열구건(煩熱口乾) 증세에 효험이 있다. 가래를 삭이고 음을 길러주며 폐를 맑게 하고 기에 이롭다.

고대명방(古代名方)

폐에 생긴 여러 가지 열증(熱證)으로 기침이 나는 것
사삼 반 냥을 물에 달여 복용한다. 《위생역간방(衛生易簡方)》

갑자기 산기(疝氣)를 얻음(아랫배와 음부가 서로 당겨 쥐어짜듯이 아프며 저절로 땀이 나면서 죽을 것 같이 아픈 환자)
사삼을 으깨어 술 1방촌비를 함께 복용하면 즉시 효험이 있다. 《주후방(肘後方)》

여인백대(음도(陰道)에서 항상 흰색의 끈끈한 액이 끈처럼 끊임없이 흘러나오는 것, 대부분 칠정내상(七情內傷) 혹은 하원허냉(下元虛冷)으로 인한 것)
사삼을 가루로 갈아 매일 2전씩 미음으로 복용한다. 《증치요결(證治要訣)》

약선양생(藥膳養生)

남사삼돈육(南沙蔘燉肉)
남사삼(南沙蔘) 30g, 돼지살코기 500g
남사삼과 돼지살코기를 삶아 탕으로 마시고 고기를 먹으면 된다.
폐를 맑게 하고 혈을 길러주며 음을 자양한다. 산후 허약한 것과 젖이 나오지 않는 증세에 효험이 있다.

남사삼빙당전(南沙蔘冰糖煎)

남사삼 25g, 얼음사탕 15g

남사삼과 얼음사탕을 물에 달여 복용한다.

폐를 맑게 하고 음을 길러준다. 폐에 생긴 여러 가지 열증(熱證)으로 마른기침이 나는 것, 음허하여 생긴 기침, 기음부족(氣陰不足), 건해담점(乾咳痰粘), 번열구건(煩熱口乾), 폐에 생긴 여러 가지 열증(熱證)으로 기침이 나는 것, 담황점조(痰黃粘稠), 가슴이 답답하면서 열이 나고 목이 말라 물을 먹고 싶은 증상에 효험이 있다.

고대처방(古代處方)

회안탕(回顔湯)

방선원류(方選源流)_ ≪기방본초(奇方本草)≫ 보익방(補益方)

약물조성(藥物組成)_ 남사삼, 북사삼(北沙蔘), 황기(黃芪), 토사자(菟絲子), 북사삼(北沙蔘), 석곡(石斛), 여정자(女貞子), 한련초(旱蓮草), 단삼(丹蔘) 각 15g, 진고(秦艽), 계혈등(鷄血藤) 각 30g, 당삼(黨蔘), 백출(白朮), 복령(茯苓) 각 10g, 얼굴 홍반에는 계관화(鷄冠花), 능소화(凌霄花) 각 10g, 부종(浮腫)에는 차전자(車前子), 동과피(冬瓜皮) 각 15g, 저열이 지속적으로 나는 증세에는 지골피(地骨皮), 은시호(銀柴胡) 각 15g, 혈어(血瘀)에는 홍화(紅花), 귀전우(鬼箭羽) 각 10g, 신양부족(腎陽不足)에는 선모(仙茅), 음양곽(淫羊藿) 각 10g, 부자(附子), 육계(肉桂) 각 5g

포제방법(炮製方法)_ 물을 넣어 15분 끓여 액체를 여과한 다음 다시 물을 넣어 20분간 끓이고 찌꺼기를 제거한다. 2회의 약즙을 함께 골고루 저어 매일 1제씩 복용한다.

효능주치(效能主治)_ 자음소간(滋陰疏肝), 음허하여 생긴 기침, 기음부족(氣陰不足) 증세에 효험이 있다. 홍반낭창(紅斑狼瘡), 비신휴허(脾腎虧虛) 증세에 효험이 있다.

補陰藥

✚ 의가(醫家)에서 말하는 신농본초 양생법

도홍경(陶弘景)은 "남사삼은 인삼, 현삼(玄蔘), 단삼(丹蔘), 고삼(苦蔘)과 나란히 5삼이라고 불리며 형태가 비슷할 뿐만 아니라 치료도 비슷하다. 때문에 모두 삼으로 유명하다. 또한 자삼(紫蔘)에는 모몽(牡蒙)이 있다"라고 했다.

이시진(李時珍)은 "산언덕에는 모두 사삼이 있다. 2월에 어린 모종이 자라고 잎은 막 나온 작은 해바라기 잎과 비슷하지만 좁고 넓지는 않다. 8~9월에 줄기가 자라 길이는 약 2자가 된다. 줄기에는 잎이 자라고 끝은 뾰족하며 형태는 구기엽(枸杞葉)과 비슷하지만 일부 잎은 세치(細齒) 형태와 비슷하다. 잎 사이에는 자색의 작은 꽃이 피었고 길이는 약 3분이며 외형은 방울 같고 5개의 꽃잎이 있으며 흰색의 꽃술에는 흰 꽃이 피어 있다. 모두 과실을 맺으며 크기는 동청자(冬

青子)와 비슷하고 과실 중간에는 세자(細子)가 있다. 서리가 내린 후 모종은 말라 죽는다. 모래땅에서 자라고 길이는 1자 정도 되며 크기는 약 3촌이다. 황토지에서 자라고 짧고도 작다. 뿌리줄기 속에는 모두 흰색 장즙(漿汁)이 있다. 8~9월에 채집한 것은 뿌리가 희고 견실하며 봄철에 채집한 것은 뿌리가 약간 노랗고 송허(松虛)하다. 가짜를 만드는 사람은 사삼을 팽팽하게 감고 쪄서 익힌 후, 열매를 눌러 인삼으로 가장한다. 하지만 사삼의 몸이 가볍고 질이 느슨하며 맛은 연하고 짧다"라고 했다.

장원소(張元素)는 "폐가 찬 사람은 인삼이 적합하다. 폐열(肺熱)이 있는 사람은 사삼으로 인삼을 대체하는 것이 적합하다. 사삼의 단맛의 효능을 취한 것이다"라고 했다.

왕호고(王好古)는 "사삼(沙蔘)의 맛은 달고 약간 쓰다. 궐음본경(厥陰本經)의 약물이고 또한 비경기분(脾經氣分)의 약이다. 약간 쓰면 음을 보하고 맛이 달면 양을 보한다. 때문에 장결고(張潔古)는 사삼으로 인삼을 대체하였다. 인삼의 성질은 따뜻하고 오장(五臟)의 양기(陽氣)를 보하며 사삼은 성질은 차서 오장의 음액(陰液)을 보하기 때문이다. 오장을 보한다고는 하지만 반드시 각 본장약(本臟藥)과 배합하여 사용하여야 충분히 약의 성질을 발휘할 수 있다"라고 했다.

이시진(李時珍)은 "인삼의 맛은 달고 쓰며 성질은 따뜻하다. 질은 견고하고 전문적으로 비위의 원기를 보익함으로써 폐에 이롭고 신장을 보한다. 때문에 내상원기(內傷元氣)의 환자에게 효험이 있다. 사삼의 맛은 달고 성질이 차며 몸이 가볍고 질은 허소(虛疏)하다. 전문적으로 자보폐기(滋補肺氣)의 효능이 있기에 폐에 이롭고 신장을 보한다. 하여 폐금수심화극벌(肺金受心火克伐)의 환자에게 효험이 있다. 전자는 보양(補陽)으로 인해 생음(生陰)할 수 있고 후자는 보음(補陰)으로 인해 양을 제압한다. 때문에 반드시 이런 이치를 잘 구분하여야 한다"라고 했다.

옥죽(玉竹)

이명(異名)
위유(葳蕤)・여위(女萎)・유삼(蕤蔘)
옥술(玉術)・위향(葳香)・산옥죽(山玉竹)
죽절황(竹節黃)・산강(山薑)・미삼(尾蔘)

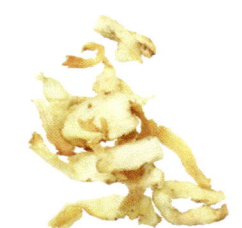

+ ≪신농본초경(神農本草經)≫ 상품(上品)
+ 본경 문헌에 기재된 옥죽의 효능

　　　　풍온(風溫)에 의하며 땀이 나고 열이 나는 것, 노학한열(勞瘧寒熱), 비위허핍(脾胃虛乏), 남자의 소변이 빈번한 것, 정액이 저절로 새어 나오는 병증, 일체 기(氣), 혈(血), 음(陰), 양(陽)이 허손해진 병증을 치료한다.

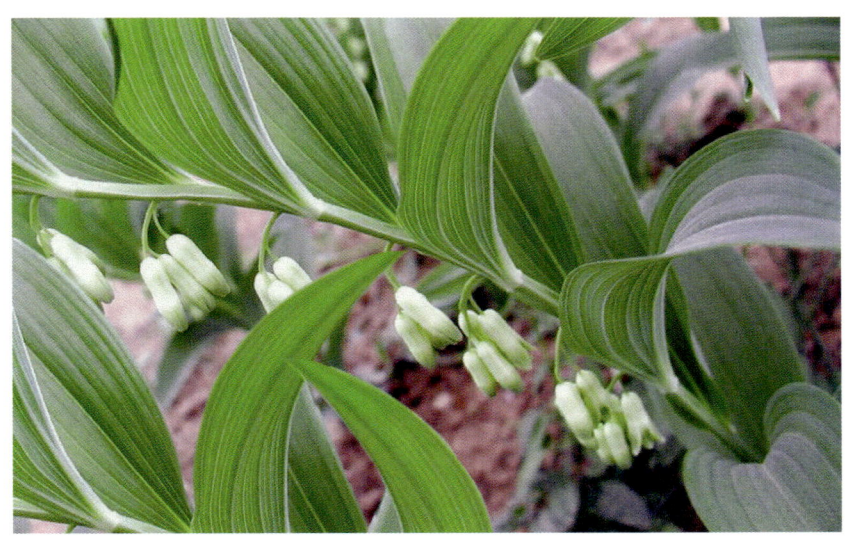

옥죽(玉竹)

학명(學名)_ Polygonatum odoratum (Mill.) Druce

과속(科屬)_ 백합과(百合科) 식물 옥죽의 뿌리줄기를 건조하여 약으로 쓴다. 황정(黃精)은 전 세계적으로 약 39종이 있으며 북온대에 분포되어 있다. 중국에는 약 30종이 있고 약으로 12종이 쓰인다.

지리분포(地理分布)_ 수풀 아래 및 산비탈 음습한 곳에서 많이 자란다. 화북, 동북, 화북 및 하남, 감숙, 섬서, 대만, 청해, 호남, 호북, 광동 등지에 분포되어 있다.

채집가공(採集加工)_ 가을에 채집하여 수근(鬚根)을 제거하고 깨끗이 씻어 햇볕에 유연하게 한 후에 반복적으로 비벼 모두 유연해질 때까지 햇볕에 말린다. 혹은 충분히 쪄서 반투명해질 때까지 비벼 햇볕에 말린다.

용법용량(用法用量)_ 6~12g을 달여서 복용한다.

약리작용(藥理作用)_ 기체면역력을 조절하고 혈액 속의 지방과 혈당을 낮추며 항균작용을 한다.

성미귀경(性味歸經)_ 달고 약간 차다. 폐경(肺經)과 위경(胃經)에 작용한다.

효능주치(效能主治)_ 진액(津液)을 생성하고 갈증을 없앤다. 양음윤조(養陰潤燥)의 효능이 있다. 폐(肺)와 위(胃)의 음(陰)이 모두 상한 것, 조열(燥熱) 증상과 함께 기침이 동반된 것, 몸속의 열기로 소갈(消渴)하는 증상, 입이 마르는 증세에 효험이 있다.

약선양생(藥膳養生)

옥죽수저육탕(玉竹瘦豬肉湯)

옥죽 30g, 돼지살코기 100g, 조미료 적당량

돼지고기를 잘게 썰어 덩어리를 옥죽과 함께 가마 안에 넣고 물 1,500㎖를 넣는다. 약 600㎖가 될 때까지 달이며 식염, 조미료를 넣는다. 탕을 마시고 고기는 먹는다.

청양폐위(淸養肺胃)의 효능이 있다. 조상폐위(燥傷肺胃), 전신에서 열이 나는 증상, 입과 혀가 마르는 병증 등의 증세에 효험이 있다.

옥죽돈육(玉竹燉肉)

옥죽 30g, 저수육(豬瘦肉) 적당량

돼지고기를 자른 후, 함께 문드러질 때까지 끓인다. 탕은 마시고 고기는 먹는다.

진액(津液)을 생기게 하고 갈증을 없앤다. 음기(陰氣)를 기르고 마른 것을 적셔준다. 폐음(肺陰)이 부족하여 생기는 병증, 구해담소(久咳痰少)의 병증에 효험이 있다.

> **✚ 의가(醫家)에서 말하는 신농본초 양생법**
>
> 이고(李杲)는 "위유(葳蕤)는 상승한 것을 내려주는 탕 중의 음약(陰藥)이다. 이것의 4가지 효능은 다음과 같다. 첫 번째, 풍사가 사지를 침습하는 것을 치료한다. 두 번째, 두 눈에 눈물이 나고 궤란(潰爛)이 생기는 것을 치료한다. 세 번째, 남자의 습탁하주(濕濁下注)로 인한 요통(腰痛)을 치료한다. 네 번째, 여자 얼굴의 검은 반점에 효험이 있다"라고 했다.

이시진(李時珍)은 "위유(萎蕤)는 성질이 평하고 맛은 짜며 달다. 질은 유연하고 즙이 많으며 식용할 수 있다. 때문에 굉주(肱朱)의 ≪남양활인서(南陽活人書)≫의 기록에 의하면 풍습(風濕), 자한신중(自汗身重)을 치료한다. 어언난출(語言難出) 병증에는 위유탕을 사용하고 이것을 군약(君藥)으로 한다. 나는 매번 허로(虛勞), 한열학질 및 모든 허약부족의 병증일 때 위유로 인삼(人蔘), 황기(黃耆)를 대체하는데 그것은 차지도 건조하지도 않은 특수한 효능이 있기 때문이다. 풍열습독(風熱濕毒)을 제거하는 데에만 사용되는 것은 아니다. 이것은 모두 고대 사람들이 밝히지 않는 내용이다'라고 했다.

補陰藥

묵한련(墨旱蓮)

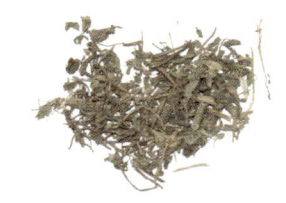

이명(異名)
한련초(旱蓮草)·금릉초(金陵草)
연자초(蓮子草)·묵채(墨菜)
흑묵초(黑墨草)·수한련(水旱蓮)

✚ ≪당본초(唐本草)≫

✚ 본경 문헌에 기재된 묵한련의 효능

피가 섞인 대변을 누거나 순 피만 누는 증상을 치료한다. 침구로 창발(瘡發)을 치료한다. 홍혈(洪血)이 멈추지 않는 사람은 바르면 즉시 효험을 본다. 즙을 눈썹에 바르면 즉시 무성해진다. 혈을 멈추고 고름을 배출한다. 소장을 통하게 하고 검은 머리카락이 생기게 한다. 신음(腎陰)에 이롭다.

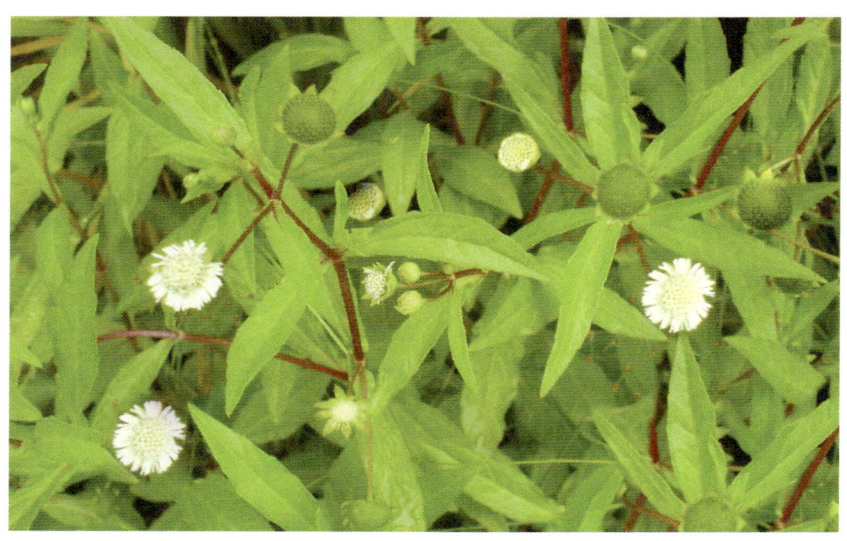

예장(鱧腸)

학명(學名)_ Eclipta prostrata L.

과속(科屬)_ 국과(菊科) 식물 예장의 지상 부분을 건조하여 약으로 쓴다. 예장은 전 세계적으로 약 4종이 있으며 대양주, 남아메리카 및 열대 지역에 분포되어 있다. 중국에는 1종이 있고 약으로 쓴다.

지리분포(地理分布)_ 길 옆, 습지, 시골이거나 도랑 옆에서 자라며 전국 각지에 분포되어 있다.

채집가공(採集加工)_ 꽃이 필 때 채집하고 햇볕에 말린다.

용법용량(用法用量)_ 6~12g을 달여 복용하고 외용으로는 신선한 제품을 적당히 사용한다.

약리작용(藥理作用)_ 혈을 멈추고 간 손상을 막아주며 면역기능을 강화하고 관상동맥혈류량을 증가하며 항돌연변이, 진통, 진정작용 등이 있다.

성미귀경(性味歸經)_ 달고 시며 차다. 신경(腎經)과 간경(肝經)에 작용한다.

효능주치(效能主治)_ 혈을 식히고 혈을 멈춘다. 간신(肝腎)을 기르고 보익(補益)한다. 나이는 많지 않으나 머리카락과 수염이 회백색으로 변하는 증상, 잇몸이 패여서 이뿌리가 드러나고 이가 흔들리면서 아픈 것, 허리와 무릎이 시리고 연약한 증상, 현훈(眩暈)에 이명(耳鳴)을 수반하는 증상, 음허(陰虛)로 인한 혈열(血熱), 위(胃)에서 혈액을 토하는 것, 소변에 피가 섞여서 나오는 병증, 외상당한 일이 없이 피가 나오는 것, 피가 섞인 대변을 누거나 순 피만 누는 증상, 붕루(崩漏)로 인해 피가 자주 새어나오는 증상, 외상(外傷)으로 인해 출혈 증세에 효험이 있다.

고대처방(古代處方)

오수고치(烏鬚固齒)
연뿌리, 예장초(鱧腸草) 1근을 취하여 술로 씻은 후, 소금을 뿌려 4냥을 3일간 절인다. 연즙(連汁)을 기름가마에 넣고 볶은 후 저장하여 가루로 간다. 매일 가루를 취해 치아를 닦고 침으로 넘기면 된다. ≪섭생묘용방(攝生妙用方)≫

편정두통(偏正頭痛)
한련초 즙을 코에 떨어뜨린다. ≪성제총록(聖濟總錄)≫

치루창발 (痔漏瘡發)
한련초 한 줌을 취해 뿌리와 함께 씻은 후 돌절구로 가루로 갈아 아주 더운 술 1잔에 넣는다. 즙을 취해 마시고 찌꺼기는 환부에 바른다. 심한 환자도 3일이 안 되어 치료된다. ≪보수당방(保壽堂方)≫

계비절학(系臂截瘧)
한련초를 으깨어 남자는 왼쪽, 여자는 오른쪽 촌구(寸口)에 바른 후 1개의 동전으로 누른 다음 천으로 잘 싸맨다. 피부에 물집과 학(瘧)이 생길 때 효험이 있다. ≪자생경(資生經)≫

✚ 의가(醫家)에서 말하는 신농본초 양생법

소송(蘇頌)은 "예장초(鱧腸草)는 도처에 있으며 남방에 가장 많다. 이런 풀은 2가지가 있다. 하나는 잎이 버들잎 같고 광택이 있으며 줄기는 마치현(馬齒莧)의 줄기와 비슷하고 높이는 약 2자가 되며 작은 흰 꽃이 핀다. 이것의 과실은 소련방(小蓮房)과 비슷하다. 소공(蘇恭)이 말하는 선복(旋覆)과 비슷한 것이 바로 이런 한련초이다. 또 다른 종의 묘경(苗梗) 형태는 마르고 약하며 연꽃 같다. 꽃 색깔은 황색을 띠며 과실은 방형(房狀)을 이루고 둥글다. 남방 사람들은 이것을 연교(連翹)라고 한다. 이 2가지 풀의 싹은 절단될 때 즙이 즉시 검은색을 띤다. 민간에서는 이를 한련자(旱蓮子) 또는 금릉초(金陵草)라고 부른다"라고 했다.

맥동(麥冬)

이명(異名)
맥문동(麥門冬)
촌동(寸冬)・연계초근(沿階草根)

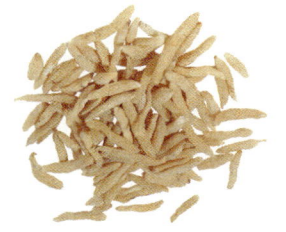

✚ ≪신농본초경(神農本草經)≫ 상품(上品)

✚ 본경 문헌에 기재된 맥동의 효능

심복부에 무언가 맺혀 있는 병증, 상중상포(傷中傷飽), 위락맥절(胃絡脈絶), 이수단기(羸瘦短氣)를 치료한다. 오래 복용하면 몸이 가벼워지고 늙지 않으며 배고픈 감이 없다. 신중목황(身重目黃), 명치 아래가 그득한 병증, 허로한데 열증이 동반된 것, 구건설조갈(口乾舌燥渴)을 치료한다. 구토(嘔吐)를 멎게 하고 음을 강화하며 정기에 이롭다. 소화를 돕고 중초(中焦)를 조화롭게 하며 소곡조중(消穀調中) 보신(保神)한다. 폐기(肺氣)를 안정시키고 오장(五臟)을 안착시키며 사람으로 하여금 튼튼해지게 하고 얼굴색이 좋아지며 자식이 생기게 한다. 심열(心熱)과 번열(煩熱)을 제거하고 한열체로(寒熱體勞), 하담음(下痰飮)을 치료한다. 오로칠상(五勞七傷)을 치료하고 혼백(魂魄)을 안정시킨다. 기침을 멎게 하고 폐를 안정시키고 폐위(肺痿)로 고름을 토하는 것, 유행성 열광두통(熱狂頭痛)을 치료한다. 열독대수(熱毒大水), 얼굴과 팔다리의 부종(浮腫), 하수(下水), 소변으로 정(精)이 새어나오는 것을 치료한다. 폐(肺) 속에 잠복되어 있는 화(火)를 치료하고 심기부족(心氣不足)을 보한다. 주혈망행(走血妄行), 급경수고(及經水枯), 유즙불하(乳汁不下)를 치료한다. 오래 복용하면 몸이 가벼워지고 눈이 밝아진다. 지황환(地黃丸)과 함께 복용하면 습비(濕痹)를 치료하고 하얗게 되며 밤에 보면 광(光)이 있다.

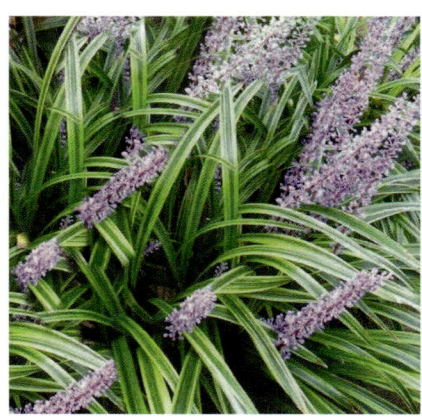
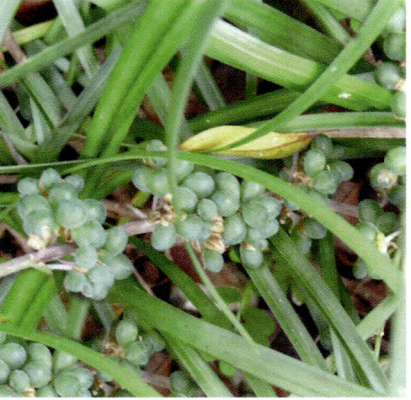

맥동(麥冬)

학명(學名)_ Ophiopogom japonicus (Thunb.) Ker-Gawl.

과속(科屬)_ 백합과(百合科) 식물 맥동의 괴근(塊根)을 건조하여 약으로 쓴다. 연계초(沿階草)는 전 세계적으로 약 52종이 있으며 아시아 동남부에 분포되어 있다. 중국에는 약 32종이 있고 약으로 약 2종이 쓰인다.

지리분포(地理分布)_ 산과 들판 사이의 음습한 곳, 산골짜기 수풀 아래 및 길 옆에서 대부분 자란다. 남방 각지에 흔히 재배된다. 서남 및 강소, 안휘, 절강, 복건, 광서 등지가 주요산지이다.

채집가공(採集加工)_ 여름철에 채집하여 깨끗이 씻어 반복적으로 70~80% 정도로 햇볕에 말린 후에 수근을 제거한다.

용법용량(用法用量)_ 6~12g을 달여 복용한다.

약리작용(藥理作用)_ 활성산소를 제거하고 기체면역력을 강화하며 노화를 방지하고 심근 산소부족성 손상을 막아주며 심장혈액순환(心臟血液循環)을 개선하고 심근경색을 막아주며 부정맥을 예방하고 산소부족에 견디는 기능을 향상하며 혈당을 낮추고 위장평활근 수축을 억제하며 항균작용 등이 있다.

성미귀경(性味歸經)_ 달고 약간 쓰며 차다. 심경(心經), 폐경(肺經), 위경(胃經)에 작용한다.

효능주치(效能主治)_ 폐를 윤활하게 하고 심장을 맑게 한다. 음을 길러주고 진액을 생성한다. 폐조(肺燥)로 인한 마른기침, 허로 때 나는 기침, 심번(心煩)으로 잠을 못 자는 것, 진액(津液)이 손상되어 입이 마르는 병증, 대장(大腸)의 진액이 줄어들어 대변이 굳어진 것, 몸속의 열기로 소갈(消渴)하는 증상, 목 안에 흰색의 막이 생기는 전염성 병증에 효험이 있다.

고대명방(古代名方)

맥문동전(麥門冬煎)

비위(脾胃)를 보(補)하고 심장에 이롭다. 안색을 좋게 한다. 정신을 안정시키고 기에 이롭다. 피부를 건강하게 하고 약효가 아주 빠르다. 심(心)을 제거한 신맥문동근(新麥門冬根)을 으깬 후 즙을 내어 백밀(白蜜)과 혼합한 다음 은기(銀器)에 끓여 계속 젓는다. 엿 상태로 될 때까지 끓이면 충분히 끓인 셈이다. 따뜻한 술로 매일 복용한다. ≪도경본초(圖經本草)≫

위(胃)에서 혈액을 토하는 것, 코에서 피가 나는 것

맥문동(麥門冬)의 심(心)을 제거한 것을 1근을 으깨어 즙을 낸 후, 꿀 3합을 넣어 골고루 저어 2회에 나눠 복용한다. ≪활인심통(活人心統)≫

목 안에 부스럼이 생기는 것

맥문동 1냥, 황련(黃連) 반 냥을 함께 가루로 갈아 꿀로 오자 크기만 한 환을 제련하여 매번 20환씩 복용한다. 맥문동을 달여서 복용한다. ≪보제방(普濟方)≫

치봉(齒縫)에서 피가 나는 증상

맥문동(麥門冬)을 달여 복용한다. ≪난실보감(蘭室寶鑒)≫

설사하면서 갈증이 있는 것

맥문동 심(心)을 제거한 것 3냥, 오매육(烏梅肉) 20개를 줄칼로 갈아 물 1 L를 넣고 끓인 다음 7합을 취해 조금씩 마시면 효험이 있다. ≪필효방(必效方)≫

젖이 나오지 않음

맥문동의 심을 제거한 것을 불에 구운 후, 가루로 갈아 매일 3전을 복용한다. 술에 서각(犀角) 약 1전 정도를 갈아 따뜻한 물로 복용한다. 2회를 넘기지 않고 젖이 나온다. 웅씨(熊氏)의 ≪부인양방보유(婦人良方補遺)≫

금석약발(金石藥發)

맥문동 6냥, 인삼 4냥, 자감초(炙甘草) 2냥을 가루로 갈아 오자 크기만 한 꿀환을 만들어 매번 59환을 물에 타서 1일 2번 복용한다. ≪본초도경(本草圖經)≫

노기욕절(勞氣欲絕)

맥문동 1냥, 자감초(炙甘草) 2냥, 갱미(粳米) 반 합, 대추 2개, 대나무잎 15개에 물 2 L를 넣고 1 L가 되게 달여 3회에 나눠 복용한다. ≪남양활인서(南陽活人書)≫

허로한데 열증이 동반된 것

맥문동을 탕으로 달여 계속 복용한다. ≪본초연의(本草衍義)≫

남녀혈허(男女血虛)

맥문동 3근을 즙을 취해 연고로 만든다. 생지황(生地黃) 2근을 취해 연고로 달여 같은 양으로 함께 여과하여 4분의 1의 꿀을 넣어 다시 달이면 약으로 된다. 병에 담아 매일 끓인 물에 타서 복용한다. 철기(鐵器)를 금한다. ≪의방적요(醫方摘要)≫

약선양생(藥膳養生)

맥동차(麥冬茶)

맥동(麥冬), 당삼(黨蔘), 옥죽(玉竹), 북사삼(北沙蔘), 천화분(天花粉) 각 10g, 오매(烏梅), 지모(知母), 감초(甘草) 각 8g

상술한 약을 함께 거친 가루 상태로 만들어 매일 1제 끓인 물에 타서 복용한다.

폐를 윤활하게 하고 심장을 맑게 한다. 진음을 길러주고 진액을 생성한다. 위산이 감소되는 위축성위염(萎縮性胃炎), 얼굴이 누렇고 신체가 약한 것, 신체가 피로하고 사지가 힘이 없는 것, 납곡불향(納穀不香), 식후포창(食後飽脹), 설질광홍태소(舌質光紅苔少), 정상 맥보다 맥이 가는 증세에 효험이 있다.

✚ 의가(醫家)에서 말하는 신농본초 양생법

진장기(陳藏器)는 "강녕(강소 남경)에서 자라는 맥문동은 작고 질은 윤택하다. 신안(하북 신안)에서 자라는 맥문동은 크고 흰색을 띤다. 묘목이 큰 것은 녹총(鹿蔥) 같고 작은 것은 구엽(韭葉) 같으며 크기는 3~4종이 있고 기능은 비슷하며 그 씨는 둥글고 흑록색을 띤다"라고 했다.

서지재(徐之才)는 "지황(地黃), 차전(車前)을 이것의 사약(使藥)으로 한다. 관동(款冬), 고호(苦瓠)를 싫어한다. 고삼(苦蔘), 청초양(青草襄), 목이(木耳), 석종유(石鐘乳)를 두려워한다"라고 했다.

구종석(寇宗奭)은 "맥문동은 폐열(肺熱)을 치료하고 이것의 쓴맛은 설(泄)만 담당하고 수(收)는 담당하지 않는다. 위와 장에 찬 기운이 가득 찬 사람은 이를 금한다. 심폐허열(心肺虛熱) 및 허로(虛勞)를 치료할 때 지황(地黃), 아교(阿膠), 마인(麻仁)과 배합하여 응용한다. 윤경익혈(潤經益血)하고 복맥통심(複脈通心)의 약제로 쓰인다. 오미자(五味子), 구기자(枸杞子)와 배합하여 응용하면 생맥(生脈)을 조성하는 약재로 쓰인다"라고 했다.

장원소(張元素)는 "맥문동은 폐(肺) 안에 잠복되어 있는 화(火), 맥기욕절(脈氣欲絶)의 병증을 치료한다. 오미자(五味子), 인삼(人蔘), 2가지 약을 넣으면 생맥산(生脈散)으로 되어 폐의 원기부족(元氣不足)을 보한다"라고 했다.

이고(李杲)는 "6~7월에 습열이 왕성할 때 병에 걸리면 몸이 무겁고 숨이 차며 골핍무력(骨乏無力), 머리가 어지럽고 눈앞이 캄캄해진다. 심할 때에는 사지가 나른해지고 무기력해진다. 때문에 손진인(孫眞人)은 생맥산(生脈散)으로 환자의 천원진기(天元眞氣)를 보했다. 맥은 사람의 원기이다. 인삼의 맛은 달고 성질은 차다. 화열(火熱)을 제거하고 원기를 돕는다. 맥문동의 맛은 쓰고 성질은 차서 청폐조자폐음(淸肺燥滋肺陰)의 효능이 있다. 오미자(五味子)의 맛은 시고 성질은 따뜻하며 병화(丙火, 즉 심화)를 제거하고 경금(庚金, 즉 폐금)을 보한다. 또한 오장(五臟)의 기를 보한다"라고 했다.

이시진(李時珍)은 "조계종(趙繼宗)의 ≪유의정요(儒醫精要)≫에서 말하기를 맥문동을 지황(地黃)과 상사(相使)하여 복용하면 머리가 하얗게 되지 않고 수통신기(髓通腎氣)하며, 호흡이 가쁜 것을 안정시키고 피부를 윤택하게 하며 모든 악기불결(惡氣不潔)의 질병을 제거한다. 이것이 군(君), 사(使)의 약이 있는 원인이기도 하다. 만일 다만 군약(君藥)이고 사약(使藥)이 없다면 단 1가지 약으로는 효과를 보지 못한다. 이런 약방은 다만 화성기장(火盛氣壯)의 사람이 복용해야 비교적 적합하다. 만일 기약위한(氣弱胃寒)의 사람이라면 절대로 복용해서는 안 된다"라고 했다.

천동(天冬)

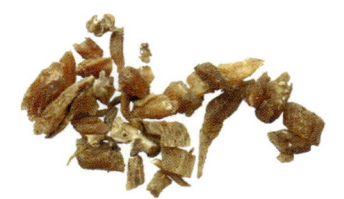

이명(異名)
천문동(天門冬)
백라삼(白羅杉)·삼백봉(三百棒)

✚ ≪신농본초경(神農本草經)≫ 상품(上品)

✚ 본경 문헌에 기재된 천동의 효능

　　　　　폭풍습편비(暴風濕偏痹)를 치료하고 골수(骨髓)를 강하게 하며 삼충(三蟲)을
죽이고 복시(伏屍)를 제거한다. 오래 복용하면 몸을 가볍게 하고 기에 이로우며 수명을 연장
한다. 폐기(肺氣)를 안정시키고 한열(寒熱)을 제거하며 피부를 기르고 소변에 이롭다. 폐기해
역(肺氣咳逆), 천식촉급(喘息促急), 폐위생옹토농(肺痿生癰吐膿)을 치료한다. 열을 제거하고 신
기(腎氣)를 통하게 하며 갈증을 없애고 열중풍(熱中風)을 없애며 피부가 짓무르는 옴을 치료
한다. 오래 복용하면 이롭다. 음식을 익힌 후, 인체의 골격을 윤택하게 하고 인체의 일체 악
기불결(惡氣不潔)의 질병을 제거한다. 마음을 진정시키고 오장을 윤택하게 하며 오공칠상(五
功七傷)을 보하고 위(胃)로부터 혈을 토하는 것을 치료하며 기침과 가래를 제거하고 풍열번민
(風熱煩悶)을 제거한다. 심병(心病), 익간심통(嗌幹心痛), 갈증으로 마시고 싶은 것, 위궐기와
(痿獗嗜臥), 족하열(足下熱)로 인한 통증을 치료한다. 윤조자음(潤燥滋陰), 청금강화(清金降火)
의 효능이 있다. 양사불기(陽事不起)의 경우 자주 복용하면 좋다.

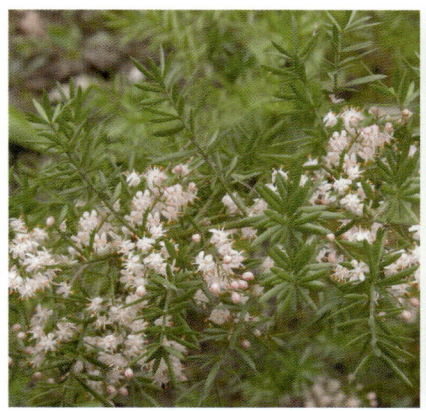

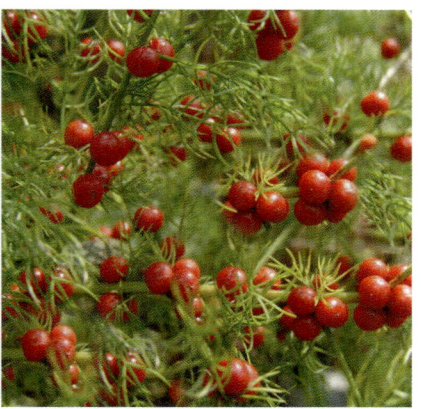

천동(天冬)

학명(學名)_ Asparagus cochinchinensis (Lour.) Merr.

과속(科屬)_ 백합과 식물 천동의 괴근(塊根)을 건조하여 약으로 쓴다. 천동은 전 세계적으로 약 290여 종이 있으며 온대, 열대 지역에 분포되어 있다. 중국에는 약 23종이 있고 약으로 약 13종이 쓰인다.

지리분포(地理分布)_ 음습한 산 수풀 옆, 풀숲이거나 관목림에 많이 자라며 인공 재배되기도 한다. 중남, 화동, 서남 및 하북, 섬서, 산서, 감숙, 대만 등지에 분포되어 있다.

채집가공(採集加工)_ 가을, 겨울에 채집하여 깨끗이 씻은 후, 뿌리와 수염을 제거하고 끓인 물에 넣거나 충분히 찌면 뜨거울 때 껍질을 벗기고 씻은 다음 건조시킨다.

용법용량(用法用量)_ 6~12g을 달여 복용한다.

약리작용(藥理作用)_ 모기와 파리, 유충을 살해하고 항균, 항종양 효능이 있다.

성미귀경(性味歸經)_ 달고 쓰며 차다. 폐경(肺經)과 신경(腎經)에 작용한다.

효능주치(效能主治)_ 폐를 맑게 하고 진액을 생성한다. 음을 길러주고 마른 것을 윤택하게 한다. 폐조(肺燥)로 인한 마른기침, 돈해담점(頓咳痰粘), 대장(大腸)의 진액이 줄어들어 대변이 굳어진 것, 입이 마르는 증세에 효험이 있다.

고대명방(古代名方)

구창(口瘡)이 여러 해 동안 낫지 않는 것
천문동, 맥문동(麥門冬)을 함께 심(心)을 제거하고 현삼(玄蔘)을 같은 양으로 하여 가루로 갈아 꿀로 탄자(彈子) 크기만 한 환을 만들어 매일 1환을 복용한다. ≪외과정의(外科精義)≫

폐위병(肺痿病)에서 나타나는 기침, 인조불갈(咽燥不渴)
천문동 생것을 으깨어 즙 1문, 술 1문, 엿 1L, 자완(紫苑) 4합을 동기(銅器)에 달여 환으로 만든다. 매번 행인(杏仁) 크기만 한 환 1개를 만들어 매일 3회 복용한다. ≪주후방(肘後方)≫

허로체통(虛勞體痛)
천문동가루를 취해 매번 술 1방촌비를 매일 3회 복용한다. 이어(鯉魚)를 금한다. ≪천금방(千金方)≫

음기(陰氣)와 혈(血) 기르기, 신기(腎氣)를 보태고 따뜻하게 하기
삼재환(三才丸): 심(心)을 제거한 천문동, 생지황(生地黃) 각 2냥을 상술한 약과 혼합한 후 유증비(柳甑箄)에 담고 술을 위에 뿌려 9회 찌고 9회 말린 후 건조한다. 인삼 1냥을 으깨어 가루로 만들고 쪄서 익힌 대추와 함께 넣어 으깬다. 오자 크기만 한 약환을 만들어 매번 39환을 복용하고 식전 따뜻한 술에 타서 매일 3회 복용한다. 결고(潔古)의 ≪활

법기요(活法機要)≫

검은 얼굴을 희게 함

천문동을 햇볕에 말린 후 꿀과 함께 으깨어 환을 만들어 매일 1환으로 얼굴을 씻는다.
≪성제총록(聖濟總錄)≫

풍전발작(風顚發作), 이여선명(耳如蟬鳴), 인협견통(引脅牽痛)

천문동의 심피(心皮)를 제거한 후, 세게 으깨어 술 1방촌비를 매일 3회 오래 복용하면
좋다. ≪외대비요(外臺秘要)≫

모든 옹종(癰腫)

새롭게 파낸 천문동 3~5냥을 깨끗이 씻은 후, 질그릇에 가늘게 갈아 좋은 술로 여과하
여 단번에 복용한다. 효과를 보지 못했다면 다시 복용하면 반드시 치료된다. ≪의학정
전(醫學正傳)≫

음허화동유담(陰虛火動有痰), 조제(燥劑)를 쓸 수 없는 환자

천문동 1근을 물에 담근 후 깨끗이 씻는다. 껍질과 심(心)을 제거하고 고기 12냥을 돌절
구에 으깬다. 오미자를 물로 깨끗이 씻고 핵을 제거하여 고기 4냥을 취하여 햇볕에 말
린다. 불이 보이지 않으면 이런 약을 함께 으깨어 오자 크기의 9환을 찻물로 매일 3회
복용한다. ≪간편방(簡便方)≫

약선양생(藥膳養生)

천동돈육(天冬燉肉)

천동 60g, 돼지고기 살코기 500g

고기를 한 조각씩 벤 후, 천동과 함께 물을 넣어 작은 불로 고기가 푹 익을 때까지 찐다.
고기는 먹고 탕은 복용한다.

음기(陰氣)를 기르고 혈(血)을 기른다. 폐를 맑게 하고 진액을 생성한다. 산후에 허약한
증세, 얼굴색이 밝지 못한 것, 젖이 부족한 등의 증세에 효험이 있다.

천문동미주(天門冬米酒)

천문동 6,000g(심을 제거한 후 으깨어 물 80,000㎖ 넣어 달인 후 즙 8,000㎖), 찹쌀(깨끗
하게 찐 것) 8,000g, 세곡(細曲, 으깬 것) 5,000g 불로 쌀을 익힌 후 3가지 약을 섞은 다음
항아리에 넣고 30일 밀봉한다. 익은 후 압축해서 걸러낸다. 겨울에는 따뜻하게 여름에
는 차게 해서 매일 3컵씩 복용한다.

음기(陰氣)를 기르고 혈(血)을 기른다. 폐를 맑게 하고 진액을 생성한다. 오장육부(五臟六
腑)가 조화롭지 못한 것을 보한다.

補陰藥

✛ 의가(醫家)에서 말하는 신농본초 양생법

서지재(徐之才)는 "원의(垣衣), 지황(地黃), 패모(貝母)를 천문동(天門冬)의 사약(使藥)으로 한다. 증청(曾靑)을 두려워한다"라고 했다.

양손지(楊損之)는 "천문동을 복용할 때는 잉어를 금식하여야 한다. 만일 잉어를 잘못 먹어 중독되었다면, 부평즙(浮萍汁)으로 해독한다. 천문동 뿌리를 으깨어 즙을 취하면 웅황(雄黃), 요사독(砒砂毒)을 제거한다"라고 했다.

견권(甄權)은 "천문동은 성질이 냉하고 신체를 자보한다. 환자의 성질은 허열에 속하면 반드시 이를 복용하여야 한다. 지황(地黃)을 이것의 사약(使藥)으로 복용하면 노화를 방지하고 머리가 희지 않는다"라고 했다.

구종석(寇宗奭)은 "천문동은 폐열을 치료하는 효능이 많다. 맛은 쓰고 설(泄)을 전문으로 하며 수렴을 전문으로 하지 않는다. 한(寒)이 많은 사람은 이것을 복용하지 않는다"라고 했다.

장원소(張元素)는 "맛이 쓰면 정체된 혈을 내보내고 맛이 달면 원기를 도우며 경혈망행(經血妄行)을 치료한다. 이것이 바로 천문동의 효능이다. 폐기(肺氣)를 보위하고 다스린다. 혈열침폐(血熱侵肺), 상기천촉(上氣喘促)을 치료한다. 인삼(人蔘), 황기(黃芪)를 군약(君藥)으로 넣으면 신기한 효과를 보게 된다"라고 했다.

진가모(陳嘉謨)는 "맥문동(麥門冬), 천문동(天門冬)은 수태음경(手太陰經)에 들어가고 갑갑한 것을 제거하고 갈증을 해소하며 기침을 멈추고 가래를 제거한다. 맥문동(麥門冬)은 동시에 수소음경(手少陰經), 청심강화(淸心降火)의 효능이 있고 폐장의 사(邪)의 침습을 방지하기에 기침을 멎게 하는데 즉시 효과를 본다. 천문동은 또한 족소음경(足少陰經)으로 들어가 신장을 자양하고 양을 튼튼히 하며 신기(腎氣)를 보익한다. 따라서 가래를 제거하는 데 신기한 효험이 있다. 신장은 진액을 다스리기에 신음(腎陰)이 부족하면 가래가 쌓인다. 윤택의 약제를 얻으면 전환될 수 있다. 따라서 신장을 자양하는 것은 여전히 가래의 근본을 치료하는 것이라고 말할 수 있다"라고 했다.

당신미(唐愼微)는 "≪열선전(列仙傳)≫에서 말하기를 적수자(赤鬚子)가 천문동을 먹었더니 떨어진 치아가 다시 새롭게 자라나고 벗겨진 머리카락도 다시 자라났다. 태원의 감시(甘始)가 천문동을 복용하여 300여 년을 살았다"라고 했다.

이시진(李時珍)은 "천문동은 폐를 맑게 하고 화를 내린다. 자신익수(滋腎益水)의 상원(上源)이기 때문에 아래로는 신기(腎氣)와 관통한다. 자보방(滋補方)에 넣으면 여러 가지 약물과 함께 사용해야 효험이 있다. 만일 폐위허한(脾胃虛寒)인 환자가 이런 약물을 하나만 오랫동안 복용한다면 반드시 장활(腸滑, 설사)에 걸려 오히려 불치병에 걸릴 수 있다. 이런 약물은 성질이 차고 질은 윤택하다. 이것 또한 통리대장(通利大腸)의 원인이다"라고 했다.

백합(百合)

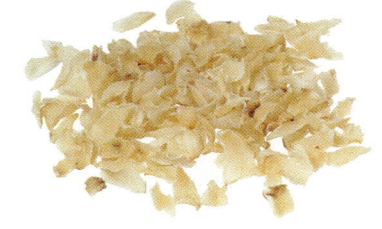

✚ ≪신농본초경(神農本草經)≫ 중품(中品)

✚ ≪해상용중초약(海常用中草藥)≫에 기재된 백합의 효능

　　　　　마른기침, 기침이 오랫동안 낫지 않는 것, 열병(熱病)을 앓은 후 허열(虛熱),
가슴이 답답하고 팔다리를 요동하면서 편하지 못하며 불안한 증상을 치료한다.

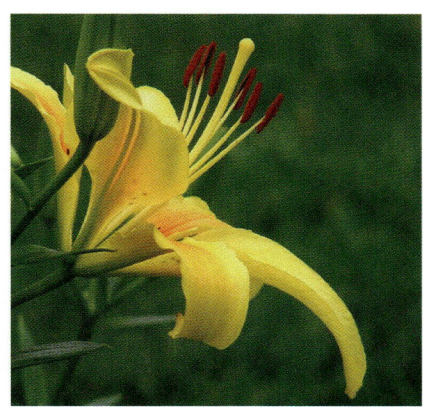
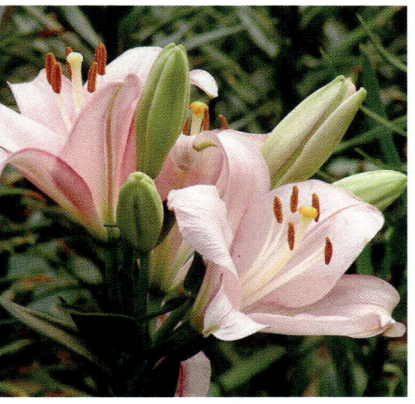

백합(百合)

학명(學名)_ Lilium brownii F. E. Brown var. viridulum Baker.

과속(科屬)_ 백합과(百合科) 식물 권단(卷丹), 백합(百合), 세엽백합(細葉百合)의 육질인엽(肉質鱗葉)을 건조하여 약으로 쓴다. 백합(百合)은 전 세계적으로 약 78종이 있으며 북온대에 분포되어 있다. 중국에는 약 38종이 있고 약으로 약 9종이 쓰인다.

지리분포(地理分布)_ 1. 권단은 해발 2,500m 이하의 숲길 및 산비탈 초지에서 많이 자란다. 하북, 섬서, 하남, 감숙, 산동, 사천, 운남, 귀주, 서장 등지에 분포되어 있다. 현재 전국 각지에 모두 분포되어 있다.

2. 백합은 해발 900m 이하의 산비탈 풀숲, 돌 틈새 및 시골 부근에 많이 자라며 재배되

기도 한다. 하남, 하북, 섬서, 산서, 강서, 호북, 안휘, 절강, 호남 등지에 대부분 분포되어 있다.

3. 세엽백합은 해발 400~2,600m의 산비탈, 숲 아래 및 산지의 암석 사이에서 대부분 자란다. 동북, 화북, 서북 및 하북, 산동 등지에 분포되어 있다.

채집가공(採集加工)_ 가을철 채집하여 깨끗이 씻은 후 인엽(鱗葉)을 벗겨낸다.

용법용량(用法用量)_ 6~12g을 달여서 복용한다.

약리작용(藥理作用)_ 진정, 수면작용이 있고 면역기능을 강화하며 기침을 멎게 하고 숨을 고르게 하며 가래를 제거하고 스트레스성 손상을 막아주는 등이다.

성미귀경(性味歸經)_ 달고 차다. 심경(心經)과 폐경(肺經)에 작용한다.

효능주치(效能主治)_ 마음을 맑게 하고 정신을 안정시킨다. 음액(陰液)을 보태어 폐(肺)를 윤택(潤澤)하게 한다. 가래에 피가 섞여 있는 것, 음허건해(陰虛乾咳), 잠을 잘 자지 못하고 꿈을 많이 꾸는 증상, 허번(虛煩)하여 심(心)이 편안하지 않거나 놀라는 증상, 정신이 안정되지 못하여 갈팡질팡하고 갈피를 잡지 못하는 증세에 효험이 있다.

고대명방(古代名方)

배가 잔뜩 불러 아픈 것
백합을 볶아서 가루로 갈아 매번 1방촌비를 매일 2회 먹는다. ≪소품방(小品方)≫

백합변갈(百合變渴)
백합병이 이미 한 달이 지나 소갈(消渴)로 전환된 경우, 백합 1L를 물 1두에 하룻밤 담근다. 즙을 따뜻하게 한 후, 환자를 씻어주고 백탕병(百湯餠)을 먹인다. 진연지(陳延之)의 ≪소품방(小品方)≫

백합변열(百合變熱)
백합 1냥, 활석(滑石) 3냥을 가루로 간 후, 1숟가락씩 복용한다. 약간의 설사가 있을 때 취하면 효과가 좋다. ≪소품방(小品方)≫

음독(陰毒)이 침입하여 발생하는 위중한 병증
백합(百合)을 끓여 농즙을 취해 1L를 복용하면 아주 좋다. 손진인(孫眞人)의 ≪식기(食忌)≫

폐장열(肺臟熱), 번민해수(煩悶咳嗽)
신선한 백합 4냥에 꿀을 넣어 찐 후, 이따금 입에 물고 즙을 삼킨다. ≪태평성혜방(太平聖惠方)≫

폐병토혈(肺病吐血)
신선한 백합을 으깨어 물에 타서 복용하거나 달여서 복용한다. ≪위생역간방(衛生易簡方)≫

얼굴의 국한성 부종과 두드러기
먼저 닥나무 잎으로 두드러기 부위에 톡톡 두드린 후, 염분이 많은 진흙 2냥, 백합 반 냥, 황단(黃丹) 2전, 식초 1분, 타액 4분을 으깨어 환부에 바른다. ≪적현방(摘玄方)≫

천포습창(天泡濕瘡)

생백합(生百合)을 으깨어 환부에 바르면 1~2일이 지나 낫는다. ≪빈호집간방(瀕湖集簡方)≫

귀가 먹거나 통증이 있는 것

백합을 으깨어 따뜻한 물에 타서 2전씩 매일 2회 복용한다. ≪승금방(勝金方)≫

약선양생(藥膳養生)

백합리탕(百合梨湯)

백합 20g, 대설리(大雪梨) 1개, 맥동(麥冬) 10g, 반대해(胖大海) 5개

배를 깨끗이 씻는다. 작은 덩어리로 잘라 3가지 약과 함께 80% 정도 끓여 20g의 얼음사탕을 넣는다.

폐음휴허(肺陰虧虛), 마른기침을 하고 가래는 적은 병증, 목이 쉬어서 쉰 목소리가 나오거나 소리를 잘 내지 못하는 것, 인후건조(咽喉乾燥), 비강건조(鼻腔乾燥) 등의 증세에 효험이 있다.

고대처방(古代處方)

백합고금탕(百合固金湯)

방선원류(方選源流)_ ≪의방집해(醫方集解)≫ 치조방(治燥方)

약물조성(藥物組成)_ 백합(百合) 10g, 맥동(麥冬) 8g, 생지황(生地黃) 6g, 숙지황(熟地黃) 9g, 초백작(炒白芍) 3g, 당귀(當歸) 3g, 패모(貝母) 3g, 생감초(生甘草) 3g, 길경(桔梗) 3g, 현삼(玄蔘) 3g

포제방법(炮製方法)_ 물에 달여 복용한다.

효능주치(效能主治)_ 음액(陰液)을 보태어 폐를 윤택하게 한다. 가래를 삭이고 기침을 멈추게 한다. 양심안신(養心安神)의 효능이 있다. 폐와 신장이 음허(陰虛)한 병증, 해담대혈(咳痰帶血), 인후동통(咽喉疼痛), 손바닥과 발바닥에서 열이 나는 병증, 골증(骨蒸)으로 잠잘 때 땀이 나는 병증, 잠을 잘 자지 못하고 꿈을 많이 꾸는 증상, 허번(虛煩)하여 심(心)이 편안하지 않거나 놀라는 증상, 정신이 안정되지 못하여 갈팡질팡하고 갈피를 잡지 못하는 것, 혀가 붉고 설태가 적은 것, 맥세삭(脈細數)에 효험이 있다.

補陰藥

✚ 의가(醫家)에서 말하는 신농본초 양생법

소공(蘇恭)은 "백합은 2가지 종류가 있는데 1종은 잎이 크고 줄기가 길며 뿌리가 아주 실하고 약으로 쓰기 적합하다. 다른 1종은 잎이 가늘고 작으며 빨간색 꽃이 핀다"라고 했다.

이시진(李時珍)은 "백합은 하나의 잎만 있고 뿌리는 곧게 자라 위로 뻗었으며 뿌리의 주위에는 잎이 자라 있다. 잎은 단죽엽(短竹葉)과 비슷하고 버들잎 같지 않다. 5~6월에 뿌리 윗부분에 큰 흰색 꽃이 피고 꽃은 약 4촌 자라며 6개의 꽃잎이 있고 꽃술은 빨간색이다. 빨간색 꽃의 잎은 버들 같은데 이것은 산단(山丹)이다. 백합이 맺는 자실(子實)은 마두령(馬兜鈴)과 비슷하고 가운데 자실도 아주 흡사하다. 이것의 꽃잎으로 종자를 심는다. 마치 마늘 종자처럼 말이다. 산속에서 자라고 숙근(宿根)이 있으며 해마다 자연적으로 자란다. 또한 한 사람은 이것은 지렁이와 엉켜서 함께 변한 것으로 이런 말은 잘못 전해진 것으로 정확하지 않다. 지렁이가 많이 거주하는 곳에 백합이 있다는 말은 듣지 못했다"라고 했다.

소송(蘇頌)은 "장중경(張仲景)이 치료하는 백합병(百合病)에는 백합지모탕(百合知母湯), 백합계자탕(百合鷄子湯), 백합활석대자탕(百合滑石代赭湯), 백합지황탕(百合地黃湯), 이 4가지가 있다. 병명이 백합이고 백합으로 치료하는데 무슨 이치인지는 알 수 없다"라고 했다.

왕영(汪穎)은 "신선한 백합은 삶거나 끓여 먹을 수 있으며 고기와 함께 먹으면 더욱 좋다. 마른 것을 가루로 먹으면 인체에 더욱 이롭다"라고 했다.

이시진(李時珍)은 "왕유(王維)의 시를 고찰해보면 백합을 찾을 수 있고 중육(重肉)으로 사용되었다. 열매는 심지어 눈물을 멎게 한다. 이로부터 백합은 눈물을 멈추게 하는 효능을 갖고 있다"라고 했다.

구기자(枸杞子)

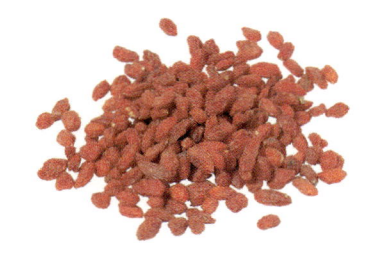

이명(異名)
구기홍실(枸杞紅實)·첨채자(甜菜子)
서구기(西枸杞)·지골자(地骨子)
혈구자(血枸子)·구기두(枸杞豆)·혈기자(血杞子)

✚ ≪신농본초경(神農本草經)≫ 상품(上品)
✚ 본경 문헌에 기재된 구기자의 효능

　　　　근골(筋骨)을 튼튼하게 하고 노화를 방지하며 풍을 제거하고 허로를 제거하며 정기(精氣)를 보한다. 심병익간심통(心病嗌乾心痛), 갈이인음(渴而引飮)을 치료한다. 신장을 자양하고 폐를 윤택하게 하며 눈을 밝게 한다.

영하구기(寧夏枸杞)

학명(學名)_ Lycium barbarum L.

과속(科屬)_ 가과(茄科) 식물 영하구기의 성숙한 과실을 건조하여 약으로 쓴다. 구기는 전 세계적으로 약 79종이 있으며 남아메리카 및 유럽대륙, 온대 지역에 분포되어 있다. 중국에는 약 7종이 있고 약으로 약 2종이 쓰인다.

지리분포(地理分布)_ 도랑 언덕 및 산비탈 혹은 관개저수지와 개천가 등에서 많이 자란다. 야생과 재배가 모두 있다. 서북, 화북 등지에 분포되어 있다. 다른 지역에도 모두 분포되어 있다.

채집가공(採集加工)_ 여름, 가을에 과실이 빨간색을 띨 때 채집하여 열풍(熱風)으로 말려 과경(果梗)을 제거하거고 혹은 껍질에 주름이 생길 때까지 햇볕에 말려 과경(果梗)을 제거한다.

용법용량(用法用量)_ 6~12g을 달여 복용한다.

약리작용(藥理作用)_ 노화를 방지하고 면역기능을 조절하며 지방간을 막아주고 혈액 속의 지방을 낮추며 백혈구를 강화하고 종양을 제거하며 유전손상(遺傳損傷)을 막아주는 등의 작용을 한다.

성미귀경(性味歸經)_ 달고 평하다. 간경(肝經)과 신경(腎經)에 작용한다.

효능주치(效能主治)_ 정기(精氣)를 보익(補益)하고 눈을 밝게 한다. 간신(肝腎)을 기르고 보익(補益)한다. 허리와 무릎이 시리고 아픈 증상, 허로(虛勞)로 인해 정(精)이 줄어든 증상, 몸속의 열기로 소갈(消渴)하는 증상, 현훈(眩暈)에 이명(耳鳴)을 수반하는 증상, 혈허하여 몸이 누렇게 뜬 병증, 눈이 어두워 물체가 똑똑히 안 보이고 뿌옇게 보이며 간혹 눈앞에 별, 모기 등이 어른거리는 증세에 효험이 있다.

고대명방(古代名方)

신경(腎經)이 허손(虛損)해지는 것, 눈에 꽃이 피는 듯 어두워 잘 보이지 않는 증상 혹은 눈의 검은자위가 희뿌옇게 혼탁해져 앞이 잘 보이지 않는 증상
사신환(四神丸): 감주(甘州) 구기자(枸杞子) 1근을 좋은 술에 깨끗이 씻어 불순물을 제거한 후, 4등분한다. 촉초(蜀椒) 4쌍을 1냥으로 볶고 소회향(小茴香) 4쌍을 1냥으로 볶으며 지마(脂麻) 4쌍을 1냥으로 볶고 천련육(川楝肉) 4쌍을 1냥으로 볶는다. 구기를 골라 빼내고 숙지황(熟地黃), 백출(白朮), 백복령(白茯苓) 각 1냥을 가루로 만들어 꿀로 환을 제련하여 매일 복용한다. ≪서죽당방(瑞竹堂方)≫

간허하루(肝虛下淚)
구기자(枸杞子) 2L를 면포에 넣고 술 1문으로 3~7일 복용한다. ≪천금방(千金方)≫

주하허병(注夏虛病)
구기자(枸杞子), 오미자(五味子)를 보드랍게 갈아 흐르는 물에 씻어 3일간 밀봉한 후, 차 대용으로 마시면 효험이 있다. ≪섭생방(攝生方)≫

눈이 붉고 흐릿한 것
구기자(枸杞子)를 으깨어 매일 3~5회 눈에 대면 신험(神驗)하다. ≪주후방(肘後方)≫

면암간포(面黯𪒠皰)
여드름에는 구기자(枸杞子) 10근, 생지황(生地黃) 3근을 가루로 갈아 매번 1숟가락씩 따뜻한 술에 타서 매일 3회 복용한다. 오래 복용하면 얼굴이 더욱 젊어진다. ≪태평성혜방(太平聖惠方)≫

✚ 의가(醫家)에서 말하는 신농본초 양생법

　　이시진(李時珍)은 "≪보수당방(保壽堂方)≫의 선단방(仙丹方)에 적각장(赤脚張)이라는 기이한 사람이 있었는데 이 처방이 의씨현(猗氏縣)의 한 노인에게 전해졌다. 이 노인은 이것을 복용한 후, 100여 세까지 살았는데 나는 듯이 걸었고 성기능도 왕성했으며 빠진 치아도 다시 생기고 백발도 다시 검게 변했다. 이 약은 성질이 평하고 자주 복용하면 사열(邪熱)을 제거하고 눈을 밝게 하고 몸을 가볍게 한다. 봄철에 구기엽(枸杞葉)을, 여름철에 구기화(枸杞花)를, 가을철에 구기자를, 겨울철에는 집근(集根)을 채집하여 함께 그늘에 말려 무회주(無灰酒)에 하룻밤 담근 후, 49일 밤낮을 말린다. 대자연의 일월정화(日月精華)의 기를 취해 건조해진 후, 가루로 갈아 꿀로 탄자(彈子) 크기만 한 환을 제련하여 매일 아침저녁으로 1환씩 잘게 씹어 지난밤 끓인 물에 타서 복용한다. 이 약은 자극이 없고 단맛이 있는 것이 가장 좋다. 자극이 있는 것을 복용하면 아무런 효과가 없다"라고 했다.

599

補陰藥

상심(桑葚)

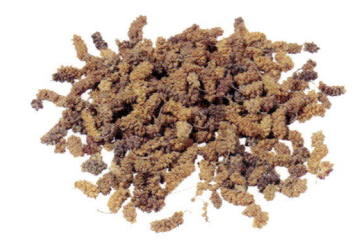

이명(異名)
상인(桑仁)·상실(桑實)
상과(桑果)·오심(烏椹)
상조(桑棗)·상심자(桑椹子)·상립(桑粒)

✦ 《신농본초경(神農本草經)》 중품(中品)
✦ 본경 문헌에 기재된 상심의 효능
　　　　단식(單食)을 치료하고 물이나 음식을 많이 섭취하는데도 오히려 몸은 마르고 소변량이 많아지는 병증을 멈춘다. 오장관절(五臟關節)에 이롭고 혈기(血氣)를 통하게 한다. 오래 복용하면 배고픔이 생기지 않고 안혼진신(安魂鎭神)의 효능이 있으며 총명해지고 늙지 않는다. 으깨어 즙을 만들어 마시면 술 중독을 풀어준다. 술을 빚어 복용하면 수기(水氣)에 이롭고 붓기를 제거한다.

상(桑)

학명(學名)_ Morus alba L.

과속(科屬)_ 상과(桑科) 식물 상의 과수(果穗)를 건조하여 약으로 쓴다. 상은 전 세계적으로 약 15종이 있으며 북온대에 분포되어 있다. 중국에는 약 10종 있고 약으로 약 4종이 쓰인다.

지리분포(地理分布)_ 구릉, 촌가, 산비탈, 논밭 등에서 많이 자라고 대부분 인공재배되며 전국 각지에 분포되어 있다.

채집가공(採集加工)_ 4~6월에 과실이 빨갛게 변했을 때 채집하여 햇볕에 말리거나 약간 쪄서 햇볕에 말린다.

용법용량(用法用量)_ 9~15g을 달여 복용한다.

약리작용(藥理作用)_ 면역기능을 강화한다.

성미귀경(性味歸經)_ 달고 시며 차다. 심경(心經), 간경(肝經), 신경(腎經)에 작용한다.

효능주치(效能主治)_ 진액을 생성하고 건조한 증상을 윤택하게 한다. 보혈(補血)시키고 음기(陰氣)를 보탠다. 어지럼증에 귀울림을 수반하는 증상, 가슴이 두근거리면서 불안해하며 잠이 오지 않는 증상, 진액이 손상되어 입이 마르는 병증, 나이는 많지 않으나 머리카락과 수염이 회백색으로 변하는 증상, 혈(血)이 부족해서 변비가 생기는 증상, 몸속의 열기로 소갈(消渴)하는 증상에 효험이 있다.

고대명방(古代名方)

발백불생(發白不生)
검게 익은 뽕나무 열매를 익혀 물에 담갔다가 햇볕에 말린다. 바르면 머리가 검게 되고 다시 자란다. ≪천금방(千金方)≫

소아에서 발생하는 대머리병
뽕나무 열매의 즙을 취해 빈번히 복용한다. ≪천금방(千金方)≫

제골경인(諸骨哽咽)
붉은 뽕나무 열매를 잘게 씹어 즙을 삼킨 후에 찌꺼기는 새 물로 복용한다. ≪태평성혜방(太平聖惠方)≫

나력결핵(瘰癧結核)
뽕나무 열매 2문(검게 익은 것)을 천으로 즙을 여과해 은이나 석기(石器)에 달여 얇은 연고로 만들어 매번 1순가락씩 끓인 물에 타서 매일 3회 복용한다. ≪보명집(保命集)≫

약선양생(藥膳養生)

상심병간(桑葚餅干)
건상심(乾桑葚) 50g, 백설탕 150g, 밀가루 400g
상심을 깨끗이 씻어 가마에 넣고 적당한 물을 넣고 약한 불로 20분간 끓여 찌꺼기를 제거한 후에 즙을 취한다. 백설탕과 밀가루를 골고루 섞는다. 약즙을 넣어 밀가루로 둥글게 과자로 만들어 불로 굽는다.
장과 위를 윤활하게 하고 간과 신장을 보한다. 기혈부족(氣血不足)으로 인해 머리가 어지럽고 눈앞이 아찔한 것, 간음(肝陰)과 신음(腎陰)이 모두 허한 병변(病變), 피부건조(皮膚乾燥), 대변건결(大便乾結) 등의 증세에 효험이 있다.

補陰藥

> ✚ 의가(醫家)에서 말하는 신농본초 양생법
> 　　구종석(寇宗奭)은 "≪신농본초경(神農本草經)≫에서 상(桑)에 대해 자세히 설명되어 있다. 하지만 오심(烏椹)을 빠뜨렸는데 상의 정수는 모두 여기에 있다. 채집해서 가루로 갈아 천으로 즙액을 여과한 후에 석기에 묽은 연고로 만든다. 양에 따라 꿀을 넣어 사기그릇에 저장한다. 매번 1~2전을 볶은 후, 식후 자기 전에 복용한다. 금석(金石)을 복용하여 열이 나고 입이 마르는 증상 및 소장열(小腸熱)을 치료한다. 이것의 성질이 약간 차기 때문이다. 선방(仙方)에서 말하기를 햇볕에 말려 가루로 갈아 꿀로 환을 제련하거나 술로 약가루를 복용하여도 효과가 좋다"라고 했다.

여정자(女貞子)

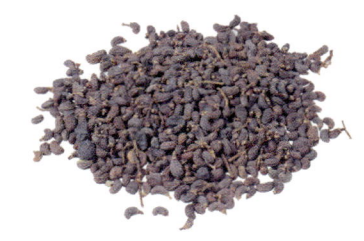

이명(異名)
여정실(女貞實)
동청자(冬青子)·백랍수자(白蠟樹子)

✚ ≪신농본초경(神農本草經)≫ 상품(上品)
✚ 본경 문헌에 기재된 여정자의 효능

    비위(脾胃)를 보(補)하고 오장(五臟)을 안정시키며 정신(精神)을 길러주고 모든 병을 물리친다. 오래 복용하면 신체가 튼튼하고 몸이 가볍고 늙지 않는다. 음을 강화하고 허리와 무릎을 건강하게 하며 백발을 검게 하고 눈을 맑게 한다.

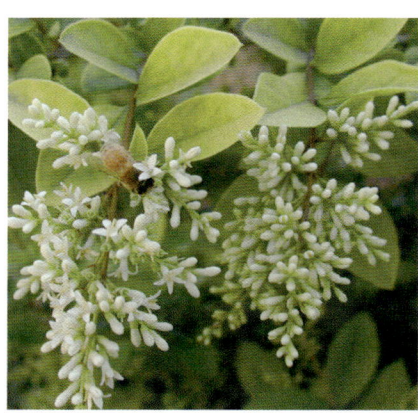 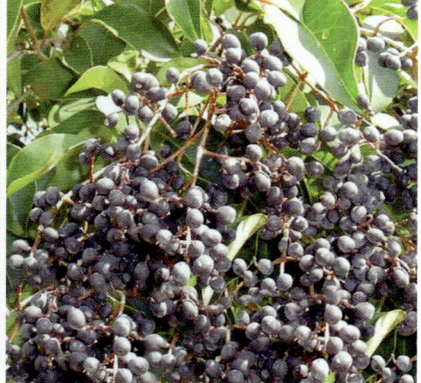

여정(女貞)

학명(學名)_ Ligustrum lucidum Ait.

과속(科屬)_ 목서과(木樨科) 식물 여정의 성숙한 과실을 건조하여 약으로 쓴다. 여정은 전 세계적으로 약 44종이 있으며 아시아 및 유럽에 분포되어 있다. 중국에는 약 28종이 있으며 약으로 약 6종이 쓰인다.

지리분포(地理分布)_ 해발 2,900m 이하의 숲 및 밀림에서 많이 자라고 길 옆과 정원에서 재배하기도 한다. 감숙, 섬서 및 장강 이남의 각지에 분포되어 있다.

채집가공(採集加工)_ 겨울철 과실이 성숙될 때 채집하여 가지와 잎을 제거하고 약간 찌거나 끓는 물에 약간 데쳐 건조하거나 혹은 직접 건조한다.

용법용량(用法用量)_ 6~12g을 달여 복용한다.

약리작용(藥理作用)_ 백혈구를 강화하고 면역기능을 강화하며 간 손상을 막아주고 안압을 낮추어주며 염증을 제거하고 혈당을 낮추며 변태반응을 억제하고 항돌연변 등의 작용을 한다.

성미귀경(性味歸經)_ 달고 쓰며 차다. 간경(肝經)과 신경(腎經)에 작용한다.

효능주치(效能主治)_ 눈을 밝게 하고 머리카락을 검게 한다. 간신(肝腎)을 기르고 보익(補益)한다. 허리와 무릎이 시리고 연약한 증상, 어지럼증에 귀울림을 수반하는 증상, 눈이 흐릿함, 나이는 많지 않으나 머리카락과 수염이 회백색으로 변하는 증상에 효험이 있다.

고대명방(古代名方)

보신자음(補腎滋陰)

초겨울 채집한 후 그늘에 말린 여정자를 술에 하루 담근 후, 충분히 쪄서 햇볕에 말리고 1근 4냥을 취한다. 여름철 채집하여 그늘에 말린 한련초(旱蓮草) 10냥, 늦봄 채집하여 그늘에 말린 뽕나무 열매 10냥을 취한다. 3가지 약을 함께 가루로 갈아 꿀로 오자 크기만 한 환을 제련한다. 매일 7~8환을 담염탕(淡鹽湯)에 타서 복용한다. 4월에 채집한 뽕나무 열매, 7월에 채집한 한련(旱蓮)을 직접 으깨어 약에 넣고 꿀은 넣지 않아도 된다. ≪간편방(簡便方)≫

풍열(風熱)로 인해 눈이 붉어진 것

여정자의 양을 제한하지 않고 으깨어 즙액을 고체 상태로 달인 후, 깨끗한 병에 저장하고 밀봉한 다음 지하에 7일간 묻어두었다가 꺼낸다. 이것을 눈에 넣는다. ≪제급선방(濟急仙方)≫

약선양생(藥膳養生)

여정결명자탕(女貞決明子湯)

여정자 20g, 뽕나무 열매, 검은깨, 초결명(草決明) 각 15g, 택사(澤瀉) 10g

위 약재를 물에 달여 차 대용으로 매일 1제씩 복용한다.

간신(肝腎)을 기르고 보익(補益)한다. 장을 윤활하게 하고 변을 통하게 한다. 청양두목(淸養頭目)의 효능이 있다. 간음(肝陰)과 신음(腎陰)이 모두 허한 병변(病變)으로 인한 변비, 머리가 어지럽고 눈이 침침한 증상 및 동맥경화증에 효험이 있다.

여정자황주(女貞子黃酒)

여정자 250g, 소흥황주(紹興黃酒) 500g

약을 깨끗이 씻어 술에 넣고 4주간 담근다. 매일 작은 컵으로 2회 복용한다.

눈을 밝게 하고 머리카락을 검게 한다. 간신(肝腎)을 기르고 보익(補益)한다. 요퇴산연동통(腰腿酸軟疼痛), 신음허요통(腎陰虛腰痛), 요슬지체핍력(腰膝肢體乏力), 오래 서 있으면 통증이 증가되고 누우면 감소되는 것, 심번(心煩)으로 잠을 못 자는 것, 입은 마르고 목이 건조한 것, 얼굴의 색이 간헐적으로 붉은 상태, 손바닥과 발바닥에서 열이 나는 병증, 설질(舌質)이 정상적인 담홍색보다 더 짙은 것으로 열증(熱證)이 있음을 대변하는 증상, 맥이 현세삭(弦細數)한 증상에 효험이 있다.

고대처방(古代處方)

이지환(二至丸)
방선원류(方選源流)_ ≪의방집해(醫方集解)≫ 보익방(補益方)

약물조성(藥物組成)_ 여정자(女貞子), 한련초(旱蓮草, 뽕나무 열매를 넣어 환을 만들거나 뽕나무 열매를 볶아 연고로 만들어 넣은 것)

포제방법(炮製方法)_ 여정자 적당량을 쪄서 익힌 후, 그늘에 말리고 맷돌에 갈아 체로 친다. 한련초를 물에 3회 끓여 즙을 취하고 그 농즙을 달여 농축액을 만든다. 적당량의 꿀을 넣어 골고루 젓는다. 혹은 말린 뽕나무 열매를 한련초(旱蓮草)와 혼합하여 달인 후 위의 방법으로 농축시켜 연고로 만들고 적당량의 꿀을 골고루 저어 여정자 가루에 약 15g의 환을 만든다. 유리항아리에 넣고 아침저녁에 끓인 물로 각 1환씩 복용한다.

효능주치(效能主治)_ 신장을 보하고 간을 길러준다. 눈을 밝게 하고 머리카락을 검게 한다. 간음(肝陰)과 신음(腎陰)이 모두 허한 병변(病變), 허리와 무릎이 시리고 연약한 증상, 하지가 힘이 없어 축 늘어지는 병증, 목이 건조하고 입이 쓴 것, 머리가 어지럽고 정신이 없으면서 눈이 침침한 것, 잠을 잘 자지 못하고 꿈을 많이 꾸는 증상, 잠자는 사이에 땀이 나고 정액이 저절로 새어나오는 것, 나이는 많지 않으나 머리카락과 수염이 회백색으로 변하는 증상에 효험이 있다.

✚ 의가(醫家)에서 말하는 신농본초 양생법

소송(蘇頌)은 "곳곳에 여정이 있다. ≪산해경(山海經)≫에서 말하기를 태산에는 정목(貞木)이 많은데 이것이 바로 여정을 말하는 것이다. 이것의 잎은 구골엽(枸骨葉)과 동청수엽(冬靑樹葉)과 흡사하고 겨울에도 떨어지지 않는다. 5월에 작은 꽃이 피고 꽃은 청백색을 띤다. 9월에 과실이 성숙되면 우리자(牛李子)와 비슷하다. 어떤 사람은 여정이 바로 오늘의 동청수(冬靑樹)라는 것이다. 하지만 동청나무에는 무늬가 있고 목질은 희다. 무늬는 코끼리 치아 같고 과실도 병을 치료할 수 있다. 영남 지역의 여정의 꽃은 짙은 빨간색을 띠고 위의 여정과 완전히 다르며 이것을 약으로 쓴다는 말을 들어본 적이 없다"라고 했다.

이시진(李時珍)은 "여정, 청동(冬青), 구골(枸骨), 이 3가지는 다른 나무이다. 여정이 바로 지금 속칭하고 있는 납수(蠟樹)이다. 청동은 지금의 속칭 동청수(凍青樹)이다. 구골은 지금의 속칭 묘아자(貓兒刺)이다. 동인(東人)은 여정이 무성하기에 이를 청동이라 부른다. 사실상 이것은 청동과 이름이 같지만 다른 것이고 1가지 유형의 2가지 종류에 속한다. 2가지 종류의 나무는 모두 종자로 인해 스스로 자라기에 쉽게 생장할 수 있다. 이것의 잎은 녹색을 띠고 정면은 청록색이며 뒷면은 담녹색 두텁고도 부드러우며 길다. 하지만 여정의 잎은 4~5촌이나 자랄 수 있고 과실은 검은색이다. 동청의 잎은 약간 둥글고 과실은 빨간색인데 이것이 바로 이것들의 다른 점이다. 이것들의 꽃은 모두 아주 무성하고 과실은 줄줄이 달려 있다. 겨울철 비둘기가 이를 즐겨 먹고 목질은 하얗고 섬세하다"라고 했다.

이시진(李時珍)은 "여정의 과실은 정말 상품무독(上品無毒)의 묘약으로 고대의 약방 중에서 없어서는 안 된다. 왜인가? ≪전술(典術)≫에서 말하기를 여정목(女貞木)은 소음(少陰)의 정화로 겨울철에도 잎이 떨어지지 않는다. 이 점에 근거하여 신장에 이로운 효능이 있어 특히 추천하는 바이다. 세상에서 전해지는 여정단방(女貞丹方) 중에서 말하기를 여정실(즉 동청수자(冬青樹子))의 경엽(梗葉)을 제거하고 술에 하루 낮밤을 담갔다가 큰 자루에 넣고 비벼서 껍질을 벗겨내고 햇볕에 말린 후에 가루로 간다. 한련초(旱蓮草)가 아주 많이 자라기를 기다렸다가 이것의 신선한 품종을 으깬 후, 농즙을 취해 약가루과 함께 오자 크기만 한 약환을 제련한다. 매일저녁 술에 타서 100환을 먹으면 며칠 후 체력이 배로 증가하는 것을 느낄 수 있고 노인도 밤중에 자면서도 소변을 보지 않는다. 또한 흰머리카락을 검게 하고 허리와 무릎을 튼튼하게 하며 음기를 발기하게 한다"라고 했다.

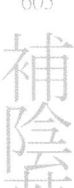

별갑(鱉甲)

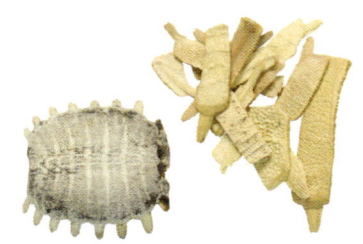

이명(異名)
상갑(上甲) · 별각(鱉殼)
갑어각(甲魚殼) · 단어각(團魚殼)
단어개(團魚蓋) · 단어갑(團魚甲) · 별갑(別甲)

✚ ≪신농본초경(神農本草經)≫ 중품(中品)

✚ 본경 문헌에 기재된 별갑의 효능

　　　　　노학학모(老瘧瘧母)를 제거하고 음독(陰毒)으로 배가 아픈 것, 노복(勞復), 식복(食復), 반두번천(斑痘煩喘), 여인월경이 있어야 하는데 없는 병증, 난산, 산후음탈(產後陰脫), 장부음창(丈夫陰瘡), 소변을 볼 때 모래나 돌 같은 것이 섞여 나오면서 음경 속이 아픈 병증에 효험이 있고 곪아서 터진 종기를 제거한다.

별(鱉)

학명(學名)_ Trionyx sinensis Wiegmann

과속(科屬)_ 별과(鱉科) 동물 별의 배갑(背甲, 등껍질)을 약으로 쓴다.

지리분포(地理分布)_ 하류, 호수, 못 및 저수지 등의 수역에서 자란다. 녕하, 신강, 서장, 청해 이외에도 전국에 광범히 분포되어 있다.

채집가공(採集加工)_ 1년 내내 모두 잡을 수 있다. 가을, 겨울철에 가장 좋고 잡아 죽인 후 끓인 물에 데친다. 등갑(背甲)위의 굳은 껍질을 벗긴 후 잔육(殘肉)을 제거하고 햇볕에 말린다.

용법용량(用法用量)_ 달여 복용한다. 9~24g을 으깬 후 먼저 달인다.

약리작용(藥理作用)_ 종양을 제거하고 혈을 보하는 등이다.

성미귀경(性味歸經)_ 맛은 짜고 차다. 간경(肝經)과 신경(腎經)에 작용한다.

효능주치(效能主治)_ 응어리가 형성된 것을 풀어주고 음기(陰氣)를 기르며 양기(陽氣)를 잠기게 하고 열기를 제거하고 열기로 인해 훈증되는 것을 제거한다. 음혈(陰血)이 저절로 손상되거나 신수(腎水)가 쇠갈하여 발생하는 발열, 허로(虛勞)로 인해 열이 나면서 골증(骨蒸)이 같이 나타나는 병증, 월경(月經)이 있어야 할 시기에 월경(月經)이 없는 것, 음혈(陰血)이 부족하여 발생하는 풍증(風證), 징가(癥瘕), 학질(瘧疾)이 오랫동안 낫지 않아 생긴 학모(瘧母) 증세에 효험이 있다.

고대명방(古代名方)

노학노학(老瘧勞瘧)

별갑을 식초를 넣어 구운 후에 가루로 갈아 청주에 타서 1숟가락을 복용한다. 하룻밤 건너 1회 복용하고 아침에 1회 복용하고 임시로 1회 복용하면서 중간에 끊어서는 안 된다. 웅황(雄黃)을 약간 넣으면 더욱 좋다. ≪주후방(肘後方)≫

여성 성기부정출혈로, 붕루(崩漏)를 말하는데 피가 조금씩 나오는 증상

별갑에 식초를 넣어 구운 후에 가루로 갈아 청주에 타서 1숟가락씩 매일 2회 복용한다. 마른 생강, 별갑(鱉甲), 가려륵피(訶黎勒皮) 등을 보드랍게 갈아 호환(糊丸)으로 만든다. 공복에 30환 매일 2회 복용한다.

토혈(吐血)이 그치지 않는 병증

별갑, 합분(蛤粉) 각 1냥을 함께 노랗게 될 때까지 볶고 숙지황(熟地黃) 1냥 반을 햇볕에 말린 후에 가루로 갈아 매일 2전씩 차 대신 복용한다. ≪성제총록(聖濟總錄)≫

음두(陰頭)에 부스럼이 생기는 것

별갑 1개를 태운 후, 계자백(鷄子白)을 조절하여 바른다. ≪천금익방(千金翼方)≫

약선양생(藥膳養生)

별갑돈백합(鱉甲燉白鴿)

자라 50g, 백합(白鴿) 1마리

백합을 끓는 물에 데쳐 털과 내장을 제거한다. 자라를 데친 다음 깨끗이 씻어 덩어리로 부순 후에 백합의 배에 넣고 이것을 뚝배기에 넣는다. 생강, 파, 황주, 맑은 물을 간간이 부으면서 익혀 식용한다.

산결통경(散結通經), 자신익기(滋腎益氣)의 효능이 있고 열기를 제거하며 열기로 인해 훈증되는 것을 제거한다. 여인의 몸이 허하거나 월경이 있어야 할 시기에 월경이 없는 증상 등의 증세에 효험이 있다.

> ✚ 의가(醫家)에서 말하는 신농본초 양생법
>
> 이시진(李時珍)은 "별갑은 궐음간경혈분(厥陰肝經血分)에 쓰이는 약이다. 간은 혈을 다스린다. 거북이, 자라 유형의 동물은 각각 용도가 있다. 자라는 청색 이고 간에 쓰인다. 때문에 이것은 현가경간(痃瘕驚癇), 학로한열(瘧勞寒熱), 경수옹

종음창(經水癰腫陰瘡)의 모든 궐음혈분(厥陰血分) 유형의 병증을 치료한다. 대모(玳瑁)는 색이 빨갛다. 하여 이것은 신풍경열(心風驚熱), 두독종독(痘毒腫毒), 상한광란(傷寒狂亂)을 치료한다. 모두 소음혈분(少陰血分) 유형의 병증이다. 진귀(秦龜)는 색이 노랗고 비장에 쓰인다. 따라서 완풍습비(頑風濕痹), 신중충독(身重蟲毒)을 치료하는데 모두 태음혈분(太陰血分) 유형의 병증이다. 수귀(水龜)는 색이 검고 신장에 쓰인다. 따라서 음허정약(陰虛精弱), 요각역위(腰脚疫痿), 음학설리(陰瘧泄痢)를 치료한다. 모두 소음혈분(少陰血分)의 병증이다. 개충(介蟲)은 음류(陰類)에 속한다. 하여 음경혈분(陰經血分)의 질병으로 각각 그 유형에 따른다"라고 했다.

귀갑(龜甲)

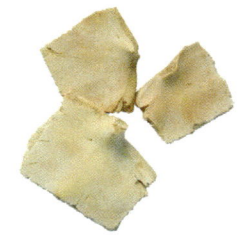

이명(異名)
귀각(龜殼)·귀하갑(龜下甲)
귀판(龜板)·귀저갑(龜底甲)·오귀각(烏龜殼)

✚ ≪신농본초경(神農本草經)≫ 상품(上品)
✚ 본경 문헌에 기재된 귀갑의 효능

음을 보한다. 음혈부족(陰血不足)을 치료하고 어혈(瘀血)을 제거하며 피가 섞인 대변을 누거나 순 피만 누는 증상을 멈추게 하고 근골(筋骨)을 이어주고 피로, 사지무력(四肢無力)을 제거한다. 요각산통(腰脚酸痛)을 치료한다. 심신(心腎)을 보하고 대장(大腸)에 이로우며 오랜 이질과 설사를 멈추고 난산을 치료하며 기혈(氣血)이 사독(邪毒)을 받아 옹색(壅塞)하여 통하지 않음으로써 국부적으로 일어나는 종창(腫脹)의 증상을 제거한다. 재로 만들어 경골(脛骨) 부위에 생긴 창양(瘡瘍)에 붙인다.

오귀(烏龜)

학명(學名)_ Chinemys reevesii (Gray)

과속(科屬)_ 거북이과 동물 거북의 등딱지와 배딱지는 약에 쓰인다.

지리분포(地理分布)_ 하북, 협서, 하남, 강소, 산동, 저강, 안미, 대만, 강서, 광동, 광서, 호북, 호남, 귀주, 운남 등지에 균일하게 분포하고 있다.

채집가공(採集加工)_ 1년 내내 잡을 수 있으며, 가을, 겨울 두 계절에 가장 잘 잡힌다. 잡은 후 죽이거나, 혹은 끓는 물에 죽이면 등딱지와 배딱지를 벗겨낼 수 있고 남은 고기를 제거한 후 햇볕에 말린다.

용법용량(用法用量)_ 9~24g을 달여 먹는다.

약리작용(藥理作用)_ 노화를 지연시키고 기체면역을 증강시키는 기능이 있다. 자궁을 자극하는 작용 등이 있다.

성미귀경(性味歸經)_ 짜고 달고 미세하게 차갑다. 간경(肝經), 신경(腎經), 심경(心經)에 작용한다.

효능주치(效能主治)_ 콩팥에 유익하고 뼈를 강하게 한다. 숨은 양기를 보양하고 피를 치료하고 심장을 보양한다. 음허에 쓰면 조열이 나타나고 머리가 어지럽고 눈앞이 캄캄한 증상이 나타나며 골증과 식은땀이 난다. 근골이 부드러워지고 허풍이 안에서 움직이며 자신이 없고 건망증이 생긴다.

補陰藥

고대명방(古代名方)

소아의 머리에 피부질환을 앓는 증상
귀갑을 태워 바른다. ≪태평성혜방(太平聖惠方)≫

저교성창(猪咬成瘡)
귀판(龜版)을 태운 후 참기름을 섞은 다음 바른다. ≪엽씨적현방(葉氏摘玄方)≫

태산하리(胎産下痢)
귀갑 1개를 식초를 넣어 태운 후 가루를 만든다. 이것을 미음으로 매일 1전씩 2회 복용한다. ≪경험방(經驗方)≫

염창후취(臁瘡朽臭)
생귀(生龜)의 등껍데기를 취한 후, 식초를 넣어 노랗게 태운 다음 성질이 남아 있을 정도로 하소(煅燒)한다. 화기(火氣)를 빼고 경분(輕粉), 사향(麝香)을 넣는다. 파를 깨끗이 씻어 바른다. ≪급구방(急救方)≫

학질(瘧疾)이 멈추지 않음
거북이 껍질을 태운 후에 가루로 갈아 술에 1숟가락씩 타서 복용한다. ≪해상명방(海上名方)≫

약선양생(藥膳養生)

귀육곡주(龜肉曲酒)
거북이(고기) 2마리, 쌀, 곡(曲) 각 적당량

거북이 고기를 잘게 썰어 면포에 넣고 입구를 맨다. 곡과 함께 항아리 밑에 넣고 익을 때까지 찐 후 뚜껑을 덮고 밀봉한 다음 술로 빚어 복용한다.

신장에 이롭고 뼈를 튼튼하게 한다. 음기(陰氣)를 기르고 양기(陽氣)를 잠기게 한다. 혈을 길러주고 심장을 보한다. 몇 년간 기침이 멎지 않거나 피를 토하고 노채골증(勞瘵骨蒸) 등의 증세에 효험이 있다.

✚ 의가(醫家)에서 말하는 신농본초 양생법

이시진(李時珍)은 "거북이와 사슴은 모두 신령하고도 장수하는 동물이다. 거북이는 머리를 흔히 배에 감춘다. 이는 맥을 통하게 한다. 하여 이것의 껍질로 심장과 피와 신장을 보한다. 이는 껍질이 음을 길러주기 때문이다. 사슴코는 흔히 꼬리 부위로 향해 독맥(督脈)을 통하게 한다. 때문에 사슴의 뿔로 명(命)을 보하고 기를 보하며 정(精)을 보한다. 이것이 양을 길러주기 때문이다. 이로부터 세상 모든 일의 깊은 이치와 신공능사(神工能事)를 충분히 설명할 수 있다. 귀갑으로 치료하는 각종 질병을 보면 모두 음허(陰虛)로 혈(血)이 약해지는 증상의 유형에 속하므로 자연히 깊이 깨달을 수 있다"라고 했다.

補陰藥

斂肺止咳藥—固表止汗藥—澀腸止瀉藥—澀精縮尿止帶藥

収澁藥

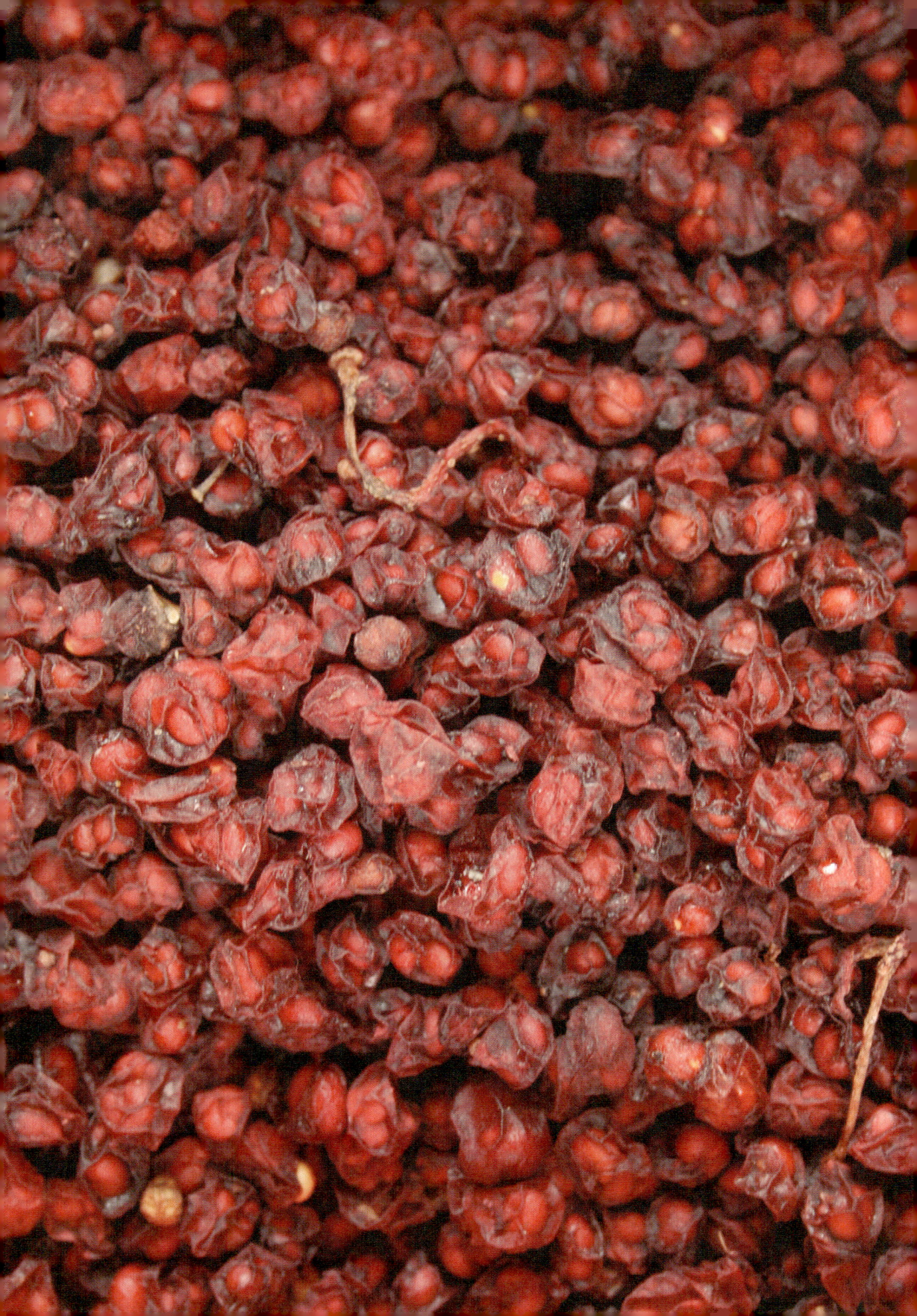

수삽약

개념(槪念)

한의학 이론 중 무릇 수렴고삽(收斂固澁)이 주요기능이고 각종 활탈병증(滑脫病症)을 치료하는 약물을 수삽약(收澁藥) 또는 고삽약(固澁藥)이라고 부른다.

효능(效能)

수삽약은 대부분 맛이 시고 떫다. 성질은 따뜻하고 평하며 주로 비장, 폐, 신장, 대장에 귀경된다. 각각 지한고표(止汗固表)의 효능이 있고 폐장(肺腸)을 수렴한다. 소변을 축소하고 대하(帶下)를 그치게 하는 작용이 있으며 수렴지혈(收斂止血) 등의 효능이 있다.

약리작용(藥理作用)

한의과학 연구에 의하면 수렴약물은 주로 체액분비를 억제하고 넓게 펼쳐진 기운을 안으로 모으며 설사를 멈추고 항균(抗菌) 작용이 있다.

적용범위(適用範圍)

오랜 병으로 신체가 허약하게 된 것, 정기불고(正氣不固)로 인해 저절로 땀이 나는 병증, 잠잘 때에는 땀이 나다가 잠에서 깨어나면 곧 땀이 멎는 것, 정액이 저절로 나오는 병증, 낮에 정액이 저절로 나오는 증상, 소변을 자주 보는 것, 소변이 저절로 나오는 병증, 설사나 이질이 오랫동안 낫지 않는 것, 구해허천(久咳虛喘) 및 붕루(崩漏)와 대하(帶下)가 멈추지 않는 등 활탈불금(滑脫不禁)의 병증에 적용한다.

약물분류(藥物分類)

수삽약물(收澁藥物)은 한방의 임상응용 및 약성의 다름에 따라 고표지한약(固表止汗藥), 염폐지해약(斂肺止咳藥), 삽장지사약(澁腸止瀉藥), 삽정축뇨지대약(澁精縮尿止帶藥)으로 나눈다. 고표지한약은 성질이 수렴하고 맛은 달고 평하다. 대부분 심장, 폐에 귀경된다. 근육과 피부로 둘러싸인 인체의 외부를 행(行)하고 위분(衛分)을 조절하며 주리(腠理)를 보호하고 고표(固表)하여 땀을 멈추는 효능이 있다. 기가 허하여 기표불고(肌表不固), 허열(虛熱)이 떨어지지 않는 것, 주리(腠理)가 소송(疏鬆)한 것, 진액외설(津液外泄)의 자한음허(自汗陰虛)로 제양(製陽)하지 못하는 것, 양열박진외설(陽熱迫津外泄)의 도한에 대부분 사용되었다. 임상에서 흔히 사용하는 고표지한약(固表止汗藥)에는 부소맥(浮小麥), 마황근(麻黃根), 나도근수(糯稻根須)가 포함된다. 염폐지해약(斂肺止咳藥)은 폐(肺)의 기운을 수렴하여 기침 등을 멈추는 효능이 있으며 폐에 귀경된다. 폐가 허하여 숨이 차면서 기침을 하는 증상이 오랫동안 낫지 않는 것, 구토와 복통, 담도회충(膽道蛔蟲), 잠자는 동안에 정액이 새어나오는 것, 혈변(血便)과 함께 직장(直腸) 또는 직장의 점막이 밖으로 빠져 나온 병, 오랜 설사와 이질, 옹종창독(癰腫瘡毒), 외상(外傷)으로 인해 출혈이 나는 것, 피부습란(皮膚濕爛) 혹은 폐와 신장이 다 허해진 병증, 섭납무권(攝納無權)의 허천증(虛喘症)에 주로 효험이 있다. 한방처방에서 흔히 사용하는 염폐지해약(斂肺止咳藥)에는 오매(烏梅), 오미자(五味子), 앵속각(罌粟殼), 가자(訶子), 오배자(五倍子)가 포함되어 있다. 삽장지사약(澀腸止瀉藥)은 삽장지사(澀腸止瀉), 수렴지혈(收斂止血), 온중행기(溫中行氣)의 효능이 있으며 대장에 귀경된다. 대부분 대장이 허하고 차서 고섭(固攝)하지 못한 것 혹은 비신허한(脾腎虛寒)으로 인한 구리구사(久痢久瀉), 배가 빵빵해지고 통증이 있는 증상, 음식을 조금 먹으면서 구토하는 것, 월경이 고르지 못한 것, 변혈붕루(便血崩漏)에 쓰인다. 우여량(禹餘糧), 적석지(赤石脂), 육두구(肉豆蔻), 석류피(石榴皮)는 한방처방에서 흔히 쓰는 삽장지사약(澀腸止瀉藥)이다. 삽정축뇨지대약(澀精縮尿止帶藥)은 방광과 신장에 귀경된다. 주로 소변이 너무 잦을 때 하초의 기운을 공고히 하여 이를 다스리고 대하(帶下)를 그치게 하고 보익간신(補益肝腎), 삽정고탈(澀精固脫)의 효능이 있다. 일부 약물은 달고 따뜻하며 신장을 보하는 효능이 있다. 신허불고(腎虛不固)로 인한 양위(陽痿) 증상과 정액이 성행위 이외에 흐르는 증상, 소변이 저절로 나오는 병증, 소변을 자주 보는 것, 땀을 많이 흘려서 몸이 허탈(虛脫)해지는 것, 비위가 허약하여 생긴 만성설사, 변에 피가 섞여 나오는 증상, 치질로 인한 출혈 및 대하청희(帶下淸稀) 등의 증세에 쓴다. 한방처방에서 흔히 사용하는 삽정축뇨지대약에는 산수유(山茱萸), 금앵자(金櫻子), 상표초(桑螵蛸), 감실(芡實), 복분자(覆盆子), 자위피(刺蝟皮), 연자(蓮子), 계관화(鷄冠花), 해표초(海螵蛸), 춘피(椿皮)가 있다.

앵속각(罌粟殼)

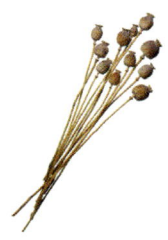

이명(異名)
미각(米殼) · 속각(粟殼) · 연두두(煙斗斗)
아편연과과(鴉片煙果果) · 앵자속각(罌子粟殼)

✚ 송(宋) · ≪개보본초(開寶本草)≫

✚ 본경 문헌에 기재된 앵속각의 효능

껍질은 설사를 멈추고 탈강(脫肛)을 고정시키며 정액이 저절로 나오는 병증, 오랜 기침, 염폐삽장(斂肺澀腸)을 치료하고 심복근골제통(心腹筋骨諸痛)의 모든 통증을 제거한다.
쌀: 단석이 발동하면 음식을 넘길 수 없다. 죽력(竹瀝)과 함께 삶아 죽으로 먹으면 좋다. 풍을 몰아내고 기를 통하게 한다. 사열(邪熱)을 구축(驅逐)하고 반위흉중담체(反胃胸中痰滯)를 치료한다. 설사를 치료하고 윤조(潤燥)의 효능이 있다.

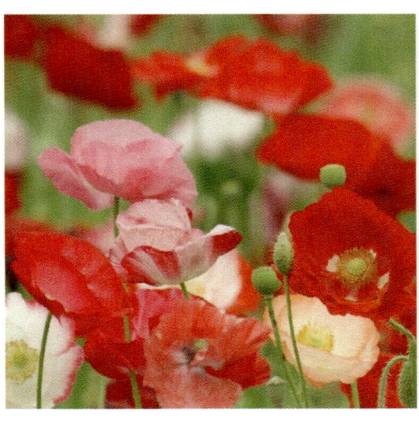 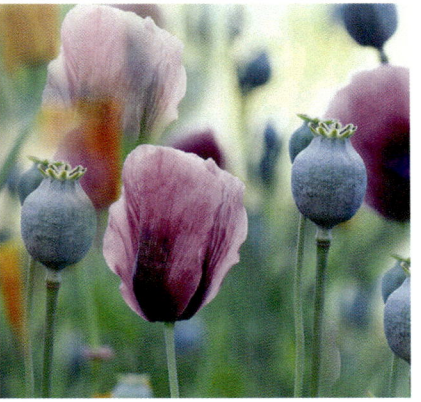

앵속(罌粟)

학명(學名)_ Papaver somniferum L.

과속(科屬)_ 앵속과(罌粟科) 식물 앵속의 과실을 건조하여 껍질을 약으로 쓴다. 앵속은 전 세계적으로 약 99종이 있으며 아시아 중부, 유럽 남부, 아메리카, 대양주, 아프리카 남부에 분포되어 있다. 중국에는 약 7종이 있다.

지리분포(地理分布)_ 중국 부분적 지역의 약물종식장(藥物種植場)에서 소량으로 재배되고 유럽 남부 및 아시아 중부가 원산지이다.

채집가공(採集加工)_ 여름철 채집하여 즙을 제거한 과실을 쪼갠다. 꼭지와 종자를 제거한 후 햇볕에 말린다.

용법용량(用法用量)_ 3~6g을 달여 복용한다.

약리작용(藥理作用)_ 호흡중추를 억제하고 진통, 진정, 최면작용을 하며 기침과 설사를 멎게 하는 등이다.

성미귀경(性味歸經)_ 껍질은 시고 떫으며 평하고 독이 있다. 쌀은 달고 평하고 독이 없다. 대장경(大腸經), 폐경(肺經), 신경(腎經)에 작용한다.

효능주치(效能主治)_ 폐(肺)의 기운을 수렴하여 기침 등을 멈추고 삽장(澀腸), 지통(止痛)의 효능이 있다. 오랜 기침, 오랜 설사, 탈항(脫肛), 복부통증에 효험이 있다.

고대명방(古代名方)

열리변혈(熱痢便血)
속각에 식초를 넣어 구운 후 1냥, 진피(陳皮) 반 냥을 함께 가루로 갈아 매일 3전 오매탕(烏梅湯)으로 복용한다. ≪주정왕보제방(周定王普濟方)≫

오랫동안 기침이 멎지 않는 것
속각의 근(根)을 제거하고 꿀로 구워 가루로 갈아 매번 5분꿀물에 타서 복용한다. ≪위씨방(危氏方)≫

물 같은 설사가 그치지 않는 것
앵속각 1개를 꼭지와 막을 제거하고 오매육(烏梅肉), 대조육(大棗肉) 각 10개를 물 1사발에 넣고 70% 달여 따뜻하게 복용한다. ≪경험방(經驗方)≫

오래된 치질이 잘 낫지 않는 증상
1. 앵속각에 식초를 넣어 구운 후에 가루로 갈아 꿀로 탄자(彈子) 크기만 한 환을 제련하여 1일에 1환씩 복용할 때 물 1컵에 생강 3편을 넣어 따뜻하게 복용한다.

2. 속각 10냥을 막을 벗겨 3등분한다. 1등분은 식초를 넣어 볶고 다른 1등분은 꿀을 넣어 볶으며 다른 1등분은 생것을 사용한다. 모두 가루로 갈아 꿀을 넣어 감자(茨子) 크기만 한 약환을 만들어 매번 30환을 미음에 타서 복용한다.

3. 속각에 꿀을 넣어 구운 후에 생강을 크게 잘라 다듬은 것 4냥을 가루로 갈아 매일 1전씩 쌀뜨물로 복용한다. 날 음식과 찬 음식을 금한다. ≪의림집요(醫林集要)≫

어린아이가 설사하는 것
신선구고산(神仙救苦散): 소아의 적백하리(赤白下痢), 하루 동안 모든 병이 멎지 않는 것을 치료한다. 앵속각 반 냥을 취해 식초를 넣어 볶은 후 가루로 갈아 동기(銅器)에 볶는다. 다시 빈랑(檳榔) 반 냥을 빨갛게 볶은 후, 가루로 갈아 각각 저장한다. 매번 사용할 때 같은 양을 취해 적리(赤痢)에는 꿀물에 타서 복용하고 백리(白痢)에는 사탕수수즙탕으로 복용한다. 병과 약에 이롭지 않은 음식을 금한다. ≪전유심감(全幼心鑑)≫

구해허수(久咳虛嗽)

가동지백로산(賈同知百勞散): 다년간 기침, 저절로 땀이 나는 병증을 치료한다. 앵속각 2냥 반을 꼭지와 막을 제거한 후 식초를 넣어 볶는다. 1냥 취해 오매 반 냥을 넣어 구워 가루로 간다. 취침 전에 끓인 물로 2전씩 복용한다. ≪선명방(宣明方)≫

약선양생(藥膳養生)

앵속산약죽(罌粟山藥粥)

백앵속미(白罌粟米) 100g, 인삼가루 10g, 생산약(生山藥, 가루로 간 것) 30g

죽을 끓여 생강즙과 염화(鹽花)를 약간 넣어 골고루 저어 2회에 나눠 복용하며 아침저녁을 따지지 않고 식용한다.

폐(肺)의 기운을 수렴하여 기침을 멈추고 삽장(澁腸)하여 구토를 멈추는 효능이 있다. 반위음식불창(反胃飲食不暢), 복통 및 오랫동안 낫지 않는 기침, 설사나 이질이 오랫동안 낫지 않는 것, 탈항(脫肛) 증상에 효험이 있다.

앵속각조양탕(罌粟殼調養湯)

앵속각 60g, 용골(龍骨), 모려(牡蠣), 연자(蓮子), 감실(芡實), 금앵자(金櫻子), 적석지(赤石脂) 각 60g, 연수(蓮須), 백질려(白蒺藜), 보골지(補骨脂), 오미자(五味子), 석창포(石菖蒲), 회산약(淮山藥), 호도인(核桃仁) 각 40g

위 약재를 보드랍게 갈아 환으로 만들어 아침저녁으로 1회에 6g씩 복용한다. 방사(房事)를 7일간 금한다.

비(脾)를 튼튼하게 하고 기(氣)를 더해 준다. 폐를 맑게 하고 가래를 삭인다. 신허로 신(腎)에 저장된 정(精)의 부족, 폐가 허(虛)하여 생긴 기침에 효험이 있다.

고대처방(古代處方)

신성산(神聖散)

방선원류(方選源流)_ ≪보제방(普濟方)≫ 고삽방(固澁方)

약물조성(藥物組成)_ 앵속각 15g, 오매육(烏梅肉) 15g, 육두구(肉豆蔲) 15g, 마른 생강 15g

포제방법(炮製方法)_ 모두 가루를 내어 매번 6g에 생강 5편을 넣어 물로 달여 복용한다.

효능주치(效能主治)_ 온중삽장(溫中澁腸), 염폐지통(斂肺止痛)의 효능이 있다. 허한사리(虛寒瀉痢)가 오랫동안 멎지 않는 증세에 효험이 있다.

斂肺止咳藥

✚ 의가(醫家)에서 말하는 신농본초 양생법

이고(李杲)는 "앵속각은 수렴고기(收斂固氣)의 효능이 있다. 신장으로 들어가 골병(骨病)을 치료하기에 매우 적합하다"라고 했다.

주진형(朱震亨)은 "오늘날 사람들의 허로 때 나는 기침에는 속각을 많이 사용하고 습열설리(濕熱泄痢)에는 이것으로 지삽(止澁)한다. 이것의 치료효능은 비록 신속하지만 칼처럼 사람을 상하게 하여 반드시 경계하여야 한다. 또한 기침을 치료하려면 속각을 많이 사용하는데 의심할 필요가 없다. 하지만 미리 병의 뿌리를 뽑아야 하며 이것은 수후(收後)의 약이다. 설사를 치료하는 것도 마찬가지이다. 무릇 설사를 치료할 때 반드시 먼저 산사행체(散邪行滯)하여야 한다. 만일 급하게 속각, 용골 유형의 약을 사용하면 장과 위가 막힐 것이다. 사기(邪氣)가 보하면 더욱 심해져 병세를 악화하거나 길어질 것이다"라고 했다.

이시진(李時珍)은 "산(酸)은 삽(澁)을 거두어들인다. 때문에 병 초기에는 이를 사용해서는 안 된다. 설사하리(泄瀉下痢)의 시간이 너무 길면 기(氣)가 흩어지고 고정되지 못해 장활탈항(腸滑脫肛)을 초래한다. 기침 등 질병의 시간이 너무 길면 기(氣)가 흩어지고 고정되지 못해 폐, 장의 통증이 극심하다. 하여 이 약으로 장삽기고(腸澁氣固)를 치료하는 데 적합하다. 양사영(楊士瀛)의 ≪인제직지방(仁齋直指方)≫에서 말하기를 속각은 설사를 치료한다. 사람들은 이것을 경시하는데 이것도 일리가 있다. 하지만 설사 시간이 너무 길고 배에 통증이 누적되지 않았다면 반드시 삽(澁)하여 멈추어야 한다. 어찌 불삽(不澁)한다 하겠는가? 이런 약이 없다면 어떻게 증세에 맞게 치료하겠는가? 하지만 보좌(輔佐)의 약물이 필요하다. 또한 왕석(王碩)의 ≪역간방(易簡方)≫에서 말하기를, 속각(粟殼)으로 설사를 치료하는데 신처럼 영험했다. 하지만 약의 성질이 긴삽(緊澁)하여 사람으로 하여금 구역질을 초래하기에 사람들은 복용하기 두려워한다. 만일 식초를 넣고 구웠다면 다시 오매(烏梅)를 넣어 사용한다. 혹은 사군자약(四君子藥)과 함께 사용하면 폐가 막히지 않고도 신기한 효과를 볼 수 있다"라고 했다.

오미자(五味子)

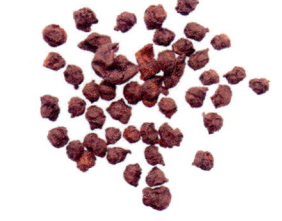

이명(異名)

오매자(五梅子) · 요오미(遼五味)
산화초(山花椒) · 향소(香蘇) · 홍령자(紅鈴子)

✛ ≪신농본초경(神農本草經)≫ 상품(上品)

✛ 본경 문헌에 기재된 오미자의 효능

　　　　　기에 이롭고 기침과 천식이 같이 나타나는 증상, 노권상(勞倦傷)으로 인해서 몸이 마르고 체중이 감소되는 증상을 치료한다. 부족한 것을 보하고 음을 강화한다. 남자의 정자에 이롭다. 오장(五臟)을 길러주고 열을 제거하며 음을 생성하고 생음중기(生陰中肌)의 효능이 있다. 중하기(中下氣)를 치료하고 구역(嘔逆)을 멈추며 허로(虛勞)를 보하고 인체를 윤택하게 하며 근골(筋骨)을 튼튼하게 한다. 풍증(風證)을 치료하고 음식을 소화시킨다. 음식을 먹은 후 일정시간이 지난 후에 토해내는 증상, 갑자기 크게 토하고 설사하는 증상, 쥐가 나는 것을 치료하고 술독을 풀어준다. 천해조수(喘咳燥嗽), 장수진양(壯水鎭陽)을 치료한다.

斂肺止咳藥

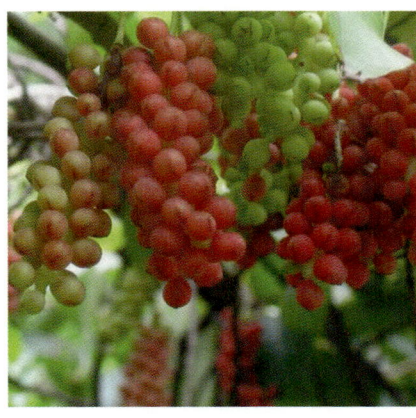

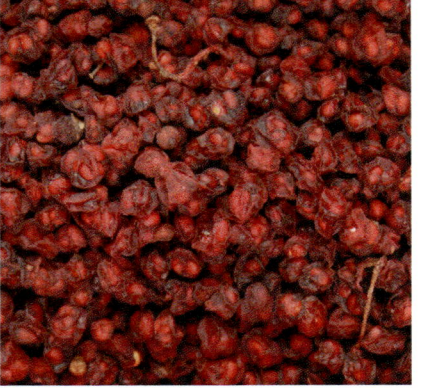

오미자(五味子)

학명(學名)_ Schisandra chinensis (Turcz.) Baill.

과속(科屬)_ 목란과(木蘭科) 식물 오미자의 과실을 건조하여 약으로 쓴다. 오미자는 전 세계적으로 약 29종이 있으며 아시아 동부 및 동남부에 분포되어 있다. 중국에는 약 18종이 있으며 약으로 약 12종이 쓰인다.

지리분포(地理分布)_ 해발 1,500m 이하의 양지바른 산비탈 잡림, 숲가 및 시냇가 관목에서 자란다. 동북, 화북 및 하남 등지에 분포되어 있다.

채집가공(採集加工)_ 8월 하순부터 10월 상순까지 과실이 자홍색을 띨 때 익은 것을 채집하고 햇볕에 말리거나 그늘에 말린다. 비를 맞으면 약한 불에 말린다.

용법용량(用法用量)_ 1.5~6g을 달여 복용한다.

약리작용(藥理作用)_ 호흡중추를 자극하고 기체적응능력을 강화하며 심장을 강하게 하고 학습기억력을 개선하며 간 손상을 막아주고 혈압을 낮추어주며 산화를 막아주고 경궐을 제거하며 항균작용을 하고 종양을 제거하는 등이다.

성미귀경(性味歸經)_ 시고 달며 따뜻하다. 폐경(肺經), 심경(心經), 신경(腎經)에 작용한다.

효능주치(效能主治)_ 수렴고삽(收斂固澁)의 효능이 있고 기에 이롭고 진액을 생성한다. 신장을 보하고 마음을 가라앉힌다. 오랫동안 기침이 낫지 않고 허하여 천식을 초래한 것, 잠자는 동안에 정액이 새어나오는 것, 소변을 자주 보는 것, 소변이 저절로 나오는 병증, 오랫동안 설사하는 것이 멈추지 않는 증상, 저절로 땀이 나는 병증, 잠잘 때에는 땀이 나다가 잠에서 깨어나면 곧 땀이 멎는 것, 진액이 손상되어 입이 마르는 병증, 호흡이 짧아 제대로 이어지지 않고 맥(脈)이 허(虛)한 증상, 몸속의 열기로 소갈(消渴)하는 증상, 가슴이 두근거리면서 불안하며 잠이 오지 않는 증상에 효험이 있다.

고대명방(古代名方)

오랜 기침과 폐에 사기(邪氣)가 침범하여 폐기(肺氣)가 창만(脹滿)함
오미자 2냥, 속각, 흰 엿 볶은 것 반 냥을 가루로 갈아 흰엿을 넣어 오자 크기만 한 환을 만들어 매일 1환씩 복용한다. ≪위생가보방(衛生家寶方)≫

양사불기(陽事不起, 즉 양위(陽痿))
갓 딴 오미자(五味子) 1근을 가루로 갈아 술로 타서 1숟가락씩 매일 3회 복용한다. 돼지, 물고기, 마늘, 식초를 금한다. 1제만 복용하여도 효험이 있다. ≪천금방(千金方)≫

여인 음부가 한랭한 병증
오미자 4냥을 가루로 갈아 타액으로 조절하여 토시(兎矢) 크기만 한 약환을 만들어 자주 음도에 넣으면 효험이 있다. ≪근효방(近效方)≫

신장이 허하여 성교(性交) 없이 정액(精液)이 흘러나오는 병증
북방(北方)에서 생산된 오미자 1근을 씻어 물에 담갔다가 씨를 발라낸다. 씨를 물로 씻어 남은 냄새를 제거한다. 전부 가마에 넣어 볶은 후, 천으로 여과한다. 좋은 동밀(冬蜜) 2근을 탄화(炭火)로 천천히 연고 상태로 끓여 병에 모은다. 5일 동안 모아 화성(火性)을 제거한다. 매일 공복에 1~2숟가락씩 펄펄 끓는 물에 타서 복용한다. ≪보수당방(保壽堂方)≫

오랫동안 기침이 멎지 않는 것

오미자 5전, 감초(甘草) 1전 반, 오배자, 풍화소(風化消) 각 2전을 가루로 갈아 마른 채로 입에 머금는다. ≪단계방(丹溪方)≫

약선양생(藥膳養生)

오미자차(五味子茶)

북오미자(北五味子) 10g, 자소경(紫蘇梗), 인삼(人蔘) 각 2g, 설탕 60g

2가지 약을 물에 달여 즙을 취하고 찌꺼기를 제거하고 설탕을 넣어 차 대신 천천히 복용한다. 보신수렴(補腎收斂)의 효능이 있다. 기에 이롭고 진액을 생성한다.

폐의 기(氣)와 음(陰)이 상한 것, 신수(腎水)가 상승하지 못해 생긴 기침, 가슴이 답답한 증상, 목이 마르지만 많이 마시지 못하는 것, 기가 적어 힘이 없는 등의 증세에 효험이 있다.

고대처방(古代處方)

오미자렴폐탕(五味子斂肺湯)

방선원류(方選源流)_ ≪증치준승(證治準繩)≫ 지해평천방(止咳平喘方)

약물조성(藥物組成)_ 오미자 6g, 인삼(人蔘) 6g, 맥동(麥冬) 9g, 진피(陳皮) 9g, 행인(杏仁) 9g, 생강 3개, 대추 5개

포제방법(炮製方法)_ 물에 달여 1일 2회 복용한다.

효능주치(效能主治)_ 기에 이롭고 진액을 생성한다. 폐(肺)의 기운을 수렴하여 기침을 멈추는 효능이 있다. 폐장(肺臟)의 기음양허(氣陰兩虛), 오랜 기침과 담이 적은 것, 천식에 저절로 나는 땀, 입과 혀가 건조한 것, 호흡이 짧아 제대로 이어지지 않고 맥(脈)이 허(虛)한 증상, 몸속의 열기로 소갈(消渴)하는 증상, 가슴이 두근거리면서 불안하며 잠이 오지 않는 증상에 효험이 있다.

斂肺止咳藥

✛ 의가(醫家)에서 말하는 신농본초 양생법

이고(李杲)는 "폐기(肺氣)를 수렴하고 기가 부족한 것을 보하고 상승한다. 신맛은 역기(逆氣)를 거두어들인다. 폐한기역(肺寒氣逆)에는 오미자와 마른 생강을 함께 치료한다. 이외에도 오미자는 수렴폐기(收斂肺氣)를 치료하고 화열(火熱)에 속하는 사람에게 쓰이는 약이다. 때문에 기침을 치료하는데 군약(君藥)으로 한

다. 하지만 외사(外邪)에는 달리 써서는 안 된다. 그것은 사기(邪氣)를 막을 수 있기 때문에 반드시 사기를 발산한 후 다시 오미자를 사용하여야 효과가 좋다. 천식이 있으면 아교(阿膠)를 좌약(佐藥)으로 한다. 가래가 있으면 반하(半夏)를 좌약(佐藥)으로 하며 다만 사용하는 양이 다를 뿐이다"라고 했다.

손사막(孫思邈)은 "5~6월 반드시 자주 오미자탕을 먹어 위로는 자수(滋水)의 상원(上源)인 폐금(肺金)의 기를 돕고 아래로는 신장을 보한다. 구체적인 방법은 다음과 같다. 오미자 1합을 절구에 으깨어 도자기병에 넣어 끓는 물에 넣는다. 다시 소량의 꿀을 넣어 밀봉한 후에 불 옆에 오랜 시간 동안 놓아두어 탕이 되면 수시로 복용한다"라고 했다.

장원소(張元素)는 "손진인(孫眞人)의 ≪천금월령(千金月令)≫에서 말하기를 자주 오미자를 복용하여 오장의 기를 보익한다. 여름철 마지막 달에 사람은 흔히 무기력하고 움직일 기운이 없다. 오미자와 황기(黃芪), 인삼, 맥문동(麥門冬) 및 소량의 황벽(黃蘗)를 달여 복용하면 정신이 배로 증가하고 발에 힘이 생긴다. 대개 오미자의 산(酸)은 인삼을 보조로 하여 심화(心火)를 제거하고 폐금(肺金)을 보하며 소모하고 흩어진 기를 보한다"라고 했다.

왕기(汪機)는 "오미자는 천수(喘嗽)를 치료하는데 반드시 남방과 북방에서 생산하는 것을 구분하여야 한다. 풍한(風寒)은 폐에 있기에 반드시 남방에서 생산되는 것을 사용하여야 한다. 진액(津液)을 생기게 하고 갈증을 없앤다. 폐를 윤활하고 신장을 보한다. 노수(勞嗽)를 치료할 때는 반드시 북방에서 생산되는 것을 사용하여야 한다"라고 했다.

당신미(唐愼微)는 "≪포박자(抱朴子)≫에서 말하기를 오미자는 오행의 정화이고 이것의 자(子)는 5가지 맛이 있다. 회남(淮南)의 선문자(羨門子)가 이것을 16년간 복용한 결과 얼굴색은 옥녀(玉女)와 같고 불에 들어가도 화상을 입지 않으며 물에도 전혀 젖지 않았다"라고 했다.

오매(烏梅)

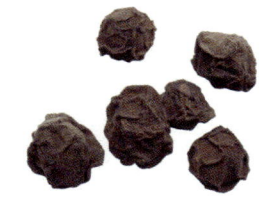

이명(異名)
매실(梅實)·산매(山梅)
염해(鹽梅)·행매(杏梅)
훈매(熏梅)·귤매육(橘梅肉)·산매(酸梅)

✚ ≪신농본초경(神農本草經)≫ 중품(中品)
✚ 본경 문헌에 기재된 오매의 효능
　　　　　염폐삽장(斂肺澁腸), 오랫동안 기침이 낫지 않는 것, 설사, 음식을 못 넘기거
나 넘겨도 위(胃)에 내려가지 못하고 곧 게우는 병증, 회궐(蛔厥)에 의한 구토와 설사를 치료
한다. 붓기를 제거하고 가래를 없애며 살충, 물고기 독, 마한독(馬汗毒), 유황독(硫黃毒)을 풀
어준다.

매(梅)

학명(學名) _ Prunus mume (Sieb.) Sieb. et Zucc.

과속(科屬) _ 장미과(薔薇科) 식물 매의 성숙한 과실을 건조하여 약으로 쓴다. 매는 전 세
계적으로 약 199종이 있으며 북온대에 분포되어 있다. 중국에는 약 139종이 있으며 약
으로 약 30종이 쓰인다.

지리분포(地理分布) _ 사천, 복건, 귀주, 호남, 절강, 호북, 광동에서 자란다. 사천의 산량
이 가장 많으며 절강 장흥의 품질이 가장 좋다. 이외에도 운남, 섬서, 광서, 강서, 안휘,
강소, 하남 등지에서도 자란다.

채집가공(採集加工) _ 과실이 황백색이거나 청황색을 띠며 아직 완전히 성숙되지 않을
때 크고 작은 것을 갈라놓고 구운 후, 매실이 60% 익었으면 아래위로 움직여 균일하게
건조시키고 과육이 황갈색을 띠고 쭈글쭈글해지면 불에 말린 후 다시 3일간 검은색이
될 때까지 놓아둔다.

용법용량(用法用量) _ 6~12g을 달여 복용한다.

약리작용(藥理作用) _ 회충을 제거하고 병원미생물을 제거한다.

성미귀경(性味歸經) _ 시고 떫으며 평하다. 간경(肝經), 폐경(肺經), 비경(脾經), 대장경(大
腸經)에 작용한다.

효능주치(效能主治) _ 폐(肺)의 기운을 수렴하여 기침 등을 멈추며 진액을 생성하고 회충
을 제거한다. 폐허(肺虛)해서 오래된 기침, 오랫동안 낫지 않는 이질, 대변이 참을 수 없

이 자주 나가는 증상, 회충으로 발작성 복통, 허열(虛熱)로 인해 소갈(消渴)을 앓는 증상, 구토와 복통, 담도회충증(膽道蛔蟲症)에 효험이 있다.

고대명방(古代名方)

가슴과 배가 빵빵하면서 통증이 있는 증상(호흡이 가쁘고 끊어질 거 같은 증세)

오매 14알, 물 5 L를 펄펄 끓여 대전(大錢) 14개를 넣어 2.5 L가 될 때까지 끓이고 한 끼에 다 복용한다. ≪주후방(肘後方)≫

소아의 머리에 나는 부스럼

오매를 태워 가루로 갈아 생유(生油)로 조절하여 바른다. ≪성제총록(聖濟總錄)≫

수기(水氣)가 가득하고 급함

오매, 대조(大棗) 각 3개, 물 4 L를 넣어 2 L가 될 때까지 달이고 꿀을 넣어 골고루 저어 삼킨다. ≪성제총록(聖濟總錄)≫

오랫동안 기침이 멎지 않는 것

오매육을 약간 볶는다. 앵속각(罌粟殼)의 뿌리와 막을 제거하여 꿀을 넣어 볶는다. 오매 육과 앵속각을 같은 양의 가루로 갈아 매번 2전씩 복용한다. 잘 때 꿀물로 조절한다.

회충이 상행하고 심지어 입과 코로 나올 때

오매로 달여 자주 마시거나 머금으면 즉시 효과를 본다. ≪식감본초(食鑒本草)≫

약선양생(藥膳養生)

오매홍조탕(烏梅紅棗湯)

오매 8개, 잠견각(蠶繭殼) 1개, 붉은 대추 6개

위 약들을 깨끗이 씻은 후, 물에 달여 매일 1제를 차 대용으로 복용한다.

신장을 보하고 하초(下焦)가 너무 허냉(虛冷)하여 소변이 잦을 때 아래쪽의 기운을 공고 히 한다. 소아신양부족(小兒腎陽不足), 지냉외한(肢冷畏寒), 밤에 소변이 저절로 나오는 병증 혹은 나오면 멈출 수 없는 것, 소변청장(小便淸長) 등의 증세에 효험이 있다.

오매백당탕(烏梅白糖湯)

오매 8개, 백설탕 80g

오매와 백설탕을 달여서 차 대용으로 복용한다.

진액(津液)이 생기게 하고 갈증을 없앤다. 음을 길러주고 땀을 거두어들인다. 온병(溫病) 으로 인한 갈증, 여름철 번열(煩熱), 목이 마르는 등의 증세에 효험이 있다.

✚ 의가(醫家)에서 말하는 신농본초 양생법

　　왕호고(王好古)는 "오매는 비장, 폐 이경혈분(二經血分)의 질병을 치료하는 약이다. 폐기(肺氣)를 수렴하며 마른기침을 치료한다. 만일 폐기를 수렴하려면 신맛이 나는 음식을 먹어 이것을 수렴하여야 한다"라고 했다.

斂肺止咳藥

마황근(麻黃根)

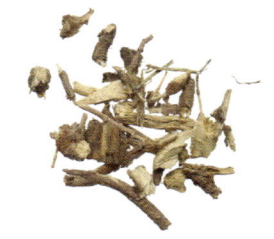

이명(異名)
고춘근(苦椿根)
마황초근(麻黃草根)·초마황근(草麻黃根)

✚ ≪신농본초경(神農本草經)≫ 중품(中品)

✚ 본경 문헌에 기재된 마황근의 효능

　　　뿌리마디: 땀을 멈추고 여름철 잡분(雜粉)으로 바른다. 줄기: 중풍으로 인한 상한두통(傷寒頭痛), 열이 난 다음에 오한(惡寒)이 나는데 오한은 그리 심하지 않고 열증이 주로 나타나는 병증, 발표출한(發表出汗)을 치료한다. 사열기(邪熱氣)를 제거하고 기침을 멎게 하며 장부의 기(氣)가 위로 거슬러 오르는 것을 제거한다. 파견적취(破堅積聚)의 효능이 있다. 오장(五臟)의 사기(邪氣)를 완급(緩急)하고 풍(風)으로 옆구리가 아픈 증세를 없애며 사기(邪氣)와 악기(惡氣)를 빼낸다.

초마황(草麻黃)

학명(學名)_ Ephedra sinica Stapf

과속(科屬)_ 마황과(麻黃科) 식물 초마황(草麻黃)과 중마황(中麻黃)의 뿌리와 근경(根莖)을 건조하여 약으로 쓴다. 마황은 전 세계적으로 약 40종이 있으며 아시아, 아메리카, 유럽 동남부, 아프리카 북부의 건조하고도 황막한 지역에 분포되어 있다. 중국에는 12종이 있고 약으로 약 10종이 쓰인다.

지리분포(地理分布)_ 1. 초마황은 산비탈, 건조한 황지, 평원, 하천 바닥, 초원, 모래톱 부근 및 고정사구(固定沙丘)에서 자란다. 화북 및 요녕, 길림, 하남 서북부, 섬서, 신강 등지에 분포되어 있다.

2. 중마황은 해발 수백m에서 2,000m의 건조한 황량한 사막, 자갈사막, 건조한 산비탈 및 초지에서 많이 자란다. 화북, 서북 및 산동, 요녕 등지에 분포되어 있으며 서북지방에서 가장 흔히 볼 수 있다.

채집가공(採集加工)_ 입추 후 채집하여 뿌리를 취해 건조하고 생것을 사용한다.

용법용량(用法用量)_ 3~9g을 달여 복용한다. 외용 시 가루로 간 가루 적당량을 취한다.

약리작용(藥理作用)_ 혈압을 낮추고 땀을 멈추는 등이다.

성미귀경(性味歸經)_ 달고 평하다. 심경(心經)과 폐경(肺經)에 작용한다.

효능주치(效能主治)_ 땀을 멎게 한다. 잠잘 때 땀이 나다가 잠에서 깨면 곧 땀이 멎는 것, 저절로 땀이 나는 병증에 효험이 있다.

고대명방(古代名方)

도한음한(盜汗陰汗)
마황근(麻黃根), 모려분(牡蠣粉)을 함께 가루로 갈아 신체에 바른다.

잠잘 때 땀이 나다가 잠에서 깨면 곧 땀이 멎는 것
마황근(麻黃根), 초목(椒目)을 등분하여 가루로 간다. 매번 1전씩 술에 타서 복용한다. 외용으로는 마황근(麻黃根), 구포선(舊蒲扇)을 가루로 갈아 신체에 바른다. ≪기효양방(奇效良方)≫

음낭(陰囊)의 습창(濕瘡)
마황근(麻黃根), 석유황(石硫黃) 각 1냥, 쌀 1합을 가루로 갈아 환부에 바른다. ≪천금방(千金方)≫

산후(產後) 몸이 허해 땀이 남
마황근(麻黃根) 2냥, 황기(黃芪), 당귀(當歸) 각 1냥을 섞은 것을 매번 1냥씩 달여 복용한다.

소아의 잠잘 때 나는 식은땀
마황 3분, 구포선회(舊蒲扇灰) 1분을 가루로 만들어 유즙(乳汁)으로 3분, 1일 3회 복용한다. 동시에 말린 생강 3분과 함께 가루로 갈아 3분을 신체에 바른다. ≪고금록험(古今錄驗)≫

약선양생(藥膳養生)

마황근산분(麻黃根散粉)
마황근(麻黃根), 모려(牡蠣, 태운 것을 가루로 간 것) 각 60g, 부자(附子) 30g, 쌀가루 250g
상술한 약을 으깨어 가루로 한다. 약가루 30g과 쌀가루를 골고루 젓는다. 가루를 천에 뿌려 땀을 닦으면 효과를 본다.
풍허를 만나 땀이 멈추지 않는 증세에 효험이 있다.

✚ 의가(醫家)에서 말하는 신농본초 양생법

이시진(李時珍)은 "마황은 발한(發汗)에 약효가 아주 빨라 지배하기 어렵다. 마황근절(麻黃根節)의 지한 효능 또한 즉시 효과를 본다. 이것은 물체 자체의 오묘함은 예측하기 어렵다는 것이다. 자한상풍(自汗傷風), 풍습풍온(風濕風溫), 기가 허한 것, 혈허(血虛), 음허(陰虛), 비허(脾虛), 위열(胃熱), 담음(痰飮), 여름철에 더위를 받아서 갑자기 어지럽고 메스껍고 토하며 가슴이 답답하고 숨이 차며 얼굴이 창백한 증상, 양기가 몹시 손상된 상태 등의 병증은 모두 병세에 근거하여 마황근(麻黃根)을 넣을 수 있다"라고 했다.

固表止汗藥

나도근수(糯稻根須)

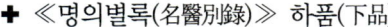

이명(異名)
나도근(糯稻根)·도근수(稻根須)
나곡근(糯穀根)·나도초근(糯稻草根)

✚ 《명의별록(名醫別錄)》 하품(下品)
✚ 본경 문헌에 기재된 나도근수의 효능
　　　잠잘 때에는 땀이 나다가 잠에서 깨어나면 곧 땀이 멎는 것을 치료한다.

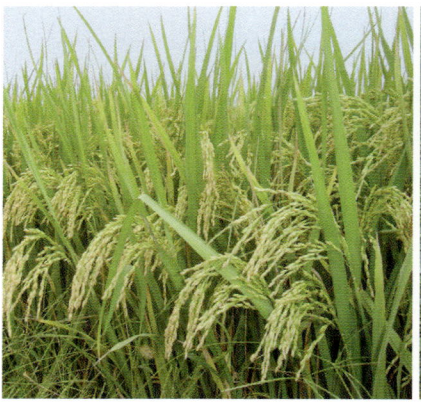
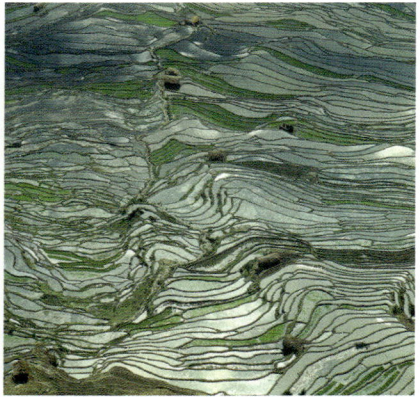

나도(糯稻)

학명(學名)_ Oryza sativa L. var. glutinosa Marsum.

과속(科屬)_ 화본과(禾本科) 초본식물 나도의 뿌리와 수근(根須)을 건조하여 약으로 쓴다.

지리분포(地理分布)_ 논벼 생산 지역에서 고르게 생산된다.

채집가공(採集加工)_ 해마다 여름, 가을철 논벼를 수확 후, 근경(根莖)과 수근(鬚根)을 취하고 남은 줄기를 제거하여 깨끗이 씻어 햇볕에 말린다.

용법용량(用法用量)_ 15~30g을 달여 복용한다.

약리작용(藥理作用)_ 위(胃)를 보익(補益)하고 진액(津液)을 생성한다. 몸의 표면을 튼튼하게 하여 땀을 멈춘다. 허열(虛熱)을 내린다. 저절로 땀이 나는 병증, 잠잘 때 땀이 나다가 잠에서 깨면 곧 땀이 멎는 것, 골증(骨蒸)에 조열(潮熱)이 나타나는 것, 허열(虛熱)이 내리지 않는 증상 등에 쓰인다.

성미귀경(性味歸經)_ 달고 평하다. 심경(心經)과 간경(肝經)에 작용한다.

효능주치(效能主治)_ 체표를 튼튼하게 하여 땀을 멈춘다. 위(胃)를 보익(補益)하고 진액(津液)을 생성한다. 허열을 내린다. 저절로 땀이 나는 병증, 잠잘 때 땀이 나다가 잠에서 깨면 곧 땀이 멎는 것, 골증(骨蒸)에 조열(潮熱)이 나타나는 것, 허열(虛熱)이 내리지 않는 증상에 효험이 있다.

고대명방(古代名方)

탕상화작(燙傷火灼)

도간회(稻稈灰)를 냉수에 7회 일고 덴 곳에 붙여 약이 마르면 즉시 바꾼다. 만일 습창(濕瘡)이라면 도간회를 불에 말린 후에 기름을 조절하여 3~5회 바르면 좋아진다. ≪위생역간방(衛生易簡方)≫

후비(喉痺)로 인해 붓고 아픈 증상

도간을 검게 태워 식초로 조절하여 콧속에 넣거나 목에 붓는다. 목에서 가래가 나오면 병이 즉시 호전된다. ≪보제방(普濟方)≫

악충(惡蟲)이 귀에 들어갔을 때

참기름과 도간회즙(稻杆灰汁)을 귓속에 떨어뜨린다. ≪성제총록(聖濟總錄)≫

소변이 혼탁하고 뿌연 증상

나도초(糯稻草)를 달여 농즙을 하룻밤 놓아둔 후에 복용한다. ≪적현묘방(摘玄妙方)≫

비석(砒石)의 독(毒)을 해독(解毒)하는 것

도초를 태워 여과한 즙에 청대(靑黛) 3전을 넣어 복용한다. ≪의방적요(醫方摘要)≫

음식이 목을 잘 넘어가지 못하는 증상

홍도초(紅稻草)의 가는 나뭇가지 끝을 태운 재를 펄펄 끓인 물 1사발에 천으로 막아 3회 여과하고 정향(丁香) 1개, 백두구(白豆蔲) 반 개, 쌀 1전으로 죽을 써서 먹으면 신기한 효험을 본다. ≪적현묘방(摘玄妙方)≫

하혈성치(下血成痔)

도고(稻槀)를 태운 재를 여과한 즙에 15회 뜨겁게 담그면 호전된다. ≪최씨찬요(崔氏纂要)≫

저절로 땀이 나는 증상이 그치지 않는 것

찹쌀, 소맥부(小麥麩)를 함께 볶아 가루로 간다. 매번 3전 미음에 타서 복용하거나 삶은 돼지고기에 담가서 복용한다.

요통허한(腰痛虛寒)

찹쌀 2L를 뜨겁게 볶아 주머니 안에 넣고 허리통증 부위에 묶는다. 이외에 팔각회향(八角茴香)을 갈아 술에 넣어 복용한다. 담야옹(談野翁)의 ≪시험방(試驗方)≫

열병여독(熱病餘毒), 독(毒)이 팔다리를 공격해 통증이 참기 어려운 것

도간회를 달인 즙으로 씻는다. ≪주후백일방(肘後百一方)≫

固表止汗藥

약선양생(藥膳養生)

나도근니추탕(糯稻根泥鰍湯)
나도근 25g, 미꾸라지 80g

미꾸라지를 죽여 씻은 후, 식용유로 끓여 황금색이 될 때까지 굽는다. 나도근을 물 2사발이 1사발이 될 때까지 끓이고 미꾸라지탕에 넣고 맛을 조절한다. 물고기는 먹고 탕은 복용한다. 매일 1제를 취한다.

기를 보충하고 체표를 튼튼히 하고 땀을 멎게 하는 효능이 있다. 기(氣)가 허(虛)하여 저절로 땀이 많이 나는 병증 및 산후 땀이 비교적 많이 나는 증세에 효험이 있다.

나도근차(糯稻根茶)
나도근 100g, 얼음사탕 적당량

물에 달여 찌꺼기를 제거하고 얼음사탕을 넣어 차 대용으로 복용한다.

체표를 튼튼하게 하여 땀을 멈춘다. 위(胃)를 보익(補益)하고 진액(津液)을 생성한다. 허열을 제거한다. 소아의 백일해(百日咳)에 효험이 있다.

고대처방(古代處方)

고표렴한탕(固表斂汗湯)
방선원류(方選源流)_ ≪황문동의안(黃文東醫案)≫ 고삽방(固澁方)

약물조성(藥物組成)_ 나도근 30g, 부소맥(浮小麥) 30g, 당삼(黨蔘) 12g, 백출(白朮) 9g, 백작(白芍) 9g, 하용골(煆龍骨) 30g, 계지 3g, 목과(木瓜) 6g, 진피(陳皮) 6g, 자감초(炙甘草) 6g, 홍조(紅棗) 5개

포제방법(炮製方法)_ 물에 달여 복용한다.

효능주치(效能主治)_ 위에 이롭고 비장을 튼튼하게 한다. 체표를 튼튼하게 하여 땀을 멈춘다. 기혈(氣血)이 모두 부족한 것, 비위허약(脾胃虛弱)으로 저절로 땀이 나는 병증, 잠잘 때에는 땀이 나다가 잠에서 깨어나면 곧 땀이 멎는 것, 골증(骨蒸)에 조열(潮熱)이 나타나는 증세에 효험이 있다.

✚ 의가(醫家)에서 말하는 신농본초 양생법

손사막(孫思邈)은 "찹쌀은 맛이 달고 비장에 상응되는 곡물이며 비장질병에 걸린 사람은 이것을 자주 먹어야 한다"라고 했다.

양사영(楊士瀛)은 "찹쌀을 두창(痘瘡)에 사용하는 것은 이것의 해독기능을 취한 것이다. 이것은 독기를 내보내고 뽑아낸 후 독기를 발산하게 한다"라고 했다.

이시진(李時珍)은 "찹쌀의 성질은 따뜻하고 술로 빚으면 성질이 뜨거워지며 설탕으로 달이면 성질이 더욱 뜨거워져 비장과 폐가 허하고 찬 사람에게 더욱 적합하다. 만일 원래 담열풍병(痰熱風病) 및 비장병이 전수되지 못하는 증세가 있는 사람이 먹으면 병이 생겨 쌓인다. 맹선(孟詵), 소송(蘇頌)은 이것의 성질은 서늘하고 차다면 모두 틀린 것이다. ≪명의별록(名醫別錄)≫에서 이미 이것은 중초(中焦)를 따뜻하게 하고 대변이 굳어지며 열이 많이 난다고 하였다. 이는 이것의 성질이 차고 서늘한 기운에 속하는 곡물이 아니라는 것을 증명한다. 만일 냉설(冷泄)이면 이것을 볶아서 먹으면 멈춘다. 노인이 소변이 잦은 경우 기장떡이나 완자(丸子)로 만들어 저녁에 먹으면 치료된다. 이로부터 이것은 온폐난비(溫肺暖脾)의 효능을 설명한다. 두창(痘瘡)에 이것을 사용하는 것은 이 효능을 취한 것이다"라고 했다.

소송(蘇頌)은 "도간회방(稻杆灰方)은 유우석(劉禹錫)의 ≪전신방(傳信方)≫에서 나왔다. 그중에 호남 이종사(李從事)는 말에서 떨어져 다친 후, 도간을 태운 재를 새로 숙성한 술에 소금과 재를 넣고 혼합하여 여과한 다음 즙을 취해 통증 부위를 씻었더니 즉시 효과를 보았다"라고 했다.

부소맥(浮小麥)

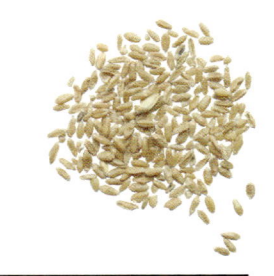

이명(異名)
부수맥(浮水麥) · 부맥(浮麥)

✚ ≪명의별록(名醫別錄)≫ 중품(中品)
✚ 본경 문헌에 기재된 부소맥의 효능

　　　　기에 이롭고 열을 제거한다. 잠잘 때에는 땀이 나다가 잠에서 깨어나면 곧
땀이 멎는 것, 골증(骨蒸)에 허열(虛熱)이 나는 것, 부인이 허로(虛勞)로 인해 골증(骨蒸)과 열
이 나는 것을 치료한다.

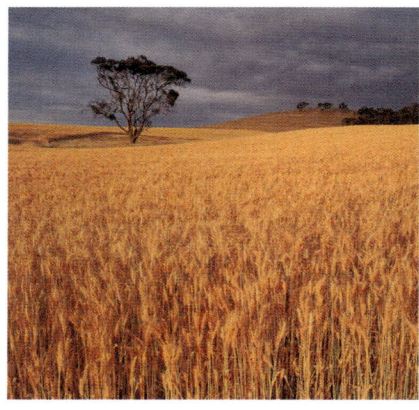
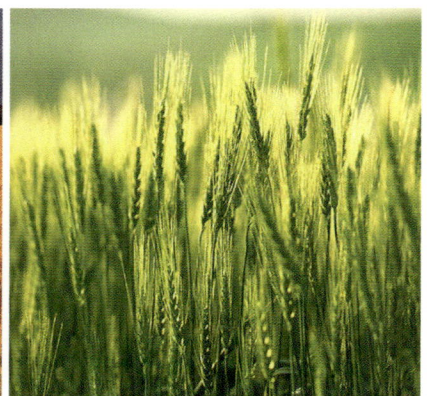

소맥(小麥)

학명(學名)_ Triticum aestivum L.

과속(科屬)_ 화본과(禾本科) 식물 소맥의 경부수별(輕浮瘦瘪)의 과실을 건조하여 약으로
쓴다. 소맥은 전 세계적으로 약 19종이 있으며 아시아, 유럽 및 북아메리카에 분포되어
있다. 중국에는 약 4종이 있고 다만 본종만 약으로 쓴다.

지리분포(地理分布)_ 전국에 보리를 생산하는 곳에서 모두 생산된다.

채집가공(採集加工)_ 해마다 하지(夏至) 전후에 과실이 성숙하면 채집하고 경부별수(輕
浮瘪瘦)와 껍질이 벗겨지지 않는 맥립(麥粒)을 취해 회설(灰屑)을 체로 친 후, 흐르는 물

에 씻어 햇볕에 말린다.

용법용량(用法用量)_ 15~30g을 달여 복용한다. 3~5g을 가루로 갈아 복용한다.

약리작용(藥理作用)_ 땀 분비를 억제하는 등이다.

성미귀경(性味歸經)_ 달고 서늘하다. 심경(心經)에 작용한다.

효능주치(效能主治)_ 체표를 튼튼하게 하여 땀을 멈춘다. 열을 제거하고 기에 이롭다. 잠잘 때에는 땀이 나다가 잠에서 깨어나면 곧 땀이 멎는 것, 저절로 땀이 나는 병증, 몸이 여위고 해질 무렵 조열이 나며 도한심번(盜汗心煩)하고 배 속에 혹 덩어리가 있는 병증에 효험이 있다.

고대명방(古代名方)

허한도한(虛汗盜汗)
부소맥을 약한 불로 태워 보드랍게 간다. 매번 2전 반을 미음에 타서 매일 3회 복용한다. 혹은 부소맥을 달인 탕을 차 대용으로 복용한다. 또 다른 방법으로는 돼지입술을 끓인 후에 잘게 썰어 부소맥을 볶아 만든 가루에 묻혀 먹어도 좋다. ≪위생보감(衛生寶鑒)≫

산후허한(産後虛汗)
소맥부(小麥麩), 모려(牡蠣)를 같은 양의 가루로 갈아 돼지고기즙으로 조절하여 2전을 1일 2회 복용한다. ≪호씨부인방(胡氏婦人方)≫

몸의 흉터
봄과 여름에는 대맥부(大麥麩)를, 가을과 겨울에는 소맥부(小麥麩)를 체로 걸러 가루를 연유와 골고루 저어 환부에 바른다. ≪성제총록(聖濟總錄)≫

주기작통(走氣作痛)
염지(釅酷)로 부피(麩皮)를 섞어 뜨겁게 볶아 주머니에 넣은 후에 덥게 바른다. ≪생생편(生生編)≫

소아미창(小兒眉瘡)
소맥부(小麥麩)를 검게 볶은 후 가루로 갈아 술로 조절하여 환부에 바른다.

소변에 피가 섞여서 나오는 병증
맥면(麥面)과 맥부(麥麩)를 혼합하여 함께 볶은 후에 돼지고기에 발라 먹는다. ≪집현방(集玄方)≫

약선양생(藥膳養生)

소맥산약죽(小麥山藥粥)
소맥(小麥) 100g, 회산약(淮山藥) 50g, 백설탕 20g

固表止汗藥

위의 2가지 약을 함께 으깨어 가루로 만든 후에 물을 넣어 죽 상태에서 백설탕으로 맛을 조절하여 수시로 복용한다.

기가 허한 것을 보하는 효능이 있다. 비위허약(脾胃虛弱)으로 인한 위완냉통(胃脘冷痛), 대변당박(大便溏薄), 소화불량 등의 증세에 효험이 있다.

소맥나미죽(小麥糯米粥)

소맥인(小麥仁) 60g, 찹쌀 30g, 대추 15개, 백설탕 약간

위의 3가지 약을 깨끗이 씻어 함께 끓여 죽으로 만들어 백설탕을 넣어 녹인 후에 매일 2회 복용한다.

병을 앓은 후 비장이 허한 것, 잠잘 때 땀이 나다가 잠에서 깨면 곧 땀이 멎는 것, 저절로 땀이 나는 병증 등의 증세에 효험이 있다.

소맥황기모려탕(小麥黃芪牡蠣湯)

소맥 30g, 황기, 생모려(生牡蠣) 각 18g

모려(牡蠣)를 먼저 30분간 달인 후에 황기(黃芪), 소맥(小麥)을 넣고 다시 60분간 달여 탕을 복용한다. 1일 1제씩 복용한다.

익기(益氣), 고표(固表), 지한(止汗)의 효능이 있다. 기가 허하고 저절로 나는 땀이 나는 증상에 효험이 있다.

소맥도근차(小麥稻根茶)

부소맥(浮小麥), 나도미근(糯稻米根) 각 40g, 대추 20개

물로 달여 찌꺼기를 제거하고 차 대용으로 여러 번 복용한다.

기가 허한 것을 보하는 효능이 있다. 기허불고(氣虛不固), 저절로 땀이 나는 병증, 몸이 차고 팔다리가 냉한 증상에 효험이 있다.

고대처방(古代處方)

부맥마근차(浮麥麻根茶)

방선원류(方選源流)_ ≪민간험방(民間驗方)≫ 고삽방(固澁方)

약물조성(藥物組成)_ 부소맥(浮小麥) 30g, 녹차가루 6g, 마황근(麻黃根) 6g

포제방법(炮製方法)_ 거친 가루로 갈아 물로 달인 후 찌꺼기를 제거하고 차 대용으로 복용한다.

효능주치(效能主治)_ 염한지한(斂汗止汗)의 효능이 있다. 도한증(盜汗症)에 효험이 있다.

고표지한차(固表止汗茶)

방선원류(方選源流)_ ≪중의험방집금(中醫驗方集錦)≫ 고삽방(固澁方)

약물조성(藥物組成)_ 부소맥(浮小麥), 생황기(生黃芪), 여두화(穭豆花) 각 9g, 대추 7개

포제방법(炮製方法)_ 물에 달여 차 대용으로 1일 1제, 2회 복용한다.

효능주치(效能主治)_ 체표를 튼튼하게 하여 땀을 멈춘다. 풍사(風邪)를 없애고 동시에 영위실화(營衛失和)를 조정한다. 도한증(盜汗症)에 효험이 있다.

✚ 의가(醫家)에서 말하는 신농본초 양생법

　　이시진(李時珍)은 "사고(査考)의 ≪소문(素問)≫에서 말하기를 보리는 화(火)에 속하고 심장에 상응하는 양식이다. 허신(許愼)은 보리는 금에 속하여 금기(金氣)가 왕성하면 자라고 화기(火氣)가 왕성하면 말라 죽는다. 정현(鄭玄)은 보리는 목(木)에 속하고 간을 길러준다. 이 3가지 설법은 각기 다르다. ≪명의별록(名醫別錄)≫에서 말하기를 보리는 간기(肝氣)를 기른다. 이것은 정현(鄭玄)의 설법과 일치한다. 손사막(孫思邈)은 보리는 심장의 기를 키운다. 이것은 ≪소문(素問)≫의 설법과 일치한다. 내가 고찰한 효능은 번거로움을 제거하고 땀을 거두어들이며 갈증을 멈추고 변에 이로우며 혈을 멈춘다. 모두 심장병에 대한 것으로 반드시 ≪소문(素問)≫의 설법을 기준으로 한다. 대체로 허신(許愼)은 시간에 따라 말한 것이고 정현(鄭玄)은 형태로 말한 것이며 ≪소문(素問)≫은 기능에 따라 말한 것이기에 이것들이 서술하는 각도가 다른 것이다"라고 했다.

　　주진형(朱震亨)은 "흉년에 소맥으로 곡물을 대체하고 수(須)를 햇볕에 말린다. 다시 소량의 물을 넣어 습윤하게 하고 찧어서 껍질을 벗기고 밥으로 끓여 먹으면 머리에 열감이 있는 병을 피할 수 있다"라고 했다.

固表止汗藥

석류피(石榴皮)

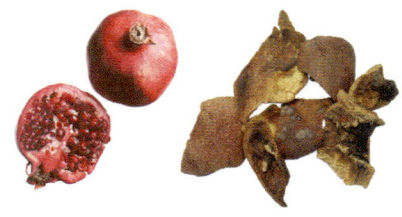

이명(異名)
석류각(石榴殼) · 산석류피(酸石榴皮)
산류피(酸榴皮) · 서류피(西榴皮)

✚ ≪명의별록(名醫別錄)≫ 하품(下品)

✚ 본경 문헌에 기재된 석류피의 효능

하리누정(下痢漏精), 근골풍(筋骨風), 요각불수(腰脚不遂), 행보련급동통(行步攣急疼痛)을 치료하고 삽장(澀腸)하는 작용이 있다. 즙을 취해 눈에 떨구면 눈물이 멎는다. 달여서 복용하면 회충을 제거한다. 설사를 멎게 하고 하혈(下血), 탈항(脫肛), 갑자기 음도(陰道)에서 대량의 출혈이 있는 것, 여성의 성기에서 흘러나오는 분비물을 치료한다.

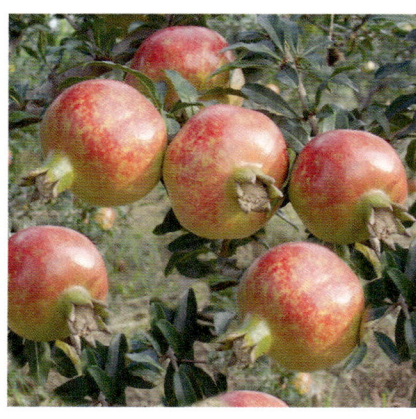
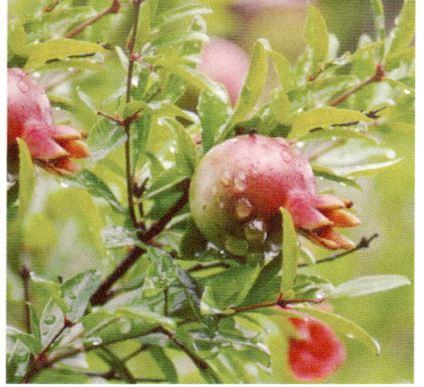

석류(石榴)

학명(學名)_ Punica granatum L.

과속(科屬)_ 석류과 식물 석류의 과피(果皮)를 건조하여 약으로 쓴다.

지리분포(地理分布)_ 주로 호남, 강소, 사천, 산동, 호북, 운남 등지에서 생산된다. 전국 대부분 지역에서 생산된다.

채집가공(採集加工)_ 가을철 과실이 성숙되고 윗부분이 열릴 때 채집하고 종자와 격양(隔瓤)을 제거한다. 조각으로 썰어 햇볕에 말리거나 약한 불로 말린다.

용법용량(用法用量)_ 3~9g을 달여 복용한다.

약리작용(藥理作用)_ 수렴(收斂)하고 기생충병을 치료한다. 항균, 항바이러스 등의 효능이 있다.

성미귀경(性味歸經)_ 시고 떫으며 따뜻하다. 대장경(大腸經)에 작용한다.

효능주치(效能主治)_ 삽장지사(澁腸止瀉), 혈을 멈추고 기생충병을 치료한다. 오랜 설사, 이질이 오랫동안 낫지 않는 것, 변에 피가 섞여 나오는 증상, 탈항(脫肛), 여성의 음부(陰部)에서 자궁출혈로 인해 피가 나오는 병증, 음도(陰道)에서 항상 흰색의 끈끈한 액이 끈처럼 끊임없이 흘러나오는 것, 기생충이 배에 몰려 아픈 증상에 효험이 있다.

고대명방(古代名方)

곱과 피고름이 섞인 대변을 보는 이질
산류피(酸榴皮)를 노랗게 구워 가루로 간다. 대추 혹은 조미반(粟米飯)을 넣어 오자 크기만 한 환을 매일 30환을 1일 3회 공복에 미음에 타서 복용한다. 만일 각한활(覺寒滑)이라면 부자(附子)와 적석지(赤石脂)를 2배로 넣는다. ≪식료본초(食療本草)≫

오랜 설사와 이질
진산류피(陳酸榴皮)를 불에 쬐여 가루로 간다. 매번 2전을 쌀뜨물에 타서 복용하면 특별한 효험이 있다. ≪보제방(普濟方)≫

정종악독(疔腫惡毒)
침으로 종독 주위를 찔러 부스럼 위에 석류피를 덮고 주위를 고정한 후, 쑥뜸으로 아플 때까지 뜬다. 침을 뜨고 난 후에 환부의 석류피를 제거하고 잘 싸맨다. 하룻밤 지나 정근을 뽑는다. ≪주후백일방(肘後百一方)≫

대변이 참을 수 없이 자주 나옴, 만성이질
하나의 석류를 쪼개어 숯불더미에 약성이 파괴되지 않을 정도로 굽고 화독(火毒)을 제거한 후에 가루로 간다. 매번 1전, 이외에도 하나의 산석류(酸石榴)를 1잔의 물에 탕으로 달여 조절하여 복용한다. 효과가 비할 데 없이 신기하다. ≪경험방(經驗方)≫

소아의 풍통간(風痛癇)
하나의 큰 생석류의 윗부분을 뗀 후에 속을 비우고 5개의 전갈(全蠍)를 넣고 황토로 잘 밀봉한다. 약성이 파괴되지 않을 정도로 데워 가루로 갈아 매번 우전(牛錢), 유즙(乳汁)으로 조절하여 복용한다. 혹은 방풍탕(防風湯)으로 마시면 된다. ≪성제총록(聖嚌總錄)≫

석류 복용으로 인한 치아 통증
석류의 검은 껍질을 구운 후에 가루로 갈아 조육(棗肉)을 넣어 골고루 버무려 오자 크기만 한 약환을 제련하여 매번 공복에 3알을 끓인 물에 타서 1일 2회 복용한다. ≪보제방(普濟方)≫

대변 전에 출혈이 있는 것, 얼굴이 누렇게 됨
산석류피(酸石榴皮)를 구운 후에 가루로 갈아 매번 2전씩 가자지(茄子枝)로 달여 탕을 복용한다. ≪손진인방(孫眞人方)≫

澁腸止瀉藥

다리와 배에 부스럼이 나는 것

초기에는 낟알과 같고 긁으면 점차 퍼져 누런 물이 흐르고 가렵고 통증이 있으며 피부가 썩어 문드러져 부스럼 상처 주위에 고질병을 초래한다. 산류피(酸榴皮)를 탕으로 달여 냉각시켜 매일 그것으로 부스럼 주위를 씻고 병이 완전히 나으면 멈춘다.

약선양생(藥膳養生)

석류피돈계육(石榴皮燉鷄肉)

석류피 8g, 닭고기 120g

석류피를 깨끗이 씻고 닭고기를 씻어 덩어리로 썬다. 2가지를 도기 항아리에 넣고 센 불로 중탕으로 익힌다. 닭고기는 먹고 탕은 복용한다. 1일 1회, 연속 4회 복용한다.

건비지대(健脾止帶), 삽장지사(澀腸止瀉)의 효능이 있고 혈을 멈추며 기생충병을 치료한다. 비허대하(脾虛帶下)가 맑고 양이 많은 것, 얼굴색이 누런 것, 체력이 약하고 무기력한 등의 증세에 효험이 있다.

석류피밀고(石榴皮蜜膏)

신선한 석류피 건품(乾品) 500g, 꿀 300㎖

석류껍질을 깨끗이 씻어 매번 15분씩 달여 2회 달인 액체를 합하여 약한 불로 농축하여 비교적 찐할 때 꿀을 넣고 골고루 저어 냉각시킨 후, 병에 넣어 비축해 둔다. 매번 10㎖ 끓는 물에 타서 매일 3회 복용한다.

삽장지사(澀腸止瀉), 살충지혈(殺蟲止血)의 효능이 있다. 오랜 설사, 이질이 오랫동안 낫지 않는 것, 탈항(脫肛), 소화불량성 설사, 장염, 세균성 이질에 적용된다. 만성위염 환자는 이를 금한다.

고대처방(古代處方)

단하완(斷下丸)

방선원류(方選源流)_ 《가장경험방(家藏經驗方)》 고삽방(固澀方)

약물조성(藥物組成)_ 산석류피(酸石榴皮) 60g, 흑부자(黑附子) 30g, 건강(乾薑) 90g, 용골(龍骨) 90g, 적석지(赤石脂) 90g, 고백반(枯白礬) 60g, 세신(細辛) 45g, 가자피(訶子皮) 60g, 모려(牡蠣) 60g

포제방법(炮製方法)_ 모두 가루로 갈아 밀가루를 넣어 오자 크기만 한 환을 만들어 매번 9g을 공복에 진하게 달인 묵은 쌀에 타서 복용한다.

효능주치(效能主治)_ 신장과 비장을 따뜻하게 한다. 삽장고탈(澀腸固脫)의 효능이 있다. 오랜 설사, 이질이 오랫동안 낫지 않는 것에 효험이 있다.

✦ 의가(醫家)에서 말하는 신농본초 양생법

구종석(寇宗奭)은 "석류에는 산(酸), 담(淡), 2가지가 있다. 단엽화(單葉花)가 피면서 과실을 맺는다. 과실의 씨는 빨간색을 띠고 나무의 어린가지가 많아 가을에 서리가 내리면 과실은 스스로 벌어진다. 또 다른 종의 석류의 씨는 흰색을 띠고 맑고 투명하여 수정 같고 맛도 아주 달아 수정석류(水晶石榴)라고 한다. 다만 산석류(酸石榴)만이 약으로 쓰고 반드시 늙은 나무에서 맺은 석류여야 하고 보관시간이 긴 것이 가장 좋다"라고 했다.

이시진(李時珍)은 "석류품(石榴稟)은 소양지기(少陽之氣)를 받아 4~5월에 무성하게 자라고 여름에 과실을 맺고 가을에 성숙된다. 꽃도 붉고 과실도 붉다. 맛은 달고 시며 성질은 따뜻하고 떫으며 목화(木火)의 특징이 있다. 하여 많이 먹으면 치아와 폐가 상하고 자생담연(滋生痰涎)을 초래한다. 신맛은 수렴효능을 겸하여 붕중(崩中)을 치료하고 여성의 성기에서 흘러나오는 분비물을 치료하는 약물로 사용한다. 어떤 사람은 홍석피(紅榴皮)가 홍리(紅痢)를 치료하고 백류피(白榴皮)는 백리(白痢)를 치료하는 것도 일리가 있다고 말하였다"라고 했다.

뇌효(雷斅)는 "무릇 석류 껍질, 잎, 뿌리를 사용할 때 철기(鐵器)를 접촉해서는 안 되고 건용하든 습용하든 좁쌀미음에 하룻밤 담갔다가 꺼내 사용한다. 담근 후의 물은 먹물처럼 검다"라고 했다.

澀腸止瀉藥

육두구(肉豆蔻)

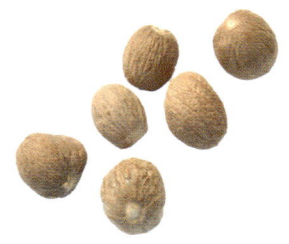

이명(異名)
두구(豆蔻)
육과(肉果)·옥과(玉果)

✚ 송(宋)·≪개보본초(開寶本草)≫
✚ 본경 문헌에 기재된 육두구의 효능

　　　　중초(中焦)를 따뜻하게 한다. 음식을 소화하고 설사를 멈춘다. 냉이 쌓여 심복(心腹)에 통증이 있으면서 배가 그득하고 부풀어 오르는 질환, 갑자기 토하고 설사하는 증상, 더러운 독기와 부정한 기운을 쐬어 갑자기 졸도하여 사람을 알아보지 못하는 병증, 소름이 오싹 끼칠 만큼 무시무시한 기운, 구말냉기(嘔沫冷氣), 소아유곽(小兒乳霍)을 치료한다. 하기(下氣)를 조절하고 위를 열어주며 술독을 제거하고 피외락하기(皮外絡下氣)를 제거한다. 숙식담음(宿食痰飮), 소아의 구토, 젖이 나오지 않는 것을 치료하고 복통을 제거한다. 비위(脾胃)를 따뜻하게 하고 대장(大腸)을 공고히 한다.

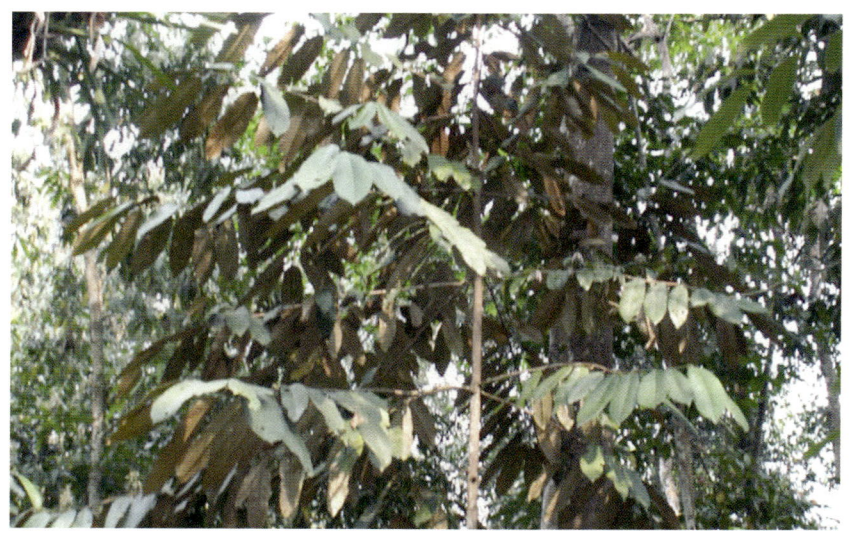

육두구(肉豆蔻)

학명(學名)_ Myristica fragrans Houtt.

과속(科屬)_ 육두구과(肉豆蔻科) 식물 육두구의 종인(種仁)을 건조하여 약으로 쓴다. 육두구(肉豆蔻)는 전 세계적으로 약 118종이 있으며 대양주, 남아시아와 인도 동부, 필리핀에 분포되어 있다. 중국은 약 4종이 있으며 다만 본종만이 약으로 쓴다.

지리분포(地理分布)_ 원산지는 몰루카제도이고 열대 지역에서 넓게 재배된다. 우리나라는 대만, 운남, 광동 등지에서 들여와 재배한다.

채집가공(採集加工)_ 성숙한 과실을 채집하여 과일껍질을 벗기고 가종피(假種皮)를 제거한다. 종인(種仁)을 45℃의 환경에서 천천히 말린 후에 자주 뒤집어 놓아 종인을 흔들어 소리가 나면 된다. 만일 45℃보다 높으면 지방은 즉시 용해되고 향기가 소실되어 품질이 떨어진다.

용법용량(用法用量)_ 3~9g을 달여 복용한다.

약리작용(藥理作用)_ 적은 양은 위액분비와 위장연동을 촉진하고 많은 양은 억제, 진통, 종양과 염증을 제거하는 등의 작용이 있다.

성미귀경(性味歸經)_ 맵고 따뜻하다. 폐경(肺經)과 위경(胃經), 대장경(大腸經)에 작용한다.

효능주치(效能主治)_ 삽장지사(澁腸止瀉)의 효능이 있다. 속을 따뜻하게 하고 기(氣)의 순행을 돕는다. 비위허랭(脾胃虛冷), 비의 양기가 부족한 증상, 완복 부위가 부르고 그득하고 통증이 있는 것, 오랫동안 설사하는 것이 멈추지 않는 증상, 음식을 적게 먹고 토하는 증세에 효험이 있다.

고대명방(古代名方)

난위제담(暖胃除痰), 진식소식(進食消食)
육두구(肉豆蔻) 2개, 반하(半夏), 강즙(薑汁) 각 5전을 볶은 것, 목향(木香) 2전 반을 가루로 갈아 떡으로 찐다. 겨자(芥子) 크기만 한 환을 만들어 매번 식후에 진액을 5환씩 복용한다. ≪보제방(普濟方)≫

갑자기 크게 토하고 설사하는 증상
육두구(肉豆蔻)를 가루로 갈아 강탕(薑湯)에 1전을 복용한다. ≪보제방(普濟方)≫

오랫동안 설사하는 것이 멈추지 않는 증상
육두구(肉豆蔻) 1냥을 익힌 것, 목향(木香) 2전 반 가루로 갈아 조육(棗肉)으로 환을 만들어 미음에 타서 40환을 복용한다. ≪백일선방(百一選方)≫

소아설사
육두구 5전, 유향(乳香) 2전 반, 생강 5편을 함께 볶아 흑색이 되게 만든다. 생강을 제거하고 가루로 갈아 연고로 만들어 녹두크기만 한 환을 제련하여 적당량을 미음에 타서 복용한다. ≪전유심감(全幼心鑒)≫

냉리복통(冷痢腹痛), 음식을 먹지 못하는 것
육두구 1냥을 껍질을 벗기고 식초와 밀가루를 넣고 구운 후, 으깨어 가루를 만든다. 매번에 1전 죽으로 조절하여 복용한다. ≪성혜방(聖惠方)≫

✦ 의가(醫家)에서 말하는 신농본초 양생법

인대명(人大明)은 "육두구는 하기(下氣)를 조중(調中)하기에 피외락(皮外絡)의 하기(下氣)를 치료한다. 맛은 진귀하며 약효는 더욱 특별하다"라고 했다.

왕기(汪機)는 "설사 질병에 이것을 사용하면 장도를 수삽(收澁)한다. 이것은 상유설사(傷乳泄瀉)에 중요한 약이다"라고 했다.

이시진(李時珍)은 "비토(脾土)는 따뜻하고 향기로운 것을 좋아하기에 육두구의 맵고 따뜻한 향기는 비장과 위를 조절하고 구토와 설사가 같이 나타나는 병증을 치료한다"라고 했다.

收
澁
藥

644

연자(蓮子)

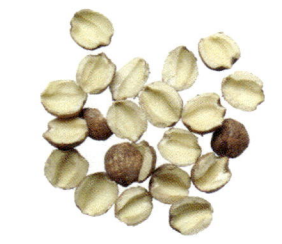

이명(異名)
연자육(蓮子肉)·우실(藕實)
수지단(水芝丹)·연봉자(蓮蓬子)
연실(蓮實)·봉육(蓬肉)

✦ ≪신농본초경(神農本草經)≫ 상품(上品)

✦ 본경 문헌에 기재된 연자의 효능

　　　　심(心)과 신(腎)의 기능이 서로 균형을 잘 이루도록 한다. 장(腸)과 위(胃)를 두텁게 하여 그 기능을 좋게 한다. 정기(精氣)를 빠져나가지 않게 굳게 한다. 근골을 튼튼하게 하고 허손(虛損)을 보한다. 눈과 귀에 이롭고 한습(寒濕)을 제거한다. 비설구리(脾泄久痢)를 치료한다. 적백탁(赤白濁), 여성의 성기에서 흘러나오는 분비물, 붕중(崩中)의 모든 혈병(血病)을 치료한다.

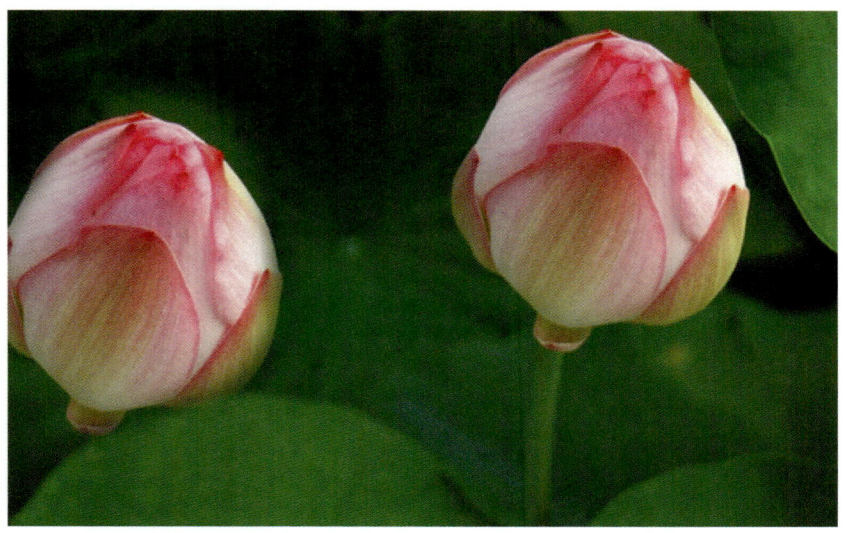

연(蓮)

학명(學名)_ Nelumbo nucifera Gaertn.

과속(科屬)_ 수련과(睡蓮科) 식물 연의 성숙한 종자를 건조하여 약으로 쓴다. 연은 전 세계적으로 2종이 있으며 아메리카, 대양주와 아시아에 분포되어 있다. 중국에는 단 1종만 있으며 약으로 쓴다.

지리분포(地理分布)_ 못, 호수 혹은 논에서 대부분 자라고 야생이거나 재배된다. 남북 각지에 넓게 분포되어 있다. 호남, 호북, 복건, 강소, 절강, 강서 등지에서 주로 생산된다.

채집가공(採集加工)_ 9~10월에 과실이 성숙될 때 연밥이 들어 있는 송이를 잘라 과실을 벗겨 신선할 때 쪼개어 햇볕에 말리고 껍질을 벗긴다.

용법용량(用法用量)_ 6~15g을 달여 복용한다.

약리작용(藥理作用)_ 진정, 수렴 효능이 있고 노화를 방지하는 등의 작용을 한다.

성미귀경(性味歸經)_ 달고 떫으며 평하다. 비경(脾經), 신경(腎經), 심경(心經)에 작용한다.

효능주치(效能主治)_ 신(腎)을 보익(補益)하고 정기(精氣)를 잡아둔다. 비(脾)를 보하여 설사를 멈춘다. 마음을 안정시킨다. 비위가 허약하여 생긴 만성 설사, 가슴이 두근거리면서 불안해하며 잠이 오지 않는 증상, 남성의 정액이 저절로 나오는 병증과 여성의 대하(帶下) 증세에 효험이 있다.

고대명방(古代名方)

소아열갈(小兒熱渴)
연실(蓮實) 20개를 볶은 것, 부평(浮萍) 2전 반, 생강을 약간 물에 달여 3회에 나눠 복용한다. ≪성제총록(聖濟總錄)≫

산후 기침을 하면서 기운이 치밀어 올라 숨이 차는 증상, 구토
석연자(石蓮子) 1냥 반, 백복령(白茯苓) 1냥, 정향(丁香) 5전을 가루로 갈아 매번 미음으로 2전을 복용한다. ≪양방보유(良方補遺)≫

눈이 붉고 통증이 있는 증상
연실(蓮實)의 껍질을 벗긴 후, 가루로 갈아 1전, 갱미(粳米) 0.5 L에 물을 넣어 죽을 끓여 자주 복용한다. ≪보제방(普濟方)≫

보중강지(補中強志), 눈과 귀를 밝게 함
연자(蓮子) 반 냥의 껍질과 심(心)을 제거하고 가루로 갈아 물에 끓인 후, 다시 멥쌀가루로 죽을 끓여 연자가루를 넣고 골고루 젓는다. ≪태평성혜방(太平聖惠方)≫

✚ 의가(醫家)에서 말하는 신농본초 양생법

이시진(李時珍)은 "연우(蓮藕)는 진흙 속에서 자라지만 오염되지 않으며 물속에서 자라지만 가라앉지 않는다. 꽃, 줄기, 과실, 뿌리, 품성이 다르다. 마음을 깨끗이 하고 경제적이고 실용적이며 신체에 좋은 점이 많다. 의사는 이것을 약으로 쓰고 여러 병을 치료한다. 연자의 맛은 달고 기가 온(溫)하며 성질이 인색

하고 방향청심(芳香淸心)의 기미(氣味)가 있다. 연(蓮)은 비장의 과실에 속한다. 비장(脾臟)은 황궁(黃宮)으로써 수(水)와 화(火)가 사귀어 서로 융화되게 하고 목(木)과 금(金)을 화합한다. 즉 비장은 원기지모(元氣之母)라고 할 수 있다. 모기(母氣)가 고르면, 진액을 생성하고 신기한 기를 스스로 만들어 시력을 오랫동안 유지하고 노화를 방지한다. 이것이 원기의 맹아(萌芽)이다. 과거의 의사는 심신불교(心腎不交), 노상백탁(勞傷白濁)을 치료하는데 청심연자음(淸心蓮子飮)을 사용하였다. 심신(心腎)을 보하고 정혈(精血)을 더하는데 서연환(瑞蓮丸)을 사용하는 것은 모두 이 도리에 근거한 것이다"라고 했다.

澁精縮尿止帶藥

산수유(山茱萸)

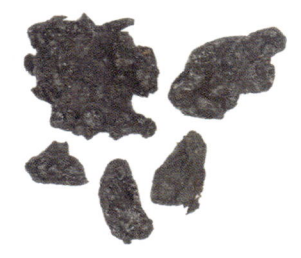

이명(異名)
산유육(山萸肉)・조피(棗皮)
촉조(蜀棗)・조육(棗肉)
약조(藥棗)・홍조피(紅棗皮)

✚ ≪신농본초경(神農本草經)≫ 중품(中品)
✚ 본경 문헌에 기재된 산수유의 효능

　　　　심하(心下)의 사기한열(邪氣寒熱)을 치료한다. 중초(中焦)를 따뜻하게 한다. 한습(寒濕)으로 인해 저리고 아픈 것, 삼충(三蟲)을 제거한다. 오래 복용하면 몸이 가벼워진다. 장위(腸胃)에 풍사(風邪)가 있는 것, 한열산가(寒熱疝瘕), 두풍(頭風)의 풍기(風氣)가 드나드는 것, 코가 막히고 눈이 노란 것, 귀머거리와 여드름, 하기출한(下氣出汗)을 치료한다. 음을 강하게 하고 정기에 이롭다. 오장(五臟)을 안착시키고 구규(九竅)를 통하게 한다. 오래 복용하면 눈을 밝게 하고 힘이 생기며 오래 산다. 뇌골통(腦骨痛)과 귀울림을 치료하고 신기(腎氣)를 보하며 장도를 원활하게 하고 음경을 견고하게 하며 정수(精髓)를 더해준다. 노인의 요실금을 멈추게 하며 얼굴에 난 부스럼을 치료하고 땀이 나게 하며 월경불순 증세에 효험이 있다. 허리와 무릎을 따뜻하게 하고 수장(水臟)을 도우며 일체의 풍을 제거하고 일체의 기를 몰아내며 간을 따뜻하게 한다.

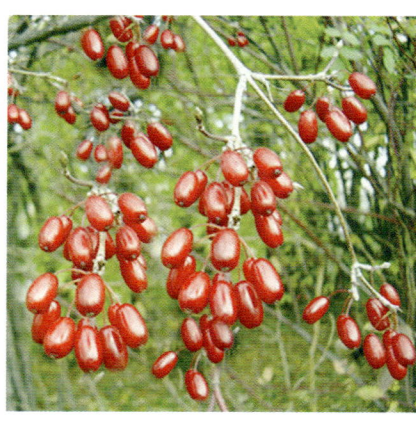 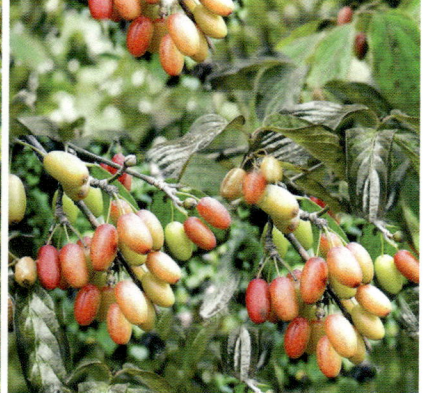

산수유(山茱萸)

학명(学名)_ Cornus officinalis Sieb. er Zucc.
과속(科屬)_ 산수유과 식물 산수유의 성숙한 과육(果肉)을 건조하여 약으로 쓴다. 산수유는 전 세계적으로 4종이 있으며 북아메리카 동부, 아시아 동부, 유럽 남부에 분포되어 있다. 중국에는 2종이 있고 모두 약으로 쓴다.

지리분포(地理分布)_ 해발 400~1,500m에 자라고 심지어 2,100m의 숲가 및 숲속에서 자란다. 섬서, 감숙, 하남, 산서, 산동, 강소, 안휘, 강서, 절강, 호남에 분포되어 있다. 사천에서는 종을 들여와서 재배한다.

채집가공(採集加工)_ 과실이 빨간색을 띠면 성숙한 것이다. 무더기로 나눠 채집한다. 가공방법은 물로 끓인다. 빨간색 신선한 과일을 끓인 물에 10~15분간 두었다가 즉시 꺼내 냉각하여 종자를 꺼내 과육을 말리거나 불로 말리면 된다.

용법용량(用法用量)_ 6~12g을 달여서 복용한다.

약리작용(藥理作用)_ 심근수축력을 강화하고 면역기능을 높여주며 혈소판이 응집되는 것을 억제하고 외주혈관(外周血管)을 확장하며 혈압과 혈당을 낮춘다. 피로와 산소부족에 견디는 능력을 높여주고 항염, 항균작용을 한다.

성미귀경(性味歸經)_ 시고 떫으며 약간 온하다. 간경(肝經)과 신경(腎經)에 작용한다.

효능주치(效能主治)_ 간(肝)과 신(腎)을 보익(補益)한다. 신맛으로 정(精)이 새어나가는 것을 단단히 틀어막는다. 어지럼증에 귀울림을 수반하는 증상, 허리와 무릎이 시리고 아픈 증상, 소변이 저절로 나오고 소변을 자주 보는 것, 양위(陽痿) 증상과 정액이 성행위 이외에 흐르는 증상, 붕루대하(崩漏帶下), 땀을 많이 흘려서 몸이 허탈(虛脫)해지는 것, 몸속의 열기로 소갈(消渴)하는 증상에 효험이 있다.

고대명방(古代名方)

초환단(草還丹)

원양(元陽)을 더하고 원기(元氣)를 보한다. 원정(元精)을 고정하고 원신(元神)을 튼튼하게 한다. 수명을 연장하고 속사(續嗣)에 가장 좋은 약물이다. 산수유(山茱萸)를 술에 담갔다가 육질 1근을 취한다. 파고지(破故紙)를 술에 담가 불에 말린 것 반 근, 당귀(當歸) 4냥, 사향(麝香) 1전을 동시에 가루로 갈아 꿀로 오자 크기만 한 환을 제련하여 매번 81환을 취침 전에 염주(鹽酒)에 복용한다. ≪부수방(扶壽方)≫

약선양생(藥膳養生)

산수유주(山茱萸酒)

산수유(山茱萸) 40g, 65도 고량백주 500g

산수유를 깨끗이 씻은 후에 백주에 6일간 담근다. 매번 10㎖를 매일 2회 복용한다. 간(肝)과 신(腎)을 보익(補益)하고 땀을 거두어들이고 정기를 돕는다. 신허(腎虛)로 인해 허리가 시큰거리고 은근히 아프며 다리와 무릎에 힘이 없고 과로하면 더욱 심해지는

澁精縮尿止帶藥

병증, 정액이 저절로 나오는 병증, 신체가 허약하여 땀이 많이 나는 등의 증세에 효험이 있다.

산유육갱미죽(山萸肉粳米粥)

산수유육 20g, 갱미(粳米) 100g, 백설탕 20g

산수유육을 깨끗이 씻어 핵(核)을 제거하고 갱미와 함께 질그릇에 담아 죽으로 끓여 익을 때 설탕을 넣어 복용한다. 6일이 1회의 치료과정이다.

간(肝)을 보하고 신(腎)의 기능을 더한다. 삽정렴한(澁精斂汗)의 효능이 있다. 간신부족(肝腎不足), 머리가 어지럽고 눈앞이 아찔한 것, 귀가 울리고 허리가 시큰거리는 것, 정액이 저절로 나오는 병증, 소변이 저절로 나오는 병증, 몸이 허해서 나는 땀이 그치지 않는 증상, 신허대하(腎虛帶下)에 적용된다. 소변림삽(小便淋澁)의 환자는 복용을 금한다.

고대처방(古代處方)

경진췌선환(經進萃仙丸)

방선원류(方選源流)_ ≪장씨의통(張氏醫通)≫ 고삽방(固澁方)

약물조성(藥物組成)_ 산수유(山茱萸) 120g, 사원질려(沙苑蒺藜) 240g, 감실(芡實) 120g, 구기자(枸杞子) 120g, 백연심(白蓮心) 120g, 복분자(覆盆子) 60g, 금앵자(金櫻子) 60g, 토사자(菟絲子) 60g, 천속단(川續斷) 60g

포제방법(炮製方法)_ 금앵자(金櫻子)를 달여 연고로 만들고 나머지는 가루로 갈아 골고루 저어 꿀을 넣어 오자 크기만 한 환을 제련한다. 매번 9g 공복에 담염탕(淡鹽湯)으로 복용한다.

효능주치(效能主治)_ 간(肝)과 신(腎)을 보익(補益)한다. 신맛으로 정(精)이 새어나가는 것을 단단히 틀어막는다. 정액이 저절로 나오는 병증, 방노태과(房勞太過), 신기손상(腎氣傷損), 정활부금(精滑不禁), 허리와 무릎이 시리고 아픈 증상에 효험이 있다.

✚ 의가(醫家)에서 말하는 신농본초 양생법

구종석(寇宗奭)은 "산수유(山茱萸)는 오수유(吳茱萸)와 크게 다르며 치료효과도 다르다. 왜 이것들이 비슷한 이름을 가지는가에 대한 고찰은 없다"라고 했다.

이시진(李時珍)은 "≪신농본초경(神農本草經)≫에서 촉산조(蜀酸棗)를 오늘날 사람들은 육조(肉棗)라 불렀고 모두 형태에 따라 명칭을 불렀다. ≪명의별록(名醫別錄)≫에서 말하기를 산수유(山茱萸)는 한중(오늘의 섬서 한중) 산골짜기 및 랑아(산 이름, 산동에 있음), 원명(오늘의 산동 조현), 동해의 승현에서 자란다. 9~10월에 과실을 채집하여 그늘에 말린 후 비축해 둔다"라고 했다.

소송(蘇頌)은 "잎은 매실 잎과 비슷하고 가시털이 있다. 2월에 꽃이 피고 꽃은 살구꽃 같다. 4월에 맺히는 과실은 산조(酸棗)와 비슷하고 빨간색을 띤다. 5월에 과실을 채집한다"라고 했다.

도홍경(陶弘景)은 "산수유(山茱萸)는 많은 산속의 큰 나무에서 자란다. 과실이 갓 성숙되어 마르지 않았을 때 빨간색을 띠고 호퇴자(胡頹子)와 비슷하며 먹을 수 있다. 과실이 건조한 후에 껍질은 아주 얇고 반드시 핵과 함께 사용한다"라고 했다.

소송(蘇頌)은 "오늘의 해주(해남), 연주(산동 원주)에도 있다. 나무는 높이는 약 1장 남짓이고 잎은 느릅나뭇잎 같으며 꽃은 흰색을 띤다. 뇌효(雷斅)는 ≪포자론(炮炙論)≫에서 '작아소(雀兒蘇)'는 이것과 아주 흡사하지만, 핵은 팔릉(八棱)을 띠고 약으로 쓰지 않는다"라고 했다.

이시진(李時珍)은 "작아소(雀兒蘇)가 바로 호퇴자(胡頹子)이다"라고 했다.

왕호고(王好古)는 "활(滑)은 기운을 빠지게 하고 삽제(澁劑)이기에 거두어들인다. 산수유(山茱萸)는 소변량이 과다한 것을 그치게 한다. 비정기(秘精氣)의 효능이 있으며, 이것의 맛이 시고 떫은 것으로 수활(收滑)한 효능이 있다. 장중경(張仲景)의 팔미환(八味丸)에서는 산수유를 군약(君藥)으로 삼았는데, 그 약성은 이 처방에서 알 수 있다"라고 했다.

澀精縮尿止帶藥

금앵자(金櫻子)

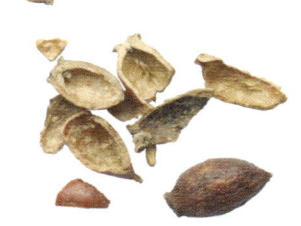

이명(異名)
금앵자(金罌子) · 산석류(山石榴)
등롱과(燈籠果) · 당자과(糖刺果)
자감람(刺橄欖) · 자리자(刺梨子) · 산계두자(山鷄頭子)

✚ ≪촉본초(蜀本草)≫
✚ 본경 문헌에 기재된 금앵자의 효능

　　　비설하리(脾泄下痢)를 치료하고, 지소변리(止小便利), 삽정기(澁精氣)의 효능이 있다. 오래 복용하면 추위에 견디고 몸이 가벼워진다. 꽃: 각종 설사, 장에 기생하는 기생충을 제거한다. 잎: 기혈(氣血)이 사독(邪毒)을 받아 옹색(壅塞)하여 통하지 않음으로써 국부적으로 일어나는 종창(腫脹)을 치료한다.

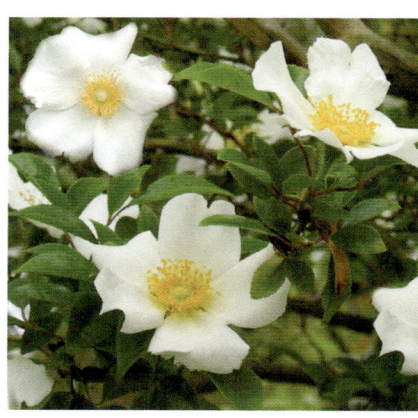
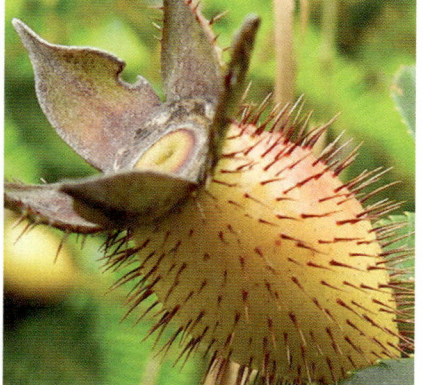

금앵자(金櫻子)

학명(學名)_ Rosa laevigata Michx.

과속(科屬)_ 장미과(薔薇科) 식물 금앵자의 성숙한 과실을 건조하여 약으로 쓴다. 금앵자는 전 세계적으로 약 198종이 있으며 유럽과 아시아 대륙, 북아메리카, 아프리카 북부의 한온대부터 아열대 지역에 분포되어 있다. 중국에는 약 81종이 있으며 약으로 약 25종이 쓰인다.

지리분포(地理分布)_ 해발 100~1,600m의 양지바른 산과 들, 밭 옆, 산골짜기 밭두렁 관목림에 분포되어 있다. 섬서, 하남, 강소, 안휘, 강서, 절강, 대만, 복건, 호남, 호북, 해남,

광동, 사천, 광서, 귀주, 운남 등지에 분포되어 있다.

채집가공(採集加工)_ 10~11월 사이에 과실이 빨갛게 익을 때 채집하여 그늘에 말린 후, 통에서 으깨어 잔털을 제거하고 다시 햇볕에 완전히 말린다.

용법용량(用法用量)_ 6~12g을 달여 복용한다.

약리작용(藥理作用)_ 병원미생물을 제거하고 아테롬성동맥경화를 예방한다.

성미귀경(性味歸經)_ 시고 달며 떫고 평하다. 신경(腎經), 방광경(膀胱經), 대장경(大腸經)에 작용한다.

효능주치(效能主治)_ 삽장지사(澀腸止瀉), 정(精)을 밖으로 새지 않도록 하고 소변이 너무 잦을 때 하초의 기운을 공고히 하여 이를 다스린다. 소변이 저절로 나오거나 소변을 자주 보는 것, 정액이 저절로 나오는 병증, 붕루대하(崩漏帶下), 오랜 설사와 이질 증세에 효험이 있다.

고대명방(古代名方)

금앵자전(金櫻子煎)
서리가 내린 후 대나무 칼자루로 금앵자를 따서 가시를 제거하고 핵을 쪼개어 물에 씻은 다음 으깨어 가마 안에 넣어 달인다. 물이 절반 될 때까지 달여 여과한 후, 계속 달여 연고로 만든다. 1일 1숟가락씩 따뜻한 술 1사발로 조절하여 복용한다. 혈액순환을 촉진하고 얼굴이 늙지 않게 하는데, 그 효능은 상세하게 서술할 수 없다. 손진인(孫眞人)의 ≪식기(食忌)≫

보혈익정(補血益精)
금앵자(가시와 씨를 제거하고 불에 쬔 것) 4냥, 축사인(縮砂仁) 2냥
모두 가루로 갈아 꿀로 오자 크기만 한 환을 만들어 매번 50환씩 공복에 타서 따뜻한 술로 복용한다. ≪기효양방(奇效良方)≫

오래된 치질이 잘 낫지 않는 증상
앵속각(식초를 넣어 볶은 것), 금앵(꽃, 잎 및 씨)을 가루로 갈아 꿀로 검자(芡子) 크기만 한 환을 제련하여 매번 50환 진피를 달인 탕에 녹여 복용한다. ≪보제방(普濟方)≫

약선양생(藥膳養生)

금앵자밀(金櫻子蜜)
금앵자 200g, 꿀 200g
금앵자를 쪼개서 핵을 제거하고 깨끗이 씻는다. 물에 2회 달여 합쳐서 맑은 액으로 거른다. 이를 묽은 고체상태가 되게 농축하여 깨끗하게 거른 꿀을 넣은 후 펄펄 끓인다.

澀精縮尿止帶藥

매번 12g씩 매일 2회 끓인 물에 타서 복용한다.

보신익수(補腎益髓), 삽장지사(澀腸止瀉)의 효능이 있고 정(精)이 밖으로 새지 않도록 한다. 소변이 너무 잦을 때 하초의 기운을 공고히 하여 이를 다스린다. 신기휴허(腎氣虧虛), 잠자는 동안에 정액이 새어나오는 것, 소변이 자주 나오고 소변이 탁하고 요도에서 고름처럼 탁한 것이 나오는 병증, 소변이 자주 나와 참지 못하는 병, 여성의 성기에서 흘러나오는 분비물, 불면, 잠잘 때에는 땀이 나다가 잠에서 깨어나면 곧 땀이 멎는 등의 증세에 효험이 있다.

금앵자돈이어(金櫻子燉鯉魚)

금앵자 30g, 잉어 250g

잉어의 비늘을 남기고 내장을 제거한 후, 금앵자와 함께 물을 넣고 끓인다. 소금, 기름을 넣어 조절하여 물고기를 먹고 탕은 복용한다.

보신익수(補腎益髓), 삽장지사(澀腸止瀉)의 효능이 있고 정(精)을 밖으로 새지 않도록 한다. 소변이 너무 잦을 때 하초의 기운을 공고히 하여 이를 다스린다. 신장이 허하여 정액이 저절로 나오는 병증에 효험이 있다.

고대처방(古代處方)

수륙이선단(水陸二仙丹)

방선원류(方選源流)_ ≪홍씨집험방(洪氏集驗方)≫ 고삽방(固澀方)

약물조성(藥物組成)_ 같은 양의 금앵자(金櫻子), 감실(芡實)

포제방법(炮製方法)_ 금앵자(金櫻子)를 연고로 달이고 감실(芡實)을 으깨어 가루로 갈아 환을 만들어 매번 9g을 매일 2회 염탕(鹽湯)으로 복용한다.

효능주치(效能主治)_ 보신삽정(補腎澀精)의 효능이 있다. 신허불섭(腎虛不攝), 정액이 저절로 나오고 혼탁한 것, 여인의 대하(帶下), 허리가 시큰거리고 힘이 없는 것에 효험이 있다.

✚ 의가(醫家)에서 말하는 신농본초 양생법

　　소송(蘇頌)은 "금남중(오늘날의 사천 남부 및 운남, 귀주 지역) 주군에 모두 이것이 있다. 강서, 검남(오늘의 사천 성도), 녕외(남령 이외)에서 나오는 품종이 가장 좋다. 들판에서 군집하고 장미와 아주 비슷하고 가시가 있다. 4월에 흰 꽃이 핀다. 여름과 가을에 결실을 맺고 열매에도 가시가 있으며 황적색을 띠고 형태는 작은 석류와 비슷하며 11~12월에 채집한다. 강남, 촉의 사람들이 달여 술로 복용한다. 말하기를 이것은 보치(補治)의 효능이 있다고 한다. 의주(宜州) 사람들이 본초에서는 이를 영실(營實)이라 한다고 말한다. 지금은 이런 설법이 바르게 고쳐졌다. 금앵자와 영실의 차이는 아주 크다"라고 했다.

이시진(李時珍)은 "금앵자는 산림에서 자란다. 꽃은 흰색을 띤다. 이것의 과실은 머리만큼 크고 형태는 석류와 비슷하지만 비교적 길다. 이것의 핵(核)은 가늘고 흰털이 있으며 영실의 핵과 비슷하지만 아주 떫다"라고 했다.

소송(蘇頌)은 "홍주(강서 남창), 창주(사천 대족)는 모두 이것의 과실을 달여 친척 친구들에게 선물한다. 집에서 복용할 때 달인 것과 계두실(즉 감실)가루로 만든 약환으로 복용한다. 수륙단(水陸丹)이라 부르고 익기보진(益氣補眞)에 가장 좋다"라고 했다.

당신미(唐愼微)는 "심존중(沈存中)의 ≪몽계필담(夢溪筆談)≫에서 말하기를 금앵자(金櫻子)는 정액이 저절로 나오는 병증, 조설(早泄)을 치료하는데 이것의 따뜻하고 떫은 약성을 취한 것이다. 백성들은 이것이 빨갛게 익을 때 여과하여 즙액을 취하고 연고로 달인다. 맛은 달아고 떫은맛도 사라지지만 원래의 효능도 잃게 된다. 이것은 잘못된 방법이다. 정확한 방법은 절반 황색인 금앵자를 취해 햇볕에 말린 후 으깨어 가루로 만든다"라고 했다.

구종석(寇宗奭)은 "9~10월경 서리가 내린 후 성숙될 때 채집하여야지 그렇지 않으면 복용한 후에 설사를 초래하게 된다"라고 했다.

주진형(朱震亨)은 "인체의 경락통로는 원활하면 평화롭다. 하지만 이 도리를 모르는 사람은 이것의 삽성(澀性)이 통쾌하다고 여겨 금앵자를 탕으로 달여 복용한다. 이 방법은 체내 음양실조를 초래하기에 바람직하지 못하다"라고 했다.

이시진(李時珍)은 "신체에 병이 없는 상황에서 금앵자를 복용하는데 통증을 없애기 위해 금앵자를 복용하면 안 된다. 만일 정기불고(精氣不固)의 사람이 이를 복용한다면 어떤 과실이 있겠는가?"라고 했다.

한보승(韓保升)은 "도처에 금앵자가 있다. 꽃은 흰색을 띤다. 씨의 형태는 온곽(轀槨)과 비슷하고 작으며 노란색을 띠고 가시가 있다. 방술지사(方術之士)는 흔히 이를 사용한다"라고 했다.

澀精縮尿止帶藥

복분자(覆盆子)

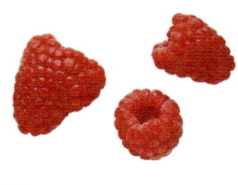

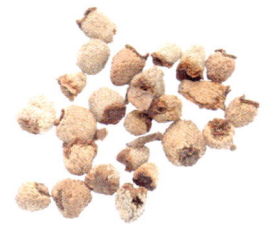

이명(異名)
복분(覆盆)·소탁반(小託盤)·우내자(牛奶子)

✚ 《명의별록(名醫別錄)》 상품(上品)
✚ 본경 문헌에 기재된 복분자의 효능

　　　　　기에 이롭고 몸을 가볍게 한다. 영발불백(令發不白), 보허속절(補虛續絶)의 효능이 있다. 음을 강하게 하고 양을 튼튼하게 한다. 피부를 윤택하게 하고 오장을 조화시켜 편안하게 한다. 온중익력(溫中益力)의 효능이 있다. 노손풍허(癆損風虛), 보간명목(補肝明目)의 효능이 있다. 여자가 먹으면 자식이 생긴다. 먹으면 얼굴색이 좋아진다. 즙을 짜서 머리카락에 바르면 세지 않는다. 신장에 이롭다.

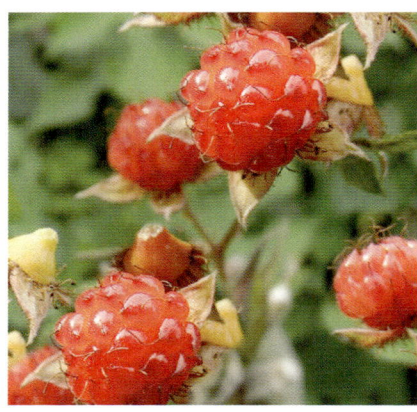

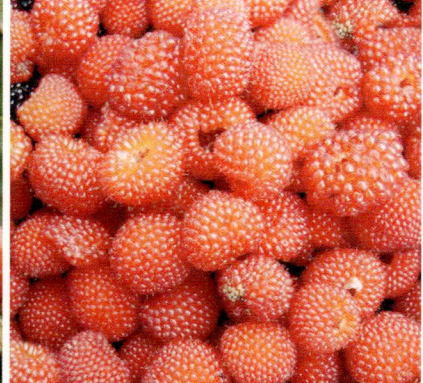

화동복분자(華東覆盆子)

학명(學名)_ Rubus chingii Hu.

과속(科屬)_ 장미과(薔薇科) 식물 화동복분자의 과실을 건조하여 약으로 쓴다. 복분자는 전 세계적으로 약 690여 종이 있으며 북반구 온대 지역에 분포되어 있다. 중국에는 약 190종이 있고 약으로 약 46종이 쓰인다.

지리분포(地理分布)_ 낮은 해발부터 중부 해발 지역에서 자라고 산비탈, 길 옆 양지바른 곳 혹은 음지의 관목림에서 흔히 볼 수 있다. 안휘, 강소, 복건, 절강, 강서, 광서 등지에 분포되어 있다.

채집가공(採集加工)_ 6~8월에 과실은 이미 가득차서 녹색이고 성숙되지 않을 때 채집한다. 딴 과실의 뿌리와 잎을 깨끗하게 가려내어 끓는 물에 1~2분간 담근 후에 꺼내 햇볕에 말린다.

용법용량(用法用量)_ 6~12g을 달여 복용한다.

약리작용(藥理作用)_ 항균작용이 있으며 에스트로겐 호르몬 작용을 한다.

성미귀경(性味歸經)_ 달고 시며 온하다. 신경(腎經)과 방광경(膀胱經)에 작용한다.

효능주치(效能主治)_ 신장에 이롭고 정(精)을 밖으로 새지 않도록 하며 소변이 너무 잦을 때 하초의 기운을 공고히 하여 이를 다스린다. 소변이 빈번한 증세, 신이 허하여 소변이 저절로 나오는 병증, 양위조설(陽痿早泄), 정액이 저절로 나오는 병증에 효험이 있다.

고대명방(古代名方)

양사불기(陽事不起)
복분자를 술에 담가 불로 쬔 후에 가루로 간다. 매일 아침 술에 타서 3전을 복용한다. ≪간편방(簡便方)≫

아동점안(牙疼點眼)
복분자의 여린 잎을 으깨어 눈초리에 3~4회 떨어뜨리면 벌레가 있으면 눈물을 따라 덩어리가 배출된다. 새로운 잎이 없고 마른 것은 즙으로 달여도 된다. 즉 대맥매(大麥莓)이다. ≪적현방(摘玄方)≫

염창궤란(臁瘡潰爛)
복분자를 가루로 만들어 꽈리 물로 씻은 후, 1일 1회 치료될 때까지 쥔다. ≪직지방(直指方)≫

약선양생(藥膳養生)

복분자돈우육(覆盆子燉牛肉)
복분자 30g, 소고기 양지 1,000g, 각종 조미료, 식염 조금
소고기를 썰고 준비된 재료를 모두 가마 안에 넣는다. 물을 넣어 천천히 고기를 끓여 수시로 고기를 먹고 탕을 마신다.
허를 보하고 정(精)을 밖으로 새지 않도록 한다. 소변이 너무 잦을 때 하초의 기운을 공고히 하여 이를 다스린다. 신허로 음경(陰莖)이 발기되지 않거나 발기는 되지만 단단하지 않은 것, 소변청장(小便清長), 정액이 저절로 나오는 병증 혹은 부녀의 백대가 탁하고 양이 많은 것, 신체가 피곤하고 허리가 시큰거리는 증세에 효험이 있다.

澁精縮尿止帶藥

삼자주(三子酒)

복분자, 저실자(楮實子), 뽕나무 열매 각 30g, 소흥황주(紹興黃酒) 적당량

위 약재를 가루로 거친 가루로 갈아 소흥황주(紹興黃酒)에 3일간 담근 후에 매번 작은 그릇에 따뜻하게 1회씩 복용하면 더욱 좋다.

자궁 발육이 좋지 않고 산후에 신체가 허하고 젖이 적은 사람에게 효험이 있다.

복분자엽(覆盆子葉)

약간 시고 짜며 평하고 독이 없다. 즙을 취해 눈에 떨어뜨리면 피부가 붉게 되는 것을 제거하고 벌레가 가는 실처럼 나온다.

눈을 밝게 하고 눈물을 멎게 한다. 습기(濕氣)를 거두어들인다.

고대처방(古代處方)

오자연종환(五子衍宗丸)

방선원류(方選源流)_ ≪증치준승(證治準繩)≫ 보익방(補益方)

약물조성(藥物組成)_ 복분자 120g, 토사자(菟絲子) 240g, 구기자(枸杞子) 240g, 오미자(五味子) 30g, 차전자(車前子) 60g

포제방법(炮製方法)_ 상술한 약을 가루로 갈아 꿀로 환을 제련한다. 매번 6~9g, 매일 2~3회 끓인 물이나 담염탕(淡鹽湯)으로 복용한다. 또한 탕제(湯劑)로 만들어 불에 달여 복용한다. 용량은 짐작하여 덜어낸다.

효능주치(效能主治)_ 신장에 이롭고 양을 따뜻하게 한다. 보정첨수(補精添髓), 종사연종(種嗣衍宗)의 효능이 있다. 신장이 허하여 정액이 저절로 나오는 병증, 양위조설(陽痿早泄), 소변임력부진(小便淋瀝不盡), 불임, 폐경, 대하희박(帶下稀薄), 요슬산연(腰膝酸軟), 나이는 많지 않으나 머리카락과 수염이 회백색으로 변하는 증상, 소변이 빈번한 증세, 설담백(舌淡白), 태박(苔薄), 맥침세연(脈沈細軟) 증세에 효험이 있다.

✚ 의가(醫家)에서 말하는 신농본초 양생법

이시진(李時珍)은 "남방에는 복분이 아주 많고 현구는 나무에서 자라며 복분은 덩굴에서 자라며 자(子)의 형태는 비록 비슷하지만 복분은 검붉은색이고 현구는 선홍색으로 효능도 다르다. 현재는 이렇게 규정하였다"라고 했다.

이시진(李時珍)은 "복분자(覆盆子), 봉(蓬)의 효능은 대체로 비슷하다. 비록 2가지는 모두 약물이지만, 사실은 1종류의 2가지 품종이다. 1종은 일찍 익고 다른 1종은 늦게 익는다. 함께 사용하여도 무방하다. 모두 보익(補益)하고 상심(桑椹)과 비슷한 효능을 가진다. 만일 수매(樹莓)라면 혼합하여 채용하지 않는다"라고 했다.

소송(蘇頌)은 "최원량(崔元亮)의 ≪해상집험방(海上集驗方)≫에서 말하기를, 눈이 침침하고 시력이 약하고 눈물이 끊임없이 흐르고 녹내장, 유행목암(流行目暗) 등의 병에는 서국초(西國草), 또한 필릉가(畢楞伽)라고도 한다. 복분자(覆盆子)를 햇볕에서 말린 후에 으깨어 가루로 갈아 얇은 천으로 싸서 다시 남자아기에게 먹이는 젖에 담근다. 약 2시간이 지난 후 취하여 눈에 떨구고 즉시 반듯이 누워 며칠이 지나면 물체가 뚜렷하게 보인다. 하지만 술, 밀가루, 기름은 금한다"라고 했다.

이시진(李時珍)은 "홍매(洪邁)가 ≪이견지(夷堅志)≫에서 말하기를, 담주(오늘의 호남성 장사시) 조태위(趙太尉)의 모친이 난현감안(爛弦宿眼)에 걸린 지 10여 년이 되었다. 하루는 한 노인이 눈에 벌레가 들어 있으니 제거해 주겠다고 했다. 모친은 산에서 초만엽(草蔓葉)을 취해 씹어 즙을 죽통에 넣고 검은 천으로 눈을 동여매고 즙을 눈꺼풀에 떨구었더니 얼마 지나지 않아 벌레가 나왔다. 며칠 후 눈꺼풀이 말랐고 다시 이 방법으로 눈꺼풀에 떨구었더니 또 10마리의 벌레가 나오면서 완치되었다. 그 후부터 이 방법으로 눈병을 치료하는데 매우 영험하였다. 이것이 바로 복분자 잎이며 눈병을 치료하는 묘약이다"라고 했다.

澁精縮尿止帶藥

감실(芡實)

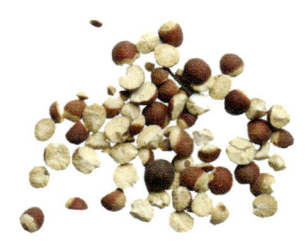

이명(異名)
계두미(鷄頭米)·자연봉실(刺蓮逢實)
계두과(鷄頭果)·소황(蘇黃)·계두포(鷄頭包)

✚ ≪신농본초경(神農本草經)≫ 상품(上品)
✚ 본경 문헌에 기재된 감실의 효능

　　　　　　습비(濕痹), 요척(腰脊)과 무릎이 아픈 것을 주로 치료한다. 비위(脾胃)를 보(補)하고 갑자기 생긴 병을 없애며 정기(精氣)에 이롭고 의지를 강하게 하며 눈과 귀가 밝아지게 한다. 오래 복용하면 몸이 가벼워지고 기아를 없게 하고 노화를 방지한다. 개위조기(開胃助氣)의 효능이 있다. 갈증을 멎게 하고 신장에 이롭다. 소변이 자주 나와 참지 못하는 병, 정액이 저절로 나오는 병증, 백탁이 있으면서 대하가 있는 것을 치료한다.

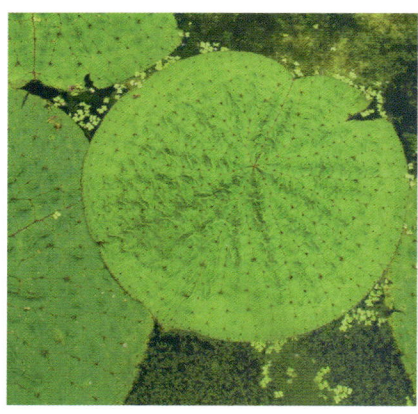
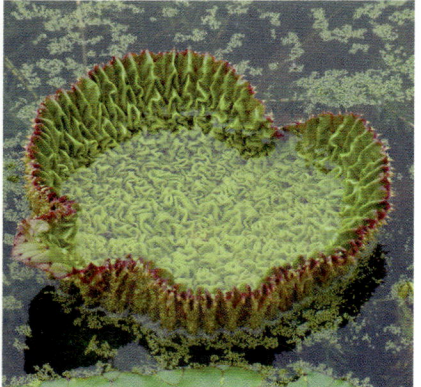

감(芡)

학명(學名)_ Euryale ferox Salisb.

과속(科屬)_ 수련과(睡蓮科) 식물 감의 성숙한 종인(種仁)을 건조하여 약으로 쓴다. 검은 전 세계적으로 다만 1종이 있으며 약으로 쓸 수 있다. 중국, 한반도, 일본, 인도와 러시아에 분포되어 있다.

지리분포(地理分布)_ 호수, 못 및 논에서 자란다. 화북, 동남, 화동, 화중 및 서남 지역에 분포되어 있다.

채집가공(採集加工)_ 9~10월 사이에 무더기로 나누어 채집한다. 먼저 낫으로 잎을 벤 후, 과실을 수확한다. 동시에 죽두(竹筬)로 건져 저절로 수면에 종자를 뿌린다. 과실을 채집해 방망이로 가시가 있는 껍질을 두드려 종자를 취한 후에 씻어 햇볕에 말린다. 혹은 풀로 10일 정도 덮은 후, 열매껍질이 부스러지면 종자를 일궈서 씻어낸다. 가종피(假種皮)를 제거해 가마에 넣고 약한 불로 볶은 큰 것과 작은 것을 나눠 비벼서 제거하거나 분쇄기로 껍질을 제거해 깨끗이 종자를 가려내고 불순물을 제거하면 된다.

용법용량(用法用量)_ 9~15g을 달여 복용한다.

약리작용(藥理作用)_ 수렴작용이 있다.

성미귀경(性味歸經)_ 달고 떫으며 평하다. 폐경(肺經)과 신경(腎經)에 작용한다.

효능주치(效能主治)_ 신장에 이롭고 정(精)을 밖으로 새지 않도록 한다. 습(濕)을 제거하고 대하(帶下)를 그치게 한다. 비(脾)를 보하여 설사를 멈춘다. 잠자는 동안에 정액이 새어나오는 것, 비위가 허약하여 생긴 만성 설사, 소변이 저절로 나오는 병증, 소변을 자주 보는 것, 소변이 혼탁한 것, 여성의 성기에서 분비물이 흐르는 증세에 효험이 있다.

고대명방(古代名方)

소변이 혼탁한 것
감실분(芡實粉), 백복령분(白茯苓粉), 화황랍(化黃蠟)을 꿀로 오자 크기만 한 환을 제련하여 매번 100환을 염탕으로 복용한다. ≪적현방(摘玄方)≫

사정환(四精丸)
생각과 걱정이 있고 색욕과도(色欲過度), 심기(心氣) 손상, 소변을 자주 보는 것, 정액이 저절로 나오는 병증에 쓰인다. 추석(秋石), 백복령(白茯苓), 감실(芡實), 연자(蓮子) 각 2냥을 가루로 간다. 찐 대추를 넣어 오자 크기만 한 환을 제련하여 매번 30환을 공복에 염탕(鹽湯)으로 복용한다. ≪영류방(永類方)≫

계두죽(鷄頭粥) (정기(精氣)에 이롭고 의지를 강하게 하며 눈과 귀에 이롭다)
계두실(鷄頭實) 3합을 끓여 익힌 후에 껍질을 벗기고 갱미(粳米) 1합과 죽으로 끓여 매번 공복에 복용한다. ≪경험후방(經驗後方)≫

약선양생(藥膳養生)

감실팔진고(芡實八珍糕)
감실(芡實), 산약(山藥), 복령(茯苓), 백출(白朮), 연육(蓮肉), 의이인(薏苡仁), 편두(扁豆) 각 30g, 인삼(人蔘) 15g, 쌀가루 600g
모든 약을 가루로 갈아 쌀가루와 골고루 혼합해 쪄서 익힌다. 매번 6g을 끓인 물에 넣

澀精縮尿止帶藥

고 설탕을 넣어 매일 3회 복용한다.

비장을 튼튼하게 하고 설사를 멈추며 습기를 제거한다. 비허불운(脾虚不運), 오랫동안 설사하는 것이 멈추지 않는 증상, 식사량이 적고 기운이 없는 증상, 몸이 마르고 여위는 등의 증세에 효험이 있다.

감실금앵나미죽(芡實金櫻糯米粥)

감실(芡實) 30g, 갱미(粳米) 100g, 금앵자(金櫻子) 20g, 백설탕 20g

금앵자의 핵(核)을 제거하고 감실(芡實)과 함께 질그릇에 넣어 달인다. 찌꺼기를 제거한 즙에 쌀을 넣고 죽을 써서 익으면 백설탕을 넣는다.

신장을 보하고 정(精)이 밖으로 새지 않도록 한다. 비장을 튼튼히 하고 설사를 멈춘다. 신장이 허하여 정액이 저절로 나오는 병증, 백대가 과다하게 나오는 것, 소변이 저절로 나오는 병증, 비(脾)가 허하여 설사를 하는 증상 등의 증세에 효험이 있다.

고대처방(古代處方)

옥쇄단(玉鎖丹)

방선원류(方選源流)_ 《양씨가장방(楊氏家藏方)》 고삽방(固澀方)

약물조성(藥物組成)_ 감실(芡實) 30g, 용골(龍骨) 30g, 연화예말(蓮花蕊末) 30g, 오매육(烏梅肉) 30g

포제방법(炮製方法)_ 모두 가루로 갈아 산약호(山藥糊)로 환을 만들어 매번 9g을 공복에 따뜻한 술이나 담염탕에 타서 복용한다.

효능주치(效能主治)_ 보비고신(補脾固腎), 삽정지유(澀精止遺)의 효능이 있다. 비신기허(脾腎氣虚), 몽유로 정액이 저절로 나오는 병증, 비(脾)가 허하여 호흡이 짧고 빠르며 계속 이어지지 않고 사지가 무력하고 기운이 없는 것에 효험이 있다.

✚ 의가(醫家)에서 말하는 신농본초 양생법

이시진(李時珍)은 "검경(芡莖)은 3월경에 잎이 자라고 잎은 수면에 착 달라붙으며 연꽃잎보다 크고 주름무늬는 수레바퀴 같다. 축뉵(蹙衄)은 샘과 같고 정면은 청색이고 뒷면은 자색을 띤다. 잎과 줄기에는 모두 가시가 있다. 이것의 줄기는 길면 1장 남짓하고 중간에는 구멍과 사(絲)가 있다. 여릴 때 껍질을 벗겨 먹을 수 있다. 5~6월경 자색꽃이 피면 햇볕을 향해 우거지고 표면에는 청자(靑刺)가 있어 마치 고슴도치와 밤의 형태와 비슷하다. 꽃은 꽃봉오리의 위에 피고 닭부리와 고슴도치부리 같다. 벗기면 얼룩얼룩한 무늬의 연한 과육 안에 씨가 있고 주렁주렁 구슬과 같다. 껍질 안에는 백미가 있고 형태는 물고기 눈과 흡사하다.

늦가을 못가에서 농촌사람들은 대량으로 채집하여 으깬 후에 검자(芡子)를 넣어 곡식창고에 저장하여 이듬해 흉년을 대비한다. 이것의 뿌리 형태는 3릉(三稜)과 비슷하고 끓여서 익혀 먹으면 고구마와 비슷하다"라고 했다.

맹선(孟詵)은 "무릇 쪄서 익으면 햇볕에 말려 과인(果仁)을 취해서 봄에 가루를 취하여 사용한다"라고 했다.

이시진(李時珍)은 "새로운 것을 끓여 익혀 먹으면 더욱 좋다. 삽정약(澁精藥)에 넣어도 되고 껍질째 사용하여도 된다. 류기(劉岐)의 ≪가일기(暇日記)≫에서 말하기를, 감실(芡實) 1두를 방풍 4냥으로 달인 탕에 담그면 장기간 변하지 않는다"라고 했다.

도홍경(陶弘景)은 "아이가 많이 먹으면 생장발육에 영향을 준다"라고 했다.

맹선(孟詵)은 "생것을 과량으로 먹으면 동풍냉기(動風冷氣)를 초래한다"라고 했다.

구종석(寇宗奭)은 "많이 먹으면 비장과 위에 좋지 않으며 소화하기 어렵다"라고 했다.

도홍경(陶弘景)은 "선방(仙方)에서 이를 취하여 연실(蓮實)과 함께 떡을 만들어 먹으면 좋은 점이 능(菱)을 초과한다"라고 했다.

소송(蘇頌)은 "이것의 과실과 안의 씨를 취하면 으깨어 햇볕에 말리고 다시 으깨어 체로 친다. 금앵자(金櫻子)를 달여 환을 제련하면 보하익인(補下益人)의 효능이 있어 수륙단(水陸丹)이라 한다"라고 했다.

이시진(李時珍)은 "손승(孫升)의 ≪담포(談圃)≫에서 말하기를 검(芡)은 원래 사람에게 이롭지 않고 속칭 수류황(水流黃)이라 했는데 이는 왜인가? 대체로 그것은 감실(芡實)을 먹으면 반드시 천천히 씹고 입은 부단히 움직여야 하기 때문이다. 감실(芡實)의 맛은 달고 평하며 살찌고 기름지지 않다. 이것을 먹으면 체화액(體華液)이 유통되고 온몸에 운반된다. 자양유윤(滋養濡潤)의 효능이 있는데 이 효능은 유석(乳石)을 초과한다"라고 했다.

澁精縮尿止帶藥

계관화(鷄冠花)

이명(異名)
계관(鷄冠)
계계화(鷄髻花) · 계공화(鷄公花)

✚ 송(宋) · ≪가우본초嘉祐本草≫
✚ 본경 문헌에 기재된 계관화의 효능

치루하혈(痔漏下血), 곱과 피고름이 섞인 대변을 보는 이질, 갑자기 음도(陰道)에서 대량의 출혈이 있는 것, 음도(陰道)에서 붉은색과 흰색이 섞인 점액이 계속 흘러나오는 것을 적백으로 나눠 사용한다.

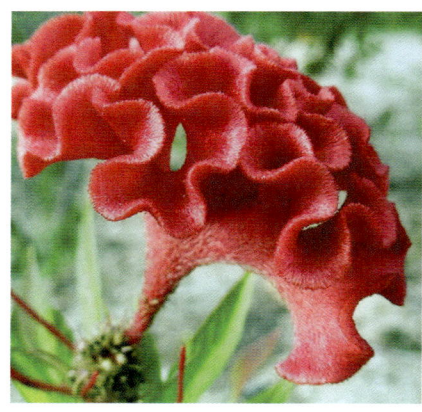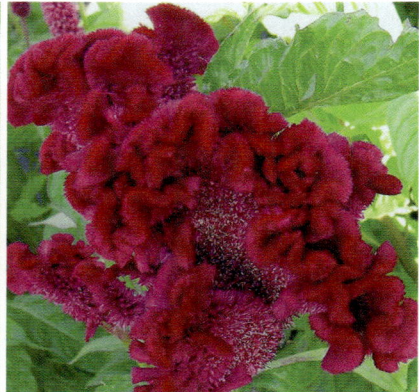

계관화(鷄冠花)

학명(學名)_ Celosia cristata L.

과속(科屬)_ 현과(莧科) 식물 계관화의 화서(花序)를 건조하여 약으로 쓴다. 청상(靑葙)은 전 세계적으로 약 59종이 있으며 아시아, 아메리카, 아프리카의 아열대와 온대 지역에 분포되어 있다. 중국에는 약 3종이 있고 약으로 약 3종이 쓰인다.

지리분포(地理分布)_ 주로 천진, 북경, 하북, 산동, 강소, 상해, 호북, 하남, 요녕 등지에서 자란다. 대부분 재배되고 야생인 것도 있다. 전국 대부분 지역에서 모두 자란다.

채집가공(採集加工)_ 8~9월에 채집한다. 화서의 일부 줄기를 베어버린 후 작은 묶음으로 묶거나 그늘에 말린 후에 줄기를 베어버리면 된다.

용법용량(用法用量)_ 6~12g을 달여 복용한다.

약리작용(藥理作用)_ 음도적충(陰道滴蟲)을 제거하고 분만을 촉진한다.

성미귀경(性味歸經)_ 달고 떫으며 서늘하다. 간경(肝經)과 대장경(大腸經)에 작용한다.

효능주치(效能主治)_ 수렴지혈(收斂止血)의 효능이 있고 설사를 멈추며 대하(帶下)를 그치게 한다. 위(胃)에서 혈액을 토하는 것, 여성의 음부(陰部)에서 자궁출혈로 인해 피가 나오는 병증, 변에 피가 섞여 나오는 증상, 잠잘 때에는 땀이 나다가 잠에서 깨어나면 곧 땀이 멎는 것, 성숙된 여자의 생식기로부터 병적으로 빛이 벌건 피 같은 분비물이 흐르는데 음도(陰道)에서 항상 흰색의 끈끈한 액이 끈처럼 끊임없이 흘러나오는 것, 치질로 인한 출혈, 오래된 치질이 잘 낫지 않는 증상에 효험이 있다.

고대명방(古代名方)

토혈(吐血)이 그치지 않는 병증
백계관화(白鷄冠花)에 식초를 넣어 7회 끓인 후에 취하여 가루로 간다. 매번 2전을 뜨거운 술에 타서 복용한다. 《경험방(經驗方)》

하혈탈항(下血脫肛)
1. 백계관화(白鷄冠花), 방풍(防風)을 같은 양의 가루로 갈아 오자 크기만 한 환을 제련하여 매번 70환을 공복에 미음에 타서 복용한다.
2. 볶은 백계관꽃, 종려회(棕櫚灰), 강활(羌活) 각 1냥을 가루로 갈아 매번 2전을 미음에 타서 복용한다. 《영류검방(永類鈐方)》

월경이 그치지 않는 병증
홍계관화(紅鷄冠花) 가장 좋은 것을 햇볕에 말려 가루로 간다. 매번 2전씩 공복에 술로 타서 복용한다. 물고기와 돼지고기를 금한다. 《손씨집효방(孫氏集效方)》

오치항종(五痔肛腫), 오랫동안 낫지 않아 누창(瘻瘡)으로 됨
계관화, 봉안초(鳳眼草) 각 1냥에 물 2사발을 넣어 달인 탕으로 자주 씻는다. 《위생보감(衛生寶鑒)》

대변에 피가 많이 섞여 나오는 증상
계관화, 참죽나무뿌리[椿樹根], 백피(白皮)를 같은 양의 가루로 갈아 꿀로 오자 크기만 한 환을 만든다. 매번 30환을 황기탕(黃芪湯)으로 1일 2회 복용한다. 《성제총록(聖濟總錄)》

백대사림(白帶沙淋, 음도(陰道)에서 항상 흰색의 끈끈한 액이 끈처럼 끊임없이 흘러나오는 것)
백계관화(白鷄冠花), 고호로(苦壺蘆)를 같은 양으로 약성이 남을 정도로 굽고 공복에 화주(火酒)로 복용한다. 《적현방(摘玄方)》

대변을 본 후 하혈함
볶은 백계관화(白鷄冠花)와 씨를 달여 복용한다. 《성혜방(聖惠方)》

澀精縮尿止帶藥

임부백대(妊婦白帶, 음도(陰道)에서 항상 흰색의 끈끈한 액이 끈처럼 끊임없이 흘러나오는 것)

백계관화를 햇볕에 말린 후에 가루로 갈아 매일 아침 공복에 술에 타서 3전을 복용한다. 음도(陰道)에서 담홍색의 피 같은 점액이 멈추지 않고 계속 조금씩 나오는 것에는 홍계관꽃을 쓴다. ≪손씨집효방(孫氏集效方)≫

백대하리(白帶下痢, 음도(陰道)에서 항상 흰색의 끈끈한 액이 끈처럼 끊임없이 흘러나오는 것, 대변이 묽은 것)

계관화를 술로 달여 복용한다. 홍리(紅痢)에는 홍계관화를 쓰고 백리(白痢)에는 백계관화를 쓴다. ≪집간방(集簡方)≫

약선양생(藥膳養生)

계관화저폐탕(鷄冠花豬肺湯)

신선한 백계관화 20g, 돼지폐 1개

돼지폐를 깨끗이 씻어 덩어리로 잘라 계관화와 함께 물을 넣고 1시간 찐다. 양을 짐작하여 1일 2회 복용한다.

폐를 보하고 기침을 멎게 한다. 혈을 식히고 수렴지혈(收斂止血)의 효능이 있다. 폐허(肺虛)해서 오래된 기침, 기관지 또는 폐의 혈관이 터져서 피를 토하는 등의 증세에 효험이 있다.

계관화계단탕(鷄冠花鷄蛋湯)

홍계관화 30g, 계란 3개

홍계관화와 계란에 물 2사발을 넣고 끓인다. 계란이 익은 후 껍질을 까고 가마에 다시 넣어 물 1사발이 될 때까지 끓인다. 달걀은 먹고 탕은 복용한다. 1일 1회, 연속 3회 복용한다.

혈을 식히고 폐를 보하며 기침을 멎게 한다. 수렴지혈(收斂止血)의 효능이 있다. 코피가 나는 증상, 치창(痔瘡)으로 인해서 출혈(出血)이 있는 병증, 기침을 할 때 피가 나는 증상, 월경량이 지나치게 많은 병증 등의 혈증(血症)에 효험이 있다.

고대처방(古代處方)

천금지대환(千金止帶丸)

방선원류(方選源流)_ ≪천금요방(千金要方)≫ 고삽방(固澁方)

약물조성(藥物組成)_ 계관화 300g, 인삼(人蔘) 36g, 향부(香附), 춘근피(椿根皮) 각 250g, 당귀(當歸), 천궁(川芎) 각 150g, 백작(白芍), 두충(杜仲), 백출(白朮), 보골지(補骨脂), 천단

(川斷), 목향(木香), 사인(砂仁), 하모려(煆牡蠣), 연호색(延胡索), 소회향(小茴香) 각 75g, 청대(靑黛) 30g

포제방법(炮製方法)_ 가루로 갈아 꿀로 환을 제련하여 매번 6~9g, 매일 2회 복용한다.

효능주치(效能主治)_ 비신(脾腎)을 보하고 기혈(氣血)을 보한다. 화습탁(化濕濁), 음도(陰道)에서 항상 흰색의 끈끈한 액이 끈처럼 끊임없이 흘러나오는 것을 멈춘다. 부녀의 음도(陰道)에서 항상 흰색의 끈끈한 액이 끈처럼 끊임없이 흘러나오는 것, 허리가 시큰거리고 힘이 없는 것, 손발에 힘이 없어 움직이기 싫어하는 병증, 정신부진(精神不振)에 효험이 있다.

✚ 의가(醫家)에서 말하는 신농본초 양생법

　　이시진(李時珍)은 "계관은 곳곳마다 있으며 3월에 싹이 자라난다. 여름철 5치나 되게 자라고 낮은 것은 몇 촌밖에 안 된다. 이것의 잎은 부드럽고 청색을 띠며 현채(莧菜)와 흡사하지만 비교적 좁다. 나뭇가지에 빨간색 맥락(脈絡)이 자라고 줄기는 빨간색을 띤다. 어떤 것은 둥글고 어떤 것은 납작하며 줄기에는 힘줄이 나 있다. 6~7월에 가지 사이에 꽃이 피고 빨간색, 노란색, 흰색 3가지 색깔이 있다. 이것의 이삭은 둥글고 길고도 뾰족하다. 이삭은 청상(靑箱)의 이삭과 아주 흡사하고 납작하고 구부려졌으며 수탉의 관과 아주 비슷하다. 그 꽃은 크기가 1자 남짓하고 층층이 구부려져 있으며 아름답다. 자(子)는 이삭에 있고 검은색을 띠며 작고도 매끄럽고 비름의 과실과 비슷하다. 이것의 이삭은 비맥(秕麥) 형태와 비슷하고 꽃이 피는 시간이 길며 서리가 내린 후에야 시든다"라고 했다.

澁精縮尿止帶藥

춘피(椿皮)

이명(異名)
저백피(樗白皮)·저피(樗皮)
취춘피(臭椿皮)·고춘(苦椿)

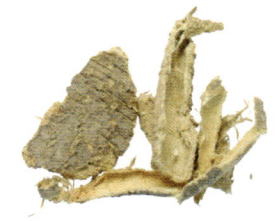

✚ ≪당본초(唐本草)≫
✚ 본경 문헌에 기재된 춘피의 효능

배 속에 충이 생겨 발생하는 감병(疳病)으로 입과 코에 발생한 병증을 제거한다. 회충개(蛔蟲疥)를 죽인다. 독충(毒蟲)의 독(毒)으로 인해 대변으로 피를 쏟는 병증 및 오랫동안 낫지 않는 적백리(赤白痢), 습기하리(濕氣下痢), 정활몽유(精滑夢遺), 조하습(燥下濕)을 치료한다. 폐와 위에 오랫동안 쌓인 담(痰)을 제거한다.

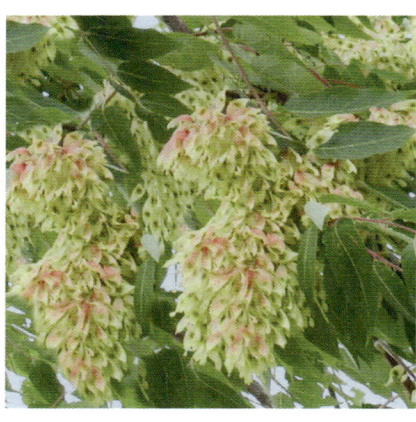
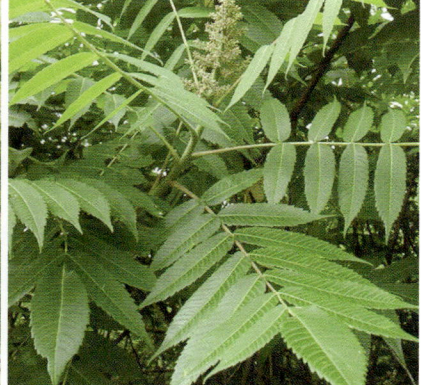

취춘(臭椿)

학명(學名)_ Ailanthus altissima (Mill.) Swingle

과속(科屬)_ 고목과(苦木科) 식물 취춘의 건조한 근피(根皮) 혹은 건피(乾皮)를 약으로 쓴다. 취춘(臭椿)은 전 세계적으로 약 10종이 있으며 세계 각지에 분포되어 있다. 중국에는 약 5종이 있으며 약으로 1종이 쓰인다.

지리분포(地理分布)_ 강소, 절강, 하북, 호북 및 천진, 북경, 절강, 하북에 많다. 섬서, 복건, 산서에서도 자란다. 이외에도 광동, 섬서, 복건, 산서에서도 생산된다.

채집가공(採集加工)_ 봄, 여름철 뿌리 부위를 채집하여 거친 껍질과 그중의 목심(木心)을 제거하고 사(絲)를 베어버린 후 햇볕에 말린다.

용법용량(用法用量)_ 6~9g을 달여 복용한다.

약리작용(藥理作用)_ 종양을 제거하고 진균을 막아준다.

성미귀경(性味歸經)_ 쓰고 떫으며 차다. 대장경(大腸經), 위경(胃經), 간경(肝經)에 작용한다.

효능주치(效能主治)_ 청열조습(淸熱燥濕), 수삽지대(收澁止帶), 지혈, 지사(止瀉)의 효능이 있다. 잠잘 때에는 땀이 나다가 잠에서 깨어나면 곧 땀이 멎는 것, 성숙한 여자의 생식기로부터 병적으로 빛이 벌건 피 같은 분비물이 흐르는데 음도(陰道)에서 항상 흰색의 끈끈한 액이 끈처럼 끊임없이 흘러나오는 것, 오랜 설사와 이질, 습열로 인한 이질, 변에 피가 섞여 나오는 증상, 월경주기와 무관하게 불규칙적인 질 출혈이 일어나는 병증에 효험이 있다.

고대명방(古代名方)

장년하혈(長年下血)

저근(樗根) 3전에 물 1사발을 넣고 70% 달인 후, 다시 반 사발 술을 넣어 환으로 만들어 복용하면 된다. 허약한 환자는 인삼을 같은 양으로 넣는다. ≪인존방(仁存方)≫

소아감질(小兒疳疾, 소아가 비위(脾胃)의 기능 이상으로 몸이 야위는 병증)

춘백피(椿白皮)를 햇볕에 말린 후에 2냥을 취해 가루로 간다. 좁쌀을 깨끗이 씻어 갈아 농즙을 만들어 오자 크기만 한 환을 만든다. 10세인 어린아이는 3~4환을 미음에 타서 복용한다. 다른 연령의 어린아이는 양을 짐작하여 가감한다. 그 다음에 약 1환을 죽통에 넣어 환자의 코에 불어넣는다. 이렇게 3회 하면 치유된다.

여인백대(女人白帶, 여인 음도(陰道)에서 항상 흰색의 끈끈한 액이 끈처럼 끊임없이 흘러나오는 것)

춘근백피(椿根白皮), 활석(滑石)을 같은 양의 가루로 갈아 죽을 넣어 오자 크기만 한 환을 만들어 매번 100환을 공복에 끓인 물로 복용한다.

하리청혈(下利淸血), 복중자통(腹中刺痛, 배가 찌르듯이 아픈 것)

춘근백피(椿根白皮)를 씻어 거친 껍질을 제거하고 햇볕에 말려 가루로 갈아 식초로 걸게 하여 오자 크기만 한 환을 만든다. 매번 공복에 30~40환을 미음으로 복용한다. 또 다른 방법으로는 창출(蒼朮), 지각(枳殼)의 양을 절반으로 줄여서 넣는다. ≪경험방(經驗方)≫

휴식리질(休息痢疾, 낮밤을 가리지 않고 성취(腥臭)가 나는 것, 복부 경련통증)

춘근백피, 가려륵(訶黎勒) 각 반 냥, 모정향(母丁香) 30개를 가루로 만들어 식초를 넣어 걸게 한 후에 오자 크기만 한 환을 만들어 매번 50환을 미음으로 복용한다. ≪비위론(脾胃論)≫

澁精縮尿止帶藥

장독하혈(髒毒下血)

온백환(溫白丸): 춘근백피의 거친 껍질을 제거하고 술에 담갔다가 햇칠에 말려 가루로 간다. 조육(棗肉)으로 조절하여 오자 크기만 한 환을 만들어 매번 연한 술로 50환을 복용한다. 혹은 술로 걸게 환을 만들어도 된다. ≪유문사친(儒門事親)≫

소름이 오싹 끼칠 만큼 무시무시한 기운을 제거하는 것

저근피 한 묶음을 가루로 갈아 동변(童便) 2L, 메주 1합을 하루 담갔다가 갈아서 즙을 1회 끓여 3~5일에 1회 복용한다. 진장기(陳藏器)의 ≪본초습유(本草拾遺)≫

약선양생(藥膳養生)

춘자포차(椿子泡茶)

춘수자인 30g

춘수자인을 끓인 물에 담가 차 대용으로 복용한다.

열을 제거하고 독을 풀어주고 수(水)를 원활하게 빼준다. 소변이 시원하게 나오지 않고 찔끔거리며 양이 적고 붉은 것, 소변 볼 때 칼에 베이는 듯한 통증에 효험이 있다.

춘엽갱미죽(椿葉粳米粥)

춘엽 50g, 갱미(粳米) 100g

먼저 춘엽을 달여 찌꺼기를 제거하고 즙을 취한다. 갱미를 넣어 죽으로 끓이고 공복에 식용한다. 열을 제거하고 독을 풀어주며 수(水)를 원활하게 빼준다.

허비적년(虛肥積年), 기상여충(氣上如沖), 얼굴이 붓는 병증, 혈액과 점액(粘液)과 농(膿)이 혼합된 대변을 자주 보게 되는 질병, 충증(蟲症)에 효험이 있다.

춘근백피탕(椿根白皮湯)

신선한 춘근백피, 꿀 30g

춘근백피를 깨끗이 씻은 후에 물 300㎖에 달여 즙 150㎖를 취하여 백설탕 혹은 꿀을 넣어 골고루 저어 약간 끓인다. 매번 30㎖씩 매일 3회 복용한다.

청열조습(清熱燥濕), 수삽지혈(收澀止血), 삽장지사(澀腸止瀉)의 효능이 있다. 몸속에 습열(濕熱)이 성해서 대맥(帶脈)의 기능이 저하되어서 생긴 대하(帶下) 증상, 요로감염(尿路感染), 세균성이질(細菌性痢疾) 등의 증세에 효험이 있다.

✛ 의가(醫家)에서 말하는 신농본초 양생법

이시진(李時珍)은 "춘(椿), 저(樗), 고(栲), 이것은 나무의 3가지 유형이다. 춘목(椿木)의 껍질은 약하다. 목질은 견실하고 빨갛다. 여린 잎은 향기롭고 달아 먹을 수 있다. 가죽나무 잎은 실하고 목질은 성기며 흰색이다. 이것의 잎은 냄새가 매우 지독하고 흉년이 든 해에 사람들은 이를 채집한다. 고목(栲木)은 산속에서 자란 가죽나무이고 목질은 성기며 고향사람들은 가끔 이것을 사용한다. 손톱으로 긁으면 부식된 것 같다. 때문에 고대 사람들은 목재로 사용할 수 있는 나무가 아니며 춘목(椿木)처럼 견실하여 동량으로 만들 수 없다고 생각하였다"라고 했다.

맹선(孟詵)은 "여자의 월경 주기가 아닌데도 갑자기 외음부에서 출혈이 있는 병증, 산후출혈이 멈추지 않는 것, 매번 월경 시 월경량이 과도하며 적대하(赤帶下)가 있는 것을 치료한다. 1. 동쪽으로 뻗은 약한 가죽나무 뿌리 1묶음을 씻어 물 1L에 끓여 즙을 만들어 여러 번 나누어 복용하면 병의 뿌리를 뽑는다. 소아 감질(疳疾)과 이질(痢疾)이 함께 나타난 병증에는 반드시 수차례 복용한다. 2. 춘근백피(椿根白皮) 1묶음, 갱미(粳米) 50알, 총백(蔥白) 1묶음, 자감초(炙甘草) 3촌, 메주 2합, 물 1L가 0.5L가 될 때까지 달여 수시로 복용한다. 그 가지와 잎의 효능은 뿌리와 같다"라고 했다.

주진형(朱震亨)은 "춘수근백피(椿樹根白皮)의 성질은 서늘하여 피를 떫게 한다. 무릇 습열(濕熱)로 인한 병증, 예를 들어 사리탁대(瀉痢濁帶), 정활몽유(精滑夢遺) 등의 증세에는 반드시 이것으로 치료한다. 이것은 조하습(燥下濕)하고 폐위진담(肺胃陳痰)을 제거하는 효능이 있다. 설사를 치료하고 습실장(濕實腸)을 제거한다. 하지만 이질체기(痢疾滯氣)가 깨끗이 제거되지 않으면 이것을 사용하면 안 된다. 반드시 이것을 환제, 산제의 약에 넣어 달여 먹어야 부작용이 없다. 나는 매번 이것을 볶아 가루로 갈아 환을 만들어 다시 병세를 보아 탕으로 사용한다. 이 환을 고장환(固腸丸)이라고 한다"라고 했다.

이시진(李時珍)은 "춘수(椿樹)의 껍질은 빨갛고 향기롭다. 저피(樗皮)는 색이 희고 냄새가 지독하며 자주 복용하면 몸에 좋은 점이 많다. 대체로 춘피(椿皮)는 피에 들어가고 성질은 떫다. 저피(樗皮)는 들어가 성질에 이로우면 반드시 똑똑히 분별하여야 한다. 이것들이 주로 치료하는 효능은 비록 다르지만 삽(澀), 이(利)의 효능이 각기 다르다. 마치 복령(茯苓), 작약(芍藥), 빨간 것과 하얀 것의 약효가 크게 다른 것처럼 말이다. 무릇 혈분(血分)의 병에 부족하면 반드시 춘피(椿皮)를 사용한다. 기분이 병을 받아 울결(鬱結)된 것은 저피(樗皮)를 사용해야 한다. 이것은 나의 작은 깨달음이다"라고 했다.

攻毒殺蟲止痒藥

攻毒殺蟲蝕止痒藥

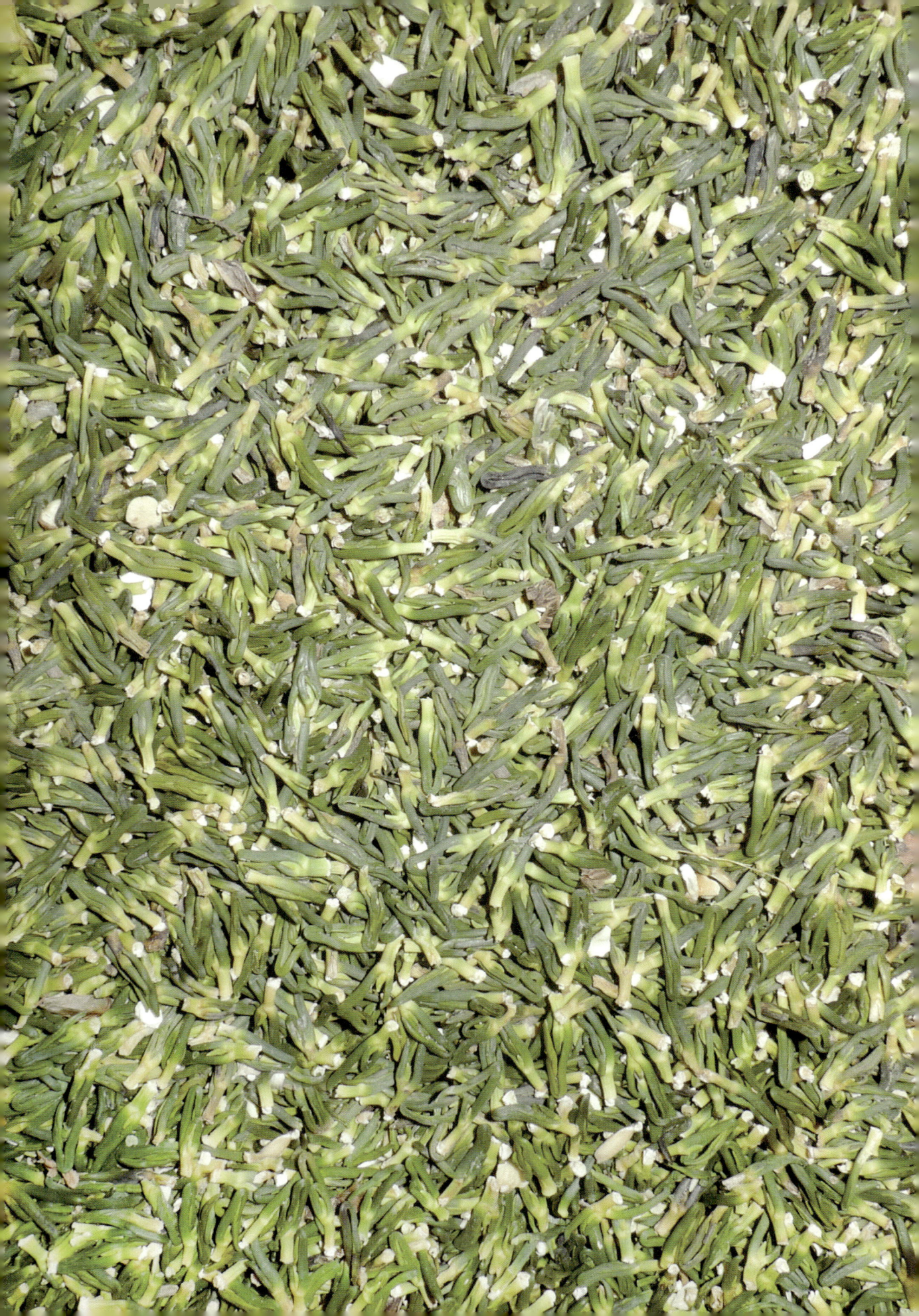

공독살충지양약

개념(槪念)

한의학 이론 가운데 무릇 독성(毒性)을 없애주고 악창(惡瘡)을 치료하며 공독(攻毒)의 방법으로 몸에 있는 회충(蛔蟲)을 죽이고 습사(濕邪)를 제거하고 가려움을 멈추는 것이 주요 작용인 약물을 공독살충지양약이라고 한다.

효능(效能)

주로 기생충을 제거하고 가려운 것을 제거하며 사독(邪毒)을 제거하고 창(瘡)을 치료한다.

약리작용(藥理作用)

한의과학의 연구에 의하면 공독살충지양(攻毒殺蟲止痒) 약물은 대부분 살균, 소염, 항종양의 작용이 있다.

적용범위(適用範圍)

공독살충지양(攻毒殺蟲止痒) 약물은 주로 외과, 피부과 및 이비인후과에서 적용된다. 예를 들어, 개선(疥癬), 창옹(瘡癰), 정독(疔毒), 습진(濕疹), 이정이(耳亭耳), 매독(梅毒) 및 암종(癌腫), 벌레나 뱀에 물려 다친 증상 등이다.

攻毒殺蟲止痒藥

대산(大蒜)

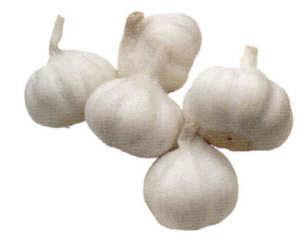

이명(異名)
호산(胡蒜)・호(葫)
독산(獨蒜)・독두산(獨頭蒜)

✚ ≪명의별록(名醫別錄)≫ 하품(下品)

✚ 본경 문헌에 기재된 대산의 효능

　　　　　비장과 위를 건강하게 하고 신기(腎氣)를 치료한다. 갑자기 크게 토하고 설사하는 증상, 쥐가 나는 것, 복통을 치료한다. 온역(溫疫)을 풀어주고 고(蠱)의 독으로 생기는 위급한 병증을 제거한다. 노학냉풍(勞瘧冷風)을 치료한다. 부풍손냉통(傅風損冷痛), 창양(瘡瘍)으로 인한 농혈(膿血)이 부패하여 오래되어도 낫지 않는 병증, 사충(蛇蟲), 오한이 나고 머리가 아프며 가슴이 답답하고 슬통(膝痛) 등 전신 증상이 있는 병증, 사슬(沙虱) 등의 증상에는 으깨어 붙이면 된다. 숙초(熟醋)에 담가 오랜 시간이 지난 것이 좋다. 따뜻한 물에 으깨어 복용하면 깨어나지 못한 환자에게 효험이 있다. 으깨어 족심(足心)에 붙이면 콧물이 그치지 않는 것을 치료한다. 두시환(豆豉丸)과 함께 복용하면 폭하혈(暴下血)을 치료하고 수도(水道)를 통하게 한다. 으깨어 즙을 마시면 토혈심통(吐血心痛)을 치료한다. 달여 즙을 복용하면 몸이 뒤로 젖혀지는 증상을 치료한다. 으깨어 연고를 배꼽에 바르면 하초(下焦)에 도달되고 수(水)를 제거하며 대소변에 이롭다. 족심(足心)에 붙이면 열을 끌어 하행(下行)한다. 갑자기 설사를 심하게 하는 증상 및 갑자기 크게 토하고 설사하는 증상을 치료하고 외상없이 피가 나오는 것을 멈춘다. 납항중(納肛中)하고 유문(幽門)을 통하게 하며 관격(關格)하여 통하지 않는 증상 등을 치료한다.

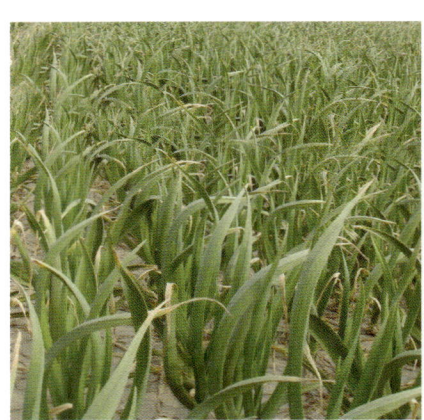 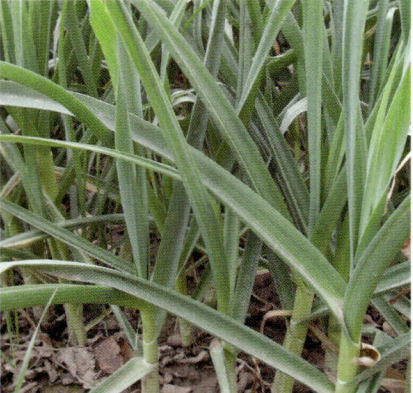

대산(大蒜)

학명(學名)_ Allium sativum L.

과속(科屬)_ 백합과(百合科) 식물 마늘의 인경(鱗莖)을 약으로 쓴다. 마늘은 전 세계적으로 약 490여 종이 있으며 북반구에 분포되어 있다. 중국에는 약 109종이 있고 약으로 약 12종이 쓰인다.

지리분포(地理分布)_ 전국 각지에 모두 재배된다.

채집가공(採集加工)_ 5월에 잎이 마를 때 채집하여 그늘에서 말린다.

용법용량(用法用量)_ 외용 시 적당량을 으깨어 붙인다. 잘게 썰어 바르거나 생마늘 조각에 가느다란 바늘로 여러 개의 구멍을 뚫고 그 위에 뜸쑥을 올려놓은 후에 혈자리에 놓고 뜸을 뜬다. 5~10g을 생식(生食) 혹은 시럽으로 만들어 복용한다.

약리작용(藥理作用)_ 항균(抗菌), 항원충(抗原蟲), 항바이러스, 항동맥경화(抗動脈硬化)의 효능이 있다. 혈압을 낮추고 혈소판응결을 억제하며 혈당을 낮추고 간 손상을 막으며 혈전을 용해하고 면역기능을 강화하는 등이다.

성미귀경(性味歸經)_ 맵고 온하다. 비경(脾經)과 위경(胃經), 폐경(肺經)에 작용한다.

효능주치(效能主治)_ 붓기를 제거하고 해독(解毒)하며 기생충을 제거한다. 기를 잘 통하게 하고 음식물이 체한 것을 소화시킨다. 이질을 치료한다. 위를 따뜻하게 하고 비장을 튼튼하게 한다. 사람 개선충의 기생으로 발생하는 피부질환, 살갗에 생기는 외옹(外癰)이 곪아 터진 뒤에 오래도록 낫지 않아 부스럼이 되는 병증, 설사, 혈액과 점액(粘液)과 농(膿)이 혼합된 대변을 자주 보게 되는 질병, 역해(痰咳)의 다른 이름으로 발작적으로 연속성 기침을 하는 병증, 폐(肺)가 허손되어 오는 허로(虛勞), 구충병(鉤蟲病), 요충병(蟯蟲病)에 효험이 있다.

고대명방(古代名方)

오색단독(五色丹毒)
색깔이 수시로 변하고 발꿈치까지 번졌을 때 마늘을 으깨어 두껍게 바르고 마르면 다시 바꿔준다. ≪주후방(肘後方)≫

관격창만(關格脹滿)
대소변이 통하지 않을 때 독두산(獨頭蒜)을 구워 익혀 껍질을 벗기고 면포에 포장한 후에 항문에 넣으면 기는 즉시 통한다. ≪외대비요(外臺秘要)≫

산람장기(山嵐瘴氣)
생마늘과 익은 마늘 각 7개를 함께 먹으면 즉시 배 속에서 작용을 일으켜 토혈이나 대변설사가 치료된다. ≪섭생중묘방(攝生衆妙方)≫

생선뼈가 목이나 식도에 걸리는 것
독두산(獨頭蒜)을 콧구멍에 넣으면 생선뼈가 저절로 나온다. ≪십편양방(十便良方)≫

야제복통(夜啼腹痛)

얼굴 색이 파래지면 냉증(冷症)이다. 마늘 1개를 구워 익힌 후에 가루로 갈아 햇볕에 말린다. 유향(乳香) 5분을 으깨어 가루로 갈아 함께 오자 크기만 한 환을 만들어 매번 7환을 유즙으로 복용한다. 위씨(危氏)의 ≪득효방(得效方)≫

갑자기 설사를 심하게 하는 것

마늘을 가루로 으깨어 각심(脚心)에 붙인다. 또한 배꼽 안에 붙인다. ≪천금방(千金方)≫

장독하혈(腸毒下血)

산련환(蒜連丸): 독두산(獨頭蒜)을 구워 익힌 후에 으깨어 황련(黃連)가루와 함께 환을 만들어 매일 미음으로 복용한다. ≪제생방(濟生方)≫

신생아 파상풍

독두산(獨頭蒜)을 잘라 배꼽 안에 넣고 쑥뜸을 한다. 입안에 마늘 기운이 생기면 치료된다. 여거사(黎居士)의 ≪간이방론(簡易方論)≫

오갈석상(蜈蝎螫傷)

독두산(獨頭蒜)을 상처 위에 바르면 독이 퍼지는 것을 막고 해독된다. ≪매사방(梅師方)≫

약선양생(藥膳養生)

대산양육(大蒜羊肉)

마늘(大蒜) 20g, 양고기 250g, 조미료 적당량

양고기를 잘라 끓여 얇게 썬다. 마늘을 으깨어 큰 소반에 넣고 적당량의 숙식유(熟食油), 간장, 정제소금 등을 골고루 저어 식용한다.

온신조양(溫腎助陽)의 효능이 있고 붓기를 제거하며 해독하고 기생충을 제거한다. 기를 잘 통하게 하고 음식물이 체한 것을 소화시킨다. 이질을 치료한다. 위를 따뜻하게 하고 비장을 튼튼하게 한다. 허리와 무릎이 시리고 연약한 증상, 신허로 음경(陰莖)이 발기되지 않거나 발기는 되지만 단단하지 않은 것, 소변이 저절로 나오는 병증 혹은 소변을 자주 보는 것 등의 증세에 효험이 있다.

고대처방(古代處方)

대산양육탕(大蒜羊肉湯, 양고기마늘탕)

방선원류(方選源流)_ ≪천금방(千金方)≫ 온양익기방(溫陽益氣方)

약물조성(藥物組成)_ 성택대산(成擇大蒜) 45g, 양고기 96g, 향시(香豉) 48g

포제방법(炮製方法)_ 상술한 약을 2,600㎖의 물에 달여 즙 1,000㎖를 취하고 찌꺼기를 제거하고 소(酥) 12g을 넣어 다시 달인다. 즙 600㎖를 3회에 나눠 복용한다.

효능주치(效能主治)_ 기를 잘 통하게 하고 음식물이 체한 것을 소화시킨다. 위를 따뜻하게 하고 비장을 튼튼하게 한다. 산후중풍(産後中風) 혹은 산후 몇 년 동안 임신이 안 되는 증상, 월경불순, 음도(陰道)에서 항상 흰색의 끈끈한 액이 끈처럼 끊임없이 흘러나오는 것, 남자의 허로냉성(虛勞冷盛) 증세에 효험이 있다.

✛ 의가(醫家)에서 말하는 신농본초 양생법

이시진(李時珍)은 "호산(葫蒜)은 태음경(太陰經), 양명경(陽明經)으로 들어가고 이것의 기미(氣味)는 사납다. 오장에 통달되고 각종 구멍에 도달하며 막힌 습(濕)을 없애준다. 옹종(癰腫)을 삭이고 사악(邪惡)을 피하거나 없애고 배 속에 생긴 덩어리와 육식(肉食)을 제거한다. 여행 시 가지고 다니면서 바르면 무더위, 산천(山川)의 악한 기운, 이상기후(바람)로 사람의 건강에 해를 주는 사기, 음우(淫雨) 등의 침해로 인한 질병을 치료하고 부식되고 변질된 음식을 잘못 복용하여 생긴 중독을 이완한다. 하지만 매운 성미 또한 진기(眞氣)를 흩어지게 할 수 있고 온열(溫熱)의 기능도 화사(火邪)를 도울 수 있다. 때문에 폐를 손상시키고 눈을 상하게 하므로 혼신벌성(昏神伐性)의 질병을 초래한다. 예전에 한 여자가 밤새도록 코피가 나와 여러 방법으로 치료하여도 모두 효과를 보지 못했다. 나는 그에게 마늘을 으깨어 각심에 붙이게 하였더니 코피가 즉시 멈추었다"라고 했다.

소송(蘇頌)은 "경서(經書)에서 말하기를 호(葫)는 기혈(氣血)이 사독(邪毒)을 받아 옹색(壅塞)되어 국부적으로 일어나는 종창(腫脹)의 증상을 흩어지게 한다. 이강(李絳)의 《병부수집(兵部手集)》에서 독창종독(毒瘡腫毒)에 걸린 사람은 매일 울음이 끊이지 않고 누워 휴식하지 못하며 고통을 참을 수 없다고 했다. 독두산(獨頭蒜) 2개를 으깨어 마유(麻油)로 조절하여 두텁게 창에 붙이고 마르면 다시 바꿔 수차례 반복한다. 이 처방은 여러 차례 사람들을 구하여 매우 영험하다. 이복사(李僕射)가 뇌옹(腦癰)에 걸려 장기간 호전되지 않아 이 처방을 사용하였더니 치료되었다. 노탄시랑(盧坦侍郎)의 어깨에 창이 발작하여 심장까지 갑갑하였는데 이 처방을 사용하였더니 효과를 보았다. 갈홍(葛洪)의 《주후방(肘後方)》에서 무릇 등에 창이 발작하면 독두산(獨頭蒜)을 가로로 잘라 1조각을 종두(腫頭)에 붙이고 다시 오자 크기만 한 애구산(艾灸蒜) 100개를 태우면 붓기는 즉시 사라진다고 하였다. 뜸을 많이 뜰수록 더 좋다. 하지만 뜸이 너무 뜨거워 통증이 있으면 즉시 마늘을 제거하고 다시 새로운 마늘로 바꾸고 피부와 살이 상하지 않도록 한다. 나는 소복(小腹) 아래 종창이 생긴 적이 있었는데 이런 방법의 뜸을 사용한 후에 효과를 보았다. 강녕부(江甯府)의 자극궁각(紫極宮刻) 석기사(石記事)는 악창이 등에 자라고 옹저(癰疽), 악창(惡瘡), 종핵(腫核)이 생기는 이상한 상황이 있으면 모두 뜸으로 치료할 수 있다. 뜸을 놓을 때 반드시 통증이 있는 환자는 통증이 없을 때까지 개수가 얼마든지 뜸을 놓고 물사마귀에 이 뜸 치료를 사용하면 물사마귀가 스스로 떨어진다"라고 했다.

攻毒殺蟲止痒藥

백반(白礬)

이명(異名)
석열(石涅)·반석(礬石)
우열(羽涅)·명반(明礬)
운모반(雲母礬)·생반(生礬)

✦ ≪신농본초경(神農本草經)≫ 상품(上品)

✦ 본경 문헌에 기재된 백반의 효능

　　　　　　오한과 발열, 설사, 흰색의 끈적끈적한 분비물이 나오는 병증, 음부가 허한 병증, 악창(惡瘡), 눈이 아픈 병증, 뼈와 이를 튼튼하게 하는 것을 주로 치료한다. 달궈서 복용하면 몸이 가벼워지고 늙지 않으며 장수한다. 골수(骨髓)에 있는 고열(固熱)을 제거하고 콧속의 식육(瘜肉)을 제거한다. 풍을 제거하고 열을 없앤다. 가래를 제거하고 갈증을 멈춘다. 수장(水臟)을 따뜻하게 한다. 중풍(中風)으로 인한 실음(失音)을 치료한다. 도인(桃仁)과 마늘 탕으로 복용하면 땀이 난다. 생것을 머금으면 목에 침이 생기며 급후비(急喉痹)를 치료한다. 고반(枯礬)을 손발톱이 살을 파고 들어가 일으킨 암명울(저(疽))에 붙이면 효험이 있다. 치아 사이에 코피와 같은 출혈이 있는 경우, 토하(吐下), 어린아이가 침을 흘리는 증상, 음벽(飮癖)을 치료하고 조습(燥濕), 해독(解毒), 추연(追涎)의 작용이 있다. 지혈(止血), 통증을 그치게 하고 썩은 살을 제거하고 좋은 살을 만든다. 옹저(癰疽), 정종(疔腫), 악창(惡瘡), 전간(癲癇), 달질(疸疾)을 치료하고 대소변을 통하게 한다. 모든 눈병과 입병을 치료한다. 호랑이, 개, 뱀, 전갈, 모든 곤충에 의해 다친 것을 치료한다.

백반(白礬)

과속(科屬)_ 유산염류(硫酸鹽類) 광물 명반석(明礬石)은 가공을 거쳐 제련하여 만들어진다. 주요 화학성분에는 칼륨백반(KAl(SO$_4$)$_2$·12H$_2$O)이 함유되었다.

지리분포(地理分布)_ 일반적으로 알카리성 광물이 저온의 황산염 용액의 작용으로 변질되어 생긴 것이다. 화산암에서 많이 생긴다. 일부 금속광석 중에도 많이 생긴다. 감숙, 산서, 안휘, 하북, 절강, 호북 등지에 대부분 분포되어 있다.

채집가공(採集加工)_ 1년 내내 모두 채집할 수 있고 채집한 원광물(原礦物)을 으깨어 물을 넣어 용해한다. 여과하여 열을 가해 증발, 농축시킨 후에 냉각시켜 쪼갠 형체가 바로 본품결정(本品結晶)이다.

용법용량(用法用量)_ 외용 시 적당량을 가루로 갈아 붙이거나 화수(化水)로 환부를 씻는다. 0.6~1.5g을 내복한다.

약리작용(藥理作用)_ 음도적충(陰道滴蟲)을 제거한다. 항균(抗菌), 수렴(收斂)한다.

성미귀경(性味歸經)_ 시고 떫으며 차다. 폐경(肺經)과 비경(脾經)과 간경(肝經)과 대장경 (大腸經)에 작용한다.

효능주치(效能主治)_ 습사(濕邪)를 제거하고 가려움증을 없앤다. 외용하면 해독(解毒)하고 기생충을 제거한다. 내복하면 혈을 멈추고 설사를 치료하며 풍담(風痰)을 제거한다. 외치에는 사람 개선충의 기생으로 발생하는 피부질환, 습진(濕疹), 이정이유농(耳亭耳流膿)에 쓰인다. 내복하면 오랫동안 설사하는 것이 멈추지 않는 증상, 여성의 음부(陰部)에서 자궁출혈로 인해 피가 나오는 병증, 변에 피가 섞여 나오는 증상, 전간발광(癲癇發狂) 증세에 효험이 있다.

고대명방(古代名方)

중풍으로 담(痰)이 성하여 기(氣)가 막힘으로써 팔다리가 차고 심지어 기절하는 병증(사지가 영활하지 못하고 기폐격색(氣閉膈塞))
백반(白礬) 1냥, 아조각(牙皂角) 5전을 갈아 가루로 만든다. 매번 1전을 따뜻한 물에 타서 가래가 나올 때까지 복용한다. ≪진사고방(陳師古方)≫

풍담간병화담환(風痰癇病化痰丸)
생백반(生白礬) 1냥, 세차(細茶) 5전을 가루로 갈아 꿀로 오자 크기만 한 약환을 만든다. 1세 아기는 19환을 찻물에 타서 복용한다. 어른은 매번 5천 환을 복용한다. 장기간 복용하면 담탁(痰濁)은 대변을 따라 배출되고 완치된다. 등필봉(鄧筆峰)의 ≪잡흥(雜興)≫

잇몸이 붓고 아픈 증상
백반 1냥을 태워 재로 만든다. 약간 구운 대로봉방(大露蜂房) 1냥을 산제로 만들어 매번 물 2전에 달여 입에 머금어 헹군 후에 침을 토하면 된다. ≪간요제중방(簡要濟衆方)≫

치아가 부서지는 병에 걸림(입안의 모든 치아가 곧 무너질 거 같음)
면에 반석을 싸서 자주 입에 머물고 침을 토해낸다. ≪주후방(肘後方)≫

태음구창(太陰口瘡)
생감초(生甘草) 2촌, 쌀알만 한 백반(白礬) 1개를 입안에 넣고 진액(津液)을 삼킨다. ≪활법기요(活法機要)≫

각기충심(脚氣沖心)
백반(白礬) 3냥을 물 1두 5L의 달여 발을 씻는다. ≪천금방(千金方)≫

풍습으로 무릎이 아픈 것(다리와 무릎에 풍습(風濕)과 허한(虛汗)이 남, 전신이 무력하고 통증이 있는 것, 음부출혈(陰部出血))
두소반말(頭燒礬末) 1숟가락을 끓인 물에 넣은 후에 뜨거운 물로 아픈 곳을 씻는다. ≪어약원방(禦藥院方)≫)

냉로설리(冷勞泄痢)(식사량이 크게 감소하고 치료해도 효과가 없는 것)
소백반(燒白礬) 3냥과 지방을 제거한 양간 1개를 농초(濃醋) 3L에 문드러질 때까지 끓여 진흙 상태가 되면 균일하게 저어 혼합한다. 오자 크기만 한 환을 만들어 매번 20환 씩 미음에 타서 아침저녁에 복용한다. ≪보제방(普濟方)≫

우피선창(牛皮癬瘡)
석류피(石榴皮)를 명반(明礬)에 담가 가루로 환부를 닦는다. 식초를 사용해서는 안 된다. ≪직지방(直指方)≫

소아의 풍진작양(風疹作痒)
소백반(燒白礬)을 뜨거운 술에 담근다. 말미(馬尾)를 그 술에 담가 환부에 바른다. ≪자모비록(子母秘錄)≫

간습두창(幹濕頭瘡)
생백반(生白礬)과 숙백반(熟白礬)을 절반씩 술에 타서 환부에 바른다. ≪생생편(生生編)≫

약선양생(藥膳養生)

설리증반(雪梨蒸飯)
백반 적당량, 천패모(川貝母) 12g, 설리(雪梨) 6개, 찹쌀, 동과조(冬瓜條) 각 150g, 얼음사탕 180g

찹쌀을 일러 깨끗이 씻은 후에 쪄서 밥으로 만든다. 동과조(冬瓜條)를 황두(黃豆) 크기만 한 과립(顆粒)으로 만든다. 천패모를 으깬다. 백반을 물에 용해시킨다. 설리 6개를 껍질을 벗기고 꼭지 부분을 베서 덮개로 한다. 칼로 이핵(梨核)을 제거하고 다시 이것들을 백반물에 잠기게 한 후에 배를 끓인 물에 데운다. 냉수에 식혀 사발에 담아 찹쌀밥, 동과조와 적당량의 얼음사탕을 넣어 골고루 저은 후에 천패모(川貝母)를 모두 6등분하여 각기 6개의 설리 안에 넣고 마개를 막는다. 사발에 담아 끓는 물에 약 30분간 문드러질 때까지 찐다. 가마에 물 300g을 넣고 센 불로 끓인 후에 남은 얼음사탕을 녹여 농즙을 취한다. 복용 시 매번 설리(雪梨) 1개를 아침저녁으로 복용한다.

풍을 몰아내고 독을 풀어주며 해독하고 폐를 윤활하게 하며 가래를 제거하고 화를 내리며 열을 제거한다. 폐로(肺勞)로 인한 기침, 가래가 없이 마른기침을 하는 병증, 기관지 또는 폐의 혈관이 터져서 피를 토하는 것 등의 증세에 효험이 있다.

고대명방(古代名方)

식악육산(食惡肉散)
방선원류(方選源流)_ ≪천금방(千金方)≫ 외부거부방(外敷祛腐方)

약물조성(藥物組成)_ 백반(白礬), 유황(硫黃), 웅황(雄黃), 자황(雌黃), 마치반(馬齒礬), 주사(朱砂), 사향(麝香), 칠두여(漆頭茹) 각 1.5g

포제방법(炮製方法) _ 상술한 약을 체로 쳐서 산약(散藥)을 만들어 매번 적당량을 환부에 뿌린다.

효능주치(效能主治) _ 식육거부(蝕肉祛腐)의 효능이 있고 해독하며 기생충을 제거한다. 악육(惡肉)을 긁어낸다.

✚ 의가(醫家)에서 말하는 신농본초 양생법

뇌효(雷斅)는 "백반석(白礬石)을 사용할 때 먼저 사기병에 넣고 안이 빨갛게 될 때까지 불에 구워 겸자(鉗子)로 마개를 열어 즉시 석봉소(石蜂巢)에 넣고 함께 태운다. 매번 반석 10냥과 석봉소 6냥을 넣어 봉소가 모두 탈 때까지 태운다. 이를 취해 냉각시키고 가루로 갈아 종이에 싸서 5촌 깊이의 흙구덩이에 하룻밤 묻어놓았다가 꺼내 사용하면 된다"라고 했다.

도홍경(陶弘景)은 "속방 중합약(中合藥)으로 불에 태워 이를 건조시켜 치아 통증을 치료한다. 하지만 많이 복용하면 치아를 상한다. 즉 상골(傷骨)의 증후(證候)이다. 하지만 ≪신농본초경(神農本草經)≫에서 말하기를 이것은 골치(骨齒)를 튼튼하게 하여 확실히 탐구할 가치가 있다"라고 했다.

구종석(寇宗奭)은 "이것을 과량으로 복용해서는 안 된다. 그렇지 않으면 심장과 폐를 상하게 한다. 이것이 수분을 제거하기 때문이다. 이것을 물에 용해시키고 물로 종이에 글을 쓰면 말라도 다시 물에 젖지 않는다. 이로써 이것이 사수(邪水)를 피한다는 것이 증명된다. 격하담연(膈下痰涎)을 치료하는 약방에서도 흔히 유서반(柳絮礬)을 사용하는데 바로 이와 같은 도리이다"라고 했다.

이시진(李時珍)은 "반석(礬石)은 4가지 효능이 있다. 첫 번째는 이것의 산고용설(酸苦湧泄)의 성능을 취하면 용토(湧吐)하고 풍열(風熱)로 인한 담연(痰涎)을 내리는 데 이롭다. 두 번째는 이것의 산삽능수(酸澀能收)의 성능을 취하면 각종 혈통(血痛), 음경(陰莖)이 발기되어 수렴되지 않는 병증, 항문부(肛門部)가 외부로 튀어나온 것, 몸 외부에 생기는 여러 가지 외과적 질병과 피부 질병을 치료한다. 세 번째는 이것의 수이조습(收而燥濕)의 성능을 취하면 월경주기와 무관하게 불규칙적인 질 출혈이 일어나는 병증, 담음(痰飮), 설사, 대하풍안(帶下風眼) 등을 치료한다. 네 번째는 이것의 해독성능을 취하면 목이 빨갛게 부어오르고 통증이 있으며 막힌 느낌이 있는 인후병, 살 속에 깊이 파고들어 빛깔이 어두우면서 검고 껍질이 두껍거나 헌 뒤에 벌집처럼 구멍이 뚫리는 종기, 옹(癰), 중충(中蟲), 사충상오(蛇蟲傷螫)를 치료한다. 이신(李迅)의 ≪옹저방(癰疽方)≫ 기록에 의하면 보통 옹저(癰疽)가 등에 생긴 것 등의 질병에 걸린 사람은 나이와 상관없이 모두 황반환(黃礬丸)으로 치료하면 적합하다. 1냥 남짓 복용하면 효과를 보고 통증을 멈

攻毒殺蟲止痒藥

추는 효과가 매우 좋으며 장기를 상하지 않기에 이 약방으로 사람을 구하는 사례가 아주 많다. 명량백반(明亮白礬, 생것) 1냥을 가루로 갈아 호황랍(好黃蠟) 7전으로 용해시켜 골고루 젓는다. 오자 크기만 한 약환을 만들어 매번 10환에서 점차적으로 20환으로 증가하여 끓인 물에 타서 복용한다. 만일 창옹이 파괴되지 않으면 안으로 사라진다. 만일 이미 파괴되었다면 약을 쓰면 완전히 아문다. 금석단약(金石丹藥)을 복용하여 초래된 창(瘡) 환자는 백반가루 1~2숟가락을 따뜻한 술에 타서 3~5회 복용하면 효과를 본다. 한 사람은 온몸에 뱀머리 같은 창이 났는데 이 약방을 복용하여 효과를 보았다. 이런 약방은 모두 신기한 효험이 있다. 하지만 하루에 반드시 100알 정도를 복용하여야 효과를 본다. 이런 약물은 통증을 멈추고 근육이 생성되도록 촉진할 뿐만 아니라 독기내공(毒氣內攻)을 방지하고 점막을 보호한다. 설사를 멈추고 화농(化膿)을 돕는 작용이 아주 강하며 반 근을 복용하였을 때 효과가 가장 좋다. 이것을 쉽게 보아서는 안 된다. 백반의 해독기능은 아주 강하다. 오늘날 사람들은 이를 납반환(蠟礬丸)이라고 한다. 그것은 이것의 응용효과가 아주 좋기 때문이다"라고 했다.

웅황(雄黃)

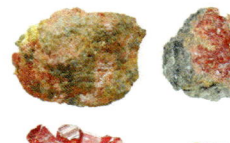
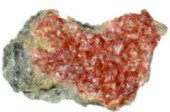
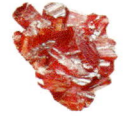
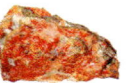

✚ ≪신농본초경(神農本草經)≫ 중품(中品)

✚ 본경 문헌에 기재된 웅황의 효능

　　　　　오한과 발열, 서루악창(鼠瘻惡瘡), 저치사기(疽痔死肌)를 치료한다. 정물악귀(精物惡鬼), 사기백충독(邪氣百蟲毒)을 제거한다. 승오병(勝五兵)을 치료한다. 개선풍사(疥癬風邪), 전간람장(癲癎嵐瘴), 모든 벌레나 짐승에 물려 입은 상처를 치료한다. 간기(肝氣)를 찾아주고 간풍(肝風)을 내보내며 음연(飮涎)이 뭉쳐서 이루어진 적(積)을 제거한다. 학질로 인해 한열이 왕래하는 증상, 복서설리(伏暑泄痢), 주은성벽(酒癮成癖), 간증(癎證)으로 소아가 놀라서 나타나게 되는 병증, 두풍현훈(頭風眩暈)을 치료한다. 복중어혈(腹中瘀血)을 제거하고 충감충(蟲疳蟲)을 치료한다.

웅황(雄黃)

과속(科屬)_ 유화물류(硫化物類) 광물(礦物) 웅황족(雄黃族) 웅황에는 주로 이황화비소(As_2S_2)가 함유되었다. 혹은 저품위광석(低品位礦石)이 부선(浮選)하여 생산된 정광분(精礦粉)이다.

지리분포(地理分布)_ 호남 자리, 석문, 사남, 귀주 랑대, 호북, 운남, 감숙, 사천에도 생산된다.

채집가공(採集加工)_ 웅황은 광석 중에서도 질이 부드러워 진흙 같고 공기를 만나면 즉시 견고해지며 일반적으로 죽도로 이것의 좋은 부분을 취하고 불순물과 진흙은 제거한다.

용법용량(用法用量)_ 환산(丸散)으로 0.05~0.1g을 쓴다. 외용 시 적당량을 환부에 바른다.

약리작용(藥理作用)_ 항균, 디스토마균을 막는다.

성미귀경(性味歸經)_ 맵고 온하며 독이 있다. 간경(肝經)과 대장경(大腸經)에 작용한다.

효능주치(效能主治)_ 해독(解毒)하고 기생충을 제거한다. 조습거담(燥濕祛痰), 절학(截瘧)의 효능이 있다. 옹종(癰腫)으로 생긴 창양(瘡瘍), 뱀이나 벌레에 물린 상처, 벌레(기생충)가 배에 몰려 아픈 증상, 간증(癎證)으로 소아가 놀라서 나타나게 되는 병증, 학질(瘧疾) 증세에 효험이 있다.

고대명방(古代名方)

소아제간(小兒諸癇)
웅황(雄黃), 주사(朱砂)를 같은 양으로 가루로 갈아 매번 돼지 심혈(心血)을 넣고 제수(虀水)로 조절하여 1전을 복용하면 이 병을 치료할 수 있다. ≪직지방(直指方)≫

풍구교상(瘋狗咬傷)
웅황(雄黃) 5전, 사향(麝香) 2전을 가루로 갈아 2회에 나눠 술로 복용한다. ≪구급양방(救急良方)≫

✚ 의가(醫家)에서 말하는 신농본초 양생법

　　포박자(抱朴子)는 "웅황을 몸에 지니고 산으로 들어가면 뱀이 무섭지 않다. 만일 뱀에게 물리면 적당량의 웅황을 바르면 치료된다. 오(吳)와 초(楚) 일대에는 서습울증(暑濕鬱蒸)하여 사공(射工), 사슬(沙虱) 유형의 독충(毒蟲)이 많다. 웅황, 마늘을 같은 양으로 함께 으깨어 환을 만들어 지니면 된다. 만일 독충(毒蟲)에게 물리면 웅황을 물린 자리에 바른다"라고 했다.

　　이시진(李時珍)은 "범왕(范汪)의 ≪동양방(東陽方)≫에서 오독약(五毒藥)을 비황산(飛黃散)으로 만들어 완저악창(緩疽惡瘡), 부식악육(腐蝕惡肉)을 치료하였다. 그 방법은 와분(瓦盆) 1개를 웅황의 중간에 넣어 단사(丹砂)를 남쪽에, 자석(慈石)을 북쪽에, 증청(曾靑)을 동쪽에, 백석황(白石黃)을 서쪽에, 석(石)을 윗면에, 석(石) 아래에는 석고(石膏)를 놓고 맨 아래에는 종유(鐘乳)를, 맨 위에는 웅황(雄黃)으로 덮었다. 운모(雲母)를 웅황 아래에 놓아 이상의 약물 2냥씩 가루를 취한다. 다음 와분(瓦盆) 1개로 덮은 후, 황니(黃泥)로 밀봉하여 삼우조(三隅灶)를 만들어 진위초(陳葦草)로 하루 태운 후에 밀봉하여 이것의 비황(飛黃)을 사용한다. 웅황(雄黃)은 독을 없애는 중요 약물로 간경기분(肝經氣分)으로 들어가기에 간풍간기(肝風肝氣), 경간담연(驚癇痰涎), 머리가 아프고 어지러운 것, 서학설리(暑瘧泄痢), 적취(積聚) 등 여러 가지 병에 이것을 쓰면 특별한 효험이 있다. 또한 피를 물로 변하게 한다. 하지만 방사(方士)는 오히려 연치(煉治) 후에 복용하면 이것의 신기한 작용이 커져 많은 사람들을 해칠 수 있다"라고 했다.

장뇌(樟腦)

이명(異名)
조뇌(潮腦) · 뇌자(腦子)
유뇌(油腦) · 수뇌(樹腦) · 소뇌(韶腦)

✚ 본경 문헌에 기재된 장뇌의 효능

관규(關竅)를 통하게 하고 체기(滯氣)에 이롭다. 중악사기(中惡邪氣), 갑자기 크게 토하고 설사하는 증상, 심장복통, 한습각기(寒濕脚氣), 개선풍소(疥癬風瘙), 충치를 치료한다. 충피두(蟲疕蠹)를 제거한다. 신발 안에 넣으면 각기(脚氣)를 제거한다.

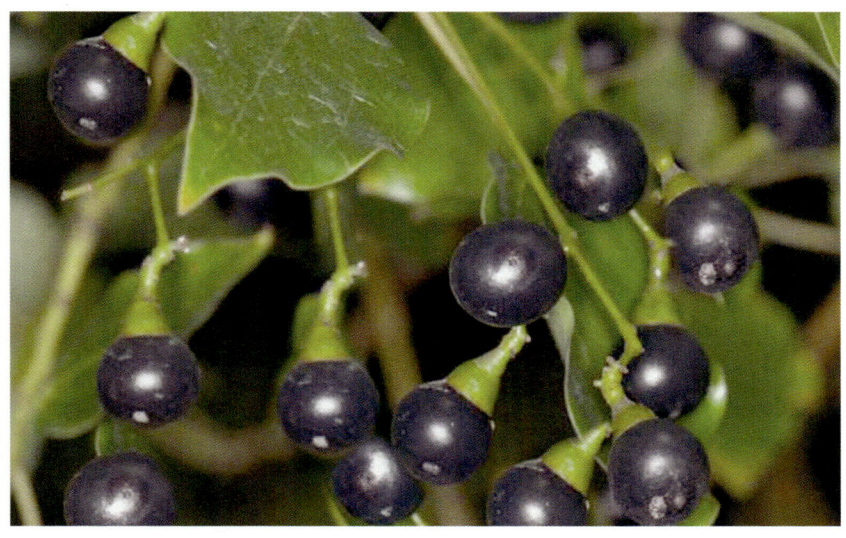

장(樟)

학명(學名)_ Cinnamomumcamphora (L.) Presl

과속(科屬)_ 장과(樟科) 식물 장(樟)의 간(幹), 지(枝), 잎 및 근(根) 중에서 축출한 천연장뇌(天然樟腦)나 화학합성법으로 만들어진 합성장뇌(合成樟腦)의 결정을 약으로 쓴다. 장은 전 세계적으로 약 245종이 있으며 아열대, 열대, 아시아 동부, 태평양 섬 및 유럽 지역에 분포되어 있다. 중국에는 약 45종이 있으며 약으로 약 20종이 쓰인다.

지리분포(地理分布)_ 강가에서 재배하거나 야생한다. 혹은 습윤한 평지에서 자란다. 대만, 장강 이남의 지역에서 산량이 가장 많다.

채집가공(採集加工)_ 대부분 9~12월에 늙은 나무를 베어 조각으로 잘라 증류기(蒸餾器)에 넣어 증류하여 냉각시킨 후에 얻은 것이 조제장뇌(粗製樟腦)이고 다시 승화정제하여 정제장뇌(精製樟腦)를 얻는다. 그것은 쉽게 휘발하여 반드시 밀폐하여 저장한다.

용법용량(用法用量)_ 외용 시 적당량을 가루로 갈아 천에 뿌리거나 조절하여 바른다. 내복 시 0.1~0.2g을 산제(散劑)나 술에 녹여 복용한다.

약리작용(藥理作用)_ 호흡중추(呼吸中樞)를 흥분시킨다. 심장을 강하게 하고 승압작용이 있다. 가려운 것을 제거하고 통증을 멈추며 가래를 제거하는 등이다.

성미귀경(性味歸經)_ 맵고 뜨거우며 독이 있다. 심경(心經)과 비경(脾經)에 작용한다.

효능주치(效能主治)_ 온산지통(溫散止痛)의 효능이 있다. 습(濕)을 제거하며 살충(殺蟲)한다. 구규(九竅)를 열어주고 더러운 것을 없앤다. 개선소양(疥癬瘙痒), 습창궤란(濕瘡潰爛), 치통, 타박상, 사창복통(痧脹腹痛), 토사신혼(吐瀉神昏) 증세에 효험이 있다.

고대명방(古代名方)

소아독창(小兒禿瘡)
소뇌(韶腦) 1전, 화초(花椒) 2전, 지마(脂麻) 2냥을 가루로 간다. 퇴저탕(退豬湯)으로 씻은 후에 환부에 바른다. ≪간편방(簡便方)≫

이가 썩어 아픈 것
소뇌(韶腦), 주사(朱砂)를 같은 양으로 환부에 바른다. ≪보제방(普濟方)≫

고대처방(古代處方)

청서방(清暑方)
방선원류(方選源流)_ ≪중약성방집(中藥成方集)≫ 화해방(和解方)

약물조성(藥物組成)_ 장뇌(樟腦) 90g, 정향(丁香), 매운 고추, 선강(鮮薑) 각 60g, 대황(大黃) 120g, 박하수(薄荷水) 21g

포제방법(炮製方法)_ 상술한 약을 10여 일간 담가 찌꺼기를 제거하고 씻어서 병에 넣는다. 매번 2.5g을 끓인 물로 따뜻하게 복용한다.

효능주치(效能主治)_ 청서피탁(清暑辟濁), 화위지구(和胃止嘔)의 효능이 있다. 더위를 먹고 갑자기 크게 토하고 설사하는 증상, 구토악심(嘔吐惡心), 두혼복통(頭昏腹痛), 신피핍력(神疲乏力) 증세에 효험이 있다.

✚ 의가(醫家)에서 말하는 신농본초 양생법

　　이시진(李時珍)은 "장뇌(樟腦)는 순양지품(純陽之品)에 속하고 염소(焰消)와 같은 성질이다. 수중생화(水中生火)로 그 염화(焰火)는 더욱 맹렬하다. 현재 단노(丹爐), 연약(煉藥)에도 자주 이것을 사용한다. 신열향찬(辛熱香竄), 품(禀)에는 용화지기(龍火之氣)가 있어 습을 제거하고 기생충을 없앤다. 때문에 이것을 태워 연기를 의광(衣筐), 석점(席簟)에 쐬면 취슬(臭虱), 충주(蟲蚝)를 없앨 수 있다. 이석(李石)의 ≪속전물지(續博物志)≫에서 각약(脚弱) 환자는 삼목작통(杉木作桶)으로 발을 씻는다 하였다. 장뇌(樟腦)를 두 다리 사이에 놓고 명주 천으로 단단히 싸맨다. 1개월 후에 효과를 본다. 왕새(王璽)의 ≪의림집요(醫林集要)≫에도 각기종통(脚氣腫痛)을 치료한다. 장뇌(樟腦) 2냥, 오두(烏頭) 3냥을 가루로 갈아 식초를 넣어 탄자(彈子) 크기만 한 환을 만들어 매번 각심(脚心) 1환을 밟고 아래에 약한 불로 발을 쐬고 옷으로 감아 덮은 후에 땀이 나면 효과가 있다"라고 했다.

攻毒殺蟲止痒藥

역대(歷代) 의가(醫家)들의 비방(秘方) 해석(解釋)

신농본경명례(神農本經名例)

상품약(上品藥)의 120종을 군약(君藥)으로 한다. 주로 양명(養命)을 천성(天性)에 순응하게 하고 독이 없다. 복용량이 많거나 복용시간이 길어도 사람에게 해롭지 않다. 몸을 가볍게 하고 기(氣)를 더해주며 얼굴이 늙지 않고 장수하려면 상경(上經)에 근거하여야 한다. 중품약(中品藥)의 120종을 신약(臣藥)으로 한다. 주로 양성(養性)이 인성(人性)에 순응하게 하고 어떤 것은 독이 없고 어떤 것은 독이 있다. 식용 시 약성을 짐작하여 적합한지를 결정한다. 병을 치료하고 신체가 허약한 것을 보하려면 중경(中經)에 근거하여야 한다. 하품약(下品藥)의 125종을 좌사약(佐使藥)으로 한다. 주로 질병을 지성(地性)에 순응하게 하고 대부분 독이 있고 장기간 복용해서는 안 된다. 만일 한열사기(寒熱邪氣)를 제거하고 파제적취(破除積聚)하려면 질병을 치료할 때 하경(下經)에 근거하여야 한다.

상, 중, 하, 삼품(三品)의 약은 모두 합하여 365종으로 방효(仿效) 365도, 1도는 1일에 대응되기에 합하면 1년이 된다. 배로 하면 모두 730종의 약이 있다.

도홍경(陶弘景)은 "현재 상품약의 약성에 따라 병을 제거한다. 이런 약의 세력(勢力)과 두께는 빠른 효과를 보지 못하지만 장기간 복용하면 반드시 이로운 점이 있다. 병은 치유되고 생명도 연장할 수 있다. 천도인자(天道仁慈)하고 만물을 화육(化育)하기에 천성에 순응한다고 말한다. 상품약 120종은 음력 1~4월, 이 4개월과 상응된다. 이 4개월은 만물생장이 번영하는 법칙에 순응하여야 한다. 중품의 약성은 그 질병을 치료하는 효능이 점차적으로 커지고 신체를 건강하게 하는 작용이 약간 미약하다. 병을 제거하는 것은 비교적 빠르지만 연년익수(延年益壽)의 효능이 비교적 느리다. 사람에게는 일정한 성정(性情)이 있기에 중품약은 인성(人性)에 적응된다. 중품약 120종은 음력 5~8월, 이 4개월에 상응하고 이 4개월은 만물이 성숙하는 법칙에 순응하여야 한다. 하품약의 약성은 전문적으로 독렬지기(毒烈之氣)를 공격하여 인체의 중화지기(中和之氣)를 상하게 하기에 장기간 복용하지 않고 병이 완치되면 즉시 약을 멈춘다. 대지는 숙살(肅殺)을 수렴하는 특성이 있어 하품약(下品藥)은 지성(地性)에 순응된다고 말한다. 하품약 125종은 음력 9~12월, 이 4개월과 상응하여 이 4개월은 만물이 고위복장(枯萎伏藏)의 법칙에 순응하고 동시에 윤달이 많이 나오는 천수(天數)를 합하여야 한다. 만일 어떤 약을 단복하거나 삼품약(三品藥)을 배합하여 복용하면, 자연히 환자병세에 맞추어 약을 복용하게 되어 편격고집(偏激固執)을 피할 수 있다"라고 했다.

장우석(掌禹錫)은 "도홍경(陶弘景)이 선택한 본초의 체례(體例)에서는 ≪신농본초경(神農本草經)≫의 내용에 대하여 빨간 글씨로 표기하였고 ≪명의별록(名醫別錄)≫의 내용에 대해서는 검은 글씨로 표기하였다. ≪신농본초경(神農本草經)≫에서 기록한 약물은 다만 365종이 있으며 현재 말하는 것은 원래의 배로 되어 총 730종의 약은 ≪명의별록(名醫別錄)≫에서 부품약(副品藥)을 합한 후의 것을 말한다. 이 1절은 ≪명의별록(名醫別錄)≫에서의 문자로 전사(傳寫)한 시대가 아주 오래되어 혼란을 초래한 것이다. 하여 후인(後人)에게 전사(傳寫)될 때 신농의 의서(醫書)가 아닌 것으로 간주하였다. 대체적으로 이런 원인으로 조성된 것이다"라고 했다.

이시진(李時珍)은 "≪신농본초경(神農本草經)≫에서 약을 삼품(三品)으로 나눈다. 도홍경(陶弘景)은 ≪명의별록(名醫別錄)≫에서 약품을 배로 증가하여 부류로 나누기 시작했다. 당(唐), 송(宋)에서는 크게 채워졌고 가끔 제거하기도 했다. 비록 빨간색, 검은색 책으로 구별되지만 삼품(三品)의 명칭은 실제로 이미 혼란스럽다. 어떤 약은 수조(數條)로 나뉘거나 2가지 약을 하나로 묶거나 목부(木部)의 약물을 초부(草部)에 놓거나 충부(蟲部)의 것을 목부(木部)에 놓았다. 혹은 수부(水部), 토부(土部)를 한곳에 놓고 충부(蟲部), 어부(魚部)를 함께 섞었다. 치수(淄水)와 민수(澠水)가 분별되지 않았고 옥석(玉石)과 미석(美石)은 구분되지 못하였으며 명칭을 이미 찾기 어려운데 또한 실물은 어떻게 찾는단 말인가"라고 했다.

약은 군약(君藥), 신약(臣藥), 좌사약(佐使藥)으로 나뉘고 다스리며 서로 조절한다. 배합하여 혼합적으로 사용한다. 1가지 군약을 사용하거나 2가지 신약을 사용하거나 3가지 신약을 사용하거나 5가지 사약을 사용한다. 또는 1가지 군약, 3종의 신약, 9가지 좌사약을 사용하면 적합하다.

도홍경(陶弘景)은 "약을 사용하는 것은 사람의 제도와 비슷하여 만일 군(君)이 많고 신(君)이 적으면 약효가 주밀하고도 완정하지 못하다. 그러나 사검(査檢)의 ≪선경(仙經)≫ 및 민간의 각종 약방은 그렇지 않다. 대체적으로 양생보명(養生保命)의 약은 대부분 군약(君藥)이고 도야성정(陶冶性情)의 약은 대부분 신약(臣藥)이며 질병을 치료하는 약은 대부분 좌사약으로 배합하고 약의 본성에 근거하여 다스리고 다시 고려한 후에 사용한다. 상품군약(上品君藥)에서도 귀천이 나뉜다. 신약, 좌사약도 마찬가지이다. 때문에 문동(門冬), 원지(遠志)에도 군약, 신약의 분류가 있고 감초(甘草)는 국노(國老)와 비슷하며 대황(大黃)은 장군(將軍)과 같다. 이것들의 우열을 알면 동일한 서열에 있지 않다는 것을 알

수 있다"라고 했다.

기백(岐伯)은 "약방 중에서 군약, 신약을 만드는 규칙은 다음과 같다. 병을 치료하는 주약(主藥)을 군약으로, 군약을 보조하는 것을 신약으로, 신약에 적응된 것을 좌사약으로 하며, 상품, 중품, 하품과 같은 호칭을 채용하지 않는다. 이로부터 좋은 약과 나쁜 약의 다른 점을 설명한다"라고 했다.

장원소(張元素)는 "군약으로 하는 약은 아주 많다. 신약으로 하는 것은 한 등급이 낮다. 좌사약은 다시 한 등급 더 낮다. 약은 병증으로 말하면 만일 일어난 작용이 비슷하면 동일한 등급에 속한다. 어떤 사람은 약효가 큰 것을 군약이라 한다"라고 했다.

이고(李杲)는 "모든 약은 기미(氣味)가 위주이다. 보사(補瀉)는 약미(藥味)에 있고 절기에 따라 약기(藥氣)가 바뀐다. 병을 치료하는 것을 주요 작용으로 하는 약을 군약(君藥)이라 한다. 만일 풍(風)을 치료하려면 방풍(防風)을 군약(君藥)으로 한다. 한(寒)을 치료하려면 부자(附子)를 군약(君藥)으로 한다. 습을 치료하려면 방기(防己)를 군약으로 한다. 상초열(上焦熱)을 치료하려면 황금(黃芩)을 군약으로 한다. 중초열(中焦熱)을 치료하려면 황련(黃連)을 군약으로 한다. 만일 다른 증세가 겸비되면 좌사약(佐使藥)을 배합하여 각기 치료한다. 이는 약방을 만드는 데 관건적인 부분이다. 본초 중 상품을 군약이라 하는 설법은 각기 주치하는 병증에 따라 결정된다"라고 했다.

약에는 음양배합이 있다. 마치 자모형제와 비슷하다.

한보승(韓保升)은 "모든 천지간의 만물은 모두 음양이 있고 물체는 크기와 상관없이 모두 자체의 종류가 있으며 법칙형상이 있다. 때문에 깃털의 유형은 모두 양성에서 나오지만 음성에 속한다. 인개(鱗介) 유형은 모두 음성에서 나오지만 양성에 속한다. 공청(空靑)을 취하는 법은 어목(於木)과 비슷하기에 청색을 띠고 주로 간병을 치료하는 데 쓰인다. 단사(丹砂)를 취하는 법은 어화(於火)와 비슷하기에 적색을 띠고 심장병을 치료하는 데 쓰인다. 운모(雲母)를 취하는 법은 우금(于金)과 비슷하기에 흰색을 띠고 폐병을 치료하는 데 쓰인다. 자황(雌黃)을 취하는 법은 어토(於土)와 비슷하기에 노란색을 띠고 비장병을 치료하는 데 쓰인다. 자석(磁石)을 취하는 법은 우수(于水)와 비슷하기에 검은색을 띠고 신장병을 치료하는 데 쓰인다. 다른 약도 이러한 방식으로 유추한다. 약에는 자모형제의 구분이 있다. 예로, 유피(榆皮)는 모약(母藥)으로 볼 수 있고 후박(厚朴)은 자약(子藥)으로 볼 수 있는 등이다"라고 했다.

근(根), 경(莖), 화(花), 과실(果實), 묘(苗), 피(皮), 골(骨), 육(肉)

장원소(張元素)는 "무릇 약근(藥根)은 토(土)의 약이라면 중간 절반 이상은 기맥(氣脈)이 상행한다. 위로 향해 싹이 자라는 부분을 근(根)이라고 한다. 중간 절반 이하는 기맥(氣脈)이 하행하고 아래로 향해 토(土)에 들어가 자라는 부분을 초(梢)라 한다. 병이 중초(中焦)와 상초(上焦)에 있는 것은 뿌리로 치료한다. 병이 하초(下焦)에 있는 것은 초(梢)로 치료한다. 근주승(根主升), 초주강(梢主降)이다. 인체 반신 이상을 천지양(天之陽)이라 한다. 만일 상부에 병이 있다면 약의 머리 부위로 치료하여야 한다. 만일 중초에 병이 있다면 약신(藥身)으로 치료한다. 신체 반신 이하를 지지음(地之陰)이라고 한다. 만일 병에 걸리면 약초(藥梢)로 병을 치료한다. 이것은 약류 외형의 특징을 총결하여 낸 경험이다"라고 했다.

이시진(李時珍)은 "초목(草木)은 단독으로 일부분을 약으로 사용한다. 예로 강활(羌活)의 뿌리, 목통(木通)의 경(莖), 관동(款冬)의 꽃, 정력(葶藶)의 과실, 패장(敗醬)의 묘, 대청(大青)의 잎, 대복(大腹)의 껍질, 욱리(郁李)의 핵, 벽목(檗木)의 껍질, 침향(沈香)의 마디, 소목(蘇木)의 기체(肌體), 호동(胡桐)의 즙액, 용뇌(龍腦)의 고지(膏脂)이다. 몇 가지 부분을 병용하는 것은 원지(遠志), 소초(小草), 촉칠(蜀漆), 상산(常山) 종류의 것이 있다. 전신을 모두 약으로 쓸 수 있는 것은 구기(枸杞), 감국(甘菊) 유형이다. 약물에 2가지 용도가 있는 것은 예로, 당귀(當歸)의 두여미(頭與尾), 마황(麻黃)의 근(根)과 절(節), 홍복령(紅茯苓)과 백복령(白茯苓)이다. 우슬(牛膝)은 봄과 여름에는 모종을 쓰고 가을과 겨울에는 뿌리를 쓰는 등 바로 이런 정황에 속한다. 깃털, 인개(鱗介), 옥석(玉石), 수화의 유형이 흔히 모두 이렇기 때문에 동일시해서는 안 된다"라고 했다.

약에는 단독으로 사용하는 것과 약물 사이에 상수(相須)하는 것과 상사(相使)하는 것이 있으며 또한 상외(相畏)하는 것과 상오(相惡)하는 것과 상반(相反)되는 것과 또는 상살(相殺)하는 것이 있다. 이상의 7가지 상황에 대해 반드시 총체적으로 보아야 한다. 약성이 상수상사(相須相使)의 약물 효능이 아주 좋을 때 상오상반(相惡相反)의 약물을 사용하지 않는다. 만일 사용한 약물에 독이 있으면 억제하고 상외상살(相畏相殺)의 약을 사용한다. 그렇지 않으면 함께 사용하지 않는다.

한보승(韓保升)은 "≪신농본초경(神農本草經)≫의 365가지 약물 중에는 단독으로 사용하는 약이 71가지가 되고 상수(相須)의 약은 12가지가 되며 상사(相使)의 약에는 90가지가 되고 상외(相畏)의 약에는 78가지가 있으며 상오(相惡)의 약에는 60가지가 있고 상반(相反)의 약에는 18가지가 있으며 상살(相殺)의 약에는 36가지가 있다. 이상의 7가지 상황에 대하여 반드시 총체적으로 보아야 한다"라고 했다.

도홍경(陶弘景)은 "검사구방(查檢舊方)의 약 사용법에서 상오상반(相惡相反)의 약물을 발견한 적도 있다. 예로, 선방감초환(仙方甘草丸)에서 방기(防己), 세신(細辛)이 그렇다. 속방옥석산(俗方玉石散)에서 괄루(栝蔞), 건강(乾薑) 유형의 약물을 쓰는데 이것들은 복용해도 해로울 것이 없다. 약물 중에는 서로 제약상지(製約相持)인 것도 있다. 예로, 구순(寇恂), 고표보(賈彪輔)는 한(漢)나라를 보좌하고 정보(程普), 주유(周瑜)가 오(吳)나라를 보좌하는 것과 마찬가지이다. 대체적으로 품성이 이미 단정하니 사정(私情)으로 인해 해로운 점을 가져다 줄 수 없다. 그렇다면 사용하지 않는 것이 더욱 좋다. 반하(半夏)는 독이 있어 생강과 배합하여야 하며 이것들의 약성이 상외상제(相畏相製)한 이치에 근거한 것이다"라고 했다.

구종석(寇宗奭)은 "약성이 상반(相反)되어 해로운 점은 상오(相惡)의 해로운 점보다 더욱 크다. 예로, 인간관계에서 그가 나를 싫어하지만 나는 그를 분해하고 원망하지 않는 것은 마치 우황(牛黃)이 용골(龍骨)을 싫어하지만 용골(龍骨)을 우황과 배합하면 효과가 더욱 좋은 것과 같다. 이것은 용골이 우황(牛黃)을 억제하기 때문이다. 약성이 상반되면 2가지 약은 서로 원수를 맺기에 화목하게 지낼 수 없다. 마치 화가(畫家)가 사용하는 자황(雌黃), 호분(胡粉), 2가지는 서로 비슷한 물감으로 이것들은 서로 암암리에 경쟁한다는 것으로부터 증명될 수 있다"라고 했다.

이시진(李時珍)은 "약을 사용하는 데는 7가지 상황이 있다. 단독으로 사용하는 것은 단방에 속하고 보조약물을 사용하지 않는다. 약성이 상수(相須)하는 것은 동류(同類)에 속하고 약의 효력은 비슷하여 나눠서 사용하지 않는다. 예로 인삼(人蔘), 감초(甘草), 황벽(黃檗), 지모(知母) 유형의 약물이다. 상사(相使)의 약은 주약(主藥)으로 좌사의 약이 필요하다. 상오(相惡)의 약은 주약의 효능을 억제한다. 약성이 상외(相畏)되는 것은 약의 효능이 서로 제약한다. 상반(相反)되는 약은 2가지 약은 서로 배합하지 않는다. 상살(相殺)의 약은 1가지 약 또는 다른 종류의 약의 독성을 제압한다. 고방(古方)에서는 여러 차례 상오상반(相惡相反)의 약을 사용하였다. 대체적으로 말하면 상수상사(相須相使)의 약을 함께 사용하는 것은 마치 동행제도(同行帝道)인 것과 같다. 상외상살(相畏相殺)의 약을 함께하는 것은 마치 동행왕도(同行王道)인 것과 같다. 상오상반(相惡相反)의 약을 함께하는 것은 마치 동행패도(同行霸道)인 것과 같다. 약을 사용할 때 반드시 계획을 세우고 변통해야 하며 약을 사용하는 사람이 어떻게 인식하고 깨닫느냐에 달려 있다"라고 했다.

약에는 산(酸), 함(鹹), 감(甘), 고(苦), 신(辛)의 5미가 있고 한(寒), 열(熱), 온(溫), 양(凉)의 4기(四氣)가 있다.

구종석(寇宗奭)은 "무릇 기(氣)라고 칭하는 것은 향취(香臭)의 기(氣)이다. 한(寒), 열(熱), 온(溫), 양(凉)은 약성을 가리킨다. 예를 들면 백아지(白鵝脂)는 성질이 냉하지만 기가 냉하다고 할 수 없다. 4기(四氣)란 향(香), 취(臭), 성(腥), 조(臊)를 가리킨다. 예로, 산(蒜), 아위(阿魏), 포어(鮑魚), 한말(汗襪)이 있는데 이것들의 기는 취(臭)하다. 계(鷄), 어(魚), 압(鴨), 사(蛇), 이것들의 기는 성(腥)하다. 여우, 백마경(白馬莖), 인중백(人中白), 이것들의 기는 조(臊)하다. 침(沈), 단(檀), 용(龍), 사(麝), 이것들의 기는 향기롭다. 이로 보면, '기(氣)' 자를 반드시 '성(性)' 자로 고쳐야만 의미가 합당하다"라고 했다.

이시진(李時珍)은 "구종석(寇宗奭)은 한(寒), 열(熱), 온(溫), 양(凉)은 성질이고 향(香), 취(臭), 성(腥), 조(臊)는 기(氣)이다. 그의 설법은 ≪예기(禮記)≫의 설법과도 일치한다. ≪소문(素問)≫ 이후로 다만 기미(氣味)로 표시하였기에 바꾸기 어렵긴 하지만 그래도 낡은 설법을 쓰도록 하자"라고 했다.

왕호고(王好古)는 "미에는 5가지가 있고 기에는 4가지가 있다. 오미(五味)에는 각각 사기(四氣)가 포함되어 있다. 예로 신미(辛味) 중에는 석고(石膏)의 한기(寒氣), 계(桂), 부(附)

의 열기(熱氣), 반하(半夏)의 온기(溫氣), 박하(薄荷)의 양기(涼氣)가 있다. 기(氣)는 하늘에 속하고 미(味)는 땅에 속한다. 온(溫), 열(熱)은 천지양(天之陽)이고 한(寒), 양(涼)은 천지음(天之陰)이다. 신(辛), 감(甘)은 지지양(地之陽)이고 함(鹹), 고(苦)는 지지음(地之陰)이다. 본초오미(本草五味) 중에는 담미(淡味)를 말하지 않고 사기(四氣) 중에는 양기(涼氣)를 말하지 않는다. 다만 온(溫), 대온(大溫), 열(熱), 대열(大熱), 한(寒), 대한(大寒), 미한(微寒), 평(平), 소독(小毒), 대독(大毒), 유독(有毒), 무독(無毒)이라고 말한다. 이것은 왜인가? 그것은 담미(淡味)는 감미(甘味)에 종속되고 약간 찬 것은 바로 서늘한 것이기 때문이다"라고 했다.

유독(有毒), 무독(無毒)

기백(岐伯)은 "병에는 구병(久病), 신병(新病)이 있다. 방(方)에는 대방(大方), 소방(小方)이 있으며 유독(有毒)과 무독(無毒)이 있고 고유적인 것은 이미 상제(常製)에 부합된다. 독성이 큰 약으로 병을 치료하면 10분의 병은 6할이 제거된다. 독성이 일반적인 약으로 병을 치료하면 10분의 병은 7할이 제거된다. 독성이 작은 약으로 병을 치료하면 10분의 병은 8할이 제거된다. 무독(無毒)의 약으로 병을 치료하면 10분의 병은 9할이 제거된다. 마지막 곡(穀), 육(肉), 과(果), 채(菜)를 식물로 보양하면 병을 제거하고 과하게 약을 복용해서는 안 된다. 그렇지 않으면 신체를 해친다"라고 했다.

기백(岐伯)은 또한 "항독성(抗毒性)이 강한 환자는 후약(厚藥)을 사용하고 항독성이 떨어지는 환자는 박약(薄藥)을 채택한다"라고 했다.

왕빙(王冰)은 "약기(藥氣)에 편승(偏勝)이 있으면, 장기(髒氣)는 편절(偏絶)된다. 때문에 독성이 다른 약으로 병을 치료하면 10분의 병은 각기 6할, 7할, 8할 혹은 9할까지 치료한다"라고 했다.

음지에서 건조 혹은 양지에서 건조, 약물을 채집하는 절기와 월분(月份), 날 것과 익은 것

도홍경(陶弘景)은 "약을 채집하는 때는 모두 매년 음력 정월이다. 이것은 한태초(漢太初, 기원전 104~기원전 101)이후의 의서에서 기록된 것이다. 뿌리 부분을 약으로 쓰고 대부분 2월 혹은 8월에 채집한다. 그것은 초봄시절 약물의 진액(津液)과 윤기(潤氣)가 비로소 생기기 시작하고 지간(枝幹)과 잎에 확산되지 않아 근부의 약력이 순후(淳厚)하기 때문이다. 가을이 되면 지간과 잎이 모두 마르고 진액과 윤기는 다시 근부로 돌아온다. 하여 봄철은 일찍 채집하는 것이 좋고 가을철에는 늦게 채집하는 것이 좋다. 또한 꽃[花], 열매[實], 줄기[莖], 잎[葉] 모두 이것들이 성숙되는 계절에 따라 채집한다. 시간에도 이르고 늦음이 있어 반드시 본문의 설법에 근거할 필요는 없다. 이른바 그늘에서 말린다는 것은, 6갑(六甲)의 음에서 서늘하게 말린 양건약물(晾乾藥物)에 접근한 것이다. 또한 둔갑법(遁甲法)을 따르는 것은, 갑자순음(甲子旬陰) 중의 계유(癸酉)이고 약을 유지(酉地)에 놓는다. 실제로 그렇게 하지 않아도 된다. 다만 약을 그늘에서 말리면 된다. 만일 2가지

방법을 모두 사용한다면 가장 좋다"라고 했다.

손사막(孫思邈)은 "고대의가(古代醫家)에서는 스스로 약초를 채집하는 방법을 이해하고 서늘하게 말리거나 볕에 쬐어 말리는 것 모두 규정된 방법에 따라 실시하였다. 약을 사용할 때 반드시 약물의 산지에 근거하여야 한다. 따라서 이렇게 병을 치료하면 십중팔구 완치될 수 있다. 지금 의사들은 약물을 채집하는 때를 이해하지 못했다. 약물의 산지, 신약(新藥) 또는 진약(陳藥), 약성이 허(虛)한지 또는 실(實)한지에 대해서는 더 이해하지 못했다. 하여 질병 10가지 중 5가지도 치료하지 못하고 있다"라고 했다.

마지(馬志)는 "오늘날 방법으로 약물을 그늘에 말리면 오히려 약을 파괴한다. 예로, 녹용(鹿茸)을 그늘에 말리면 부식되고 물로 말리면 아주 좋다. 초목(草木)의 근묘(根苗)는 9월 이전에 채집하여 햇볕에 말리는 것이 적합하다. 만일 10월 이후에 채집했다면 그늘에 말리는 것이 적합하다"라고 했다.

이시진(李時珍)은 "약물의 산지에는 남방과 북방이 있다. 성숙된 절기에는 빠르고 늦음이 있다. 때문에 약의 뿌리, 싹을 채집하는 시기가 모두 다르고 제약방법과 척도도 다르다. 때문에 시장에서 파는 지황(地黃)은 모두 가마 안에 끓여 익히고 대황(大黃)은 불에 말리고 송황(松黃)과 포황(蒲黃)은 함께 혼합하고 장뇌(樟腦)에 용뇌(龍腦)를 섞었다. 모두 규정에 부합되지 않는다"라고 했다.

공지약(孔志約)은 "식물이 이동하면 지역이 변하기 때문에 내질에도 변화가 생기고 약성도 이에 따라 변한다. 봄가을 계절 변화에 따라 약물도 계절의 영향을 받아 효능이 다르다. 이것의 자양(滋養)하는 지역을 떠나면 약질은 비록 비슷하더라도 약효는 이미 변화가 발생했다. 만일 채집한 방법에 오차가 생기면 물체가 비록 원물체이지만 채집하기 가장 좋은 시기는 이미 지나쳤고 명존실허(名存實虛)되며 한(寒), 온(溫)에 착오가 생긴다. 만일 이런 약을 군부(君父)에 쓰면 오역불효(忤逆不孝)의 죄명으로 가볍지 않다"라고 했다.

약물은 약성에 근거하여 환제(丸劑)로 만들기 적합한 것과 산제(散劑)로 만들기 적합한 것, 물에 끓이기 적합한 것, 술에 담그기 적합한 것, 고약으로 달이기 적합한 것이 있다. 또한 어떤 약물은 몇 가지 방법으로 만들기 적합하고 어떤 것은 뜨거운 물이거나 술에 담가서는 안 되며 모든 것을 약성에 따라 행해야지, 원칙을 위배해서는 안 된다.

도홍경(陶弘景)은 "병세에 근거하여 어떤 것은 환약(丸藥)으로 복용하기 적합하고 어떤 것은 산제(散劑)로 복용하기 적합하다. 어떤 것은 탕제(湯劑)로 복용하기 적합하고 어떤 것은 술로 복용하기 적합하다. 어떤 것은 고약(膏藥)으로 달여 복용하기 적합하고 어떤 것은 몇 가지 약을 함께 사용하는 것이 적합하다. 병원(病源)에 대한 관찰을 통해 맞는 방법으로 복용하여야 한다"라고 했다.

화타(華佗)는 "병에는 탕약(湯藥)으로 사용하기 적합한 것, 환약이 적합한 것, 산제가 적합한 것이 있다. 치료방법에 따라 하법(下法)을 사용하기 적합한 것이 있고 토법(吐法)을 사용하기 적합한 것이 있으며 한법(汗法)을 사용하기 적합한 것이 있다. 탕약(湯藥)은 오장을 씻어내고 경맥을 소통시키며 음양을 조절한다. 환약(丸藥)은 풍냉(風冷)을 몰아내고 견적(堅積)를 제거하며 음식을 증진한다. 산약(散藥)은 풍(風), 한(寒), 서(暑), 습(濕)으로 인한 사기(邪氣)를 제거하고 오장(五臟)의 결복(結伏)을 소산(疏散)한다. 장을 열어주고 위에 이롭다. 병에 하법치료(下法治療)를 하여야 하는데 하법(下法)을 사용하지 않으면 심복창만(心腹脹滿), 번란불안(煩亂不安)을 초래하게 된다. 병에 한법치료(汗法治療)를 하여야 하는데 한법을 사용하지 않으면 모공폐색(毛孔閉塞), 별민(憋悶)으로 죽게 된다. 병에 토법치료(吐法治療)를 하여야 하는데 토법을 사용하지 않으면 흉부별민(胸部憋悶), 호흡상천(呼吸上喘)으로 물과 음식을 넘기지 못하고 죽게 된다'라고 했다.

이고(李杲)는 "탕약(湯藥)은 제거하기 위한 것이고 큰 병을 치료할 때 이것을 사용한다. 산약(散藥)은 발산작용을 하고 급병을 치료할 때 이를 사용한다. 환약(丸藥)의 효능은 완만(緩慢)하여 느리게 병을 치료한다. 구부저(口父咀)는 고대의 제약 방법이다. 고대에는 철기(鐵器)가 없기에, 입으로 약을 씹어 가루로 만들고 달여 약즙을 복용하였다. 약효는 쉽게 상승하고 쉽게 확산되며 인체의 경맥으로 운행된다. 무릇 인체 상부지고(上部至高)의 병증을 치료하려면 약에 술을 넣고 달인다. 습을 제거하려면 생강을 사용하고 원기를 보하려면 대추를 사용한다. 풍한(風寒)을 발산하려면 총백(蔥白)을 사용하고 격상담(膈上痰)에는 꿀을 사용한다. 보드라운 가루 상태의 약은 경락으로 운행되지 않고 다만 위와 장부(臟腑)의 적취(積聚)를 제거한다. 약기약미(藥氣藥味)가 농후한 약은 끓인 물로 조절한다. 약기약미(藥氣藥味)가 담박(淡薄)한 약은 달인 후, 약재(藥滓)와 함께 복용한다. 신체하부의 질병을 치료하는 약환은 크고 빛이 나며 둥글어야 한다. 중초(中焦)의 질병을 치료할 때 사용하는 약환은 약간 작아야 한다. 상초(上焦)의 질병을 치료할 때 약환은 더욱 작아야 한다. 약을 진한 밀가루 풀로 만들면 소화를 연완(延緩)시켜 직접 하초부에 도달된다. 약을 술에 담그거나 식초에 담그는 것은 술은 발산되고 식초는 수렴하는 작용을 취한 것이다. 만일 환자가 직접 반하(半夏), 남성(南星)을 사용하기 적합하지 않고 습을 제거하려면 생강즙을 걸쭉한 죽으로 환을 만들면 약성을 쉽게 화해(化解)한다. 물에 하룻밤 담근 취병(炊餅)도 약성을 쉽게 화해(化解)한다. 약에 물을 떨어트려 천천히 환으로 만들면 약성을 쉽게 화해(化解)한다. 꿀을 넣어 약환을 만드는 것은 약성의 화해(化解)를 이완하기 때문에, 약기(藥氣)가 경락까지 운행되게 한다. 약을 납환(蠟丸)으로 만들면 약성은 화해(化解)되지 않아 약의 운행 중에 약효를 발휘할 수 있다. 만일 독약(毒藥)이라면 비장과 위를 해치지 않는다"라고 했다.

장원소(張元素)는 "병이 머리 부위, 얼굴 부위 혹은 피부에 생기면 약은 반드시 술로 볶은 후, 복용한다. 병이 목 아래 배꼽 위에 있다면 약은 반드시 술에 씻어 사용한다. 병이 신체 하부에 있으면 약을 생것으로 복용할 수 있다. 약성이 차가운 것은 반드시 술에 담근 후 햇볕에 말려 위가 상하는 것을 피하여야 한다. 당귀(當歸)를 술에 담그면 발산작용을 돕는다"라고 했다.

진가모(陳嘉謨)는 "약을 만드는 데 중요하는 것은 적당해야 한다. 만일 적당하지 않으면 효과를 보기 어려우며 너무 과분하면 약의 기미가 오히려 소실된다. 불로 약을 만드는 방법에는 4가지가 있다. 하(煆), 포(炮), 구(炙), 초(炒)이다. 물로 약을 만드는 방법에는 지(漬), 포(泡), 세(洗)가 있다. 물과 불로 함께 약을 만드는 방법에는 증(蒸), 자(煮), 2가지 방법이 있다. 약을 만드는 방법은 비록 아주 많지만 이 범위에서 벗어나지 않는다. 술로 승제(升提)하는 약을 제조하고 생강으로 발산(發散)하는 약을 제조한다. 소금을 넣는 약은 신장을 경과한 후 신장의 단단한 것을 연하게 한다. 식초를 간에 넣으면 간통(肝痛)을 멈춘다. 동뇨(童尿)로 약을 만들면 열성(劣性)으로 인한 강하작용을 제거한다. 미감(米泔)으로 약을 만들면 조성(燥性)을 제거함으로써 약성을 중화한다. 젖으로 약을 만들면 메마른 생명을 윤택하게 함으로써 혈액을 생발(生髮)한다. 꿀로 약을 제련하면 약성을 감완(甘緩)하여 원기를 증익(增益)한다. 구장벽토(舊牆壁土)로 약을 만들면 진기(眞氣)를 훔치고 중초(中焦)를 신속히 보충한다. 맥부피(麥麸皮)로 약을 만들면 이것의 혹성(酷性)을 억제함으로써 상격(上膈)이 상하지 않는다. 오두탕(烏豆湯), 감초탕(甘草湯)에 약물을 담근 후 햇볕에 말리면 약물의 독성을 풀어주어 이것을 평화롭게 한다. 양소유(羊酥油), 저지유(豬脂油)를 약물에 바른 후 불로 구우면 골두(骨頭)로 쉽게 들어가고 골두를 쉽게 취단(脆斷)한다. 양(瓤)을 제거한 약에는 면창작용(免脹作用)이 있고 추심(抽心)의 약은 번민을 제거한다. 약을 제조하는 방법이 바로 이러하므로 초학자는 반드시 학습하고 체득하여야 한다"라고 했다.

만일 병을 치료하려면 반드시 병원(病源)을 관찰한 후, 병의 변화를 진찰하여야 한다. 만일 오장이 허휴(虛虧)하지 않고 6부(六腑)가 마르지 않고 혈맥(血脈)은 문란하지 않고 정신은 환산(渙散)되지 않았다면 환자는 약을 복용한 후 반드시 치료된다. 만일 병세가 이미 생겼다면 약을 복용한 후 병은 절반 치료된다. 만일 병세가 이미 지났다면 환자의 생명은 보전(保全)되기 어렵다.

도홍경(陶弘景)은 "만일 명의가 들어보지 않고 안색을 관찰하지 않고 맥을 짚어보지 않으면 어떻게 신체에 잠복된 질병을 알 수 있겠는가? 게다가 병의 상태가 나타나지 않은 환자도 스스로 병을 치료하러 가려고 하지 않는다. 때문에 제환공(齊桓公)은 피부의 작은 병을 경시함으로써 골수의 고병(痼疾)을 초래하였다고 하였다. 병을 볼 때 병상을 인식하기 아주 어려울 뿐만 아니라 환자로 하여금 의사의 진단을 믿고 병세와 치료를 접수하는 것도 쉽지 않다. 순어의(淳於意)는 이런 말을 한 적 있다. "무술(巫術)은 믿고 의도(醫道)를 믿지 않는 이런 사람은 병에 걸려도 치료할 수 없다"라고 했다.

이시진(李時珍)은 "≪소문(素問)≫ 기록에 의하면 상고시대(上古時代)의 성현(聖賢)은 질병을 예방하기 위하여 탕약을 발명하였다. 생활은 자연스럽고 사람들 체질도 좋았다. 자연환경도 오염되지 않았으며 일부러 오염시키려 해도 오염되지 않았다. 중고시기(中古時期) 사람들의 도덕은 이미 쇠퇴해졌고 생활수요와 욕망도 많아졌기에 사기(邪氣)가 생겨 인체에 침입하여 병이 생겼다. 약을 복용하면 만전을 기할 수 있다. 오늘날 사람들이 병에 걸리면 반드시 독약이 인체를 공격하는 것을 대비하여야 하고 다시 폄석침구(砭石針灸)와 애구(艾灸)를 배합하여 체외치료를 하여야 한다"라고 했다.

이시진(李時珍)이 또 말하기를 "중고시대 병을 치료하는 것은 병이 생겨야 치료하러 가고 탕약을 연속 10일간 복용한다. 만일 호전되지 않으면 다시 감초소엽(甘草蘇葉)의 근지(根枝)로 치료한다. 이것의 본말(本末)로 보조하여 겉도 치료하고 근본도 치료하여 사기(邪氣)가 항복할 수 있었다. 근세에 병을 치료하는 것은 사계절의 변화에 근거하지 않고 일월의 변천을 이해하지 못하며 기식(氣息)의 역순(逆順)을 세심하게 관찰하지 않고 병세가 이미 크게 형성돼도 치료할 수 있다고 여긴다. 옛 병을 제대로 치료하지 않았는데 새로운 병이 생긴 것이다"라고 했다.

순어의(淳於意)는 "병에서 6가지 상황은 치료하지 못한다. 환자가 자기 멋대로 하고 도리에 어긋나면 치료하지 못한다. 환자가 자신의 신체를 경시하고 돈을 중시하면 치료하지 못한다. 옷, 음식이 합당하지 않는 사람은 치료되지 못한다. 음양장기(陰陽髒氣)가 일정하지 않으면 치료되지 못한다. 환자가 약을 복용하지 못할 정도로 몸이 약하면 치료하지 못한다. 환자가 무술(巫術)을 믿고 의도를 믿지 않으면 치료하지 못한다. 이 6가지 상황 중 1가지만 부합하여도 병을 치료하기 어렵다"라고 했다.

구종석(寇宗奭)은 "병을 치료하는 데 과실이 6가지 있다. 첫 번째, 진찰 시 자세히 관찰하지 못하고 정확하게 판단하지 못하여 과실을 조성한 것이다. 두 번째, 의도를 믿지 못하여 실수를 한 것이다. 세 번째, 병을 진찰하는 시간을 놓쳐 초래한 과실이다. 네 번째, 좋은 의사를 선택하지 못하여 조성된 과실이다. 다섯 번째, 병을 인식하지 못하여 조성된 과실이다. 여섯 번째, 약리(藥理)를 알지 못하여 조성된 과실이다. 이상의 5가지 과실 중 1가지만 발생해도 병은 치료되기 어렵다. 병을 치료하는 데 또한 8가지 요령이 있다. 즉 중의팔강(中醫八綱)이다. 첫 번째, 허(환자의 허약 정도, 몸이 감당할 능력을 이해하며 이때 환자의 항병능력을 조사함), 두 번째, 실(환자의 항진상태(亢進狀態)와 정도, 환자가 외사(外邪)가 비교적 심할 때 감수하는 정도, 반대로 환자의 체질이 비교적 강해서 항병능력도 강한지를 조사함), 세 번째, 냉(환자가 처한 한랭상태(寒冷狀態)의 정도, 외감풍한(外感風寒)에 속해 초래된 외감발냉(外感發冷) 또는 환자 내부의 양기 부족에 속해 병리적 변화가 초래한 발냉(發冷)을 조사함, 전자는 외한(外寒), 후자는 내한(內寒)), 네 번째, 열(환자의 외감병사(外感病邪)로 인한 외감발열(外感發熱) 혹은 환자 내부의 음기 부족으로 인한 내발열(內發熱)을 조사함), 다섯 번째, 사(자연계 외부가 체내에 침입하여 감염으로 인한 발병요소, 사기에는 한(寒), 습(濕), 풍(風), 서(暑), 조(燥), 화(火)가 있음), 여섯 번째, 정(인체, 병의 감당능력이 가지고있는 항병능력(또는 정기)을 조사함), 일곱 번째, 내(인체 내부를 가리킴, 각부의 병변에는 상대성의 내외가 있다. 예로, 피부를 외라고 하고 기주(肌腠)를 안이라고 함, 부(腑)를 외라고 하고 장(臟)을 안이라고 함 등의 다른 관찰방법), 여덟 번째, 외(인체의 외부를 가리킴, 병변 부위에 근거하여 상대적으로 말함. 예로, 담(膽)을 표(表), 즉 외(外)라 하고 간을 안이라고 함, 락(絡)을 표 즉 외라고 하고 경(經)을 안이라고 함 등이다. ≪소문(素問)≫에서 말하기를 무릇 병을 치료하려면 환자의 형기색택(形氣色澤)을 자세히 관찰하고 환자의 용겁(勇怯), 골육(骨肉), 피부(皮膚)를 통해 관찰하며 환자의 정황을 이해하고 환자 당시의 정신상태, 형체상태와 그의 소질을 잘 파악해야 한다. 이것은 일종의 진단방법이다. 만일 환자의 맥상(脈象)과 병증이 서로 부합되지 않는데, 환자의 신영(身影)을 보지 못하고 의사가 맥상(脈象)에만 근거하여 약을 처방한다면 어떻게 병을 치료할 수 있겠는가! 현재의 부잣집 사람들과 여인은 휘장 안에서 비단으로 팔을 가리고 의사에게 진찰을 받는다. 의사는 환자의 색택을 관찰하지 못하고 환자의 성음을 듣지 못하여 기교를 발휘할 수 없고 자세히 묻지 못한다. 의사를 청하여 진료 받는 환자도 귀찮고 의사의 의술이 떨어진다고 여겨서 종종 약이 있어도 복용하지 않는다. 그들이 어찌 알겠는가, 의사의 망(望), 문(聞), 문(問), 절(切), 이 질병 4가지의 진단방법이라는 것을! 그중의 하나가 부족하여도 병을 치료하기 어렵다"라고 했다.

만일 독약(毒藥)으로 병을 치료한다면 먼저 서속(黍粟) 크기만 한 약환을 만들어 복용하고 치료되면 복용을 금한다. 병이 완치되지 않으면 배로 복용한다. 이렇게 하여도 완치되지 않으면 10배의 양을 복용한다. 그 양은 병이 완치되는 것을 기준으로 한다.

도홍경(陶弘景)은 "지금의 약 중에 단독으로 사용하는 약에는 1~2가지 독이 있다. 예로, 파두(巴豆), 감수(甘遂), 장군(將軍)인데 함부로 환자에게 단번에 족제량(足劑量)을 복용하게 해서는 안 된다. ≪내경(內經)≫에서 말하길, 1가지 약물에 독이 있으면 세마(細麻) 크기만 한 약환 1환을 복용한다. 2가지 약물에 1가지 독이 있다면 대마(大麻) 크기만 한 약환을 2개 복용한다. 3가지 약물 중 1가지가 독이 있다면 호두(胡豆) 크기만 한 약환 3개를 복용한다. 4가지 약물 중 1가지가 독이 있다면 소두(小豆) 크기만 한 약환 3개를 복용한다. 5가지 약물 중 1가지가 독이 있다면 대두(大豆) 크기만 한 약환 5개를 복용한다. 6가지 약물 중 1가지에 독이 있다면 오자 크기만 한 약환 6개를 복용한다. 6부터 10까지 모두 오자 크기만 한 약환을 약량의 표준으로 한다. 그중의 독성은 가벼운 것과 심한 것이 있다. 예로, 낭독(狼毒), 구문(鉤吻)을 어찌 부자(附子), 원화(芫花) 유형의 약물에 비하겠는가? 이 유형의 약물의 약량은 반드시 합당해야 한다"라고 했다.

구종석(寇宗奭)은 "비록 이런 예가 있지만 반드시 사람의 노소허실(老少虛實), 병의 신구(新久), 약물 독성의 크기를 고려해야 한다. 용량을 짐작한 후 이 용량의 비례를 고수하지는 않는다"라고 했다.

한병(寒病)을 치료할 때에는 열약(熱藥)을 사용하고 열병을 치료할 때는 한약(寒藥)을 사용한다. 음식이 소화되지 않으면 토하약(吐下藥)을 사용하고 귀주고독(鬼疰蠱毒)에는 독성이 있는 약을 사용한다. 옹종창류(癰腫瘡瘤)에는 창약(瘡藥)을 사용하고 풍습병(風

濕病)에는 거풍습(祛風濕)의 약을 사용한다. 각종 질병에는 모두 반드시 병세와 성질에 따라 적당한 약물을 선택하여 사용해야 한다. 도홍경(陶弘景)은 "1종류의 약물의 약성은 10여 종의 질병을 겸하여 치료하고 그 약성이 가장 뛰어난 것을 본(本)으로 한다. 또한 환자의 허실보사(虛實補瀉), 남녀노소(男女老少), 고락우상(苦樂憂傷), 체질영취(體質榮悴), 향토풍속(鄉土風俗) 등을 관찰하여야 한다. 이런 것은 모두 정황에 감안하여 변통하여야 한다. 저등(褚澄)이 과부(寡婦), 이고(尼姑)와 처첩의 부녀질병을 치료할 때 방법이 모두 다르다. 이것은 환자의 성정심리(性情心理)가 다름으로 인하여 채용한 치료방법이 다르기 때문이다"라고 했다.

이시진(李時珍)은 "약의 기약미(氣藥味)에는 두터운 것과 얇은 것이 있고 약성 효능에는 조(躁)한 것과 정(靜)한 것이 있다. 병증을 치료하는 데 많은 것과 적은 것이 있고 약력의 작용에는 얕은 것과 깊은 것이 있다. 환자의 한열(寒熱)이 분명하면 정병(正病)에는 정치법(正治法)을 사용한다. 만일 한열(寒熱)에 가상(假像)이 있으면 반병(反病)에는 반치법(反治法)을 사용한다. 즉 이른바 가열진한증(假熱眞寒症)에는 열약(熱藥)을 사용하고 가한진열증(假寒眞熱症)에는 한약(寒藥)으로 치료한다. 열성약(熱性藥)으로 열병치료를 피하고 한성약(寒性藥)으로 한증치료를 피한다. 양성약(凉性藥)으로 냉병치료를 피하고 온성약(溫性藥)으로 온성병치료를 피한다. 발표약(發表藥)에는 열약(熱藥)을 금할 필요가 없고 공리(攻裡) 유형의 약물에는 한약(寒藥)을 금할 필요가 없다. 또한 약을 사용할 때 과량으로 사용해서는 안 된다. 그렇지 않을 경우 열을 피하지 않으면 열병에 걸리고 한을 피하지 않으면 한병에 걸린다. 열병을 치료할 때 한약을 사용하고 온수로 복용한다. 한병을 치료할 때 열약을 사용하고 냉수로 복용한다. 온병을 치료할 때 청약(淸藥)을 사용하고 냉수로 복용한다. 청랭지병(淸冷之病)을 치료할 때 온약을 사용하고 뜨거운 물로 복용한다. 간부울결(肝部鬱結)에는 이것으로 통하게 하고 심화울결(心火鬱結)에는 이것으로 발산하게 한다. 비부울결(脾部鬱結)에는 힘껏 이것으로 충개(衝開)하고 폐부울결(肺部鬱結)에는 이것으로 선설(宣泄)하며 신수울결(腎水鬱結)에는 이것으로 상반되는 추세를 전환한다. 체기편승(體氣偏勝), 경미한 것은 인세리도(因勢利導)하여야 하고 엄중한 것은 제압하여야 한다. 기가 다시 오면 화완(和緩)인 것은 가라앉히고 강렬한 것은 이것으로 제거한다. 체기구용(體氣口湧)인 것은 이것을 제압하고 체기하침(體氣下沈)인 것은 이것으로 상승한다. 기기다여(氣機多餘)의 병증에는 감소하여야 하고 기기부족(氣機不足)의 병증에는 보충하여야 한다. 기기견리(氣機堅利)의 병증에는 소약(削弱)하고 외부침입의 기병(氣病)에는 이것으로 제거한다. 허로병(虛勞病)에 걸린 경우에는 이것을 보양(補養)하고 기기울결(氣機鬱結)인 것은 이것을 발산한다. 기기정체불행(氣機停滯不行)인 것은 이것으로 운행하고 건조한 것을 습윤하게 한다. 준급(峻急)한 것은 이것으로 연완(延緩)하고 산모(散耗)의 병증에는 이것으로 수렴한다. 휴손(虧損)인 것은 보익(補益)하고 안일한 것은 활동하게 한다. 수경(受驚)인 것은 이것으로 안착시킨다. 치법(治法)에는 토법(吐法), 한법(汗法), 하법(下法), 보법(補法), 사법(瀉法)이 있다. 구병신병(久病新病)에는 모두 이에 대응되는 치료방법이 있다"라고 했다.

神農本草養生法

이시진(李時珍)이 또한 말하기를 "반병(反病)은 정(正)으로 치료하고 정병(正病)은 반(反)으로 치료한다. 반치(反治)는 열로 인한 병에 열약(熱藥)으로 치료하는 것이고 한으로 인한 질병에는 한약(寒藥)으로 치료하는 것을 말한다. 조색(阻塞)으로 인기된 질병에는 한양약(寒凉藥)으로 치료하고 통약(通藥)으로는 하설(下泄)의 병증을 치료한다. 우선 질병의 주요방면을 먼저 항복(降伏)하여 치료하고 반드시 먼저 병세의 주요만면(主要萬面)을 이해하여야 한다. 병이 발생하는 과정은 비슷하겠지만 이것을 치료하는 결과는 같지 않을 것이다. 파제적취(破除積聚)의 방법을 사용하면 견괴침지연화(堅塊浸漬軟化)되고 기기(氣機)를 조절하여 기순(氣順)이 화창(和暢)하고 최종적으로 질병을 공격함으로써 쾌유된다"라고 했다.

이시진(李時珍)은 또한 "각종 한약은 열병(熱病)을 가중한다. 이것은 음이 허한 것이다. 각종 온열약(溫熱藥)은 한증(寒症)이 가중된다. 이것은 양이 허한 것이다. 이른바 근원을 탐구하여야 치료될 수 있다. 이것은 모두 ≪소문(素問)≫의 정벽언론(精闢言論)에서 취한 것이다"라고 했다.

병이 흉격(胸隔) 윗부분에 생긴 경우에는 식후에 약을 복용한다. 병이 심복(心腹) 아랫부분에 있으면 식전에 약을 복용한다. 병이 사지혈맥(四肢血脈)인 것은 아침 공복에 약을 복용하는 것이 적합하다. 병이 골수에 있는 것은 배불리 식사한 후 저녁에 약을 복용하는 것이 적합하다.

도홍경(陶弘景)은 "현재 의사는 식전이거나 식후를 중요시하는 것은 바로 이 의미이다. 또한 반드시 술로 복용하거나 미음으로 복용하거나 냉복하거나 열복하여야 하는 경우가 있다. 탕약을 복용하는 횟수가 많은 것과 적은 것이 있고 탕약을 끓이는 것과 익히는 것이 있으며 각종 다른 용법이 있어 사용할 때 자세히 이해하여야 한다"라고 했다.

이고(李杲)는 "옛날 사람들이 약을 복용하는 방법에는 융통성이 있었다. 병이 신체상부에 있는 경우 횟수가 많고 매번 복용하는 양이 아주 적어야 한다. 병이 신체 하부에 있는 것은 약을 사용하는 간격이 길다. 하지만 매번 복용하는 약의 양은 많아야 한다. 약을 복용하는 양이 적으면 상부에 자영(滋榮) 작용이 있고 복용하는 약의 양이 많으면 하부에 준보(峻補) 작용이 있다. 무릇 1제를 2회에 복용하거나 3회에 복용하는 것은 약력이 병세(病勢)가 소재되는 곳과 대응되어야 한다. 동시에 환자 신체의 강약, 병의 경중에 근거하여 약력을 밀고나가거나 후퇴하거나 사용하는 약량을 증기하거나 감소한다. 고정된 방법에 얽매여 있을 필요는 없다. 인체의 각종 커다란 병증에 각종 주치하는 약물들이 있다. 그중 크게는 풍사(風邪)로 인한 중풍병(中風病), 한사(寒邪)가 침입하여 초래된 상한증(傷寒症)이 있다. 대체적으로 한증(寒症), 열증(熱症), 온증(溫症)으로 나뉘는데 절기가 이상하여 사람으로 하여금 중악(中惡), 갑자기 크게 토하고 설사하는 증상, 대복수종(大腹水腫), 장도하리설사(腸道下痢泄瀉), 하설농혈(下泄膿血)이 있다. 대소변이 통하지 않는 융폐증(癃閉症), 대변이 통하지 않는 것을 융(癃)이라 하고 소변이 통하지 않는 것을 폐(閉)라고 함), 변비병증(便秘病症), 흉부에 역기중충(逆氣中衝)이 있다. 분돈상기병증(奔豚上氣病症, 이 병은 방광수음(膀胱水飲)으로 조성된 것), 기침, 이역(呃逆), 구토병증(嘔吐病症)이 있다. 전신피부의 각종 점막 발황(發黃)의 황달간병(黃疸肝病), 소갈병증(消渴病症), 체내음수불하(體內飲水不下)의 저음증(佇飲症), 체내음식불화(體內食物不化)의 벽식증(癖食症)이 있다. 배 안에서 생성된 적괴(積塊)와 적취지증(積聚之症), 징가지증(癥瘕之症), 경사(驚邪)로 인한 전간증(癲癎症), 원인불명 및 정신착란(精神錯亂)의 귀질지증(鬼疾之症), 각종 후비(喉痹), 치옹(齒癰), 이롱목맹(耳聾目盲), 칼이나 도끼 등의 금속 물질에 의해 상처가 난 것이나 그 상처가 낫지 않고 짓물러 터진 것, 골절, 치창(痔瘡), 치루(痔瘺), 영류(癭瘤)가 있다. 남자의 오로칠상(五勞七傷), 허약핍력영수(虛弱乏力羸瘦)의 병증, 여자대하(女子帶下), 자궁출혈, 부녀폐경, 음도미란(陰道糜爛) 및 사충고독(蛇蟲蠱毒)으로 인한 위급한 병증 등 각종 외상이 있다. 이런 것은 모두 흔히 보는 다발적인 병명이고 그중에도 일부 세미한 변화가 있어 소속을 잘 알고 두서를 찾아낸 후, 다시 진찰하고 치료하여야 한다"라고 했다.

도홍경(陶弘景)은 "일부 약물이 주치하는 병증은 책에서 흔히 1가지 병명으로 말한다. 예로 중풍에는 10가지가 있고 상한병(傷寒病)의 증후에도 20여 가지가 있다. 더욱 유사한 병례를 찾고 대체적으로 병의 소속을 귀납하여 주치약물의 본성을 근거로 병의 증세와 결부하여 처방하고 약을 배합한다. 약으로 병을 치료하는 변화는 동일시해서는 안 된다. 의방(醫方)에는 수천 권의 책이 있고 또한 책의 도리를 다 쓸 수 없기 때문이다. 춘추(春秋) 이전의 책과 화(和), 완(緩)의 책은 이미 볼 수 없고 다만 도가경전(道家經典) 중에서 간략하게 편작(扁鵲)의 몇 가지 약 사용법이 기록되었다. 편작의 약 사용은 초본의 의견과 일치한다. 한대(漢代)에 이르러 순우의(淳于意)와 화타(華佗) 등의 약방은 현재 보존되어 조목별로 나눠졌고 약성이 기록되어 있다. 다만 장중경(張仲景)의 ≪상한잡병론(傷寒雜病論)≫ 일부에서 각종 약방의 조사(祖師)로 보아 그래도 본초에 근거하여야 한다. 다만 그는 진맥에 능통하고 기색(氣色)과 증후(證候)에서 나타나는 병의 적상(跡象)을 잘 알고 이해하여 병세의 소장변화(消長變化)를 진단하였다. 알장부흉(挖腸剖胸), 괄골속근(刮骨續筋)의 방법은 다른 방법에서 얻은 것이고 신농본초에서 토론할 일이 아니다. 진대(晉代) 이후 궁태(宮泰), 유덕(劉德), 사탈(史脫), 근소(靳邵), 조천(趙泉), 이자예(李子豫) 등 일대의 우수한 의사들의 의술은 완덕여(阮德如), 장무선(張茂先) 및 강좌(절강 일대)의 갈홍(葛洪), 채모(蔡謨), 은중감(殷仲堪), 이런 명인들보다 고명했고 정확하고 투철하게 약학을 연구하였다. 남조송시(南朝宋時)에는 양흔(羊欣), 원휘(元徽), 호흡(胡洽), 진승조(秦承祖)가 있고 제시(齊時)에는 상서저등(尚書褚澄), 서문백(徐文伯), 서사백(徐嗣伯), 자질형제(子侄兄弟)는 병 치료에 있어서 십중팔구 완치하였다. 이것들은 모두 자신이 쓴 의약용방(醫藥用方)이 있고 이들의 지취(旨趣)를 관찰하면 모두 본초와 일치한다. 우연히 다른 약물을 사용할지라도 약성(藥性)과 약 사용 범위를 준수하였고 한도를 넘지 않았다. ≪범왕방(范汪方)≫의 100여 권, 갈홍(葛洪)의 ≪주후방(肘後方)≫에서 기록된 자질구레한 단행용방(單行用方), 이런 용법 일부는 농가험방(農家驗方)에서 나오고 일부는 이역(異域)에서 다른 방법으로 나온다. 예로, 우피(藕皮)로 산혈(散血)하는 것은 요리사의 손에서 나온 것이다. 견우화(牽牛花)로 구수(驅水)하는 것은 농부의 손에서 나온 것이다. 빵가게의 마늘은 뱀을 쫓는 약물이다. 길가의 지숭(地菘)은 금창 칼이나 도끼 등의 금속 물질에 의해 상처가 난 것이나 그 상처가 낫지 않고 짓물러 터진 것을 치료하는 비약(秘藥)이다. 이런 것은 모두 천지지물(天地之物)로 세상 사람들에게 사용되고 기연(機緣)이 있으면 흔히 뜻을 파헤치고 사용한다. 책에서 기록된 주치(主治)와 일치하지 않다"라고 했다.

안진경(顔眞卿)은 "≪도경(道經)≫의 선방(仙方) 중 기록에 의하면 음식을 먹을 때 5곡을 먹지 않으면 연년익수(延年益壽)한다. 비단련석(飛丹煉石)으로 기(奇)하고 운등우화(雲騰羽化)로 묘(妙)하며 모두 약도(藥道)로 선도(先導)한 것이다. 이들이 약을 사용하는 도리는 초본과 비슷하지만 구체적으로 약을 사용하는 방법은 세속의 방법과 약간 다르다. ≪도경(道經)≫ 선방(仙方) 중 사용하는 약물은 많지 않고 하나의 약방 중 20여 가지의 약물이 있다. 혹은 단독으로 사용하는 몇 가지 약물이 있다. 장시간 쌓이면 좋은 점이 많다. 이것이 본초에서 말하는 것이다. 장기간 약을 복용해야 효과를 보는데도, 오히려 일반 사람들보다 이따금 약을 복용하고 조금 병세가 호전된다 싶으면 약 복용을 멈추는데도 효과가 좋다. 현재 용의(庸醫)가 병을 치료할 때 모두 ≪신농본초경(神農本草經)≫을 참고하는 것을 부끄러운 일로 간주한다. 혹은 구방(舊方)에 근거하여 혹은 사람들의 전설을 듣고 기록하여 이로써 새롭고 기발한 주장을 내놓는다. 약물 사이의 상외(相畏), 상오(相惡), 상반(相反)된 것은 원래 완전히 명백한 것은 아니다. 생소한 약물에 있어서 용량의 분량(分兩)에 차이가 있어도 여태껏 질의한 적이 없다. 간혹 병이 고쳐지면 자기의 약방이 영험하다고 믿었다. 병이 열흘이나 보름에도 좋아지지 않으면 병의 근원이 치료되기 어렵다고 말하고 자기의 잘못은 추궁하지 않는다. 실속 없이 함부로 말하는 것에 근거하여 마땅히 견책해야 한다. 오경사부(五經四部), 군국의 예복, 조금의 착오와 주제 넘는 행동이 일에 적당하지 않았을 뿐이다. 탕약(湯藥)에 있어서, 약물을 잘못 사용하면 사람의 생명에 위험을 가져다준다. 1,000대 전차(戰車)의 군주(君主)가 마치 관봉백금(官俸百金)의 장관(長官)을 소중한 생명처럼 어찌 심사숙고하고 신중하지 않을 수 있는가!"라고 했다.

구종석(寇宗奭)은 "사람에는 귀천(貴賤), 장유(長幼)의 구분이 있기 때문에 질병도 분별하여 대해야 한다. 병에는 신구(新久), 허실(虛實)의 구분이 있기 때문에 분별하여 약을 사용하는 것이 도리이다. 사람의 마음은 면(面)과 같아 각기 다르다. 사람들의 마음이 다르기에 장부도 다르다. 때문에 1가지 약으로 중인(衆人)의 질병을 치료한다면 어떻게 되겠는가?"라고 했다.

장중경(張仲景)은 "토지에는 높고 낮음이 있고 물체에는 단단함과 부드러움의 구분이 있으며 사람들의 음식과 주거지도 다르다. 때문에 황제가 사방의 용의지도(用醫之道)를 물으면 기백(岐伯)은 동서남북의 사람의 체질과 질병을 선출하여 대답했다. 예로, 부호인가(富豪人家)의 경우 외모는 즐겁지만 내심은 고통스럽다. 이들은 따뜻하게 입고 배부르기에 즐거워 보이고 체형은 견실하지만 근심이 아주 많다. 때문에 내심은 고민하고 정신은 공허하다. 때문에 병은 체맥(體脈) 상으로 빈곤한 사람과 다르다. 반드시 사람에 따라 치료하여야 한다. 후세 행의(行醫)는 이런 점을 관계치 않기에 착오가 아주 많다. 사람 중에는 어리고 장년, 연로한 것으로 구분되고 이들의 기혈(氣血)은 성(盛), 장(壯), 쇄(衰) 3부분으로 나뉜다"라고 했다.

때문에 기백(岐伯)은 "소화(少火)는 기를 튼튼하게 하고 장화(壯火)는 기를 쇠약하게 만든다. 대체적으로 연소(年少)인 사람은 온화향상(溫和向上)하는 소화(少火)를 지니고 사람의 생장을 운합(運合)한다. 연장(年壯)의 사람은 항분(亢奮)의 장화(壯火)를 지녔고 반대로 사람의 진기(眞氣)를 해쳐 결국 쇠패(衰敗)해진다. 때문에 온화(溫火)는 정기(正氣)를 돕고 장화(壯火)는 사람의 음액(陰液)을 해치며 노인의 심화는 쇠퇴해지기 마련이다. 때문에 치료하는 방법도 반드시 3등분하여야 한다. 어린 시기에 복용하는 약물은 장년과 연로한 시기와 모두 분별하고 절대로 홀시해서는 안 된다"라고 했다.

장중경(張仲景)이 또한 말하기를 "사람은 기혈(氣血)을 근본으로 한다. 일부 소년소녀(少男少女)는 일부 생각을 마음속에 쌓아두고 과도하게 생각하여 노손(勞損)을 초래한다. 남자는 신기혈색실산(神氣血色失散)으로 표현되고 여자는 월경조폐(月經早閉)가 나타난다. 하여 우수사려(憂愁思慮)하면 상심되고 상심하면 혈액의 흐름이 원활하지 못하여 마르게 된다. 때문에 신기혈색실산(神氣血色失散), 월경조폐(月經早閉)현상을 초래한다. 심장에 병이 오면 자기관(子器官, 즉 비토(脾土))에 영향을 주지 못하여 음식을 먹으려 하지 않는다. 비(脾)가 허하면 금(金)을 생성하지 못한다. 그렇다면 폐의 금기(金氣)는 휴손(虧損)하여 기침을 초래한다. 기침이 생기면 폐기(肺氣)는 물을 생산하지 못하고 물은 근원을 잃게 되어 사지가 마른다. 간의 목기(木氣)는 물의 자윤(滋潤)을 얻지 못하여 쉽게 화를 내고 머리카락이 건조해진다. 간은 힘줄을 다스리므로 간이 상하면 힘줄이 위축된다. 병이 오장에 다 퍼질 때 사람은 죽지 않지만 최종적으로 사망을 초래한다. 각종 노병(勞病) 중 심로(心勞)를 치료하기가 가장 어렵다. 심지(心志)를 바꿔 인생에 낙관적인 태도를 가지고 약으로 보조치료하면 이따금 구사일생할 수 있다"라고 했다.

한 환자는 장기간 기침, 폐허(肺虛)로 인하여 발열한률(發熱寒栗)이 발생하였다. 불에 태운 2~3개의 아관동화(芽款冬花)를 연기가 나오면 필관(筆管)으로 흡입한다. 한입 가득 연기를 삼켜 피로해지면 멈춘다. 1일 5~6회 하면 병은 치유되었다.

한 환자가 학병(瘧病)에 걸린 지 한 달 남짓이 되었는데 토법(吐法)과 하법(下法)으로 치료하였더니 기(氣)가 아주 미약해졌다. 그의 맥상(脈象), 병증을 관찰해 보니 여름철 상서(傷暑), 가을철 상풍(傷風)으로 초래된 것이다. 하여 1제의 시호탕(柴胡湯)을 복용하게 하였더니 치료되었다. 후에 또한 음식을 절제하지 못하여 한열(寒熱)이 재발되어 다시 구토하고 음식을 먹지 못했으며 늑하급통(肋下急痛)을 초래하였는데 이런 병을 담증(痰症)이라고 한다. 1제의 십조탕(十棗湯)을 복용하면 환자는 담수(痰水)를 토하고 다시 2전 이중산(理中散)을 복용하였더니 병이 쾌유되었다.

한 여인이 토역병(吐逆病)을 얻어 대소변이 통하지 않고 마음속이 번난(煩亂)하였으며 사지가 냉하고 점차적으로 맥상(脈象)이 사라졌는데 이런 정황이 하루반이나 지속되었다. 2제의 대승기탕(大承氣湯)을 복용하였더니 반야(半夜)가 되어서야 대변이 통하고 맥상이 점차적으로 회복되었으며 이튿날이 되니 병이 나았다. 이것은 상관하격(上關下格)의 관격병(關格病)으로 극히 치료하기 어렵다. ≪신농본초경(神農本草經)≫의 기록에 의하면 관병(關病)을 얻으면 구토하고 격병(格病)에 걸리면 소변을 보지 못하며 대변도 보지 못한다.

한 환자가 풍담두통(風痰頭痛)으로 고통 받고 있는데 신체가 떨리고 구토하며 식사량이 감소하였다. 의사는 그가 냉물(冷物)로 상한 것으로 온법치료(溫法治療)를 하였는데 병이 낫지 않아 또 환약으로 하법치료(下法治療)를 하였다. 그 결과 환자는 오히려 혼궐(昏厥)했다. 다시 금액단(金液丹)을 복용하였더니 환자의 정신은 희미해지고 헛소리를 하였으며 구토, 떨림, 인사불성, 광발(發狂), 마치 귀신을 본 듯한 증세가 나타났다. 의사가 환자의 신체를 만졌더니 손발이 냉하고 맥상(脈象)이 가라앉았다. 이것은 환자의 위속에 결열(結熱)이 있어 어지럽고 인사불성이 된 것이다. 양기(陽氣)가 체외로 나가지 못하면 음기(陰氣)는 체내에 유지되지 못하여 떨다가 혼궐된 것이다. 하여 환자에게 대승기탕(大承氣湯) 1제를 복용하게 하였더니 병은 쾌유되었다.

한 여인은 온병(溫病)에 걸린 지 12일이 되었다. 그녀의 맥을 진찰한 결과 호흡은 6~7회 올라갔고 삽(澀)하며 촌맥(寸脈)은 약간 크고 척맥(尺脈)은 약간 미약했다. 열이 나는데 추운 것을 싫어하고 얼굴이 빨개지며 입이 마르고 정신이 희미하고 이롱(耳聾) 증세가 나타났다. 그녀에게 물으니 병에 걸린 지 며칠이 지나서야 월경이 회복되었다. 이것은 소양열(少陽熱)이 혈실(血室, 자궁)에 들어간 것으로, 만일 증세에 따라 약을 쓰지 않으면 그녀는 죽게 된다. 하여 소시호탕(小柴胡湯)을 복용하게 하였고 이틀 후에 또 계지건강탕(桂枝乾薑湯)을 복용하게 하였더니 하루 사이에 한열은 제거되었다. 환자는 '배꼽 아래가 아주 아팠다', 그녀가 복용한 것은 저당환(抵當丸)이다. 대변은 점차적으로 통했고 통증이 멈추었으나 신체가 냉해졌고 머리는 여전히 희미했다. 다시 그녀에게 소시호탕(小柴胡湯)을 복용하게 하였다. 이튿날 그녀는 '가슴속에 발열발조(發熱發燥) 증세가 나타났고 입과 코는 아주 말랐다', 또 그녀가 소량의 조위승기탕(調胃承氣湯)을 복용하였더니 대변을 보지 못했다. 다시 그녀는 반환의 대함흉환(大陷胸丸)을 복용하였더니 대변이 3회 통하였다. 이튿날 환자는 다시 허번(虛煩)을 초래하였고 편안하지 못했으며 헛것이 보이고 헛소리를 했다. 의사는 그녀에게 조뇨(燥屎)가 있다는 것을 알았지만 극히 허약한 환자이기에 약으로 강공(强攻)하지 못했다. 하여 그녀에게 죽엽탕(竹葉湯)을 복용시켜 번열을 제거하였더니 대변이 통했다. 대변에는 몇 개의 건조한 똥이 있었고 발광번조(發狂煩躁)한 증세는 전부 해결되었다. 다만 기침이 있었고 타액을 흘렸다. 이는 폐가 허(虛)하여 치료하지 않으면 폐가 위축된다. 소시호탕(小柴胡湯) 중의 인삼(人蔘), 강(薑), 대추를 제거한 후 다시 건강(乾薑), 오미자(五味子)를 탕으로 끓여 환자에게 복용하면 하루가 지나면 기침이 감소되고 이틀 후에 병이 쾌유되었다.

한 환자는 이미 60세가 되어 발이 붓고 창(瘡)이 생겼다. 우연히 돼지고기를 먹은 것이 불편했다. 의사가 그에게 약을 지어주었더니 약간 좋아졌다. 그 후 외출하였는데 중풍에 걸려 땀이 났고 머리 부위와 얼굴 부위가 붓고 자흑색으로 변하였다. 그리고 기면(嗜眠) 증세가 나타났고 이륜(耳輪)에 수포와 소창(小瘡)이 생기고 황수(黃水)가 나왔다. 하여 소속명탕(小續命湯)에 가배의 강활(羌活)을 넣어 환자에게 복용시켰더니 병은 쾌유되었다.

한 54세의 노인이 쇠약하여 늘 추위를 탔다. 젊었을 때 자주 몇 근의 생유황(生硫黃)을 복용하였고 최근 토사(菟絲)를 복용하여 아주 효과를 보았다. 맥의 좌상(左上) 2부(二部)와 우하(右下) 2부(二部)가 당기는 것처럼 힘이 넘쳤다. 몇 년 동안 그의 오른손, 오른발의 근육은 급하게 굳어졌으며 언어가 둔해졌다. 하여 그에게 장중경의 소속명탕(小續命湯)을 복용시켰고 또한 1냥의 의이인(薏苡仁)을 넣어 근급(筋急)을 치료했다. 다시 황금(黃芩), 인삼(人蔘), 작약(芍藥)의 양을 절반 감소하여 중풍을 면하였다. 행인(杏仁)은 105개만 사용하였다. 후에 환자가 '그래도 너무 춥다'라고 하여 약을 사용할 때 인삼, 황금, 작약을 전부 제거하고 1냥 반 당귀(當歸)를 넣었더니 병은 쾌유되었다. 소속명탕은 현재많은 사람들이 사용하는데 만일 병세에 근거하여 약량을 증감하지 않으면 환자는 위험할 수 있기에 이상의 병증을 예제로 한다.

채약(采藥)은 육기세물(六氣歲物)로 분류

기백(岐伯)은 "궐음사천(厥陰司天)은 풍화(風化)이다. 재천(在泉)이 산화(酸化)하면 청독(淸毒)은 생기지 않는다. 소음사천(少陰司天)은 열화(熱化)이다. 재천(在泉)이 고화(苦化)하면 한독(寒毒)은 생기지 않는다. 태음사천(太陰司天)은 습화(濕化), 재천(在泉)이 감화(甘化)하면 조독(燥毒)은 생기지 않는다. 소양사천(少陽司天)은 화화(火化), 재천(在泉)이 고화(苦化)하면 한독은 생기지 않는다. 양명사천(陽明司天)은 조화(燥化)이다. 재천(在泉)이 신화(辛化)하면 습독(濕毒)은 생기지 않는다. 태양사천(太陽司天)은 한화(寒化)이다. 재천(在泉)이 함화(鹹化)하면 열독(熱毒)은 생기지 않는다(상술한 범(凡), 열(熱), 습(濕), 화(火), 조(燥), 한(寒) 원기사천(元氣司天), 재지(在地)를 천(泉)으로 하고 천시(天時)에 따라 오미(五味) 산(酸), 고(苦), 감(甘), 신(辛), 함(鹹)으로 나눈다. 천기(天氣)와 지천(地泉)이 자윤(滋潤)하여 생성된 약물에는 청(淸), 한(寒), 조(燥), 습(濕), 열(熱) 등이 다르고 사독(邪毒)은 약물에 모아놓지 않는 도리이다). 의사는 반드시 6가지 변화를 치료하는 원인을 알아야 한다. 약물의 오미오색(五味五色)의 생성, 인체의 오장(五臟)은 어떤 치료법에 적합한지를 알아야 한다. 이렇게 하여야 영허병변(盈虛病變)으로 생긴 실마리를 말할 수 있다. 본래 천계자연변화(天界自然變化)는 천지기(天之氣)이다.

본래 지기자연변화(地氣自然變化)는 지지기(地之氣)이다. 신중하게 육기(六氣)가 천기(天氣)를 관장하는 정황을 관찰하고 병을 치료하는 기회를 놓치지 말아야 한다. 절기를 보아 약물을 준비하면 주요 약효를 잃지 않는다. 세물(歲物)이란 무엇인가? 천지의 정화지기(精華之氣)로 생긴 물질이다. 절기를 보지 않고 약물을 채집하면 이것의 약기는 실산(失散)되고 비슷하지만 약효는 다르다. 약기약미(藥氣藥味)에는 두터운 것과 얇은 것이 있고 약성약용(藥性藥用)에는 조급한 것과 안정된 것이 있다. 치병보양(治病保養)에는 많고 적음이 있고 약력(藥力)이 병세를 전환하는 정도에도 깊은 것과 얕은 것이 있다. 상부가 하부를 초과할 때 성공하는 방법은 이 균형을 맞춰주는 것이다. 외부가 내부를 초과하면 성공하는 방법은 이를 제압하는 것이다. 모두 이를 제압할 수 있는 약물을 사용한다"라고 했다.

왕빙(王冰)은 "천화육(天化育)으로 온 것을 천지기(天之氣)라 하고 지화육(地化育)으로 온 것을 지지기(地之氣)라고 한다. 오독(五毒)은 모두 오행지기(五行之氣)로 생긴 것이기 때문에 승자(勝者)는 오행지기(五行之氣)가 생기지 않는다. 다만 사천(司天)은 재천(在泉)에서 생긴 약으로 그 맛이 바르다. 때문에 약공(藥工)은 전문적으로 1년 동안 채집한 약물의 가장 좋은 절기를 파악하면 수집한 약물의 주요약성이 소실되지 않는다. 오운(五運)이 유여(有餘)하면 순수한 약물의 기미, 약물의 비농(肥濃)은 전정(專精)할 때 사용하는 것이 맞다. 오운(五運)이 부족하면 약미(藥味)는 전정(專精)하지 못하여 기미가 소실되고 약물도 순수하지 못하며 외형, 질이 비록 같지만 약효가 다르다"라고 했다.

칠방(七方)

기백(岐伯)은 "기에는 많고 적음이 있고 형에는 성쇠가 있으며 치료법에는 완급이 있고 약방에는 큰 것과 작은 것이 있다. 또한 병에는 원근(遠近)이 있고 증세에는 내증(內症)과 외증(外症)이 있으며 치료에는 경치(輕治)와 중치(重治)가 있다. 병근(病近)에는 기방(奇方)으로 치료하고 병원(病遠)에는 우방(偶方)을 쓰지 않는다. 보상치(補上治)에는 완법(緩法), 보하치(補下治)에 급법(急法), 근병(近病)에 우량기방(偶量奇方), 소방(小方)으로 만들어 복용한다. 원병(遠病)에는 기량우방(奇量偶方), 대방(大方)으로 만들어 복용한다. 대방약미(大方藥味)의 양은 적고 소방약미(小方藥味)의 양은 많다. 많으면 9가지, 적으면 2가지이다. 기방(奇方)으로 병을 제거하지 못하면 우방(偶方)을 사용하고 우방(偶方)으로 병을 제거하지 못하면 병기(病氣)가 같은 약을 반좌(反佐)하여 공취(攻取)한다. 즉 약도 병처럼 성질에 따라야 한다. 예로, 열로 찬 증세를 치료하고 한이 열을 거부하면 반좌(反佐)로 한으로 치료한다. 한으로 열을 치료하여 열이 한을 막으면 반좌로 열로 치료한다"라고 했다.

왕빙(王冰)은 "장(臟)의 위치는 높고 낮음이 있고 부기(腑氣)에는 멀고 가까움이 있다. 병증에는 어떤 것은 외표(外表)에 있고 어떤 것은 안에 있다. 약사용에는 가벼운 것과 무거운 것이 있다. 단방(單方)을 기방(奇方)으로 사용하고 복방(複方)을 우방(偶方)이라 칭한다. 심장과 폐는 가깝고 간과 신장은 멀며 비장과 위는 중심에 있다. 대소장방광(大小腸膀胱), 여자포(女子胞), 담장(膽臟)에도 먼 것과 가까운 것이 있다. 견식이 높은 사람은 병을 치료할 때 적합한지를 권형(權衡)하여야 한다. 기방(奇方)은 2개로 나눠 우(偶)로 하고 우방(偶方)은 2개로 나눠 기(奇)로 한다. 장부와 가까운 곳을 치료하는 약방에는 우량(偶量)을 쓰고 약미의 수는 아주 많다. 장부와 먼 곳을 치료하는 약방에는 기량(奇量)을 쓰고 약미의 수는 적다. 때문에 폐병에는 9분약(九份藥)을 복용하고 심병(心病)에는 7분약(七份藥)을 복용한다. 비병(脾病)에는 5분약(五份藥)을 복용하고 간병(肝病)에는 3분약(三份藥)을 복용한다. 신병(腎病)에는 1분약(一份藥)을 복용한다. 이는 약을 복용하는 일반적인 규칙이다. 약방(藥方)은 약을 사용할 때 무거운 것보다 가벼운 것을 사용하고 독성이 있는 약보다 양성약(良性藥)을 사용하며 대방(大方)보다 소방(小方)을 사용한다. 하여 기방(奇方)은 병을 제거하지 못하고 우방(偶方)으로 치료한다. 우방(偶方)은 병을 제거하지 못하면 동병기지약(同病氣之藥)으로 반좌(反佐)하여 이것을 공취(攻取)한다. 경미한 발열에는 한으로 제거한다. 경미한 발냉(發冷)에는 열로 제거한다. 특별히 심한 발한발열(發寒發熱)에는 반드시 병기(病氣)가 다른 약을 서로 대항시킨다. 소리가 다른 것은 서로 적응하지 못하고 기가 다른 약미는 서로 융합하지 못한다. 때문에 반드시 병기와 비슷한 약으로 병을 치료하고 다시 한열지성(寒熱之性)을 서로 혼합시킨다. 약성은 시작할 때 비슷하나 치료결과는 다르다"라고 했다.

이시진(李時珍)은 '반표정법(反表正法), 정표반법(正表反法)'은 일반적인 한열증(寒熱症)에 사용하는 치료법이다. 즉 증세가 한병으로 표현되면 열로 치료하고 열병은 한으로 치료한다. 반대로 치료하는 법도 있다. 즉 한병한치(寒病寒治), 열병열치(熱病熱治)이다. 반좌(反佐)는 치료를 따른다. 즉 병의 본의에 순종하여 치료하는 것이다. 이른바 열이 아래에 있고 위에는 한사(寒邪)가 막고 있다면, 한약 중에 열약을 좌약(佐藥)으로 삼고 약이 하격에 도달된 후 열기(熱氣)는 사라지고 한성(寒性)도 따라서 사라진다. 한이 아래에 있고 위에 부화(浮火)가 막고 있으면, 열약(熱藥) 중에 한약(寒藥)을 좌약(佐藥)으로 삼고 약이 하격(下膈)에 도달되면 한기(寒氣)는 사라지고 열성(熱性)도 따라서 소실되어 치료의 목적에 도달된다. 이것이 바로 한인열용(寒因熱用), 열인한용(熱因寒用)의 기묘한 점이다. 온량(溫凉)의 병도 이와 비슷하다"라고 했다.

유완소(劉完素)는 "사기유동변화(邪氣流動變化)는 병에 있고 병을 치료하는 것은 약방에 있으며 처방을 제조하는 것은 사람이다. 약방에는 7가지가 있다. 대(大), 소(小), 완(緩), 급(急), 기(奇), 우(偶), 복(複)의 칠방(七方)이다. 약방을 만드는 체제(體製)는 약의 기미에 근거한다. 한(寒), 열(熱), 온(溫), 양(凉)의 사기(四氣)는 하늘로부터 생긴다. 산(酸), 고(苦), 신(辛), 함(鹹), 감(甘), 담(淡)의 육미(六味)는 땅에서 형성된다. 때문에 유형(有形)은 미(味)이고 무형(無形)은 기(氣)이다. 기는 양(陽), 미는 음(陰)이다. 신(辛), 감(甘)은 발산작용을 하고 양이다. 산(酸), 고(苦)는 용설(湧泄) 작용을 하고 음이다. 함미(鹹味)는 용설(湧泄) 작용을 하고 음이다. 담미(淡味)는 삼설(滲泄) 작용을 하고 양이다. 약성(藥性)이 수(收) 혹은 산(散), 완(緩) 혹은 급(急), 조(燥) 혹은 윤(潤), 연(軟) 혹은 견(堅), 모두 인체장부의 증세에 따라 약물의 품미(品味)를 실시하면, 칠방을 제정하는 체제(體製)가 만들어진다. 때문에 기(奇), 우(偶), 복(複)을 삼방(三方)이라 말한다. 다(大), 소(小), 완(緩), 급(急)은 4종 제방(製方)의 규칙이다. 때문에 말하기를, 병을 치료하는 데 완급이 있고 약방에는 크고 작은 것이 있다고 하였다"라고 했다.

대방(大方)

기백(岐伯)은 "1가지 군약(君藥), 2가지 신약(臣藥), 9가지 좌사약(佐使藥), 이런 약방은 대방(大方)에 속한다. 1가지 군약(君藥), 3가지 신약(臣藥), 5가지 좌사약(佐使藥), 이런 약방은 중방(中方)에 속한다. 1가지 군약(君藥), 2가지 신약(臣藥), 이런 약방은 소방(小方)에 속한다"라고 했다.

기백(岐伯)은 또한 "만일, 병이 장기와 아주 멀다면 무릇 기방(奇方)이든 우방(偶方)이든 그 제방복량(製方服量)이 아주 커야 한다. 병이 장기와 가깝다면 무릇 기방이든 우방이든 그 제방복량은 아주 작아야 한다. 대방약은 맛의 수가 적고 소방은 맛의 수가 많다. 약미는 많으면 9종이 있고 적으면 2종이 있다"라고 했다.

유완소(劉完素)는 "병이 신체표면에서 멀면 신체 내장에 가까운 것이다. 큰 것과 작은 것은 기방과 우방의 조합을 만드는 법칙이다. 예로, 소승기탕(小承氣湯), 조위승기탕(調胃承氣湯)은 기방 중의 소방이다. 대승기탕(大承氣湯), 저당탕(抵當湯)은 기방 중의 대방이다. 이른바 그것은 이것들이 체내의 병을 공격하기에 사용된 것이다. 계지(桂枝), 마황(麻黃)은 우방 중의 소방이다. 갈근(葛根), 청룡(靑龍)은 우방 중의 대방이다. 이른바 이것들이 체표(體表)의 병을 물리치기 때문에 사용되는 것이다. 하여 한법(汗法)으로 병을 치료하되 기방(奇方)이 필요 없고 하법(下法)으로 치료하는데 우방(偶方)이 필요하다"라고 했다.

장종정(張從正)은 "대방에는 2가지가 있다. 1가지 군약(君藥), 3가지 신약(臣藥), 9가지 사약(使藥)의 대방(大方)이 있다. 병은 여러 가지 증상과 인한 사병(邪病)을 겸한 한 종류만이 아니기 때문에, 1~2가지 미약(味藥)으로 이것을 치료해서는 안 된다. 또 다른 1종은 약제분량(藥劑份量)이 많고 1회에 복용하는 대방(大方)이 있다. 간신(肝腎) 및 신체하부(身體下部)의 원병(遠病)에는 이것이 적용된다. 왕빙(王冰)은 오장 중심을 폐와 가깝게 보고 신간(腎肝)을 멀게 보며 비위는 가운데로 본다. 유완소(劉完素)는 체표(體表)를 멀게 보고 체내를 가깝게 본다. 나의 관점에서 보면, 신체중부 위에는 3종의 기가 있고 천지분(天之分)이다. 신체중부 아래에는 3종의 기가 있고 지지분(地之分)이다. 중간의 위복강(胃腹腔) 부분은 인지분(人之分)이다. 이것으로 원근(遠近)을 나누었다"라고 했다.

소방(小方)

장종정(張從正)은 "소방에는 2가지가 있다. 1가지 군약(君藥), 2가지 신약(臣藥)의 소방, 병증(病症)이 단일하고 다른 증세가 없다. 사기(邪氣)는 다만 한 종으로 1~2가지 맛의 약으로 이것을 치료한다. 또 다른 한 종은 약제량이 적고 여러 차례 복용하는 소방(小方)으로, 심폐(心肺)와 신체상부의 병에는 소방이 적합하며 천천히 복용한다"라고 했다.

유완소(劉完素)는 "간과 신장의 위치는 멀고 약의 수는 많으나 약기는 완만(緩慢)하여 신속히 하부에 도달되지 못한다. 반드시 약의 양을 많게, 맛의 수는 적게 한 약제야말로 신속히 하부에 도달된다. 심장과 폐의 위치는 가깝고 약의 수량이 적은 약기(藥氣)는 신속히 멀리 아래로 내려가고 상부로 상승하지 못한다. 반드시 약의 양은 적게, 맛의 수는 많게 한 방제(方劑)야말로 약기(藥氣)를 아주 빨리 상행하여 산발할 수 있다. 왕빙(王冰)이 말하는 약의 맛을 계산하는 방법은 다음과 같다. 비병(脾病)에 구미약(九味藥)을 복용하고 심병(心病)에 칠미약(七味藥)을 복용한다. 폐병(肺病)에 오미약(五味藥)을 복용하고 간병(肝病)에는 삼미약(三味藥)을 복용한다. 신병(腎病)에 일미약(一味藥)을 복용하고 오장(五臟)의 생성의 원근(遠近)이 다름에 따라 주역(周易)의 생성하는 수치로 약의 미수(味數)를 확정한다"라고 했다.

완방(緩方)

기백(岐伯)은 "상초(上焦)를 보(補)함으로써 상초(上焦)를 치료하려면 완방(緩方)을 사용한다. 하초(下焦)를 보(補)함으로써 하초(下焦)를 치료하려면 급방(急方)을, 급방(急方)은 기미(氣味)가 두텁고 완방(緩方)은 기미(氣味)가 얇으며 사용할 때 이것들이 먼 곳에 갈 수 있는지를 고려하여야 한다. 병이 아주 멀면 약은 중도에서 부족해진다. 약력이 먼 곳에 도달될 수 있도록 약량을 증가하는데 한도를 초과해서는 안 된다"라고 했다.

왕빙(王冰)은 "만일, 병이 신장에 있고 심기(心氣)가 부족한 경우 약을 사용할 때 반드시 약효가 신속히 병조(病灶)를 경과하게 하고 약의 기미(氣味)가 심장에 들어가지 못하게 한다. 신약이 심장에 들어가면 심장은 더욱 쇠퇴해진다. 다른 상하, 원근의 병의 이치도 비슷하다"라고 했다.

유완소(劉完素)는 "성인(聖人)이 신체 상초(上焦)의 병을 치료할 때 하초부(下焦部)를 침범하지 않고 신체 하초의 병을 치료할 때 상초부를 침범하지 않고 중초(中焦) 병을 치료할 때 상초부와 하초부를 모두 침범하지 않는다. 하여 말하기를 주벌(誅伐)은 틀린 것이 없지만 어리석다"라고 했다.

왕호고(王好古)는 "신체 상초(上焦)의 병을 치료하려면 하초부(下焦部)가 상하기 마련이다. 체표(體表)의 병을 치료하려면 체내에 연루된다. 황금(黃芩)으로 폐병을 치료하면 비장이 상할 수 있다. 종용(蓯蓉)으로 신장병을 치료하려면 심장이 상할 수 있다. 건강(乾薑)을 복용하여 신체중부의 질병을 치료하면 상초폐(上焦肺)의 진액(津液)을 침범한다. 부자(附子)를 복용하면 신수건학(腎水乾涸)을 초래한다"라고 했다.

장종정(張從正)은 "완방(緩方)에는 5가지가 있고 감첨지약(甘甜之藥)으로 이완하는 약방이다. 감초(甘草), 당(糖), 밀(蜜) 유형이 바로 이런 약물이다. 병이 흉격에 생기면 이런 약방을 사용하는데, 이것은 감첨(甘甛)의 약물 효능이 지속되는 특성을 취한 것이다. 약을 환으로 제조하여 이완하는 효과의 약방(藥方)을 제조하면 탕약산약(湯藥散藥)에 비해 환약의 약효는 운행이 느리다. 약물 유형이 많은 완방(緩方)은 약의 수량이 많으면 서로 제한하고 각자의 약성을 제대로 발휘하지 못하여 약효가 느리다. 독이 있고 병을 치료하는 완방(緩方), 독이 없으면 약성(藥性)은 단순하고 효과가 느리다. 약기약미(藥氣藥味)가 모두 얇은 완방(緩方)이 있다. 기미가 얇으면 보상초(補上焦)하고 상초병(上焦病)을 치료하는 데 뛰어나고 아래에 도달되면 약효는 이미 쇠약해진다"라고 했다.

급방(急方)

유완소(劉完素)는 "약미(藥味)가 두터운 것을 음이라 하고 약미(藥味)가 얇은 것을 음중의 양이라 한다. 때문에 맛이 두터운 약은 하설(下泄) 작용이 있고 맛이 얇은 약은 통기(通氣) 작용이 있다. 약기(藥氣)가 두터운 것을 양이라 하고 약기(藥氣)가 얇은 것을 양중의 음이라 한다. 하여 기가 두터운 약은 발열작용이 있고 기가 얇은 약은 발한작용이 있다"라고 했다.

왕호고(王好古)는 "병을 치료하려면 반드시 완방(緩方)을 써야 하고 완방은 근본을 치료한다. 객병(客病)을 치료하려면 반드시 급방(急方)을 써야 한다. 급방은 임시로 응급처리를 한다. 안에 사용되는 것은 한법하법(汗法下法)이다. 모두 응당 완(緩)해야 하고 급(急)해야 하는 곳이 있다"라고 했다.

장종정(張從正)는 "급방에는 4가지가 있다. 즉 급병급공(急病急攻)의 급방(急方), 중풍관격(中風關格) 유형의 병에는 이 처방을 쓴다. 또한 제거작용을 하는 탕약산약(湯藥散藥)으로 제조하는 급방(急方)이 있다. 하연(下嚥) 시 쉽게 발산(發散)하는 동시에 신속히 운행된다. 독약제(毒藥製)를 사용하는 급방(急方)이 있다. 독성은 상용하설(上湧下泄)로 병세를 진공한다. 약기약미(藥氣藥味)가 두터운 급방(急方)은 기미(氣味)가 모두 두터워 직접 체하(體下)에 작용하고 약효가 감소되지 않는다"라고 했다.

기방(奇方)

왕빙(王冰)은 "기방은 단방(單方)이다"라고 했다.

장종정(張從正)은 "기방에는 2가지가 있다. 하나는 단독으로 사용하는 약물의 기방이다. 병은 신체 상초부(上焦部)에 있고 위치가 가까워 이런 기방을 사용하기 적합하다. 또 다른 종에는 약미수(藥味數)의 합이 양수(陽數) 1, 3~5, 7, 9인 기방으로 하법(下法)에 합당하고 한법(汗法)에는 합당하지 않다"라고 했다.

유완소(劉完素)는 "예로, 소승기탕(小承氣湯), 조위승기탕(調胃承氣湯)은 기방 중의 소방이고 대승기탕(大承氣湯), 저당탕(抵當湯)은 기방 중의 대방이다. 그것은 이것들이 공하(攻下)의 작용으로 인해 채택된 것이다. 계지(桂枝), 마황(麻黃)은 우방 중의 소방이다. 갈근(葛根), 청룡(靑龍)은 우방 중의 대방이다. 그것은 이것들이 발산의 작용으로 인해 채택된 것이다"라고 했다.

우방(偶方)

장종정(張從正)은 "우방에는 3가지가 있다. 첫째는 2가지 맛의 약을 함께 배합하여 사용하는 우방(偶方)이다. 두 번째는 고대의 2가지 약방을 혼합한 우방인데 고대에서는 복방(複方)으로 불렸다. 이 2가지 우방은 모두 병이 신체 하부에 있는 동시에 병 위치가 먼 곳일 때 적합하다. 세 번째는 약미(藥味) 수의 합이 음수(陰數) 2, 4, 6, 8, 10인 우방으로 한법(汗法)에 적합하고 하법(下法)에는 적합하지 않다. 왕빙(王冰)은 발한(發汗)의 약에 만일 우방을 사용하지 않으면 약기는 밖으로 발산되지 못한다. 공하(攻下)의 약에 만일 기방(奇方)을 사용하지 않으면 약의 독이 병을 공격함으로써 과도함을 초래한다고 피력했다. 그의 의미는 공하(攻下)의 약본(藥本)은 쉽게 운행되기에 약력이 얇고 세미한 단약(單藥)이면 된다. 발한(發汗)이 어려우면 약을 병행하고 약효가 제(齊)하고 커야 한다. 장중경의 제방(製方)에서 계지(桂枝)가 발한약이고 오히려 오미약(五味藥)를 쓴 약제는 기방(奇方)이다. 대승기탕(大承氣湯)은 공하(攻下)의 약이고 오히려 사미약(四味藥)으로 우방을 만든다. 이것은 왜인가? 이는 구체적인 병증에 근거하여 적합한 약방을 만들고 거기에 따라 증감할 수 있지 않은가?"라고 했다.

복방(複方)

기백(岐伯)은 "기방은 병을 제거하지 못하기에 우방을 사용하는데 이를 중방(重方)이라 한다"라고 했다.

왕호고(王好古)는 "기방이 병을 제거하지 못하면 다시 우방을 쓴다. 우방으로 병을 제거하지 못하면 다시 기방을 쓴다. 때문에 이를 복(複)이라 한다. 복(複)이란 중복의 의미이다. 이른바 10종 보약을 사용한 후, 다시 1종의 설약(泄藥)을 사용하고 수차례 설약(泄藥)을 사용한 후 1회 보약(補藥)한다. 이외에도 상한병진맥(傷寒病診脈)에서 풍맥(風脈)이 발견되고 상풍병진맥에서 한맥(寒脈)인 것은 맥과 증세가 부합되지 않기에 반드시 복방으로 치료하여야 한다"라고 했다.

장종정(張從正)은 "복방에는 3종류가 있다. 첫 번째, 2종 약방, 3종 약방 혹은 여러 종 약방을 서로 결합하여 복방(複方)한다. 예로, 계지이월비일탕(桂枝二越婢一湯), 오적산(五積散) 유형이면 이 종에 속한다. 두 번째, 본방 외에 다른 약물의 복방(複方)이 있다. 예로, 조위승기탕(調胃承氣湯)에 연교(連翹), 박하(薄荷), 황금(黃芩), 치자(梔子)로 만든 양격산(凉膈散) 유형이 바로 이런 종에 속한다. 세 번째, 약의 분량이 균등한 복방(複方)이다. 예로, 위풍탕(胃風湯)을 만들 때 각 분량이 상등한 약을 취하는데 이것이 바로 이런 종에 속한다. 왕빙(王冰)은 우방을 복방으로 하여 현재 7방 중에 우방도 있고 복방도 있다. 그렇다면 우방은 2종의 약방이 서로 결합한 것이고 복방은 여러 개의 약방이 서로 결합된 것이 아니겠는가?"라고 했다.

기미음양(氣味陰陽)

≪음양응상론(陰陽應象論)≫에서 말하기를 우주 속 양기가 쌓여서 하늘이 되고 음기가 쌓여서 땅이 된다. 음기는 조용하고 양기는 조동(躁動)한다. 양이 생기면 음이 길어지고 양기(陽氣)가 한냉(寒冷)하면 음기(陰氣)는 감춰진다. 양(陽)이 화(化)하여 기로 되면 음은 형태를 이룬다. 양은 기의 형식으로 표현되고 음은 오미(五味) 형식으로 표현되며 오미는 무리에 따라 형태를 이루고 형태는 기로 전환된다. 기의 변화에도 음정(陰精)을 생성하고 음정도 원기로 전환된다. 원기가 충족되면 음정은 자양(滋養)을 얻고 형체도 오미에 들어가면 영양이 충족하다.

오미는 인체를 통해 음정(陰精)으로 전환되고 원기가 충실하면 형체가 더욱 강성해진다. 때문에 오미가 과도하거나 부족하면 형태를 해치고 원기가 약해지면 음정을 상한다. 음정은 원기로 전환되는 것은 원기가 부족하거나 오미가 조절되지 못한 것이다.

음정오미(陰精五味)는 아래 구멍으로 배출되고 양기는 윗구멍으로 배출된다. 청양지기(淸陽之氣)는 피부주리(皮膚腠理)로 발산되고 혼탁한 음정은 오장에 흘러든다. 청양지기가 사지에 충실하면 탁음(濁陰)의 형태는 오장으로 돌아간다. 오미 중 맛이 두터운 것을 순음(純陰)이라 하고 맛이 얇은 것을 음중의 양이라고 한다. 기가 두터운 것을 순양(純陽)이라 하고 기가 얇은 것을 양중의 음이라 한다. 오미에 대해 말하면 맛이 두터운 것은 하설(下泄)의 작용이 있고 맛이 얇은 것은 통리(通利)의 작용이 있다. 양기(陽氣)로 말하면 기가 얇은 것은 새고 기가 두터운 것은 발열한다. 매운맛과 단맛은 발산의 작용이 있고 양에 속한다. 시고 쓴맛은 용설(涌泄) 작용이 있고 음에 속한다. 짠맛은 용설(涌泄) 작용이 있고 음에 속한다. 담(淡)맛은 삼설(滲泄) 작용이 있고 양에 속한다. 이상의 6가지 약 맛의 작용과 성능은 수렴하거나 발산, 완만(緩慢)하거나 신급(迅急), 습윤하거나 건조, 연하거나 단단하다. 이것들의 특징에 따라 약기를 조절하여 이것들의 균형을 맞춘다.

장원소(張元素)는 "인체 중 청기(淸氣) 중의 청자(淸者)는 주리(腠理)를 발산하고 청기 중의 탁자(濁者)는 사지를 충실하게 한다. 인체 탁기 중의 탁자는 육부(六腑)로 돌아가고 탁기 중의 청기는 오장에 운행된다. 부자(附子)의 약기는 두터워 양기 중의 양이다. 대황(大黃)의 약미는 두터워 음 중의 음이다. 복령(茯苓)의 기는 얇아 양 중의 음이고 소변에 이롭고 수태양경(手太陽經)으로 들어가며 양경지체(陽經之體)를 떠나지 않는다. 마황(麻黃)의 맛이 얇고 음중의 양으로 불리기에 이것으로 발한(發汗)하고 수태음경(手太陰

經)으로 들어가며 음지체(陰之體)에서 떨어지지 않는다. 무릇 약기가 비슷한 약물은 꼭 다른 약미가 있고 약미가 비슷한 약물은 꼭 다른 약기가 있다. 약의 약기, 약미에는 각기 두터운 것과 얇은 것이 있기에 약성이 다르다'라고 했다.

이고(李杲)는 "맛이 얇은 약은 소통(疏通) 작용이 있고 시거나 쓰거나 짜거나 평한 것이 이와 같다. 맛이 두터운 약에는 발설(發泄) 작용이 있고 함(鹹), 고(苦), 산(酸), 한(寒)이 바로 이렇다. 기가 두터운 약에는 발열작용이 있고 신(辛), 감(甘), 온(溫), 열(熱)이 바로 이렇다. 기가 얇은 약은 삼설(滲泄) 작용이 있고 감(甘), 담(淡), 평(平), 양(凉)이 바로 이렇다. 삼(滲)은 적은 땀이 나게 하고 설(泄)은 소변을 통하게 하는 것이다"라고 했다.

구종석(寇宗奭)은 "천지는 이미 경계가 분명하고 풍(風), 한(寒), 습(濕), 조(燥), 화(火)는 만물의 오기를 생성한다. 오기(五氣)를 정한 후 오미(五味)가 생성된다. 즉 산(酸), 고(苦), 감(甘), 신(辛), 함(鹹)이 생성된다. 그래서 만물이 생성되는 것을 오기라 하고 만물의 실체가 형성되는 것을 오미라고 말한다. 오행에 기수로 생성된 것은 우(偶)로 된다. 우로 생성된 것은 기(奇)로 된다. 한기(寒氣)가 견고하기에 한증(寒證) 치료에는 연화(軟化)의 약을 사용할 수 있다. 열기(熱氣)가 부드럽기에 열증(熱症) 치료에는 맛이 견고한 약을 사용할 수 있다. 풍기(風氣)가 흩어지기 때문에 풍증(風症) 치료에는 수렴의 약을 사용할 수 있다. 조기(燥氣)는 거두어들이기 때문에 조증(燥症) 치료에는 발산의 약을 사용할 수 있다. 토(土)는 충기(沖氣)로 생성된 것이고 충기(沖氣)는 모든 것을 융화(融和)한다. 때문에 감미(甘味)는 약효를 연장한다. 기견(氣堅)은 건장(健壯)해지기 때문에, 고약(苦藥)은 양기(養氣)할 수 있다. 맥이 연하면 순화(順和)하기에 함약(鹹藥)은 맥을 길러준다. 뼈가 수긴(收緊)하면 강경(強勁)해지기에, 산약(酸藥)은 뼈를 길러준다. 근육이 송산(鬆散)하면 경련이 발생하지 않는다. 때문에 신약(辛藥)은 힘줄을 길러준다. 근육이 이완되면 옹병(癰病)이 생기지 않기에 감약(甘藥)은 근육을 길러준다. 굳어서 딱딱해진 후 부드럽게 하기에 수렴 후 발산할 수 있다. 만일 이것을 완만하게 하려면 감미약(甘味藥)을 사용하고 반대의 경우 사용하지 않는다. 사용 시 너무 과해서는 안 되며 과해도 병이 생긴다. 반드시 이 점을 정통하여야지 그렇지 않으면 사람의 병을 치료하기 아주 어렵다"라고 했다.

이고(李杲)는 "약에는 온(溫), 냉(冷), 한(寒), 열(熱)의 기가 있고 또한 신(辛), 감(甘), 담(淡), 산(酸), 고(苦), 함(鹹)의 미가 있다. 또한 승(升), 강(降), 부(浮), 침(沈)이 서로 작용하고 더욱이 후(厚), 박(薄), 음(陰), 양(陽)이 다르다. 약물에는 기와 미는 모두 있고 이(理)와 약성(藥性)이 구비되었다. 혹은 기가 같고 미가 다르다. 혹은 미가 같고 기가 다르다. 약물 중 기는 우주 속의 천시(天時)와도 같다. 온열(溫熱)은 천지양(天之陽)이고 양한(凉寒)은 천지음(天之陰)이다. 천(天)에는 음(陰), 양(陽), 풍(風), 한(寒), 서(暑), 습(濕), 조(燥), 화(火)가 있다. 삼음(三陰)과 삼양(三陽)은 천시(天時)에 자연히 발생된 것이다. 미는 지(地)와 같고 신(辛), 감(甘), 담(淡)은 지지양

(地之陽)이다. 산(酸), 신(苦), 함(鹹)은 지지음(地之陰)이다. 지(地)에
는 음(陰), 양(陽), 금(金), 목(木), 수(水), 화(火), 토(土)가 있고 생
(生), 장(長), 화(化), 수(收), 장(藏)은 대지가 천시(天時)에 적합하여
발생된 것이다. 기미(氣味)가 얇은 것은 경청상승(輕淸上升)하여
음양지상(陰陽之象)이 된다. 이것은 본질은 하늘에 있기에 친상(親
上)의 작용이 있다. 기미(氣味)가 두터운 것, 중탁하침(重濁下沈)은
음양지형(陰陽之形)이 된다. 이것의 본질은 지(地)에 있으므로 친
하(親下)의 특성(特性)이 있다"라고 했다.

왕호고(王好古)는 "본초의 미에는 5종이 있고 기는 4종이 있다. 하
나의 미(味)에는 4가지 기(氣)가 함유되었다. 예로, 신미(辛味) 속
의 약에는 석고(石膏)의 한기(寒氣), 계부(桂附)의 열기(熱氣), 반하
(半夏)의 온기(溫氣), 박하(薄荷)의 양기(涼氣)가 있다. 기(氣)는 바로
천(天)이고 온열(溫熱)은 천지양(天之陽)이다. 한량(寒凉)은 천지음(天
之陰)이다. 양기는 상승하고 음기는 하강한다. 미는 바로 지(地)이다.
신(辛), 감(甘), 담(淡)은 지지양(地之陽)이다. 산(酸), 고(苦), 함(鹹)은
지지음(地之陰)이다. 양미(陽味)는 승부(升浮)하고 음미(陰味)는 하
침(下沈)한다. 약기(藥氣)를 사용하는 것이 있는 반면, 약미(藥味)를
사용하는 경우도 있다. 그리고 약기약미(藥氣藥味)를 모두 사용하
는 경우가 있다. 먼저 약기를 사용한 후, 약미를 사용하는 것도
있다. 먼저 약미를 사용한 후, 약기를 사용한 것이 있다. 1종 약물
에 1종 약미가 있다. 1종 약물에 3종 약미가 있는 것이 있다. 1종
약물에 2종 약기가 있는 것이 있다. 어떤 것은 생약(生藥)과 숙약
(熟藥)은 약미(氣味)가 다르다. 어떤 것은 뿌리와 싹의 기미가 다르
다. 어떤 것은 온(溫)이 많아 열을 생성하고 어떤 것은 양(涼)이 많
아 한을 형성한다. 일부 한기(寒氣), 열기(熱氣)는 각 절반의 온기
를 형성한다. 어떤 것은 열기(熱氣)가 많고 한기(寒氣)가 적으며 약
의 한기가 한성(寒性)으로 표현되지 못한다. 어떤 것은 한기(寒氣)
가 많고 열기가 적으며 약의 열기는 열의 성질로 표현되지 못한
다. 1가지 방면만 보고 약의 효능을 가늠할 수 없다. 어떤 것은 한
기(寒氣), 열기(熱氣)가 각각 절반으로 낮에 열성의 약을 복용하면
약효를 발휘하여 상승한다. 밤에 한성의 약을 복용하면 약효를
발휘하여 하강된다. 어떤 것은 맑은 날 복용하면 열성에 속한다.
흐린 날에 복용하면 한성에 속한다. 이렇게 변화가 다르고 게다
가 봄, 여름, 가을, 겨울 사계절, 풍(風), 한(寒), 서(暑), 습(濕), 조
(燥), 화(火), 육위(六位)가 다르다. 오운육기(五運六氣)가 모두 다르
니 어찌 약을 경솔하게 복용할 수 있는가?"라고 했다.

≪육절장상론(六節臟象論)≫에서 말하기를 "천(天)을 풍(風)에 쓰고 한(寒), 습(濕), 조(燥), 화(火) 오기(五氣)로 양인(養人)한다. 지(地)를 산(酸)에 쓰고 고(苦), 감(甘), 신(辛), 함(鹹), 오미(五味)로 양인(養人)한다. 오기(五氣)가 사람의 콧구멍으로 들어와 심폐(心肺)에 저장된다. 두부(頭部)를 만나면 오색명량해지고 소리가 우렁차다. 오미(五味)가 입안으로 들어오면 장위(腸胃)에 저장된다. 미의 영양을 저장하여 사람의 오기에 공양(供養)한다. 기화(氣和)는 또한 오미(五味)를 화하고 오기(五氣)를 생기게 하며 진액은 다시 보조에 쓰인다. 사람생명의 운행은 자연적으로 생성된다. 또한 형체(形體)에 허약하고 부족한 사람은 약물로 온양(溫養)하여 기를 보한다. 정기(精氣)가 부족한 사람은 오미(五味)로 자보(滋補)한다"라고 했다.

왕빙(王冰)은 "오기(五氣)란, 조기(臊氣)가 간에 집결되거나 조기가 심장에 집결되거나 향기(香氣)가 비(脾)에 집결되거나 성기(腥氣)가 폐에 집결되거나 부기(腐氣)가 신장에 집결되는 것을 말한다. 심장은 인체 중 얼굴의 색깔을 자양하고 폐는 인체의 발성(發聲)을 치료하기 때문에 심폐기(心肺氣)가 충분하면 얼굴색이 발그레해지고 소리가 맑아진다. 기는 물의 원천이기 때문에 오미(五味)를 장위(腸胃)에 저장하여 인체 정기(正氣)를 자양(滋養)한다"라고 했다.

손사막(孫思邈)은 "기가 정(精)을 자양하고 길러주면 얼굴색이 발그레해지고 형체(形體)는 오미에 의해 자양되며 오미가 형체를 자양하면 힘을 생산한다. 정혈(精血)은 오기(五氣)의 생화(生化)에 순응하여 활력이 생기고 형체(形體)는 오미(五味)의 자양(滋養)에 순응하여 발달된다. 만일 인체가 오기생화(五氣生化)를 흡입하고 천지오행음양(天地五行陰陽)의 규율과 상반되면 사람의 정혈(精血)을 상하게 한다. 인체에서 흡입한 오미(五味)가 천지음양오행(天地陰陽五行)의 규칙에 부합되지 않으면 형체(形體)를 손상시킨다. 때문에 성인(聖人)이 먼저 식용을 금하는 것을 규정하여 생명을 보전하고 다시 약을 만들어 병을 제거한다. 기미(氣味)를 온보(溫補)하여 되도록 정신과 형체를 보존한다"라고 했다.

오미의기(五味宜忌)

기백(岐伯)은 "목(木)은 산(酸)을 생성하고 화(火)는 고(苦)를 생성한다. 토(土)는 감(甘)을 생성하고 금(金)은 신(辛)을 생성하며 수(水)는 함(鹹)을 생성한다. 신미약성(辛味藥性)은 흩어지고 산미약성(酸味藥性)은 거두어들인다. 감미약성(甘味藥性)은 느슨하고 고미약성(苦味藥性)은 단단하다. 함미약성(鹹味藥性)은 부드럽다. 독약(毒藥)은 사기(邪氣)를 공취(攻取)하고 오곡(五穀)은 신체를 자양(滋養)한다. 오과(五果)는 오곡(五穀)을 보조하고 오축(五畜)은 인체

神農本草養生法

를 보익(補益)한다. 오채(五菜)는 오곡(五穀)을 보충한다. 곡(穀), 과(果), 육(肉), 채(菜)의 기미(氣味)를 결합하여 함께 복용하면 보정익기(補精益氣)의 효능이 있다. 이것은 오미(五味)가 가진 각각의 이로운 점이다. 오장(五臟)이 다른 계절에 얻은 병도 반드시 합당한 물건으로 치료해야 한다"라고 했다.

기백(岐伯)이 또한 말하기를 "음정액(陰精液)이 산생되는 근원은 오미의 물질을 섭취한 데 있다. 오장(五臟) 중의 정액(精液)이 손상되는 것도 오미를 과식한 것이다. 예로 오미를 합당하게 조리하면 인체골격을 강하게 하고 근맥(筋脈)을 부드럽게 한다. 기혈(氣血)을 유통하게 하고 주리(腠理)가 치밀해지며 기골(氣骨)이 정강(精強)해지고 이렇게 되면 장수할 수 있다"라고 했다.

기백(岐伯)은 또한 "성인(聖人)은 봄, 여름에 양기(陽氣)를 기르고 가을, 겨울에 음기를 기르며 그 근본을 따른다. 때문에 음양이기(陰陽二氣)야말로 체내에 항상 보존된다"라고 했다.

봄에는 서늘한 성질의 음식을 먹고 여름에는 차가운 성질의 음식을 먹어 양기를 기른다. 가을에는 따뜻한 성질의 음식을 먹고 겨울에는 비열성(秘熱性) 음식을 먹어 음기를 기른다.

오욕(五欲), 간은 산미(酸味) 음식을 좋아하고 심장은 고미(苦味) 음식을 좋아하며 비(脾)는 감미(甘味) 음식을 좋아하고 폐(肺)는 신미(辛味) 음식을 좋아하며 신(腎)은 함미(鹹味) 음식을 좋아하고 이는 소위 오미가 오장의 기에 적합하다는 것이다.

오의(五宜), 청색(靑色)은 신맛에 적합하고 간병에는 마자(麻子), 개고기, 자두, 부추를 먹는 것이 적합하다. 적색(赤色)은 고미(苦味)가 적합하고 심병(心病)에는 대맥(大麥), 양고기, 행자(杏子), 채소를 먹는 것이 적합하다. 노란색은 감미(甘味)가 적합하고 비병(脾病)은 갱미(粳米), 소고기, 대조(大棗), 해바라기를 먹는 것이 적합하다. 흰색은 신미(辛味)가 적합하고 폐병(肺病)은 황서(黃黍), 계(鷄), 도자(桃子), 총(蔥)을 먹는 것이 적합하다. 흑색(黑色)은 함미(鹹味)가 적합하고 신병(腎病)은 대두(大豆), 돼지고기, 밤, 곽채(藿菜) 등 음식을 먹는 것이 적합하다.

오금(五禁), 간병(肝病)은 신미약(辛味藥)의 복용을 금하고 감미(甘味) 음식을 먹는 것이 적합하다. 예로, 갱미(粳米), 쇠고기, 대조(大棗), 규채(葵菜) 유형을 먹는 것이 적합하다. 심병에는 함미약(鹹味藥)의 복용을 금하고 산미(酸味) 음식을 먹는 것이 적합하다. 예로 마자(麻子), 개고기, 자두, 부추 유형이다. 비병(脾病)에는 산미약(酸味藥) 복용을 금하고 함미(鹹味) 음식을 먹기 적합하다. 예로, 대두(大豆), 돼지고기, 밤, 곽채(藿菜) 유형이다. 폐병(肺病)에는 고미약(苦味藥)의 복용을 금하고 고미(苦味) 음식을 먹기 적합하다. 예로 대맥(大麥), 양고기, 행자(杏子), 해채(薤菜) 유형이다. 신병(腎病)에는 감미약(甘味藥)의 복용을 금하고 신미(辛味) 음식을 먹기 적합하다. 예로 누런 기장쌀, 닭, 복숭아, 파 유형이다.

손사막(孫思邈)은 "봄에는 산미(酸味) 음식을 적게 먹고 감미(甘味) 음식을 증가하여 비장을 길러야 한다. 여름에는 고미(苦味) 음식을 적게 먹고 신미(辛味) 음식을 많이 먹어 폐를 길러야 한다. 가을에는 신미(辛味) 음식을 적게 먹고 산미(酸味) 음식을 많이 먹어 간을 길러야 한다. 겨울에는 함미(鹹味) 음식을 적게 먹고 고미(苦味) 음식을 많이 먹어 심장을 길러야 한다. 1년 사계절 모두 감미(甘味) 음식을 적게 먹고 함미(鹹味) 음식을 많이 먹어 신을 길러야 한다"라고 했다.

이시진(李時珍)은 "오욕(五欲)이란 오미(五味)가 위에 들어간 후 소화를 거쳐 적합한 장기(臟器)로 들어가는 것을 말한다. 오장(五臟)에 미(味)가 넘쳐 병이 생기면, 각 장기의 본표지미(本表之味)로 소통(疏通) 치료하면 적합하다. 오금(五禁)이란 인체 오장기혈(五臟氣血)이 부족한 질병으로 각 장기의 오미속성(五味屬性)의 음식을 과도하게 먹어서는 안 되고 오행생극 중 각 장기가 오미속성을 이기지 못하는 음식을 복용하는 것이 적합하다"라고 했다.

오주(五走), 산(酸)은 곧 근육에 이르므로 근육의 질환에는 신맛을 많이 먹지 말아야 한다. 많이 먹으면 소변이 통하지 않는 융병(癃病)에 걸린다. 산기(酸氣)는 수렴(收斂) 작용이 있고 방광은 산을 만나면 수축되어 요도가 원활하지 못하게 된다. 고(苦)는 뼈에 이르고 골병(骨病)은 쓴맛을 많이 먹지 못하며 많이 먹으면 구토한다. 쓴맛이 인체 하완(下脘)으로 들어가면, 삼초기기(三焦氣機)가 모두 막혀 구토를 초래한다. 감(甘)은 근육에 이르기에 기육병(肌肉病)에는 감미(甘味)를 많이 먹지 못하고 많이 먹으면 기천(氣喘)을 초래한다. 감기(甘氣)는 부드러워 위는 부드러운 감기를 만나면 서완(舒緩)되고 서완충(舒緩蟲)은 기천(氣喘)을 초래한다. 신(辛)은 기에 이르기에 기병(氣病)에는 매운맛을 많이 먹지 못하고 많이 먹으면 위와 배가 공허한 증세가 나타난다. 신(辛)은 상초(上焦)에 이르러 상승하는 수곡지기(水穀之氣)와 함께 운행하여 장기간 위에 머무르기 때문에 위와 배가 공허한 병증이 나타난다. 함(鹹)은 혈에 이르러 혈병에는 함미(鹹味)를 많이 먹어서는 안 되고 많이 먹으면 갈증이 생긴다. 혈(血)은 함미(鹹味)를 만나면 응결되고 응결되면 위즙을 소모하여 보충하기에 인도(咽道)는 타게 되고 혀는 건조해진다.

≪구침론(九針論)≫에서 말하기를 "함(鹹)은 뼈에 이르러 골병은 함미(鹹味)를 많이 먹지 않는다. 고(苦)는 피에 이르러 혈병(血病)에는 쓴맛을 많이 먹지 않는다. 설법은 다르다.

오상(五傷), 사람이 오미를 과도하게 먹은 것으로 인한 병증이다. 그중 산미(酸味) 음식을 과도하게 복용하면 인체 근맥(筋脈)을 해치고 신미(辛味) 음식을 택하여 이완한다. 쓴맛 음식을 과도하게 먹으면 짠맛 음식을 선택하여 이완한다. 단맛 음식을 과하게 먹으면 쉽게 근육을 상하기에 신맛 음식을 선택하여 이완한다. 매운 음식을 과도하게 사용하면, 인체피모(人體皮毛)를 상하기에 쓴맛 음식을 선택하여 이완한다. 짠맛 음식을 과도하게 복용하면, 단맛 음식을 선택하여 이완한다.

오과(五過), 산이 과도하면 간기는 진윤(津潤)을 얻어 간기가 과성(過盛)하면서, 비장을 극(克)하고 폐기는 절연(斷絕)되며 근육이 고갈되고 입술이 갈라터지는 것으로 표현된다. 고(苦)가 과도하면 비기(脾氣)는 윤택해지지 못한다. 비(脾)는 습(濕)을 싫어하고 조(燥)를 좋아하기에 위기(胃氣)는 농후하고 표피(表皮)는 고고(枯槁)하며 체모(體毛)는 떨

神農本草養生法

어진다. 감(甘)이 과도하면 심기(心氣)는 과중하여 천(喘)이 가득하고 안색이 어두워지며 심기(心氣)가 중하여 신장을 극한다. 신기(腎氣)가 불평(不平)해지면 골두(骨頭)는 통증이 생기고 머리카락이 떨어진다. 신(辛)이 과도하면 근맥(筋脈)은 막혀서 쇠해지고 정신이 상을 초래하며 근건(筋腱)은 급해지고 갑조(甲爪)가 마른다. 함(鹹)을 초과하면 대골두(大骨頭)의 관절에 허로(虛勞)가 생기고 근육은 위축되며 심기는 억압되고 혈맥(血脈)이 응삽(凝澁)되어 안색이 변한다"라고 했다.

이시진(李時珍)은 "오주오상(五走五傷)은 본장(本臟)의 미가 이상해지면서 스스로 장체(臟體)를 손상시키는 것이다. 즉 음지오관(陰之五官)은 오미로 상한다. 오과(五過)는 본장(本臟)의 오미(五味)가 과하여 기가 장기를 상하게 하는 병증, 즉 장기편승(臟氣偏勝)이다"라고 했다.

오미편승(五味偏勝)

기백(岐伯)은 "오미가 위에 들어간 후, 각각 자신이 좋아하는 장기로 들어간다. 산(酸)은 먼저 간으로 들어가고 고(苦)는 먼저 심장으로 들어간다. 감(甘)은 먼저 비장으로 들어가고 신(辛)은 먼저 폐로 들어간다. 함(鹹)은 먼저 신장으로 들어간다. 시간이 오래되면 본장지기(本臟之氣)가 증가되고 오미가 장기간 섭취되어 부단히 누적되고 장기가 증가하는 시간이 길어지면서 어느 한 장기(臟氣)가 과승(過勝)하면 생명이 요절되기 시작하는 단계이다"라고 했다.

왕빙(王冰)은 "오곡(五穀)은 인체를 거쳐 운화된 후 간으로 들어가는 것을 온기(溫氣)라하고 심장으로 들어가는 것을 열기(熱氣)라 하며 폐로 들어가는 것을 청기(淸氣)라 하고 신장에 들어가는 것을 한기(寒氣)라 하며 폐에 들어가는 것을 음(陰)으로 하고 4가지 종류의 기가 모두 있다. 이상 모든 것은 오미로 들어가 각 장체(臟體)의 보익(補益)을 증가한다. 오미(五味)가 인체로 들어가면 각자 본장(本臟)의 기를 따른다. 시간이 길면 전환(轉化)된다. 때문에 장기간 황련(黃連), 고삼(苦蔘)을 복용하면 오히려 발열하고 즉 한(寒)에서 열(熱)로 전환된다. 다른 것도 이와 비슷하다. 장기가 끊임없이 증가하면 어떤 장기는 편승하고 장기가 편승되면 오행생극(五行生克)에 따라 다른 한 장기의 편절(偏絶)을 초래하여 갑자기 요절하여 사망한다. 이것은 오미, 사기의 약 사용 이론이 구비되지 않았기 때문이다. 장기간 복용하면 비록 잠시적인 효과를 얻지만 시간이 길면 사망을 초래한다. 때문에 오곡(五穀)을 절연(絶緣)하여 다만 1가지 음식만 먹어도 사망을 초래한다. 기혈(氣血)이 오미의 자조(資助)를 잃었기 때문이다"라고 했다.

이고(李杲)는 "일음일양은 천도(天道)라고 한다. 편음(偏陰) 혹은 편양(偏陽)은 질(疾)이라한다. 양제강승(陽劑剛勝), 쌓이면 들판에 번진 불처럼 소광옹저(消狂癰疽) 등의 병이 되어 천계(天癸)가 고갈되어 영학(榮涸)해진다. 음제유승(陰劑柔勝), 쌓이면 응결된 물처럼 동설중초설음한(洞泄中焦泄陰寒)의 병증이 되어, 진수(眞水)가 쇠미(衰微)해지고 위기(衛氣)가 소산된다. 때문에 대한대열(大寒大熱)의 약은 균형을 맞추어 사용하도록 한다. 기가 평하면 복용을 금한다. 만일 약효가 편승하면 사람의 장기는 평하지 못한다. 이것이 바로 요절하는 원인이다"라고 했다.

표본음양(標本陰陽)

이고(李杲)는 "병을 치료하는 사람은 반드시 표(標)와 본(本)을 알아야 한다. 신체로 논하자면 체는 표이고 체내는 본이다. 양은 표(標)이고 음은 본(本)이다. 하여 육부(六腑)는 양에 속하는 표이고 오장(五臟)은 음에 속하는 본이다. 장부(臟腑)는 체내에 있고 본이다. 십이경락(十二經絡)은 체표(體表)에 있는 표이다. 장부의 음양기혈경락(陰陽氣血經絡)은 각자의 표본이 있다. 병으로 논하자면 먼저 병을 얻는 것이 본이고 후에 전해진 병은 표이다. 때문에 모든 병은 반드시 먼저 본병(本病)을 치료한 후에 표병(標病)을 치료한다. 그렇지 않으면 사기가 많이 생기며 병세도 가중된다. 설사 먼저 생긴 병이 경하고 후에 생긴 병이 중해도 반드시 먼저 경병을 치료한 후에 중병을 치료한다. 이렇게 하여야 사기(邪氣)가 항복한다. 흉중만창(胸中滿脹)과 대소변불리(大小便不利)의 병은 병의 선후, 표본을 묻지 않고 먼저 만창과 대소변질병을 치료하여야 한다. 이런 병은 아주 다급하기 때문이다. 하여 병이 느리면 먼저 본병을 치료하고 병이 급하면 표병을 치료한다. 또한 주의할 것은 먼저 생긴 병은 인체 원기가 아직 손상되지 않았으며 후에 생긴 병은 인체 원기가 이미 쇠퇴해진 허사(虛邪)이다. 실사(實邪)는 바로 사(瀉)이고 그 병장기(病臟器)의 자(子)이며 허사(虛邪)는 보(補)이고 그 병장기(病臟器)의 모(母)이다. 예로 간은 심화(心火)를 받아 선래(先來)의 실사(實邪)이고 반드시 간경(肝經)에 영혈(滎穴)을 찔러 심화(心火)를 내보낸다. 이것이 바로 먼저 그 본을 치료하는 것이다. 이후 심경(心經)에 영혈(滎穴)을 자극하여 심화(心火)를 내보낸다. 이것이 바로 그 표(標)를 치료하는 것이다. 약을 사용할 때 반드시 간으로 들어가는 약을 인약(引藥)하고 심화(心火)를 제거하는 약을 군약(君藥)으로 한다. 예로 《황제내경(黃帝內經)》에서 말한 본이표지(本而標之)란 먼저 본병을 치료하고 후에 표병을 치료하는 것을 말한다. 또한 예로 간이 신수(腎水)를 받은 허사(虛邪)로, 반드시 신경(腎經)을 선택하여 경혈(經穴)을 자극하여 간을 보한다. 이것은 먼저 그 표를 치료하는 것이다. 후에 간경(肝經)을

神農本草養生法

선택하여 합혈(合穴)을 자극하여 신수(腎水)를 내보낸다. 이것이 바로 후에 그 본을 치료하는 것이다. 약을 사용하면 신장으로 들어가는 약을 인약(引藥)으로 하고 간을 보하는 약을 군약(君藥)으로 한다. ≪황제내경(黃帝內經)≫에서 말한 '표이본지(標而本之)는 먼저 표병을 치료하고 후에 그 본을 치료한다는 의미'로, 먼저 표병이 있고 후에 본병이 있어, 반드시 먼저 표를 치료한 후에 본을 치료하여야 한다"라고 했다.

승강부침(升降浮沈)

이고(李杲)는 "약에는 승강부침화(升降浮沈化)가 있고 생장수장성(生長收藏成)이 있으며 사계절과 서로 배합된다. 봄철은 승(升), 여름철에는 부(浮), 가을철에는 수(收), 겨울철에는 장(藏), 토(土)는 가운데 있어 화(化)이다. 때문에 오미의 약 중 미가 박(薄)한 것은 상승하여 생발(生髮)한다. 오미의 약 중 기가 박(薄)한 것은 하강(下降)하여 수렴한다. 약기(藥氣)가 두터운 것은 상부(上浮)하는 동시에 생장작용이 있다. 약미(藥味)가 두터운 것은 하침(下沈)하는 동시에 수장작용을 한다. 약미가 평화로운 것은 인체 각 부위를 생화(生化)한다. 무릇 신(辛), 감(甘), 온(溫), 열(熱)과 기미가 박(薄)한 약은 보양하고 봄철, 여름철의 승부(升浮)를 도우며 가을철, 겨울철에 수장한 약을 내보낸다. 인체에서 간과 심장이다. 무릇 산(酸), 고(苦), 함(鹹), 한(寒)과 기미가 두터운 약으로 보양(補養)하면 가을철, 겨울철 강침(降沈)하는 것을 돕고 봄철, 여름철 생성된 약을 내보낸다. 인체에서 폐와 신장이다. 담미(淡味)의 약은 삼(滲)하면 승(升)하고 설(泄)하면 강(降)한다. 각종 좌사약(佐使藥)은 바로 이 유형이다. 약을 사용하는 사람은 이 점에 근거하여 환자를 살게 하고 이 점을 위배하면 환자는 사망에 이른다. 설사 죽지 않아도 아주 위험하다"라고 했다.

왕호고(王好古)는 "승약(升藥)을 사용하면 하강약(下降藥)을 배합하고 너무 높으면 반드시 억제하여야 한다는 것을 알아야 한다. 침강(沈降) 약에는 상부(上浮) 약을 배합하여 사용한다. 반드시 알아야 할 것은 너무 가라앉으면 반드시 올려야 하는 도리이다. 신에는 발산작용이 있기 때문에 횡역(橫逆) 운행한다. 감(甘)은 휘발작용이 있기에 위로 행한다. 고(苦)는 설사(瀉泄)의 작용이 있어 아래로 행한다. 산은 수렴작용이 있어 수축의 성질이 있다. 함은 발연(發軟) 작용이 있어 성질이 완만하다. 이것들은 이렇게 다르다.

고장(鼓掌)은 향성(響聲)을 만들고 왕화(旺火)는 물을 끓도록 촉진한다. 2가지 물체가 서로 합쳐져 자연의 상이 만들어지는 것은 그 가운데에 있으니, 오미는 서로 제압하고 사기는 서로 조절한다. 그렇다면 이것들의 변화가 아무렇게나 운용된 것이 아닌가? 초본에서는 담미(淡味), 양기(凉氣)를 언급하지 않았거나 혹은 문자기록이 부족한 원인일 수 있다"라고 했다.

미박(味薄)의 약은 승부(升浮) 작용이 있다. 예로, 감평(甘平), 신평(辛平), 신미온(辛微溫), 미고평(微苦平)의 약이 바로 이러하다.

기박약(氣薄藥)은 강하(降下) 작용이 있다. 예하며 감한(甘寒), 감량(甘凉), 감담한량(甘淡寒凉), 산온(酸溫), 산평(酸平), 함평(鹹平)의 약이 바로 이러하다.

기후(氣厚)의 약은 부상(浮上) 작용이 있다. 예로, 감열(甘熱), 신열(辛熱)의 약이 바로 이렇다. 미후(味厚)의 약은 침하(沈下) 작용이 있다. 예로, 고한(苦寒), 함한(鹹寒)의 약이다. 기미평완(氣味平緩)의 약은 사기사미(四氣四味)를 겸하였다. 예로 감평(甘平), 감온(甘溫), 감량(甘凉), 감신평(甘辛平), 감미고평(甘微苦平)의 약이다.

이시진(李時珍)은 "산함약(酸鹹藥)에는 승(升)이 없고 감신약(甘辛藥)에는 강(降)이 없다. 한약(寒藥)에는 부(浮)가 없고 열약(熱藥)에는 침(沈)이 없다. 약성(藥性)은 자연적으로 병승(秉承)하여 형성된다. 승약(升藥)에는 함한약(鹹寒藥)으로 인도하면 가라앉아 직접 하초(下焦)에 도달된다. 침약(沈藥)에는 술로 인도하면 뜨면서 두정(頭頂)에 도달된다. 만일 천지의 오묘함을 찾아내고 조화규칙을 통달하지 못하는 사람이라면 이 점에 도달할 수 없다. 동일한 약물 중 근승초강(根升梢降)인 것도 있고 생약승(生藥升), 숙약강(熟藥降)인 것도 있기에 승강은 약물에 쓰이고 사람에게 쓰이기도 한다"라고 했다.

사시용약례(四時用藥例)

이시진(李時珍)은 "의서(醫書)의 기록에 의하면 약은 반드시 세기(歲氣, 즉 풍(風), 한(寒), 습(濕), 조(燥), 화(火) 등이 시절(時節)이 다른 해마다의 주기(主氣)의 변화를 이해하고 우주 천시(天時)의 규칙과 서로 저촉(抵觸)되어서는 안 된다. 환(還)은 승강부침(升降浮沈)이 반드시 천시(天時)에 순응되고 약을 사용할 때 한(寒), 열(熱), 온(溫), 양(凉)은 천시(天時)를 거역하여야 한다. 때문에 봄 3개월에는 반드시 신온약(辛溫藥)을 증가하여 박하(薄荷), 형개(荊芥) 유형

神農本草養生法

처럼 봄철 승발지기(升發之氣)에 순응하여야 한다. 여름철에는 적당히 신열약(辛熱藥)을 증가하여 향유(香薷), 생강(生薑) 유형처럼 여름철 부조지기(浮燥之氣)에 순응하여야 한다. 장하(長夏, 농력 6월)에는 반드시 감고신온(甘苦辛溫)의 약을 증가하여 인삼(人蔘), 백출(白朮), 창출(蒼朮), 황벽(黃檗) 유형처럼 화성지기(化成之氣)에 순응하여야 한다. 가을 3개월에는 산온약(酸溫藥)을 증가하여 작약(芍藥), 오매(烏梅) 유형처럼 추강지기(秋降之氣)에 순응하여야 한다. 겨울철 반드시 고한약(苦寒藥)을 증가하여 황금(黃芩), 지모(知母) 유형처럼 동침지기(冬沈之氣)에 순응하여야 한다. 이것이 바로 시기(時氣)에 순응하여 천화기리(天和氣理)를 보양하는 것이다. 의서에는 또한 말하기를 봄철 산약(酸藥)을 감소하고 감약(甘藥)을 증가하여 비기를 보호조양(保護調養)한다. 여름철 고약(苦藥)을 감소하고 신약(辛藥)을 증가하여 폐기를 보호(保護)하고 조양(調養)한다. 장하(長夏)에는 감약(甘藥)을 감소하고 함약(鹹藥)을 증가하여 신기를 보호(保護)하고 조양(調養)한다. 가을철에는 신약(辛藥)을 감소하고 산약(酸藥)을 증가하여 간기를 보호(保護)하고 조양(調養)한다. 겨울철에는 함약(鹹藥)을 감소하고 고약(苦藥)을 증가하여 심기(心氣)를 보호(保護)하고 조양(調養)한다. 이렇게 하면 천시(天時)의 충화지기(衝和之氣)를 공벌(攻伐)하지 않을 뿐더러 오미가 과도하게 섭취되는 것을 막아 천지의 정기가 사람의 은덕(恩德)을 받아들이게 된다. 우매한 사람은 본(本)을 버리고 표(標)를 따라 봄철이면 신량약(辛涼藥)으로 간을 손상하고 여름철이면 함한약(鹹寒藥)으로 심장을 억제한다. 가을철에는 고온약(苦溫藥)으로 폐를 설(泄)하고 겨울철에는 신열약(辛熱藥)으로 신장을 건학(乾涸)한다. 또한 이를 시약(時藥)이라 칭하며 더 나아가 ≪소문(素問)≫의 역순지리(逆順之理)를 위배한다. 여름철 복음(伏陰)하고 겨울철 복양(伏陽)한다. 이로부터 유추하여 알 수 있다. 비록 월은 사계절 구분이 있고 일에도 사계절 구분이 있는데 어떤 사람은 오히려 봄철에 가을병에 걸리고 여름철에 겨울병에 걸린다. 온 정신을 다 기울이고 기체를 영활하게 움직이며 변통하고 균형을 맞춰 한 곳에 구속되지 말아야 한다"라고 했다.

왕호고(王好古)는 "사계절은 언제나 작약(芍藥)으로 비제(脾劑)를 만들고 창출(蒼朮)로 위제(胃劑)를 만든다. 시호(柴胡)로 시제(時劑)를 만들고 11개 장부(臟腑) 모두 소양(少陽)에 결정된다. 그것은 소양이 그 발생이 시작되는 까닭이기 때문이다. 무릇 순한순열(純寒純熱)의 약 및 한열상잡(寒熱相雜)의 약은 모두 감초(甘草)를 넣어 조절하는 것이 합당하다. 다만 중초창만(中焦脹滿)인 사람은 감미약(甘味藥) 복용을 금하여야 한다"라고 했다.

육부육장(六腑六臟)에는 약으로 기미(氣味)를 보사(補瀉)

간담(肝膽)에는 온보(溫補)하고 양사(凉瀉)를 쓴다. 신(辛)으로 보하고 산(酸)으로 사(瀉)한다. 심장(心臟)과 소장(小腸)에는 열로 보하고 한(寒)으로 사한다. 함으로 보하고 감으로 사한다. 폐대장(肺大腸)에는 냉으로 보하고 온으로 사한다. 산으로 보하고 신으로 사한다. 신방광(腎膀胱)에는 한으로 보하고 열로 사한다. 고로 보하고 함으로 사한다. 비위(脾胃)에는 온열(溫熱)로 보하고 한량(寒凉)으로 사한다. 각자는 적합한 약에 따라 사용한다. 감으로 보하고 고로 사한다. 삼초명문동심(三焦命門同心)의 보약(補藥), 사약(瀉藥)도 마찬가지이다.

장원소(張元素)는 "오장(五臟)은 돌아가면서 서로 균형을 맞춘다. 하나의 장기가 불평(不平)하면 승(勝)한 장기가 이 장기의 기(氣)를 제압한다. 때문에 오장은 곡식을 복용하면 편안해지고 신체가 건강해진다. 곡물을 끊으면 사망에 이른다. 수곡(水穀)을 제거한 후 영기(營氣)는 산란(散亂)해지고 곡식을 제거한 후 위기(衛氣)는 소실되며 정기(精氣)와 원기(元氣)는 의탁을 잃게 된다. 때문에 혈은 보양이 필요하고 형기는 온보가 필요하다. 혈맥(血脈)이 온난하고 기맥(氣脈)이 통화하고 영위지기(營衛之氣)가 운행되면 천명(天命)을 누릴 수 있다"라고 했다.

오장오미보사(五臟五味補瀉)

간기(肝氣)는 급구(急拘)를 괴로워한다. 감약(甘藥)을 사용한다. 산약(酸藥)으로 하사(下瀉)한다. 적작약(赤芍藥)을 쓴다. 간기실증(肝氣實證)에는 사자지법(瀉子之法)으로 감초(甘草) 등을 쓴다. 간기욕산(肝氣欲散)에는 신미약(辛味藥)으로 발산하고 천궁(川芎) 유형을 복용한다. 신미약(辛味藥)으로 보양(補養)하고 세신(細辛) 유형을 사용한다. 간허(肝虛)에는 보기모지법(補其母之法)을 사용하고 지황(地黃), 황벽(黃檗)을 쓴다.

심장은 지완(遲緩)을 괴로워한다. 산미약(酸味藥)으로 수렴하고 오미자(五味子)를 쓴다. 고미약(甘味藥)으로 하사(下瀉)하고 감초(甘草), 삼(蔘), 기(芪)를 쓴다. 심장의 실증(實證)에는 사기자법(瀉其子法)을 사용하고 감초(甘草)를 쓴다. 심기(心氣)를 발연(發軟)하려면 함미약(鹹味藥)을 복용하여 연화(軟化)하고 망초(芒硝)를 쓴다. 함미약(鹹味藥)으로 보양(補養)하고 택사(澤瀉)를 쓴다. 신기허(心氣虛)에는 보기모지법(補其母之法)을 사용하고

神農本草養生法

생강(生薑)을 쓴다.

비(脾)가 습중(濕重)을 괴로워한다. 고약(苦藥)을 복용하여 건조시키며 백출(白朮)을 쓴다. 고미약(苦味藥)으로 비기(脾氣)를 하사(下瀉)하고 황련(黃連)을 쓴다. 비병실(脾病實)에는 실사기자지법(實瀉其子之法)을 사용하고 상백피(桑白皮)를 쓴다. 비기(脾氣)를 서완(舒緩)하려면 감미약(甘味藥)으로 서완(舒緩)하고 자감초(炙甘草)를 쓴다. 감미약(甘味藥)으로 보양하고 인삼을 쓴다. 비허(脾虛)에는 보기모지법(補其母之法)을 사용하고 볶은 소금을 쓴다.

폐는 기기(氣機)가 상역(上逆)한 것을 괴로워한다. 감미약(甘味藥)을 복용하여 사설(瀉泄)하고 가자(訶子)를 쓴다. 신미약(辛味藥)으로 하사(下瀉)하고 상백피(桑白皮)를 쓴다. 비기실증(脾氣實症)에는 사기자지법(瀉其子之法)을 사용하고 택사(澤瀉)를 쓴다. 이것을 수축하려면 산미약(酸味藥)을 복용하여 수축하고 백작약(白芍藥)을 쓴다. 산미약(酸味藥)으로 보양하고 오미자를 쓴다. 폐기허(肺氣虛)에는 보기모지법(補其母之法)을 사용하고 오미자를 쓴다.

신기(腎氣)는 신장이 건조한 것을 괴로워한다. 신미약(辛味藥)을 복용하여 습윤하게 한다. 황벽(黃檗), 지모(知母)를 사용한다. 함미약(鹹味藥)으로 하사(下瀉)하고 택사(澤瀉)를 쓴다. 신병실증(腎病實症)에는 사기자지법(瀉其子之法)을 사용하고 작약(芍藥)을 쓴다. 신기(腎氣)를 견고하려면 고미약(苦味藥)을 복용하고 지모(知母)를 쓴다. 고미약(苦味藥)으로 보양(補養)하고 황벽(黃檗)을 쓴다. 신기가 허하면 보기모지법(補其母之法)을 사용하고 오미자를 쓴다.

장원소(張元素)는 "약의 오미(五味)는 오장에 들어가 보사(補瀉) 작용을 하고 그 약성으로 인하여 조절된다. 산(酸)은 간으로 들어가고 고(苦)는 심장으로 들어간다. 감(甘)은 비장으로 들어가고 신(辛)은 폐로 들어간다. 함(鹹)은 신장으로 들어간다. 이를 오입(五入)이라고 칭한다. 신(辛)은 발산하고 산은 수렴하고 감은 느슨하고 고는 굳어지며 함은 연해진다. 신(辛)은 맺힌 것을 풀어주고 마른 것을 습하게 한다. 즙액을 생성하고 기를 원활하게 한다. 산(酸)은 완산(緩散)하여 수렴한다. 감(甘)은 완급(緩急)을 알맞게 조절한다. 고(苦)는 습한 것을 건조하게 하고 함(鹹)은 견고한 것을 부드럽게 하며 담(淡)은 구멍을 통하게 한다"라고 했다.

이시진(李時珍)은 "단맛 약은 서완(舒緩)에 쓰이고 신맛 약은 수렴에 쓰인다. 쓴맛 약은 건조에 쓰이고 매운맛 약은 발산에 쓰인다. 짠맛 약은 연화(軟化)에 쓰이고 담(淡)맛 약은 삼설(滲泄)에 쓰인다. 이것은 약 오미(五味)의 본성으로 고정적으로 변하지 않는다. 이런 약들을 보충하고 내보내거나 하는 것은 오장기혈(五臟氣血)과 사시변화(四時變化)에 근거하여 상응되게 사용된다. 온, 냉, 한, 열, 이것은 사기(四氣)의 본성(本性)이다. 이것은 오장의 보사(補瀉)에 대하여 서로 사용될 수 있다. 이것은 장원소가 특별히 ≪소문

(素問)≫에서 음식보사(飮食補瀉)의 의(義)를 따른 것이다. 위에 열거한 몇 가지 약물을 예로 하여 학습하는 사람은 반드시 이런 의미에 근거하여 보충하도록 한다"라고 했다.

神農本草養生法

≪본초강목부방≫ 용약제량대조

고금 의학 상용 질량 단위 대조표

1리(厘) = 약 0.03125g

1분(分) = 약 10리(0.3125g)

1전(錢) = 약 10분(3.125g)

1량(两) = 약 10전(31.25g)

1근(斤) = 약 10량(500g)

고대 의원 용약제량대조표

1방촌비(方寸匕) = 약 2.74ml, 또는 금석류 가루약은 약 2g, 초목류 가루약은 약 1g

1전비(錢匕) = 약 5분 6리 또는 2g 남짓

1도규(刀圭) = 약 1방촌비의 1/10

1촬(撮) = 약 4규

1작(勺) = 약 10촬

1합(合) = 약 10작

1승(升) = 약 10합

1두(斗) = 약 10승

1곡(斛) = 약 5두

1석(石) = 약 2곡 또는 약간 안 되는 1두

1수(銖) = 1량이 24수

1매(枚) = 비교적 큰 것을 표준으로 계산한다.

1속(束) = 손으로 양껏 움켜쥐고 양쪽으로 나온 부분을 제거한 나머지 것을 표준으로
하여 계산한다.

1편(片) = 1전 중량을 1편으로 계산한다.

1티스푼[茶匙] = 약 4ml

1국자[湯匙] = 약 15ml

1컵[茶杯] = 약 120ml

1공기[飯碗] = 약 240ml

비시아오펑(畢曉峰)

베이징 의과대학 졸업
미국에서 의학 박사 학위 취득
의약품류 도서출판 업무와 위생부 약감국 관련 업무 종사

〈주요 저서〉
『당신이 일생 중 반드시 알아야 할 약초생활』
『당신의 신체건강 총서』 등 다수

하헌용(河憲鏞)

원광대학교 분자생물학과 졸업
우석대학교 한의학과 졸업
원광대학교 한의약학 석사
원광대학교 의학 박사

한국보건산업진흥원 책임연구원
원광대학교 보건환경대학원 겸임교수
현) 세명대학교 자연약재과학과 조교수
　　　한국보건복지인력개발원 강사
　　　농수산물유통공사 강사
　　　한국전통의학연구소 부소장
　　　한국생약학회 정회원

〈주요 논저〉
「Analysis on deterrence of plant diseases through uses of herbal extracts
(生藥을 利用한 農作物의 病害抑制에 대한 文獻的 考察)」
「Study on heme oxyganase-1 expression by dimethoxy curcumin in RAW264.7 marcrophages
(RAW264.7 대식세포에서 dimethoxycurcumin에 의한 heme oxygenase-1 발현효과에 관한 연구)」
「Involvement of anti-inflammatory heme oxygenase-1 in the inhibitory effect of curcumin on the expression of pro-inflammatory inducible nitric oxide synthase in RAW264.7 macrophages」
「Curcumin attenuates ethanol-induced toxicity in HT22 hippocampal cell by activating mitogen-activated protein kinase phosphatase-1」
「원형탈모증의 임상양상 및 기술역학적 연구」
「무용동작 치료가 폐경기 여성의 불안, 우울 및 삶의 질에 미치는 효과」 등 다수

『한방간호학』 (2010)
『여성생리통의 자연요법 이야기』 (2009)
『필수한약용어』 (2009)
『한의학개론』 (2009)
『본초학 이명사전』 (2007)